Nadine Benad / Hans-Joachim Lau / Thomas Pleiss

Praxis Medizinprodukterecht

Leitfaden zur Umsetzung der nationalen und internationalen Vorschriften

2 A5-Ordner + Digitalversion

239,- EUR

Bestell-Nr. 60278

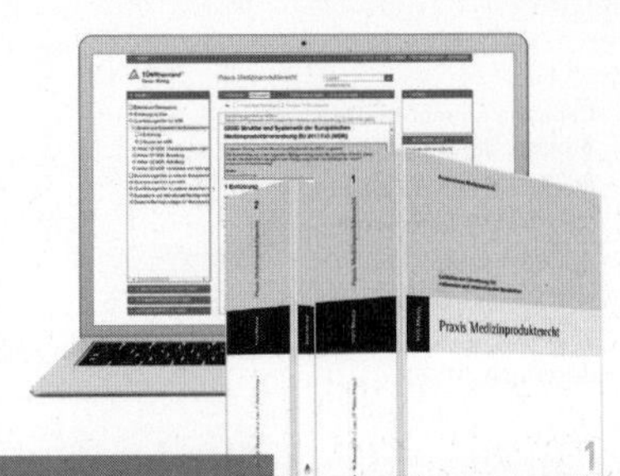

Praxis Medizinprodukterecht

Leitfaden zur Umsetzung der nationalen und internationalen Vorschriften

„Praxis Medizinprodukterecht" ist konzipiert als Ratgeber für alle, die als Hersteller, Betreiber oder Anwender von Medizinprodukten dem Medizinprodukterecht unterliegen. Vor dem Hintergrund einer sich wandelnden Rechtslage liefert es eine aktuelle Übersicht über die derzeit und zukünftig geltenden Regeln.

Das Werk kommentiert und erläutert alle relevanten Rechtstexte und liefert zahlreiche Arbeits- und Durchführungshilfe... praktische Arbeit, wie. z. B. Vorlagen, Checklisten und Muster-Arbeits... allen Betroffenen praktikable und wirtschaftliche ... derungen zu erfüllen.

Leseproben und Bestellung unt...

www.tuev-media.de/praxis-m...

TÜV Media GmbH
Tel. +49 221 806-3511
Fax +49 221 806-3510
www.tuev-media.de

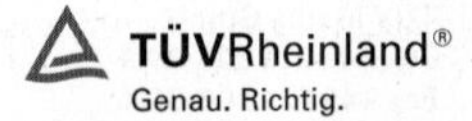

Eine Vorschriftensammlung zum europäischen Medizinprodukterecht
3., aktualisierte Auflage

TÜV Media

MDR & Co.

Backhaus/Benad/Lau/Pleiss

Das Fachwörterbuch ist auch enthalten in:

Benad/Lau/PLeiss
Praxis Medizinprodukterecht
Leitfaden zur Umsetzung der nationalen und internationalen Vorschriften
Fortsetzungswerk, TÜV Media GmbH, Köln
ISBN 978-3-7406-0279-6 (Grundwerk inklusive jeweils letzter Aktualisierung)

Bibliografische Informationen Der Deutschen Nationalbibliothek

Die Deutsche Nationalbibliothek verzeichnet diese Publikation in der Deutschen Nationalbibliografie; detaillierte bibliografische Daten sind im Internet über portal.dnb.de abrufbar.

ISBN 978-3-7406-0529-2

Inhalt

Vorwort

Die Verordnung (EU) Nr. 2017/745 über Medizinprodukte (kurz „MDR“ – Medical Device Regulation) ist am 25. Mai 2017 in Kraft getreten und kommt ab dem 26. Mai 2021 zur Anwendung. Die MDR wird die bisherigen gültigen Richtlinien 93/42/EWG für Medizinprodukte (MDD – Medical Device Directive) und 90/385/EWG für aktive implantierbare medizinische Geräte (AIMDD – Active Implantable Medical Device Directive) ersetzen.

Die Verordnung stellt zahlreiche neue Anforderungen an Hersteller von Medizinprodukten sowie die weiteren Wirtschaftsakteure. Gleichzeitig wurde ihr Geltungsbereich ausgeweitet. Er umfasst jetzt für den menschlichen Gebrauch bestimmte Medizinprodukte und deren Zubehör sowie kosmetische Produkte, die hinsichtlich Funktionsweise und Risikoprofil Medizinprodukten ähneln. Herstellern von Medizinprodukten ist empfohlen, sich frühzeitig mit den organisatorischen Maßnahmen zur Umsetzung der neuen europäischen Verordnung zu befassen.

Das Taschenbuch „MDR & Co.“ liefert Ihnen hierzu eine wichtige Informationsgrundlage. Es enthält die vollständigen konsolidierten Verordnungstexte in englischer und deutscher Sprache sowie ein besonders umfangreiches Fachwörterbuch. Dieses erläutert alle wichtigen Begriffe rund um die „alten“ Medizinprodukterichtlinien sowie die „neue“ Medizinprodukteverordnung (MDR) und hilft beim Verständnis der komplexen Materie und bei der Vorbereitung auf die Umsetzung des neuen Medizinprodukterechts.

Einen Überblick, was sich durch das Inkrafttreten der neuen EU-Medizinprodukte-Verordnung für Hersteller, Anwender und Betreiber von Medizinprodukten ändert, bietet Ihnen das Einführungskapitel. Eine ausführliche Darstellung der Anforderungen der MDR finden Sie in unseren Fortsetzungswerken „Praxis Medizinprodukterecht“ und „CE Routenplaner“ (nähere Informationen unter *www.tuev-media.de*).

Wir wünschen Ihnen viel Erfolg beim Umsetzen der MDR!

Die Herausgeber

Claus Backhaus
Nadine Benad
Hans-Joachim Lau
Thomas Pleiss

Der Verlag

Einführung

Die Zusammenfassung der Richtlinien 93/42/EWG (MDD) und 90/385/EWG (AIMDD) in der europäischen Medizinprodukteverordnung (EU) 2017/745 (MDR) sowie zahlreiche neue Anforderungen an die Hersteller von Medizinprodukten und weitere Wirtschaftsakteure ergeben einen wesentlich größeren Umfang der MDR im Vergleich zur MDD: So umfasst die Seitenanzahl der MDR im Amtsblatt der EU 175 Seiten gegenüber 65 Seiten MDD. Die Anzahl der Artikel ist von 23 in der MDD auf 123 Artikel in der MDR gestiegen und statt 12 Anhängen wie in der MDD finden sich in der MDR 16 Anhänge.

Der Geltungsbereich der MDR wurde ausgeweitet und umfasst:

- Für den menschlichen Gebrauch bestimmte Medizinprodukte und deren Zubehör
- Kosmetische Produkte ohne medizinische Zweckbestimmung, die aber hinsichtlich ihrer Funktionsweise und Risikoprofile Medizinprodukten ähneln (lt. Anhang XVI, z. B. farbige Kontaktlinsen ohne medizinischen Verwendungszweck)

Produkte, die eine Kombination aus einem Arzneimittel oder Wirkstoff und einem Medizinprodukt sind, werden entweder von der MDR oder von der Richtlinie 2001/83/EG (Richtlinie zur Schaffung eines Gemeinschaftskodexes für Humanarzneimittel) erfasst.

Die MDR folgt weiterhin dem Ansatz des New Approach. Hersteller von Produkten der Klasse I, ausgenommen Sonderanfertigungen oder Prüfprodukte, erklären die Konformität ihrer Produkte durch Ausstellung einer EU-Konformitätserklärung selbst, nachdem sie die technische Dokumentation erstellt haben. Die Einbindung einer Benannten Stelle im Rahmen des Konformitätsbewertungsverfahrens ist erforderlich:

- für Medizinprodukte der Klassen IIa, IIb und III,
- für Produkte der Klasse I mit Messfunktion,
- für Produkte der Klasse I, die in sterilem Zustand in den Verkehr gebracht werden,
- Und neu: für wiederverwendbare chirurgische Instrumente der Klasse I (für den Part zur Wiederaufbereitung in der Gebrauchsanweisung)

Anwendungsfristen und Übergangsbestimmungen

Mit der Veröffentlichung der MDR im Amtsblatt der EU am 5. Mai 2017 gehen folgende Umsetzungs- und Übergangsfristen einher, die in Artikel 123 geregelt sind:

- 25.05.2017 Inkrafttreten der neuen MDR mit einer Übergangsfrist von 3 Jahren
- 26.05.2020 Geltungsbeginn der MDR. Die MDD und die AIMDD sowie auch alle Benennungen der Benannten Stellen unter der MDD und AIMDD verlieren ihre Gültigkeit. Mit der Verordnung (EU) 2020/561 vom 23. April 2020 (veröffentlicht im ABl. Nr. L 130 vom 24. April 2020) wird der Geltungsbeginn der MDR sowie das Ende der Gültigkeit der MDD und AIMDD um ein Jahr auf den 26.05.2021 verschoben.

Eine frühere Anwendbarkeit der Verordnung ist für alle Prozesse vorgesehen, die die strukturellen Voraussetzungen zur Umsetzung der MDR regeln, z. B. die Bestimmungen über Benannte Stellen (Anforderungen, Benennungs- und Überwachungsverfahren etc.).

Eine spätere Anwendbarkeit der Verordnung ist vorgesehen für eine Vielzahl von Regelungen, die ein funktionierendes europäisches Datenbanksystem (EUDAMED) voraussetzen wie z. B. die Registrierung von Produkten und Wirtschaftsakteuren. Im Oktober 2019 wurde von der Kommission mitgeteilt, dass EUDAMED erst zum 26. Mai 2022 verfügbar sein wird, d. h., am Ende der Übergangsfrist für die In-Vitro Diagnostika Verordnung (EU) 2017/746.

Artikel 120 MDR regelt die Übergangsbestimmungen, die auch die Laufzeit der Zertifikate umfassen: Die Gültigkeit von Zertifikaten, die von Benannten Stellen vor dem 26.05.2017 gemäß den Richtlinien 90/385/EWG und 93/42/EWG ausgestellt wurden, bleibt bis zu dem in der Bescheinigung angegebenen Zeitpunkt bestehen. Bescheinigungen über EG-Prüfungen gemäß Anhang 4 der Richtlinie 90/385/EWG bzw. gemäß Anhang IV der Richtlinie 93/42/EWG verlieren spätestens am 27.05.2022 ihre Gültigkeit.

Zertifikate, die nach dem 26.05.2017 bis zum 25.05.2021 nach altem Recht erteilt wurden, behalten ihre Gültigkeit bis zum Ende des darin angegebenen Zeitraums (max. 5 Jahre), spätestens bis zum 26.05.2024.

Mit dem zweiten Corrigendum zur MDR vom 25. Dezember 2019 wurden die Übergangsvorschriften für solche Produkte der Klasse I angepasst, die aufgrund der Regelungen der MDR eine Höherklassifizierung und damit Einbindung einer Benannten Stelle im Konformitätsbewertungsverfahren erfahren sollen, insbesondere für wiederverwendbare chirurgische Instrumente (zukünftig Klasse Ir), die meisten Softwareprodukte sowie stoffliche Medizinprodukte. Diese Produkte dürfen in der heutigen Form bis zum 26.05.2024 weiterhin in Verkehr gebracht werden. Innerhalb der MDR ist in Artikel 120 zudem eine

„Abverkaufsregelung" vorgesehen: Produkte, die vor dem 26.05.2021 nach altem Recht rechtmäßig in Verkehr gebracht wurden sowie Produkte, die ab dem 26.05.2021 mit einem weiterhin gültigen MDD-/AIMDD-Zertifikat oder die als höherklassifizierte Klasse I-Produkte in Verkehr gebracht wurden, können bis zum 27.05.2025 weiter auf dem Markt bereitgestellt oder in Betrieb genommen werden.

System zur eindeutigen Produktidentifikation (UDI)

Mit Artikel 27 MDR erfolgt in der EU die gesetzlich geregelte Einführung eines Produktidentifikationssystems für Medizinprodukte.

Die „einmalige Produktnummer" (Unique Device Identification – UDI) bezeichnet eine Abfolge numerischer oder alphanumerischer Zeichen, die mittels international anerkannter Identifizierungs- und Kodierungsstandards erstellt wurde und die eine eindeutige Identifizierung einzelner Produkte auf dem Markt ermöglicht. Sie ist grundsätzlich auf jedem Medizinprodukt anzubringen.

Ziel des UDI-Systems ist die Nachverfolgbarkeit der Produkte nach dem Inverkehrbringen. Die UDI wird für die Meldung von schwerwiegenden Vorkommnissen und von Sicherheitskorrekturmaßnahmen entsprechend der Vigilanzanforderungen der MDR verwendet.

Mit der Einführung von UDI in der EU erfolgt auch die Einrichtung einer UDI-Datenbank (UDID), die in die bereits vorhandene europäische Datenbank EUDAMED implementiert werden soll. Zugriff auf die Daten der UDID sollen Behörden, Gesundheitseinrichtungen und andere Akteure im Gesundheitswesen erhalten.

Die Anforderung zur Kennzeichnung eines Medizinprodukts bzw. dessen Verpackung mittels eines UDI Barcodes in Europa ist in Abhängigkeit von der Risikoklasse des Produkts umzusetzen:

- 1 Jahr nach Geltungsbeginn der Verordnung für Implantate und Klasse III Produkte
- 3 Jahre nach Geltungsbeginn der Verordnung für Klasse IIa und IIb Produkte
- 5 Jahre nach Geltungsbeginn der Verordnung für Klasse I Produkte.

Für wiederverwendbare Produkte, deren UDI Markierung direkt auf dem Produkt erfolgen soll, verschiebt sich der zuvor genannte Umsetzungstermin um weitere 2 Jahre.

Wirtschaftsakteure

Mit der MDR wird der neue Begriff „**Wirtschaftsakteur**" eingeführt, dazu gehören der **Hersteller**, sein **bevollmächtigter Vertreter, Importeure** und **Händler** sowie **Personen, die Systeme und Behandlungseinheiten zusammenstellen oder sterilisieren**. Entsprechend der Erwägungsgründe verfolgt die MDR u. a. die Ziele, die Verpflichtungen der einzelnen Wirtschaftsakteure klar festzulegen und zu regeln, wann ein Händler, Importeur oder eine andere Person als Hersteller eines Produkts gilt.

Die Aufgabenabgrenzung zwischen den Wirtschaftsakteuren wird mit der MDR neu festgelegt:

- Der **Hersteller** führt (wie bisher) das Konformitätsbewertungsverfahren nach einem der in den Anhängen IX-XI vorgesehenen Verfahren durch, erstellt die EU Konformitätserklärung, bringt die CE- Kennzeichnung an und bringt die Produkte anschließend in Verkehr, sofern er seinen Sitz in der EU hat. Dabei sind die weiteren Pflichten des Herstellers nach Artikel 10 MDR zu beachten.
- Ein **Hersteller mit Sitz in einem Drittland** benennt zusätzlich einen **Bevollmächtigten**. Unter den Regelungen der MDD/AIMDD bzw. des MPG war der Bevollmächtigte gleichzeitig Verantwortlicher für das Inverkehrbringen dieser Produkte. Diese Rolle entfällt für den Bevollmächtigten mit der MDR. Die Aufgaben des Bevollmächtigten werden weitgehend neu geregelt (Artikel 11 und 12 MDR).
- Dem **Importeur** (bisher „Einführer" gemäß § 3 Nr. 26 MPG) wird mit der MDR die Rolle als alleiniger Inverkehrbringer für alle Produkte zugewiesen, die er aus einem Drittland in die Union einführt.
- Ein **Händler** kann weder Hersteller noch Importeur sein, daher bringt ein Händler auch keine Produkte in Verkehr, sondern stellt sie bis zur Inbetriebnahme auf dem Markt bereit. Die Rolle beschränkt sich also auf den Handel mit Produkten, die schon in der EU in Verkehr gebracht wurden.
- Für die **Personen, die Systeme und Behandlungseinheiten zusammenstellen oder sterilisieren**, entsprechen die rechtlichen Anforderungen der MDR weitgehend den derzeitigen Anforderungen.

Die weitergehenden Pflichten der Wirtschaftsakteure werden in Kapitel II der MDR beschrieben:

- **Allgemeine Pflichten des Herstellers (Artikel 10 MDR)**
- **Bevollmächtigter (Artikel 11 MDR) und Wechsel des Bevollmächtigten (Artikel 12 MDR)**
  Fungierten Bevollmächtigte bisher hauptsächlich als europäische Kontaktpersonen für die Behörden, so wird dem Bevollmächtigten nach der MDR die zusätzliche Aufgabe zugewiesen, das rechtmäßige Inverkehrbringen durch den Hersteller zu kontrollieren und zu überwachen. Neu ist auch, dass der Bevollmächtigte für fehlerhafte Produkte auf der gleichen Grundlage wie der Hersteller mit diesem als Gesamtschuldner rechtlich haftet, wenn der Hersteller seinen Verpflichtungen nach Artikel 10 nicht nachgekommen ist.

- **Importeure (Artikel 13 MDR) und Händler (Artikel 14 MDR)**
  Als Importeur wird jede in der EU niedergelassene Person gesehen, die ein Produkt aus einem Drittland auf dem Markt der EU in Verkehr bringt (Artikel 2 Nr. 33). Diese Definition umfasst die typischen Vertriebsorganisationen oder Logistikdienstleister von Herstellern aus Drittländern, die dessen Produkte direkt importieren und gemäß MDR dann auch in Verkehr bringen. Sie müssen die Produkte zusätzlich mit eigenem Namen und Adresse kennzeichnen.
  Die Pflichten der Importeure und Händler sind ähnlich und umfassen im Wesentlichen eine Abschätzung, ob die Produkte die MDR erfüllen, eine Überprüfung, ob die formalen Anforderungen der Kennzeichnung (Gebrauchsanweisung in Landessprache, Vorhandensein eines UDI-Kodes, Hinweis auf Hersteller und Bevollmächtigter) erfüllt sind und ob eine Konformitätserklärung ausgestellt wurde (diese ist für Behörden 10 Jahre, bei Implantaten 15 Jahre bereitzuhalten). Importeure und Händler haben ein Vigilanzsystem zu errichten und Meldepflichten an Hersteller, Bevollmächtigte und ggf. Behörden.

Für die Einhaltung der Regulierungsvorschriften verantwortliche Person (Artikel 15 MDR)

Über diese neue Person muss jeder Hersteller verfügen bzw. bei Kleinst- und Kleinunternehmen auf solch eine Person zurückgreifen können. Die Verantwortung dieser Person (oder einer Gruppe von Personen) ist detailliert in Artikel 15 Abs. 3 geregelt, so muss diese Person sicherstellen, dass

- die Konformität der Produkte geprüft wird, bevor diese freigegeben werden,
- eine technische Dokumentation und die Konformitätserklärung erstellt und auf dem neuesten Stand gehalten werden,
- die Verpflichtungen zur Überwachung nach dem Inverkehrbringen erfüllt werden (PMS-System),
- die Berichtspflichten gemäß Artikel 87–91 erfüllt werden (Vigilanzsystem und SAE-Meldungen),
- für Prüfprodukte die erforderliche Erklärung gemäß Anhang XV Kapitel II Abs. 4.1 abgegeben werden (Bestätigung der Konformität bis auf die zu erhebenden klinischen Daten).

Auch die Qualifikationsanforderungen an diese Person sind detailliert geregelt. Klein- und Kleinstunternehmer müssen diese Person nicht direkt beschäftigen, müssen aber dauerhaft und ständig auf solch eine Person zugreifen können (vertragliche Regelung). Auch Bevollmächtigte müssen solch eine Person beschäftigen oder auf eine solche Person zugreifen können, allerdings hat die Person für Bevollmächtigte die Verantwortung dafür, dass der Bevollmächtigte seine Pflichten gemäß MDR wahrnimmt.

Registrierung von Wirtschaftsakteuren in EUDAMED (Artikel 30 und 31 MDR).

Sofern es sich bei den hergestellten Produkten nicht ausschließlich um Sonderanfertigungen handelt, müssen sich Hersteller als auch ggf. Bevollmächtigte und Importeure in EUDAMED (Artikel 30) registrieren (Artikel 31 Abs. 1, jeweils i. V. mit Anhang VI Teil A Abschnitt 1). Sofern (neue) Hersteller Produkte entwickeln wollen, deren Konformitätsbewertungsverfahren die Beteiligung einer Benannten Stelle erfordert, hat die Registrierung zu erfolgen, bevor ein Antrag an die Benannte Stelle gestellt wird. Importeuren obliegt es, sich beim erstmaligen Inverkehrbringen von Produkten davon zu überzeugen, dass der Hersteller und/ oder sein Bevollmächtigter sich in EUDAMED korrekt registriert haben. Importeure müssen diese Registrierungen um eigene Informationen ergänzen. Aufgrund der zeitlichen Verzögerung für die Verfügbarkeit von EUDAMED sieht die vom Bundestag am 05.03.2020 verabschiedete Fassung des neuen Medizinprodukterecht-Durchführungsgesetzes (MPDG) in § 96 vor, dass die Registrierungen der Hersteller und der Bevollmächtigten weiterhin über das bisherige System beim DIMDI erfolgen sollen entsprechend des bisherigen § 25 MPG.

Inwiefern sich Händler registrieren lassen müssen obliegt den Mitgliedsstaaten (Artikel 30 Abs. 2 MDR). Gemäß § 88 Abs. 1 Nr. 9 des vom Bundestag beschlossenen Medizinprodukterecht-Durchführungsgesetzes (MPDG) wird das Bundesgesundheitsministerium ermächtigt, per Rechtsverordnung eine Anzeigepflicht für Händler zu regeln.

Klinische Bewertung und klinische Prüfungen.

Bereits in den Erwägungsgründen zur Medizinprodukteverordnung finden sich zahlreiche Hinweise auf den verstärkten Fokus der MDR auf die Themen klinische Daten, klinische Bewertung und klinische Prüfungen.

Art. 61 MDR – Klinische Bewertung (Anhang XIV Teil A)

Die Regelungen zur klinischen Bewertung finden sich in Artikel 61 sowie in Teil A des Anhangs XIV der MDR.

In der MDR wird der Begriff „Klinische Bewertung“ erstmals definiert und dabei derart erweitert, dass nicht nur Sicherheit und Leistung anhand von klinischen Daten nachgewiesen werden müssen, sondern auch der klinische Nutzen bei der vom Hersteller vorgesehenen Verwendung. Als systematisches Verfahren zur Erstellung klinischer Bewertungen wird die Anwendung der aktuellen Leitlinie MEDDEV 2.7.1 rev. 4 aus dem Jahr 2016 empfohlen, anhand derer die Benannten Stellen die klinischen Bewertungen überprüfen. Die MDR greift viele Aspekte dieser Leitlinie auf, sodass Hersteller, die bereits heute ihre klinischen

Bewertungen entsprechend MEDDEV 2.7.1 rev. 4 erstellen, nur wenige zusätzliche Aspekte berücksichtigen müssen.

Artikel 61 MDR regelt insbesondere, für welche Produkte klinische Prüfungen durchzuführen sind und die Ausnahmetatbestände dazu. Klinische Prüfungen sind durchzuführen für Produkte der Klasse III und implantierbare Produkte, es sei denn, dass sehr strenge Ausnahmetatbestände erfüllt sind und ein Verzicht auf die Durchführung einer klinischen Prüfung begründet werden kann. Für Produkte der Klasse III und implantierbare Produkte sind die klinische Bewertung, der Report über die klinische Nachbeobachtung (PMS-Report) und ggf. der Kurzbericht über Sicherheit und Leistung (PSUR) mindestens einmal jährlich zu aktualisieren.

Hersteller von Produkten der Klasse III und von Produkten der Klasse IIb, die dazu bestimmt sind Arzneimittel zu verabreichen oder aus dem Körper zu entfernen (s. Artikel 54 Abs. 1b MDR) können sich von einem Expertengremium hinsichtlich Ihrer vorgesehenen Strategie für die klinische Entwicklung und zu klinischen Prüfungen beraten lassen. Dies stellt eine Neuerung gegenüber MDD und AIMDD dar.

Die konkreten Handlungsanweisungen zur Durchführung der klinischen Bewertung finden sich in Anhang XIV Teil A und orientieren sich an den Anforderungen der aktuellen Leitlinie MEDDEV 2.7.1 rev. 4 (2016). So stimmen beispielsweise die Anforderungen zur technischen, klinischen und biologischen Vergleichbarkeit fast wortgleich überein, wobei in der MDR erneut darauf hingewiesen wird, dass der Hersteller für gleichartige Produkte Zugang zu den Daten der vergleichbaren Produkte haben muss und deren Vergleichbarkeit anhand dieser Daten belegen muss. Auch die durchzuführenden Schritte (Planung, Ermittlung klinischer Daten (u. a. Literatursuche), Bewertung hinsichtlich der Aussage zu Sicherheit und Leistungsfähigkeit sowie Analyse und Schlussfolgerung) stimmen überein.

Hinsichtlich der Qualifikationsanforderungen an die Personen, die die klinische Bewertung erstellen, macht die MDR keine Angaben.

Klinische Prüfungen (Art 62–82 MDR, Anhang XIV Teil B)

Mit 21 Artikeln (62–82 MDR) und dem Anhang XV MDR sowie von weiteren 7 noch zu erlassenden Rechtsakten nehmen die Texte zu klinischen Prüfungen einen erheblichen Umfang in der MDR ein. Die bisherigen Richtlinien für Medizinprodukte forderten für klinische Prüfungen mit nicht CE-gekennzeichneten Produkten eine Anzeigepflicht bei den zuständigen Behörden und ein zustimmendes Votum einer Ethikkommission.

Die deutlich detaillierteren und strengeren Regelungen für klinische Prüfungen in der MDR ähneln denen in Deutschland, wo bereits seit 2010 anstelle einer Anzeigepflicht eine behördliche Genehmigungspflicht für klinische Prüfungen besteht, so werden Anforderungen hinsichtlich der Planung, Durchführung, Aufzeichnung und Berichterstattung eingeführt und insbesondere eine behördliche Genehmigungspflicht für Produkte der Klasse III sowie invasive Produkte der Klassen IIa und IIb. Den Mitgliedsstaaten werden bei den klinischen Prüfungen zahlreiche Gestaltungsmöglichkeiten eingeräumt.

Für die Antragstellung zu klinischen Prüfungen wird es ein elektronisches Antragsverfahren über EUDAMED geben, und auch die Option, für multinationale klinische Prüfungen ein zentrales Antragsverfahren für alle Mitgliedsstaaten durchzuführen. Die Prüfung auf Vollständigkeit hat innerhalb von 10 (bis 15) Tagen zu erfolgen, die Frist für Nachreichungen des Sponsors beträgt 10 (bis 30) Tage, wobei die Fristverlängerungen (in Klammern) national festgelegt werden können. Beantwortet der Sponsor die Nachforderung nicht fristgerecht, gilt der Antrag als „hinfällig", ansonsten erhält er innerhalb von 5 Tagen die Bestätigung der Vollständigkeit („Validierung"). Die angegebenen Fristen der MDR können von den Mitgliedsstaaten auf die Werte in Klammern verlängert werden.

- Bei Produkten der Klasse I oder nicht-invasiven Produkten der Klassen IIa und IIb kann nach der Bestätigung der Vollständigkeit begonnen werden (in Deutschland gilt dies nicht für nicht-invasive Produkte der Klasse IIb),
- sofern es keine ablehnende Stellungnahme der Ethik-Kommission des Mitgliedsstaates gibt,
- bei anderen Produkten (Klasse III und invasive Produkte der Klassen IIa, IIb) ist eine Genehmigung erforderlich und es darf keine ablehnende Stellungnahme einer Ethik-Kommission vorliegen. Die Genehmigungsfrist beträgt 45 (65) Tage nach der Validierung. Werden zusätzliche Unterlagen angefordert, so ist die Frist gehemmt.
- für nicht-invasive Produkte der Klasse IIb ist in Deutschland eine Anzeigepflicht bei der Bundesoberbehörde vorgesehen.

Ebenfalls Europaweit werden klinische Studien mit CE gekennzeichneten Medizinprodukten geregelt, wenn dabei zusätzliche invasive oder belastende Verfahren angewandt werden. In diesem Falle muss der Sponsor die Mitgliedsstaaten mindestens 30 Tage vor Beginn der Studie mit den Antragsunterlagen gemäß Anhang XV MDR informieren.

Es gibt weitere Regelungen für Änderungen nach Genehmigung, Rücknahme, Widerruf sowie für die Beendigung der klinischen Prüfung. Nach Beendigung müssen der Abschlussbericht und eine leicht verständliche Fassung in EUDAMED hochgeladen werden und werden dann öffentlich gemacht.

Ebenfalls in diesem Abschnitt finden sich die Regelungen zur Aufzeichnung und Meldung von schwerwiegenden unerwünschten Ereignissen und Produktmängeln. Behördliche Meldepflichten bestehen ausschließlich für den Sponsor an alle Mitgliedsstaaten. In der MDR sind keine Meldefristen festgelegt, sondern nur, dass die Frist von der Schwere des Ereignisses abhängt. Allerdings ist ein Durchführungsrechtsakt vorgesehen, mit dem die Fristen geregelt werden sollen.

Zusätzliches Beratungsverfahren bei der klinischen Bewertung für bestimmte Produkte der Klasse III und der Klasse IIb

Der Ablauf des Konformitätsbewertungsverfahrens unter der MDR entspricht dem der bisherigen Richtlinien. Änderungen beim Marktzugang ergeben sich jedoch bei implantierbaren Produkten der Klasse III sowie aktiven Produkten der Klasse IIb, die ein Arzneimittel an den Körper abgeben und/oder aus dem Körper entfernen: hier ist ein zusätzliches Beratungsverfahren im Zusammenhang mit der klinischen Bewertung zu durchlaufen („Scrutiny-Verfahren") (siehe Artikel 55 MDR und Anhang IX, Nr. 5.1 MDR).

Bei diesen Produkten erstellt die Benannte Stelle einen Bericht über die Begutachtung der klinischen Bewertung und übermittelt diesen zusammen mit der Dokumentation der klinischen Bewertung des Herstellers an die Kommission.

Der Bericht wird durch ein Expertengremium der Kommission (Koordinierungsgruppe Medizinprodukte) innerhalb von 21 Tagen geprüft. Anhand bestimmter Kriterien, wie z. B. die Neuartigkeit eines Produkts, wird entschieden, ob eine wissenschaftliche Stellungnahme zum Bericht über die Begutachtung der klinischen Bewertung vorgelegt wird oder nicht.

Sollten die Kriterien für eine wissenschaftliche Stellungnahme nicht erfüllt und der Prüfauftrag durch das Expertengremium nicht angenommen werden, kann die Benannte Stelle ihr Bewertungsverfahren fortsetzen.

Falls der Prüfauftrag angenommen wurde, erstellt das Expertengremium innerhalb von max. 60 Tagen nach Erhalt der Unterlagen eine wissenschaftliche Stellungnahme zum Bericht über die Begutachtung der klinischen Bewertung.

Sollte innerhalb dieser Frist keine Rückmeldung erfolgen, kann die Benannte Stelle das Konformitätsbewertungsverfahren fortsetzen. Die Benannte Stelle muss die wissenschaftliche Stellungnahme des Expertenkomitees bei ihrer Entscheidung entsprechend berücksichtigen; das Zertifikat wird ggf. nur mit Einschränkungen oder unter Auflagen erteilt.

Klassifizierungsregel

Die Klassifizierung der Produkte wird in Artikel 51 MDR sowie im Anhang VIII MDR geregelt.

Die Produkte werden wie bei der MDD entsprechend ihres Risikopotentials in die Klassen I, IIa, IIb und III eingestuft, wobei die bisher nicht klassifizierten aktiven Implantate (AIMDD) ebenfalls in die Klasse III eingestuft werden. Ebenso richtet sich die Anwendung der Klassifizierungsregeln wie in der MDD nach der Zweckbestimmung der Produkte. Bei Produkten, die dazu bestimmt sind, in Verbindung mit einem anderen Produkt angewandt zu werden, werden die Klassifizierungsregeln auf jedes Produkt gesondert angewendet.

Zubehör für ein Medizinprodukt wird unabhängig von dem Produkt, mit dem es verwendet wird, gesondert klassifiziert.

Sollten auf ein und dasselbe Produkt mehrere Regeln oder innerhalb derselben Regel mehrere Unterregeln anwendbar sein, erfolgt die Einstufung in die jeweils höchste Klasse.

Wesentliche Änderungen bei der Klassifizierung von Medizinprodukten unter der MDR sind u. a. in den neuen Regeln zu Software (Regel 11), Produkten aus Nanomaterialien (Regel 19) und aktive therapeutische Produkte mit integrierter oder eingebauter diagnostischer Funktion, sog. „Closed-Loop-Systeme" (Regel 22) enthalten.

Einmalprodukte und ihre Aufbereitung

Die Aufbereitung von Einmalprodukten ist gemäß MDR nur zulässig, wenn sie im nationalen Recht, also wie heute gemäß MPG bzw. der MPBetreibV, zulässig ist. Nach dem Entwurf zur Änderung der MPBetreibV zur Anpassung an das neue EU-Recht wird sich die nationale Regelung zur Aufbereitung von Einmalprodukten dort wiederfinden.

Grundsätzlich lässt die MDR im Artikel 17 die Aufbereitung von Einmalprodukten zu, wenn die Grundsätze der korrekten Aufbereitung nach neuesten wissenschaftlichen Erkenntnissen gegeben sind. Der Aufbereiter wird zum Hersteller und muss daher die folgenden Punkte einhalten/nachweisen:

- funktionierendes Risikomanagement,
- aufbereitetes Produkt ist gleichwertig zum Original-Einmalprodukt,
- Validierung des gesamten Prozesses der Aufbereitung,
- QM-System mit Produktfreigabe und Leistungsprüfung,
- Rückverfolgbarkeit der aufbereiteten Produkte,
- Kennzeichnung des aufbereiteten Produkts.

Deutschland muss den Mitgliedsstaaten und der EG-Kommission die nationalen Bestimmungen mitteilen und begründen. Nationale Regelungen können strenger sein als die Regelungen in der MDR zur Aufbereitung von Einmalprodukten. Bis zum 26. Mai 2020 legt die EG-Kommission die Grundsätze für eine korrekte Aufbereitung von Einmalprodukten vor. Bis dahin dürfen nur Einmalprodukte aufbereitet werden, die gemäß dieser Verordnung oder nach der Richtlinie 93/42/EWG in Verkehr gebracht wurden.

Vigilanz und Marktüberwachung

Das Kapitel VII gliedert sich in drei Abschnitte:

1. Überwachung nach dem Inverkehrbringen (Art. 83–86 MDR)
2. Vigilanz (Art. 87–92 MDR)
3. Marktüberwachung (Art. 93–100 MDR)

Abschnitt 1: Überwachung nach dem Inverkehrbringen

„Jeder Hersteller muss für jedes Produkt in einer für die Risikoklasse und Art des Produkts angemessenen Weise ein System zur Überwachung nach dem Inverkehrbringen einrichten, anwenden und permanent aktualisieren, um einschlägige Daten nach dem Inverkehrbringen systematisch über den gesamten Produktlebenszyklus zu sammeln und zu analysieren sowie die erforderlichen Schlussfolgerungen zu ziehen und damit etwaige Präventiv- oder Korrekturmaßnahmen durchzuführen und zu überwachen. Mit dem System und den ermittelten Daten wird dann auch die technische Dokumentation entsprechend aktualisiert. Wenn sich der Bedarf für Präventiv- oder Korrekturmaßnahmen zeigen, dann ergreift der Hersteller die geeigneten Maßnahmen und informiert die zuständigen Stellen. Der Plan zur Überwachung nach dem Inverkehrbringen ist Teil der technischen Dokumentation gemäß Anhang II. Der Hersteller von Produkten der Klasse I erzeugt aus den regelmäßig gesammelten Daten einen aktuellen Bericht und übermittelt diesen auf Wunsch der zuständigen Behörde. Der Hersteller von Produkten der Klassen IIa, IIb und III erstellt regelmäßig einen Sicherheitsbericht (engl. PSUR=periodic safety update report) mit den Inhalten gemäß Artikel 84 Abs. 3 MDR und zusätzlichen vorgegebenen Informationen (Artikel 86 Abs. 1a) – c) MDR) und aktualisiert diesen Bericht regelmäßig, für Produkte der Klasse IIa mindestens alle 2 Jahre, für Produkte der Klassen IIb und III jährlich. Der Sicherheitsbericht wird Bestandteil der technischen Dokumentation gemäß den Anhängen II und III. Hersteller von Produkten der Klasse III oder von implantierbaren Produkten legen den Sicherheitsbericht der zuständigen benannten Stelle zur Prüfung vor. Nach Prüfung werden diese Sicherheitsberichte von den Benannten Stellen für die zuständigen Behörden in EUDAMED hochgeladen.

Abschnitt 2: Vigilanz

Beim Thema Vigilanz geht es um die Analyse schwerwiegender Vorkommnisse und die entsprechenden Korrekturmaßnahmen im Feld. Jedes schwerwiegende Vorkommnis im Zusammenhang mit Medizinprodukten und jede eingeleitete Sicherheitskorrekturmaßnahme hat der Hersteller ist der zuständigen Behörde über das „elektronische System für Vigilanz und Überwachung nach dem Inverkehrbringen" unverzüglich, spätestens innerhalb von 15 Tagen zu melden (heute: innerhalb von 30 Tagen). Kommt die Meldung vom Betreiber, Anwender oder vom Patienten, so informiert die zuständige Behörde umgehend den Hersteller zur Ergreifung entsprechender Maßnahmen (Art. 87 Abs. 11 MDR). Besteht in diesem Falle Unstimmigkeit zwischen Hersteller und Behörde, ob es sich um ein schwerwiegendes Vorkommnis handelt, so kann die zuständige Behörde Maßnahmen festlegen. Hersteller sind verpflichtet über das elektronische Vigilanz-System mögliche Trends in Häufigkeit oder Schwere von nicht schwerwiegenden Vorkommnissen zu berichten und dies in den technischen Produktinformationen anzugeben. Die zuständigen Behörden können eigene Bewertungen erstellen und vom Hersteller geeignete Maßnahmen verlangen, um den Schutz der öffentlichen Gesundheit und der Patientensicherheit zu gewährleisten; dabei werden die anderen Stellen, die EG-Kommission und die benannte Stelle über die Bewertung und die Maßnahmen informiert.

Wenn ein schwerwiegendes Vorkommnis gemeldet wurde, dann führt der Hersteller unverzüglich alle erforderlichen Untersuchungen bezüglich des Vorkommnisses an dem Produkt durch. Dabei wird eine Risikobewertung durchgeführt und ggf. Sicherheitskorrekturmaßnahmen festgelegt. Der Hersteller arbeitet dabei mit den zuständigen Behörden und ggf. mit der benannten Stelle zusammen. Er nimmt keine Untersuchungen an dem Produkt vor, die zu einer Veränderung des Produkts führen bzw. er macht keine Untersuchungen an dem Produkt, die eine spätere Beurteilung durch die Behörden unmöglich machen. Die einzelnen Mitgliedsstaaten stellen sicher, dass alle relevanten Informationen und eingeleiteten Maßnahmen zu einem schwerwiegenden Vorkommnis entsprechend verteilt werden.

Die zuständige Behörde bewertet dann das Risiko eines möglichen erneuten Auftretens eines schwerwiegenden Vorkommnisses mit diesem Produkt; sie bewertet auch die verabschiedeten und eingeleiteten Sicherheitskorrekturmaßnahmen.

Der Hersteller legt der zuständigen Behörde im elektronischen System gemäß Artikel 92 einen Abschlussbericht mit allen Ergebnissen der Untersuchungen und mit allen verabschiedeten Maßnahmen vor. Die Behörde bewertet den Abschlussbericht und leitet diesen dann im elektronischen System an alle anderen zuständigen Behörden weiter, um das Risiko eines Wiederauftretens eines weiteren schwerwiegenden Vorkommnisses zu vermeiden. Der Hersteller sorgt dafür, dass alle Informationen und Maßnahmen in dieser Angelegenheit unverzüglich allen Anwendern des Produkts zur Kenntnis gebracht werden. In bestimmten Fällen kann die zuständige Behörde selbst entsprechende Maßnahmen einleiten und verabschieden.

Die Kommission richtet in Zusammenarbeit mit den Mitgliedsstaaten Systeme und Verfahren ein, mit denen die Daten des im Artikel 92 MDR genannten elektronischen Systems aktiv überwacht werden können, um Trends oder Muster in den Daten zu ermitteln, die möglicherweise neue Risiken oder Sicherheitsprobleme erkennen lassen.

Die Kommission kann zur Erhöhung der Sicherheit sogenannte „Durchführungsrechtsakte“ erlassen.

Das elektronische System für Vigilanz und Überwachung nach dem Inverkehrbringen (Artikel 92 MDR) wird von der Kommission in Verbindung mit den Mitgliedsstaaten eingerichtet und betrieben. In diesem System sollen folgende Daten erfasst und verarbeitet werden:

- Meldung von schwerwiegenden Vorkommnissen und von Sicherheitskorrekturmaßnahmen im Feld seitens der Hersteller,
- periodische Sammelmeldungen der Hersteller,
- Trendmeldungen und Sicherheitsberichte seitens der Hersteller,
- von den Herstellern übermittelte Sicherheitsanweisungen im Feld,
- die von den zuständigen Behörden der Mitgliedsstaaten und zwischen den Mitgliedsstaaten und der Kommission auszutauschende Informationen.

Das elektronische System verfügt über eine Verknüpfung mit der UDI-Datenbank. Die Kommission sorgt dafür, dass auch die benannten Stellen und die Angehörigen der Gesundheitsberufe einen angemessenen Zugang zu dem System erhalten. Meldungen über schwerwiegende Vorkommnisse, Trendmeldungen und Meldungen von Sicherheitskorrekturmeldungen im Feld werden direkt nach dem Eingang im elektronischen System automatisch an die zuständigen Behörden aller Mitgliedsstaaten übermittelt. Weiterhin erhält die betreffende Benannte Stelle automatisch die erforderlichen Informationen zu Produkten, für die sie Bescheinigungen ausgestellt hat.

Abschnitt 3: Marktüberwachung

Die zuständigen Behörden sind mit den Marküberwachungstätigkeiten beauftragt; sie kontrollieren anhand angemessener Stichproben auf geeignete Art und Weise, ob ein Produkt mit den zugesagten Merkmalen und Leistungen übereinstimmt. Dabei berücksichtigen die zuständigen Behörden besonders die Grundsätze der Risikobewertung und des Risikomanagements, sowie die Vigilanz-Daten und Beschwerden. Sie arbeiten Jahrespläne für die Überwachungstätigkeiten aus und weisen diesen die erforderlichen personellen Ressourcen in ausreichendem Umfang zu. Auch unangekündigte Kontrollen bei den Wirtschaftsakteuren, den Zulieferern und ggf. auch bei den Anwendern sind geplant. Über die Überwachungstätigkeiten erstellt die zuständige Behörde jährlich einen Bericht und stellt diesen im elektronischen System gemäß Artikel 92 MDR zur Verfügung. Produkte, die dabei ein unvertretbares Risiko darstellen oder gefälschte Produkte kann die Behörde beschlagnahmen und ggf. vernichten. Die betreffenden Wirtschaftsakteure sind zur Zusammenarbeit mit den zuständigen Behörden verpflichtet. Kommt die zuständige Behörde aufgrund ihrer Marküberwachungstätigkeit zu dem Schluss, dass ein Produkt unvertretbare Gesundheits- oder Sicherheitsrisiken darstellt, so muss sie umgehend die Wirtschaftsakteure zu geeigneten Korrekturmaßnahmen für die gesamte Union verpflichten.

Erfolgt die Korrekturmaßnahme nicht umfassend oder schnell genug, so kann die Behörde die Bereitstellung des betreffenden Produkts untersagen, das Produkt vom Markt nehmen oder zurückrufen.

Mindestens alle vier Jahre überprüfen und bewerten die Mitgliedsstaaten die Funktion der Marktüberwachung. Die Ergebnisse werden den anderen Mitgliedsstaaten und der Kommission zur Verfügung gestellt. Bei jedem Fall eines Auftretens eines riskanten oder gefährlichen Produkts werden die anderen Mitgliedsstatten und die Kommission umgehend über das elektronische System informiert.

Die MDR für Anwender und Betreiber von Medizinprodukten

Für die Anwender und Betreiber von Medizinprodukten ändert sich durch das Inkrafttreten der MDR zunächst sehr wenig.

Die MDR richtet sich überwiegend an die Hersteller von Medizinprodukten und nachgeschaltete Instanzen zur Überwachung und Zulassung. Die Verpflichtungen für Anwender und Betreiben dieser Produkte ergeben sich – wie bislang auch – aus der Medizinprodukte-Betreiberverordnung (MPBetreibV). Diese wurde bereits mit der am 01.01.2017 in Kraft getretenen Überarbeitung an die MDR angepasst.

Betrachtet man die neue MDR etwas genauer, so fällt auf, dass der Artikel 2 „Begriffsbestimmungen" mit 71 Definitionen im Vergleich zur Richtlinie 93/42 EWG deutlich umfangreicher ausgefallen ist.

Ebenso wurde der Aufbereitung von Einmalprodukten im Artikel 17 ein eigener Abschnitt eingeräumt. Deren Aufbereitung ist nur dann zulässig, wenn dies nach nationalem Recht gestattet ist. Wer Einmalprodukte aufbereitet gilt nach der MDR als deren Hersteller und hat zu gewährleisten, dass dies nach den neusten wissenschaftlichen Erkenntnissen als sicher einzustufen ist. Lesen Sie dazu auch Kapitel „Einmalprodukte und ihre Aufbereitung" dieser Einführung.

Im Artikel 18 MDR wird gefordert, beim Implantieren eines Medizinprodukts dem Patienten einen Implantationsausweis und entsprechende sicherheitsbezogene Informationen zur Verfügung zu stellen, wie dies bereits in der MPBetreibV im § 15 und der Anlage 3 benannt ist.

Mit dem „Gesetz zur Anpassung des Medizinprodukterechts an die Verordnung (EU) 2017/745" (MPEUAnpG i. d. F. vom 05.03.2020) wird die strukturelle Veränderung des deutschen Medizinprodukterechts dokumentiert:
das bisherige Medizinproduktegesetz (MPG) wird für Medizinprodukte zum Geltungsbeginn der MDR durch das Medizinprodukterecht-Durchführungsgesetz (MPDG) ersetzt. Für In-vitro Diagnostika verlängert sich die Gültigkeit des MPG

um zwei Jahre. Danach werden die Regelungen für In-vitro Diagnostika in das MPDG integriert.

Die Medizinprodukte-Betreiberverordnung wird durch eine entsprechende Rechtsverordnung geändert, für die Ende Februar 2020 ein erster Referentenentwurf vorgelegt wurde.

Aufgrund der unterschiedlichen Anwendungsdaten für die Medizinprodukteverordnung und die In-vitro Diagnostika-Verordnung werden die derzeitigen Rechtsverordnungen des MPG noch bis zum Anwendungsdatum der IVDR weitergelten, für Medizinprodukte werden Sie zum Anwendungsdatum der MDR durch die Regelungen der MDR oder des MPDG oder seiner Verordnungen ersetzt, die entsprechenden Regelungen des MPG und dessen Verordnungen werden dabei außer Kraft gesetzt.

Inhalt

VERORDNUNG (EU) „Medizinprodukte“

Verordnung (EU) 2017/745 des Europäischen Parlaments und des Rates vom 5. April 2017 über Medizinprodukte, zur Änderung der Richtlinie 2001/83/EG, der Verordnung (EG) Nr. 178/2002 und der Verordnung (EG) Nr. 1223/2009 und zur Aufhebung der Richtlinien 90/385/EWG und 93/42/EWG des Rates. (Veröffentlicht im Amtsblatt der Europäischen Union ABl. Nr. L 117 vom 5. Mai 2017, S. 1, berichtigt durch das Korrigendum 1 im Amtsblatt der Europäischen Union ABl. Nr. L 117 vom 03.05.2019, S. 9, berichtigt durch das Korrigendum 2 im Amtsblatt der Europäischen Union ABl. Nr. L 334 vom 27.12.2019, S. 165, zuletzt geändert durch die Verordnung (EU) 2020/561 des Europäischen Parlaments und des Rates vom 23. April 2020, veröffentlicht im Amtsblatt der Europäischen Union ABl. Nr. L 130 vom 24. April 2020).

DAS EUROPÄISCHE PARLAMENT UND DER RAT DER EUROPÄISCHEN UNION –

gestützt auf den Vertrag über die Arbeitsweise der Europäischen Union, insbesondere auf Artikel 114 und Artikel 168 Absatz 4 Buchstabe c,

auf Vorschlag der Europäischen Kommission,

nach Zuleitung des Entwurfs des Gesetzgebungsakts an die nationalen Parlamente,

nach Stellungnahme des Europäischen Wirtschafts- und Sozialausschusses(1),

nach Anhörung des Ausschusses der Regionen,

gemäß dem ordentlichen Gesetzgebungsverfahren(2),

in Erwägung nachstehender Gründe:

---

(1) Stellungnahme vom 14. Februar 2013 (ABl. C 133 vom 09.05.2013, S. 52)

(2) Standpunkt des Europäischen Parlaments vom 2. April 2014 und Standpunkt des Rates in erster Lesung vom 7. März 2017.

(1) Der EU-Rechtsrahmen für Medizinprodukte – mit Ausnahme von *In-vitro*-Diagnostika – besteht aus der Richtlinie 90/385/EWG des Rates[(1)] und der Richtlinie 93/42/EWG des Rates[(2)]. Um einen soliden, transparenten, berechenbaren und nachhaltigen Rechtsrahmen für Medizinprodukte zu schaffen, der ein hohes Niveau an Sicherheit und Gesundheitsschutz gewährleistet, gleichzeitig aber innovationsfördernd wirkt, ist jedoch eine grundlegende Überarbeitung dieser Richtlinien erforderlich.

(2) Ausgehend von einem hohen Gesundheitsschutzniveau für Patienten und Anwender soll mit der vorliegenden Verordnung ein reibungslos funktionierender Binnenmarkt für Medizinprodukte unter Berücksichtigung der in diesem Sektor tätigen kleinen und mittleren Unternehmen sichergestellt werden. Außerdem sind in dieser Verordnung hohe Standards für die Qualität und Sicherheit von Medizinprodukten festgelegt, durch die allgemeine Sicherheitsbedenken hinsichtlich dieser Produkte ausgeräumt werden sollen. Die beiden Ziele werden parallel verfolgt; sie sind untrennbar miteinander verbunden und absolut gleichrangig. Gestützt auf Artikel 114 des Vertrags über die Arbeitsweise der Europäischen Union (AEUV) wird mit dieser Verordnung eine Harmonisierung der Rechtsvorschriften für das Inverkehrbringen und die Inbetriebnahme von Medizinprodukten und ihrem Zubehör auf dem Unionsmarkt vorgenommen, denen dadurch der Grundsatz des freien Warenverkehrs zugute kommen kann. Im Sinne von Artikel 168 Absatz 4 Buchstabe c AEUV werden mit dieser Verordnung hohe Standards für Qualität und Sicherheit der Medizinprodukte festgelegt, indem unter anderem dafür gesorgt wird, dass die im Rahmen klinischer Prüfungen gewonnenen Daten zuverlässig und solide sind und dass die Sicherheit der an klinischen Prüfungen teilnehmenden Prüfungsteilnehmer geschützt wird.

(3) Mit dieser Verordnung sollen nicht die Vorschriften harmonisiert werden, die die weitere Bereitstellung auf dem Markt von bereits in Betrieb genommenen Medizinprodukten, etwa im Zusammenhang mit dem Verkauf gebrauchter Produkte, betreffen.

(4) Zur Verbesserung von Gesundheit und Sicherheit sollten Schlüsselelemente des derzeitigen Regulierungskonzepts, beispielsweise die Beaufsichtigung der Benannten Stellen, die Konformitätsbewertungsverfahren, klinische Prüfungen und klinische Bewertungen, Vigilanz und Marktüberwachung erheblich gestärkt und Bestimmungen zur Gewährleistung von Transparenz und Rückverfolgbarkeit in Bezug auf Medizinprodukte eingeführt werden.

(1) Richtlinie 90/385/EWG des Rates vom 20. Juni 1990 zur Angleichung der Rechtsvorschriften der Mitgliedstaaten über aktive implantierbare medizinische Geräte (ABl. L 189 vom 20.07.1990, S. 17).

(2) Richtlinie 93/42/EWG des Rates vom 14. Juni 1993 über Medizinprodukte (ABl. L 169 vom 12.07.1993, S. 1).

(5) Soweit möglich sollten die auf internationaler Ebene, insbesondere im Rahmen der „Global Harmonization Task Force" (GHTF) und deren Folgeinitiative, des Internationalen Forums der Aufsichtsbehörden für Medizinprodukte (IMDRF – International Medical Devices Regulators Forum), entwickelten Leitlinien für Medizinprodukte berücksichtigt werden, damit die internationale Angleichung der Rechtsvorschriften, die weltweit zu einem hohen Niveau an Sicherheitsschutz und zum einfacheren Handel beiträgt, gefördert wird; dies gilt insbesondere für die Bestimmungen über die einmalige Produktkennung, die grundlegenden Sicherheits- und Leistungsanforderungen, die technische Dokumentation, die Klassifizierungsregeln, die Konformitätsbewertungsverfahren und die klinischen Prüfungen.

(6) Aus historischen Gründen unterliegen aktive implantierbare Medizinprodukte und andere Medizinprodukte zwei verschiedenen Rechtsakten (Richtlinie 90/385/EWG bzw. Richtlinie 93/42/EWG). Zwecks Vereinfachung sollten die beiden Richtlinien, die beide mehrfach geändert wurden, durch einen einzigen Rechtsakt ersetzt werden, der für alle Medizinprodukte außer *In-vitro*-Diagnostika gilt.

(7) Der Geltungsbereich dieser Verordnung sollte klar vom Geltungsbereich anderer harmonisierender Rechtsvorschriften der Union abgegrenzt werden, die Produkte wie *In-vitro*-Diagnostika, Arzneimittel, kosmetische Mittel und Lebensmittel betreffen. Die Verordnung (EG) Nr. 178/2002 des Europäischen Parlaments und des Rates(1) sollte deshalb dahin gehend geändert werden, dass Medizinprodukte von ihrem Geltungsbereich ausgenommen werden.

(8) Es sollte den Mitgliedstaaten überlassen bleiben, im Einzelfall zu entscheiden, ob ein Produkt in den Geltungsbereich dieser Verordnung fällt oder nicht. Um in diesem Zusammenhang einheitliche Einstufungsentscheidungen in allen Mitgliedstaaten, insbesondere in Grenzfällen, sicherzustellen, sollte die Kommission die Möglichkeit haben, nach Anhörung der Koordinierungsgruppe Medizinprodukte aus eigener Initiative oder auf hinreichend begründetes Ersuchen eines Mitgliedstaats im Einzelfall zu entscheiden, ob ein bestimmtes Produkt oder eine bestimmte Kategorie oder Gruppe von Produkten in den Geltungsbereich dieser Verordnung fällt. Bei den Beratungen über den rechtlichen Status von Produkten in Grenzfällen, bei denen es sich auch um Arzneimittel, menschliches Gewebe und Zellen, Biozidprodukte oder Lebensmittel handelt, sorgt die Kommission bei Bedarf dafür, dass die Europäische Arzneimittel-Agentur (EMA), die Europäische Chemikalienagentur und die Europäische Behörde für Lebensmittelsicherheit in angemessenem Umfang gehört werden.

(1) Verordnung (EG) Nr. 178/2002 des Europäischen Parlaments und des Rates vom 28. Januar 2002 zur Festlegung der allgemeinen Grundsätze und Anforderungen des Lebensmittelrechts, zur Errichtung der Europäischen Behörde für Lebensmittelsicherheit und zur Festlegung von Verfahren zur Lebensmittelsicherheit (ABl. L 31 vom 01.02.2002, S. 1).

(9) Da es mitunter schwierig ist, zwischen einem Medizinprodukt und einem kosmetischen Produkt zu unterscheiden, sollte die Möglichkeit, eine unionsweit gültige Entscheidung über den rechtlichen Status eines Produkts zu treffen, auch in die Verordnung (EG) Nr. 1223/2009 des Europäischen Parlaments und des Rates[(1)] aufgenommen werden.

(10) Produkte, die eine Kombination aus einem Arzneimittel oder Wirkstoff und einem Medizinprodukt sind, werden entweder von dieser Verordnung oder von der Richtlinie 2001/83/EG des Europäischen Parlaments und des Rates[(2)] erfasst. Mit diesen beiden Rechtsakten sollte gewährleistet werden, dass es bei den Konsultationen in der Bewertungsphase vor dem Inverkehrbringen und bei dem Austausch von Informationen im Zusammengang mit Vigilanzaktivitäten, bei denen es um solche kombinierten Produkte geht, ein sinnvolles Zusammenspiel gibt. Im Fall von Arzneimitteln, die ein Medizinprodukt enthalten, sollte im Rahmen des Zulassungsverfahrens für dieses Medizinprodukt in geeigneter Weise bewertet werden, ob das Medizinprodukt den grundlegenden Sicherheits- und Leistungsanforderungen gemäß dieser Verordnung entspricht. Die Richtlinie 2001/83/EG sollte daher geändert werden.

(11) Das Unionsrecht – insbesondere die Verordnung (EG) Nr. 1394/2007 des Europäischen Parlaments und des Rates[(3)] und die Richtlinie 2004/23/EG des Europäischen Parlaments und des Rates[(4)] – weist Lücken im Hinblick auf bestimmte Produkte auf, die aus Derivaten von Geweben oder Zellen menschlichen Ursprungs hergestellt sind, die nicht lebensfähig sind oder abgetötet wurden. Diese Produkte sollten in den Geltungsbereich der vorliegenden Verordnung fallen, sofern sie der Begriffsbestimmung für Medizinprodukte entsprechen oder von dieser Verordnung erfasst werden.

(12) Bestimmte Produktgruppen, die einem Hersteller zufolge lediglich eine kosmetische oder sonstige nicht-medizinische Zweckbestimmung haben, die aber hinsichtlich ihrer Funktionsweise und Risikoprofile Medizinprodukten ähneln, sollten von der vorliegenden Verordnung erfasst werden. Damit die Hersteller die Konformität dieser Produkte nachweisen können, sollte die Kommission

(1) Verordnung (EG) Nr. 1223/2009 des Europäischen Parlaments und des Rates vom 30. November 2009 über kosmetische Mittel (ABl. L 342 vom 22.12.2009, S. 59).

(2) Richtlinie 2001/83/EG des Europäischen Parlaments und des Rates vom 6. November 2001 zur Schaffung eines Gemeinschaftskodexes für Humanarzneimittel (ABl. L 311 vom 28.11.2001, S. 67).

(3) Verordnung (EG) Nr. 1394/2007 des Europäischen Parlaments und des Rates vom 13. November 2007 über Arzneimittel für neuartige Therapien und zur Änderung der Richtlinie 2001/83/EG und der Verordnung (EG) Nr. 726/2004 (ABl. L 324 vom 10.12.2007, S. 121).

(4) Richtlinie 2004/23/EG des Europäischen Parlaments und des Rates vom 31. März 2004 zur Festlegung von Qualitäts- und Sicherheitsstandards für die Spende, Beschaffung, Testung, Verarbeitung, Konservierung, Lagerung und Verteilung von menschlichen Geweben und Zellen (ABl. L 102 vom 07.04.2004, S. 48).

GS mindestens für das Risikomanagement und erforderlichenfalls die klinische Bewertung der Sicherheit festlegen. Diese GS sollten speziell für Produktgruppen ohne medizinische Zweckbestimmung ausgearbeitet werden; sie sollten nicht für die Konformitätsbewertung analoger Produkte mit medizinischer Zweckbestimmung verwendet werden. Produkte mit medizinischer und nicht-medizinischer Zweckbestimmung sollten die Anforderungen an Produkte mit medizinischer Zweckbestimmung und Produkte ohne medizinische Zweckbestimmung erfüllen.

(13) Da Produkte, die lebensfähige Gewebe oder Zellen menschlichen oder tierischen Ursprungs enthalten, ausdrücklich vom Geltungsbereich der Richtlinien 90/385/EWG und 93/42/EWG und somit auch der vorliegenden Verordnung ausgenommen sind, sollte verdeutlicht werden, dass auch Produkte, die aus lebensfähigen biologischen Substanzen oder lebensfähigen Organismen hergestellt werden, um die Zweckbestimmung der Produkte zu erreichen oder zu unterstützen, nicht in den Geltungsbereich der vorliegenden Verordnung fallen.

(14) Die Anforderungen im Sinne der Richtlinie 2002/98/EG des Europäischen Parlaments und des Rates(1) sollten weiterhin gelten.

(15) Risiken und Nutzen der Verwendung von Nanomaterialien in Produkten sind nicht wissenschaftlich geklärt. Um ein hohes Gesundheitsschutzniveau, den freien Warenverkehr und Rechtssicherheit für die Hersteller zu gewährleisten, sollte auf der Grundlage der Empfehlung 2011/696/EU der Kommission(2) eine einheitliche Definition für Nanomaterialien eingeführt werden, die jedoch ausreichend flexibel gestaltet sein sollte, sodass sie an den wissenschaftlichen und technischen Fortschritt sowie an zukünftige rechtliche Entwicklungen auf Unions- und internationaler Ebene angepasst werden kann. Verwenden Hersteller Nanopartikel, bei denen ein hohes oder mittleres Potenzial für interne Exposition besteht, so sollten sie bei Auslegung und Herstellung der betreffenden Produkte besondere Vorsicht walten lassen. Diese Produkte sollten den strengstmöglichen Konformitätsbewertungsverfahren unterzogen werden. Bei der Ausarbeitung von Durchführungsrechtsakten, mit denen die praktische und einheitliche Anwendung der in dieser Verordnung festgelegten entsprechenden Anforderungen geregelt wird, sollten die einschlägigen wissenschaftlichen Gutachten der zuständigen wissenschaftlichen Ausschüsse berücksichtigt werden.

---

(1) Richtlinie 2002/98/EG des Europäischen Parlaments und des Rates vom 27. Januar 2003 zur Festlegung von Qualitäts- und Sicherheitsstandards für die Gewinnung, Testung, Verarbeitung, Lagerung und Verteilung von menschlichem Blut und Blutbestandteilen (ABl. L 33 vom 08.02.2003, S. 30).

(2) Empfehlung 2002/98/EG der Kommission vom 18. Oktober 2011 zur Definition von Nanomaterialien (ABl. L 275 vom 20.10.2011, S. 38).

(16) Die in der Richtlinie 2014/30/EU des Europäischen Parlaments und des Rates[1] behandelten Sicherheitsaspekte sind integraler Bestandteil der grundlegenden Sicherheits- und Leistungsanforderungen für Produkte gemäß dieser Verordnung. Daher sollte die vorliegende Verordnung im Verhältnis zu der genannten Richtlinie eine Lex Specialis darstellen.

(17) Die vorliegende Verordnung sollte Anforderungen an Auslegung und Herstellung von Produkten, die ionisierende Strahlung abgeben, enthalten, unbeschadet der Anwendung der Richtlinie 2013/59/Euratom des Rates[2], mit der andere Ziele verfolgt werden.

(18) Diese Verordnung sollte Anforderungen an die Auslegungs-, Sicherheits- und Leistungsmerkmale von Produkten enthalten, die so entwickelt werden, dass berufsbedingte Verletzungen verhindert werden, wozu auch der Strahlenschutz gehört.

(19) Es muss eindeutig festgelegt werden, dass Software als solche, wenn sie vom Hersteller speziell für einen oder mehrere der in der Definition von Medizinprodukten genannten medizinischen Zwecke bestimmt ist, als Medizinprodukt gilt, während Software für allgemeine Zwecke, auch wenn sie in Einrichtungen des Gesundheitswesens eingesetzt wird, sowie Software, die für Zwecke in den Bereichen Lebensstil und Wohlbefinden eingesetzt wird, kein Medizinprodukt ist. Die Einstufung der Software entweder als Produkt oder als Zubehör ist unabhängig vom Ort der Software und von der Art der Verbindung zwischen der Software und einem Produkt.

(20) Im Interesse einer höheren Rechtssicherheit sollten die in dieser Verordnung enthaltenen Begriffsbestimmungen in Bezug auf die Medizinprodukte als solche, ihre Bereitstellung, die Wirtschaftsakteure, die Anwender und die konkreten Verfahren, die Konformitätsbewertung, die klinischen Prüfungen und die klinischen Bewertungen, die Überwachung nach dem Inverkehrbringen, die Vigilanz und die Marktüberwachung sowie die Normen und andere technische Spezifikationen mit der in diesem Bereich etablierten Praxis auf Unions- und internationaler Ebene in Einklang gebracht werden.

(21) Es sollte ausdrücklich darauf hingewiesen werden, dass es von grundlegender Bedeutung ist, dass Medizinprodukte, die Personen in der Union über Dienste der Informationsgesellschaft im Sinne der Richtlinie (EU) 2015/1535 des Eu-

(1) Richtlinie 2014/30/EU des Europäischen Parlaments und des Rates vom 26. Februar 2014 zur Harmonisierung der Rechtsvorschriften der Mitgliedstaaten über die elektromagnetische Verträglichkeit (ABl. L 96 vom 29.03.2014, S. 79).

(2) Richtlinie 2013/59/Euratom des Rates vom 5. Dezember 2013 zur Festlegung grundlegender Sicherheitsnormen für den Schutz vor den Gefahren einer Exposition gegenüber ionisierender Strahlung und zur Aufhebung der Richtlinien 89/618/Euratom, 90/641/Euratom, 96/29/Euratom, 97/43/Euratom und 2003/122/Euratom (ABl. L 13 vom 17.01.2014, S. 1).

ropäischen Parlaments und des Rates[1] angeboten werden, und Medizinprodukte, die im Rahmen einer Geschäftstätigkeit dazu verwendet werden, diagnostische oder therapeutische Dienstleistungen für Personen in der Union zu erbringen, den Anforderungen der vorliegenden Verordnung genügen, wenn das betreffende Produkt in der Union in Verkehr gebracht oder die Dienstleistung in der Union erbracht wird.

(22) Angesichts der wichtigen Rolle, die der Normung im Bereich der Medizinprodukte zukommt, sollten die Hersteller die Konformität mit den in dieser Verordnung festgelegten grundlegenden Sicherheits-, Leistungs- und sonstigen rechtlichen Anforderungen, beispielsweise an Qualitäts- und Risikomanagement, durch Einhaltung der harmonisierten Normen gemäß der Verordnung (EU) Nr. 1025/2012 des Europäischen Parlaments und des Rates[2] nachweisen können.

(23) Gemäß der Richtlinie 98/79/EG des Europäischen Parlaments und des Rates[3] ist die Kommission zum Erlass gemeinsamer technischer Spezifikationen für bestimmte Kategorien von *In-vitro*-Diagnostika befugt. In Bereichen, in denen es keine harmonisierten Normen gibt oder diese unzureichend sind, sollte die Kommission die Befugnis erhalten, GS festzulegen, die eine Erfüllung der in dieser Verordnung festgelegten grundlegenden Sicherheits- und Leistungsanforderungen und der in dieser Verordnung festgelegten Anforderungen an klinische Prüfungen und an die klinische Bewertung und/oder die klinische Nachbeobachtung nach dem Inverkehrbringen erlauben.

(24) Die GS sollten nach Anhörung der einschlägigen Interessenträger und unter Berücksichtigung der europäischen und internationalen Standards ausgearbeitet werden.

(25) Die Vorschriften über Produkte sollten gegebenenfalls an den Neuen Rechtsrahmen für die Vermarktung von Produkten, der die Verordnung (EG)

(1) Richtlinie (EU) 2015/1535 des Europäischen Parlaments und des Rates vom 9. September 2015 über ein Informationsverfahren auf dem Gebiet der technischen Vorschriften und der Vorschriften für die Dienste der Informationsgesellschaft (ABl. L 241 vom 17.09.2015, S. 1).

(2) Verordnung (EU) Nr. 1025/2012 des Europäischen Parlaments und des Rates vom 25. Oktober 2012 zur europäischen Normung, zur Änderung der Richtlinien 89/686/EWG und 93/15/EWG des Rates sowie der Richtlinien 94/9/EG, 94/25/EG, 95/16/EG, 97/23/EG, 98/34/EG, 2004/22/EG, 2007/23/EG, 2009/23/EG und 2009/105/EG des Europäischen Parlaments und des Rates und zur Aufhebung des Beschlusses 87/95/EWG des Rates und des Beschlusses Nr. 1673/2006/EG des Europäischen Parlaments und des Rates (ABl. L 316 vom 14.11.2012, S. 12).

(3) Richtlinie 98/79/EG des Europäischen Parlaments und des Rates vom 27. Oktober 1998 über *In-vitro*-Diagnostika (ABl. L 331 vom 07.12.1998, S. 1); (redaktionelle Anmerkung: siehe Kapitel 1.3.2.3 „*Richtlinie «In-vitro-Diagnostika»*“).

Nr. 765/2008 des Europäischen Parlaments und des Rates[1] und den Beschluss Nr. 768/2008/EG des Europäischen Parlaments und des Rates[2] umfasst, angeglichen werden.

(26) Für die von dieser Verordnung erfassten Produkte gelten die in der Verordnung (EG) Nr. 765/2008 festgelegten Vorschriften für die Überwachung des Unionsmarkts und die Kontrolle der in die Union eingeführten Produkte; dies hindert die Mitgliedstaaten nicht daran, die für die Durchführung dieser Tätigkeiten zuständigen Behörden auszuwählen.

(27) Die allgemeinen Verpflichtungen derverschiedenen Wirtschaftsakteure, einschließlich Importeure und Händler, sollten unbeschadet der besonderen, in den verschiedenen Teilen der vorliegenden Verordnung niedergelegten Verpflichtungen auf Basis des Neuen Rechtsrahmens für die Vermarktung von Produkten klar festgelegt werden, damit die jeweiligen Wirtschaftsakteure ihre in dieser Verordnung festgelegten Verpflichtungen besser verstehen und somit die Regulierungsvorschriften auch besser einhalten können.

(28) Für die Zwecke dieser Verordnung sollten mit den Tätigkeiten von Händlern der Erwerb, der Besitz und die Lieferung von Produkten gemeint sein.

(29) Verschiedene Auflagen für die Hersteller, wie klinische Bewertung und Vigilanzberichterstattung, die bislang in den Anhängen der Richtlinien 90/385/EWG und 93/42/EWG zu finden waren, sollten in den verfügenden Teil dieser Verordnung aufgenommen werden, um deren Anwendung zu erleichtern.

(30) Gesundheitseinrichtungen sollten die Möglichkeit haben, Produkte hausintern herzustellen, zu ändern und zu verwenden, und damit – in einem nicht-industriellen Maßstab – auf die spezifischen Bedürfnisse von Patientenzielgruppen eingehen, die auf dem angezeigten Leistungsniveau nicht durch ein gleichartiges auf dem Markt verfügbares Produkt befriedigt werden können. In diesem Zusammenhang sollte vorgesehen werden, dass bestimmte Vorschriften dieser Verordnung über Medizinprodukte, die ausschließlich in Gesundheitseinrichtungen hergestellt und verwendet werden, einschließlich Krankenhäusern und Einrichtungen wie Laboratorien und öffentliche Gesundheitseinrichtungen, die zwar das Gesundheitssystem unterstützen und/oder auf die Bedürfnisse von Patienten eingehen, mit denen Patienten jedoch nicht unmittelbar behandelt oder betreut werden, nicht gelten sollten, weil die Ziele dieser Verordnung dennoch in angemessener Weise erreicht werden. Es sei darauf hingewiesen, dass der Be-

(1) Verordnung (EG) Nr. 765/2008 des Europäischen Parlaments und des Rates vom 9. Juli 2008 über die Vorschriften für die Akkreditierung und Marktüberwachung im Zusammenhang mit der Vermarktung von Produkten und zur Aufhebung der Verordnung (EWG) Nr. 339/93 des Rates (ABl. L 218 vom 13.08.2008, S. 30).

(2) Beschluss Nr. 768/2008/EG des Europäischen Parlaments und des Rates vom 9. Juli 2008 über einen gemeinsamen Rechtsrahmen für die Vermarktung von Produkten und zur Aufhebung des Beschlusses 93/465/EWG des Rates (ABl. L 218 vom 13.08.2008, S. 82).

griff „Gesundheitseinrichtung“ nicht Einrichtungen erfasst, die für sich in Anspruch nehmen, in erster Linie die gesundheitlichen Interessen oder eine gesunde Lebensführung zu fördern, wie etwa Fitnessstudios, Heilbäder und Wellnesszentren. Die Ausnahmeregelungen für diese Gesundheitseinrichtungen gelten daher nicht für diese Einrichtungen.

(31) Da natürliche oder juristische Personen bei Schäden, die durch ein fehlerhaftes Produkt verursacht wurden, Anspruch auf Schadensersatz gemäß dem geltenden Unionsrecht und dem geltenden nationalen Recht geltend machen können, sollten Hersteller dazu verpflichtet werden, Maßnahmen festzulegen, um eine ausreichende finanzielle Deckung ihrer potenziellen Haftung gemäß der Richtlinie 85/374/EWG des Rates(1) zu gewährleisten. Diese Maßnahmen sollten in einem angemessenen Verhältnis zur Risikoklasse, Art des Produkts und Unternehmensgröße stehen. In diesem Zusammenhang sollten zudem Vorschriften festgelegt werden, die es einer zuständigen Behörde ermöglichen, die Bereitstellung von Informationen an Personen, die durch ein fehlerhaftes Produkt verletzt worden sein könnten, zu erleichtern.

(32) Um sicherzustellen, dass serienmäßig hergestellte Produkte den Anforderungen dieser Verordnung jederzeit entsprechen und dass die Erfahrungen, die im Zuge der Verwendung der hergestellten Produkte gesammelt werden, in das Herstellungsverfahren einfließen, sollten alle Hersteller über ein Qualitätsmanagementsystem und ein System zur Überwachung nach dem Inverkehrbringen verfügen, das der Risikoklasse und der Art des betreffenden Produkts angepasst sein sollte. Zur Minimierung des Risikos bzw. um Vorkommnisse im Zusammenhang mit Produkten zu verhindern, sollten die Hersteller des Weiteren ein Risikomanagementsystem und ein System für die Meldung von Vorkommnissen und Sicherheitskorrekturmaßnahmen im Feld einrichten.

(33) Das Risikomanagementsystem sollte sorgfältig mit der klinischen Bewertung des Produkts abgestimmt und darin berücksichtigt werden, was auch für die klinischen Risiken gilt, denen im Rahmen der klinischen Prüfungen, der klinischen Bewertung und der klinischen Nachbeobachtung nach dem Inverkehrbringen nachzugehen ist. Das Risikomanagement und die Verfahren der klinischen Bewertung sollten miteinander verknüpft sein und regelmäßig aktualisiert werden.

(34) Die Überwachung und Kontrolle der Herstellung von Produkten, ihre Überwachung nach dem Inverkehrbringen und die mit ihnen verbundenen Vigilanzaktivitäten sollten durch eine der Organisation des Herstellers angehörende, für die Einhaltung der Regulierungsvorschriften verantwortliche Person erfolgen, die über bestimmte Mindestqualifikationen verfügt.

(1) Richtlinie 85/374/EWG des Rates vom 25. Juli 1985 zur Angleichung der Rechts- und Verwaltungsvorschriften der Mitgliedstaaten über die Haftung für fehlerhafte Produkte (ABl. L 210 vom 07.08.1985, S. 29).

(35) Für nicht in der Union niedergelassene Hersteller spielt der Bevollmächtigte eine entscheidende Rolle bei der Gewährleistung der Konformität der von den betreffenden Herstellern hergestellten Produkte und in seiner Funktion als deren in der Union niedergelassener Ansprechpartner. Angesichts dieser maßgeblichen Rolle sollte für die Zwecke der Durchsetzung der Bevollmächtigte für fehlerhafte Produkte rechtlich haftbar gemacht werden, wenn der außerhalb der Union niedergelassene Hersteller seinen allgemeinen Verpflichtungen nicht nachgekommen ist. Die Haftbarkeit des Bevollmächtigten gemäß dieser Verordnung gilt unbeschadet der Bestimmungen der Richtlinie 85/374/EWG, sodass der Bevollmächtigte zusammen mit dem Importeur und dem Hersteller als Gesamtschuldner haftbar sein sollte. Die Aufgaben des Bevollmächtigten sollten in einem schriftlichen Mandat fixiert werden. Angesichts der Rolle des Bevollmächtigten sollten die von ihm zu erfüllenden Mindestanforderungen klar definiert sein; so muss ihm unter anderem eine Person zur Verfügung stehen, die ähnliche Mindestqualifikationsanforderungen erfüllt wie die für den Hersteller tätige, für die Einhaltung der Regulierungsvorschriften verantwortliche Person.

(36) Um Rechtssicherheit hinsichtlich der den jeweiligen Wirtschaftsakteuren obliegenden Pflichten zu schaffen, ist es erforderlich festzulegen, wann ein Händler, Importeur oder eine andere Person als Hersteller eines Produkts gilt.

(37) Der parallele Handel mit bereits in Verkehr befindlichen Produkten ist gemäß Artikel 34 AEUV eine legale Handelsform im Binnenmarkt, die lediglich den Beschränkungen unterliegt, die sich aus der Notwendigkeit des Gesundheitsschutzes und der Sicherheit sowie des Schutzes des geistigen Eigentums gemäß Artikel 36 AEUV ergeben. Die Anwendung des Grundsatzes des parallelen Handels unterliegt jedoch den unterschiedlichen Auslegungen der Mitgliedstaaten. Die diesbezüglichen Voraussetzungen, insbesondere für das Umpacken und die Neukennzeichnung, sollten daher unter Berücksichtigung der Rechtsprechung des Gerichtshofs[(1)] in anderen einschlägigen Sektoren und existierender bewährter Verfahren für Medizinprodukte in dieser Verordnung festgelegt werden.

(38) Die Aufbereitung und Weiterverwendung von Einmalprodukten sollte nur dann zulässig sein, wenn sie nach nationalem Recht gestattet ist und die in dieser Verordnung festgelegten Anforderungen erfüllt werden. Der Aufbereiter eines Einmalprodukts sollte als Hersteller des aufbereiteten Produkts gelten und allen Pflichten, die Herstellern gemäß dieser Verordnung obliegen, unterworfen sein. Dennoch sollten die Mitgliedstaaten beschließen können, dass die Verpflichtungen in Bezug auf die Aufbereitung und Wiederverwendung von Einmalprodukten innerhalb einer Gesundheitseinrichtung oder durch einen von ihr beauftragten externen Aufbereiter sich von den in dieser Verordnung genannten Herstellerpflichten unterscheiden dürfen. Grundsätzlich sollte eine solche Unterscheidung

(1) Urteil vom 28. Juli 2011 in den verbundenen Rechtssachen Orifarm und Paranova C-400/09 und C-207/10, ECLI:EU:C:2011:519.

nur dann zulässig sein, wenn bei der Aufbereitung und Wiederverwendung von Einmalprodukten innerhalb einer Gesundheitseinrichtung oder durch einen externen Aufbereiter die festgelegten GS bzw. – sofern keine solchen festgelegt wurden – die einschlägigen harmonisierten Normen und nationalen Vorschriften eingehalten werden. Bei der Aufbereitung solcher Produkte sollte ein gleichwertiges Sicherheits- und Leistungsniveau wie bei den entsprechenden ursprünglichen Einmalprodukten gewährleistet sein.

(39) Patienten, denen ein Produkt implantiert wird, sollten verständliche und leicht zugängliche Hintergrundinformationen erhalten, mit denen das implantierte Produkt identifiziert werden kann, sowie sonstige einschlägige Angaben zu dem Produkt, einschließlich aller erforderlichen Warnungen über gesundheitliche Risiken oder eventuell zu treffende Vorsichtsmaßnahmen, z. B. den Hinweis auf mögliche Inkompatibilitäten mit bestimmten Diagnostika oder mit Sicherheitsscannern.

(40) Produkte sollten grundsätzlich mit der CE-Kennzeichnung versehen sein, aus der ihre Übereinstimmung mit dieser Verordnung hervorgeht und die Voraussetzung für ihren freien Verkehr in der Union und ihre bestimmungsgemäße Inbetriebnahme ist. Die Mitgliedstaaten sollten keine Hindernisse für das Inverkehrbringen und die Inbetriebnahme von Produkten schaffen, die die in dieser Verordnung festgelegten Anforderungen erfüllen. Eine Einschränkung der Verwendung spezifischer Produkte im Zusammenhang mit Aspekten, die nicht unter diese Verordnung fallen, sollte jedoch ins Ermessen der Mitgliedstaaten gestellt werden.

(41) Die Rückverfolgbarkeit von Produkten anhand eines Systems der einmaligen Produktkennung (im Folgenden „UDI-System" – Unique Device Identification system), das auf internationalen Leitlinien beruht, sollte die Effektivität sicherheitsrelevanter Aktivitäten für Produkte nach dem Inverkehrbringen deutlich verbessern, was auf eine bessere Berichterstattung bei Vorkommnissen, gezielte Sicherheitskorrekturmaßnahmen im Feld und eine bessere Überwachung durch die zuständigen Behörden zurückzuführen ist. Das System könnte auch dazu beitragen, ärztliche Kunstfehler zu reduzieren und Produktfälschungen zu bekämpfen. Die Verwendung des UDI-Systems sollte außerdem die Beschaffungspolitik, Abfallbeseitigung und Lagerverwaltung von Gesundheitseinrichtungen und anderen Wirtschaftsakteuren verbessern und möglichst mit anderen, in diesem Rahmen bereits vorhandenen Authentifizierungssystemen vereinbar sein.

(42) Das UDI-System sollte für alle in Verkehr gebrachten Produkte mit Ausnahme von Sonderanfertigungen gelten und auf international anerkannten Grundsätzen einschließlich Begriffsbestimmungen basieren, die mit den von den wichtigsten Handelspartnern verwendeten kompatibel sind. Damit das UDI-System rechtzeitig für die Anwendung dieser Verordnung einsatzbereit ist, sollten in dieser Verordnung detaillierte Vorschriften festgelegt werden.

(43) Transparenz und angemessener Zugang zu Informationen, die für den vorgesehenen Anwender entsprechend aufbereitet sind, sind im öffentlichen Interesse unerlässlich, um die öffentliche Gesundheit zu schützen, die Rolle der Patienten und Angehörigen der Gesundheitsberufe zu stärken und ihnen sachkundige Entscheidungen zu ermöglichen, ein solides Fundament für gesetzgeberische Entscheidungen zu schaffen und Vertrauen in das Rechtssystem aufzubauen.

(44) Ein wichtiger Aspekt bei der Verwirklichung der Ziele dieser Verordnung ist die Einrichtung einer Europäischen Datenbank für Medizinprodukte (Eudamed), in die verschiedene elektronische Systeme integriert werden können und in der Informationen zu auf dem Markt befindlichen Produkten und den relevanten Wirtschaftsakteuren, bestimmten Aspekten der Konformitätsbewertung, Benannten Stellen, Bescheinigungen, klinischen Prüfungen, Vigilanz und Marktüberwachung gesammelt und verarbeitet werden. Mit der Datenbank sollte die Transparenz u. a. durch besseren Zugang zu Informationen für die Öffentlichkeit und Angehörige der Gesundheitsberufe allgemein erhöht, die Pflicht zur Mehrfachberichterstattung vermieden, die Koordination der Mitgliedstaaten untereinander verbessert und der Informationsfluss zwischen den Wirtschaftsakteuren, den Benannten Stellen oder Sponsoren und den Mitgliedstaaten sowie den Mitgliedstaaten untereinander und der Kommission erleichtert und effizienter gestaltet werden. Im Binnenmarkt kann dies wirksam nur auf Unionsebene erreicht werden; daher sollte die Kommission die mit dem Beschluss 2010/227/EU der Kommission[(1)] eingerichtete Europäische Datenbank für Medizinprodukte weiterentwickeln und betreiben.

(45) Um den Betrieb von Eudamed zu erleichtern, sollte den Herstellern und anderen natürlichen oder juristischen Personen, die gemäß dieser Verordnung eine international anerkannte Nomenklatur für Medizinprodukte verwenden müssen, eine solche Nomenklatur kostenlos zur Verfügung gestellt werden. Des Weiteren sollte diese Nomenklatur auch anderen Akteuren – soweit nach vernünftigem Ermessen durchführbar – kostenlos zur Verfügung stehen.

(46) Mithilfe der elektronischen Eudamed-Systeme für auf dem Markt befindliche Produkte, beteiligte Wirtschaftsakteure und Bescheinigungen sollte die Öffentlichkeit Zugang zu allen erforderlichen Informationen über die auf dem Unionsmarkt befindlichen Produkte erhalten. Das elektronische System für klinische Prüfungen sollte als Kooperationsinstrument der Mitgliedstaaten dienen, in dem Sponsoren, sofern sie dies wünschen, einen einzigen Antrag an mehrere Mitgliedstaaten einreichen und schwerwiegende unerwünschte Ereignisse, Produktmängel und diesbezügliche Aktualisierungen melden können. Das elektronische System für die Vigilanz sollte den Herstellern die Möglichkeit geben,

(1) Beschluss 2010/227/EU der Kommission vom 19. April 2010 über die Europäische Datenbank für Medizinprodukte (ABl. L 102 vom 23.04.2010, S. 45); (redaktionelle Anmerkung: siehe Kapitel 1.3.4.1 „*Eudamed-Beschluss 2010/227/EU*“).

schwerwiegende Vorkommnisse und andere meldepflichtige Ereignisse zu melden und die Koordinierung der Bewertung dieser Vorkommnisse und Ereignisse durch die zuständigen Behörden zu unterstützen. Das elektronische System für die Marktüberwachung sollte dem Informationsaustausch zwischen den zuständigen Behörden dienen.

(47) Was die Datenerfassung und -verarbeitung im Rahmen der elektronischen Eudamed-Systeme angeht, so unterliegt die Verarbeitung personenbezogener Daten durch die Mitgliedstaaten, die unter der Aufsicht der zuständigen Behörden der Mitgliedstaaten und insbesondere der von den Mitgliedstaaten benannten unabhängigen öffentlichen Stellen erfolgt, der Richtlinie 95/46/EG des Europäischen Parlaments und des Rates(1). Die Verarbeitung personenbezogener Daten, die im Rahmen dieser Verordnung bei der Kommission unter der Aufsicht des Europäischen Datenschutzbeauftragten erfolgt, unterliegt der Verordnung (EG) Nr. 45/200124 des Europäischen Parlaments und des Rates(2). Gemäß der Verordnung (EG) Nr. 45/2001 sollte die Kommission für die Datenverarbeitung im Rahmen von Eudamed und den dazugehörigen elektronischen Systemen verantwortlich sein.

(48) Für implantierbare Produkte und Produkte der Klasse III sollten die Hersteller die wichtigsten Sicherheits- und Leistungsaspekte des Produkts sowie das Ergebnis der klinischen Bewertung in einem öffentlich zugänglichen Dokument zusammenfassen.

(49) Der Kurzbericht über Sicherheit und klinische Leistung für ein Produkt sollte insbesondere die Stellung des Produkts im Kontext der diagnostischen bzw. therapeutischen Optionen unter Berücksichtigung der klinischen Bewertung dieses Produkts im Vergleich zu den diagnostischen bzw. therapeutischen Alternativen sowie die konkreten Bedingungen, unter denen dieses Produkt und seine Alternativen in Betracht gezogen werden können, beinhalten.

(50) Die korrekte Arbeitsweise der Benannten Stellen ist ausgesprochen wichtig, um ein hohes Sicherheits- und Gesundheitsschutzniveau sowie das Vertrauen der Bürger in das System zu gewährleisten. Die Benennung und Überwachung der Benannten Stellen durch die Mitgliedstaaten nach genauen und strengen Kriterien sollte daher auf Unionsebene kontrolliert werden.,

(51) Die von der Benannten Stelle vorgenommenen Bewertungen der technischen Dokumentation des Herstellers, insbesondere die Dokumentation der kli-

(1) Richtlinie 95/46/EG des Europäischen Parlaments und des Rates vom 24. Oktober 1995 zum Schutz natürlicher Personen bei der Verarbeitung personenbezogener Daten und zum freien Datenverkehr (ABl. L 281 vom 23.11.1995, S. 31).

(2) Verordnung (EG) Nr. 45/2001 des Europäischen Parlaments und des Rates vom 18. Dezember 2000 zum Schutz natürlicher Personen bei der Verarbeitung personenbezogener Daten durch die Organe und Einrichtungen der Gemeinschaft und zum freien Datenverkehr (ABl. L 8 vom 12.01.2001, S. 1).

nischen Bewertung, sollten von der für Benannte Stellen zuständigen Behörde kritisch begutachtet werden. Diese Begutachtung sollte Teil des risikobasierten Ansatzes für die Beaufsichtigung und Überwachung der Tätigkeiten benannter Stellen sein und auf der Grundlage von Stichproben der einschlägigen Dokumentation erfolgen.

(52) Die Position der Benannten Stellen gegenüber den Herstellern sollte gestärkt werden, auch in Bezug auf ihr Recht bzw. ihre Verpflichtung, unangekündigte Vor-Ort-Audits sowie physische Kontrollen oder Laboruntersuchungen an Produkten durchzuführen, um sicherzustellen, dass die Hersteller auch nach der ursprünglichen Zertifizierung die Vorschriften jederzeit einhalten.

(53) Um die Transparenz bei der Beaufsichtigung der Benannten Stellen durch die nationalen Behörden zu erhöhen, sollten die für die Benannten Stellen zuständigen Behörden Informationen über die nationale Maßnahmen für die Bewertung, Benennung und Überwachung der Benannten Stellen veröffentlichen. Diese Informationen sollten gemäß guter Verwaltungspraxis von diesen Behörden auf dem neuesten Stand gehalten werden, um insbesondere relevanten wesentlichen oder substanziellen Änderungen bei den betreffenden Verfahren Rechnung zu tragen.

(54) Der Mitgliedstaat, in dem eine Benannte Stelle ansässig ist, sollte für die Durchsetzung der Anforderungen dieser Verordnung in Bezug auf diese Benannte Stelle verantwortlich sein.

(55) Insbesondere mit Blick auf ihre Verantwortung für die Organisation des Gesundheitswesens und die medizinische Versorgung sollten die Mitgliedstaaten die Möglichkeit haben, für die in dieser Verordnung nicht geregelten Fragen zusätzliche Anforderungen an für die Konformitätsbewertung von Produkten benannte und in ihrem Hoheitsgebiet ansässige Stellen festzulegen. Diese zusätzlichen Anforderungen sollten spezifischere horizontale Rechtsvorschriften der Union für Benannte Stellen und die Gleichbehandlung der Benannten Stellen unberührt lassen.

(56) Bei implantierbaren Produkten der Klasse III und aktiven Produkten der Klasse IIb, die dazu bestimmt sind, ein Arzneimittel an den Körper abzugeben und/oder aus dem Körper zu entfernen, sollten Benannte Stellen – außer in bestimmten Fällen – verpflichtet sein, Expertengremien zu beauftragen, ihre Berichte über die Begutachtung der klinischen Bewertung zu kontrollieren. Die zuständigen Behörden sollten über Produkte informiert werden, für die nach einem Konformitätsbewertungsverfahren unter Beteiligung eines Expertengremiums eine Bescheinigung ausgestellt wurde. Die Konsultation von Expertengremien im Zusammenhang mit der klinischen Bewertung sollte zu einer harmonisierten Bewertung von Medizinprodukten mit hohem Risiko führen, indem Fachwissen über klinische Aspekte ausgetauscht wird und GS für Produktkategorien ausgearbeitet werden, die diesem Konsultationsverfahren unterzogen wurden.

(57) Bei Produkten der Klasse III und bestimmten Produkten der Klasse IIb sollte der Hersteller die Möglichkeit haben, vor der klinischen Bewertung und/oder Prüfung freiwillig ein Expertengremium zu seiner Strategie für die klinische Entwicklung und zu Vorschlägen für klinische Prüfungen zu konsultieren.

(58) Vor allem für die Zwecke der Konformitätsbewertungsverfahren ist es erforderlich, die Unterteilung der Produkte in vier Klassen beizubehalten, die auch der internationalen Praxis entspricht. Die Bestimmungen über die Einstufung, die auf der Verletzlichkeit des menschlichen Körpers beruhen, sollten die mit der technischen Auslegung und der Herstellung potenziell verbundenen Risiken berücksichtigen. Um zu gewährleisten, dass ein der Richtlinie 90/385/EWG gleichwertiges Sicherheitsniveau beibehalten wird, sollten aktive implantierbare Produkte in die höchste Risikoklasse eingestuft werden.

(59) Die für invasive Produkte im Rahmen der alten Regelung angewandten Vorschriften tragen dem Grad der Invasivität und der potenziellen Toxizität bestimmter Produkte, die in den menschlichen Körper eingeführt werden, nicht ausreichend Rechnung. Um eine geeignete risikobasierte Klassifizierung von Produkten zu erhalten, die aus Stoffen oder Kombinationen von Stoffen bestehen, die vom menschlichen Körper aufgenommen oder lokal im Körper verteilt werden, müssen spezifische Klassifizierungsregeln für diese Produkte eingeführt werden. Die Klassifizierungsregeln sollten der Stelle, an der das Produkt seine Wirkung im oder am menschlichen Körper ausübt oder an der es eingeführt oder angewandt wird, Rechnung tragen und berücksichtigen, ob eine systemische Resorption der Wirkstoffe, aus denen das Produkt zusammengesetzt ist, oder der Produkte des Metabolismus dieser Wirkstoffe im menschlichen Körper erfolgt.

(60) Das Konformitätsbewertungsverfahren für Produkte der Klasse I sollte generell in der alleinigen Verantwortung der Hersteller erfolgen, da das Verletzungsrisiko bei diesen Produkten gering ist. Bei Produkten der Klassen IIa, IIb und III sollte ein geeignetes Maß an Mitwirkung einer Benannten Stelle obligatorisch sein.

(61) Die Konformitätsbewertungsverfahren für Produkte sollten weiter gestrafft und optimiert und die Anforderungen an die Benannten Stellen bei der Durchführung der Bewertungen genau festgelegt werden, damit für alle die gleichen Bedingungen herrschen.

(62) Freiverkaufszertifikate sollten Informationen enthalten, die es ermöglichen, Eudamed zu nutzen, um Informationen über das Produkt – insbesondere darüber, ob es sich auf dem Markt befindet, vom Markt genommen oder zurückgerufen wurde – sowie über Bescheinigungen seiner Konformität zu erhalten.

(63) Um ein hohes Sicherheits- und Leistungsniveau zu gewährleisten, sollte der Nachweis der Erfüllung der in dieser Verordnung festgelegten grundlegenden Sicherheits- und Leistungsanforderungen auf klinischen Daten beruhen, die bei Produkten der Klasse III und implantierbaren Produkten grundsätzlich aus klini-

schen Prüfungen stammen sollten, die unter der Verantwortung eines Sponsors durchgeführt wurden. Sowohl der Hersteller als auch eine andere natürliche oder juristische Person sollte der Sponsor sein können, der die Verantwortung für die klinische Prüfung übernimmt.

(64) Die Bestimmungen über klinische Prüfungen sollten den fest etablierten internationalen Leitlinien in diesem Bereich entsprechen, wie der internationalen Norm ISO 14155:2011 über gute klinische Praxis für die klinische Prüfung von Medizinprodukten an Menschen, damit die Ergebnisse von in der Union durchgeführten klinischen Prüfungen außerhalb der Union leichter als Dokumentation anerkannt und die Ergebnisse klinischer Prüfungen, die außerhalb der Union im Einklang mit den internationalen Leitlinien durchgeführt werden, leichter innerhalb der Union anerkannt werden. Außerdem sollten die Bestimmungen mit der neuesten Fassung der Deklaration von Helsinki des Weltärztebundes über die ethischen Grundsätze für die medizinische Forschung am Menschen im Einklang stehen.

(65) Die Bestimmung der an der Bewertung des Antrags auf Durchführung einer klinischen Prüfung zu beteiligenden geeigneten Behörde und die Organisation der Beteiligung von Ethik-Kommissionen innerhalb der in dieser Verordnung festgelegten Zeitpläne für die Genehmigung dieser klinischen Prüfung sollten dem betroffenen Mitgliedstaat, in dem die klinische Prüfung durchgeführt werden soll, überlassen bleiben. Diese Entscheidungen hängen von der internen Organisation des jeweiligen Mitgliedstaats ab. In diesem Zusammenhang sollten die Mitgliedstaaten darauf achten, dass auch Laien einbezogen werden, insbesondere Patienten oder Patientenorganisationen. Sie sollten auch sicherstellen, dass das erforderliche Fachwissen vorhanden ist.

(66) Für den Fall, dass einem Prüfungsteilnehmer im Rahmen einer klinischen Prüfung ein Schaden entsteht, der dazu führt, dass der Prüfer oder Sponsor zivil- oder strafrechtlich haftbar gemacht wird, sollten die Bedingungen für eine Haftung in solchen Fällen, unter Einschluss von Fragen zur Kausalität und des Schadensumfangs und der Strafbemessung, weiterhin durch das nationale Recht geregelt werden.

(67) Es sollte ein elektronisches System auf Unionsebene eingerichtet werden, damit alle klinischen Prüfungen in einer öffentlich zugänglichen Datenbank gemeldet und erfasst werden. Um das Recht auf Schutz personenbezogener Daten zu garantieren, das in Artikel 8 der Charta der Grundrechte der Europäischen Union (im Folgenden „Charta") verankert ist, sollten in dem elektronischen System keine personenbezogenen Daten zu den an klinischen Prüfungen teilnehmenden Prüfungsteilnehmern aufgezeichnet werden. Um Synergien in Bezug auf klinische Prüfungen mit Arzneimitteln herzustellen, sollte das elektronische System für klinische Prüfungen mit der Unionsdatenbank interoperabel sein, die für klinische Prüfungen mit Humanarzneimitteln eingerichtet wird.

(68) Bei einer klinischen Prüfung, die in mehreren Mitgliedstaaten durchgeführt werden soll, sollte der Sponsor die Möglichkeit haben, dafür nur einen einzigen Antrag einzureichen, um die Verwaltungslasten gering zu halten. Zur gemeinsamen Nutzung von Ressourcen und um einen einheitlichen Ansatz bei der Bewertung der gesundheits- und sicherheitsbezogenen Aspekte des Prüfprodukts und des wissenschaftlichen Aufbaus dieser klinischen Prüfung zu gewährleisten, sollte das Verfahren zur Bewertung eines solchen einzigen Antrags zwischen den Mitgliedstaaten unter der Leitung eines koordinierenden Mitgliedstaats koordiniert werden. Diese koordinierte Bewertung sollte nicht die Bewertung rein nationaler, lokaler oder ethischer Aspekte der klinischen Prüfung, darunter die Einwilligung nach Aufklärung, umfassen. Für einen Zeitraum von zunächst sieben Jahren ab dem Tag des Beginns der Anwendung dieser Verordnung sollten die Mitgliedstaaten die Möglichkeit haben, sich freiwillig an der koordinierten Bewertung zu beteiligen. Nach diesem Zeitraum sollten alle Mitgliedstaaten verpflichtet sein, sich an der koordinierten Bewertung zu beteiligen. Die Kommission sollte auf der Grundlage der aus der freiwilligen Koordinierung zwischen den Mitgliedstaaten gewonnenen Erfahrungen einen Bericht über die Anwendung der einschlägigen Bestimmungen in Bezug auf das koordinierte Bewertungsverfahren erstellen. Sind die Ergebnisse dieses Berichts negativ, sollte die Kommission einen Vorschlag zur Verlängerung des Zeitraums für die freiwillige Beteiligung am koordinierten Bewertungsverfahren vorlegen.

(69) Sponsoren sollten den Mitgliedstaaten, in denen die klinische Prüfung durchgeführt wird, bestimmte unerwünschte Ereignisse und Produktmängel melden, die während dieser klinischen Prüfung auftreten. Die Mitgliedstaaten sollten die Möglichkeit haben, die Prüfungen zu beenden oder auszusetzen oder die Genehmigung für die klinische Prüfung zu widerrufen, wenn sie dies zur Gewährleistung eines hohen Niveaus an Schutz der an einer klinischen Prüfung teilnehmenden Prüfungsteilnehmer für erforderlich halten. Die entsprechenden Informationen sollten den anderen Mitgliedstaaten übermittelt werden.

(70) Der Sponsor einer klinischen Prüfung sollte innerhalb der in dieser Verordnung festgelegten Fristen eine für den vorgesehenen Anwender leicht verständliche Zusammenfassung der Ergebnisse der klinischen Prüfung gegebenenfalls zusammen mit dem Bericht über die klinische Prüfung vorlegen. Ist es aus wissenschaftlichen Gründen nicht möglich, die Zusammenfassung der Ergebnisse innerhalb der festgelegten Fristen vorzulegen, sollte der Sponsor dies begründen und angeben, wann die Ergebnisse vorgelegt werden.

(71) Diese Verordnung sollte für klinische Prüfungen gelten, die dazu bestimmt sind, klinische Nachweise, aus denen die Konformität von Produkten hervorgeht, zu erbringen; ferner sollten in ihr grundlegende Anforderungen bezüglich der ethischen und wissenschaftlichen Bewertungen für andere Arten von klinischen Prüfungen von Medizinprodukten festgelegt sein.

(72) Für nicht einwilligungsfähige Prüfungsteilnehmer, Minderjährige sowie schwangere Frauen und stillende Frauen sind besondere Schutzmaßnahmen erforderlich. Allerdings sollte es den Mitgliedstaaten überlassen bleiben festzulegen, wer der gesetzliche Vertreter nicht einwilligungsfähiger Prüfungsteilnehmer und Minderjähriger ist.

(73) Die Prinzipien der Vermeidung, Verminderung und Verbesserung im Bereich von Tierversuchen, die in der Richtlinie 2010/63/EU des Europäischen Parlaments und des Rates[(1)] festgelegt sind, sollten eingehalten werden. Insbesondere sollte die unnötige doppelte Durchführung von Versuchen und Studien vermieden werden.

(74) Die Hersteller sollten in der Phase nach dem Inverkehrbringen eine aktive Rolle spielen, indem sie systematisch und aktiv Informationen über die Erfahrungen mit ihren Produkten nach dem Inverkehrbringen zusammentragen, um ihre technische Dokumentation auf dem neuesten Stand zu halten; sie sollten mit den für Vigilanz- und Marktüberwachungstätigkeiten zuständigen nationalen Behörden zusammenarbeiten. Zu diesem Zweck sollten die Hersteller im Rahmen ihres Qualitätsmanagementsystems und auf der Grundlage eines Plans zur Überwachung nach dem Inverkehrbringen ein umfassendes System zur Überwachung nach dem Inverkehrbringen errichten. Im Zuge der Überwachung nach dem Inverkehrbringen erhobene einschlägige Daten und Informationen sowie im Zusammenhang mit durchgeführten präventiven und/oder korrigierenden Maßnahmen gesammelte Erfahrungen sollten zur Aktualisierung aller einschlägigen Teile der technischen Dokumentation, wie etwa derjenigen zur Risikobewertung und zur klinischen Bewertung, genutzt werden und sollten zudem der Transparenz dienen.

(75) Zum besseren Schutz von Gesundheit und Sicherheit hinsichtlich auf dem Markt befindlicher Produkte sollte das elektronische System für die Vigilanz für Produkte wirksamer gestaltet werden, indem ein zentrales Portal auf Unionsebene eingerichtet wird, in dem schwerwiegende Vorkommnisse und Sicherheitskorrekturmaßnahmen im Feld gemeldet werden können.

(76) Die Mitgliedstaaten sollten angemessene Maßnahmen ergreifen, um das Bewusstsein der Angehörigen der Gesundheitsberufe, Anwender und Patienten dafür zu schärfen, dass die Meldung der Vorkommnisse wichtig ist. Angehörige der Gesundheitsberufe, Anwender und Patienten sollten ermutigt und in die Lage versetzt werden, mutmaßliche schwerwiegende Vorkommnisse auf nationaler Ebene unter Verwendung harmonisierter Formulare zu melden. Die zuständigen nationalen Behörden sollten die Hersteller über etwaige mutmaßliche schwerwiegende Vorkommnisse informieren; bestätigt ein Hersteller, dass ein schwer-

(1) Richtlinie 2010/63/EU des Europäischen Parlaments und des Rates vom 22. September 2010 zum Schutz der für wissenschaftliche Zwecke verwendeten Tiere (ABl. L 276 vom 20.10.2010, S. 33).

wiegendes Vorkommnis aufgetreten ist, sollten die Behörden sicherstellen, dass die geeigneten Folgemaßnahmen ergriffen werden, damit ein Wiederauftreten derartiger Vorkommnisse so weit wie möglich verhindert wird.

(77) Die Bewertung gemeldeter schwerwiegender Vorkommnisse und von Sicherheitskorrekturmaßnahmen im Feld sollte auf nationaler Ebene erfolgen; sind ähnliche Vorkommnisse schon einmal aufgetreten oder müssen Sicherheitskorrekturmaßnahmen im Feld in mehreren Mitgliedstaaten ergriffen werden, so sollte eine Koordinierung sichergestellt sein, damit Ressourcen gemeinsam genutzt werden und ein einheitliches Vorgehen bei den Korrekturmaßnahmen gewährleistet ist.

(78) Bei der Prüfung von Vorkommnissen sollten die zuständigen Behörden gegebenenfalls die Informationen und Standpunkte der einschlägigen Interessenträger, wie etwa Patientenorganisationen, Verbände der Angehörigen von Gesundheitsberufen und Herstellerverbände, berücksichtigen.

(79) Bei der Prüfung von Vorkommnissen sollten die zuständigen Behörden gegebenenfalls die Informationen und Standpunkte der einschlägigen Interessenträger, wie etwa Patientenorganisationen, Verbände der Angehörigen von Gesundheitsberufen und Herstellerverbände, berücksichtigen.

(80) Diese Verordnung sollte Bestimmungen über die Marktüberwachung enthalten, mit denen die Rechte und Pflichten der zuständigen nationalen Behörden gestärkt werden, damit eine wirksame Koordinierung der Marktüberwachungstätigkeiten gewährleistet ist und die anzuwendenden Verfahren klar sind.

(81) Jeder statistisch signifikante Anstieg der Anzahl oder des Schweregrads von Vorkommnissen, die nicht schwerwiegend sind oder von erwarteten Nebenwirkungen, die erhebliche Auswirkungen auf die Nutzen-Risiko-Abwägung haben und zu unvertretbaren Risiken führen könnte, sollte den zuständigen Behörden gemeldet werden, damit diese eine Begutachtung vornehmen und geeignete Maßnahmen ergreifen können.

(82) Für die Erfüllung der in dieser Verordnung und in der Verordnung (EU) 2017/746 des Europäischen Parlaments und des Rates[(1)] festgelegten Aufgaben sollte ein Expertengremium – die Koordinierungsgruppe Medizinprodukte – eingesetzt werden, das sich aus von den Mitgliedstaaten aufgrund ihrer Rolle und ihres Fachwissens im Bereich Medizinprodukte einschließlich *In-vitro*-Diagnostika benannten Personen zusammensetzt und das die Kommission berät und die Kommission und die Mitgliedstaaten bei der einheitlichen Durchführung dieser Verordnung unterstützt. Die Koordinierungsgruppe Medizinprodukte sollte Untergruppen einsetzen dürfen, um Zugang zu dem erforderlichen fundierten Fachwissen im Bereich Medizinprodukte einschließlich *In-vitro*-Diagnostika zu ha-

(1) Verordnung (EU) 2017/746 des Europäischen Parlaments und des Rates vom 5. April 2017 über *In-vitro*-Diagnostika (siehe Seite 176 dieses Amtsblatts).

ben. Bei der Einsetzung von Untergruppen sollte gebührend geprüft werden, ob bereits bestehende Gruppen auf Unionsebene im Bereich der Medizinprodukte mit einbezogen werden können.

(83) Expertengremien und Fachlaboratorien sollten von der Kommission auf der Grundlage ihres aktuellen klinischen, wissenschaftlichen bzw. technischen Fachwissens mit dem Ziel benannt werden, der Kommission, der Koordinierungsgruppe Medizinprodukte, den Herstellern und den Benannten Stellen wissenschaftliche, technische und klinische Unterstützung bei der Durchführung dieser Verordnung zu leisten. Im Übrigen sollte den Expertengremien die Aufgabe zufallen, ein Gutachten zu den Berichten der Benannten Stellen über die Begutachtung der klinischen Bewertung bei bestimmten mit einem hohen Risiko behafteten implantierbaren Produkten zu erstellen.

(84) Eine engere Abstimmung zwischen den zuständigen nationalen Behörden durch Informationsaustausch und koordinierte Bewertungen unter der Leitung einer koordinierenden Behörde ist für die Gewährleistung eines durchgehend hohen Sicherheits- und Gesundheitsschutzniveaus im Binnenmarkt von wesentlicher Bedeutung, insbesondere im Bereich der klinischen Prüfungen und der Vigilanz. Der Grundsatz des koordinierten Austauschs und der koordinierten Bewertung sollte auch für alle anderen in dieser Verordnung beschriebenen behördlichen Tätigkeiten gelten, etwa die Benennung der Benannten Stellen, und sollte im Bereich der Marktüberwachung der Produkte gefördert werden. Außerdem dürften durch Zusammenarbeit, Koordinierung und Kommunikation die Ressourcen und das Fachwissen auf nationaler Ebene effizienter genutzt werden.

(85) Die Kommission sollte den koordinierenden nationalen Behörden wissenschaftliche, technische und entsprechende logistische Unterstützung zur Verfügung stellen und dafür sorgen, dass das Regulierungssystem für Produkte auf Unionsebene auf der Grundlage fundierter wissenschaftlicher Erkenntnisse wirksam und einheitlich implementiert wird.

(86) Die Union und gegebenenfalls die Mitgliedstaaten sollten sich aktiv an der internationalen Kooperation bei Regulierungsfragen im Bereich der Medizinprodukte beteiligen, um den Austausch sicherheitsrelevanter Informationen zu solchen Produkten zu erleichtern und die Weiterentwicklung internationaler Leitlinien zu fördern, die zum Erlass von Rechtsvorschriften in anderen Hoheitsgebieten führen könnten, mit denen ein dieser Verordnung gleichwertiges Sicherheits- und Gesundheitsschutzniveau geschaffen wird.

(87) Die Mitgliedstaaten sollten alle erforderlichen Maßnahmen ergreifen, um sicherzustellen, dass die Bestimmungen dieser Verordnung umgesetzt werden, indem sie u. a. wirksame, verhältnismäßige und abschreckende Sanktionen für Verstöße festlegen.

(88) Obwohl diese Verordnung das Recht der Mitgliedstaaten, Gebühren für Tätigkeiten auf nationaler Ebene zu erheben, nicht berührt, sollten die Mitgliedstaa-

ten zur Sicherstellung der Transparenz die Kommission und die anderen Mitgliedstaaten informieren, bevor sie die Höhe und Struktur dieser Gebühren festlegen. Um weiterhin Transparenz sicherzustellen, sollten die Struktur und die Höhe der Gebühren auf Antrag öffentlich zugänglich sein.

(89) Diese Verordnung steht im Einklang mit den Grundrechten und Grundsätzen, die insbesondere mit der Charta anerkannt wurden, vor allem mit der Achtung der Würde des Menschen und seines Rechts auf Unversehrtheit, dem Schutz personenbezogener Daten, der Freiheit der Kunst und der Wissenschaft, der unternehmerischen Freiheit und dem Recht auf Eigentum. Diese Verordnung sollte von den Mitgliedstaaten im Einklang mit den genannten Rechten und Grundsätzen angewandt werden.

(90) Der Kommission sollte die Befugnis übertragen werden, gemäß Artikel 290 AEUV delegierte Rechtsakte zu erlassen, um bestimmte nicht wesentliche Vorschriften dieser Verordnung zu ändern. Es ist von besonderer Bedeutung, dass die Kommission im Zuge ihrer Vorbereitungsarbeit angemessene Konsultationen, auch auf der Ebene von Sachverständigen, durchführt, und dass diese Konsultationen mit den Grundsätzen in Einklang stehen, die in der Interinstitutionellen Vereinbarung vom 13. April 2016 über bessere Rechtsetzung[(1)] niedergelegt wurden. Um insbesondere eine gleichberechtigte Beteiligung an der Ausarbeitung der delegierten Rechtsakte zu gewährleisten, erhalten das Europäische Parlament und der Rat alle Dokumente zur gleichen Zeit wie die Sachverständigen der Mitgliedstaaten, und ihre Sachverständigen haben systematisch Zugang zu den Sitzungen der Sachverständigengruppen der Kommission, die mit der Ausarbeitung der delegierten Rechtsakte befasst sind.

(91) Zur Gewährleistung einheitlicher Bedingungen für die Durchführung dieser Verordnung sollten der Kommission Durchführungsbefugnisse übertragen werden. Diese Befugnisse sollten gemäß der Verordnung (EU) Nr. 182/2011 des Europäischen Parlaments und des Rates[(2)] ausgeübt werden.

(92) Das Beratungsverfahren sollte bei Durchführungsrechtsakten zur Anwendung kommen, in denen die Art und Aufmachung der Datenelemente in den Kurzberichten des Herstellers über Sicherheit und klinische Leistung und das Muster für Freiverkaufszertifikate festgelegt werden, da es sich bei diesen Durchführungsrechtsakten um verfahrenstechnische Vorschriften handelt, die keinen direkten Einfluss auf Gesundheit und Sicherheit in der Union haben.

(93) Die Kommission sollte in hinreichend begründeten Fällen unmittelbar geltende Durchführungsrechtsakte erlassen können, wenn dies aus Gründen äußerster

(1) ABl. L 123 vom 12.05.2016, S. 1.

(2) Verordnung (EU) Nr. 182/2011 des Europäischen Parlaments und des Rates vom 16. Februar 2011 zur Festlegung der allgemeinen Regeln und Grundsätze, nach denen die Mitgliedstaaten die Wahrnehmung der Durchführungsbefugnisse durch die Kommission kontrollieren (ABl. L 55 vom 28.02.2011, S. 13).

Dringlichkeit zwingend erforderlich ist; dies betrifft Fälle im Zusammenhang mit der Ausweitung einer nationalen Ausnahme von dem anwendbaren Konformitätsbewertungsverfahren auf das gesamte Gebiet der Union.

(94) Der Kommission sollten Durchführungsbefugnisse übertragen werden, damit sie Zuteilungsstellen, Expertengremien und Fachlaboratorien benennen kann.

(95) Um den Wirtschaftsakteuren, insbesondere KMU, den Benannten Stellen, den Mitgliedstaaten und der Kommission die Gelegenheit zu geben, sich an die mit dieser Verordnung eingeführten Änderungen anzupassen, und um die ordnungsgemäße Anwendung dieser Verordnung sicherzustellen, sollte eine ausreichende Übergangsfrist für diese Anpassung und die zu ergreifenden organisatorischen Maßnahmen vorgesehen werden. Einige Teile der Verordnung, die die Mitgliedstaaten und die Kommission unmittelbar betreffen, sollten jedoch so rasch wie möglich umgesetzt werden. Zudem ist besonders wichtig, dass es bei Geltungsbeginn dieser Verordnung eine ausreichende Zahl von gemäß den neuen Bestimmungen Benannten Stellen gibt, damit Marktengpässe bei Medizinprodukten vermieden werden. Nichtsdestoweniger ist es notwendig, dass die Benennung einer Benannten Stelle, die gemäß den Anforderungen der vorliegenden Verordnung vor ihrem Geltungsbeginns erfolgt, die Gültigkeit der Benennung der Benannten Stellen gemäß den Richtlinien 90/385/EWG und 93/42/EWG und die Fähigkeit dieser Stellen, bis zum Anwendungsbeginn der vorliegenden Verordnung weiterhin gültige Bescheinigungen gemäß diesen beiden Richtlinien auszustellen, unberührt lässt.

(96) Um einen reibungslosen Übergang zu den neuen Vorschriften über die Registrierung der Produkte und der Bescheinigungen zu gewährleisten, sollte die Verpflichtung zur Übermittlung der einschlägigen Informationen über die auf Unionsebene gemäß dieser Verordnung eingerichteten elektronischen Systeme – sofern die entsprechenden IT-Systeme plangemäß eingerichtet werden – erst nach Ablauf von 18 Monaten nach Geltungsbeginn dieser Verordnung in vollem Umfang wirksam werden. Während dieser Übergangsfrist sollten einige Bestimmungen der Richtlinien 90/385/EWG und 93/42/EWG weiterhin gelten. Wenn Wirtschaftsakteure und Benannte Stellen Registrierungen in den auf Unionsebene gemäß dieser Verordnung eingerichteten einschlägigen elektronischen Systemen vornehmen, sollten zur Vermeidung von Mehrfachregistrierungen diese jedoch als rechtmäßig im Sinne der von den Mitgliedstaaten gemäß den genannten Bestimmungen erlassenen Registrierungsvorschriften gelten.

(97) Um eine reibungslose Einführung des UDI-Systems zu gewährleisten, sollte der Zeitpunkt der Anwendung der Verpflichtung zur Anbringung des UDI-Trägers auf der Produktkennzeichnung je nach Klasse des betreffenden Produkts zwischen einem und fünf Jahren nach Geltungsbeginn dieser Verordnung liegen.

(98) Die Richtlinien 90/385/EWG und 93/42/EWG sollten aufgehoben werden, damit für das Inverkehrbringen von Medizinprodukten und die damit zusammen-

hängenden, von dieser Verordnung erfassten Aspekte nur ein einziger Rechtsakt gilt. Die Pflichten der Hersteller bezüglich der Bereithaltung der Unterlagen zu Produkten, die sie gemäß diesen Richtlinien in Verkehr gebracht haben, sowie die Pflichten der Hersteller und der Mitgliedstaaten bezüglich Vigilanzaktivitäten für gemäß diesen Richtlinien in Verkehr gebrachten Produkten sollten jedoch weiterhin gelten. Während es den Mitgliedstaaten überlassen bleiben sollte, zu entscheiden, wie Vigilanzaktivitäten zu organisieren sind, ist es wünschenswert, dass für die Mitgliedstaaten die Möglichkeit besteht, Vorkommnisse bezüglich der gemäß den Richtlinien in Verkehr gebrachten Produkte unter Verwendung derselben Systeme zu melden, die für Meldungen über gemäß dieser Verordnung in Verkehr gebrachte Produkte verwendet werden. Um einen reibungslosen Übergang vom alten System zum neuen System zu gewährleisten, sollten zudem die Verordnung (EU) Nr. 207/2012 der Kommission(1) und die Verordnung (EU) Nr. 722/2012 der Kommission(2) in Kraft und weiterhin gültig bleiben, sofern und solange sie nicht durch Durchführungsrechtsakte, die die Kommission gemäß der vorliegenden Verordnung erlässt, aufgehoben werden. Zudem sollte der Beschluss 2010/227/EU, der zur Umsetzung dieser Richtlinien und der Richtlinie 98/79/EG erlassen wurde, in Kraft und bis zu dem Tag weiterhin gültig bleiben, an dem Eudamed voll funktionsfähig ist. Hingegen ist es nicht erforderlich, dass die Richtlinien 2003/12/EG(3) und 2005/50/EG(4) der Kommission sowie die Durchführungsverordnung (EU) Nr. 920/2013 der Kommission(5) in Kraft und weiterhin gültig bleiben.

(99) Die Anforderungen dieser Verordnung sollten für alle Produkte gelten, die ab dem Tag des Geltungsbeginns der vorliegenden Verordnung in Verkehr gebracht oder in Betrieb genommen werden. Um jedoch für einen reibungslosen Über-

(1) Verordnung (EU) Nr. 207/2012 der Kommission vom 9. März 2012 über elektronische Gebrauchsanweisungen für Medizinprodukte (ABl. L 72 vom 10.03.2012, S. 28); (redaktionelle Anmerkung: siehe Kapitel 1.3.1.1 „*Verordnung (EU) «Elektronische Gebrauchsanweisungen für Medizinprodukte»*").

(2) Verordnung (EU) Nr. 722/2012 der Kommission vom 8. August 2012 über besondere Anforderungen betreffend die in der Richtlinie 90/385/EWG bzw. 93/42/EWG des Rates festgelegten Anforderungen an unter Verwendung von Gewebe tierischen Ursprungs hergestellte aktive implantierbare medizinische Geräte und Medizinprodukte (ABl. L 212 vom 09.08.2012, S. 3).

(3) Richtlinie 2003/12/EG der Kommission vom 3. Februar 2003 zur Neuklassifizierung von Brustimplantaten im Rahmen der Richtlinie 93/42/EWG über Medizinprodukte (ABl. L 28 vom 04.02.2003, S. 43).

(4) Richtlinie 2005/50/EG der Kommission vom 11. August 2005 zur Neuklassifizierung von Gelenkersatz für Hüfte, Knie und Schulter im Rahmen der Richtlinie 93/42/EWG des Rates über Medizinprodukte (ABl. L 210 vom 12.08.2005, S. 41).

(5) Durchführungsverordnung (EU) Nr. 920/2013 der Kommission vom 24. September 2013 über die Benennung und Beaufsichtigung benannter Stellen gemäß der Richtlinie 90/385/EWG des Rates über aktive implantierbare medizinische Geräte und der Richtlinie 93/42/EWG des Rates über Medizinprodukte (ABl. L 253 vom 25.09.2013, S. 8); (redaktionelle Anmerkung: siehe Kapitel 1.3.1.3 „*Durchführungsverordnung (EU) «Benennung und Beaufsichtigung benannter Stellen»*").

gang zu sorgen, sollte es für einen begrenzten Zeitraum ab diesem Tag möglich sein, dass Produkte aufgrund einer Bescheinigung, die gemäß der Richtlinie 90/385/EWG und der Richtlinie 93/42/EWG ausgestellt wurde, in Verkehr gebracht oder in Betrieb genommen werden.

(100) Der Europäische Datenschutzbeauftragte hat eine Stellungnahme[(1)] nach Artikel 28 Absatz 2 der Verordnung (EG) Nr. 45/2001 abgegeben.

(101) Da die Ziele dieser Verordnung, nämlich einen reibungslos funktionierenden Binnenmarkt für Medizinprodukte zu gewährleisten sowie hohe Standards für die Qualität und Sicherheit von Medizinprodukten zu gewährleisten und somit ein hohes Maß an Sicherheit und Gesundheitsschutz für Patienten, Anwender und andere Personen sicherzustellen, auf Ebene der Mitgliedstaaten nicht ausreichend verwirklicht werden können, sondern wegen ihres Umfangs und ihrer Wirkungen stattdessen auf Unionsebene besser zu verwirklichen sind, kann die Union im Einklang mit dem in Artikel 5 des Vertrags über die Europäische Union niedergelegten Subsidiaritätsprinzip Maßnahmen erlassen. Entsprechend dem in demselben Artikel genannten Grundsatz der Verhältnismäßigkeit geht diese Verordnung nicht über das zur Erreichung dieser Ziele erforderliche Maß hinaus –

haben folgende Verordnung erlassen:

KAPITEL I
GELTUNGSBEREICH UND BEGRIFFSBESTIMMUNGEN

Artikel 1
Gegenstand und Geltungsbereich

(1) Mit dieser Verordnung werden Regeln für das Inverkehrbringen, die Bereitstellung auf dem Markt und die Inbetriebnahme von für den menschlichen Gebrauch bestimmten Medizinprodukten und deren Zubehör in der Union festgelegt. Diese Verordnung gilt ferner für in der Union durchgeführte klinische Prüfungen, die diese Medizinprodukte und dieses Zubehör betreffen.

(2) Diese Verordnung gilt des Weiteren ab dem Geltungsbeginn der GS gemäß Artikel 9 für die in Anhang XVI aufgeführten Produktgruppen ohne medizinische Zweckbestimmung, wobei der Stand der Technik und insbesondere bereits geltende harmonisierte Normen für analoge Produkte mit medizinischer Zweckbestimmung, die auf ähnlicher Technologie beruhen, zu berücksichtigen sind. Gegenstand der GS für jede in Anhang XVI aufgeführte Produktgruppe sind mindestens die Anwendung des Risikomanagements gemäß Anhang I für die betreffende Produktgruppe und erforderlichenfalls die klinische Bewertung der Sicherheit.

(1) ABl. C 358 vom 07.12.2013, S. 10.

Die erforderlichen GS werden bis zum 26. Mai 2021 erlassen. Sie gelten nach Ablauf von sechs Monaten ab dem Zeitpunkt ihres Inkrafttretens oder ab dem 26. Mai 2021, wobei das spätere Datum maßgebend ist.

Ungeachtet des Artikels 122 bleiben die Maßnahmen der Mitgliedstaaten in Bezug auf die Einstufung der unter Anhang XVI fallenden Produkte als Medizinprodukte gemäß der Richtlinie 93/42/EWG bis zu dem in Unterabsatz 1 genannten Geltungsbeginn der diese Produktgruppe betreffenden GS gültig.

Diese Verordnung gilt zudem für in der Union durchgeführte klinische Prüfungen, die die in Unterabsatz 1 genannten Produkte betreffen.

(3) Produkte mit medizinischer und nicht-medizinischer Zweckbestimmung müssen sowohl die Anforderungen an Produkte mit medizinischer Zweckbestimmung als auch die Anforderungen an Produkte ohne medizinische Zweckbestimmung erfüllen.

(4) Für die Zwecke dieser Verordnung werden Medizinprodukte und ihr Zubehör sowie die in Anhang XVI aufgeführten Produkte, auf die diese Verordnung gemäß Absatz 2 Anwendung findet, im Folgenden als „Produkte“ bezeichnet.

(5) In Fällen, in denen dies aufgrund der Ähnlichkeit eines in Verkehr gebrachten Produkts mit medizinischer Zweckbestimmung und eines Produkts ohne medizinische Zweckbestimmung in Bezug auf ihre Merkmale und die damit verbundenen Risiken gerechtfertigt ist, wird der Kommission die Befugnis übertragen, gemäß Artikel 115 delegierte Rechtsakte zu erlassen, um die in Anhang XVI enthaltene Liste von Produkten durch Hinzufügung neuer Produktgruppen anzupassen, um den Schutz der Gesundheit und Sicherheit der Anwender oder anderer Personen oder anderer Aspekte der öffentlichen Gesundheit zu gewährleisten.

(6) Diese Verordnung gilt nicht für

a) *In-vitro*-Diagnostika im Sinne der Verordnung (EU) 2017/746,
b) Arzneimittel im Sinne des Artikels 1 Nummer 2 der Richtlinie 2001/83/EG. Bei der Entscheidung, ob ein Produkt in den Geltungsbereich der Richtlinie 2001/83/EG oder dieser Verordnung fällt, ist insbesondere die hauptsächliche Wirkungsweise des Produkts zu berücksichtigen,
c) Arzneimittel für neuartige Therapien im Sinne der Verordnung (EG) Nr. 1394/2007,
d) menschliches Blut, Blutprodukte, Blutplasma oder Blutzellen menschlichen Ursprungs oder Produkte, die bei Inverkehrbringen oder Inbetriebnahme solche Blutprodukte, solches Blutplasma oder solche Blutzellen enthalten, mit Ausnahme der in Absatz 8 dieses Artikels genannten Produkte,
e) kosmetische Mittel im Sinne der Verordnung (EG) Nr. 1223/2009,
f) Transplantate, Gewebe oder Zellen tierischen Ursprungs und ihre Derivate sowie Produkte, die solche enthalten oder daraus bestehen; allerdings gilt diese Verordnung für Produkte, die aus Geweben oder Zellen tierischen Ur-

sprungs oder ihren Derivaten hergestellt sind, die nicht lebensfähig sind oder abgetötet wurden,

g) Transplantate, Gewebe oder Zellen menschlichen Ursprungs und ihre Derivate, die unter die Richtlinie 2004/23/EG fallen, sowie Produkte, die diese enthalten oder daraus bestehen; allerdings gilt diese Verordnung für Produkte, die aus Derivaten von Geweben oder Zellen menschlichen Ursprungs hergestellt sind, die nicht lebensfähig sind oder abgetötet wurden,

h) andere als die unter den Buchstaben d, f und g genannten Produkte, die aus lebensfähigen biologischen Substanzen oder lebensfähigen Organismen – einschließlich lebender Mikroorganismen, Bakterien, Pilzen oder Viren – bestehen oder solche enthalten, um die Zweckbestimmung des Produkts zu erreichen oder zu unterstützen,

i) Lebensmittel im Sinne der Verordnung (EG) Nr. 178/2002.

(7) Für Produkte, die beim Inverkehrbringen oder bei der Inbetriebnahme als integralen Bestandteil ein *In-vitro*-Diagnostikum im Sinne von Artikel 2 Nummer 2 der Verordnung (EU) 2017/746 enthalten, gilt die vorliegende Verordnung. Die Anforderungen der Verordnung (EU) 2017/746 gelten für das *In-vitro*-Diagnostikum-Teil des Produkts.

(8) Jedes Produkt, das beim Inverkehrbringen oder bei der Inbetriebnahme als integralen Bestandteil einen Stoff enthält, der für sich allein genommen als Arzneimittel im Sinne von Artikel 1 Nummer 2 der Richtlinie 2001/83/EG gelten würde, auch wenn es sich um ein Arzneimittel aus menschlichem Blut oder Blutplasma im Sinne von Artikel 1 Nummer 10 der genannten Richtlinie handelt, dem im Rahmen des Produkts eine unterstützende Funktion zukommt, wird auf der Basis dieser Verordnung bewertet und zugelassen.

Kommt diesem Stoff jedoch eine hauptsächliche und keine unterstützende Funktion im Rahmen des Produkts zu, so gilt für das Gesamtprodukt die Richtlinie 2001/83/EG bzw. die Verordnung (EG) Nr. 726/2004 des Europäischen Parlaments und des Rates[(1)]. In diesem Fall gelten für die Sicherheit und Leistung des Medizinprodukt-Teils die in Anhang I der vorliegenden Verordnung aufgeführten einschlägigen grundlegenden Sicherheits- und Leistungsanforderungen.

(9) Jedes Produkt, das dazu bestimmt sind, ein Arzneimittel im Sinne von Artikel 1 Nummer 2 der Richtlinie 2001/83/EG abzugeben, unterliegt dieser Verordnung unbeschadet der das Arzneimittel betreffenden Bestimmungen dieser Richtlinie und der Verordnung (EG) Nr. 726/2004.

Werden das Produkt, das zur Abgabe eines Arzneimittels bestimmt ist, und das Arzneimittel jedoch so in Verkehr gebracht, dass sie ein einziges untrennbares

(1) Verordnung (EG) Nr. 726/2004 des Europäischen Parlaments und des Rates vom 31. März 2004 zur Festlegung von Gemeinschaftsverfahren für die Genehmigung und Überwachung von Human- und Tierarzneimitteln und zur Errichtung einer Europäischen Arzneimittel-Agentur (ABl. L 136 vom 30.04.2004, S. 1).

Gesamtprodukt bilden, das ausschließlich zur Verwendung in dieser Verbindung bestimmt und nicht wiederverwendbar ist, so unterliegt dieses einzige untrennbares Gesamtprodukt der Richtlinie 2001/83/EG bzw. der Verordnung (EG) Nr. 726/2004. In diesem Fall gelten für die Sicherheit und Leistung des Medizinprodukt-Teils des einzigen untrennbares Gesamtprodukts die in Anhang I der vorliegenden Verordnung aufgeführten einschlägigen grundlegenden Sicherheits- und Leistungsanforderungen.

(10) Jedes Produkt, das beim Inverkehrbringen oder bei der Inbetriebnahme als integralen Bestandteil nicht lebensfähiges Gewebe oder nicht lebensfähige Zellen menschlichen Ursprungs oder deren Derivate enthält, denen im Rahmen des Medizinprodukts eine unterstützende Funktion zukommt, wird auf der Basis der vorliegenden Verordnung bewertet und zugelassen. In diesem Fall finden die in der Richtlinie 2004/23/EG festgelegten Bestimmungen für Spende, Beschaffung und Testung Anwendung.

Kommt diesen Geweben oder Zellen bzw. ihren Derivaten jedoch eine hauptsächliche und keine unterstützende Funktion im Rahmen des Produkts zu und fällt das Produkt nicht unter die Verordnung (EG) Nr. 1394/2007, so gilt für das Produkt die Richtlinie 2004/23/EG,. In diesem Fall gelten für die Sicherheit und Leistung des Medizinprodukt-Teils die in Anhang I der vorliegenden Verordnung aufgeführten einschlägigen grundlegenden Sicherheits- und Leistungsanforderungen.

(11) Diese Verordnung stellt eine spezielle Regelung der Union im Sinne von Artikel 2 Absatz 3 der Richtlinie 2014/30/EU dar.

(12) Produkte, die auch Maschinen im Sinne des Artikels 2 Absatz 2 Buchstabe a der Richtlinie 2006/42/EG des Europäischen Parlaments und des Rates[(1)] sind, müssen – falls eine gemäß dieser Richtlinie relevante Gefährdung besteht – den grundlegenden Gesundheits- und Sicherheitsanforderungen gemäß Anhang I dieser Richtlinie entsprechen, sofern diese Anforderungen spezifischer sind als die grundlegenden Sicherheits- und Leistungsanforderungen gemäß Anhang I Kapitel II der vorliegenden Verordnung.

(13) Diese Verordnung berührt nicht die Anwendung der Richtlinie 2013/59/Euratom.

(14) Diese Verordnung berührt nicht das Recht eines Mitgliedstaats, die Verwendung bestimmter Arten von Produkten im Zusammenhang mit Aspekten, die nicht unter diese Verordnung fallen, einzuschränken.

(15) Diese Verordnung berührt nicht nationale Rechtsvorschriften in Bezug auf die Organisation des Gesundheitswesens oder die medizinische Versorgung und deren Finanzierung, etwa die Anforderung, dass bestimmte Produkte nur auf

(1) Richtlinie 2006/42/EG des Europäischen Parlaments und des Rates vom 17. Mai 2006 über Maschinen und zur Änderung der Richtlinie 95/16/EG (ABl. L 157 vom 09.06.2006, S. 24).

ärztliche Verordnung abgegeben werden dürfen, die Anforderung, dass nur bestimmte Angehörige der Gesundheitsberufe oder bestimmte Gesundheitseinrichtungen bestimmte Produkte abgeben oder verwenden dürfen oder dass für ihre Verwendung eine spezielle Beratung durch Angehörige der Gesundheitsberufe vorgeschrieben ist.

(16) Diese Verordnung darf in keiner Weise die Pressefreiheit oder die Freiheit der Meinungsäußerung in den Medien einschränken, soweit diese Freiheiten in der Union und in den Mitgliedstaaten – insbesondere gemäß Artikel 11 der Charta der Grundrechte der Europäischen Union – garantiert sind.

Artikel 2
Begriffsbestimmungen

Für die Zwecke dieser Verordnung gelten folgende Begriffsbestimmungen:

1. „Medizinprodukt" bezeichnet ein Instrument, einen Apparat, ein Gerät, eine Software, ein Implantat, ein Reagenz, ein Material oder einen anderen Gegenstand, das dem Hersteller zufolge für Menschen bestimmt ist und allein oder in Kombination einen oder mehrere der folgenden spezifischen medizinischen Zwecke erfüllen soll:

- Diagnose, Verhütung, Überwachung, Vorhersage, Prognose, Behandlung oder Linderung von Krankheiten,
- Diagnose, Überwachung, Behandlung, Linderung von oder Kompensierung von Verletzungen oder Behinderungen,
- Untersuchung, Ersatz oder Veränderung der Anatomie oder eines physiologischen oder pathologischen Vorgangs oder Zustands,
- Gewinnung von Informationen durch die *In-vitro*-Untersuchung von aus dem menschlichen Körper – auch aus Organ-, Blut- und Gewebespenden – stammenden Proben und dessen bestimmungsgemäße Hauptwirkung im oder am menschlichen Körper weder durch pharmakologische oder immunologische Mittel noch metabolisch erreicht wird, dessen Wirkungsweise aber durch solche Mittel unterstützt werden kann.

Die folgenden Produkte gelten ebenfalls als Medizinprodukte:

- Produkte zur Empfängnisverhütung oder -förderung,
- Produkte, die speziell für die Reinigung, Desinfektion oder Sterilisation der in Artikel 1 Absatz 4 genannten Produkte und der in Absatz 1 dieses Spiegelstrichs genannten Produkte bestimmt sind.

2. „Zubehör eines Medizinprodukts" bezeichnet einen Gegenstand, der zwar an sich kein Medizinprodukt ist, aber vom Hersteller dazu bestimmt ist, zusammen mit einem oder mehreren bestimmten Medizinprodukten verwendet zu werden, und der speziell dessen/deren Verwendung gemäß seiner/ihrer Zweckbestimmung(en) ermöglicht oder mit dem die medizinische Funktion des Medizinpro-

dukts bzw. der Medizinprodukte im Hinblick auf dessen/deren Zweckbestimmung(en) gezielt und unmittelbar unterstützt werden soll;

3. „Sonderanfertigung“ bezeichnet ein Produkt, das speziell gemäß einer schriftlichen Verordnung einer aufgrund ihrer beruflichen Qualifikation nach den nationalen Rechtsvorschriften zur Ausstellung von Verordnungen berechtigten Person angefertigt wird, die eigenverantwortlich die genaue Auslegung und die Merkmale des Produkts festlegt, das nur für einen einzigen Patienten bestimmt ist, um ausschließlich dessen individuelle Zustand und dessen individuellen Bedürfnissen zu entsprechen. Serienmäßig hergestellte Produkte, die angepasst werden müssen, um den spezifischen Anforderungen eines berufsmäßigen Anwenders zu entsprechen, und Produkte, die gemäß den schriftlichen Verordnungen einer dazu berechtigten Person serienmäßig in industriellen Verfahren hergestellt werden, gelten jedoch nicht als Sonderanfertigungen;

4. „aktives Produkt“ bezeichnet ein Produkt, dessen Betrieb von einer Energiequelle mit Ausnahme der für diesen Zweck durch den menschlichen Körper oder durch die Schwerkraft erzeugten Energie abhängig ist und das mittels Änderung der Dichte oder Umwandlung dieser Energie wirkt. Ein Produkt, das zur Übertragung von Energie, Stoffen oder anderen Elementen zwischen einem aktiven Produkt und dem Patienten eingesetzt wird, ohne dass dabei eine wesentliche Veränderung von Energie, Stoffen oder Parametern eintritt, gilt nicht als aktives Produkt. Software gilt ebenfalls als aktives Produkt;

5. „implantierbares Produkt“ bezeichnet ein Produkt, auch wenn es vollständig oder teilweise resorbiert werden soll, das dazu bestimmt ist, durch einen klinischen Eingriff

- ganz in den menschlichen Körper eingeführt zu werden oder
- eine Epitheloberfläche oder die Oberfläche des Auges zu ersetzen

und nach dem Eingriff dort zu verbleiben.

Als implantierbares Produkt gilt auch jedes Produkt, das dazu bestimmt ist, durch einen klinischen Eingriff teilweise in den menschlichen Körper eingeführt zu werden und nach dem Eingriff mindestens 30 Tage dort zu verbleiben;

6. „invasives Produkt“ bezeichnet ein Produkt, das durch die Körperoberfläche oder über eine Körperöffnung ganz oder teilweise in den Körper eindringt;

7. „generische Produktgruppe“ bezeichnet eine Gruppe von Produkten mit gleichen oder ähnlichen Zweckbestimmungen oder mit technologischen Gemeinsamkeiten, die allgemein, also ohne Berücksichtigung spezifischer Merkmale klassifiziert werden können;

8. „Einmalprodukt“ bezeichnet ein Produkt, das dazu bestimmt ist, an einer einzigen Person für eine einzige Maßnahme verwendet zu werden;

9. „gefälschtes Produkt“ bezeichnet ein Produkt mit falschen Angaben zu seiner Identität und/oder seiner Herkunft und/oder seiner CE-Kennzeichnung oder den

Dokumenten zu den CE-Kennzeichnungsverfahren. Diese Begriffsbestimmung erstreckt sich nicht auf die unbeabsichtigte Nichteinhaltung von Vorgaben und lässt Verstöße gegen die Rechte des geistigen Eigentums unberührt;

10. „Behandlungseinheit" bezeichnet eine Kombination von zusammen verpackten und in Verkehr gebrachten Produkten, die zur Verwendung für einen spezifischen medizinischen Zweck bestimmt sind;

11. „System" bezeichnet eine Kombination von Produkten, die zusammen verpackt sind oder auch nicht und die dazu bestimmt sind, verbunden oder kombiniert zu werden, um einen spezifischen medizinischen Zweck zu erfüllen;

12. „Zweckbestimmung" bezeichnet die Verwendung, für die ein Produkt entsprechend den Angaben des Herstellers auf der Kennzeichnung, in der Gebrauchsanweisung oder dem Werbe- oder Verkaufsmaterial bzw. den Werbe- oder Verkaufsangaben und seinen Angaben bei der klinischen Bewertung bestimmt ist;

13. „Kennzeichnung" bezeichnet geschriebene, gedruckte oder grafisch dargestellte Informationen, die entweder auf dem Produkt selbst oder auf der Verpackung jeder Einheit oder auf der Verpackung mehrerer Produkte angebracht sind;

14. „Gebrauchsanweisung" bezeichnet vom Hersteller zur Verfügung gestellte Informationen, in denen der Anwender über die Zweckbestimmung und korrekte Verwendung eines Produkts sowie über eventuell zu ergreifende Vorsichtsmaßnahmen unterrichtet wird;

15. „einmalige Produktkennung" (Unique Device Identifier– UDI) bezeichnet eine Abfolge numerischer oder alphanumerischer Zeichen, die mittels international anerkannter Identifizierungs- und Kodierungsstandards erstellt wurde und die eine eindeutige Identifizierung einzelner Produkte auf dem Markt ermöglicht;

16. „nicht lebensfähig" bedeutet ohne die Fähigkeit, einen Stoffwechsel aufrechtzuerhalten oder sich fortzupflanzen;

17. „Derivat" bezeichnet eine „nicht-zelluläre Substanz", die mittels eines Herstellungsprozesses aus Gewebe oder Zellen menschlichen oder tierischen Ursprungs gewonnen wird. Die für die Herstellung des Produkts letztendlich verwendete Substanz enthält in diesem Fall keine Zellen und kein Gewebe;

18. „Nanomaterial" bezeichnet ein natürliches, bei Prozessen anfallendes oder hergestelltes Material, das Partikel in ungebundenem Zustand, als Aggregat oder als Agglomerat enthält und bei dem mindestens 50 % der Partikel in der Anzahlgrößenverteilung ein oder mehrere Außenmaße im Bereich von 1 nm bis 100 nm haben.

Fullerene, Graphenflocken und einwandige Kohlenstoff-Nanoröhren mit einem oder mehreren Außenmaßen unter 1 nm gelten ebenfalls als Nanomaterialien;

19. „Partikel" im Sinne der Definition von Nanomaterialien in Nummer 18 bezeichnet ein winziges Teilchen einer Substanz mit definierten physikalischen Grenzen;

20. „Agglomerat" im Sinne der Definition von Nanomaterialien in Nummer 18 bezeichnet eine Ansammlung schwach gebundener Partikel oder Aggregate, in der die resultierende Oberfläche ähnlich der Summe der Oberflächen der einzelnen Komponenten ist;

21. „Aggregat" im Sinne der Definition von Nanomaterialien in Nummer 18 bezeichnet ein Partikel aus fest gebundenen oder verschmolzenen Partikeln;

22. „Leistung" bezeichnet die Fähigkeit eines Produkts, seine vom Hersteller angegebene Zweckbestimmung zu erfüllen;

23. „Risiko" bezeichnet die Kombination von Wahrscheinlichkeit eines Schadenseintritts und Schwere des Schadens;

24. „Nutzen-Risiko-Abwägung" bezeichnet die Analyse aller Bewertungen des Nutzens und der Risiken, die für die bestimmungsgemäße Verwendung eines Produkts entsprechend der vom Hersteller angegebenen Zweckbestimmung von möglicher Relevanz sind;

25. „Kompatibilität" bezeichnet die Fähigkeit eines Produkts – einschließlich Software –, bei Verwendung zusammen mit einem oder mehreren anderen Produkten gemäß seiner Zweckbestimmung

a) seine Leistung zu erbringen, ohne dass seine bestimmungsgemäße Leistungsfähigkeit verloren geht oder beeinträchtigt wird, und/oder
b) integriert zu werden und/oder seine Funktion zu erfüllen, ohne dass eine Veränderung oder Anpassung von Teilen der kombinierten Produkte erforderlich ist, und/oder
c) konfliktfrei und ohne Interferenzen oder nachteilige Wirkungen in dieser Kombination verwendet zu werden;

26. „Interoperabilität" bezeichnet die Fähigkeit von zwei oder mehr Produkten – einschließlich Software – desselben Herstellers oder verschiedener Hersteller,

a) Informationen auszutauschen und die ausgetauschten Informationen für die korrekte Ausführung einer konkreten Funktion ohne Änderung des Inhalts der Daten zu nutzen und/oder
b) miteinander zu kommunizieren und/oder
c) bestimmungsgemäß zusammenzuarbeiten;

27. „Bereitstellung auf dem Markt" bezeichnet jede entgeltliche oder unentgeltliche Abgabe eines Produkts, mit Ausnahme von Prüfprodukten, zum Vertrieb, zum Verbrauch oder zur Verwendung auf dem Unionsmarkt im Rahmen einer gewerblichen Tätigkeit;

28. „Inverkehrbringen“ bezeichnet die erstmalige Bereitstellung eines Produkts, mit Ausnahme von Prüfprodukten, auf dem Unionsmarkt;

29. „Inbetriebnahme“ bezeichnet den Zeitpunkt, zu dem ein Produkt, mit Ausnahme von Prüfprodukten, dem Endanwender als ein Erzeugnis zur Verfügung gestellt wird, das erstmals als gebrauchsfertiges Produkt entsprechend seiner Zweckbestimmung auf dem Unionsmarkt verwendet werden kann;

30. „Hersteller“ bezeichnet eine natürliche oder juristische Person, die ein Produkt herstellt oder als neu aufbereitet bzw. entwickeln, herstellen oder als neu aufbereiten lässt und dieses Produkt unter ihrem eigenen Namen oder ihrer eigenen Marke vermarktet;

31. „Neuaufbereitung“ im Sinne der Herstellerdefinition bezeichnet die vollständige Rekonstruktion eines bereits in Verkehr gebrachten oder in Betrieb genommenen Produkts oder die Herstellung eines neuen Produkts aus gebrauchten Produkten mit dem Ziel, dass das Produkt den Anforderungen dieser Verordnung entspricht; dabei beginnt für die als neu aufbereiteten Produkte eine neue Lebensdauer;

32. „Bevollmächtigter“ bezeichnet jede in der Union niedergelassene natürliche oder juristische Person, die von einem außerhalb der Union ansässigen Hersteller schriftlich beauftragt wurde, in seinem Namen bestimmte Aufgaben in Erfüllung seiner aus dieser Verordnung resultierenden Verpflichtungen wahrzunehmen, und die diesen Auftrag angenommen hat;

33. „Importeur“ bezeichnet jede in der Union niedergelassene natürliche oder juristische Person, die ein Produkt aus einem Drittland auf dem Unionsmarkt in Verkehr bringt;

34. „Händler bezeichnet jede natürliche oder juristische Person in der Lieferkette, die ein Produkt bis zum Zeitpunkt der Inbetriebnahme auf dem Markt bereitstellt, mit Ausnahme des Herstellers oder des Importeurs;

35. „Wirtschaftsakteur“ bezeichnet einen Hersteller, einen bevollmächtigten Vertreter, einen Importeur, einen Händler und die in Artikel 22 Absätze 1 und 3 genannte Person;

36. „Gesundheitseinrichtung“ bezeichnet eine Organisation, deren Hauptzweck in der Versorgung oder Behandlung von Patienten oder der Förderung der öffentlichen Gesundheit besteht;

37. „Anwender“ bezeichnet jeden Angehörigen der Gesundheitsberufe oder Laien, der ein Medizinprodukt anwendet;

38. „Laie“ bezeichnet eine Person, die nicht über eine formale Ausbildung in dem einschlägigen Bereich des Gesundheitswesens oder dem medizinischen Fachgebiet verfügt;

39. „Aufbereitung“ bezeichnet ein Verfahren, dem ein gebrauchtes Produkt unterzogen wird, damit es sicher wiederverwendet werden kann; zu diesen Verfahren gehören Reinigung, Desinfektion, Sterilisation und ähnliche Verfahren sowie Prüfungen und Wiederherstellung der technischen und funktionellen Sicherheit des gebrauchten Produkts;

40. „Konformitätsbewertung“ bezeichnet das Verfahren, nach dem festgestellt wird, ob die Anforderungen dieser Verordnung an ein Produkt erfüllt worden sind;

41. „Konformitätsbewertungsstelle“ bezeichnet eine Stelle, die Konformitätsbewertungstätigkeiten einschließlich Kalibrierungen, Prüfungen, Zertifizierungen und Kontrollen durchführt und dabei als Drittpartei tätig wird;

42. „Benannte Stelle“ bezeichnet eine Konformitätsbewertungsstelle, die gemäß dieser Verordnung benannt wurde;

43. „CE-Konformitätskennzeichnung“ oder „CE-Kennzeichnung“ bezeichnet eine Kennzeichnung, durch die ein Hersteller angibt, dass ein Produkt den einschlägigen Anforderungen genügt, die in dieser Verordnung oder in anderen Rechtsvorschriften der Union über die Anbringung der betreffenden Kennzeichnung festgelegt sind;

44. „klinische Bewertung“ bezeichnet einen systematischen und geplanten Prozess zur kontinuierlichen Generierung, Sammlung, Analyse und Bewertung der klinischen Daten zu einem Produkt, mit dem Sicherheit und Leistung, einschließlich des klinischen Nutzens, des Produkts bei vom Hersteller vorgesehener Verwendung überprüft wird;

45. „klinische Prüfung“ bezeichnet eine systematische Untersuchung, bei der ein oder mehrere menschliche Prüfungsteilnehmer einbezogen sind und die zwecks Bewertung der Sicherheit oder Leistung eines Produkts durchgeführt wird;

46. „Prüfprodukt“ bezeichnet ein Produkt, das im Rahmen einer klinischen Prüfung bewertet wird;

47. „klinischer Prüfplan“ bezeichnet ein Dokument, in dem die Begründung, die Ziele, die Konzeption, die Methodik, die Überwachung, statistische Erwägungen, die Organisation und die Durchführung einer klinischen Prüfung beschrieben werden;

48. „klinische Daten“ bezeichnet Angaben zur Sicherheit oder Leistung, die im Rahmen der Anwendung eines Produkts gewonnen werden und die aus den folgenden Quellen stammen:

- klinische Prüfung(en) des betreffenden Produkts,
- klinische Prüfung(en) oder sonstige in der wissenschaftlichen Fachliteratur wiedergegebene Studien über ein Produkt, dessen Gleichartigkeit mit dem betreffenden Produkt nachgewiesen werden kann,
- in nach dem Peer-Review-Verfahren überprüfter wissenschaftlicher Fachliteratur veröffentlichte Berichte über sonstige klinische Erfahrungen entweder

mit dem betreffenden Produkt oder einem Produkt, dessen Gleichartigkeit mit dem betreffenden Produkt nachgewiesen werden kann,
- klinisch relevante Angaben aus der Überwachung nach dem Inverkehrbringen, insbesondere aus der klinischen Nachbeobachtung nach dem Inverkehrbringen;

49. „Sponsor“ bezeichnet jede Person, jedes Unternehmen, jede Einrichtung oder jede Organisation, die bzw. das die Verantwortung für die Einleitung, das Management und die Aufstellung der Finanzierung der klinischen Prüfung übernimmt;

50. „Prüfungsteilnehmer“ bezeichnet eine Person, die an einer klinischen Prüfung teilnimmt;

51. „klinischer Nachweis“ bezeichnet die klinischen Daten und die Ergebnisse der klinischen Bewertung zu einem Produkt, die in quantitativer und qualitativer Hinsicht ausreichend sind, um qualifiziert beurteilen zu können, ob das Produkt sicher ist und den angestrebten klinischen Nutzen bei bestimmungsgemäßer Verwendung nach Angabe des Herstellers erreicht;

52. „klinische Leistung“ bezeichnet die Fähigkeit eines Produkts, die sich aufgrund seiner technischen oder funktionalen – einschließlich diagnostischen – Merkmale aus allen mittelbaren oder unmittelbaren medizinischen Auswirkungen ergibt, seine vom Hersteller angegebene Zweckbestimmung zu erfüllen, sodass bei bestimmungsgemäßer Verwendung nach Angabe des Herstellers ein klinischer Nutzen für Patienten erreicht wird;

53. „klinischer Nutzen“ bezeichnet die positiven Auswirkungen eines Produkts auf die Gesundheit einer Person, die anhand aussagekräftiger, messbarer und patientenrelevanter klinischer Ergebnisse einschließlich der Diagnoseergebnisse angegeben werden, oder eine positive Auswirkung auf das Patientenmanagement oder die öffentliche Gesundheit;

54. „Prüfer“ bezeichnet eine für die Durchführung einer klinischen Prüfung an einer Prüfstelle verantwortliche Person;

55. „Einwilligung nach Aufklärung“ bezeichnet eine aus freien Stücken erfolgende, freiwillige Erklärung der Bereitschaft, an einer bestimmten klinischen Prüfung teilzunehmen, durch einen Prüfungsteilnehmer, nachdem dieser über alle Aspekte der klinischen Prüfung, die für die Entscheidungsfindung bezüglich der Teilnahme relevant sind, aufgeklärt wurde, oder im Falle von Minderjährigen und nicht einwilligungsfähigen Personen eine Genehmigung oder Zustimmung ihres gesetzlichen Vertreters, sie in die klinische Prüfung aufzunehmen;

56. „Ethik-Kommission“ bezeichnet ein in einem Mitgliedstaat eingerichtetes unabhängiges Gremium, das gemäß dem Recht dieses Mitgliedstaats eingesetzt wurde und dem die Befugnis übertragen wurde, Stellungnahmen für die Zwecke dieser Verordnung unter Berücksichtigung der Standpunkte von Laien, insbesondere Patienten oder Patientenorganisationen, abzugeben;

57. „unerwünschtes Ereignis“ bezeichnet ein nachteiliges medizinisches Ereignis, eine nicht vorgesehene Erkrankung oder Verletzung oder nachteilige klinische Symptome, einschließlich anormaler Laborbefunde, bei Prüfungsteilnehmern, Anwendern oder anderen Personen im Rahmen einer klinischen Prüfung, auch wenn diese nicht mit dem Prüfprodukt zusammenhängen;

58. „schwerwiegendes unerwünschtes Ereignis“ bezeichnet ein unerwünschtes Ereignis, das eine der nachstehenden Folgen hatte:

a) Tod,
b) schwerwiegende Verschlechterung des Gesundheitszustands des Prüfungsteilnehmers, die ihrerseits eine der nachstehenden Folgen hatte:
   i) lebensbedrohliche Erkrankung oder Verletzung,
   ii) bleibender Körperschaden oder dauerhafte Beeinträchtigung einer Körperfunktion,
   iii) stationäre Behandlung oder Verlängerung der stationären Behandlung des Patienten,
   iv) medizinische oder chirurgische Intervention zur Verhinderung einer lebensbedrohlichen Erkrankung oder Verletzung oder eines bleibenden Körperschadens oder einer dauerhaften Beeinträchtigung einer Körperfunktion,
   v) chronische Erkrankung,
c) Fötale Gefährdung, Tod des Fötus oder kongenitale körperliche oder geistige Beeinträchtigungen oder Geburtsfehler;

59. „Produktmangel“ bezeichnet eine Unzulänglichkeit bezüglich Identifizierung, Qualität, Haltbarkeit, Zuverlässigkeit, Sicherheit oder Leistung eines Prüfprodukts, einschließlich Fehlfunktionen, Anwendungsfehlern oder Unzulänglichkeit der vom Hersteller bereitgestellten Information;

60. „Überwachung nach dem Inverkehrbringen“ bezeichnet alle Tätigkeiten, die Hersteller in Zusammenarbeit mit anderen Wirtschaftsakteuren durchführen, um ein Verfahren zur proaktiven Erhebung und Überprüfung von Erfahrungen, die mit den von ihnen in Verkehr gebrachten, auf dem Markt bereitgestellten oder in Betrieb genommenen Produkten gewonnen werden, einzurichten und auf dem neuesten Stand zu halten, mit dem ein etwaiger Bedarf an unverzüglich zu ergreifenden Korrektur- oder Präventivmaßnahmen festgestellt werden kann;

61. „Marktüberwachung“ bezeichnet die von den zuständigen Behörden durchgeführten Tätigkeiten und von ihnen getroffenen Maßnahmen, durch die geprüft und sichergestellt werden soll, dass die Produkte mit den Anforderungen der einschlägigen Harmonisierungsrechtsvorschrif ten der Union übereinstimmen und keine Gefährdung für die Gesundheit, Sicherheit oder andere im öffentlichen Interesse schützenswerte Rechtsgüter darstellen;

62. „Rückruf“ bezeichnet jede Maßnahme, die auf Erwirkung der Rückgabe eines dem Endverbraucher schon bereitgestellten Produkts abzielt;

63. „Rücknahme“ bezeichnet jede Maßnahme, mit der verhindert werden soll, dass ein in der Lieferkette befindliches Produkt weiterhin auf dem Markt bereitgestellt wird;

64. „Vorkommnis“ bezeichnet eine Fehlfunktion oder Verschlechterung der Eigenschaften oder Leistung eines bereits auf dem Markt bereitgestellten Produkts, einschließlich Anwendungsfehlern aufgrund ergonomischer Merkmale, sowie eine Unzulänglichkeit der vom Hersteller bereitgestellten Informationen oder eine unerwünschte Nebenwirkung;

65. „schwerwiegendes Vorkommnis“ bezeichnet ein Vorkommnis, das direkt oder indirekt eine der nachstehenden Folgen hatte, hätte haben können oder haben könnte:

a) den Tod eines Patienten, Anwenders oder einer anderen Person,
b) die vorübergehende oder dauerhafte schwerwiegende Verschlechterung des Gesundheitszustands eines Patienten, Anwenders oder anderer Personen,
c) eine schwerwiegende Gefahr für die öffentliche Gesundheit,

66. „schwerwiegende Gefahr für die öffentliche Gesundheit“ bezeichnet ein Ereignis, das das unmittelbare Risiko des Todes, einer schwerwiegenden Verschlechterung des Gesundheitszustands einer Person oder einer schweren Erkrankung, die sofortige Abhilfemaßnahmen erfordert, bergen könnte, und das eine signifikante Morbidität oder Mortalität bei Menschen verursachen kann oder das für einen bestimmten Ort und eine bestimmte Zeit ungewöhnlich oder unerwartet ist;

67. „Korrekturmaßnahme“ bezeichnet eine Maßnahme zur Beseitigung der Ursache eines potenziellen oder vorhandenen Mangels an Konformität oder einer sonstigen unerwünschten Situation;

68. „Sicherheitskorrekturmaßnahme im Feld“ bezeichnet eine von einem Hersteller aus technischen oder medizinischen Gründen ergriffene Korrekturmaßnahme zur Verhinderung oder Verringerung des Risikos eines schwerwiegenden Vorkommnisses im Zusammenhang mit einem auf dem Markt bereitgestellten Produkt;

69. „Sicherheitsanweisung im Feld“ bezeichnet eine von einem Hersteller im Zusammenhang mit einer Sicherheitskorrekturmaßnahme im Feld an Anwender oder Kunden übermittelte Mitteilung;

70. „harmonisierte Norm“ bezeichnet eine europäische Norm im Sinne des Artikels 2 Nummer 1 Buchstabe c der Verordnung (EU) Nr. 1025/2012;

71. „gemeinsame Spezifikationen“ (im Folgenden „GS“) bezeichnet eine Reihe technischer und/oder klinischer Anforderungen, die keine Norm sind und deren Befolgung es ermöglicht, die für ein Produkt, ein Verfahren oder ein System geltenden rechtlichen Verpflichtungen einzuhalten.

Artikel 3
Änderung bestimmter Begriffsbestimmungen

Der Kommission wird die Befugnis übertragen, gemäß Artikel 115 delegierte Rechtsakte zur Änderung der in Artikel 2 Nummer 18 aufgeführten Begriffsbestimmung für Nanomaterialien und der damit verbundenen Begriffsbestimmungen in Artikel 2 Nummern 19, 20 und 21 zu erlassen; dabei berücksichtigt sie den technischen und wissenschaftlichen Fortschritt und trägt den auf Unions- und internationaler Ebene vereinbarten Begriffsbestimmungen Rechnung.

Artikel 4
Rechtlicher Status eines Produkts

(1) Unbeschadet des Artikels 2 Absatz 2 der Richtlinie 2001/83/EG legt die Kommission auf ein hinreichend begründetes Ersuchen eines Mitgliedstaats nach Anhörung der gemäß Artikel 103 dieser Verordnung eingesetzten Koordinierungsgruppe Medizinprodukte mittels Durchführungsrechtsakten fest, ob ein bestimmtes Produkt oder eine bestimmte Kategorie oder Gruppe von Produkten ein „Medizinprodukt" oder „Zubehör eines Medizinprodukts" darstellt. Die entsprechenden Durchführungsrechtsakte werden gemäß dem in Artikel 114 Absatz 3 dieser Verordnung genannten Prüfverfahren erlassen.

(2) Die Kommission kann auch aus eigener Initiative nach Anhörung der Koordinierungsgruppe Medizinprodukte mittels Durchführungsrechtsakten über die Fragen nach Absatz 1 des vorliegenden Artikels entscheiden. Diese Durchführungsrechtsakte werden gemäß dem in Artikel 114 Absatz 3 genannten Prüfverfahren erlassen.

(3) Die Kommission sorgt dafür, dass die Mitgliedstaaten Fachwissen über Medizinprodukte, *In-vitro*-Diagnostika, Arzneimittel, menschliche Gewebe und Zellen, kosmetische Mittel, Biozide, Lebensmittel sowie, sofern erforderlich, andere Produkte zur Bestimmung des geeigneten rechtlichen Status eines Produkts, einer Produktkategorie oder -gruppe austauschen.

(4) Bei den Beratungen über den möglichen rechtlichen Status von Produkten, bei denen es sich auch ganz oder teilweise um Arzneimittel, menschliche Gewebe und Zellen, Biozide oder Lebensmittel handelt, sorgt die Kommission bei Bedarf dafür, dass die Europäische Arzneimittel-Agentur (EMA), die Europäische Chemikalienagentur und die Europäische Behörde für Lebensmittelsicherheit in angemessenem Umfang gehört werden.

KAPITEL II BEREITSTELLUNG AUF DEM MARKT UND INBETRIEBNAHME VON PRODUKTEN, PFLICHTEN DER WIRTSCHAFTSAKTEURE, AUFBEREITUNG, CE-KENNZEICHNUNG, FREIER VERKEHR

Artikel 5 Inverkehrbringen und Inbetriebnahme

(1) Ein Produkt darf nur in Verkehr gebracht oder in Betrieb genommen werden, wenn es bei sachgemäßer Lieferung, korrekter Installation und Instandhaltung und seiner Zweckbestimmung entsprechender Verwendung, dieser Verordnung entspricht.

(2) Ein Produkt muss unter Berücksichtigung seiner Zweckbestimmung den in Anhang I festgelegten für das Produkt geltenden grundlegenden Sicherheits- und Leistungsanforderungen genügen.

(3) Ein Nachweis der Einhaltung der grundlegenden Sicherheits- und Leistungsanforderungen umfasst auch eine klinische Bewertung gemäß Artikel 61.

(4) Produkte, die in Gesundheitseinrichtungen hergestellt und verwendet werden, gelten als in Betrieb genommen.

(5) Mit Ausnahme der einschlägigen grundlegenden Sicherheits- und Leistungsanforderungen gemäß Anhang I gelten die Anforderungen dieser Verordnung nicht für Produkte, die ausschließlich innerhalb von in der Union ansässigen Gesundheitseinrichtungen hergestellt und verwendet werden, sofern alle folgenden Bedingungen erfüllt sind:

a) Die Produkte werden nicht an eine andere rechtlich eigenständige Einrichtung abgegeben;
b) die Herstellung und die Verwendung der Produkte erfolgen im Rahmen geeigneter Qualitätsmanagementsysteme;
c) die Gesundheitseinrichtung liefert in ihrer Dokumentation eine Begründung dafür, dass die spezifischen Erfordernisse der Patientenzielgruppe nicht bzw. nicht auf dem angezeigten Leistungsniveau durch ein auf dem Markt befindliches gleichartiges Produkt befriedigt werden können;
d) die Gesundheitseinrichtung stellt der für sie zuständigen Behörde auf Ersuchen Informationen über die Verwendung der betreffenden Produkte zur Verfügung, die auch eine Begründung für deren Herstellung, Änderung und Verwendung beinhalten;
e) die Gesundheitseinrichtung verfasst eine Erklärung, die sie öffentlich zugänglich macht und die unter anderem Folgendes enthält:

   i) den Namen und die Anschrift der Gesundheitseinrichtung, die die Produkte herstellt;
   ii) die zur Identifizierung der Produkte erforderlichen Angaben;
   iii) eine Erklärung, dass die Produkte die grundlegenden Sicherheits- und Leistungsanforderungen gemäß Anhang I dieser Verordnung erfüllen, und gegebenenfalls Angaben – mit entsprechender Begründung – darüber, welche Anforderungen nicht vollständig erfüllt sind;

f) die Gesundheitseinrichtung erstellt Unterlagen, die ein Verständnis der Herstellungsstätte, des Herstellungsverfahrens, der Auslegung und der Leistungsdaten der Produkte einschließlich ihrer Zweckbestimmung ermöglichen und die hinreichend detailliert sind, damit sich die zuständige Behörde vergewissern kann, dass die grundlegenden Sicherheits- und Leistungsanforderungen gemäß Anhang I dieser Verordnung erfüllt sind;
g) die Gesundheitseinrichtung ergreift alle erforderlichen Maßnahmen, um sicherzustellen, dass sämtliche Produkte in Übereinstimmung mit den unter Buchstabe f genannten Unterlagen hergestellt werden;
h) die Gesundheitseinrichtung begutachtet die Erfahrungen, die aus der klinischen Verwendung der Produkte gewonnen wurden, und ergreift alle erforderlichen Korrekturmaßnahmen.

Die Mitgliedstaaten können von diesen Gesundheitseinrichtungen verlangen, dass sie der zuständigen Behörde alle weiteren relevanten Informationen über solche in ihrem Hoheitsgebiet hergestellten und verwendeten Produkte vorlegen. Die Mitgliedstaaten haben nach wie vor das Recht, die Herstellung und die Verwendung bestimmter Arten solcher Produkte einzuschränken, und sie erhalten Zugang zu den Gesundheitseinrichtungen, um deren Tätigkeiten zu überprüfen.

Dieser Absatz gilt nicht für Produkte, die im industriellen Maßstab hergestellt werden.

(6) Zur Sicherstellung der einheitlichen Anwendung des Anhangs I kann die Kommission Durchführungsrechtsakte erlassen, soweit dies für die Lösung von Problemen im Zusammenhang mit Unterschieden bei der Auslegung und Problemen der praktischen Anwendung erforderlich ist. Diese Durchführungsrechtsakte werden gemäß dem in Artikel 114 Absatz 3 genannten Prüfverfahren erlassen.

Artikel 6
Fernabsatz

(1) Ein Produkt, das einer in der Union niedergelassenen natürlichen oder juristischen Person über eine Dienstleistung der Informationsgesellschaft im Sinne von Artikel 1 Absatz 1 Buchstabe b der Richtlinie (EU) 2015/1535 angeboten wird, muss dieser Verordnung entsprechen.

(2) Unbeschadet der nationalen Rechtsvorschriften über die Ausübung des Arztberufs muss ein Produkt, das zwar nicht in Verkehr gebracht wird, aber im Rah-

men einer gewerblichen Tätigkeit gegen Entgelt oder unentgeltlich zur Erbringung diagnostischer oder therapeutischer Dienstleistungen eingesetzt wird, die einer in der Union niedergelassenen natürlichen oder juristischen Person über eine Dienstleistung der Informationsgesellschaft im Sinne von Artikel 1 Absatz 1 Buchstabe b der Richtlinie (EU) 2015/1535 oder über andere Kommunikationskanäle – direkt oder über zwischengeschaltete Personen – angeboten werden, dieser Verordnung entsprechen.

(3) Jede natürliche oder juristische Person, die ein Produkt gemäß Absatz 1 anbietet oder eine Dienstleistung gemäß Absatz 2 erbringt, stellt auf Ersuchen einer zuständigen Behörde eine Kopie der EU-Konformitätserklärung für das betreffende Produkt zur Verfügung.

(4) Ein Mitgliedstaat kann aus Gründen des Schutzes der öffentlichen Gesundheit von einem Anbieter von Diensten der Informationsgesellschaft im Sinne von Artikel 1 Absatz 1 Buchstabe b der Richtlinie (EU) 2015/1535 verlangen, seine Tätigkeit einzustellen.

Artikel 7
Angaben

Bei der Kennzeichnung, den Gebrauchsanweisungen, der Bereitstellung, der Inbetriebnahme und der Bewerbung von Produkten ist es untersagt, Texte, Bezeichnungen, Warenzeichen, Abbildungen und andere bildhafte oder nicht bildhafte Zeichen zu verwenden, die den Anwender oder Patienten hinsichtlich der Zweckbestimmung, Sicherheit und Leistung des Produkts irreführen können, indem sie

a) dem Produkt Funktionen und Eigenschaften zuschreiben, die es nicht besitzt,
b) einen falschen Eindruck hinsichtlich der Behandlung oder Diagnose und der Funktionen oder Eigenschaften, die das Produkt nicht besitzt, erwecken,
c) den Nutzer oder Patienten nicht über die zu erwartenden Risiken, die mit der Verwendung des Produkts gemäß seiner Zweckbestimmung verbunden sind, informieren,
d) andere Verwendungsmöglichkeiten für das Produkt empfehlen als diejenigen, für welche angegeben wird, dass sie Teil der Zweckbestimmung sind, für die die Konformitätsbewertung durchgeführt wurde.

Artikel 8
Anwendung harmonisierter Normen

(1) Bei Produkten, die harmonisierten Normen oder den betreffenden Teilen dieser Normen entsprechen, deren Fundstellen im Amtsblatt der Europäischen Union veröffentlicht worden sind, wird die Konformität mit den Anforderungen dieser Verordnung, die mit den betreffenden Normen oder Teilen davon übereinstimmen, angenommen.

Unterabsatz 1 gilt auch für System- oder Prozessanforderungen, die gemäß dieser Verordnung von den Wirtschaftsakteuren oder Sponsoren einzuhalten sind, einschließlich der Anforderungen im Zusammenhang mit den Qualitätsmanagementsystemen, dem Risikomanagement, den Systemen zur Überwachung nach dem Inverkehrbringen, den klinischen Prüfungen, der klinischen Bewertung oder der klinischen Nachbeobachtung nach dem Inverkehrbringen.

Verweise in der vorliegenden Verordnung auf harmonisierte Normen sind als harmonisierte Normen zu verstehen, deren Fundstellen im Amtsblatt der Europäischen Union veröffentlicht worden sind.

(2) Die in dieser Verordnung enthaltenen Verweise auf harmonisierte Normen schließen auch die Monographien des Europäischen Arzneibuches – angenommen gemäß dem Übereinkommen über die Ausarbeitung eines Europäischen Arzneibuches – ein, insbesondere über chirurgisches Nahtmaterial sowie die Aspekte der Wechselwirkung zwischen Arzneimitteln und Materialien von Produkten, die diese Arzneimittel enthalten, sofern die Fundstellen dieser Monographien im Amtsblatt der Europäischen Union veröffentlicht worden sind.

Artikel 9
Gemeinsame Spezifikationen

(1) Gibt es keine harmonisierten Normen oder sind die relevanten harmonisierten Normen nicht ausreichend oder muss Belangen der öffentlichen Gesundheit Rechnung getragen werden, so kann die Kommission – unbeschadet des Artikels 1 Absatz 2 und des Artikels 17 Absatz 5 und der in diesen Bestimmungen festgelegten Frist – nach Anhörung der Koordinierungsgruppe Medizinprodukte im Wege von Durchführungsrechtsakten gemeinsame Spezifikationen (im Folgenden „GS") für die in Anhang I aufgeführten grundlegenden Sicherheits- und Leistungsanforderungen, die in den Anhängen II und III aufgeführte technische Dokumentation, die in Anhang XIV aufgeführte klinische Bewertung und die klinische Nachbeobachtung nach dem Inverkehrbringen oder die in Anhang XV aufgeführten Anforderungen an klinische Prüfungen annehmen. Diese Durchführungsrechtsakte werden gemäß dem in Artikel 114 Absatz 3 genannten Prüfverfahren erlassen.

(2) Bei Produkten, die den in Absatz 1 genannten GS entsprechen, wird die Konformität mit den Anforderungen dieser Verordnung, die diesen Spezifikationen oder den betreffenden Teilen dieser Spezifikationen entsprechen, angenommen.

(3) Die Hersteller befolgen die in Absatz 1 genannten GS, sofern sie nicht angemessen nachweisen, dass die von ihnen gewählten Lösungen ein diesen mindestens gleichwertiges Sicherheits- und Leistungsniveau gewährleisten.

(4) Ungeachtet des Absatzes 3 halten die Hersteller der in Anhang XVI aufgeführten Produkte die für diese Produkte geltenden GS ein.

Artikel 10
Allgemeine Pflichten der Hersteller

(1) Die Hersteller gewährleisten bei Inverkehrbringen oder Inbetriebnahme ihrer Produkte nehmen, dass diese gemäß den Anforderungen dieser Verordnung ausgelegt und hergestellt wurden.

(2) Von den Herstellern wird ein Risikomanagementsystem wie in Anhang I Abschnitt 3 beschrieben eingerichtet, dokumentiert, angewandt und aufrechterhalten.

(3) Die Hersteller führen eine klinische Bewertung nach Maßgabe der in Artikel 61 und in Anhang XIV festgelegten Anforderungen durch, die auch eine klinische Nachbeobachtung nach dem Inverkehrbringen umfasst.

(4) Die Hersteller von Produkten, bei denen es sich nicht um Sonderanfertigungen handelt, verfassen eine technische Dokumentation für diese Produkte und halten diese Dokumentation auf dem neuesten Stand. Die technische Dokumentation ist so beschaffen, dass durch sie eine Bewertung der Konformität des Produkts mit den Anforderungen dieser Verordnung ermöglicht wird. Die technische Dokumentation enthält die in den Anhängen II und III aufgeführten Elemente.

Der Kommission wird die Befugnis übertragen, gemäß Artikel 115 delegierte Rechtsakte zur Änderung der Anhänge II und III unter Berücksichtigung des technischen Fortschritts zu erlassen.

(5) Die Hersteller von Sonderanfertigungen erstellen und aktualisieren die Dokumentation gemäß Anhang XIII Abschnitt 2 und halten sie den zuständigen Behörden zur Verfügung.

(6) Wurde im Rahmen des anzuwendenden Konformitätsbewertungsverfahrens nachgewiesen, dass die geltenden Anforderungen erfüllt sind, erstellen die Hersteller von Produkten, bei denen es sich nicht um Sonderanfertigungen oder Prüfprodukte handelt, eine EU-Konformitätserklärung gemäß Artikel 19 und versehen die Produkte mit der CE-Kennzeichnung gemäß Artikel 20.

(7) Die Hersteller kommen ihren Verpflichtungen im Zusammenhang mit dem UDI-System gemäß Artikel 27 und den Registrierungsvorschriften gemäß den Artikeln 29 und 31 nach.

(8) Die Hersteller halten den zuständigen Behörden die technische Dokumentation, die EU-Konformitätserklärung sowie gegebenenfalls eine Kopie von gemäß Artikel 56 ausgestellten einschlägigen Bescheinigungen einschließlich etwaiger Änderungen und Nachträge noch mindestens zehn Jahre, nachdem das letzte von der EU-Konformitätserklärung erfasste Produkt in Verkehr gebracht wurde, zur Verfügung. Bei implantierbaren Produkten beträgt dieser Zeitraum mindestens 15 Jahre ab Inverkehrbringen des letzten Produkts.

Auf Ersuchen einer zuständigen Behörde legt der Hersteller – wie angefordert – entweder die vollständige technische Dokumentation oder eine Zusammenfassung dieser Dokumentation vor.

Ein Hersteller mit eingetragener Niederlassung außerhalb der Union stellt sicher, dass seinem Bevollmächtigten die erforderliche Dokumentation durchgängig zugänglich ist, damit dieser die in Artikel 11 Absatz 3 genannten Aufgaben wahrnehmen kann.

(9) Die Hersteller sorgen dafür, dass sie über Verfahren verfügen, die gewährleisten, dass die Anforderungen dieser Verordnung auch bei serienmäßiger Herstellung jederzeit eingehalten werden. Änderungen an der Auslegung des Produkts oder an seinen Merkmalen sowie Änderungen der harmonisierten Normen oder der GS, auf die bei Erklärung der Konformität eines Produkts verwiesen wird, werden zeitgerecht angemessen berücksichtigt. Die Hersteller von Produkten, bei denen es sich nicht um Prüfprodukte handelt, müssen ein Qualitätsmanagementsystem einrichten, dokumentieren, anwenden, aufrechterhalten, ständig aktualisieren und kontinuierlich verbessern, das die Einhaltung dieser Verordnung auf die wirksamste Weise sowie einer der Risikoklasse und der Art des Produkts angemessenen Weise gewährleistet.

Das Qualitätsmanagementsystem umfasst alle Teile und Elemente der Organisation eines Herstellers, die mit der Qualität der Prozesse, Verfahren und Produkte befasst sind. Es steuert die erforderliche Struktur und die erforderlichen Verantwortlichkeiten, Verfahren, Prozesse und Managementressourcen zur Umsetzung der Grundsätze und Maßnahmen, die notwendig sind, um die Einhaltung der Bestimmungen dieser Verordnung zu erreichen.

a) Das Qualitätsmanagementsystem umfasst mindestens folgende Aspekte:
b) ein Konzept zur Einhaltung der Regulierungsvorschriften, was die Einhaltung der Konformitätsbewertungsverfahren und der Verfahren für das Management von Änderungen an den von dem System erfassten Produkten mit einschließt;
c) die Feststellung der anwendbaren grundlegenden Sicherheits- und Leistungsanforderungen und die Ermittlung von Möglichkeiten zur Einhaltung dieser Anforderungen;
d) die Verantwortlichkeit der Leitung;
e) das Ressourcenmanagement, einschließlich der Auswahl und Kontrolle von Zulieferern und Unterauftragnehmern;
f) das Risikomanagement gemäß Anhang I Abschnitt 3; f) die klinische Bewertung gemäß Artikel 61 und Anhang XIV einschließlich der klinischen Nachbeobachtung nach dem Inverkehrbringen;
g) die Produktrealisierung einschließlich Planung, Auslegung, Entwicklung, Herstellung und Bereitstellung von Dienstleistungen;

h) die Überprüfung der Zuteilung der UDI gemäß Artikel 27 Absatz 3 für alle einschlägigen Produkte und die Gewährleistung der Kohärenz und der Validität der gemäß Artikel 29 gelieferten Informationen;
i) die Aufstellung, Anwendung und Aufrechterhaltung eines Systems zur Überwachung nach dem Inverkehrbringen gemäß Artikel 83;
j) die Kommunikation mit den zuständigen Behörden, Benannten Stellen, weiteren Wirtschaftsakteuren, Kunden und/oder anderen interessierten Kreisen;
k) die Verfahren für die Meldung von schwerwiegenden Vorkommnissen und Sicherheitskorrekturmaßnahmen im Feld im Rahmen der Vigilanz;
l) das Management korrektiver und präventiver Maßnahmen und die Überprüfung ihrer Wirksamkeit;
m) Verfahren zur Überwachung und Messung der Ergebnisse, Datenanalyse und Produktverbesserung.

(10) Die Hersteller von Produkten richten ein System zur Überwachung nach dem Inverkehrbringen gemäß Artikel 83 ein und halten es auf dem neuesten Stand.

(11) Die Hersteller sorgen dafür, dass dem Produkt die Informationen gemäß Anhang I Abschnitt 23 in einer oder mehreren von dem Mitgliedstaat, in dem das Produkt dem Anwender oder Patienten zur Verfügung gestellt wird, festgelegten Amtssprache(n) der Union beiliegen. Die Angaben auf der Kennzeichnung müssen unauslöschlich, gut lesbar und für den vorgesehenen Anwender oder Patienten klar verständlich sein.

(12) Hersteller, die der Auffassung sind oder Grund zu der Annahme haben, dass ein von ihnen in Verkehr gebrachtes oder in Betrieb genommenes Produkt nicht dieser Verordnung entspricht, ergreifen unverzüglich die erforderlichen Korrekturmaßnahmen, um die Konformität dieses Produkts herzustellen oder es gegebenenfalls vom Markt zu nehmen oder zurückzurufen. Sie setzen die Händler des betreffenden Produkts und gegebenenfalls den Bevollmächtigten und die Importeure davon in Kenntnis.

Geht von dem Produkt eine schwerwiegende Gefahr aus, informieren die Hersteller außerdem unverzüglich die zuständigen Behörden der Mitgliedstaaten, in denen sie das Produkt bereitgestellt haben, sowie gegebenenfalls die Benannte Stelle, die für dieses Produkt eine Bescheinigung gemäß Artikel 56 ausgestellt hat, und übermitteln dabei insbesondere Angaben zur Nichtkonformität und zu bereits ergriffenen Korrekturmaßnahmen.

(13) Die Hersteller verfügen über ein System für die Aufzeichnung und Meldung von Vorkommnissen und Sicherheitskorrekturmaßnahmen im Feld gemäß den Artikeln 87 und 88.

(14) Die Hersteller händigen der zuständigen Behörde auf deren Ersuchen hin alle Informationen und Unterlagen, die für den Nachweis der Konformität des Produkts erforderlich sind, in einer von dem betreffenden Mitgliedstaat festgelegten Amtssprache der Union aus. Die zuständige Behörde des Mitgliedstaats, in dem

der Hersteller seine eingetragene Niederlassung hat, kann verlangen, dass der Hersteller Proben des Produkts unentgeltlich zur Verfügung stellt oder, sofern dies nicht praktikabel ist, Zugang zu dem Produkt gewährt. Die Hersteller kooperieren mit einer zuständigen Behörde auf deren Ersuchen bei allen Korrekturmaßnahmen zur Abwendung oder, falls dies nicht möglich ist, Minderung von Risiken, die mit Produkten verbunden sind, die sie in Verkehr gebracht oder in Betrieb genommen haben.

Bei mangelnder Kooperation des Herstellers oder falls die vorgelegte Information und Dokumentation unvollständig oder unrichtig ist, kann die zuständige Behörde zur Gewährleistung des Schutzes der öffentlichen Gesundheit und der Sicherheit der Patienten alle angemessenen Maßnahmen ergreifen, um die Bereitstellung des Produkts auf ihrem nationalen Markt zu untersagen oder einzuschränken, das Produkt von diesem Markt zu nehmen oder es zurückzurufen, bis der Hersteller kooperiert oder vollständige und richtige Informationen vorlegt.

Ist eine zuständige Behörde der Auffassung oder hat sie Grund zu der Annahme, dass ein Produkt Schaden verursacht hat, so erleichtert sie auf Ersuchen die Aushändigung der in Unterabsatz 1 genannten Informationen und Unterlagen an den potenziell geschädigten Patienten oder Anwender und gegebenenfalls den Rechtsnachfolger des Patienten oder Anwenders, die Krankenversicherungsgesellschaft des Patienten oder Anwenders oder andere Dritte, die von dem bei dem Patienten oder Anwender verursachten Schaden betroffen sind, und zwar unbeschadet der Datenschutzvorschriften und – sofern kein überwiegendes öffentliches Interesse an der Offenlegung besteht – unbeschadet des Schutzes der Rechte des geistigen Eigentums.

Die zuständige Behörde muss nicht der Verpflichtung gemäß Unterabsatz 3 nachkommen, wenn die Frage der Offenlegung der in Unterabsatz 1 genannten Informationen und Unterlagen üblicherweise in Gerichtsverfahren behandelt wird.

(15) Lassen Hersteller ihre Produkte von einer anderen natürlichen oder juristischen Person konzipieren oder herstellen, so ist die Identität dieser Person Teil der gemäß Artikel 29 Absatz 4 vorzulegenden Angaben.

(16) Natürliche oder juristische Personen können für einen Schaden, der durch ein fehlerhaftes Produkt verursacht wurde, gemäß dem geltenden Unionsrecht und dem geltenden nationalen Recht Schadensersatz verlangen.

Die Hersteller treffen Vorkehrungen, die der Risikoklasse, der Art des Produkts und der Unternehmensgröße angemessen sind, um eine ausreichende finanzielle Deckung ihrer potenziellen Haftung gemäß der Richtlinie 85/374/EWG zu gewährleisten, unbeschadet strengerer Schutzmaßnahmen nach nationalem Recht.

Artikel 11
Bevollmächtigter

(1) Ist der Hersteller eines Produkts nicht in einem der Mitgliedstaaten niedergelassen, so kann das Produkt nur dann in der Union in Verkehr gebracht werden, wenn der Hersteller einen einzigen Bevollmächtigten benennt.

(2) Die Benennung stellt das Mandat des Bevollmächtigten dar und ist nur gültig, wenn sie von diesem schriftlich angenommen wird; sie gilt mindestens für alle Produkte einer generischen Produktgruppe.

(3) Der Bevollmächtigte führt die Aufgaben aus, die in dem zwischen ihm und dem Hersteller vereinbarten Mandat festgelegt sind. Der Bevollmächtigte händigt der zuständigen Behörde auf deren Ersuchen eine Kopie des Mandats aus.

Das Mandat verpflichtet und der Hersteller ermächtigt den Bevollmächtigten zur Ausführung folgender Aufgaben in Bezug auf die vom Mandat betroffenen Produkte:

a) Überprüfung, dass die EU-Konformitätserklärung und die technische Dokumentation erstellt wurden und dass der Hersteller gegebenenfalls ein entsprechendes Konformitätsbewertungsverfahren durchgeführt hat;
b) Bereithaltung einer Kopie der technischen Dokumentation, der EU-Konformitätserklärung und gegebenenfalls einer Kopie der gemäß Artikel 56 ausgestellten einschlägigen Bescheinigung einschließlich etwaiger Änderungen und Nachträge für die zuständigen Behörden über den in Artikel 10 Absatz 8 genannten Zeitraum;
c) Einhaltung der Registrierungsvorschriften gemäß Artikel 31 und Überprüfung, dass der Hersteller die Registrierungsvorschriften gemäß den Artikeln 27 und 29 einhält;
d) auf Ersuchen einer zuständigen Behörde Aushändigung aller zum Nachweis der Konformität eines Produkts erforderlichen Informationen und Unterlagen an diese Behörde in einer von dem betreffenden Mitgliedstaat festgelegten Amtssprache der Union;
e) Weiterleitung etwaiger Ersuchen einer zuständigen Behörde des Mitgliedstaats, in dem der Bevollmächtigte seine eingetragene Niederlassung hat, um Proben oder um Zugang zu einem Produkt an den Hersteller und Überprüfung, dass die zuständige Behörde die Proben bzw. den Zugang zu dem Produkt erhält;
f) Kooperation mit den zuständigen Behörden bei allen Präventiv- oder Korrekturmaßnahmen zur Abwendung oder, falls dies nicht möglich ist, Minderung von Gefahren, die mit Produkten einhergehen;
g) unverzügliche Unterrichtung des Herstellers über Beschwerden und Berichte seitens Angehöriger der Gesundheitsberufe, der Patienten und Anwender über mutmaßliche Vorkommnisse im Zusammenhang mit einem Produkt, für das der Vertreter benannt wurde;

h) Beendigung des Mandats, falls der Hersteller seine Verpflichtungen aus dieser Verordnung verletzt.

(4) Das in Absatz 3 des vorliegenden Artikels genannte Mandat kann nicht die Pflichten des Herstellers gemäß Artikel 10 Absätze 1, 2, 3, 4, 6, 7, 9, 10, 11 und 12 delegieren.

(5) Ist der Hersteller nicht in einem Mitgliedstaat niedergelassen und ist er seinen Verpflichtungen gemäß Artikel 10 nicht nachgekommen, so ist der Bevollmächtigte unbeschadet des Absatzes 4 des vorliegenden Artikels für fehlerhafte Produkte auf der gleichen Grundlage wie der Hersteller mit diesem als Gesamtschuldner rechtlich haftbar.

(6) Ein Bevollmächtigter, der sein Mandat aus dem in Absatz 3 Buchstabe h genannten Grund beendet, unterrichtet unverzüglich die zuständige Behörde des Mitgliedstaats, in dem er niedergelassen ist, sowie gegebenenfalls die Benannte Stelle, die an der Konformitätsbewertung des Produkts mitgewirkt hat, über diese Beendigung und die Gründe dafür.

(7) Ein Verweis in dieser Verordnung auf die zuständige Behörde des Mitgliedstaats, in dem der Hersteller seine eingetragene Niederlassung hat, gilt als Verweis auf die zuständige Behörde desjenigen Mitgliedstaats, in dem der Bevollmächtigte, der vom Hersteller gemäß Absatz 1 benannt wurde, seine eingetragene Niederlassung hat.

Artikel 12
Wechsel des Bevollmächtigten

Die detaillierten Vorkehrungen für einen Wechsel des Bevollmächtigten sind in einer Vereinbarung zwischen dem Hersteller, dem bisherigen Bevollmächtigten – soweit durchführbar – und dem neuen Bevollmächtigten klar zu regeln. In dieser Vereinbarung müssen mindestens folgende Aspekte geklärt werden:

a) Zeitpunkt der Beendigung des Mandats des bisherigen Bevollmächtigten und Zeitpunkt des Beginns des Mandats des neuen Bevollmächtigten;
b) Zeitpunkt, bis zu dem der bisherige Bevollmächtigte in den vom Hersteller bereitgestellten Informationen, einschließlich Werbematerial, genannt werden darf;
c) Übergabe von Dokumenten, einschließlich der vertraulichen Aspekte und Eigentumsrechte;
d) Verpflichtung des bisherigen Bevollmächtigten, nach Beendigung des Mandats alle eingehenden Beschwerden und Berichte seitens Angehöriger der Gesundheitsberufe, der Patienten und Anwender über mutmaßliche Vorkommnisse im Zusammenhang mit einem Produkt, für das er als Bevollmächtigter benannt war, an den Hersteller oder den neuen Bevollmächtigten weiterzuleiten.

Artikel 13
Allgemeine Pflichten der Importeure

(1) Importeure dürfen in der Union nur Produkte in Verkehr bringen, die dieser Verordnung entsprechen.

(2) Um ein Produkt in Verkehr zu bringen, überprüft der Importeur, dass

a) das Produkt die CE-Kennzeichnung trägt und eine EU-Konformitätserklärung für das Produkt ausgestellt wurde,
b) der Hersteller bekannt ist und einen Bevollmächtigten gemäß Artikel 11 benannt hat,
c) das Produkt gemäß dieser Verordnung gekennzeichnet ist und ihm die erforderliche Gebrauchsanweisung beiliegt,
d) der Hersteller für das Produkt gegebenenfalls eine UDI gemäß Artikel 27 vergeben hat.

Ist ein Importeur der Auffassung oder hat er Grund zu der Annahme, dass ein Produkt nicht den Anforderungen dieser Verordnung entspricht, darf er dieses Produkt nicht in Verkehr bringen, bevor die Konformität des Produkts hergestellt ist; in diesem Fall informiert er den Hersteller und den Bevollmächtigten des Herstellers. Ist der Importeur der Auffassung oder hat er Grund zu der Annahme, dass von dem Produkt eine schwerwiegende Gefahr ausgeht oder dass es sich um ein gefälschtes Produkt handelt, informiert er außerdem die zuständige Behörde des Mitgliedstaats, in dem der Importeur niedergelassen ist.

(3) Importeure geben auf dem Produkt oder auf seiner Verpackung oder auf einem dem Produkt beiliegenden Dokument ihren Namen, ihren eingetragenen Handelsnamen oder ihre eingetragene Handelsmarke, ihre eingetragene Niederlassung und die Anschrift an, unter der sie zu erreichen sind, so dass ihr tatsächlicher Standort ermittelt werden kann. Sie sorgen dafür, dass eine zusätzliche Kennzeichnung die Informationen auf der vom Hersteller angebrachten Kennzeichnung nicht verdeckt.

(4) Die Importeure überprüfen, dass das Produkt in dem elektronischen System gemäß Artikel 29 registriert ist. Sie ergänzen diese Registrierung durch ihre Daten gemäß Artikel 31.

(5) Während sich ein Produkt in ihrer Verantwortung befindet, sorgen die Importeure dafür, dass die Lagerungs- oder Transportbedingungen die Übereinstimmung des Produkts mit den in Anhang I aufgeführten grundlegenden Sicherheits- und Leistungsanforderungen nicht beeinträchtigen und dass etwaige Vorgaben der Hersteller eingehalten werden.

(6) Die Importeure führen ein Register der Beschwerden, der nichtkonformen Produkte und der Rückrufe und Rücknahmen und stellen dem Hersteller, dem Bevollmächtigten und den Händlern alle von diesen angeforderten Informationen zur Verfügung, damit sie Beschwerden prüfen können.

(7) Importeure, die der Auffassung sind oder Grund zu der Annahme haben, dass ein von ihnen in Verkehr gebrachtes Produkt nicht dieser Verordnung entspricht, teilen dies unverzüglich dem Hersteller und seinem Bevollmächtigten mit. Die Importeure arbeiten mit dem Hersteller, dem Bevollmächtigten des Herstellers und der zuständigen Behörde zusammen, um sicherzustellen, dass die erforderlichen Korrekturmaßnahmen ergriffen werden, um die Konformität des Produkts herzustellen oder es vom Markt zu nehmen oder zurückzurufen. Geht von dem Produkt eine schwerwiegende Gefahr aus, informieren sie außerdem unverzüglich die zuständigen Behörden der Mitgliedstaaten, in denen sie das Produkt bereitgestellt haben, sowie gegebenenfalls die Benannte Stelle, die für das betreffende Produkt eine Bescheinigung gemäß Artikel 56 ausgestellt hat, und übermitteln dabei insbesondere genaue Angaben zur Nichtkonformität und zu bereits ergriffenen Korrekturmaßnahmen.

(8) Importeure, denen Beschwerden und Berichte seitens Angehöriger der Gesundheitsberufe, der Patienten oder Anwender über mutmaßliche Vorkommnisse im Zusammenhang mit einem Produkt, das sie in den Verkehr gebracht haben, zugehen, leiten diese unverzüglich an den Hersteller und seinen Bevollmächtigten weiter.

(9) Die Importeure halten über den in Artikel 10 Absatz 8 genannten Zeitraum eine Kopie der EU-Konformitätserklärung sowie gegebenenfalls eine Kopie der gemäß Artikel 56 ausgestellten einschlägigen Bescheinigung einschließlich etwaiger Änderungen und Nachträge bereit.

(10) Die Importeure kooperieren mit den zuständigen Behörden auf deren Ersuchen bei allen Maßnahmen zur Abwendung oder, falls dies nicht möglich ist, Minderung von Gefahren, die mit Produkten verbunden sind, die sie in Verkehr gebracht haben. Die Importeure stellen einer zuständigen Behörde des Mitgliedstaats, in dem sie ihre eingetragene Niederlassung haben, auf deren Ersuchen unentgeltliche Proben des Produkts zur Verfügung oder gewähren ihr, sofern dies nicht praktikabel ist, Zugang zu dem Produkt.

Artikel 14
Allgemeine Pflichten der Händler

(1) Wenn die Händler ein Produkt auf dem Markt bereitstellen, berücksichtigen sie im Rahmen ihrer Tätigkeiten die geltenden Anforderungen mit der gebührenden Sorgfalt.

(2) Bevor sie ein Produkt auf dem Markt bereitstellen, überprüfen die Händler, ob alle folgenden Anforderungen erfüllt sind:

a) Das Produkt trägt die CE-Kennzeichnung, und es wurde eine EU-Konformitätserklärung für das Produkt ausgestellt;
b) dem Produkt liegen die vom Hersteller gemäß Artikel 10 Absatz 11 bereitgestellten Informationen bei;

c) bei importierten Produkten hat der Importeur die in Artikel 13 Absatz 3 genannten Anforderungen erfüllt;
d) gegebenenfalls wurde vom Hersteller eine UDI vergeben.

Zur Erfüllung der Anforderungen nach Unterabsatz 1 Buchstaben a, b und d kann der Händler ein Probenahmeverfahren anwenden, das für die von ihm gelieferten Produkte repräsentativ ist.

Ist ein Händler der Auffassung oder hat er Grund zu der Annahme, dass ein Produkt nicht den Anforderungen dieser Verordnung entspricht, darf er das betreffende Produkt nicht auf dem Markt bereitstellen, bevor die Konformität des Produkts hergestellt ist; in diesem Fall informiert er den Hersteller und gegebenenfalls den Bevollmächtigten des Herstellers und den Importeur. Ist der Importeur der Auffassung oder hat er Grund zu der Annahme, dass von dem Produkt eine schwerwiegende Gefahr ausgeht oder dass es sich um ein gefälschtes Produkt handelt, informiert er außerdem die zuständige Behörde des Mitgliedstaats, in dem er niedergelassen ist.

(3) Während sich das Produkt in ihrer Verantwortung befindet, sorgen die Händler dafür, dass die Lagerungs- und Transportbedingungen den Vorgaben des Herstellers entsprechen.

(4) Händler, die der Auffassung sind oder Grund zu der Annahme haben, dass ein von ihnen auf dem Markt bereitgestelltes Produkt nicht dieser Verordnung entspricht, teilen dies unverzüglich dem Hersteller und gegebenenfalls dem bevollmächtigtem Vertreter des Herstellers und dem Importeur mit. Die Händler arbeiten mit dem Hersteller und gegebenenfalls dem Bevollmächtigten des Herstellers und dem Importeur sowie mit den zuständigen Behörden zusammen, um sicherzustellen, dass bei Bedarf die erforderlichen Korrekturmaßnahmen ergriffen werden, um die Konformität des Produkts herzustellen, es vom Markt zu nehmen oder zurückzurufen. Ist der Händler der Auffassung oder hat er Grund zu der Annahme, dass von dem Produkt eine schwerwiegende Gefahr ausgeht, informiert er außerdem unverzüglich die zuständigen Behörden der Mitgliedstaaten, in denen er das Produkt bereitgestellt hat, und übermittelt dabei insbesondere genaue Angaben zur Nichtkonformität und zu bereits ergriffenen Korrekturmaßnahmen.

(5) Händler, denen Beschwerden und Berichte seitens Angehöriger der Gesundheitsberufe, der Patienten oder Anwender über mutmaßliche Vorkommnisse im Zusammenhang mit einem Produkt, das sie bereitgestellt haben, zugehen, leiten diese unverzüglich an den Hersteller und gegebenenfalls den Bevollmächtigten des Herstellers und den Importeur weiter. Sie führen ein Register der Beschwerden, der nichtkonformen Produkte und der Rückrufe und Rücknahmen, und sie halten den Hersteller und gegebenenfalls dessen Bevollmächtigten und den Importeur über diese Überwachungsmaßnahme auf dem Laufenden und stellen ihnen auf deren Ersuchen alle Informationen zur Verfügung.

(6) Die Händler händigen der zuständigen Behörde auf Ersuchen alle Informationen und Unterlagen aus, die ihnen vorliegen und die für den Nachweis der Konformität eines Produkts erforderlich sind.

Die Verpflichtung des Händlers gemäß Unterabsatz 1 gilt als erfüllt, wenn der Hersteller oder gegebenenfalls der Bevollmächtigte, der für das betreffende Produkt zuständig ist, die entsprechenden Informationen zur Verfügung stellt. Die Händler kooperieren mit den zuständigen Behörden auf deren Ersuchen bei allen Maßnahmen zur Abwendung von Gefahren, die mit Produkten verbunden sind, die sie auf dem Markt bereitgestellt haben. Die Händler stellen einer zuständigen Behörde auf Ersuchen unentgeltliche Proben des Produkts zur Verfügung oder gewähren ihr, sofern dies nicht praktikabel ist, Zugang zu dem Produkt.

Artikel 15
Für die Einhaltung der Regulierungsvorschriften verantwortliche Person

(1) Hersteller verfügen in ihrer Organisation über mindestens eine Person mit dem erforderlichen Fachwissen auf dem Gebiet der Medizinprodukte, die für die Einhaltung der Regulierungsvorschriften verantwortlich ist. Das erforderliche Fachwissen ist auf eine der folgenden Arten nachzuweisen:

a) Diplom, Zeugnis oder anderer Nachweis einer formellen Qualifikation durch Abschluss eines Hochschulstudiums oder eines von dem betreffenden Mitgliedstaat als gleichwertig anerkannten Ausbildungsgangs in Recht, Medizin, Pharmazie, Ingenieurwesen oder einem anderen relevanten wissenschaftlichen Fachbereich sowie mindestens ein Jahr Berufserfahrung in Regulierungsfragen oder Qualitätsmanagementsystemen im Zusammenhang mit Medizinprodukten;
b) vier Jahre Berufserfahrung in Regulierungsfragen oder Qualitätsmanagementsystemen im Zusammenhang mit Medizinprodukten.

Unbeschadet der nationalen Rechtsvorschriften über berufliche Qualifikationen können die Hersteller von Sonderanfertigungen das in Unterabsatz 1 genannte erforderliche Fachwissen durch zwei Jahre Berufserfahrung in einem entsprechenden Fabrikationsbereich nachweisen.

(2) Kleinst- und Kleinunternehmen im Sinne der Empfehlung 2003/361/EG der Kommission[1] sind nicht verpflichtet, in ihrer Organisation eine für die Einhaltung der Regulierungsvorschriften verantwortliche Person zur Verfügung zu haben; sie müssen jedoch dauerhaft und ständig auf eine solche Person zurückgreifen können.

(1) Empfehlung 2003/361/EG der Kommission vom 6. Mai 2003 betreffend die Definition der Kleinstunternehmen sowie der kleinen und mittleren Unternehmen (ABl. L 124 vom 20.05.2003, S. 36).

(3) Die für die Einhaltung der Regulierungsvorschriften verantwortliche Person ist mindestens dafür verantwortlich, dass

a) die Konformität der Produkte in angemessener Weise gemäß dem Qualitätsmanagementsystem geprüft wird, in dessen Rahmen die Produkte hergestellt werden, bevor ein Produkt freigegeben wird,
b) die technische Dokumentation und die EU-Konformitätserklärung erstellt und auf dem neuesten Stand gehalten werden,
c) die Verpflichtungen zur Überwachung nach dem Inverkehrbringen gemäß Artikel 10 Absatz 10 erfüllt werden,
d) die Berichtspflichten gemäß den Artikeln 87 bis 91 erfüllt werden,
e) im Fall von Prüfprodukten die Erklärung gemäß Anhang XV Kapitel II Abschnitt 4.1 abgegeben wird.

(4) Sind mehrere Personen gemeinsam für die Einhaltung der Regulierungsvorschriften gemäß den Absätzen 1, 2 und 3 verantwortlich, müssen ihre jeweiligen Aufgabenbereiche schriftlich festgehalten werden.

(5) Die für die Einhaltung der Regulierungsvorschriften verantwortliche Person darf im Zusammenhang mit der korrekten Erfüllung ihrer Pflichten innerhalb der Organisation des Herstellers keinerlei Nachteile erleiden, und zwar unabhängig davon, ob sie ein Beschäftigter der Organisation ist oder nicht.

(6) Bevollmächtigte müssen dauerhaft und ständig auf mindestens eine Person mit dem erforderlichen Fachwissen über die Regulierungsanforderungen für Medizinprodukte in der Union zurückgreifen können, die für die Einhaltung der Regulierungsvorschriften verantwortlich ist. Das erforderliche Fachwissen ist auf eine der folgenden Arten nachzuweisen:

a) Diplom, Zeugnis oder anderer Nachweis einer formellen Qualifikation durch Abschluss eines Hochschulstudiums oder eines von dem betreffenden Mitgliedstaat als gleichwertig anerkannten Ausbildungsgangs in Recht, Medizin, Pharmazie, Ingenieurwesen oder einem anderen relevanten wissenschaftlichen Fachbereich sowie mindestens ein Jahr Berufserfahrung in Regulierungsfragen oder Qualitätsmanagementsystemen im Zusammenhang mit Medizinprodukten;
b) vier Jahre Berufserfahrung in Regulierungsfragen oder Qualitätsmanagementsystemen im Zusammenhang mit Medizinprodukten.

Artikel 16
Fälle, in denen die Pflichten des Herstellers auch für Importeure, Händler oder andere Personen gelten

(1) Ein Händler, Importeur oder eine sonstige natürliche oder juristische Person hat die Pflichten des Herstellers bei Ausführung folgender Tätigkeiten:

a) Bereitstellung eines Produkts auf dem Markt unter dem eigenen Namen, dem eigenen eingetragenen Handelsnamen oder der eigenen eingetragenen Handelsmarke, außer in den Fällen, in denen ein Händler oder Importeur eine Vereinbarung mit einem Hersteller schließt, wonach der Hersteller als solcher auf der Kennzeichnung angegeben wird und für die Einhaltung der nach dieser Verordnung für die Hersteller geltenden Anforderungen verantwortlich ist;

b) Änderung der Zweckbestimmung eines bereits im Verkehr befindlichen oder in Betrieb genommenen Produkts;

c) Änderung eines bereits im Verkehr befindlichen oder in Betrieb genommenen Produkts in einer Art und Weise, die Auswirkungen auf die Konformität des Produkts mit den geltenden Anforderungen haben könnte.

Unterabsatz 1 gilt nicht für Personen, die – ohne Hersteller im Sinne von Artikel 2 Nummer 30 zu sein – ein bereits in Verkehr gebrachtes Produkt ohne Änderung seiner Zweckbestimmung für einen bestimmten Patienten montieren oder anpassen.

(2) Für die Zwecke von Absatz 1 Buchstabe c gelten folgende Tätigkeiten nicht als eine Änderung des Produkts, die Auswirkungen auf seine Konformität mit den geltenden Anforderungen haben könnte:

a) Bereitstellung, einschließlich Übersetzung, der vom Hersteller gemäß Anhang I Abschnitt 23 bereitzustellenden Informationen über ein bereits im Verkehr befindliches Produkt und weiterer Informationen, die für die Vermarktung des Produkts in dem jeweiligen Mitgliedstaat erforderlich sind;

b) Änderungen der äußeren Verpackung eines bereits im Verkehr befindlichen Produkts, einschließlich Änderung der Packungsgröße, falls das Umpacken erforderlich ist, um das Produkt in dem jeweiligen Mitgliedstaat zu vermarkten, und sofern dies unter Bedingungen geschieht, die gewährleisten, dass der Originalzustand des Produkts dadurch nicht beeinträchtigt werden kann. Bei Produkten, die steril in Verkehr gebracht werden, gilt, dass der Originalzustand der Verpackung beeinträchtigt ist, wenn die zur Aufrechterhaltung der Sterilität notwendige Verpackung beim Umpacken geöffnet, beschädigt oder anderweitig beeinträchtig wird.

(3) Ein Händler oder Importeur, der eine der in Absatz 2 Buchstaben a und b genannten Tätigkeiten durchführt, gibt auf dem Produkt oder, falls dies nicht praktikabel ist, auf der Verpackung oder auf einem dem Produkt beiliegenden Dokument die Tätigkeit an, um die es sich handelt, sowie seinen Namen, seinen eingetragenen Handelsnamen oder seine eingetragene Handelsmarke, seine eingetragene Niederlassung und die Anschrift, unter der er zu erreichen ist, so dass sein tatsächlicher Standort ermittelt werden kann.

Die Händler und die Importeure sorgen dafür, dass sie über ein Qualitätsmanagementsystem verfügen, das Verfahren umfasst, mit denen sichergestellt wird, dass die Übersetzung der Informationen korrekt und auf dem neuesten Stand ist und dass die in Absatz 2 Buchstaben a und b genannten Tätigkeiten mit Mitteln und unter Bedingungen durchgeführt werden, die gewährleisten, dass der Originalzustand des Produkts erhalten bleibt und die Verpackung des umgepackten Produkts nicht fehlerhaft, von schlechter Qualität oder unordentlich ist. Zu dem Qualitätsmanagementsystem gehören auch Verfahren, mit denen sichergestellt wird, dass der Händler oder Importeur über alle Korrekturmaßnahmen informiert wird, die der Hersteller in Bezug auf das betreffende Produkt als Reaktion auf Sicherheitsprobleme oder zur Herstellung der Konformität mit dieser Verordnung ergreift.

(4) Mindestens 28 Tage bevor das umgekennzeichnete oder umgepackte Produkt auf dem Markt bereitgestellt wird, unterrichten die Händler oder Importeure, die eine der in Absatz 2 Buchstaben a und b genannten Tätigkeiten durchführen, den Hersteller und die zuständige Behörde des Mitgliedstaats, in dem sie das Produkt bereitstellen wollen von ihrer Absicht, das umgekennzeichnete oder umgepackte Produkt auf dem Markt bereitzustellen, und stellen dem Hersteller und der zuständigen Behörde auf Verlangen eine Probe oder ein Modell des umgekennzeichneten oder umgepackten Produkts zur Verfügung, einschließlich der übersetzten Kennzeichnung und der übersetzten Gebrauchsanweisung. Der Hersteller oder Importeur legt der zuständigen Behörde im selben Zeittraum von 28 Tagen eine Bescheinigung vor, ausgestellt von einer Benannten Stelle und bestimmt für die Art der Produkte, auf die sich die in Absatz 2 Buchstaben a und b genannten Tätigkeiten erstrecken, in der bescheinigt wird, dass das Qualitätsmanagementsystem des Händlers oder Importeurs den in Absatz 3 festgelegten Anforderungen entspricht.

Artikel 17
Einmalprodukte und ihre Aufbereitung

(1) Die Aufbereitung und Weiterverwendung von Einmalprodukten ist nur gemäß diesem Artikel und nur dann zulässig, wenn sie nach nationalem Recht gestattet ist.

(2) Eine natürliche oder juristische Person, die ein Einmalprodukt aufbereitet, damit es für eine weitere Verwendung in der Union geeignet ist, gilt als Hersteller des aufbereiteten Produkts und ist daher allen Pflichten, die Herstellern gemäß dieser Verordnung obliegen, unterworfen, wozu auch die Pflichten in Bezug auf die Rückverfolgbarkeit des aufbereiteten Produkts gemäß Kapitel III dieser Verordnung gehören. Der Aufbereiter des Produkts gilt als Hersteller im Sinne von Artikel 3 Nummer 1 der Richtlinie 85/374/EWG.

(3) Abweichend von Absatz 2 können die Mitgliedstaaten beschließen, bei innerhalb einer Gesundheitseinrichtung aufbereiteten und verwendeten Einmalprodukten nicht alle der in dieser Verordnung festgelegten Regelungen hinsichtlich der Verpflichtungen der Hersteller anzuwenden, sofern sie sicherstellen, dass

a) die Sicherheit und die Leistung des aufbereiteten Produkts der des Originalprodukts gleichwertig ist und dass die Anforderungen des Artikels 5 Absatz 5 Buchstaben a, b, d, e, f, g und h eingehalten werden,

b) die Aufbereitung gemäß den GS durchgeführt wird, die Einzelheiten zu folgenden Anforderungen enthalten:
   - zum Risikomanagement zusammen mit der Analyse der Konstruktion und des Materials, den damit verbundenen Eigenschaften des Produkts (Reverse Engineering) und den Verfahren zur Erkennung von Änderungen der Auslegung des Originalprodukts sowie seiner geplanten Anwendung nach der Aufbereitung,
   - zur Validierung der Verfahren für den gesamten Prozess einschließlich der Reinigungsschritte,
   - zur Produktfreigabe und Leistungsprüfung,
   - zum Qualitätsmanagementsystem,
   - zur Meldung von Vorkommnissen mit Produkten, die aufbereitet wurden, sowie
   - zur Rückverfolgbarkeit aufbereiteter Produkte.

Die Mitgliedstaaten wirken darauf hin und können vorschreiben, dass Gesundheitseinrichtungen den Patienten Informationen über die Verwendung aufbereiteter Produkte in der Gesundheitseinrichtung und gegebenenfalls andere einschlägige Informationen über die aufbereiteten Produkte, mit dem Patienten behandelt werden, zur Verfügung stellen.

Die Mitgliedstaaten teilen der Kommission und den anderen Mitgliedstaaten die gemäß diesem Absatz erlassenen nationalen Bestimmungen und die Gründe für deren Erlass mit. Die Kommission macht diese Angaben öffentlich zugänglich.

(4) Die Mitgliedstaaten können beschließen, dass die Bestimmungen gemäß Absatz 3 auch für Einmalprodukte gelten sollen, die im Auftrag einer Gesundheitseinrichtung von einem externen Aufbereiter aufbereitet werden, sofern das aufbereitete Produkt in seiner Gesamtheit an die betreffende Gesundheitseinrichtung zurückgegeben wird und der externe Aufbereiter die Anforderungen gemäß Absatz 3 Buchstaben a und b erfüllt.

(5) Die Kommission legt gemäß Artikel 9 Absatz 1 die in Absatz 3 Buchstabe b genannten erforderlichen GS bis zum 26. Mai 2021 fest. Diese GS entsprechen den neuesten wissenschaftlichen Erkenntnissen und beziehen sich auf die Anwendung der in dieser Verordnung festgelegten grundlegenden Sicherheits- und Leistungsanforderungen. Falls diese GS nicht bis zum 26. Mai 2021 festgelegt sind, wird die Aufbereitung gemäß einschlägigen harmonisierten Normen und nationalen Vorschriften durchgeführt, mit denen die Einhaltung der in Absatz 3 Buchstabe b festgelegten Anforderungen sichergestellt wird. Die Einhaltung der GS bzw. – sofern keine solchen festgelegt wurden – der einschlägigen harmonisierten Normen und nationalen Vorschriften wird von einer Benannten Stelle zertifiziert.

(6) Aufbereitet werden dürfen nur Einmalprodukte, die gemäß dieser Verordnung oder vor dem 26. Mai 2021 gemäß der Richtlinie 93/42/EWG in Verkehr gebracht wurden.

(7) Einmalprodukte dürfen nur auf eine Art aufbereitet werden, die gemäß den neuesten wissenschaftlichen Erkenntnissen als sicher gilt.

(8) Name und Anschrift der in Absatz 2 genannten natürlichen oder juristischen Person sowie die weiteren einschlägigen Angaben gemäß Anhang I Abschnitt 23 werden auf der Kennzeichnung sowie gegebenenfalls in der Gebrauchsanweisung für das aufbereitete Produkt angegeben.

Name und Anschrift des Herstellers des ursprünglichen Einmalprodukts erscheinen nicht mehr auf der Kennzeichnung, werden aber in der Gebrauchsanweisung für das aufbereitete Produkt genannt.

(9) Ein Mitgliedstaat, der die Aufbereitung von Einmalprodukten gestattet, kann nationale Rechtsvorschriften erlassen oder beibehalten, die strenger sind als die Vorschriften in dieser Verordnung und die in seinem Hoheitsgebiet folgende Tätigkeiten einschränken oder verbieten:

a) Aufbereitung von Einmalprodukten und Verbringung von Einmalprodukten in einen anderen Mitgliedstaat oder ein Drittland zum Zwecke der Aufbereitung;
b) Bereitstellung oder Weiterverwendung von aufbereiteten Einmalprodukten.

Die Mitgliedstaaten teilen der Kommission und den anderen Mitgliedstaaten diese nationalen Rechtsvorschriften mit. Diese Angaben werden von der Kommission veröffentlicht.

(10) Die Kommission erstellt bis zum 27. Mai 2024 einen Bericht über die Anwendung des vorliegenden Artikels und legt ihn dem Europäischen Parlament und dem Rat vor. Auf der Grundlage dieses Berichts unterbreitet die Kommission gegebenenfalls Vorschläge zur Änderung dieser Verordnung.

Artikel 18
Implantationsausweis und Informationen, die Patienten mit einem implantierten Produkt zur Verfügung zu stellen sind

(1) Der Hersteller eines implantierbaren Produkts liefert zusammen mit dem Produkt folgende Informationen:

a) Angaben zur Identifizierung des Produkts einschließlich des Produktnamens, der Seriennummer, der Losnummer, der UDI, des Produktmodells sowie des Namens, der Anschrift und der Website des Herstellers;
b) alle Warnungen und vom Patienten oder Angehörigen der Gesundheitsberufe zu ergreifenden Vorkehrungen oder Vorsichtsmaßnahmen im Hinblick auf Wechselwirkungen mit nach vernünftigem Ermessen vorhersehbaren äußeren Einwirkungen, medizinischen Untersuchungen oder Umgebungsbedingungen;
c) Angaben zur voraussichtlichen Lebensdauer des Produkts und zu den notwendigen Folgemaßnahmen;

d) etwaige weitere Angaben, um den sicheren Gebrauch des Produkts durch den Patienten zu gewährleisten, einschließlich der in Anhang I Abschnitt 23.4 Buchstabe u angegebenen Informationen.

Die Angaben gemäß Unterabsatz 1 werden in der bzw. den von dem betreffenden Mitgliedstaat festgelegten Sprache(n) in einer Form bereitgestellt, die einen schnellen Zugang zu den Informationen ermöglicht, um sie dem Patienten, dem das Produkt implantiert wurde, zugänglich zu machen. Die Angaben werden so abgefasst, dass ein Laie sie ohne Schwierigkeiten verstehen kann, und erforderlichenfalls aktualisiert. Die aktualisierten Angaben werden dem Patienten über die in Buchstabe a genannte Website zugänglich gemacht.

Zudem stellt der Hersteller die Angaben gemäß Buchstabe a in einem Implantationsausweis zur Verfügung, der mit dem Produkt mitgeliefert wird.

(2) Die Mitgliedstaaten verpflichten die Gesundheitseinrichtungen, Patienten, denen ein Produkt implantiert wurde, die in Absatz 1 genannten Angaben in einer Form bereitzustellen, die einen schnellen Zugang zu den Informationen ermöglicht, und ihnen gleichzeitig den Implantationsausweis, der die Angaben zu ihrer Identität enthält, zur Verfügung zu stellen.

(3) Folgende Implantate werden von den in diesem Artikel festgelegten Verpflichtungen ausgenommen: Nahtmaterial, Klammern, Zahnfüllungen, Zahnspangen, Zahnkronen, Schrauben, Keile, Zahn- bzw. Knochenplatten, Drähte, Stifte, Klemmen und Verbindungsstücke. Der Kommission wird die Befugnis übertragen, gemäß Artikel 115 delegierte Rechtsakte zu erlassen, um diese Liste durch Hinzufügung anderer Arten von Implantaten oder Streichung von Implantaten anzupassen.

Artikel 19
EU-Konformitätserklärung

(1) Die EU-Konformitätserklärung besagt, dass die in dieser Verordnung genannten Anforderungen hinsichtlich des betreffenden Produkts erfüllt wurden. Der Hersteller aktualisiert laufend die EU-Konformitätserklärung. Die EU-Konformitätserklärung enthält mindestens die in Anhang IV aufgeführten Angaben und wird in eine oder mehrere Amtssprachen der Union übersetzt, die von dem/den Mitgliedstaat(en) vorgeschrieben wird/werden, in dem/denen das Produkt bereitgestellt wird.

(2) Ist für Produkte in Bezug auf Aspekte, die nicht unter diese Verordnung fallen, aufgrund anderer Rechtsvorschriften der Union ebenfalls eine EU-Konformitätserklärung des Herstellers erforderlich, um nachzuweisen, dass die Anforderungen der betreffenden Rechtsvorschriften eingehalten wurden, so wird eine einzige EU-Konformitätserklärung erstellt, die alle für das Produkt geltenden Rechtsakte der Union erfasst. Die Erklärung enthält alle erforderlichen Angaben zur Identifizierung der Rechtsvorschriften der Union, auf die sich die Erklärung bezieht.

(3) Indem der Hersteller die EU-Konformitätserklärung erstellt, übernimmt er die Verantwortung dafür, dass das Produkt den Anforderungen dieser Verordnung sowie allen anderen für das Produkt geltenden Rechtsvorschriften der Union entspricht.

(4) Der Kommission wird die Befugnis übertragen, gemäß Artikel 115 delegierte Rechtsakte zur Änderung der in Anhang IV aufgeführten Mindestangaben für die EU-Konformitätserklärung zu erlassen; dabei berücksichtigt sie den technischen Fortschritt.

Artikel 20
CE-Konformitätskennzeichnung

(1) Mit Ausnahme von Sonderanfertigungen oder Prüfprodukten tragen alle Produkte, die als den Anforderungen dieser Verordnung entsprechend betrachtet werden, die CE-Konformitätskennzeichnung gemäß Anhang V.

(2) Für die CE-Kennzeichnung gelten die allgemeinen Grundsätze des Artikels 30 der Verordnung (EG) Nr. 765/2008.

(3) Die CE-Kennzeichnung wird gut sichtbar, leserlich und dauerhaft auf dem Produkt oder auf seiner sterilen Verpackung angebracht. Ist diese Anbringung wegen der Beschaffenheit des Produkts nicht möglich oder nicht sinnvoll, wird die CE-Kennzeichnung auf der Verpackung angebracht. Die CE-Kennzeichnung erscheint auch in jeder Gebrauchsanweisung und auf jeder Handelsverpackung.

(4) Die CE-Kennzeichnung wird vor dem Inverkehrbringen des Produkts angebracht. Ihr kann ein Piktogramm oder ein anderes Zeichen folgen, das eine besondere Gefahr oder Verwendung angibt.

(5) Wo erforderlich, wird der CE-Kennzeichnung die Kennnummer der für die Konformitätsbewertungsverfahren gemäß Artikel 52 zuständigen Benannten Stelle hinzugefügt. Diese Kennnummer ist auch auf jeglichem Werbematerial anzugeben, in dem darauf hingewiesen wird, dass das Produkt die Anforderungen für die CE-Kennzeichnung erfüllt.

(6) Falls die Produkte auch unter andere Rechtsvorschriften der Union fallen, in denen die CE-Kennzeichnung ebenfalls vorgesehen ist, bedeutet die CE-Kennzeichnung, dass die Produkte auch die Anforderungen dieser anderen Rechtsvorschriften erfüllen.

Artikel 21
Produkte für besondere Zwecke

(1) Die Mitgliedstaaten errichten keine Hemmnisse für

a) Prüfprodukte, die einem Prüfer für die Zwecke klinischer Prüfung zur Verfügung gestellt werden, wenn sie die in den Artikeln 62 bis 80 und in Artikel 82, in den Durchführungsrechtsakten gemäß Artikel 81 und in Anhang XV genannten Bedingungen erfüllen,

b) Sonderanfertigungen, die auf dem Markt bereitgestellt werden, wenn sie Artikel 52 Absatz 8 und Anhang XIII entsprechen.

Mit Ausnahme der in Artikel 74 genannten Produkte tragen die in Unterabsatz 1 genannten Produkte keine CE-Kennzeichnung.

(2) Sonderanfertigungen muss die Erklärung gemäß Anhang XIII Abschnitt 1 beigefügt sein, die dem durch seinen Namen, ein Akronym oder einen numerischen Code identifizierbaren Patienten oder Anwender zur Verfügung gestellt wird.

Die Mitgliedstaaten können verlangen, dass Hersteller von Sonderanfertigungen der zuständigen Behörde eine Liste derartiger Produkte übermitteln, die in ihrem Hoheitsgebiet in Verkehr gebracht wurden.

(3) Die Mitgliedstaaten errichten keine Hemmnisse dafür, dass bei Messen, Ausstellungen, Vorführungen und ähnlichen Veranstaltungen Produkte ausgestellt werden, die dieser Verordnung nicht entsprechen, sofern mit einem gut sichtbaren Schild ausdrücklich darauf hingewiesen wird, dass diese Produkte lediglich zu Ausstellungs- und Vorführzwecken bestimmt sind und erst bereitgestellt werden können, wenn ihre Konformität mit dieser Verordnung hergestellt ist.

Artikel 22
Systeme und Behandlungseinheiten

(1) Natürliche oder juristische Personen, die Produkte mit einer CE-Kennzeichnung mit folgenden anderen Medizin- oder sonstigen Produkten in einer mit der Zweckbestimmung der Medizin- oder sonstigen Produkte vereinbaren Weise und innerhalb der vom Hersteller vorgesehenen Anwendungsbeschränkungen kombinieren, um sie in Form eines Systems oder einer Behandlungseinheit in Verkehr zu bringen, müssen eine Erklärung abgeben:

a) sonstige Produkte mit CE-Kennzeichnung;
b) *In-vitro*-Diagnostika mit CE-Kennzeichnung gemäß der Verordnung (EU) 2017/746;
c) sonstige Produkte, die den für sie geltenden Rechtsvorschriften entsprechen, nur dann, wenn sie im Rahmen eines medizinischen Verfahrens verwendet werden oder wenn ihr Vorhandensein im System oder in der Behandlungseinheit anderweitig gerechtfertigt ist.

(2) In der Erklärung gemäß Absatz 1 gibt die betreffende natürliche oder juristische Person an, dass sie

a) die gegenseitige Vereinbarkeit der Medizin- und gegebenenfalls sonstigen Produkte entsprechend den Hinweisen der Hersteller geprüft und ihre Tätigkeiten entsprechend diesen Hinweisen durchgeführt hat,
b) das System oder die Behandlungseinheit verpackt und die einschlägigen Benutzerhinweise angegeben hat, unter Einbeziehung der Informationen, die

vom Hersteller der Medizin- und sonstigen zusammengestellten Produkte bereitzustellen sind,

c) die Zusammenstellung von Medizin- und gegebenenfalls sonstigen Produkten zu einem System oder einer Behandlungseinheit unter Anwendung geeigneter Methoden der internen Überwachung, Überprüfung und Validierung vorgenommen hat.

(3) Jede natürliche oder juristische Person, die Systeme oder Behandlungseinheiten gemäß Absatz 1 für ihr Inverkehrbringen sterilisiert, wendet wahlweise eines der Verfahren gemäß Anhang IX oder das Verfahren gemäß Anhang XI Teil A an. Die Anwendung dieser Verfahren und die Beteiligung der Benannten Stelle sind auf die Aspekte des Sterilisationsverfahrens beschränkt, die der Gewährleistung der Sterilität des Produkts bis zur Öffnung oder Beschädigung der Verpackung dienen. Die natürliche oder juristische Person gibt eine Erklärung ab, aus der hervorgeht, dass die Sterilisation gemäß den Anweisungen des Herstellers erfolgt ist.

(4) Enthält das System oder die Behandlungseinheit Produkte, die keine CE-Kennzeichnung tragen, oder ist die gewählte Kombination von Produkten nicht mit deren ursprünglicher Zweckbestimmung vereinbar oder wurde die Sterilisation nicht gemäß den Anweisungen des Herstellers durchgeführt, so wird das System oder die Behandlungseinheit als eigenständiges Produkt behandelt und dem einschlägigen Konformitätsbewertungsverfahren gemäß Artikel 52 unterzogen. Die natürliche oder juristische Person ist den für die Hersteller geltenden Pflichten unterworfen.

(5) Die in Absatz 1 des vorliegenden Artikels genannten Systeme oder Behandlungseinheiten selber werden nicht mit einer zusätzlichen CE-Kennzeichnung versehen; sie tragen jedoch den Namen, den eingetragenen Handelsnamen oder die eingetragene Handelsmarke der in den Absätzen 1 und 3 des vorliegenden Artikels genannten Person sowie die Anschrift, unter der diese Person zu erreichen ist, so dass der tatsächliche Standort der Person ermittelt werden kann. Systemen oder Behandlungseinheiten liegen die in Anhang I Abschnitt 23 genannten Informationen bei. Die Erklärung gemäß Absatz 2 des vorliegenden Artikels wird für die zuständigen Behörden nach Zusammenstellung des Systems oder der Behandlungseinheit so lange zur Verfügung gehalten, wie für die kombinierten Produkte gemäß Artikel 10 Absatz 8 erforderlich. Gelten für die Produkte unterschiedliche Zeiträume, ist der längste Zeitraum ausschlaggebend.

Artikel 23
Teile und Komponenten

(1) Jede natürliche oder juristische Person, die auf dem Markt einen Gegenstand bereitstellt, der speziell dazu bestimmt ist, einen identischen oder ähnlichen Teil oder eine identische oder ähnliche Komponente eines schadhaften oder abgenutzten Produkts zu ersetzen, um die Funktion des Produkts zu erhalten oder

wiederherzustellen, ohne ihre Leistungs- oder Sicherheitsmerkmale oder ihre Zweckbestimmung zu verändern, sorgt dafür, dass der Gegenstand die Sicherheit und Leistung des Produkts nicht beeinträchtigt. Diesbezügliche Nachweise sind für die zuständigen Behörden der Mitgliedstaaten zur Verfügung zu halten.

(2) Ein Gegenstand, der speziell dazu bestimmt ist, einen Teil oder eine Komponente eines Produkts zu ersetzen, und durch den sich die Leistungs- oder Sicherheitsmerkmale oder die Zweckbestimmung des Produkts erheblich ändern, gilt als eigenständiges Produkt und muss die Anforderungen dieser Verordnung erfüllen.

Artikel 24
Freier Verkehr

Sofern in dieser Verordnung nicht anders angegeben, dürfen die Mitgliedstaaten die Bereitstellung auf dem Markt oder Inbetriebnahme von Produkten, die den Anforderungen dieser Verordnung entsprechen, in ihrem Hoheitsgebiet nicht ablehnen, untersagen oder beschränken.

KAPITEL III
IDENTIFIZIERUNG UND RÜCKVERFOLGBARKEIT VON PRODUKTEN, REGISTRIERUNG VON PRODUKTEN UND WIRTSCHAFTSAKTEUREN, KURZBERICHT ÜBER SICHERHEIT UND KLINISCHE LEISTUNG, EUROPÄISCHE DATENBANK FÜR MEDIZINPRODUKTE

Artikel 25
Identifizierung innerhalb der Lieferkette

(1) Die Händler und Importeure arbeiten mit den Herstellern oder ihren Bevollmächtigten zusammen, um ein angemessenes Niveau der Rückverfolgbarkeit von Produkten zu erreichen.

(2) Während des in Artikel 10 Absatz 8 genannten Zeitraums müssen die Wirtschaftsakteure der zuständigen Behörde gegenüber Folgendes angeben können:

a) alle Wirtschaftsakteure, an die sie ein Produkt direkt abgegeben haben;
b) alle Wirtschaftsakteure, von denen sie ein Produkt direkt bezogen haben;
c) alle Gesundheitseinrichtungen oder Angehörigen der Gesundheitsberufe, an die sie ein Produkt direkt abgegeben haben.

Artikel 26
Nomenklatur für Medizinprodukte

Um das Funktionieren der in Artikel 33 genannten Europäischen Datenbank für Medizinprodukte (Eudamed) zu erleichtern, stellt die Kommission sicher, dass Herstellern und anderen natürlichen oder juristischen Personen, die gemäß dieser Verordnung eine international anerkannte Nomenklatur für Medizinprodukte verwenden müssen, diese Nomenklatur kostenfrei zur Verfügung steht. Die Kommission bemüht sich zudem sicherzustellen, dass diese Nomenklatur auch anderen interessierten Kreisen kostenfrei zur Verfügung steht, wo dies nach vernünftigem Ermessen durchführbar ist.

Artikel 27
System zur eindeutigen Produktidentifikation

(1) Das in Anhang VI Teil C beschriebene System zur eindeutigen Produktidentifikation (im Folgenden „UDI-System" – Unique Device Identification system) ermöglicht die Identifizierung und erleichtert die Rückverfolgung von Produkten, bei denen es sich nicht um Sonderanfertigungen und Prüfprodukte handelt; es besteht aus

a) der Erstellung einer UDI, die Folgendes umfasst:
   i) eine dem Hersteller und dem Produkt eigene UDI-Produktkennung („UDI-DI" – UDI Device Identifier), die den Zugriff auf die in Anhang VI Teil B aufgeführten Informationen ermöglicht;
   ii) eine UDI-Herstellungskennung (UDI-PI – UDI Production Identifier), die die Produktionseinheit des Produkts und gegebenenfalls die abgepackten Produkte gemäß Anhang VI Teil C ausweist;
b) dem Anbringen der UDI auf der Kennzeichnung des Produkts oder seiner Verpackung,
c) der Erfassung der UDI durch Wirtschaftsakteure, Gesundheitseinrichtungen und Angehörige der Gesundheitsberufe unter den jeweiligen Bedingungen gemäß den Absätzen 8 und 9 des vorliegenden Artikels,
d) der Einrichtung eines elektronischen Systems für die einmalige Produktkennung (UDI-Datenbank) gemäß Artikel 28.

(2) Die Kommission benennt im Wege von Durchführungsrechtsakten eine oder mehrere Stellen, damit diese ein System zur Zuteilung von UDI gemäß dieser Verordnung betreiben (im Folgenden „Zuteilungsstellen"). Diese Stelle bzw. Stellen müssen alle folgenden Kriterien erfüllen:

a) Die Stelle ist eine Organisation mit Rechtspersönlichkeit;
b) ihr System für die Zuteilung von UDI ist dafür geeignet, ein Produkt gemäß dieser Verordnung über seinen gesamten Vertrieb und seine gesamte Verwendung hinweg zu identifizieren;
c) ihr System für die Zuteilung von UDI entspricht den einschlägigen internationalen Normen;

d) die Stelle gibt allen interessierten Nutzern unter vorab festgelegten und transparenten Bedingungen Zugang zu ihrem UDI-Zuteilungssystem;
e) die Stelle verpflichtet sich,
   i) das UDI-Zuteilungssystem für mindestens zehn Jahre nach ihrer Benennung zu betreiben,
   ii) der Kommission und den Mitgliedstaaten auf Ersuchen Auskunft über ihr UDI-Zuteilungssystem zu erteilen,
   iii) die Kriterien und Bedingungen für die Benennung dauerhaft zu erfüllen.

Bei der Benennung der Zuteilungsstellen ist die Kommission bestrebt sicherzustellen, dass die UDI-Träger gemäß Anhang VI Teil C ungeachtet des von der Zuteilungsstelle verwendeten Systems universell lesbar sind, um die finanzielle Belastung und den Verwaltungsaufwand für die Wirtschaftsakteure und die Gesundheitseinrichtungen möglichst gering zu halten.

(3) Bevor ein Hersteller ein Produkt, ausgenommen Sonderanfertigungen, in Verkehr bringt, teilt er diesem und gegebenenfalls allen höheren Verpackungsebenen eine UDI zu, die im Einklang mit den Vorschriften der von der Kommission gemäß Absatz 2 benannten Zuteilungsstelle generiert wurde.

Bevor ein Produkt, bei dem es sich nicht um eine Sonderanfertigung oder ein Prüfprodukt handelt, in Verkehr gebracht wird, muss der Hersteller sicherstellen, dass die in Anhang VI Teil B genannten Informationen zu dem betreffenden Produkt in korrekter Form an die in Artikel 28 genannte UDI-Datenbank weitergeleitet und übertragen werden.

(4) Die UDI-Träger werden auf der Kennzeichnung des Produkts und auf allen höheren Verpackungsebenen angebracht. Versandcontainer gelten nicht als höhere Verpackungsebene.

(5) Die UDI wird für die Meldung von schwerwiegenden Vorkommnissen und von Sicherheitskorrekturmaßnahmen im Feld gemäß Artikel 87 verwendet.

(6) Die Basis-UDI-DI gemäß der Definition in Anhang VI Teil C erscheint in der EU-Konformitätserklärung gemäß Artikel 19.

(7) Der Hersteller führt eine auf dem neuesten Stand zu haltende Liste aller von ihm vergebenen UDI als Teil der technischen Dokumentation gemäß Anhang II.

(8) Die Wirtschaftsakteure erfassen und speichern, vorzugsweise elektronisch, die UDI der Produkte, die sie abgegeben oder bezogen haben, sofern diese Produkte zu Folgendem gehören:

den implantierbaren Produkten der Klasse III;

den Produkten, Produktkategorien oder Produktgruppen, die von einer der in Absatz 11 Buchstabe a genannten Maßnahmen erfasst werden.

(9) Die Gesundheitseinrichtungen erfassen und speichern, vorzugsweise elektronisch, die UDI der Produkte, die sie abgegeben oder bezogen haben sofern diese Produkte zu den implantierbaren Produkten der Klasse III gehören.

Bei Produkten, die keine implantierbaren Produkte der Klasse III sind, wirken die Mitgliedstaaten darauf hin und können vorschreiben, dass die Gesundheitseinrichtungen die UDI der Produkte, die sie bezogen haben, vorzugsweise elektronisch erfassen und speichern.

Die Mitgliedstaaten wirken darauf hin und können vorschreiben, dass die Angehörigen der Gesundheitsberufe die UDI der Produkte, die sie bezogen haben, vorzugsweise elektronisch erfassen und speichern.

(10) Der Kommission wird die Befugnis übertragen, gemäß Artikel 115 delegierte Rechtsakte zu erlassen, mit denen

a) die in Anhang VI Teil B festgelegte Informationsliste zur Einbeziehung des technischen Fortschritts geändert wird und
b) Anhang VI vor dem Hintergrund der internationalen Entwicklungen und des technischen Fortschritts auf dem Gebiet der einmaligen Produktkennung geändert wird.

(11) Die Kommission kann im Wege von Durchführungsrechtsakten die detaillierten Vorkehrungen und Verfahrensaspekte für das UDI-System, die für seine harmonisierte Anwendung erforderlich sind, in Bezug auf Folgendes festlegen:

a) die Festlegung der Produkte, Produktkategorien oder Produktgruppen, für die die Verpflichtung gemäß Absatz 8 Anwendung findet;
b) die genaue Angabe der Daten, die aus der UDI-PI für bestimmte Produkte oder Produktgruppen ersichtlich sein müssen.

Die in Unterabsatz 1 genannten Durchführungsrechtsakte werden gemäß dem in Artikel 114 Absatz 3 genannten Prüfverfahren erlassen.

(12) Beim Erlass der in Absatz 11 genannten Bestimmungen achtet die Kommission auf alle folgenden Aspekte:

a) die Vertraulichkeit und den Datenschutz gemäß den Artikeln 109 bzw. 110,
b) einen risikobasierten Ansatz,
c) die Wirtschaftlichkeit der Maßnahmen,
d) die Konvergenz mit auf internationaler Ebene entwickelten UDI-Systemen,
e) die Notwendigkeit, Doppelungen im UDI-System zu vermeiden,
f) die Erfordernisse der Gesundheitssysteme der Mitgliedstaaten und – soweit möglich – die Kompatibilität mit anderen Identifizierungssystemen für Medizinprodukte, die von den Akteuren genutzt werden.

Artikel 28
UDI-Datenbank

(1) Nach Anhörung der Koordinierungsgruppe Medizinprodukte errichtet und betreibt die Kommission eine UDI-Datenbank, mit der die in Anhang VI Teil B genannten Angaben validiert, erfasst, verarbeitet und der Öffentlichkeit zugänglich gemacht werden.

(2) Bei der Konzeption der UDI-Datenbank trägt die Kommission den in Anhang VI Teil C Abschnitt 5 enthaltenen allgemeinen Grundsätzen Rechnung. Die UDI-Datenbank wird so konzipiert, dass keine UDI-PI und keine vertraulichen Produktinformationen geschäftlicher Art darin aufgenommen werden können.

(3) Die in die UDI-Datenbank einzugebenden zentralen Datenelemente gemäß Anhang VI Teil B werden der Öffentlichkeit kostenlos zugänglich gemacht.

(4) Bei der technischen Konzeption der UDI-Datenbank wird sichergestellt, dass die darin gespeicherten Informationen im Höchstmaß zugänglich sind, was auch einen Zugriff durch mehrere Benutzer und das automatische Hoch- und Herunterladen dieser Informationen umfasst. Die Kommission stellt den Herstellern und anderen Nutzern der UDI-Datenbank technische und administrative Unterstützung zur Verfügung.

Artikel 29
Registrierung von Produkten

(1) Bevor ein Produkt, bei dem es sich nicht um eine Sonderanfertigung handelt, in Verkehr gebracht wird, teilt der Hersteller dem Produkt im Einklang mit den Vorschriften der Zuteilungsstelle gemäß Artikel 27 Absatz 2 eine Basis-UDI-DI gemäß Anhang VI Teil C zu und gibt sie zusammen mit den anderen in Anhang VI Teil B aufgeführten zentralen Datenelementen zu diesem Produkt in die UDI-Datenbank ein.

(2) Bevor ein System oder eine Behandlungseinheit gemäß Artikel 22 Absätze 1 und 3, bei dem bzw. der es sich nicht um eine Sonderanfertigung handelt, in Verkehr gebracht wird, vergibt die zuständige natürliche oder juristische Person für das System oder die Behandlungseinheit im Einklang mit den Vorschriften der Zuteilungsstelle eine Basis-UDI-DI und gibt sie zusammen mit den anderen in Anhang VI Teil B aufgeführten zentralen Datenelementen zu diesem System oder dieser Behandlungseinheit in die UDI-Datenbank ein.

(3) Bei Produkten, die einer Konformitätsbewertung gemäß Artikel 52 Absatz 3 und Artikel 52 Absatz 4 Unterabsatz 2 und 3 unterzogen werden, erfolgt die Zuteilung der Basis-UDI-DI gemäß Absatz 1 des vorliegenden Artikels, bevor der Hersteller bei einer Benannten Stelle diese Bewertung beantragt.

Bei den in Unterabsatz 1 genannten Produkten gibt die Benannte Stelle in der gemäß Anhang XII Kapitel I Abschnitt 4 Buchstabe a ausgestellten Bescheinigung eine Referenz zur Basis-UDI-DI an und bestätigt, dass die Informationen gemäß Anhang VI Teil A Abschnitt 2.2 in Eudamed korrekt sind. Nach Ausstellung der betreffenden Bescheinigung und vor dem Inverkehrbringen des Produkts gibt der Hersteller die Basis-UDI-DI zusammen mit den anderen in Anhang VI Teil B aufgeführten zentralen Datenelementen zu diesem Produkt in die UDI-Datenbank ein.

(4) Bevor ein Produkt, bei dem es sich nicht um eine Sonderanfertigung handelt, in Verkehr gebracht wird, gibt der Hersteller die in Anhang VI Teil A Abschnitt 2 – mit Ausnahme von Abschnitt 2.2 – genannten Angaben in Eudamed ein oder prüft diese, wenn sie bereits eingegeben sind, nach; danach hält er diese Informationen auf dem neuesten Stand.

Artikel 30
Elektronisches System für die Registrierung von Wirtschaftsakteuren

(1) Nach Anhörung der Koordinierungsgruppe Medizinprodukte errichtet und betreibt die Kommission ein elektronisches System, mit dem die einmalige Registrierungsnummer gemäß Artikel 31 Absatz 2 generiert wird und in dem die zur Identifizierung eines Herstellers und gegebenenfalls seines Bevollmächtigten und des Importeurs erforderlichen und verhältnismäßigen Angaben erfasst und verarbeitet werden. Welche Angaben von den Wirtschaftsakteuren in dieses elektronische System genau einzugeben sind, ist in Anhang VI Teil A Abschnitt 1 niedergelegt.

(2) Die Mitgliedstaaten können nationale Bestimmungen zur Registrierung von Händlern von Produkten, die in ihrem Hoheitsgebiet bereitgestellt wurden, beibehalten oder erlassen.

(3) Innerhalb von zwei Wochen nach Inverkehrbringen eines Produkts, bei dem es sich nicht um eine Sonderanfertigung handelt, prüfen die Importeure, ob der Hersteller oder sein Bevollmächtigter die in Absatz 1 genannten Angaben in das elektronische System eingegeben hat.

Die Importeure informieren gegebenenfalls den Bevollmächtigten oder den Hersteller, falls die in Absatz 1 genannten Angaben nicht enthalten oder unrichtig sind. Die Importeure ergänzen den einschlägigen Eintrag/die einschlägigen Einträge durch ihre Daten.

Artikel 31
Registrierung der Hersteller, der Bevollmächtigten und der Importeure

(1) Bevor sie ein Produkt, bei dem es sich nicht um eine Sonderanfertigung handelt, in Verkehr bringen, geben die Hersteller, Bevollmächtigten und Importeure die Angaben gemäß Anhang VI Teil A Abschnitt 1 in das in Artikel 30 genannte elektronische System ein, um sich registrieren zu lassen, sofern sie sich nicht bereits gemäß diesem Artikel registriert haben. In den Fällen, in denen das Konformitätsbewertungsverfahren die Mitwirkung einer Benannten Stelle gemäß Ar-

tikel 52 erfordert, werden die Angaben gemäß Anhang VI Teil A Abschnitt 1 an dieses elektronische System übermittelt, bevor der Antrag an die Benannte Stelle gerichtet wird.

(2) Nach Prüfung der gemäß Absatz 1 eingereichten Angaben erhält die zuständige Behörde von dem elektronischen System gemäß Artikel 30 eine einmalige Registrierungsnummer („SRN" – Single Registration Number) und teilt diese dem Hersteller, dem Bevollmächtigten oder dem Importeur mit.

(3) Der Hersteller verwendet die SRN, wenn er bei einer Benannten Stelle eine Konformitätsbewertung und wenn er den Zugang zu Eudamed beantragt, um seinen Verpflichtungen gemäß Artikel 29 nachzukommen.

(4) Kommt es zu einer Änderung der Angaben gemäß Absatz 1 des vorliegenden Artikels, so werden die Angaben im elektronischen System gemäß Artikel 30 von dem Wirtschaftsakteur innerhalb von einer Woche aktualisiert.

(5) Spätestens ein Jahr nach der ersten Einreichung von Angaben gemäß Absatz 1 und danach alle zwei Jahre bestätigt der Wirtschaftsakteur, dass die Daten nach wie vor korrekt sind. Falls dies nicht innerhalb von sechs Monaten nach Ablauf dieser Fristen geschieht, kann jeder Mitgliedstaat in seinem Hoheitsgebiet so lange angemessene Korrekturmaßnahmen ergreifen, bis der Wirtschaftsakteur dieser Verpflichtung nachkommt.

(6) Unbeschadet der Verantwortung des Wirtschaftsakteurs für die Daten überprüft die zuständige Behörde die in Anhang VI Teil A Abschnitt 1 genannten bestätigten Daten.

(7) Die gemäß Absatz 1 des vorliegenden Artikels in das in Artikel 30 genannte elektronische System eingegebenen Daten sind der Öffentlichkeit zugänglich.

(8) Die zuständige Behörde kann die Daten verwenden, um von dem Hersteller, dem Bevollmächtigten oder dem Importeur eine Gebühr gemäß Artikel 111 zu erheben.

Artikel 32
Kurzbericht über Sicherheit und klinische Leistung

(1) Für implantierbare Produkte und Produkte der Klasse III außer Sonderanfertigungen oder Prüfprodukte erstellt der Hersteller einen Kurzbericht über Sicherheit und klinische Leistung.

Der Kurzbericht über Sicherheit und klinische Leistung ist so abzufassen, dass er für den bestimmungsgemäßen Anwender und, sofern relevant, für den Patienten verständlich ist; er wird der Öffentlichkeit über Eudamed zugänglich gemacht.

Der Entwurf dieses Kurzberichts über Sicherheit und klinische Leistung bildet einen Teil der Dokumentation, die der an der Konformitätsbewertung beteiligten Benannten Stelle gemäß Artikel 52 zu übermitteln ist, und wird von dieser Stelle validiert. Nach seiner Validierung lädt die Benannte Stelle diesen Kurzbericht in die Eudamed-Datenbank hoch. Der Hersteller gibt auf der Kennzeichnung oder in der Gebrauchsanweisung an, wo der Kurzbericht verfügbar ist.

(2) Der Kurzbericht über Sicherheit und klinische Leistung umfasst mindestens Folgendes:

a) die Identifizierung des Produkts und des Herstellers einschließlich der Basis-UDI-DI und – falls bereits ausgestellt – der SRN;
b) die Zweckbestimmung des Produkts und sämtliche Indikationen, Kontraindikationen und Zielgruppen;
c) eine Beschreibung des Produkts einschließlich eines Hinweises auf etwaige frühere Generationen oder Varianten und eine Beschreibung der Unterschiede sowie gegebenenfalls eine Beschreibung des gesamten Zubehörs, anderer Produkte sowie von Produkten, die für eine Verwendung in Kombination mit dem Produkt bestimmt sind;
d) mögliche diagnostische oder therapeutische Alternativen;
e) einen Hinweis auf alle harmonisierten Normen und angewandten GS;
f) die Zusammenfassung der klinischen Bewertung gemäß Anhang XIV und einschlägige Informationen über die klinische Nachbeobachtung nach dem Inverkehrbringen;
g) das vorgeschlagene Profil und die Schulung der Anwender;
h) Angaben zu möglichen Restrisiken und unerwünschten Wirkungen, Warnhinweise und Vorsichtsmaßnahmen.

(3) Die Kommission kann die Art und Aufmachung der Datenelemente, die der Kurzbericht über Sicherheit und klinische Leistung enthalten muss, im Wege von Durchführungsrechtsakten festlegen. Diese Durchführungsrechtsakte werden gemäß dem in Artikel 114 Absatz 2 genannten Beratungsverfahren erlassen.

Artikel 33
Europäische Datenbank für Medizinprodukte

(1) Nach Anhörung der Koordinierungsgruppe Medizinprodukte errichtet, unterhält und pflegt die Kommission die Europäische Datenbank für Medizinprodukte (Eudamed) dergestalt, dass

a) die Öffentlichkeit Zugang zu allen erforderlichen Informationen über die auf dem Markt befindlichen Produkte, die dazugehörigen von den Benannten Stellen ausgestellten Bescheinigungen und die beteiligten Wirtschaftsakteure hat,
b) eine eindeutige Identifizierung von Produkten innerhalb des Binnenmarkts ermöglicht und ihre Rückverfolgbarkeit erleichtert wird,
c) die Öffentlichkeit angemessen über klinische Prüfungen informiert ist und Sponsoren klinischer Prüfungen ihre Pflichten gemäß den Artikeln 62 bis 80, dem Artikel 82 und allen nach Artikel 81 erlassenen Rechtsakten erfüllen können,

d) Hersteller ihre Informationspflichten gemäß den Artikeln 87 bis 90 oder allen nach Artikel 91 erlassenen Rechtsakten erfüllen können,
e) die zuständigen Behörden der Mitgliedstaaten und die Kommission sich bei der Wahrnehmung ihrer Aufgaben im Zusammenhang mit dieser Verordnung auf geeignete Informationen stützen und besser kooperieren können.

(2) Folgende elektronische Systeme sind Bestandteile von Eudamed:

a) das elektronische System für die Registrierung von Produkten gemäß Artikel 29 Absatz 4;
b) die UDI-Datenbank gemäß Artikel 28;
c) das elektronische System für die Registrierung von Wirtschaftsakteuren gemäß Artikel 30;
d) das elektronische System für Benannte Stellen und für Bescheinigungen gemäß Artikel 57;
e) das elektronische System für klinische Prüfungen gemäß Artikel 73;
f) das elektronische System für Vigilanz und für die Überwachung nach dem Inverkehrbringen gemäß Artikel 92;
g) das elektronische System für die Marktüberwachung gemäß Artikel 100.

(3) Bei der Konzeption von Eudamed trägt die Kommission der Kompatibilität mit nationalen Datenbanken und nationalen Web-Schnittstellen gebührend Rechnung, um den Import und Export von Daten zu ermöglichen.

(4) Die Daten werden gemäß den Bestimmungen über die jeweiligen in Absatz 2 genannten Systeme von den Mitgliedstaaten, Benannten Stellen, Wirtschaftsakteuren und Sponsoren in Eudamed eingespeist. Die Kommission stellt den Eudamed-Nutzern technische und administrative Unterstützung zur Verfügung.

(5) Alle in Eudamed erfassten und verarbeiteten Daten sind für die Kommission und die Mitgliedstaaten zugänglich. Den Benannten Stellen, Wirtschaftsakteuren, Sponsoren und der Öffentlichkeit sind die Informationen in dem Rahmen zugänglich, der sich aus den Bestimmungen über die elektronische Systeme gemäß Absatz 2 ergibt.

Die Kommission stellt sicher, dass die öffentlich zugänglichen Bereiche von Eudamed ein benutzerfreundliches und leicht durchsuchbares Format haben.

(6) Eudamed enthält personenbezogene Daten nur, soweit dies für die Erfassung und Verarbeitung der Informationen gemäß dieser Verordnung durch die in Absatz 2 des vorliegenden Artikels genannten elektronischen Systeme erforderlich ist. Personenbezogene Daten werden dergestalt gespeichert, dass eine Identifizierung der betroffenen Personen nur während Zeiträumen möglich ist, die nicht länger als die in Artikel 10 Absatz 8 genannten Zeiträume sind.

(7) Die Kommission und die Mitgliedstaaten sorgen dafür, dass die betroffenen Personen ihre Informations-, Auskunfts-, Berichtigungs- und Widerspruchsrechte im Einklang mit der Verordnung (EG) Nr. 45/2001 und der Richtlinie 95/46/EG wirksam wahrnehmen können. Dazu gehört, dass die Betroffenen ihr Recht auf

Auskunft über die sie betreffenden Daten und auf Berichtigung bzw. Löschung unrichtiger oder unvollständiger Daten tatsächlich ausüben können. Die Kommission und die Mitgliedstaaten stellen in ihrem jeweiligen Zuständigkeitsbereich sicher, dass unrichtige oder unrechtmäßig verarbeitete Daten gemäß den geltenden Rechtsvorschriften gelöscht werden. Korrekturen und Löschungen von Daten werden schnellstmöglich, spätestens jedoch innerhalb von 60 Tagen, nachdem die betroffene Person dies beantragt hat, vorgenommen.

(8) Die detaillierten Vorkehrungen für die Einrichtung und Pflege von Eudamed werden von der Kommission im Wege von Durchführungsrechtsakten festgelegt. Diese Durchführungsrechtsakte werden gemäß dem in Artikel 114 Absatz 3 genannten Prüfverfahren erlassen. Beim Erlass dieser Durchführungsrechtsakte stellt die Kommission so weit wie möglich sicher, dass das System so ausgestaltet wird, dass dieselben Informationen innerhalb desselben Moduls oder in unterschiedlichen Modulen des Systems nicht zwei Mal eingegeben werden müssen.

(9) Was die Verantwortlichkeiten im Rahmen des vorliegenden Artikels und die sich daraus ergebende Verarbeitung personenbezogener Daten angeht, so gilt die Kommission als für Eudamed und seine elektronischen Systeme verantwortlich.

Artikel 34
Funktionalität von Eudamed

(1) Die Kommission legt in Zusammenarbeit mit der Koordinierungsgruppe Medizinprodukte die funktionalen Spezifikationen für Eudamed fest. Die Kommission erstellt bis zum 26. Mai 2018 einen Plan für die Umsetzung dieser Spezifikationen. Mit diesem Plan soll sichergestellt werden, dass Eudamed zu einem Zeitpunkt uneingeschränkt funktionsfähig ist, der es der Kommission ermöglicht, die in Absatz 3 genannte Mitteilung bis zum 25. März 2021 zu veröffentlichen, und dass alle anderen einschlägigen Fristen, die in Artikel 123 der vorliegenden Verordnung und in Artikel 113 der Verordnung (EU) 2017/746 festgelegt sind, eingehalten werden.

(2) Die Kommission unterrichtet die Koordinierungsgruppe Medizinprodukte auf der Grundlage eines unabhängigen Prüfberichts, wenn sie überprüft hat, dass Eudamed voll funktionsfähig ist und die funktionalen Spezifikationen gemäß Absatz 1 erfüllt.

(3) Die Kommission veröffentlicht nach Anhörung der Koordinierungsgruppe Medizinprodukte und nachdem sie sich vergewissert hat, dass die Bedingungen gemäß Absatz 2 erfüllt sind, eine diesbezügliche Mitteilung im Amtsblatt der Europäischen Union.

KAPITEL IV
BENANNTE STELLEN

Artikel 35
Für Benannte Stellen zuständige Behörden

(1) Jeder Mitgliedstaat, der eine Konformitätsbewertungsstelle als Benannte Stelle zu benennen beabsichtigt oder der eine Benannte Stelle dafür benannt hat, im Sinne dieser Verordnung Konformitätsbewertungstätigkeiten durchzuführen, bestimmt eine Behörde (im Folgenden „die für Benannte Stellen zuständige Behörde"), die nach nationalem Recht aus getrennten konstituierenden Rechtspersonen bestehen kann und die für die Einrichtung und Ausführung der erforderlichen Verfahren für die Bewertung, Benennung und Notifizierung der Konformitätsbewertungsstellen und für die Überwachung der Benannten Stellen, deren Unterauftragnehmer und Zweigstellen eingeschlossen, zuständig ist.

(2) Die für Benannte Stellen zuständige Behörde wird so eingerichtet, strukturiert und in ihren Arbeitsabläufen organisiert, dass die Objektivität und Unparteilichkeit ihrer Tätigkeit gewährleistet ist und jegliche Interessenkonflikte mit Konformitätsbewertungsstellen vermieden werden.

(3) Die für Benannte Stellen zuständige Behörde wird so organisiert, dass es sich bei dem Personal, das eine Entscheidung über die Benennung oder Notifizierung trifft, nie um das gleiche Personal handelt, das die Bewertung durchgeführt hat.

(4) Die für Benannte Stellen zuständige Behörde darf keine Tätigkeiten durchführen, die von den Benannten Stellen auf einer gewerblichen oder wettbewerblichen Basis durchgeführt werden.

(5) Die für Benannte Stellen zuständige Behörde wahrt die vertraulichen Aspekte der Informationen, die sie erlangt. Es findet jedoch ein Informationsaustausch über Benannte Stellen mit den anderen Mitgliedstaaten, der Kommission und wenn erforderlich mit anderen Regulierungsbehörden statt.

(6) Der für Benannte Stellen zuständigen Behörde müssen kompetente Mitarbeiter in ausreichender Zahl jederzeit zur Verfügung stehen, sodass sie ihre Aufgaben ordnungsgemäß wahrnehmen kann.

Handelt es sich bei der für Benannte Stellen zuständigen Behörde um eine andere als die für Medizinprodukte zuständige nationale Behörde, so stellt sie sicher, dass die für Medizinprodukte zuständige nationale Behörde zu den einschlägigen Angelegenheiten konsultiert wird.

(7) Die Mitgliedstaaten machen die allgemeinen Informationen über ihre Maßnahmen zur Regelung der Bewertung, Benennung und Notifizierung von Konformitätsbewertungsstellen und zur Überwachung der Benannten Stellen sowie

über Änderungen, die erhebliche Auswirkungen auf diese Aufgaben haben, öffentlich zugänglich.

(8) Die für Benannte Stellen zuständige Behörde wirkt an den Maßnahmen zur gegenseitigen Begutachtung gemäß Artikel 48 mit.

Artikel 36
Anforderungen an Benannte Stellen

(1) Die Benannten Stellen erfüllen die ihnen gemäß dieser Verordnung übertragenen Aufgaben. Sie müssen den organisatorischen und allgemeinen Anforderungen sowie den Anforderungen an Qualitätssicherung, Ressourcen und Verfahren genügen, die zur Erfüllung dieser Aufgaben erforderlich sind. Insbesondere müssen Benannte Stellen den Bestimmungen des Anhangs VII nachkommen.

Um die in Unterabsatz 1 genannten Anforderungen zu erfüllen, verfügen die Benannten Stellen jederzeit über ausreichend administratives, technisches und wissenschaftliches Personal gemäß Anhang VII Abschnitt 3.1.1 und Personal mit einschlägiger klinischer Erfahrung gemäß Anhang VII Abschnitt 3.2.4, das – soweit möglich – von der Benannten Stelle selbst beschäftigt wird.

Das in Anhang VII Abschnitte 3.2.3 und 3.2.7 genannten Personal, wird von der Benannten Stelle selbst beschäftigt und darf nicht aus externen Sachverständigen oder Unterauftragnehmern bestehen.

(2) Die Benannten Stellen stellen der für Benannte Stellen zuständigen Behörde alle einschlägigen Unterlagen, einschließlich der Unterlagen des Herstellers, zur Verfügung und legen sie ihr auf Ersuchen vor, damit sie ihre Bewertungs-, Benennungs-, Notifizierungs-, Überwachungs- und Kontrollaufgaben wahrnehmen kann und die Bewertung gemäß diesem Kapitel erleichtert wird.

(3) Zur Gewährleistung der einheitlichen Anwendung der Anforderungen gemäß Anhang VII kann die Kommission Durchführungsrechtsakte erlassen, soweit dies für die Lösung von Problemen im Zusammenhang mit Unterschieden bei der Auslegung und der praktischen Anwendung erforderlich ist. Diese Durchführungsrechtsakte werden gemäß dem in Artikel 114 Absatz 3 genannten Prüfverfahren erlassen.

Artikel 37
Zweigstellen und Unterauftragnehmer

(1) Vergibt eine Benannte Stelle bestimmte Aufgaben im Zusammenhang mit Konformitätsbewertungen an Unterauftragnehmer oder bedient sie sich für bestimmte Aufgaben im Zusammenhang mit Konformitätsbewertungen einer Zweigstelle, so vergewissert sie sich, dass der Unterauftragnehmer oder die Zweigstelle den anwendbaren Anforderungen gemäß Anhang VII genügt, und informiert die für Benannte Stellen zuständige Behörde darüber.

(2) Die Benannten Stellen übernehmen die volle Verantwortung für die von Unterauftragnehmern oder Zweigstellen in ihrem Namen ausgeführten Aufgaben.

(3) Benannten Stellen veröffentlichen eine Liste ihrer Zweigstellen.

(4) Konformitätsbewertungstätigkeiten können nur an einen Unterauftragnehmer vergeben oder von diesem durchgeführt werden, sofern die juristische oder natürliche Person, die die Konformitätsbewertung beantragt hat, entsprechend unterrichtet worden ist.

(5) Die Benannten Stellen halten der für Benannte Stellen zuständigen Behörde alle einschlägigen Unterlagen über die Überprüfung der Qualifikation des Unterauftragnehmers oder der Zweigstelle und die von diesen gemäß dieser Verordnung durchgeführten Aufgaben zur Verfügung.

Artikel 38
Antrag von Konformitätsbewertungsstellen auf Benennung

(1) Konformitätsbewertungsstellen beantragen ihre Benennung bei der für Benannte Stellen zuständigen Behörde.

(2) In dem Antrag sind die in dieser Verordnung festgelegten Konformitätsbewertungstätigkeiten und die Produktarten, für die die Stelle die Benennung beantragt, genau anzugeben, und es sind Unterlagen zum Nachweis der Einhaltung der Bestimmungen des Anhangs VII beizufügen.

Was die organisatorischen und allgemeinen Anforderungen und die Anforderungen an das Qualitätsmanagement gemäß Anhang VII Abschnitte 1 und 2 betrifft, so können von einer nationalen Akkreditierungsstelle gemäß der Verordnung (EG) Nr. 765/2008 ausgestellte gültige Akkreditierungsurkunde und der dazugehörige Bewertungsbericht vorgelegt werden und diese werden bei der in Artikel 39 beschriebenen Bewertung berücksichtigt. Der Antragsteller muss jedoch auf Verlangen alle Unterlagen gemäß Unterabsatz 1, die die Erfüllung dieser Anforderungen belegen, zur Verfügung stellen.

(3) Die Benannte Stelle aktualisiert die in Absatz 2 genannten Unterlagen immer dann, wenn sich relevante Änderungen ergeben, damit die für Benannte Stellen zuständige Behörde überwachen und sicherstellen kann, dass die in Anhang VII genannten Anforderungen kontinuierlich eingehalten werden.

Artikel 39
Bewertung des Antrags

(1) Die für Benannte Stellen zuständige Behörde prüft innerhalb von 30 Tagen, ob der Antrag gemäß Artikel 38 vollständig ist, und fordert den Antragsteller gegebenenfalls auf, fehlende Informationen nachzureichen. Sobald der Antrag vollständig ist, übermittelt ihn diese Behörde der Kommission.

Die für Benannte Stellen zuständige Behörde prüft den Antrag und die beigefügten Unterlagen gemäß ihren internen Verfahren und erstellt einen vorläufigen Bewertungsbericht.

(2) Die für Benannte Stellen zuständige Behörde übermittelt diesen vorläufigen Bewertungsbericht der Kommission, die ihn umgehend an die Koordinierungsgruppe Medizinprodukte weiterleitet.

(3) Innerhalb von 14 Tagen nach Vorlage des Berichts gemäß Absatz 2 beruft die Kommission gemeinsam mit der Koordinierungsgruppe Medizinprodukte ein gemeinsames Bewertungsteam, das aus drei Sachverständigen besteht, die aus der in Artikel 40 Absatz 2 genannten Liste ausgewählt werden, sofern nicht aufgrund spezieller Umstände eine andere Anzahl von Sachverständigen erforderlich ist. Einer der Sachverständigen ist ein Vertreter der Kommission; er koordiniert die Tätigkeiten des gemeinsamen Bewertungsteams. Die beiden anderen Sachverständigen kommen aus Mitgliedstaaten, bei denen es sich nicht um den Mitgliedstaat handelt, in dem die antragstellende Konformitätsbewertungsstelle niedergelassen ist.

Das gemeinsame Bewertungsteam besteht aus Sachverständigen, die zur Bewertung der Konformitätsbewertungstätigkeiten und der Produktarten, auf die sich der Antrag bezieht, qualifiziert sind, insbesondere wenn das Bewertungsverfahren gemäß Artikel 47 Absatz 3 eingeleitet wird, damit die entsprechenden Bedenken angemessen bewertet werden können.

(4) Innerhalb von 90 Tagen nach der Berufung prüft das gemeinsame Bewertungsteam die im Rahmen des Antrags gemäß Artikel 38 übermittelten Unterlagen. Es kann der für Benannte Stellen zuständigen Behörde Rückmeldungen hinsichtlich des Antrags oder der geplanten Vor-Ort-Bewertung geben oder sie um nähere Erläuterungen in diesem Zusammenhang ersuchen.

Von der für Benannte Stellen zuständigen Behörde wird zusammen mit dem gemeinsamen Bewertungsteam eine Vor-Ort-Bewertung der antragstellenden Konformitätsbewertungsstelle sowie wenn relevant aller Zweigstellen oder Unterauftragnehmer inner- und außerhalb der Union, die an dem Konformitätsbewertungsprozess mitwirken sollen, geplant und durchgeführt.

Die Vor-Ort-Bewertung der antragstellenden Stelle wird von der für Benannte Stellen zuständigen Behörde geleitet.

(5) Feststellungen in Bezug auf die Nichteinhaltung der Anforderungen des Anhangs VII durch eine antragstellende Konformitätsbewertungsstelle werden während des Bewertungsverfahrens angesprochen und zwischen der für Benannte Stellen zuständigen Behörde und dem gemeinsamen Bewertungsteam erörtert, damit eine einvernehmliche Bewertung des Antrags und bei Meinungsunterschieden eine Klärung erreicht wird.

Zum Abschluss der Vor-Ort-Bewertung erstellt die für Benannte Stellen zuständige Behörde für die antragstellende Konformitätsbewertungsstelle eine Liste der bei der Bewertung festgestellten Fälle von Nichteinhaltung der Anforderungen und fasst die von dem gemeinsamen Bewertungsteam abgegebene Bewertung zusammen.

Die antragstellende Konformitätsbewertungsstelle legt der nationalen Behörde innerhalb einer festgelegten Frist einen Plan mit Korrektur- und Präventivmaßnahmen zur Klärung der Fälle der Nichteinhaltung der Anforderungen vor.

(6) Das gemeinsame Bewertungsteam dokumentiert innerhalb von 30 Tagen nach Abschluss der Vor-Ort-Bewertung verbleibende Meinungsunterschiede hinsichtlich der Bewertung und übermittelt diese der für Benannte Stellen zuständigen Behörde.

(7) Nachdem die für Benannte Stellen zuständige Behörde von der antragstellenden Stelle einen Plan mit Korrektur- und Präventivmaßnahmen erhalten hat, prüft sie, ob die Maßnahmen zur Klärung der bei der Bewertung festgestellten Fälle von Nichteinhaltung der Anforderungen geeignet sind. In diesem Plan sind die wesentlichen Gründe für die festgestellte Nichteinhaltung anzugeben und ist eine Frist für die Umsetzung der Maßnahmen enthalten.

Nachdem die für Benannte Stellen zuständige Behörde dem Plan mit Korrektur- und Präventivmaßnahmen zugestimmt hat, leitet sie ihn und ihre Stellungnahme dazu an das gemeinsame Bewertungsteam weiter. Das gemeinsame Bewertungsteam kann die für Benannte Stellen zuständige Behörde um nähere Erläuterungen und Änderungen ersuchen.

Die für Benannte Stellen zuständige Behörde erstellt ihren endgültigen Bewertungsbericht, der Folgendes umfasst

- das Ergebnis der Bewertung,
- eine Bestätigung, dass geeignete Korrektur- und Präventivmaßnahmen vorgesehen und erforderlichenfalls umgesetzt worden sind,
- noch bestehende Meinungsunterschiede mit dem gemeinsamen Bewertungsteam und gegebenenfalls
- den empfohlenen Geltungsbereich der Benennung.

(8) Die für Benannte Stellen zuständige Behörde legt der Kommission, der Koordinierungsgruppe Medizinprodukte und dem gemeinsamen Bewertungsteam ihren endgültigen Bewertungsbericht und gegebenenfalls den Entwurf der Benennung vor.

(9) Das gemeinsame Bewertungsteam übermittelt der Kommission eine abschließende Stellungnahme zu dem Bewertungsbericht der für Benannte Stellen zuständigen Behörde und gegebenenfalls zum Entwurf der Benennung innerhalb von 21 Tagen nach Erhalt dieser Unterlagen; diese leitet die genannte abschließende Stellungnahme umgehend an die Koordinierungsgruppe Medizinprodukte weiter. Innerhalb von 42 Tagen nach Erhalt der Stellungnahme des gemeinsamen Bewertungsteams gibt die Koordinierungsgruppe Medizinprodukte eine Empfehlung hinsichtlich des Entwurfs der Benennung ab, die die für Be-

nannte Stellen zuständige Behörde bei ihrer Entscheidung über die Benennung der Benannten Stelle gebührend berücksichtigt.

(10) Die Kommission kann die detaillierten Vorkehrungen zur Festlegung von Verfahren und Berichten für die Beantragung der Benennung gemäß Artikel 38 und für die Bewertung des Antrags gemäß diesem Artikel im Wege von Durchführungsrechtsakten festlegen. Diese Durchführungsrechtsakte werden gemäß dem in Artikel 114 Absatz 3 genannten Prüfverfahren erlassen.

Artikel 40
Ernennung der Sachverständigen für die gemeinsame Bewertung der Notifizierungsanträge

(1) Die Mitgliedstaaten und die Kommission ernennen für die Teilnahme an den Tätigkeiten gemäß den Artikeln 39 und 48 Sachverständige, die für die Bewertung von Konformitätsbewertungsstellen auf dem Gebiet der Medizinprodukte qualifiziert sind.

(2) Die Kommission führt eine Liste der gemäß Absatz 1 des vorliegenden Artikels benannten Sachverständigen, die auch Angaben über deren besonderen Zuständigkeitsbereich und deren spezifisches Fachwissen enthält. Diese Liste wird den zuständigen Behörden der Mitgliedstaaten über das elektronische System gemäß Artikel 57 zugänglich gemacht.

Artikel 41
Sprachenregelung

Alle gemäß den Artikeln 38 und 39 erforderlichen Unterlagen werden in einer oder mehreren von dem betreffenden Mitgliedstaat festgelegten Sprachen erstellt.

Die Mitgliedstaaten tragen bei Anwendung von Absatz 1 der Überlegung Rechnung, dass für die betreffenden Unterlagen oder Teile davon eine in medizinischen Kreisen allgemein verstandene Sprache akzeptiert und verwendet werden sollte.

Die Kommission stellt die Übersetzungen der Unterlagen gemäß den Artikeln 38 und 39 oder von Teilen dieser Unterlagen in eine Amtssprache der Union bereit, die erforderlich sind, damit diese Unterlagen für das gemäß Artikel 39 Absatz 3 bestellte gemeinsame Bewertungsteam leicht zu verstehen sind.

Artikel 42
Benennungs- und Notifizierungsverfahren

(1) Die Mitgliedstaaten dürfen nur solche Konformitätsbewertungsstellen benennen, deren Bewertung gemäß Artikel 39 abgeschlossen ist und die den Bestimmungen des Anhangs VII genügen.

(2) Die Mitgliedstaaten teilen der Kommission und den übrigen Mitgliedstaaten mithilfe des elektronischen Notifizierungsinstruments innerhalb der von der

Kommission entwickelten und betriebenen Datenbank der Benannten Stellen (im Folgenden „NANDO“) mit, welche Konformitätsbewertungsstellen sie benannt haben.

(3) Aus der Notifizierung muss unter Verwendung der in Absatz 13 genannten Codes klar der Geltungsbereich der Benennung hervorgehen; die in dieser Verordnung festgelegten Konformitätsbewertungsaktivitäten und die Arten der Produkte, die von der Benannten Stelle bewertet werden dürfen, und es müssen – unbeschadet des Artikels 44 – alle mit der Benennung verbundenen Bedingungen angegeben sein.

(4) Die Notifizierung wird zusammen mit dem endgültigen Bewertungsbericht der für die Benannten Stellen zuständigen Behörde, der abschließenden Stellungnahme des gemeinsamen Bewertungsteams gemäß Artikel 39 Absatz 9 und der Empfehlung der Koordinierungsgruppe Medizinprodukte übermittelt. Weicht der notifizierende Mitgliedstaat von der Empfehlung der Koordinierungsgruppe Medizinprodukte ab, so legt er eine ausführliche Begründung dafür vor.

(5) Der notifizierende Mitgliedstaat unterrichtet die Kommission und die übrigen Mitgliedstaaten unbeschadet des Artikels 44 über alle mit der Benennung verbundenen Bedingungen und stellt Unterlagen bereit, aus denen hervorgeht, welche Vorkehrungen getroffen wurden, um zu gewährleisten, dass die Benannte Stelle regelmäßig überwacht wird und die in Anhang VII genannten Anforderungen auch in Zukunft erfüllen wird.

(6) Innerhalb von 28 Tagen nach der Notifizierung gemäß Absatz 2 kann ein Mitgliedstaat oder die Kommission schriftlich begründete Einwände gegen die Benannte Stelle oder bezüglich ihrer Überwachung durch die für die Benannten Stellen zuständige Behörde erheben. Wird kein Einwand erhoben, veröffentlicht die Kommission die Notifizierung innerhalb von 42 Tagen nach der Mitteilung gemäß Absatz 2 in NANDO.

(7) Erhebt ein Mitgliedstaat oder die Kommission Einwände gemäß Absatz 6, so legt die Kommission die Angelegenheit innerhalb von zehn Tagen nach Ablauf der in Absatz 6 genannten Frist der Koordinierungsgruppe Medizinprodukte vor. Nach Anhörung der betroffenen Parteien gibt die Koordinierungsgruppe Medizinprodukte spätestens innerhalb von 40 Tagen nach Vorlage der Angelegenheit eine Stellungnahme ab. Ist die Koordinierungsgruppe Medizinprodukte der Ansicht, dass die Notifizierung akzeptiert werden kann, so veröffentlicht die Kommission die Notifizierung innerhalb von 14 Tagen in NANDO.

(8) Bestätigt die Koordinierungsgruppe Medizinprodukte nach ihrer Konsultierung gemäß Absatz 7 den bestehenden Einwand oder erhebt sie einen neuen Einwand, so beantwortet der notifizierende Mitgliedstaat ihre Stellungnahme innerhalb von 40 Tagen nach deren Erhalt schriftlich. In seiner Antwort geht er auf die in der Stellungnahme erhobenen Einwände ein und begründet seine Ent-

scheidung, die Konformitätsbewertungsstelle zu benennen bzw. nicht zu benennen.

(9) Beschließt der notifizierende Mitgliedstaat, seine Entscheidung über die Benennung der Konformitätsbewertungsstelle aufrechtzuerhalten, nachdem er dies gemäß Absatz 8 begründet hat, veröffentlicht die Kommission die Notifizierung innerhalb von 14 Tagen nach der entsprechenden Mitteilung in NANDO.

(10) Bei Veröffentlichung der Notifizierung in NANDO nimmt die Kommission auch die Daten über die Notifizierung der Benannten Stelle zusammen mit den Unterlagen gemäß Absatz 4 des vorliegenden Artikels und der Stellungnahme und den Antworten gemäß Absatz 7 bzw. Absatz 8 des vorliegenden Artikels in das elektronische System gemäß Artikel 57 auf.

(11) Die Benennung wird am Tag nach der Veröffentlichung der Notifizierung in NANDO wirksam. Der Umfang der Konformitätsbewertungstätigkeiten, die die Benannte Stelle ausführen darf, wird in der veröffentlichten Notifizierung angegeben.

(12) Die betreffende Konformitätsbewertungsstelle darf die Tätigkeiten einer Benannten Stelle erst dann ausführen, wenn die Benennung gemäß Absatz 11 wirksam ist.

(13) Die Kommission erstellt bis zum 26. November 2017 im Wege von Durchführungsrechtsakten ein Verzeichnis von Codes und den ihnen entsprechenden Arten von Produkten zur Bestimmung des Geltungsbereichs der Benennung von Benannten Stellen. Diese Durchführungsrechtsakte werden gemäß dem in Artikel 114 Absatz 3 genannten Prüfverfahren erlassen. Die Kommission kann diese Liste nach Anhörung der Koordinierungsgruppe Medizinprodukte unter anderem anhand der Informationen aktualisieren, die sich aus den in Artikel 48 beschriebenen Koordinierungsmaßnahmen ergeben.

Artikel 43
Kennnummern und Verzeichnis Benannter Stellen

(1) Die Kommission teilt jeder Benannten Stelle, deren Notifizierung gemäß Artikel 42 Absatz 11 wirksam wird, eine Kennnummer zu. Selbst wenn eine Stelle im Rahmen mehrerer Rechtsakte der Union benannt ist, erhält sie nur eine einzige Kennnummer. Stellen, die gemäß der Richtlinie 90/385/EWG und der Richtlinie 93/42/EWG benannt sind, behalten die ihnen gemäß diesen Richtlinien zugeteilte Kennnummer im Fall einer erfolgreichen Benennung gemäß der vorliegenden Verordnung.

(2) Die Kommission macht das Verzeichnis der nach dieser Verordnung Benannten Stellen samt den ihnen zugeteilten Kennnummern sowie den in dieser Verordnung festgelegten Konformitätsbewertungstätigkeiten und den Produktarten, für die sie benannt wurden, der Öffentlichkeit über NANDO zugänglich. Sie macht dieses Verzeichnis auch im Rahmen des elektronischen Systems gemäß

Artikel 57 zugänglich. Die Kommission stellt sicher, dass das Verzeichnis stets auf dem neuesten Stand ist.

Artikel 44
Überwachung und Neubewertung der Benannten Stellen

(1) Benannte Stellen setzen die für Benannte Stellen zuständige Behörde unverzüglich, spätestens jedoch innerhalb von 15 Tagen von relevanten Änderungen in Kenntnis, die Auswirkungen auf die Einhaltung der in Anhang VII genannten Anforderungen oder auf ihre Fähigkeit haben könnten, Konformitätsbewertungstätigkeiten für die Produkte, für die sie benannt wurden, durchzuführen.

(2) Die für Benannte Stellen zuständigen Behörden überwachen die in ihrem Hoheitsgebiet niedergelassenen Benannten Stellen sowie deren Zweigstellen und Unterauftragnehmer, um eine fortwährende Erfüllung der Anforderungen und der Pflichten nach dieser Verordnung sicherzustellen. Benannte Stellen stellen auf Anfrage ihrer für Benannte Stellen zuständigen Behörde alle einschlägigen Informationen und Unterlagen zur Verfügung, damit die Behörde, die Kommission und andere Mitgliedstaaten überprüfen können, ob die Anforderungen eingehalten werden.

(3) Richtet die Kommission oder die Behörde eines Mitgliedstaats an eine im Hoheitsgebiet eines anderen Mitgliedstaats niedergelassene Benannte Stelle eine Anfrage im Zusammenhang mit einer von dieser Benannten Stelle durchgeführten Konformitätsbewertung, so sendet sie eine Kopie dieser Anfrage an die für Benannte Stellen zuständige Behörde dieses anderen Mitgliedstaats. Die betreffende Benannte Stelle beantwortet die Anfrage unverzüglich, spätestens jedoch innerhalb von 15 Tagen. Die für Benannte Stellen zuständige Behörde des Mitgliedstaats, in dem die Stelle niedergelassen ist stellt sicher, dass die von den Behörden anderer Mitgliedstaaten oder der Kommission eingereichten Anfragen von der Benannten Stelle gelöst werden, es sei denn, es gibt legitime Gründe, die dagegen sprechen; in diesem Fall kann die Angelegenheit an die Koordinierungsgruppe Medizinprodukte verwiesen werden.

(4) Mindestens einmal jährlich bewerten die für Benannte Stellen zuständigen Behörden erneut, ob die in ihrem jeweiligen Hoheitsgebiet niedergelassenen Benannten Stellen und gegebenenfalls die Zweigstellen und Unterauftragnehmer, für die diese Benannten Stellen zuständig sind, nach wie vor die Anforderungen und Pflichten nach Anhang VII erfüllen. Zu dieser Überprüfung gehört auch ein Vor-Ort-Audit bei jeder Benannten Stelle und erforderlichenfalls ihren Zweigstellen und Unterauftragnehmern.

Die für Benannte Stellen zuständige Behörde führt ihre Überwachungs- und Bewertungstätigkeiten entsprechend einem jährlichen Bewertungsplan durch, um sicherzustellen, dass sie die Benannte Stelle wirksam daraufhin überwachen kann, dass diese die Anforderungen dieser Verordnung fortwährend einhält. Dieser Plan beinhaltet einen Zeitplan, aus dem die Gründe für die Häufigkeit der

Bewertungen der Benannten Stelle und insbesondere der entsprechenden Zweigstellen und Unterauftragnehmer hervorgehen. Die Behörde legt der Koordinierungsgruppe Medizinprodukte und der Kommission für jede Benannte Stelle, für die sie zuständig ist, ihren Jahresplan für die Überwachung oder Bewertung vor.

(5) Die Überwachung der Benannten Stellen durch die für Benannte Stellen zuständige Behörde umfasst Audits unter Beobachtung des Personals der Benannten Stelle und bei Bedarf des Personals der Zweigstellen und Unterauftragnehmer; diese Audits werden anlässlich der in den Räumlichkeiten des Herstellers von dem genannten Personal vorgenommenen Bewertungen des Qualitätsmanagementsystems durchgeführt.

(6) Bei der Überwachung der Benannten Stellen, die von der für Benannte Stellen zuständigen Behörde durchgeführt wird, werden als Orientierungshilfe Daten berücksichtigt, die aus der Marktüberwachung, Vigilanz und Überwachung nach dem Inverkehrbringen gewonnen wurden. Die für Benannte Stellen zuständige Behörde sorgt für eine systematische Nachbeobachtung von Beschwerden und sonstigen Informationen – auch aus anderen Mitgliedstaaten –, die darauf schließen lassen, dass eine Benannte Stelle ihren Pflichten nicht nachkommt oder von üblichen oder vorbildlichen Verfahren abweicht.

(7) Die für Benannte Stellen zuständige Behörde kann erforderlichenfalls zusätzlich zu der regelmäßigen Überwachung oder der Vor-Ort-Bewertung kurzfristige, unangekündigte oder anlassbezogene Überprüfungen durchführen, um einer besonderen Problematik nachzugehen oder die Einhaltung der Anforderungen zu überprüfen.

(8) Die für Benannte Stellen zuständige Behörde überprüft die von den Benannten Stellen vorgenommenen Bewertungen der technischen Dokumentation, insbesondere der Dokumentation der klinischen Bewertung der Hersteller wie in Artikel 45 weiter ausgeführt.

(9) Die für Benannte Stellen zuständige Behörde dokumentiert und erfasst alle Feststellungen in Bezug auf die Nichteinhaltung der Anforderungen nach Anhang VII durch die Benannte Stelle und überwacht die zeitgerechte Umsetzung der Korrektur- und Präventivmaßnahmen.

(10) Drei Jahre nach der Notifizierung einer Benannten Stelle und danach alle vier Jahre nehmen die für Benannte Stellen zuständige Behörde des Mitgliedstaats, in dem die Stelle niedergelassen ist, und ein für das Verfahren der Artikel 38 und 39 ernanntes gemeinsames Bewertungsteam eine vollständige Neubewertung vor, bei der sie prüfen, ob die Benannte Stelle nach wie vor die Anforderungen des Anhangs VII erfüllt.

(11) Der Kommission ist ermächtigt, gemäß Artikel 115 delegierte Rechtsakte zur Änderung des Absatzes 10 im Hinblick auf die Änderung der im genannten Ab-

satz angegebenen Frequenz der vorzunehmenden vollständigen Neubewertungen zu erlassen.

(12) Die Mitgliedstaaten erstatten der Kommission und der Koordinierungsgruppe Medizinprodukte mindestens einmal jährlich Bericht über ihre Überwachungstätigkeiten und Vor-Ort-Bewertungen in Bezug auf die Benannten Stellen und gegebenenfalls ihre Zweigstellen oder Unterauftragnehmer. Der Bericht enthält Einzelheiten der Ergebnisse dieser Tätigkeiten, einschließlich der Tätigkeiten gemäß Absatz 7, und er wird von der Koordinierungsgruppe Medizinprodukte und der Kommission vertraulich behandelt; er enthält jedoch eine Zusammenfassung, die der Öffentlichkeit zugänglich gemacht wird

Die Zusammenfassung des Berichts wird in das in Artikel 57 genannte elektronische System eingestellt.

Artikel 45
Überprüfung der von der Benannten Stelle vorgenommenen Bewertung der technischen Dokumentation und der Dokumentation der klinischen Bewertungen

(1) Die für Benannte Stellen zuständige Behörde überprüft im Rahmen ihrer laufenden Überwachung der Benannten Stellen eine angemessene Anzahl von Bewertungen der technischen Dokumentation der Hersteller durch Benannte Stellen, insbesondere der Dokumentation der klinischen Bewertungen gemäß Anhang II Abschnitt 6.1 Buchstaben c und d, um die Ergebnisse, zu denen die Benannten Stellen aufgrund der von den Herstellern vorgelegten Informationen gelangt sind, zu überprüfen. Die Überprüfungen der für Benannte Stellen zuständigen Behörde werden sowohl extern als auch vor Ort durchgeführt.

(2) Die Stichproben der gemäß Absatz 1 zu überprüfenden Unterlagen werden planmäßig erhoben und sind für die Art und das Risiko der von der Benannten Stelle zertifizierten Produkte – und insbesondere für mit einem hohen Risiko behaftete Produkte – repräsentativ; sie sind angemessen begründet und in einem Stichprobenplan dokumentiert, der von der für die Benannten Stellen zuständigen Behörde auf Anfrage der Koordinierungsgruppe Medizinprodukte zur Verfügung gestellt wird.

(3) Die für Benannte Stellen zuständige Behörde überprüft, ob die Bewertung durch die Benannte Stelle ordnungsgemäß durchgeführt wurde, und überprüft die angewandten Verfahren, die diesbezügliche Dokumentation und die Ergebnisse, zu denen die Benannte Stelle gelangt ist. Diese Überprüfung umfasst auch die technische Dokumentation und die Dokumentation der die klinischen Bewertungen des Herstellers, auf die die Benannte Stelle ihre Bewertung gestützt hat. Diese Überprüfungen werden unter Heranziehung der GS durchgeführt.

(4) Diese Überprüfungen sind auch Teil der Neubewertung Benannter Stellen gemäß Artikel 44 Absatz 10 und der gemeinsamen Bewertungstätigkeiten gemäß

Artikel 47 Absatz 3. Die Überprüfungen sind mit angemessener Fachkenntnis durchzuführen.

(5) Die Koordinierungsgruppe Medizinprodukte kann auf der Grundlage der Berichte der Bewertungen und Überprüfungen der für Benannte Stellen zuständigen Behörde oder der gemeinsamen Bewertungsteams über diese Überprüfungen, der aus der Marktüberwachung, der Vigilanz und der Überwachung nach dem Inverkehrbringen gemäß Kapitel VII hervorgegangenen Hinweise, der kontinuierlichen Überwachung des technischen Fortschritts oder der Erfassung von Bedenken und neuen Fragen im Zusammenhang mit der Sicherheit und Leistung von Produkten empfehlen, dass bei der Erhebung von Stichproben gemäß diesem Artikel ein größerer oder ein geringerer Anteil der technischen Dokumentation und der klinischen Bewertung, die eine Benannte Stelle bewertet hat, erfasst wird.

(6) Die Kommission kann die Durchführungsvorschriften und die dazugehörigen Unterlagen für die Überprüfung der Bewertung der technischen Dokumentation und der Dokumentation der klinischen Bewertungen gemäß dem vorliegenden Artikel sowie deren Koordinierung im Wege von Durchführungsrechtsakten festlegen. Diese Durchführungsrechtsakte werden gemäß dem in Artikel 114 Absatz 3 genannten Prüfverfahren erlassen.

Artikel 46
Änderungen der Benennung und Notifizierung

(1) Die für Benannte Stellen zuständige Behörde unterrichtet die Kommission und die übrigen Mitgliedstaaten über jede wesentliche Änderung der Benennung einer Benannten Stelle.

Für Erweiterungen des Geltungsbereichs der Benennung gilt das Verfahren gemäß den Artikeln 39 und 42.

Für andere Änderungen der Benennung als Erweiterungen ihres Geltungsbereichs gelten die in den folgenden Absätzen dargelegten Verfahren.

(2) Die Kommission veröffentlicht die geänderte Notifizierung umgehend in NANDO. Die Kommission gibt die Angaben zur Änderung der Benennung der Benannten Stelle unverzüglich in das in Artikel 57 genannte elektronische System ein.

(3) Beschließt eine Benannte Stelle die Einstellung ihrer Konformitätsbewertungstätigkeiten, so teilt sie dies der für Benannte Stellen zuständigen Behörde und den betreffenden Herstellern so bald wie möglich und im Falle einer geplanten Einstellung ihrer Tätigkeiten ein Jahr vor deren Beendigung mit. Die Bescheinigungen können für einen befristeten Zeitraum von neun Monaten nach Einstellung der Tätigkeiten der Benannten Stelle gültig bleiben, sofern eine andere Benannte Stelle schriftlich bestätigt hat, dass sie die Verantwortung für die von diesen Bescheinigungen abgedeckten Produkte übernimmt. Die neue Benannte

Stelle führt vor Ablauf dieser Frist eine vollständige Bewertung der betroffenen Produkte durch, bevor sie für diese neue Bescheinigungen ausstellt. Stellt die Benannte Stelle ihre Tätigkeiten ein, zieht die für Benannte Stellen zuständige Behörde die Benennung zurück.

(4) Stellt eine für Benannte Stellen zuständige Behörde fest, dass eine Benannte Stelle die in Anhang VII genannten Anforderungen nicht mehr erfüllt, dass sie ihren Verpflichtungen nicht nachkommt oder dass sie die erforderlichen Korrekturmaßnahmen nicht durchgeführt hat, setzt sie die Benennung aus, schränkt sie ein oder zieht sie vollständig oder teilweise zurück, je nach Ausmaß, in dem diesen Anforderungen nicht genügt oder diesen Verpflichtungen nicht nachgekommen wurde. Eine Aussetzung darf nicht länger als ein Jahr dauern, kann aber einmal um den gleichen Zeitraum verlängert werden.

Die für Benannte Stellen zuständige Behörde setzt die Kommission und die übrigen Mitgliedstaaten unverzüglich über jede Aussetzung, Einschränkung bzw. jede Zurückziehung einer Benennung in Kenntnis.

(5) Wird die Benennung einer Benannten Stelle ausgesetzt, eingeschränkt oder vollständig oder teilweise zurückgezogen, setzt sie die betreffenden Hersteller spätestens innerhalb von zehn Tagen davon in Kenntnis.

(6) Im Fall der Einschränkung, der Aussetzung oder der Zurückziehung einer Benennung ergreift die für die Benannte Stelle zuständige Behörde die Schritte, die notwendig sind, um sicherzustellen, dass die Akten der betreffenden Benannten Stelle aufbewahrt werden und stellt sie den für Benannte Stellen zuständigen Behörden in anderen Mitgliedstaaten und den für Marktüberwachung zuständigen Behörden auf Anfrage zur Verfügung.

(7) Im Fall der Einschränkung, der Aussetzung oder der Zurückziehung einer Benennung verfährt die für Benannte Stellen zuständige Behörde wie folgt:

a) Sie bewertet die Auswirkungen auf die von der Benannten Stelle ausgestellten Bescheinigungen;
b) sie legt der Kommission und den übrigen Mitgliedstaaten innerhalb von drei Monaten nach Meldung der Änderungen der Benennung einen Bericht über ihre diesbezüglichen Ergebnisse vor;
c) sie weist die Benannte Stelle zur Gewährleistung der Sicherheit der im Verkehr befindlichen Produkte an, sämtliche nicht ordnungsgemäß ausgestellten Bescheinigungen innerhalb einer von der Behörde festgelegten angemessenen Frist auszusetzen oder zurückzuziehen;
d) sie gibt Informationen zu Bescheinigungen, deren Aussetzung oder Widerruf sie angeordnet hat, in das in Artikel 57 genannte elektronische System ein;
e) sie unterrichtet die für Medizinprodukte zuständige Behörde des Mitgliedstaats, in dem der Hersteller seine eingetragene Niederlassung hat, über das in Artikel 57 genannten elektronische System über die Bescheinigungen, deren Aussetzung oder Widerruf sie angeordnet hat. Die zuständige Behörde

ergreift erforderlichenfalls geeignete Maßnahmen, um eine potenzielle Gefahr für die Gesundheit von Patienten, Anwendern oder anderen Personen abzuwenden.

(8) Abgesehen von den Fällen, in denen Bescheinigungen nicht ordnungsgemäß ausgestellt wurden und in denen eine Benennung ausgesetzt oder eingeschränkt wurde, bleiben die Bescheinigungen unter folgenden Umständen gültig:

a) Die für Benannte Stellen zuständige Behörde hat innerhalb eines Monats nach der Aussetzung oder Einschränkung bestätigt, dass im Zusammenhang mit den von der Aussetzung oder Einschränkung betroffenen Bescheinigungen kein Sicherheitsproblem besteht, und die für Benannte Stellen zuständige Behörde hat einen Zeitplan sowie Maßnahmen genannt, die voraussichtlich dazu führen werden, dass die Aussetzung oder Einschränkung aufgehoben werden kann, oder
b) die für Benannte Stellen zuständige Behörde hat bestätigt, dass keine von der Aussetzung betroffenen Bescheinigungen während der Dauer der Aussetzung oder Einschränkung ausgestellt, geändert oder erneut ausgestellt werden, und gibt an, ob die Benannte Stelle in der Lage ist, bestehende ausgestellte Bescheinigungen während der Dauer der Aussetzung oder Einschränkung weiterhin zu überwachen und die Verantwortung dafür zu übernehmen. Falls die für Benannte Stellen zuständige Behörde feststellt, dass die Benannte Stelle nicht in der Lage ist, bestehende Bescheinigungen weiterzuführen, so bestätigt der Hersteller der für Medizinprodukte zuständigen Behörde des Mitgliedstaats, in dem der Hersteller des zertifizierten Produkts seine eingetragene Niederlassung hat, innerhalb von drei Monaten nach der Aussetzung oder Einschränkung schriftlich, dass eine andere qualifizierte Benannte Stelle vorübergehend die Aufgaben der Benannten Stelle zur Überwachung der Bescheinigungen übernimmt und dass sie während der Dauer der Aussetzung oder Einschränkung für die Bescheinigungen verantwortlich bleibt.

(9) Abgesehen von den Fällen, in denen Bescheinigungen nicht ordnungsgemäß ausgestellt wurden und in denen eine Benennung zurückgezogen wurde, bleiben die Bescheinigungen unter folgenden Umständen für eine Dauer von neun Monaten gültig:

a) Wenn die für Medizinprodukte zuständige Behörde des Mitgliedstaats, in dem der Hersteller des von der Bescheinigung erfassten Produkts seine eingetragene Niederlassung hat, bestätigt hat, dass im Zusammenhang mit den betreffenden Produkten kein Sicherheitsproblem besteht, und
b) eine andere Benannte Stelle schriftlich bestätigt hat, dass sie die unmittelbare Verantwortung für diese Produkte übernehmen und deren Bewertung innerhalb von zwölf Monaten ab dem Zurückziehen der Benennung abgeschlossen haben wird.

Unter den in Unterabsatz 1 genannten Umständen kann die für Medizinprodukte zuständige Behörde des Mitgliedstaats, in dem der Hersteller des von der Bescheinigung erfassten Produkts seine eingetragene Niederlassung hat, die vorläufige Gültigkeit der Bescheinigungen um weitere Zeiträume von je drei Monaten, zusammengenommen jedoch nicht um mehr als zwölf Monate, verlängern.

Die für Benannte Stellen zuständige Behörde oder die Benannte Stelle, die die Aufgaben der von der Benennungsänderung betroffenen Benannten Stelle übernommen hat, unterrichtet unverzüglich die Kommission, die Mitgliedstaaten und die anderen Benannten Stellen über die Änderung im Zusammenhang mit diesen Aufgaben.

Artikel 47
Anfechtung der Kompetenz Benannter Stellen

(1) Die Kommission untersucht gemeinsam mit der Koordinierungsgruppe Medizinprodukte alle Fälle, in denen sie Kenntnis davon erhält, dass Bedenken bestehen, ob eine Benannte Stelle oder eine oder mehrere ihrer Zweigstellen oder Unterauftragnehmer die Anforderungen des Anhangs VII weiterhin erfüllen bzw. ihren Verpflichtungen weiterhin nachkommen. Sie stellt sicher, dass die einschlägige für die Benannten Stellen zuständige Behörde unterrichtet wird und Gelegenheit erhält, diesen Bedenken nachzugehen.

(2) Der notifizierende Mitgliedstaat stellt der Kommission auf Anfrage alle Informationen über die Benennung der betreffenden Benannten Stelle zur Verfügung.

(3) Die Kommission kann gegebenenfalls gemeinsam mit der Koordinierungsgruppe Medizinprodukte das Bewertungsverfahren gemäß Artikel 39 Absätze 3 und 4 einleiten, falls es begründete Bedenken gibt, ob eine Benannte Stelle oder eine Zweigstelle oder ein Unterauftragnehmer der Benannten Stelle die Anforderungen des Anhangs VII nach wie vor erfüllt, und falls den Bedenken durch die Untersuchung der für Benannte Stellen zuständigen Behörde offensichtlich nicht in vollem Umfang Rechnung getragen wurde; das Verfahren kann auch auf Ersuchen der für Benannte Stellen zuständigen Behörde eingeleitet werden. Für die Berichterstattung und das Ergebnis dieser Bewertung gelten die Grundsätze des Artikels 39. Alternativ kann die Kommission gemeinsam mit der Koordinierungsgruppe Medizinprodukte je nach Schwere des Problems verlangen, dass die für Benannte Stellen zuständige Behörde die Beteiligung von bis zu zwei Sachverständigen von der gemäß Artikel 40 erstellten Liste bei der Vor-Ort-Bewertung als Teil der geplanten Überwachungs- und Bewertungstätigkeiten gemäß Artikel 44 und entsprechend dem in Artikel 44 Absatz 4 beschriebenen jährlichen Bewertungsplan zulässt.

(4) Stellt die Kommission fest, dass eine Benannte Stelle die Voraussetzungen für ihre Benennung nicht mehr erfüllt, setzt sie den notifizierenden Mitgliedstaat davon in Kenntnis und fordert ihn auf, die erforderlichen Korrekturmaßnahmen zu

treffen, einschließlich, sofern erforderlich, einer Aussetzung, Einschränkung oder einer Zurückziehung der Benennung.

Versäumt es ein Mitgliedstaat, die erforderlichen Korrekturmaßnahmen zu ergreifen, kann die Kommission die Benennung mittels Durchführungsrechtsakten aussetzen, einschränken oder zurückziehen. Diese Durchführungsrechtsakte werden gemäß dem in Artikel 114 Absatz 3 genannten Prüfverfahren erlassen. Die Kommission unterrichtet den betroffenen Mitgliedstaat von ihrer Entscheidung und aktualisiert NANDO und das in Artikel 57 genannte elektronische System.

(5) Die Kommission stellt sicher, dass alle im Verlauf ihrer Untersuchungen erlangten vertraulichen Informationen entsprechend behandelt werden.

Artikel 48
Gegenseitige Begutachtung und Erfahrungsaustausch zwischen für Benannte Stellen zuständigen Behörden

(1) Die Kommission organisiert den Erfahrungsaustausch und die Koordinierung der Verwaltungspraxis zwischen den für Benannte Stellen zuständigen Behörden. Dieser Austausch umfasst unter anderem folgende Aspekte:

a) Erstellung von Dokumenten zu vorbildlichen Verfahren im Zusammenhang mit den Tätigkeiten der für Benannte Stellen zuständigen Behörden;
b) Ausarbeitung von Leitfäden für Benannte Stellen im Hinblick auf die Anwendung dieser Verordnung;
c) Schulung und Qualifizierung der in Artikel 40 genannten Sachverständigen;
d) Beobachtung der Trends bei Änderungen der Benennungen und Notifizierungen Benannter Stellen und bei Widerrufen von Bescheinigungen und Wechseln zwischen Benannten Stellen;
e) Überwachung der Anwendung und Anwendbarkeit der Geltungsbereichscodes gemäß Artikel 42 Absatz 13;
f) Entwicklung eines Verfahrens der gegenseitigen Begutachtung (Peer Review) durch die Behörden und die Kommission;
g) Verfahren zur Unterrichtung der Öffentlichkeit über die Maßnahmen der Behörden und der Kommission zur Überwachung und Kontrolle der Benannten Stellen.

(2) Die für Benannte Stellen zuständigen Behörden nehmen alle drei Jahre an einer gegenseitigen Begutachtung im Rahmen des gemäß Absatz 1 des vorliegenden Artikels entwickelten Verfahrens teil. Diese Begutachtungen finden normalerweise parallel zu den in Artikel 39 beschriebenen gemeinsamen Vor-Ort-Bewertungen statt. Alternativ kann eine Behörde entscheiden, dass diese Begutachtungen als Teil ihrer Überwachungstätigkeiten gemäß Artikel 44 stattfinden.

(3) Die Kommission nimmt an der Organisation des Verfahrens der gegenseitigen Begutachtung teil und unterstützt dessen Durchführung.

(4) Die Kommission erstellt einen Jahresbericht, der eine Zusammenfassung der Maßnahmen zur gegenseitigen Begutachtung enthält; dieser Bericht wird öffentlich zugänglich gemacht.

(5) Die Kommission kann die Durchführungsvorschriften und die dazugehörigen Unterlagen für den Mechanismus der gegenseitigen Begutachtung sowie die Schulung und Qualifizierung gemäß Absatz 1 des vorliegenden Artikels im Wege von Durchführungsrechtsakten festlegen. Diese Durchführungsrechtsakte werden gemäß dem in Artikel 114 Absatz 3 genannten Prüfverfahren erlassen.

Artikel 49
Koordinierung der Benannten Stellen

Die Kommission stellt sicher, dass eine angemessene Koordinierung und Zusammenarbeit der Benannten Stellen stattfindet, und zwar in Form einer Koordinierungsgruppe für Benannte Stellen auf dem Gebiet der Medizinprodukte einschließlich *In-vitro*-Diagnostika. Die Gruppe tritt regelmäßig, jedoch mindestens jährlich zusammen.

Die gemäß dieser Verordnung Benannten Stellen nehmen an der Arbeit dieser Gruppe teil.

Die Kommission kann die Einzelheiten für die Arbeitsweise der Koordinierungsgruppe für Benannte Stellen festlegen.

Artikel 50
Liste der Standardgebühren

Die Benannten Stellen erstellen Listen ihrer Standardgebühren für die von ihnen durchgeführten Konformitätsbewertungstätigkeiten und machen diese Listen öffentlich zugänglich.

KAPITEL V
KLASSIFIZIERUNG UND KONFORMITÄTSBEWERTUNG

ABSCHNITT 1
Klassifizierung

Artikel 51
Klassifizierung von Produkten

(1) Die Produkte werden unter Berücksichtigung ihrer Zweckbestimmung und der damit verbundenen Risiken in die Klassen I, IIa, IIb und III eingestuft. Die Klassifizierung erfolgt gemäß Anhang VIII.

(2) Jede Meinungsverschiedenheit zwischen einem Hersteller und der betreffenden Benannten Stelle, die sich aus der Anwendung des Anhangs VIII ergibt, wird zwecks Entscheidung an die zuständige Behörde des Mitgliedstaats verwiesen, in dem der Hersteller seine eingetragene Niederlassung hat. Verfügt der Hersteller nicht über eine eingetragene Niederlassung in der Union und hat er noch keinen Bevollmächtigten ernannt, wird die Angelegenheit an die zuständige Behörde des Mitgliedstaats verwiesen, in dem der in Anhang IX Abschnitt 2.2 Absatz 2 Buchstabe b letzter Spiegelstrich genannte Bevollmächtigte seine eingetragene Niederlassung hat. Hat die betreffende Benannte Stelle ihren Sitz in einem anderen Mitgliedstaat als der Hersteller, so trifft die zuständige Behörde ihre Entscheidung nach Anhörung der zuständigen Behörde des Mitgliedstaats, der die Benannte Stelle benannt hat.

Die zuständige Behörde des Mitgliedstaats, in dem der Hersteller seine eingetragene Niederlassung hat, setzt die Koordinierungsgruppe Medizinprodukte und die Kommission über ihre Entscheidung in Kenntnis. Die Entscheidung wird auf Ersuchen zur Verfügung gestellt.

(3) Die Kommission entscheidet auf Ersuchen eines Mitgliedstaats nach Anhörung der Koordinierungsgruppe Medizinprodukte mittels Durchführungsrechtsakten über Folgendes:

a) die Anwendung des Anhangs VIII auf ein bestimmtes Produkt, eine Produktkategorie oder eine Produktgruppe, um so die Klassifizierung dieser Produkte zu bestimmen;
b) die Klassifizierung – abweichend von Anhang VIII – in eine andere Klasse eines Produkts, einer Produktkategorie oder einer Produktgruppe aus Gründen der öffentlichen Gesundheit gemäß neuesten wissenschaftlichen Erkenntnissen oder auf der Grundlage von Informationen, die im Laufe der Vigilanz- und Marktüberwachungstätigkeiten verfügbar werden.

(4) Die Kommission kann auch aus eigener Initiative und nach Anhörung der Koordinierungsgruppe Medizinprodukte mittels Durchführungsrechtsakten über die Fragen nach Absatz 3 Buchstaben a und b entscheiden.

(5) Um die einheitliche Anwendung des Anhangs VIII sicherzustellen, kann die Kommission unter Berücksichtigung der betreffenden wissenschaftlichen Gutachten der einschlägigen wissenschaftlichen Ausschüsse Durchführungsrechtsakte erlassen, soweit dies für die Lösung von Problemen im Zusammenhang mit Unterschieden bei der Auslegung und der praktischen Anwendung erforderlich ist.

(6) Die in den Absätzen 3, 4 und 5 des vorliegenden Artikels genannten Durchführungsrechtsakte werden gemäß dem in Artikel 114 Absatz 3 genannten Prüfverfahren erlassen.

ABSCHNITT 2
Konformitätsbewertung

Artikel 52
Konformitätsbewertungsverfahren

(1) Bevor Hersteller ein Produkt in Verkehr bringen, führen sie eine Bewertung der Konformität des betreffenden Produkts im Einklang mit den in den Anhängen IX bis XI aufgeführten geltenden Konformitätsbewertungsverfahren durch.

(2) Bevor Hersteller ein nicht in Verkehr gebrachtes Produkt in Betrieb nehmen, führen sie eine Bewertung der Konformität des betreffenden Produkts im Einklang mit den in den Anhängen IX bis XI aufgeführten geltenden Konformitätsbewertungsverfahren durch.

(3) Hersteller von Produkten der Klasse III, ausgenommen Sonderanfertigungen oder Prüfprodukte, unterliegen einer Konformitätsbewertung gemäß Anhang IX. Alternativ können die Hersteller sich für eine Konformitätsbewertung gemäß Anhang X in Kombination mit einer Konformitätsbewertung gemäß Anhang XI entscheiden.

(4) Hersteller von Produkten der Klasse IIb, ausgenommen Sonderanfertigungen oder Prüfprodukte, unterliegen einer Konformitätsbewertung gemäß Anhang IX Kapitel I und III sowie einer Bewertung der technischen Dokumentation – gemäß Abschnitt 4 des genannten Anhangs – zumindest eines repräsentativen Produkts pro generischer Produktgruppe.

Bei Implantierbaren Produkten der Klasse IIb mit Ausnahme von Nahtmaterial, Klammern, Zahnfüllungen, Zahnspangen, Zahnkronen, Schrauben, Keilen, Zahn- bzw. Knochenplatten, Drähten, Stiften, Klammern und Verbindungsstücken wird die Bewertung der technischen Dokumentation gemäß Anhang IX Abschnitt 4 jedoch für jedes Produkt vorgenommen.

Alternativ können die Hersteller sich für eine Konformitätsbewertung gemäß Anhang X in Kombination mit einer Konformitätsbewertung gemäß Anhang XI entscheiden.

(5) In Fällen, in denen dies mit Blick auf bewährte Technologien gerechtfertigt ist, die denjenigen ähneln, die in den in Absatz 4 Unterabsatz 2 des vorliegenden Artikels aufgelisteten ausgenommenen Produkten verwendet werden, die wiederum in anderen implantierbaren Produkten der Klasse IIb verwendet werden, oder in Fällen, in denen dies gerechtfertigt ist, um den Schutz der Gesundheit und Sicherheit der Patienten, Anwender oder anderer Personen oder anderer Aspekte der öffentlichen Gesundheit zu gewährleisten, wird der Kommission die Befugnis übertragen, gemäß Artikel 115 delegierte Rechtsakte zu erlassen, um diese Liste durch Hinzufügung anderer Arten implantierbarer Produkte der Klasse IIb oder Streichung von Produkten anzupassen.

(6) Hersteller von Produkten der Klasse IIa, ausgenommen Sonderanfertigungen oder Prüfprodukte, unterliegen einer Konformitätsbewertung gemäß Anhang IX Kapitel I und III sowie einer Bewertung der technischen Dokumentation – gemäß Abschnitt 4 jenes Anhangs – zumindest eines repräsentativen Produkts jeder Produktkategorie.

Alternativ können die Hersteller sich dafür entscheiden, die in den Anhängen II und III genannte technische Dokumentation zu erstellen, in Kombination mit einer Konformitätsbewertung gemäß Anhang XI Abschnitt 10 oder Abschnitt 18. Die Bewertung der technischen Dokumentation wird für zumindest ein repräsentatives Produkts jeder Produktkategorie durchgeführt.

(7) Hersteller von Produkten der Klasse I, ausgenommen Sonderanfertigungen oder Prüfprodukte, erklären die Konformität ihrer Produkte durch Ausstellung einer EU-Konformitätserklärung gemäß Artikel 19, nachdem sie die technische Dokumentation gemäß den Anhängen II und III erstellt haben. Bei Produkten, die in sterilem Zustand in den Verkehr gebracht werden, bei Produkten mit Messfunktion oder bei Produkten, bei denen es sich um wiederverwendbare chirurgische Instrumente handelt, wendet der Hersteller die in Anhang IX Kapitel I und III oder in Anhang XI Teil A aufgeführten Verfahren an. Die Beteiligung der Benannten Stelle an diesen Verfahren ist jedoch begrenzt

a) bei Produkten, die in sterilem Zustand in Verkehr gebracht werden, auf die Aspekte, die mit der Herstellung, der Sicherung und der Aufrechterhaltung steriler Bedingungen zusammenhängen,
b) bei Produkten mit Messfunktion auf die Aspekte, die mit der Konformität der Produkte mit den messtechnischen Anforderungen zusammenhängen,
c) bei wiederverwendbaren chirurgischen Instrumenten auf die Aspekte, die mit der Wiederverwendung in Zusammenhang stehen, insbesondere die Reinigung, Desinfektion, Sterilisation, Wartung und Funktionsprüfung sowie die damit verbundenen Gebrauchsanweisungen.

(8) Bei Sonderanfertigungen wenden die Hersteller das Verfahren gemäß Anhang XIII an und stellen vor dem Inverkehrbringen dieser Produkte die Erklärung gemäß Abschnitt 1 des genannten Anhangs aus.

Zusätzlich zu dem gemäß Unterabsatz 1 anzuwendenden Verfahren sind Hersteller von implantierbaren Sonderanfertigungen der Klasse III auch dem Konformitätsbewertungsverfahren gemäß Anhang IX Kapitel I unterworfen. Alternativ dazu können die Hersteller sich für eine Konformitätsbewertung gemäß Anhang XI Teil A entscheiden.

(9) Bei Produkten gemäß Artikel 1 Absatz 8 Unterabsatz 1 gilt zusätzlich zu den geltenden Verfahren gemäß den Absätzen 3, 4, 6 oder 7 des vorliegenden Artikels auch das Verfahren gemäß Anhang IX Abschnitt 5.2 bzw. gemäß Anhang X Abschnitt 6.

(10) Bei Produkten, die gemäß Artikel 1 Absatz 6 Buchstaben f oder g und gemäß Artikel 1 Unterabsatz 1 Absatz 10 von dieser Verordnung erfasst werden, gilt zusätzlich zu den geltenden Verfahren gemäß den Absätzen 3, 4, 6 oder 7 des vorliegenden Artikels auch das Verfahren gemäß Anhang IX Abschnitt 5.3 bzw. gemäß Anhang X Abschnitt 6.

(11) Bei Produkten, die aus Stoffen oder aus Kombinationen von Stoffen bestehen, die dazu bestimmt sind, durch eine Körperöffnung in den menschlichen Körper eingeführt oder auf der Haut angewendet zu werden, und die vom menschlichen Körper aufgenommen oder lokal im Körper verteilt werden, gilt zusätzlich zu den geltenden Verfahren gemäß den Absätzen 3, 4, 6 oder 7 auch das Verfahren gemäß Anhang IX Abschnitt 5.4 bzw. gemäß Anhang X Abschnitt 6.

(12) Der Mitgliedstaat, in dem die Benannte Stelle niedergelassen ist, kann verlangen, dass alle oder bestimmte Unterlagen, darunter die technische Dokumentation, Audit-, Bewertungs- und Kontrollberichte, im Zusammenhang mit den in den Absätzen 1 bis 7 und 9 bis 11 genannten Verfahren in einer oder mehreren von diesem Mitgliedstaat festgelegten Amtssprachen der Union bereitgestellt werden. Wird dies nicht verlangt, so müssen diese Unterlagen in einer Amtssprache der Union vorliegen, mit der die Benannte Stelle einverstanden ist.

(13) Für Prüfprodukte gelten die Anforderungen gemäß Artikel 62 bis 81.

(14) Für folgende Aspekte kann die Kommission detaillierte Vorkehrungen und Verfahrenselemente, die für die harmonisierte Anwendung der Konformitätsbewertungsverfahren durch die Benannten Stellen erforderlich sind, im Wege von Durchführungsrechtsakten festlegen:

a) Häufigkeit und Grundlage der Stichproben bei der Bewertung der technischen Dokumentation auf repräsentativer Basis gemäß Anhang IX Abschnitt 2.3 Absatz 3 und Abschnitt 3.5 (bei Produkten der Klassen IIa und IIb) bzw. gemäß Anhang IX Teil A Abschnitt 10.2 (bei Produkten der Klasse IIa);

b) Mindesthäufigkeit der von den Benannten Stellen gemäß Anhang IX Abschnitt 3.4 unter Berücksichtigung der Risikoklasse und der Art der Produkte durchzuführenden unangekündigten Vor-Ort-Audits und Stichprobenprüfungen;
c) physische Kontrollen, Laboruntersuchungen oder andere Tests, die von den Benannten Stellen im Rahmen der Stichprobenprüfungen, der Bewertung der technischen Dokumentation und der Musterprüfung gemäß Anhang IX Abschnitte 3.4. und 4.3, Anhang X Abschnitt 3 und Anhang XI Teil B Abschnitt 15 durchzuführen sind.

Die in den Unterabsatz 1 genannten Durchführungsrechtsakte werden gemäß dem in Artikel 114 Absatz 3 genannten Prüfverfahren erlassen.

Artikel 53
Mitwirkung der Benannten Stellen an Konformitätsbewertungsverfahren

(1) Ist gemäß dem Konformitätsbewertungsverfahren die Mitwirkung einer Benannten Stelle erforderlich, kann sich der Hersteller an eine Benannte Stelle seiner Wahl wenden, sofern die ausgewählte Benannte Stelle dazu benannt ist, die Konformitätsbewertungstätigkeiten für die betreffenden Arten von Produkten durchzuführen. Der Hersteller darf nicht gleichzeitig bei einer anderen Benannten Stelle einen Antrag für dasselbe Konformitätsbewertungsverfahren stellen.

(2) Zieht ein Hersteller seinen Antrag zurück, bevor eine Entscheidung der Benannten Stelle über die Konformitätsbewertung ergangen ist, so informiert die betreffende Benannte Stelle die anderen Benannten Stellen mittels des elektronischen Systems gemäß Artikel 57 darüber.

(3) Wenn sie einen Antrag an eine Benannte Stelle gemäß Absatz 1 stellen, geben die Hersteller an, ob sie einen Antrag bei einer anderen Benannten Stelle zurückgezogen haben, bevor deren Entscheidung ergangen ist, und machen Angaben zu etwaigen früheren Anträgen zu derselben Konformitätsbewertung, die von einer anderen Benannten Stelle abgelehnt wurde.

(4) Die Benannte Stelle kann von dem Hersteller die Vorlage aller Informationen oder Daten verlangen, die zur ordnungsgemäßen Durchführung des gewählten Konformitätsbewertungsverfahrens erforderlich sind.

(5) Die Benannten Stellen und ihre Mitarbeiter führen ihre Konformitätsbewertungstätigkeiten mit der mit höchster beruflicher Zuverlässigkeit und der erforderlichen technischen und wissenschaftlichen Kompetenz in dem betreffenden Bereich durch; sie dürfen keinerlei Druck oder Einflussnahme, insbesondere finanzieller Art, ausgesetzt sein, die sich auf ihre Beurteilung oder die Ergebnisse ihrer Konformitätsbewertungstätigkeit auswirken könnte und die insbesondere von Personen oder Personengruppen ausgeht, die ein Interesse am Ergebnis dieser Tätigkeiten haben.

Artikel 54
Konsultationsverfahren im Zusammenhang mit der klinischen Bewertung bestimmter Produkte der Klasse III und der Klasse IIb

(1) Zusätzlich zu den gemäß Artikel 52 anzuwendenden Verfahren wenden die Benannten Stellen das Konsultationsverfahren im Zusammenhang mit der klinischen Bewertung gemäß Anhang IX Abschnitt 5.1 bzw. gemäß Anhang X Abschnitt 6 an, wenn sie bei folgenden Produkten eine Konformitätsbewertung durchführen:

a) implantierbare Produkte der Klasse III und
b) aktive Produkte der Klasse IIb, die dazu bestimmt sind, ein Arzneimittel gemäß Anhang VIII Abschnitt 6.4 (Regel 12) an den Körper abzugeben und/oder aus dem Körper zu entfernen.

(2) Das Verfahren gemäß Absatz 1 ist für die dort genannten Produkte nicht erforderlich, wenn

a) eine gemäß dieser Verordnung ausgestellte Bescheinigung erneuert wird,
b) das Produkt durch Änderung eines Produkts ausgelegt wurde, das bereits vom selben Hersteller mit derselben Zweckbestimmung in Verkehr gebracht wurde, sofern der Hersteller der Benannten Stelle zu deren Zufriedenheit nachgewiesen hat, dass die Änderungen das Nutzen-Risiko-Verhältnis des Produkts nicht beeinträchtigen, oder
c) die Grundsätze der klinischen Bewertung der entsprechenden Produktart oder -kategorie in einer Spezifikation gemäß Artikel 9 festgelegt wurden und die Benannte Stelle bestätigt, dass die klinische Bewertung dieses Produkts durch den Hersteller mit der einschlägigen Spezifikation für die klinische Bewertung dieser Art von Produkt im Einklang steht.

(3) Die Benannte Stelle teilt den zuständigen Behörden, der für Benannte Stellen zuständigen Behörde und der Kommission über das elektronische System gemäß Artikel 57 mit, ob das Verfahren gemäß Absatz 1 anzuwenden ist oder nicht. Dieser Mitteilung wird der Bericht über die Begutachtung der klinischen Bewertung beigefügt.

(4) Die Kommission erstellt eine Jahresübersicht über die Produkte, die dem Verfahren gemäß Anhang IX Abschnitt 5.1 bzw. Anhang X Abschnitt 6 unterzogen wurden. Die Jahresübersicht enthält die Mitteilungen gemäß Absatz 3 des vorliegenden Artikels und gemäß Anhang IX Abschnitt 5.1 Buchstabe e sowie eine Auflistung der Fälle, in denen die Benannte Stelle nicht dem Gutachten des Expertengremiums folgte. Die Kommission legt diese Übersicht dem Europäischen Parlament, dem Rat und der Koordinierungsgruppe Medizinprodukte vor.

(5) Die Kommission erstellt bis zum 27. Mai 2025 einen Bericht über die Anwendung des vorliegenden Artikels und legt ihn dem Europäischen Parlament und dem Rat vor. In dem Bericht werden die Jahresübersichten und die verfügbaren einschlägigen Empfehlungen der Koordinierungsgruppe Medizinprodukte be-

rücksichtigt. Auf der Grundlage dieses Berichts unterbreitet die Kommission gegebenenfalls Vorschläge zur Änderung dieser Verordnung.

Artikel 55
Mechanismus zur Kontrolle der Konformitätsbewertungen bestimmter Produkte der Klasse III und der Klasse IIb

(1) Die Benannten Stellen melden den zuständigen Behörden alle von ihnen ausgestellten Bescheinigungen für Produkte, für die eine Konformitätsbewertung gemäß Artikel 54 Absatz 1 durchgeführt wurde. Diese Meldung erfolgt über das elektronische System gemäß Artikel 57; ihr werden der Kurzbericht über Sicherheit und klinische Leistung gemäß Artikel 32, der Bewertungsbericht der Benannten Stelle, die Gebrauchsanweisung gemäß Anhang I Abschnitt 23.4 und gegebenenfalls das wissenschaftliche Gutachten der Expertengremien gemäß Anhang IX Abschnitt 5.1 bzw. Anhang X Abschnitt 6. Weichen die Standpunkte der Benannten Stelle und der Expertengremien voneinander ab, so enthält die Meldung eine umfassende Begründung.

(2) Die zuständigen Behörden und gegebenenfalls die Kommission können bei begründeten Bedenken weitere Verfahren gemäß den Artikeln 44, 45, 46, 47 oder 94 anwenden und, wenn dies für notwendig erachtet wird, geeignete Maßnahmen gemäß den Artikeln 95 und 97 ergreifen.

(3) Die Koordinierungsgruppe Medizinprodukte und gegebenenfalls die Kommission können bei begründeten Bedenken die Expertengremien um wissenschaftliche Gutachten zur Sicherheit und Leistung eines Produkts ersuchen.

Artikel 56
Konformitätsbescheinigungen

(1) Die von den Benannten Stellen gemäß den Anhängen IX, X und XI ausgestellten Bescheinigungen sind in einer von dem Mitgliedstaat, in dem die Benannte Stelle niedergelassen ist, festgelegten Amtssprache der Union oder in einer anderen Amtssprache der Union auszufertigen, mit der die Benannte Stelle einverstanden ist. In Anhang XII ist niedergelegt, welche Angaben die Bescheinigungen mindestens enthalten müssen.

(2) Die Bescheinigungen sind für die darin genannte Dauer gültig, die maximal fünf Jahre beträgt. Auf Antrag des Herstellers kann die Gültigkeit der Bescheinigung auf der Grundlage einer Neubewertung gemäß den geltenden Konformitätsbewertungsverfahren für weitere Zeiträume, die jeweils fünf Jahre nicht überschreiten dürfen, verlängert werden. Ein Nachtrag zu einer Bescheinigung ist so lange gültig wie die Bescheinigung, zu der er gehört.

(3) Die Benannten Stellen können die Zweckbestimmung eines Produkts auf bestimmte Patientengruppen beschränken oder die Hersteller verpflichten, be-

stimmte Studien über die klinische Nachbeobachtung nach dem Inverkehrbringen gemäß Anhang XIV Teil B durchzuführen.

(4) Stellt eine Benannte Stelle fest, dass der Hersteller die Anforderungen dieser Verordnung nicht mehr erfüllt, setzt sie die erteilte Bescheinigung aus oder widerruft diese oder schränkt sie ein, jeweils unter Berücksichtigung des Verhältnismäßigkeitsgrundsatzes, sofern die Einhaltung der Anforderungen nicht durch geeignete Korrekturmaßnahmen des Herstellers innerhalb einer von der Benannten Stelle gesetzten angemessenen Frist wiederhergestellt wird. Die Benannte Stelle begründet ihre Entscheidung.

(5) Die Benannte Stelle gibt in das elektronische System gemäß Artikel 57 alle Informationen zu ausgestellten Bescheinigungen ein, auch zu deren Änderungen und Nachträgen, sowie Angaben zu ausgesetzten, reaktivierten oder widerrufenen Bescheinigungen und zu Fällen, in denen die Erteilung einer Bescheinigung abgelehnt wurde, sowie zu Einschränkungen von Bescheinigungen. Diese Angaben sind der Öffentlichkeit zugänglich.

(6) Der Kommission wird die Befugnis übertragen, gemäß Artikel 115 delegierte Rechtsakte zur Änderung des in Anhang XII aufgeführten Mindestinhalts der Bescheinigungen zu erlassen; dabei berücksichtigt sie den technischen Fortschritt.

Artikel 57
Elektronisches System für Benannte Stellen und Konformitätsbescheinigungen

(1) Die Kommission errichtet und betreibt nach Konsultation der Koordinierungsgruppe Medizinprodukte ein elektronisches System zur Erfassung und Verarbeitung folgender Informationen:

a) Liste der Zweigstellen gemäß Artikel 37 Absatz 3;
b) Liste der Sachverständigen gemäß Artikel 40 Absatz 2;
c) Informationen über die Notifizierung gemäß Artikel 42 Absatz 10 und über die geänderten Notifizierungen gemäß Artikel 46 Absatz 2;
d) Verzeichnis der Benannten Stellen gemäß Artikel 43 Absatz 2;
e) Zusammenfassung des Berichts gemäß Artikel 44 Absatz 12;
f) Mitteilungen im Zusammenhang mit den Konformitätsbewertungen und Meldungen der Bescheinigungen gemäß Artikel 54 Absatz 3 bzw. Artikel 55 Absatz 1;
g) Zurückziehen oder Ablehnung der Anträge auf Bescheinigungen gemäß Artikel 53 Absatz 2 und Anhang VII, Abschnitt 4.3;
h) Informationen über Bescheinigungen gemäß Artikel 56 Absatz 5;
i) Kurzbericht über Sicherheit und klinische Leistung gemäß Artikel 32.

(2) Die in dem elektronischen System erfassten und verarbeiteten Informationen sind für die zuständigen Behörden der Mitgliedstaaten und die Kommission sowie gegebenenfalls für die Benannten Stellen und – soweit dies an anderer Stelle

in dieser Verordnung oder in der Verordnung (EU) 2017/746 vorgesehen ist – für die Öffentlichkeit zugänglich.

Artikel 58
Freiwilliger Wechsel der Benannten Stelle

(1) Beendet ein Hersteller in Bezug auf die Konformitätsbewertung eines Produkts seinen Vertrag mit einer Benannten Stelle und schließt er einen Vertrag mit einer anderen Benannten Stelle ab, so werden die detaillierten Vorkehrungen für den Wechsel der Benannten Stelle in einer Vereinbarung zwischen dem Hersteller, der neuen Benannten Stelle und – soweit durchführbar – der bisherigen Benannten Stelle klar geregelt. Diese Vereinbarung muss mindestens folgende Aspekte abdecken:

a) Datum, zu dem die von der bisherigen Benannten Stelle ausgestellten Bescheinigungen ihre Gültigkeit verlieren;
b) Datum, bis zu dem die Kennnummer der bisherigen Benannten Stelle in den vom Hersteller bereitgestellten Informationen, einschließlich Werbematerial, genannt werden darf;
c) Übergabe von Dokumenten, einschließlich der vertraulichen Aspekte und Eigentumsrechte;
d) Datum, ab dem die Konformitätsbewertungsaufgaben der bisherigen Benannten Stelle bei der neuen Benannten Stelle liegen;
e) die letzte Seriennummer oder die letzte Losnummer, für die die bisherige Benannte Stelle verantwortlich ist.

(2) Die bisherige Benannte Stelle widerruft die von ihr für das betreffende Produkt ausgestellten Bescheinigungen an dem Tag, an dem deren Gültigkeit endet.

Artikel 59
Ausnahme von den Konformitätsbewertungsverfahren

(1) Jede zuständige Behörde kann – abweichend von Artikel 52 dieser Verordnung oder im Zeitraum vom 24. April 2020 bis zum 25. Mai 2021 abweichend von Artikel 9 Absätze 1 und 2 der Richtlinie 90/385/EWG oder abweichend von Artikel 11 Absätze 1 bis 6 der Richtlinie 93/42/EWG – auf ordnungsgemäß begründeten Antrag im Hoheitsgebiet des betreffenden Mitgliedstaats das Inverkehrbringen und die Inbetriebnahme eines spezifischen Produkts genehmigen, bei dem die gemäß den genannten Artikeln geltenden Verfahren nicht durchgeführt wurden, dessen Verwendung jedoch im Interesse der öffentlichen Gesundheit oder der Patientensicherheit oder -gesundheit liegt.

(2) Der Mitgliedstaat unterrichtet die Kommission und die übrigen Mitgliedstaaten von jeder Entscheidung zum Inverkehrbringen oder zur Inbetriebnahme eines Produkts gemäß Absatz 1, sofern eine solche Genehmigung nicht nur für die Verwendung durch einen einzigen Patienten erteilt wurde.

Der Mitgliedstaat kann die Kommission und die anderen Mitgliedstaaten von jeder Genehmigung unterrichten, die er vor dem 24. April 2020 gemäß Artikel 9 Absatz 9 der Richtlinie 90/385/EWG oder Artikel 11 Absatz 13 der Richtlinie 93/42/EWG erteilt hat.

(3) Im Anschluss an eine Unterrichtung gemäß Absatz 2 des vorliegenden Artikels kann die Kommission in Ausnahmefällen im Zusammenhang mit der öffentlichen Gesundheit oder der Patientensicherheit oder -gesundheit eine von einem Mitgliedstaat gemäß Absatz 1 des vorliegenden Artikels erteilte Genehmigung – oder falls sie vor dem 24. April 2020 erteilt wurde, eine gemäß Artikel 9 Absatz 9 der Richtlinie 90/385/EWG oder gemäß Artikel 11 Absatz 13 der Richtlinie 93/42/EWG erteilte Genehmigung – im Wege von Durchführungsrechtsakten für einen begrenzten Zeitraum auf das gesamte Gebiet der Union ausweiten und die Bedingungen festlegen, unter denen das Produkt in Verkehr gebracht oder in Betrieb genommen werden darf. Diese Durchführungsrechtsakte werden gemäß dem in Artikel 114 Absatz 3 genannten Prüfverfahren erlassen.

In hinreichend begründeten Fällen äußerster Dringlichkeit im Zusammenhang mit der menschlichen Sicherheit und Gesundheit erlässt die Kommission gemäß dem in Artikel 114 Absatz 4 genannten Verfahren sofort geltende Durchführungsrechtsakte.

Artikel 60
Freiverkaufszertifikate

(1) Der Mitgliedstaat, in dem der Hersteller oder der Bevollmächtigte seine eingetragene Niederlassung hat, stellt auf Antrag des Herstellers oder des Bevollmächtigten ein Freiverkaufszertifikat für Exportzwecke aus, in dem bescheinigt wird, dass der Hersteller bzw. der Bevollmächtigte in seinem Hoheitsgebiet seine eingetragene Niederlassung hat und dass mit dem betreffenden Produkt, das gemäß dieser Verordnung die CE-Kennzeichnung trägt, in der Union gehandelt werden darf. Das Freiverkaufszertifikat weist die Basis-UDI-DI für das Produkt aus, die in der UDI-Datenbank gemäß Artikel 29 enthalten ist. Hat eine Benannte Stelle eine Bescheinigung gemäß Artikel 56 ausgestellt, so weist das Freiverkaufszertifikat die einmalige Identifizierungsnummer der von der Benannten Stelle ausgestellten Bescheinigung gemäß Anhang XII Kapitel II Abschnitt 3 aus.

(2) Die Kommission kann im Wege von Durchführungsrechtsakten unter Berücksichtigung der internationalen Praxis in Bezug auf die Verwendung von Freiverkaufszertifikaten ein Muster für Freiverkaufszertifikate festlegen. Diese Durchführungsrechtsakte werden gemäß dem in Artikel 114 Absatz 2 genannten Beratungsverfahren erlassen.

KAPITEL VI KLINISCHE BEWERTUNG UND KLINISCHE PRÜFUNGEN

Artikel 61 Klinische Bewertung

(1) Die Bestätigung der Erfüllung der einschlägigen grundlegenden Sicherheits- und Leistungsanforderungen gemäß Anhang I bei normalem bestimmungsgemäßer Verwendung des Produkts sowie die Beurteilung unerwünschter Nebenwirkungen und der Vertretbarkeit des Nutzen-Risiko-Verhältnisses gemäß Anhang I Abschnitte 1 und 8 erfolgen auf der Grundlage klinischer Daten, die einen ausreichenden klinischen Nachweis bieten, gegebenenfalls einschließlich einschlägiger Daten gemäß Anhang III.

Der Hersteller spezifiziert und begründet den Umfang des klinischen Nachweises, der erforderlich ist, um die Erfüllung der einschlägigen grundlegenden Sicherheits- und Leistungsanforderungen zu belegen. Der Umfang des klinischen Nachweises muss den Merkmalen des Produkts und seiner Zweckbestimmung angemessen sein.

Zu diesem Zweck wird von den Herstellern eine klinische Bewertung nach Maßgabe des vorliegenden Artikels und des Anhangs XIV Teil A geplant, durchgeführt und dokumentiert.

(2) Für alle Produkte der Klasse III und für die in Artikel 54 Absatz 1 Buchstabe b genannten Produkte der Klasse IIb kann der Hersteller vor seiner klinischen Bewertung und/oder Prüfung ein Expertengremium gemäß Artikel 106 konsultieren, um die vom Hersteller vorgesehene Strategie für die klinische Entwicklung und die Vorschläge für eine klinische Prüfung zu prüfen. Der Hersteller berücksichtigt die vom Expertengremium geäußerten Standpunkte gebührend. Diese Berücksichtigung wird in dem in Absatz 12 genannten Bericht über die klinische Bewertung dokumentiert.

Der Hersteller darf keinerlei Rechte in Bezug auf die Standpunkte des Expertengremiums im Hinblick auf künftige Konformitätsbewertungsverfahren geltend machen.

(3) Eine klinische Bewertung erfolgt nach einem genau definierten und methodisch fundierten Verfahren, das sich auf folgende Grundlagen stützt:

a) eine kritische Bewertung der einschlägigen derzeit verfügbaren wissenschaftlichen Fachliteratur über Sicherheit, Leistung, Auslegungsmerkmale und Zweckbestimmung des Produkts; dabei müssen folgende Bedingungen erfüllt sein:

   - das Produkt, das Gegenstand der klinischen Bewertung für die Zweckbestimmung ist, ist dem Produkt, auf das sich die Daten beziehen, gemäß Anhang XIV Abschnitt 3 nachgewiesenermaßen gleichartig, und
   - die Daten zeigen in geeigneter Weise die Übereinstimmung mit den einschlägigen Sicherheits- und Leistungsanforderungen;

b) eine kritische Bewertung der Ergebnisse aller verfügbaren klinischen Prüfungen, wobei gebührend berücksichtigt wird, ob die Prüfungen gemäß den Artikeln 62 bis 80, gemäß nach Artikel 81 erlassenen Rechtsakten und gemäß Anhang XV durchgeführt wurden, und

c) eine Berücksichtigung der gegebenenfalls derzeit verfügbaren anderen Behandlungsoptionen für diesen Zweck.

(4) Im Falle von implantierbaren Produkten und Produkten der Klasse III werden klinische Prüfungen durchgeführt, es sei denn,

- das betreffende Produkt wurde durch Änderungen eines bereits von demselben Hersteller in Verkehr gebrachten Produkts konzipiert,
- der Hersteller hat nachgewiesen, dass das geänderte Produkt dem in Verkehr gebrachten Produkt gemäß Anhang XIV Abschnitt 3 gleichartig ist, und dieser Nachweis ist von der benannten Stelle bestätigt worden und
- die klinische Bewertung des in Verkehr gebrachten Produkts reicht aus, um nachzuweisen, dass das geänderte Produkt die einschlägigen Sicherheits- und Leistungsanforderungen erfüllt.

In diesem Fall prüft die benannte Stelle, dass der Plan für die klinische Nachbeobachtung nach dem Inverkehrbringen zweckdienlich ist und Studien nach dem Inverkehrbringen beinhaltet, um Sicherheit und Leistung des Produkts nachzuweisen.

Darüber hinaus müssen die klinischen Prüfungen in den in Absatz 6 aufgeführten Fällen nicht durchgeführt werden.

(5) Ein Hersteller eines Produkts, das nachweislich einem bereits in Verkehr gebrachten nicht von ihm hergestellten Produkt gleichartig ist, kann sich ebenfalls auf Absatz 4 berufen, um keine klinische Prüfung durchführen zu müssen, sofern zusätzlich zu den Anforderungen des genannten Absatzes die folgenden Bedingungen erfüllt sind:

- Die beiden Hersteller haben einen Vertrag geschlossen, in dem dem Hersteller des zweiten Produkts ausdrücklich der uneingeschränkte Zugang zur technischen Dokumentation durchgängig gestattet wird, und
- die ursprüngliche klinische Bewertung wurde unter Einhaltung der Anforderungen der vorliegenden Verordnung durchgeführt,

und der Hersteller des zweiten Produkts liefert der benannten Stelle den eindeutigen Nachweis hierfür.

(6) Die Anforderung, klinische Prüfungen gemäß Absatz 4 durchzuführen, gilt nicht für implantierbare Produkte und Produkte der Klasse III,

a) die gemäß der Richtlinie 90/385/EWG oder der Richtlinie 93/42/EWG rechtmäßig in Verkehr gebracht oder in Betrieb genommen wurden und deren klinische Bewertung
   - sich auf ausreichende klinische Daten stützt und
   - mit den einschlägigen produktspezifischen Spezifikationen für die klinische Bewertung dieser Art von Produkten im Einklang steht, sofern diese GS verfügbar sind, oder
b) bei denen es sich um Nahtmaterial, Klammern, Zahnfüllungen, Zahnspangen, Zahnkronen, Schrauben, Keile, Zahn- bzw. Knochenplatten, Drähte, Stifte, Klemmen oder Verbindungsstücke handelt, deren klinische Bewertung auf der Grundlage ausreichender klinischer Daten erfolgt und mit den einschlägigen produktspezifischen Spezifikationen im Einklang steht, sofern diese Spezifikationen verfügbar sind.

(7) Fälle, in denen Absatz 4 aufgrund von Absatz 6 nicht zur Anwendung kommt, werden vom Hersteller im Bericht über die klinische Bewertung und von der Benannten Stelle im Bericht über die Begutachtung der klinischen Bewertung begründet.

(8) In Fällen, in denen dies mit Blick auf bewährte Technologien gerechtfertigt ist, die denjenigen ähneln, die in den in Absatz 6 Buchstabe b aufgelisteten ausgenommenen Produkten verwendet werden, die wiederum in anderen Produkten verwendet werden, oder in Fällen, in denen dies gerechtfertigt ist, um den Schutz der Gesundheit und Sicherheit der Patienten, Anwender oder anderer Personen bzw. anderer Aspekte der öffentlichen Gesundheit zu gewährleisten, wird der Kommission die Befugnis übertragen, gemäß Artikel 115 delegierte Rechtsakte zu erlassen, um die Liste der ausgenommenen Produkte gemäß Artikel 52 Absatz 4 Unterabsatz 2 und Absatz 6 Buchstabe b des vorliegenden Artikels durch Hinzufügung anderer Arten implantierbarer Produkte oder Produkte der Klasse III oder Streichung von Produkten anzupassen.

(9) Bei den in Anhang XVI aufgeführten Produkten ohne medizinische Zweckbestimmung ist die Anforderung, den klinischen Nutzen im Einklang mit den Bestimmungen dieses Kapitels und der Anhänge XIV und XV nachzuweisen, als Anforderung, die Leistung des Produkts nachzuweisen, zu verstehen. Die klinischen Bewertungen dieser Produkte erfolgen auf der Grundlage einschlägiger Daten zur Sicherheit, einschließlich der Daten aus der Überwachung nach dem Inverkehrbringen, der klinischen Nachbeobachtung nach dem Inverkehrbringen und gegebenenfalls der spezifischen klinischen Prüfung. Bei diesen Produkten kann nur dann auf die Durchführung klinischer Prüfungen verzichtet werden, wenn es ausreichende Gründe dafür gibt, auf bereits vorhandene klinische Daten zu einem analogen Medizinprodukt zurückzugreifen.

(10) Wird der Nachweis der Übereinstimmung mit grundlegenden Sicherheits- und Leistungsanforderungen auf der Grundlage klinischer Daten für ungeeignet erachtet, ist jede solche Ausnahme auf der Grundlage des Risikomanagements

des Herstellers und unter Berücksichtigung der besonderen Merkmale des Zusammenspiels zwischen dem Produkt und dem menschlichen Körper, der bezweckten klinischen Leistung und der Angaben des Herstellers angemessen zu begründen; dies gilt unbeschadet des Absatzes 4. In diesem Fall muss der Hersteller in der technischen Dokumentation gemäß Anhang II gebührend begründen, warum er den Nachweis der Übereinstimmung mit grundlegenden Sicherheits- und Leistungsanforderungen allein auf der Grundlage der Ergebnisse nichtklinischer Testmethoden, einschließlich Leistungsbewertung, technischer Prüfung („bench testing") und vorklinischer Bewertung, für geeignet hält.

(11) Die klinische Bewertung und die dazugehörigen Unterlagen sind während des gesamten Lebenszyklus des Produkts anhand der klinischen Daten zu aktualisieren, die sich aus der Durchführung des Plans für die klinische Nachbeobachtung nach dem Inverkehrbringen des Herstellers gemäß Anhang XIV Teil B und dem Plan zur Überwachung nach dem Inverkehrbringen gemäß Artikel 84 ergeben.

Für Produkte der Klasse III und implantierbare Produkte werden der Bewertungsbericht über die klinische Nachbeobachtung nach dem Inverkehrbringen und gegebenenfalls der in Artikel 32 genannte Kurzbericht über Sicherheit und klinische Leistung mindestens einmal jährlich anhand dieser Daten aktualisiert.

(12) Die klinische Bewertung, ihre Ergebnisse und der daraus abgeleitete klinische Nachweis werden in einem Bericht über die klinische Bewertung gemäß Anhang XIV Abschnitt 4 festgehalten, der – außer bei Sonderanfertigungen – Teil der technischen Dokumentation gemäß Anhang II für das betreffende Produkt ist.

(13) Erforderlichenfalls kann die Kommission zur Sicherstellung der einheitlichen Anwendung des Anhangs XIV unter gebührender Berücksichtigung des technischen und wissenschaftlichen Fortschritts Durchführungsrechtsakte erlassen, soweit dies für die Lösung von Problemen im Zusammenhang mit Unterschieden bei der Auslegung und der praktischen Anwendung erforderlich ist. Diese Durchführungsrechtsakte werden gemäß dem in Artikel 114 Absatz 3 genannten Prüfverfahren erlassen.

Artikel 62
Allgemeine Anforderungen an zum Nachweis der Konformität von Produkten durchgeführte klinische Prüfungen

(1) Bei klinischen Prüfungen haben Konzeption, Genehmigung, Durchführung, Aufzeichnung und Berichterstattung gemäß den Bestimmungen des vorliegenden Artikels und der Artikel 63 bis 80, der nach Artikel 81 erlassenen Rechtsakte und des Anhangs XV zu erfolgen, wenn sie als Teil der klinischen Bewertung für Konformitätsbewertungszwecke zu einem oder mehreren der folgenden Zwecke durchgeführt werden:

a) zur Feststellung und Überprüfung, dass ein Produkt so ausgelegt, hergestellt und verpackt ist, dass es unter normalen Verwendungsbedingungen für einen oder mehrere der in Artikel 2 Nummer 1 aufgelisteten spezifischen Zwecke geeignet ist und die von seinem Hersteller angegebene bezweckte Leistung erbringt;
b) zur Feststellung und Überprüfung des von seinem Hersteller angegebenen klinischen Nutzens eines Produkts;
c) zur Feststellung und Überprüfung der klinischen Sicherheit des Produkts und zur Bestimmung von bei normalen Verwendungsbedingungen gegebenenfalls auftretenden unerwünschten Nebenwirkungen des Produkts und zur Beurteilung, ob diese im Vergleich zu dem von dem Produkt erbrachten Nutzen vertretbare Risiken darstellen.

(2) Ist der Sponsor einer klinischen Prüfung nicht in der Union niedergelassen, so stellt er sicher, dass eine natürliche oder juristische Person als sein rechtlicher Vertreter in der Union niedergelassen ist. Dieser rechtliche Vertreter ist dafür verantwortlich, die Einhaltung der dem Sponsor aus dieser Verordnung erwachsenden Verpflichtungen sicherzustellen; die gesamte in dieser Verordnung vorgesehene Kommunikation mit dem Sponsor wird über den rechtlichen Vertreter abgewickelt. Jegliche Kommunikation mit diesem rechtlichen Vertreter gilt als Kommunikation mit dem Sponsor.

Die Mitgliedstaaten können auf die Anwendung des Unterabsatzes 1 auf klinische Prüfungen, die ausschließlich in ihrem Hoheitsgebiet oder in ihrem Hoheitsgebiet und im Hoheitsgebiet eines Drittstaats durchgeführt werden, verzichten, sofern sie sicherstellen, dass der Sponsor zumindest einen Ansprechpartner für diese klinische Prüfung in ihrem Hoheitsgebiet benennt, über den die gesamte in dieser Verordnung vorgesehene Kommunikation mit dem Sponsor abgewickelt wird.

(3) Klinische Prüfungen werden so konzipiert und durchgeführt, dass der Schutz der Rechte, der Sicherheit, der Würde und des Wohls der an der Prüfung teilnehmenden Prüfungsteilnehmer gewährleistet ist und Vorrang vor allen sonstigen Interessen hat und die gewonnenen klinischen Daten wissenschaftlich fundiert, zuverlässig und solide sind.

Klinische Prüfungen werden einer wissenschaftlichen und ethischen Überprüfung unterzogen. Die ethische Überprüfung erfolgt durch eine Ethik-Kommission gemäß dem nationalen Recht. Die Mitgliedstaaten sorgen dafür, dass die Verfahren für die Überprüfung durch die Ethik-Kommissionen mit den Verfahren vereinbar sind, die in dieser Verordnung für die Bewertung des Antrags auf Genehmigung einer klinischen Prüfung festgelegt sind. Mindestens ein Laie wirkt an der ethischen Überprüfung mit.

(4) Eine klinische Prüfung gemäß Absatz 1 kann nur durchgeführt werden, wenn alle nachfolgenden Bedingungen erfüllt sind:

a) Die klinische Prüfung wird – sofern nichts anderes festgelegt ist – von dem Mitgliedstaat bzw. den Mitgliedstaaten, in dem bzw. denen die klinische Prüfung durchgeführt werden soll, gemäß dieser Verordnung genehmigt;
b) eine nach nationalem Recht eingesetzte Ethik-Kommission hat keine ablehnende Stellungnahme in Bezug auf die klinische Prüfung abgegeben, die nach dem nationalen Recht des betreffenden Mitgliedstaats für dessen gesamtes Hoheitsgebiet gültig ist;
c) der Sponsor oder sein rechtlicher Vertreter oder ein Ansprechpartner gemäß Absatz 2 ist in der Union niedergelassen;
d) schutzbedürftige Bevölkerungsgruppen und Prüfungsteilnehmer werden gemäß Artikel 64 bis Artikel 68 angemessen geschützt;
e) der erwartete Nutzen für die Prüfungsteilnehmer oder für die öffentliche Gesundheit rechtfertigt die vorhersehbaren Risiken und Nachteile, und die Einhaltung dieser Bedingung wird ständig überwacht;
f) der Prüfungsteilnehmer oder – falls der Prüfungsteilnehmer nicht in der Lage ist, eine Einwilligung nach Aufklärung zu erteilen – sein gesetzlicher Vertreter hat eine Einwilligung nach Aufklärung gemäß Artikel 63 erteilt;
g) der Prüfungsteilnehmer oder – falls der Prüfungsteilnehmer nicht in der Lage ist, eine Einwilligung nach Aufklärung zu erteilen – sein gesetzlicher Vertreter hat die Kontaktdaten einer Stelle erhalten, die ihm bei Bedarf weitere Informationen erteilt;
h) das Recht des Prüfungsteilnehmers auf körperliche und geistige Unversehrtheit, Privatsphäre und Schutz seiner personenbezogenen Daten gemäß der Richtlinie 95/46/EG bleibt gewahrt;
i) die klinische Prüfung ist so geplant, dass sie mit möglichst wenig Schmerzen, Beschwerden, Angst und allen anderen vorhersehbaren Risiken für die Prüfungsteilnehmer verbunden ist und sowohl die Risikoschwelle als auch das Ausmaß der Belastung im klinischen Prüfplan eigens definiert und ständig überprüft werden;
j) die Verantwortung für die medizinische Versorgung der Prüfungsteilnehmer trägt ein Arzt mit geeigneter Qualifikation oder gegebenenfalls ein qualifizierter Zahnarzt oder jede andere Person, die nach nationalem Recht zur Bereitstellung der entsprechenden Patientenbetreuung im Rahmen einer klinischen Prüfung befugt ist;
k) die Prüfungsteilnehmer oder gegebenenfalls ihre gesetzlichen Vertreter werden keiner unzulässigen Beeinflussung, etwa finanzieller Art, ausgesetzt, um sie zur Teilnahme an der klinischen Prüfung zu bewegen;
l) das betreffende Prüfprodukt bzw. die betreffenden Prüfprodukte entspricht bzw. entsprechen den grundlegenden Sicherheits- und Leistungsanforderungen gemäß Anhang I mit Ausnahme der Punkte, die Gegenstand der klinischen Prüfung sind; hinsichtlich dieser Punkte wurden alle Vorsichtsmaßnahmen zum Schutz der Gesundheit und der Sicherheit der Prüfungsteilnehmer getroffen. Dies umfasst gegebenenfalls technische und biologische Sicher-

heitsprüfungen und eine vorklinische Bewertung sowie Bestimmungen im Bereich der Sicherheit am Arbeitsplatz und der Unfallverhütung unter Berücksichtigung des neuesten Erkenntnisstands;

m) die Anforderungen des Anhangs XV sind erfüllt.

(5) Jeder Prüfungsteilnehmer oder – falls der Prüfungsteilnehmer nicht in der Lage ist, eine Einwilligung nach Aufklärung zu erteilen – sein gesetzlicher Vertreter kann seine Teilnahme an der klinischen Prüfung jederzeit durch Widerruf seiner Einwilligung beenden, ohne dass ihm daraus ein Nachteil entsteht und ohne dass er dies in irgendeiner Weise begründen müsste. Unbeschadet der Richtlinie 95/46/EG hat der Widerruf der Einwilligung nach Aufklärung keine Auswirkungen auf Tätigkeiten, die auf der Grundlage der Einwilligung nach Aufklärung bereits vor deren Widerruf durchgeführt wurden, oder auf die Verwendung der auf dieser Grundlage erhobenen Daten.

(6) Bei dem Prüfer handelt es sich um eine Person, die einen Beruf ausübt, durch den sie aufgrund der dafür erforderlichen wissenschaftlichen Kenntnisse und Erfahrung bei der Patientenbetreuung in dem betreffenden Mitgliedstaat anerkanntermaßen für die Rolle als Prüfer qualifiziert ist. Alle sonstigen an der Durchführung einer klinischen Prüfung mitwirkenden Mitarbeiter müssen aufgrund ihrer Ausbildung, Fortbildung bzw. Erfahrung auf dem betreffenden medizinischen Gebiet und im Zusammenhang mit klinischen Forschungsmethoden in geeigneter Weise für ihre Tätigkeit qualifiziert sein.

(7) Die Räumlichkeiten, in denen die klinische Prüfung durchgeführt werden soll, müssen für die klinische Prüfung geeignet sein und den Räumlichkeiten, in denen das Produkt verwendet werden soll, ähneln.

Artikel 63
Einwilligung nach Aufklärung

(1) Die Einwilligung nach Aufklärung wird nach entsprechender Aufklärung gemäß Absatz 2 von der Person, die das Gespräch gemäß Absatz 2 Buchstabe c geführt hat, sowie vom Prüfungsteilnehmern oder – falls der Prüfungsteilnehmer nicht in der Lage ist, eine Einwilligung nach Aufklärung zu erteilen – seinem gesetzlichen Vertreter schriftlich erteilt, datiert und unterzeichnet. Ist der Prüfungsteilnehmer nicht in der Lage, seine Einwilligung nach Aufklärung schriftlich zu erteilen, kann die Einwilligung in geeigneter alternativer Weise in Anwesenheit mindestens eines unparteiischen Zeugen erteilt und aufgezeichnet werden. In diesem Fall unterzeichnet und datiert der Zeuge das Dokument zur Einwilligung nach Aufklärung. Der Prüfungsteilnehmer oder – falls der Prüfungsteilnehmer nicht in der Lage ist, eine Einwilligung nach Aufklärung zu erteilen – sein gesetzlicher Vertreter erhält eine Ausfertigung des Dokuments oder gegebenenfalls der Aufzeichnung, mit dem die Einwilligung nach Aufklärung erteilt wurde. Die Einwilligung nach Aufklärung ist zu dokumentieren. Dem Prüfungsteilnehmer oder

seinem gesetzlichen Vertreter ist eine angemessene Frist zu gewähren, um über seine Entscheidung, an der klinischen Prüfung teilzunehmen, nachzudenken.

(2) Die Informationen, die dem Prüfungsteilnehmer oder – falls der Prüfungsteilnehmer nicht in der Lage ist, eine Einwilligung nach Aufklärung zu erteilen – seinem gesetzlichen Vertreter zur Verfügung gestellt werden, um die Einwilligung nach Aufklärung zu erlangen, müssen

a) den Prüfungsteilnehmer oder seinen gesetzlichen Vertreter in die Lage versetzen zu verstehen,
   i) worin das Wesen, die Ziele, der Nutzen, die Folgen, die Risiken und die Nachteile der klinischen Prüfung bestehen,
   ii) welche Rechte und Garantien dem Prüfungsteilnehmer zu seinem Schutz zustehen, insbesondere sein Recht, die Teilnahme an der klinischen Prüfung zu verweigern oder diese Teilnahme jederzeit zu beenden, ohne dass ihm daraus ein Nachteil entsteht und ohne dass er dies in irgendeiner Weise begründen müsste,
   iii) unter welchen Bedingungen die klinische Prüfung durchgeführt wird; dies schließt die erwartete Dauer der Teilnahme des Prüfungsteilnehmers an der klinischen Prüfung ein, und
   iv) welche alternativen Behandlungsmöglichkeiten bestehen, einschließlich der Nachsorgemaßnahmen, wenn die Teilnahme des Prüfungsteilnehmers an der klinischen Prüfung abgebrochen wird;
b) umfassend, knapp, klar, zweckdienlich und für den Prüfungsteilnehmer oder seinen gesetzlichen Vertreter verständlich sein;
c) im Rahmen eines vorangegangenen Gesprächs mitgeteilt werden, das ein Mitglied des Prüfungsteams führt, das gemäß dem nationalen Recht angemessen qualifiziert ist;
d) Angaben über das in Artikel 69 genannte geltende Verfahren zur Entschädigung für Schäden enthalten und
e) die unionsweit einmalige Kennnummer für die klinische Prüfung gemäß Artikel 70 Absatz 1 sowie Informationen über die Verfügbarkeit der Ergebnisse der klinischen Prüfung gemäß Absatz 6 des vorliegenden Artikels enthalten.

(3) Die Informationen gemäß Absatz 2 werden schriftlich niedergelegt und dem Prüfungsteilnehmer oder – falls der Prüfungsteilnehmer nicht in der Lage ist, eine Einwilligung nach Aufklärung zu erteilen – seinem gesetzlichen Vertreter zur Verfügung gestellt.

(4) Während des in Absatz 2 Buchstabe c genannten Gesprächs werden dem Informationsbedarf bestimmter Patientengruppen und einzelner Prüfungsteilnehmer und der Art und Weise, in der die Informationen erteilt werden, besondere Aufmerksamkeit gewidmet.

(5) Während des in Absatz 2 Buchstabe c genannten Gesprächs wird sichergestellt, dass der Prüfungsteilnehmer die Informationen verstanden hat.

(6) Der Prüfungsteilnehmer wird darüber informiert, dass ein Bericht über die klinische Prüfung und eine Zusammenfassung, die in einer für den vorgesehenen Anwender verständlichen Sprache formuliert ist, unabhängig vom Ergebnis der klinischen Prüfung in dem in Artikel 73 genannten elektronischen System für die klinische Prüfung gemäß Artikel 77 Absatz 5 bereitgestellt werden und – soweit möglich – wann sie verfügbar sind.

(7) Diese Verordnung lässt nationales Recht unberührt, das vorschreibt, dass ein Minderjähriger, der in der Lage ist, sich eine Meinung zu bilden und die ihm erteilten Informationen zu beurteilen, zusätzlich zu der Einwilligung nach Aufklärung durch den gesetzlichen Vertreter selbst der Teilnahme zustimmen muss, damit er an einer klinischen Prüfung teilnehmen kann.

Artikel 64
Klinische Prüfungen mit nicht einwilligungsfähigen Prüfungsteilnehmern

(1) Nicht einwilligungsfähige Prüfungsteilnehmer dürfen, sofern sie ihre Einwilligung nach Aufklärung nicht vor Verlust ihrer Einwilligungsfähigkeit erteilt oder sie diese verweigert haben, nur dann an klinischen Prüfungen teilnehmen, wenn außer den in Artikel 62 Absatz 4 aufgeführten Voraussetzungen auch alle folgenden Voraussetzungen erfüllt sind:

a) ihr gesetzlicher Vertreter hat eine Einwilligung nach Aufklärung erteilt;
b) der nicht einwilligungsfähige Prüfungsteilnehmer hat die Informationen gemäß Artikel 63 Absatz 2 in einer Form erhalten, die seiner Fähigkeit, diese zu begreifen, angemessen ist;
c) der ausdrückliche Wunsch eines nicht einwilligungsfähigen Prüfungsteilnehmers, der in der Lage ist, sich eine Meinung zu bilden und die in Artikel 63 Absatz 2 genannten Informationen zu beurteilen, die Teilnahme an der klinischen Prüfung zu verweigern oder seine Teilnahme daran zu irgendeinem Zeitpunkt zu beenden, wird vom Prüfer beachtet;
d) über eine Entschädigung für Ausgaben und Einkommensausfälle, die sich direkt aus der Teilnahme an der klinischen Prüfung ergeben, hinaus gibt es für die Prüfungsteilnehmer oder ihre gesetzlichen Vertreter keine finanziellen oder anderweitigen Anreize;
e) die klinische Prüfung ist im Hinblick auf nicht einwilligungsfähige Prüfungsteilnehmer unerlässlich und Daten von vergleichbarer Aussagekraft können nicht im Rahmen klinischer Prüfungen an einwilligungsfähigen Personen oder mittels anderer Forschungsmethoden gewonnen werden;
f) die klinische Prüfung steht im direkten Zusammenhang mit einem Krankheitszustand, an dem der Prüfungsteilnehmer leidet;
g) es gibt wissenschaftliche Gründe für die Erwartung, dass die Teilnahme an der klinischen Prüfung einen direkten Nutzen für den nicht einwilligungsfähigen Prüfungsteilnehmer zur Folge haben wird, der die Risiken und Belastungen überwiegt.

(2) Der Prüfungsteilnehmer wird so weit wie möglich in den Einwilligungsprozess einbezogen.

Artikel 65
Klinische Prüfungen mit Minderjährigen

Klinische Prüfungen mit Minderjährigen dürfen nur dann durchgeführt werden, wenn zusätzlich zu den in Artikel 62 Absatz 4 aufgeführten Voraussetzungen auch alle folgenden Voraussetzungen erfüllt sind:

a) ihr gesetzlicher Vertreter hat eine Einwilligung nach Aufklärung erteilt;
b) die Minderjährigen haben von im Umgang mit Minderjährigen erfahrenen oder entsprechend ausgebildeten Prüfern oder Mitgliedern des Prüfungsteams die Informationen gemäß Artikel 63 Absatz 2 in einer ihrem Alter und ihrer geistigen Reife entsprechenden Weise erhalten;
c) der ausdrückliche Wunsch eines Minderjährigen, der in der Lage ist, sich eine Meinung zu bilden und die in Artikel 63 Absatz 2 genannten Informationen zu beurteilen, die Teilnahme an der klinischen Prüfung zu verweigern oder seine Teilnahme daran zu irgendeinem Zeitpunkt zu beenden, wird vom Prüfer beachtet;
d) über eine Entschädigung für Ausgaben und Einkommensausfälle, die sich direkt aus der Teilnahme an der klinischen Prüfung ergeben, hinaus gibt es für den Prüfungsteilnehmer oder seinen gesetzlichen Vertreter keine finanziellen oder anderweitigen Anreize;
e) Ziel der klinischen Prüfung ist die Erforschung von Behandlungen für einen Krankheitszustand, der nur Minderjährige betrifft, oder die klinische Prüfung ist zur Bestätigung von im Rahmen klinischer Prüfungen an einwilligungsfähigen Personen oder mittels anderer Forschungsmethoden gewonnener Daten in Bezug auf Minderjährige unerlässlich;
f) die klinische Prüfung steht entweder unmittelbar im Zusammenhang mit dem Krankheitszustand, an dem der betroffene Minderjährige leidet, oder kann aufgrund ihrer Beschaffenheit nur mit Minderjährigen durchgeführt werden;
g) es gibt wissenschaftliche Gründe für die Erwartung, dass die Teilnahme an der klinischen Prüfung einen direkten Nutzen für den Minderjährigen zur Folge haben wird, der die Risiken und Belastungen überwiegt;
h) der Minderjährige wird seinem Alter und seiner geistigen Reife entsprechend in den Prozess der Einwilligung nach Aufklärung einbezogen;
i) hat der Minderjährige während der klinischen Prüfung gemäß dem nationalen Recht die rechtliche Fähigkeit zur Einwilligung nach Aufklärung erreicht, so muss seine ausdrückliche Einwilligung nach Aufklärung eingeholt werden, bevor dieser Prüfungsteilnehmer die Teilnahme an der klinischen Prüfung weiterführen kann.

Artikel 66
Klinische Prüfungen mit schwangeren oder stillenden Frauen

Klinische Prüfungen mit schwangeren oder stillenden Frauen dürfen nur durchgeführt werden, wenn zusätzlich zu den in Artikel 62 Absatz 4 genannten Voraussetzungen auch alle folgenden Voraussetzungen erfüllt sind:

a) Die klinische Prüfung hat unter Umständen einen direkten Nutzen für die betroffene schwangere oder stillende Frau oder ihren Embryo oder Fötus oder ihr Kind nach der Geburt zur Folge, der die Risiken und Belastungen überwiegt, oder
b) bei Forschungsvorhaben mit stillenden Frauen wird in besonderem Maße dafür Sorge getragen, dass eine Beeinträchtigung der Gesundheit des Kindes ausgeschlossen ist, und
c) über eine Entschädigung für Ausgaben und Einkommensausfälle, die sich direkt aus der Teilnahme an der klinischen Prüfung ergeben, hinaus gibt es für die Prüfungsteilnehmerin keine finanziellen oder anderweitigen Anreize.

Artikel 67
Zusätzliche nationale Maßnahmen

Die Mitgliedstaaten können zusätzliche Maßnahmen beibehalten, die Personen betreffen, die einen Pflichtwehrdienst ableisten, Personen, denen die Freiheit entzogen wurde, Personen, die aufgrund einer gerichtlichen Entscheidung nicht an einer klinischen Prüfung teilnehmen dürfen, und Personen, die in einem Pflegeheim untergebracht sind.

Artikel 68
Klinische Prüfungen in Notfällen

(1) Abweichend von Artikel 62 Absatz 4 Buchstabe f, Artikel 64 Absatz 1 Buchstaben a und b und Artikel 65 Buchstaben a und b kann die Einwilligung nach Aufklärung zur Teilnahme an einer klinischen Prüfung erst eingeholt werden und können die entsprechenden Informationen über die klinische Prüfung zur Verfügung gestellt werden, nachdem die Entscheidung getroffen wurde, den Prüfungsteilnehmer in die klinische Prüfung einzubeziehen, sofern diese Entscheidung zu dem Zeitpunkt der ersten Intervention mit dem Prüfungsteilnehmer gemäß dem klinischen Prüfplan für diese klinische Prüfung getroffen wurde und alle folgenden Voraussetzungen erfüllt sind:

a) Aufgrund der Dringlichkeit der Situation, die sich aus einem plötzlichen lebensbedrohlichen oder einem anderen plötzlichen schwerwiegenden Krankheitszustand ergibt, ist der Prüfungsteilnehmer nicht in der Lage, im Voraus eine Einwilligung nach Aufklärung zu erteilen und Informationen über die klinische Prüfung zu erhalten;
b) es gibt wissenschaftliche Gründe für die Erwartung, dass die Teilnahme des Prüfungsteilnehmers an der klinischen Prüfung potentiell einen direkten kli-

nisch relevanten Nutzen für den Prüfungsteilnehmer zur Folge hat, mit dem eine nachweisbare gesundheitsbezogene Verbesserung erreicht wird, die das Leiden des Prüfungsteilnehmers lindert und/oder seine Gesundheit verbessert, oder mit dem die Diagnose seiner Krankheit ermöglicht wird;

c) es ist nicht möglich, innerhalb der für die Behandlung zur Verfügung stehenden Zeit im Vorfeld dem gesetzlichen Vertreter alle Informationen bereitzustellen und eine vorherige Einwilligung nach Aufklärung von diesem einzuholen;

d) der Prüfer bescheinigt, dass der Prüfungsteilnehmer nach seiner Kenntnis zuvor keine Einwände gegen die Teilnahme an der klinischen Prüfung geäußert hat;

e) die klinische Prüfung steht in direktem Zusammenhang mit dem Krankheitszustand des Prüfungsteilnehmers, der die Einholung der Einwilligung nach Aufklärung des Prüfungsteilnehmers oder seines gesetzlichen Vertreters nach Aufklärung und die Bereitstellung der Informationen innerhalb der für die Behandlung zur Verfügung stehenden Zeit unmöglich macht, und die klinische Prüfung kann aufgrund ihrer Art ausschließlich in Notfallsituationen durchgeführt werden;

f) die klinische Prüfung stellt im Vergleich zur Standardbehandlung der Krankheit des Prüfungsteilnehmers nur ein minimales Risiko und eine minimale Belastung für den Prüfungsteilnehmer dar.

(2) Nach einer Intervention gemäß Absatz 1 des vorliegenden Artikels werden gemäß folgenden Bedingungen die Einwilligung nach Aufklärung gemäß Artikel 63 für die weitere Teilnahme des Prüfungsteilnehmers an der klinischen Prüfung eingeholt und die Informationen zur klinischen Prüfung bereitgestellt:

a) Für nicht einwilligungsfähige Personen und Minderjährige wird die Einwilligung nach Aufklärung unverzüglich von dem Prüfer bei ihrem gesetzlichen Vertreter eingeholt; die in Artikel 63 Absatz 2 genannten Informationen werden dem Prüfungsteilnehmer und seinem gesetzlichen Vertreter so bald wie möglich übergeben.

b) Für andere Prüfungsteilnehmer wird die Einwilligung nach Aufklärung unverzüglich von dem Prüfer beim Prüfungsteilnehmer oder bei seinem gesetzlichen Vertreter eingeholt, je nachdem, welche Einwilligung zuerst eingeholt werden kann; die in Artikel 63 Absatz 2 genannten Informationen werden dem Prüfungsteilnehmer oder dem gesetzlichen Vertreter, je nachdem, was einschlägig ist, so bald wie möglich übergeben.

Wurde die Einwilligung nach Aufklärung gemäß Buchstabe b beim gesetzlichen Vertreter eingeholt, so wird die Einwilligung nach Aufklärung des Prüfungsteilnehmers zur weiteren Teilnahme an der klinischen Prüfung eingeholt, sobald dieser einwilligungsfähig ist.

(3) Erteilt der Prüfungsteilnehmer oder gegebenenfalls sein gesetzlicher Vertreter seine Einwilligung nicht, wird er davon in Kenntnis gesetzt, dass er das Recht hat,

der Nutzung von Daten, die im Rahmen der klinischen Prüfung gewonnen wurden, zu widersprechen.

Artikel 69
Schadensersatz

(1) Die Mitgliedstaaten stellen sicher, dass Verfahren zur Entschädigung für jeden Schaden, der einem Prüfungsteilnehmer durch seine Teilnahme an einer klinischen Prüfung auf ihrem Hoheitsgebiet entsteht, in Form einer Versicherung oder einer Garantie oder ähnlichen Regelungen bestehen, die hinsichtlich ihres Zwecks gleichartig sind und der Art und dem Umfang des Risikos entsprechen.

(2) Der Sponsor und der Prüfer wenden das Verfahren gemäß Absatz 1 in einer Weise an, die dem Mitgliedstaat, in dem die klinische Prüfung durchgeführt wird, entspricht.

Artikel 70
Antrag auf Genehmigung einer klinischen Prüfung

(1) Der Sponsor einer klinischen Prüfung reicht den Antrag bei dem oder den Mitgliedstaat(en) ein, in dem bzw. denen die klinische Prüfung durchgeführt werden soll (für die Zwecke des vorliegenden Artikels als der „betreffende Mitgliedstaat" bezeichnet); dem Antrag sind die in Anhang XV Kapitel II aufgeführten Unterlagen beizufügen.

Der Antrag wird über das elektronische System gemäß Artikel 73 eingereicht, das eine unionsweit einmalige Kennnummer für die klinische Prüfung generiert, die für die gesamte Kommunikation im Zusammenhang mit dieser Prüfung verwendet wird. Innerhalb von zehn Tagen nach Eingang des Antrags teilt der betreffende Mitgliedstaat dem Sponsor mit, ob die klinische Prüfung in den Geltungsbereich dieser Verordnung fällt und ob die Antragsunterlagen gemäß Anhang XV Kapitel II vollständig sind.

(2) Kommt es zu einer Änderung der in Anhang XV Kapitel II genannten Unterlagen, so aktualisiert der Sponsor innerhalb einer Woche die entsprechenden Daten in dem in Artikel 73 genannten elektronischen System; die Änderungen an den Unterlagen müssen eindeutig gekennzeichnet sein. Der betreffende Mitgliedstaat wird über dieses elektronische System über die Aktualisierung unterrichtet.

(3) Stellt der betreffende Mitgliedstaat fest, dass die beantragte klinische Prüfung nicht in den Geltungsbereich dieser Verordnung fällt oder dass die Antragsunterlagen unvollständig sind, so teilt er dies dem Sponsor mit und setzt ihm eine Frist von höchstens zehn Tagen zur Stellungnahme oder Vervollständigung des Antrags über das in Artikel 73 genannte elektronische System. Der betreffende Mitgliedstaat kann diese Frist gegebenenfalls um höchstens 20 Tage verlängern.

Gibt der Sponsor innerhalb der in Unterabsatz 1 genannten Frist keine Stellungnahme ab bzw. vervollständigt er den Antrag nicht innerhalb dieser Frist, gilt der Antrag als hinfällig. Ist der Sponsor der Auffassung, dass der Antrag in den Geltungsbereich dieser Verordnung fällt und/oder vollständig ist, und ist der betreffende Mitgliedstaat anderer Auffassung, gilt der Antrag als abgelehnt. Der betreffende Mitgliedstaat sieht im Hinblick auf eine solche Verweigerung ein Rechtsmittelverfahren vor.

Der betreffende Mitgliedstaat teilt dem Sponsor innerhalb von fünf Tagen nach Eingang der Stellungnahme bzw. der angeforderten zusätzlichen Informationen mit, ob die klinische Prüfung als in den Geltungsbereich dieser Verordnung fallend gilt und der Antrag vollständig ist.

(4) Der betreffende Mitgliedstaat kann die in den Absätzen 1 und 3 genannten Fristen auch um jeweils weitere fünf Tage verlängern.

(5) Für die Zwecke dieses Kapitels gilt das Datum, an dem der Sponsor gemäß Absatz 1 oder Absatz 3 benachrichtigt wurde, als Datum der Validierung des Antrags. Wird der Sponsor nicht benachrichtigt, gilt der letzte Tag der jeweils in den Absätzen 1, 3 und 4 jeweils genannten Frist als Datum der Validierung des Antrags.

(6) Während des Zeitraums der Prüfung des Antrags kann der Mitgliedstaat zusätzliche Informationen vonseiten des Sponsors anfordern. Der Ablauf der Frist gemäß Absatz 7 Buchstabe b wird vom Tag der ersten Anforderung bis zum Eingang der zusätzlichen Informationen ausgesetzt.

(7) Der Sponsor kann mit der klinischen Prüfung unter folgenden Voraussetzungen beginnen:

a) bei Prüfprodukten der Klasse I oder im Fall von nicht-invasiven Produkten der Klassen IIa und IIb: unmittelbar nach dem Datum der Validierung des Antrags gemäß Absatz 5, sofern im nationalen Recht nichts anderes festgelegt ist und sofern nicht eine Ethik-Kommission des betreffenden Mitgliedstaats eine ablehnende Stellungnahme in Bezug auf die klinische Prüfung abgegeben hat, die nach dem nationalen Recht des betreffenden Mitgliedstaats für dessen gesamtes Hoheitsgebiet gültig ist;
b) bei anderen als den in Buchstabe a genannten Prüfprodukten: sobald der betreffende Mitgliedstaat den Sponsor über seine Genehmigung unterrichtet hat und sofern die nicht eine Ethik-Kommission des betreffenden Mitgliedstaats eine ablehnende Stellungnahme in Bezug auf die klinische Prüfung abgegeben hat, die nach dem nationalen Recht des betreffenden Mitgliedstaats für dessen gesamtes Hoheitsgebiet gültig ist. Der Mitgliedstaat unterrichtet den Sponsor über die Genehmigung innerhalb von 45 Tagen nach dem Datum der Validierung gemäß Absatz 5. Der Mitgliedstaat kann diese Frist um weitere 20 Tage verlängern, um eine Beratung mit Sachverständigen zu ermöglichen.

(8) Der Kommission wird die Befugnis übertragen, gemäß Artikel 115 delegierte Rechtsakte zu erlassen, um die Anforderungen Anhang XV Kapitel II unter Berücksichtigung des technischen Fortschritts und der Entwicklung der internationalen Regulierungsvorschriften zu ändern.

(9) Zur Gewährleistung der einheitlichen Anwendung der Anforderungen gemäß Anhang XV Kapitel II kann die Kommission Durchführungsrechtsakte erlassen, soweit dies für die Lösung von Problemen im Zusammenhang mit Unterschieden bei der Auslegung und der praktischen Anwendung erforderlich ist. Diese Durchführungsrechtsakte werden gemäß dem in Artikel 114 Absatz 3 genannten Prüfverfahren erlassen.

Artikel 71
Bewertung durch die Mitgliedstaaten

(1) Die Mitgliedstaaten sorgen dafür, dass die Personen, die den Antrag validieren und bewerten oder die über den Antrag entscheiden, keine Interessenkonflikte haben und dass sie unabhängig vom Sponsor, den beteiligten Prüfern und den natürlichen oder juristischen Personen, die die klinische Prüfung finanzieren, sowie frei von jeder anderen unzulässigen Beeinflussung sind.

(2) Die Mitgliedstaaten sorgen dafür, dass die Bewertung von einer angemessenen Anzahl von Personen gemeinsam vorgenommen wird, die zusammen über die erforderlichen Qualifikationen und Erfahrung verfügen.

(3) Die Mitgliedstaaten prüfen, ob die klinische Prüfung so angelegt ist, dass die potenziellen Restrisiken für die Prüfungsteilnehmer oder Dritte nach der Risikominimierung gemessen an dem zu erwartenden klinischen Nutzen vertretbar sind. Unter Berücksichtigung der anwendbaren GS bzw. harmonisierten Normen prüfen sie insbesondere Folgendes:

a) den Nachweis der Konformität der Prüfprodukte mit den grundlegenden Sicherheits- und Leistungsanforderungen mit Ausnahme der Punkte, die Gegenstand der klinischen Prüfung sind, und ob hinsichtlich dieser Punkte alle Vorsichtsmaßnahmen zum Schutz der Gesundheit und der Sicherheit der Prüfungsteilnehmer getroffen wurden. Dies umfasst gegebenenfalls den Nachweis einer technischen und biologischen Sicherheitsprüfung und einer vorklinischen Bewertung;
b) ob die vom Sponsor verwendeten Lösungen zur Risikominimierung in harmonisierten Normen beschrieben sind und dort, wo der Sponsor keine harmonisierten Normen verwendet, ob die Lösungen zur Risikominimierung ein Schutzniveau bieten, das den durch harmonisierte Normen gebotenen gleichwertig ist;
c) ob die geplanten Maßnahmen zur sicheren Installation, Inbetriebnahme und Instandhaltung des Prüfprodukts angemessen sind;
d) die Zuverlässigkeit und Belastbarkeit der im Rahmen der klinischen Prüfung gewonnenen Daten unter Einbeziehung des statistischen Ansatzes, des Prü-

fungsdesigns und der methodischen Aspekte, einschließlich Probenumfang, Komparatoren und Endpunkte;
e) ob die Anforderungen des Anhangs XV erfüllt sind;
f) bei Produkten für sterile Anwendungen den Nachweis der Validierung der Sterilisierungsverfahren des Herstellers oder seiner Angaben zu den Wiederaufbereitungs- und Sterilisierungsverfahren, die von der Prüfstelle durchzuführen ist;
g) den Nachweis der Sicherheit, der Qualität und des Nutzens von Komponenten menschlichen oder tierischen Ursprungs oder von Stoffen, die gemäß der Richtlinie 2001/83/EG als Arzneimittel gelten können.

(4) Die Mitgliedstaaten verweigern die Genehmigung der klinischen Prüfung, falls
a) die gemäß Artikel 70 Absatz 1 vorgelegten Antragsunterlagen unvollständig bleiben,
b) das Produkt oder die vorgelegten Unterlagen, insbesondere der Prüfplan und das Handbuch des Prüfers, nicht dem wissenschaftlichen Erkenntnisstand entsprechen und die klinische Prüfung als solche nicht geeignet ist, Nachweise für die Sicherheit, die Leistungsmerkmale oder den Nutzen des Produkts für die Prüfungsteilnehmer oder Patienten zu erbringen, oder
c) die Anforderungen des Artikels 62 nicht erfüllt sind oder
d) eine Bewertungen gemäß Absatz 3 negativ ist.

Die Mitgliedstaaten sehen im Hinblick auf eine Versagung nach Unterabsatz 1 ein Rechtsmittelverfahren vor.

Artikel 72
Durchführung einer klinischen Prüfung

(1) Der Sponsor und der Prüfer stellen sicher, dass die klinische Prüfung entsprechend dem genehmigten klinischen Prüfplan durchgeführt wird.

(2) Um sich zu vergewissern, dass die Rechte, die Sicherheit und das Wohl der Prüfungsteilnehmer geschützt sowie die gemeldeten Daten verlässlich und belastbar sind und die Durchführung der klinischen Prüfung gemäß den Anforderungen dieser Verordnung erfolgt, gewährleistet der Sponsor eine angemessene Überwachung der Durchführung der klinischen Prüfung. Der Sponsor legt Ausmaß und Art der Überwachung auf der Grundlage einer Bewertung fest, die sämtliche Merkmale der klinischen Prüfung und insbesondere Folgendes berücksichtigt:

a) die Ziele der klinischen Prüfung und die angewandte Methodik und
b) den Grad der Abweichung der Intervention von der üblichen klinischen Praxis.

(3) Alle Daten zu einer klinischen Prüfung werden durch den Sponsor oder gegebenenfalls den Prüfer so aufgezeichnet, verarbeitet, behandelt und gespeichert, dass sie korrekt übermittelt, ausgelegt und überprüft werden können, wobei gleichzeitig die Vertraulichkeit der Unterlagen und der personenbezogenen Da-

ten der Prüfungsteilnehmer gemäß dem geltenden Recht zum Datenschutz gewahrt bleibt.

(4) Es werden geeignete technische und organisatorische Maßnahmen getroffen, um die verarbeiteten Informationen und personenbezogenen Daten vor unbefugtem oder unrechtmäßigem Zugriff, unbefugter und unrechtmäßiger Bekanntgabe, Verbreitung und Veränderung sowie vor Vernichtung oder zufälligem Verlust zu schützen, insbesondere wenn die Verarbeitung die Übertragung über ein Netzwerk umfasst.

(5) Die Mitgliedstaaten überprüfen in geeignetem Ausmaß die Prüfstelle(n), um zu kontrollieren, ob die klinischen Prüfungen gemäß den Anforderungen dieser Verordnung und dem genehmigten Prüfplan durchgeführt werden.

(6) Der Sponsor legt ein Verfahren für Notfälle fest, mit dem die sofortige Identifizierung und erforderlichenfalls der sofortige Rückruf der bei der Prüfung verwendeten Produkte ermöglicht werden.

Artikel 73
Elektronisches System für klinische Prüfungen

(1) In Zusammenarbeit mit den Mitgliedstaaten richtet die Kommission zu folgenden Zwecken ein elektronisches System ein, das sie betreibt und pflegt:

a) Generierung der einmaligen Kennnummern für klinische Prüfungen gemäß Artikel 70 Absatz 1;
b) Funktion als Eingangspunkt für die Einreichung aller Anträge oder Mitteilungen für klinische Prüfungen gemäß den Artikeln 70, 74, 75 und 78 sowie für alle sonstigen Dateneingaben und -verarbeitungen in diesem Zusammenhang;
c) Informationsaustausch im Zusammenhang mit klinischen Prüfungen gemäß dieser Verordnung zwischen den Mitgliedstaaten untereinander und zwischen den Mitgliedstaaten und der Kommission, einschließlich des Austauschs der Informationen gemäß den Artikeln 70 und 76;
d) Bereitstellung von Informationen durch den Sponsor gemäß Artikel 77, einschließlich des Berichts über die klinische Prüfung und seiner Zusammenfassung gemäß Absatz 5 des genannten Artikels;
e) Meldungen schwerwiegender unerwünschter Ereignisse und von Produktmängeln und diesbezügliche Aktualisierungen gemäß Artikel 80.

(2) Bei der Einrichtung des in Absatz 1 genannten elektronischen Systems stellt die Kommission sicher, dass dieses mit der gemäß Artikel 81 der Verordnung (EU) Nr. 536/2014 des Europäischen Parlaments und des Rates[(1)] eingerichteten EU-Datenbank für klinische Prüfungen von Humanarzneimitteln interoperabel

(1) Verordnung (EU) Nr. 536/2014 des Europäischen Parlaments und des Rates vom 16. April 2014 über klinische Prüfungen mit Humanarzneimitteln und zur Aufhebung der Richtlinie 2001/20/EG (ABl. L 158 vom 27.05.2014, S. 1)

ist, was die Kombination klinischer Prüfungen von Produkten mit klinischen Prüfungen im Rahmen der genannten Verordnung angeht.

(3) Die in Absatz 1 Buchstabe c genannten Informationen sind nur für die Mitgliedstaaten und die Kommission zugänglich. Die unter den anderen Buchstaben des Absatzes 1 genannten Informationen sind für die Öffentlichkeit zugänglich, es sei denn, diese Informationen oder Teile davon müssen aus folgenden Gründen vertraulich behandelt werden:

a) Schutz personenbezogener Daten gemäß der Verordnung (EG) Nr. 45/2001;
b) Schutz von Betriebs- oder Geschäftsgeheimnissen, speziell im Handbuch des Prüfers, insbesondere durch Berücksichtigung des Status der Konformitätsbewertung für das Produkt, sofern kein übergeordnetes öffentliches Interesse an der Verbreitung besteht;
c) wirksame Überwachung der Durchführung der klinischen Prüfung durch den bzw. die betroffenen Mitgliedstaat(en).

(4) Personenbezogene Daten der Prüfungsteilnehmer werden der Öffentlichkeit nicht zugänglich gemacht.

(5) Die Benutzerschnittstelle des in Absatz 1 genannten elektronischen Systems steht in allen Amtssprachen der Union zur Verfügung.

Artikel 74
Klinische Prüfungen in Bezug auf Produkte, die die CE-Kennzeichnung tragen

(1) Wird eine klinische Prüfung durchgeführt, die der weitergehenden Bewertung eines Produkts, das bereits die CE-Kennzeichnung gemäß Artikel 20 Absatz 1 trägt, im Rahmen seiner Zweckbestimmung dient (im Folgenden „klinische Prüfung nach dem Inverkehrbringen"), und würden im Rahmen dieser Prüfung Prüfungsteilnehmer zusätzlichen Verfahren zu den bei normalen Verwendungsbedingungen des Produkts durchgeführten Verfahren unterzogen, und sind diese zusätzlichen Verfahren invasiv oder belastend, so unterrichtet der Sponsor die betreffenden Mitgliedstaaten mindestens 30 Tage vor Beginn der Prüfung über das in Artikel 73 genannte elektronische System. Der Sponsor übermittelt die Unterlagen gemäß Anhang XV Kapitel II als Teil der Mitteilung. Für klinische Prüfungen nach dem Inverkehrbringen gelten Artikel 62 Absatz 4 Buchstaben b bis k und m, Artikel 75, 76 und 77 und Artikel 80 Absatz 5 und 6 sowie die einschlägigen Bestimmungen des Anhangs XV.

(2) Wird eine klinische Prüfung durchgeführt, die der Bewertung eines Produkts, das bereits die CE-Kennzeichnung gemäß Artikel 20 Absatz 1 trägt, außerhalb seiner Zweckbestimmung dient, so gelten die Artikel 62 bis 81.

Artikel 75
Wesentliche Änderung einer klinischen Prüfung

(1) Hat ein Sponsor die Absicht, Änderungen an einer klinischen Prüfung vorzunehmen, die wahrscheinlich wesentliche Auswirkungen auf die Sicherheit, die Gesundheit oder die Rechte der Prüfungsteilnehmer oder die Belastbarkeit oder Zuverlässigkeit der im Rahmen der Prüfung gewonnenen klinischen Daten haben, teilt er innerhalb einer Woche dem bzw. den Mitgliedstaat(en), in dem bzw. denen die klinische Prüfung durchgeführt wird oder werden soll, die Gründe für die Änderungen und deren Art über das in Artikel 73 genannte elektronische System mit. Der Sponsor übermittelt eine aktualisierte Fassung der einschlägigen Unterlagen gemäß Anhang XV Kapitel II als Teil der Mitteilung. Änderungen der einschlägigen Unterlagen müssen eindeutig gekennzeichnet sein.

(2) Der Mitgliedstaat prüft jede wesentliche Änderung der klinischen Prüfung gemäß dem Verfahren nach Artikel 71.

(3) Der Sponsor darf die Änderungen gemäß Absatz 1 frühestens 38 Tage nach der Mitteilung gemäß dem genannten Absatz vornehmen, es sei denn,

a) der Mitgliedstaat, in dem die klinische Prüfung durchgeführt wird oder werden soll, hat dem Sponsor mitgeteilt, dass er die Änderungen aufgrund von Artikel 71 Absatz 4 oder aus Gründen der öffentlichen Gesundheit, der Sicherheit oder Gesundheit der Prüfungsteilnehmer und Anwender oder der öffentlichen Ordnung ablehnt, oder
b) eine Ethik-Kommission in dem betreffenden Mitgliedstaat hat eine ablehnende Stellungnahme in Bezug auf die wesentliche Änderung der klinischen Prüfung abgegeben, die nach dem nationalen Recht des betreffenden Mitgliedstaats für dessen gesamtes Hoheitsgebiet gültig ist.

(4) Der/die Mitgliedstaat(en) kann/können die in Absatz 3 genannte Frist um weitere sieben Tage verlängern, um eine Beratung mit Sachverständigen zu ermöglichen.

Artikel 76
Von den Mitgliedstaaten zu ergreifende Korrekturmaßnahmen und Informationsaustausch zwischen den Mitgliedstaaten

(1) Hat ein Mitgliedstaat, in dem eine klinische Prüfung durchgeführt wird oder werden soll, berechtigte Gründe für die Annahme, dass die Anforderungen dieser Verordnung nicht eingehalten werden, kann er in seinem Hoheitsgebiet mindestens eine der folgenden Maßnahmen ergreifen:

a) Er kann die Genehmigung für die klinische Prüfung widerrufen;
b) er kann die klinische Prüfung aussetzen oder abbrechen;
c) er kann den Sponsor auffordern, jedweden Aspekt der klinischen Prüfung zu ändern.

(2) Bevor der betreffende Mitgliedstaat eine Maßnahme gemäß Absatz 1 ergreift, holt er, sofern nicht unverzügliches Handeln geboten ist, die Stellungnahme des Sponsors oder des Prüfers oder von beiden ein. Diese Stellungnahme muss innerhalb von sieben Tagen abgegeben werden.

(3) Hat ein Mitgliedstaat eine Maßnahme gemäß Absatz 1 ergriffen oder eine klinische Prüfung abgelehnt oder ist ihm vom Sponsor mitgeteilt worden, dass die klinische Prüfung aus Sicherheitsgründen vorzeitig abgebrochen wurde, teilt er die entsprechende Entscheidung und die Gründe dafür allen Mitgliedstaaten und der Kommission über das in Artikel 73 genannte elektronische System mit.

(4) Wird ein Antrag vom Sponsor zurückgezogen, bevor ein Mitgliedstaat eine Entscheidung getroffen hat, wird diese Information allen Mitgliedstaaten und der Kommission über das in Artikel 73 genannte elektronische System zur Verfügung gestellt.

Artikel 77
Informationspflichten des Sponsors am Ende oder bei vorübergehender Aussetzung oder vorzeitigem Abbruch einer klinischen Prüfung

(1) Hat der Sponsor eine klinische Prüfung vorübergehend ausgesetzt oder eine klinische Prüfung abgebrochen, teilt er dies innerhalb von 15 Tagen dem Mitgliedstaat, in dem diese klinische Prüfung vorübergehend ausgesetzt oder vorzeitig abgebrochen wurde, über das in Artikel 73 genannte elektronische System unter Angabe von Gründen mit. Ist die klinische Prüfung vom Sponsor aus Sicherheitsgründen vorübergehend ausgesetzt oder abgebrochen worden, teilt er dies allen Mitgliedstaaten, in denen diese klinische Prüfung durchgeführt wird, innerhalb von 24 Stunden mit.

(2) Als Ende einer klinischen Prüfung gilt der letzte Besuch des letzten Prüfungsteilnehmers, sofern nicht ein anderer Zeitpunkt im klinischen Prüfplan festgelegt ist.

(3) Der Sponsor teilt jedem Mitgliedstaat, in dem eine klinische Prüfung durchgeführt wurde, das Ende dieser klinischen Prüfung in diesem Mitgliedstaat mit. Diese Mitteilung erfolgt innerhalb von 15 Tagen nach Beendigung der klinischen Prüfung in dem betreffenden Mitgliedstaat.

(4) Wird eine Prüfung in mehreren Mitgliedstaaten durchgeführt, teilt der Sponsor allen Mitgliedstaaten, in denen diese klinische Prüfung durchgeführt wurde, die Beendigung der klinischen Prüfung in allen Mitgliedstaaten mit. Diese Mitteilung erfolgt innerhalb von 15 Tagen nach dieser Beendigung der klinischen Prüfung.

(5) Unabhängig vom Ergebnis der klinischen Prüfung legt der Sponsor den Mitgliedstaaten, in denen eine klinische Prüfung durchgeführt wurde, innerhalb eines Jahres nach Beendigung oder innerhalb von drei Monaten nach dem vorzeitigen Abbruch oder der vorübergehenden Aussetzung der klinischen Prüfung

einen Bericht über die klinische Prüfung gemäß Anhang XV Kapitel I Abschnitt 2.8 und Kapitel III Abschnitt 7 vor.

Dem Bericht über die klinische Prüfung wird eine Zusammenfassung beigefügt, die in einer für die vorgesehenen Anwender leicht verständlichen Sprache verfasst ist. Der Bericht und die Zusammenfassung werden durch den Sponsor über das in Artikel 73 genannte elektronische System übermittelt.

Ist es aus wissenschaftlichen Gründen nicht möglich, innerhalb eines Jahres nach Beendigung der Prüfung einen Bericht über die klinische Prüfung vorzulegen, wird dieser eingereicht, sobald er verfügbar ist. In diesem Fall ist in dem klinischen Prüfplan gemäß Anhang XV Kapitel II Abschnitt 3 anzugeben, wann die Ergebnisse der klinischen Prüfung verfügbar sind, sowie eine Begründung hierfür zu geben.

(6) Die Kommission erstellt Leitlinien zu Inhalt und Struktur der Zusammenfassung des Berichts über die klinische Prüfung.

Außerdem kann die Kommission Leitlinien zum Format und zur Freigabe von Rohdaten für die Fälle erlassen, in denen der Sponsor beschließt, freiwillig Rohdaten freizugeben. Für diese Leitlinien können – soweit möglich – vorhandene Leitlinien für die Freigabe von Rohdaten im Bereich der klinischen Prüfungen zugrunde gelegt und angepasst werden.

(7) Die Zusammenfassung und der Bericht über die klinische Prüfung gemäß Absatz 5 werden über das in Artikel 73 genannte elektronische System öffentlich zugänglich gemacht, und zwar spätestens, wenn das Produkt gemäß Artikel 29 registriert ist und bevor es in Verkehr gebracht wird. Bei einem vorzeitigen Abbruch oder einer vorübergehenden Aussetzung werden die Zusammenfassung und der Bericht unmittelbar nach ihrer Vorlage öffentlich zugänglich gemacht.

Ist das Produkt ein Jahr nach der gemäß Absatz 5 erfolgten Eingabe der Zusammenfassung und des Berichts in das elektronische System nicht gemäß Artikel 29 registriert, werden die Zusammenfassung und der Bericht zu diesem Zeitpunkt öffentlich zugänglich gemacht.

Artikel 78
Koordiniertes Bewertungsverfahren für klinische Prüfungen

(1) Für eine klinische Prüfung, die in mehreren Mitgliedstaaten durchgeführt werden soll, kann der Sponsor für die Zwecke des Artikels 70 einen einzigen Antrag über das in Artikel 73 genannte elektronische System einreichen, der nach Eingang elektronisch an alle Mitgliedstaaten übermittelt wird, in denen die klinische Prüfung durchgeführt werden soll.

(2) Der Sponsor schlägt in dem einzigen Antrag gemäß Absatz 1 vor, dass einer der Mitgliedstaaten, in denen die klinische Prüfung durchgeführt werden soll, als koordinierender Mitgliedstaat handelt. Die Mitgliedstaaten, in denen die klinische Prüfung durchgeführt werden soll, einigen sich innerhalb von sechs Tagen

nach Übermittlung des Antrags darauf, wer von ihnen die Rolle des koordinierenden Mitgliedstaats übernimmt. Einigen sie sich nicht auf einen koordinierenden Mitgliedstaat, so übernimmt der vom Sponsor vorgeschlagene koordinierende Mitgliedstaat diese Rolle.

(3) Unter der Leitung des koordinierenden Mitgliedstaats gemäß Absatz 2 koordinieren die betroffenen Mitgliedstaaten ihre Bewertung des Antrags, insbesondere der Unterlagen gemäß Anhang XV Kapitel II.

Die Vollständigkeit der Unterlagen gemäß Anhang XV Kapitel II Abschnitte 1.13, 3.1.3, 4.2, 4.3 und 4.4 wird jedoch von jedem betroffenen Mitgliedstaat gemäß Artikel 70 Absätze 1 bis 5 separat bewertet.

(4) In Bezug auf andere als die in Absatz 3 Unterabsatz 2 genannte Unterlagen muss der koordinierende Mitgliedstaat

a) dem Sponsor innerhalb von sechs Tagen nach Eingang des einzigen Antrags mitteilen, dass er die Rolle des koordinierenden Mitgliedstaats wahrnimmt („Notifizierungsdatum"),
b) für die Zwecke der Validierung des Antrags alle Anmerkungen berücksichtigen, die innerhalb von sieben Tagen ab dem Notifizierungsdatum von den betroffenen Mitgliedstaaten übermittelt werden,
c) innerhalb von zehn Tagen ab dem Notifizierungsdatum bewerten, ob die klinische Prüfung in den Geltungsbereich dieser Verordnung fällt und ob der Antrag vollständig ist, und dies dem Sponsor mitteilen. In Bezug auf diese Bewertung gilt Artikel 70 Absätze 1 und 3 bis 5 für den koordinierenden Mitgliedstaat,
d) die Ergebnisse seiner Bewertung im Entwurf eines Bewertungsberichts festhalten, der den betroffenen Mitgliedstaaten innerhalb von 26 Tagen nach dem Validierungsdatum übermittelt wird. Bis zum 38. Tag nach dem Validierungsdatum übermitteln die anderen betroffenen Mitgliedstaaten ihre Anmerkungen und Vorschläge zu dem Entwurf des Bewertungsberichts und dem zugrunde liegenden Antrag dem koordinierenden Mitgliedstaat, der diese Anmerkungen und Vorschläge bei der Fertigstellung des abschließenden Bewertungsberichts gebührend berücksichtigt, der dem Sponsor und den anderen betroffenen Mitgliedstaaten innerhalb von 45 Tagen nach dem Validierungsdatum übermittelt wird.

Der abschließende Bewertungsbericht wird von allen betroffenen Mitgliedstaaten bei ihrer Entscheidung über den Antrag des Sponsors gemäß Artikel 70 Absatz 7 berücksichtigt.

(5) Was die Bewertung der Unterlagen gemäß Absatz 3 Unterabsatz 2 angeht, kann jeder betroffene Mitgliedstaat einmalig zusätzliche Informationen vonseiten des Sponsors anfordern. Der Sponsor übermittelt die angeforderten zusätzlichen Informationen innerhalb der vom betroffenen Mitgliedstaat gesetzten Frist, die zwölf Tage ab dem Eingang des Informationsersuchens nicht überschreiten

darf. Der Ablauf der letzten Frist gemäß Absatz 4 Buchstabe d ist vom Tag der Anforderung bis zum Eingang der zusätzlichen Informationen ausgesetzt.

(6) Für Produkte der Klasse IIb und der Klasse III kann der koordinierende Mitgliedstaat die in Absatz 4 genannten Fristen auch um weitere 50 Tage verlängern, um eine Beratung mit Sachverständigen zu ermöglichen.

(7) Die Kommission kann im Wege von Durchführungsrechtsakten Verfahren und Fristen für koordinierte Bewertungen näher spezifizieren, die von den betroffenen Mitgliedstaaten bei ihrer Entscheidung über den Antrag des Sponsors zu berücksichtigen sind. Mit diesen Durchführungsrechtsakten können auch die Verfahren und Fristen für eine koordinierte Bewertung im Falle wesentlicher Änderungen gemäß Absatz 12, im Falle der Meldung von unerwünschten Ereignissen gemäß Artikel 80 Absatz 4 und im Falle klinischer Prüfungen von Kombinationen von Medizinprodukten und Arzneimitteln, wenn Letztere einer parallelen koordinierten Bewertung einer klinischen Prüfung gemäß der Verordnung (EU) Nr. 536/2014 unterliegen, festgelegt werden. Diese Durchführungsrechtsakte werden gemäß dem in Artikel 114 Absatz 3 genannten Prüfverfahren erlassen.

(8) Ist der koordinierende Mitgliedstaat in Bezug auf den Bereich der koordinierten Bewertung zu dem Schluss gelangt, dass die Durchführung der klinischen Prüfung vertretbar oder unter bestimmten Auflagen vertretbar ist, so gilt diese Schlussfolgerung als die Schlussfolgerung aller betroffenen Mitgliedstaaten.

Ungeachtet des Unterabsatzes 1 darf ein betroffener Mitgliedstaat die Schlussfolgerung des koordinierenden Mitgliedstaats in Bezug auf den Bereich der koordinierten Bewertung nur aus folgenden Gründen ablehnen:

a) wenn er der Auffassung ist, dass eine Teilnahme an der klinischen Prüfung dazu führen würde, dass ein Prüfungsteilnehmer in diesem betroffenen Mitgliedstaat eine schlechtere Behandlung als gemäß normaler klinischer Praxis erhalten würde;
b) Verstoß gegen nationale Rechtsvorschriften oder
c) Bedenken hinsichtlich der Sicherheit der Prüfungsteilnehmer sowie der Zuverlässigkeit und Belastbarkeit der gemäß Absatz 4 Buchstabe d übermittelten Daten.

Lehnt einer der betroffenen Mitgliedstaaten die Schlussfolgerung gemäß Unterabsatz 2 des vorliegenden Absatzes ab, so übermittelt er der Kommission, sämtlichen anderen betroffenen Mitgliedstaaten und dem Sponsor über das in Artikel 73 genannte elektronische System seine Ablehnung zusammen mit einer detaillierten Begründung.

(9) Ist der koordinierende Mitgliedstaat in Bezug auf den Bereich der koordinierten Bewertung zu dem Schluss gekommen, dass die klinische Prüfung nicht vertretbar ist, so gilt diese Schlussfolgerung als die Schlussfolgerung aller betroffenen Mitgliedstaaten.

(10) Ein betroffener Mitgliedstaat verweigert die Genehmigung einer klinischen Prüfung, wenn er aus einem der in Absatz 8 Unterabsatz 2 genannten Gründe die Schlussfolgerung des koordinierenden Mitgliedstaats ablehnt oder wenn er in hinreichend begründeten Fällen zu dem Schluss gelangt, dass die in Anhang XV Kapitel II Abschnitte 1.13, 3.1.3, 4.2, 4.3 und 4.4 behandelten Aspekte nicht eingehalten werden oder wenn eine Ethik-Kommission eine ablehnende Stellungnahme in Bezug auf diese klinische Prüfung abgegeben hat, die nach dem nationalen Recht des betroffenen Mitgliedstaats für dessen gesamtes Hoheitsgebiet gültig ist. Dieser Mitgliedstaat sieht im Hinblick auf eine solche Verweigerung ein Rechtsmittelverfahren vor.

(11) Jeder betroffene Mitgliedstaat teilt dem Sponsor über das in Artikel 73 genannte elektronische System mit, ob er die klinische Prüfung genehmigt, unter Auflagen genehmigt oder die Genehmigung abgelehnt worden ist. Die Notifizierung erfolgt im Wege einer einzigen Entscheidung innerhalb von fünf Tagen nach der in Absatz 4 Buchstabe d vorgesehenen Übermittlung des abschließenden Bewertungsberichts durch den koordinierenden Mitgliedstaat. Ist die Genehmigung einer klinischen Prüfung Auflagen unterworfen, so dürfen dies nur Auflagen sein, die ihrer Art wegen zum Zeitpunkt der Genehmigung nicht erfüllt werden können.

(12) Etwaige wesentliche Änderungen im Sinne des Artikels 75 werden den betroffenen Mitgliedstaaten über das in Artikel 73 genannte elektronische System mitgeteilt. Die Bewertung, ob Gründe für eine Ablehnung gemäß Absatz 8 Unterabsatz 2 vorliegen, erfolgt unter der Leitung des koordinierenden Mitgliedstaats, mit Ausnahme wesentlicher Änderungen bezüglich Anhang XV Kapitel II Abschnitte 1.13, 3.1.3, 4.2, 4.3 und 4.4, die von jedem betroffenen Mitgliedstaat separat bewertet werden.

(13) Die Kommission unterstützt den koordinierenden Mitgliedstaat bei der Erfüllung seiner Aufgaben gemäß diesem Kapitel mit Verwaltungsdiensten.

(14) Das Verfahren gemäß dem vorliegenden Artikel wird bis zum 25. Mai 2027 nur von diejenigen betroffenen Mitgliedstaaten angewandt, die sich dem Verfahren angeschlossen haben. Ab dem 26. Mai 2027 sind alle Mitgliedstaaten zur Anwendung dieses Verfahrens verpflichtet.

Artikel 79
Überprüfung des koordinierten Bewertungsverfahrens

Bis zum 27. Mai 2026 legt die Kommission dem Europäischen Parlament und dem Rat einen Bericht über die Erfahrungen mit der Anwendung des Artikels 78 vor und schlägt erforderlichenfalls eine Überprüfung von Artikel 78 Absatz 14 und Artikel 123 Absatz 3 Buchstabe h vor.

Artikel 80
Aufzeichnung und Meldung der bei klinischen Prüfungen auftretenden unerwünschten Ereignisse

(1) Der Sponsor führt vollständige Aufzeichnungen über alle folgenden Elemente:

a) unerwünschte Ereignisse aller Arten, die im klinischen Prüfplan als entscheidend für die Bewertung der Ergebnisse dieser klinischen Prüfung bezeichnet wurden;
b) alle schwerwiegenden unerwünschten Ereignisse;
c) jeden Produktmangel, der bei Ausbleiben angemessener Maßnahmen oder eines Eingriffs oder unter weniger günstigen Umständen zu schwerwiegenden unerwünschten Ereignissen hätte führen können;
d) alle neuen Erkenntnisse in Bezug auf ein Ereignis gemäß den Buchstaben a bis c.

(2) Der Sponsor meldet unverzüglich über das in Artikel 73 genannte elektronische System allen Mitgliedstaaten, in denen die klinische Prüfung durchgeführt wird,

a) jedes schwerwiegende unerwünschte Ereignis, das einen Kausalzusammenhang mit dem Prüfprodukt, dem Komparator oder dem Prüfverfahren aufweist oder bei dem ein Kausalzusammenhang durchaus möglich erscheint,
b) jeden Produktmangel, der bei Ausbleiben angemessener Maßnahmen oder eines Eingriffs oder unter weniger günstigen Umständen zu schwerwiegenden unerwünschten Ereignissen hätte führen können,
c) alle neuen Erkenntnisse in Bezug auf ein Ereignis gemäß den Buchstaben a und b.

Die Frist, innerhalb deren die Meldung zu erfolgen hat, hängt von der Schwere des Ereignisses ab. Ist dies notwendig, um eine zügige Meldung zu sicherzustellen, kann der Sponsor zunächst eine unvollständige Meldung übermitteln und dieser dann die vollständige Meldung folgen lassen.

Auf Ersuchen jedes Mitgliedstaats, in dem die klinische Prüfung durchgeführt wird, stellt der Sponsor alle in Absatz 1 genannten Informationen zur Verfügung.

(3) Der Sponsor meldet den Mitgliedstaaten, in denen die klinische Prüfung durchgeführt wird, über das in Artikel 73 genannte elektronische System außerdem jedes Ereignis gemäß Absatz 2 des vorliegenden Artikels, das in Drittländern vorgekommen ist, in denen eine klinische Prüfung nach dem gleichen klinischen Prüfplan stattfindet, der auch bei einer im Rahmen dieser Verordnung durchgeführten klinischen Prüfung verwendet wird.

(4) Handelt es sich um eine klinische Prüfung, für die ein einziger Antrag gemäß Artikel 78 eingereicht wurde, meldet der Sponsor alle in Absatz 2 des vorliegenden Artikels aufgeführten Ereignisse über das in Artikel 73 genannte elektronische System. Die Meldung wird nach ihrem Eingang elektronisch an alle Mitgliedstaaten übermittelt, in denen die klinische Prüfung durchgeführt wird.

Die Mitgliedstaaten koordinieren unter der Leitung des koordinierenden Mitgliedstaats gemäß Artikel 78 Absatz 2 eine Bewertung der schwerwiegenden unerwünschten Ereignisse und Produktmängel, um zu entscheiden, ob eine klinische Prüfung geändert, ausgesetzt, oder abgebrochen wird, oder ob die Genehmigung für diese klinische Prüfung widerrufen wird.

Unbeschadet dieses Absatzes dürfen die anderen Mitgliedstaaten ihre eigene Bewertung durchführen und im Einklang mit dieser Verordnung Maßnahmen zur Gewährleistung des Schutzes der öffentlichen Gesundheit und der Patientensicherheit ergreifen. Der koordinierende Mitgliedstaat und die Kommission sind über die Ergebnisse solcher Bewertungen und den Erlass solcher Maßnahmen auf dem Laufenden zu halten.

(5) Für klinische Prüfungen nach dem Inverkehrbringen gemäß Artikel 74 Absatz 1 gelten statt des vorliegenden Artikels die Vigilanz-Bestimmungen der Artikel 87 bis 90 und der nach Artikel 91 erlassenen Rechtsakte.

(6) Unbeschadet des Absatzes 5 gilt dieser Artikel, wenn ein Kausalzusammenhang zwischen dem schwerwiegenden unerwünschten Ereignis und dem vorangegangenen Prüfverfahren festgestellt wurde.

Artikel 81
Durchführungsrechtsakte

Die Kommission kann im Wege von Durchführungsrechtsakten die zur Implementierung dieses Kapitels notwendigen detaillierten Vorkehrungen und Verfahrensaspekte in Bezug auf folgende Elemente festlegen:

a) Einheitliche elektronische Formulare für die Anträge auf Genehmigung klinischer Prüfungen und ihre Bewertung gemäß den Artikeln 70 und 78, unter Berücksichtigung spezieller Produktkategorien und -gruppen;
b) Funktionsweise des in Artikel 73 genannten elektronischen Systems;
c) einheitliche elektronische Formulare für die Meldung klinischer Prüfungen nach dem Inverkehrbringen gemäß Artikel 74 Absatz 1 und die Meldung wesentlicher Änderungen gemäß Artikel 75;
d) Informationsaustausch zwischen den Mitgliedstaaten gemäß Artikel 76;
e) einheitliche elektronische Formulare für die Meldung schwerwiegender unerwünschter Ereignisse und von Produktmängeln gemäß Artikel 80;
f) Fristen für die Meldung schwerwiegender unerwünschter Ereignisse und von Produktmängeln unter Berücksichtigung der Schwere des gemäß Artikel 80 zu meldenden Ereignisses;
g) einheitliche Anwendung der Anforderungen an den klinischen Nachweis oder Daten, die für den Nachweis der Einhaltung der grundlegenden Sicherheits- und Leistungsanforderungen gemäß Anhang I erforderlich sind.

Die in Absatz 1 genannten Durchführungsrechtsakte werden gemäß dem in Artikel 114 Absatz 3 genannten Prüfverfahren erlassen.

Artikel 82
Anforderungen an sonstige klinische Prüfungen

(1) Klinische Prüfungen, die nicht zu einem der in Artikel 62 Absatz 1 genannten Zwecke durchgeführt werden, müssen den Bestimmungen des Artikels 62 Absätze 2 und 3, Absatz 4 Buchstaben b, c, d, f, h und l und Absatz 6 genügen.

(2) Um bei klinischen Prüfungen, die nicht zu einem der in Artikel 62 Absatz 1 genannten Zwecke durchgeführt werden, die Rechte, die Sicherheit, die Würde und das Wohl der Prüfungsteilnehmer zu schützen und die Einhaltung wissenschaftlicher und ethischer Grundsätze zu gewährleisten, legt jeder betroffene Mitgliedstaat für ihn geeignete zusätzliche Anforderungen für diese Prüfungen fest.

KAPITEL VII
ÜBERWACHUNG NACH DEM INVERKEHRBRINGEN, VIGILANZ UND MARKTÜBERWACHUNG

ABSCHNITT 1
Überwachung nach dem Inverkehrbringen

Artikel 83
System des Herstellers für die Überwachung nach dem Inverkehrbringen

(1) Für jedes Produkt müssen die Hersteller in einer Weise, die der Risikoklasse und der Art des Produkts angemessen ist, ein System zur Überwachung nach dem Inverkehrbringen planen, einrichten, dokumentieren, anwenden, instand halten und auf den neuesten Stand bringen. Dieses System ist integraler Bestandteil des Qualitätsmanagementsystems des Herstellers gemäß Artikel 10 Absatz 9.

(2) Das System zur Überwachung nach dem Inverkehrbringen ist geeignet, aktiv und systematisch einschlägige Daten über die Qualität, die Leistung und die Sicherheit eines Produkts während dessen gesamter Lebensdauer zu sammeln, aufzuzeichnen und zu analysieren sowie die erforderlichen Schlussfolgerungen zu ziehen und etwaige Präventiv- oder Korrekturmaßnahmen zu ermitteln, durchzuführen und zu überwachen.

(3) Die mit dem System des Herstellers zur Überwachung nach dem Inverkehrbringen gesammelten Daten werden insbesondere zu folgenden Zwecken verwendet:

a) Aktualisierung der Nutzen-Risiko-Abwägung und Verbesserung des Risikomanagements gemäß Anhang I Kapitel I;

b) Aktualisierung der Auslegung und der Informationen zur Herstellung, der Gebrauchsanweisung und der Kennzeichnung;
c) Aktualisierung der klinischen Bewertung;
d) Aktualisierung des Kurzberichts über Sicherheit und klinische Leistung gemäß Artikel 32;
e) Ermittlung des Bedarfs an Präventiv-, Korrektur- oder Sicherheitskorrekturmaßnahmen im Feld;
f) Ermittlung von Möglichkeiten zur Verbesserung der Gebrauchstauglichkeit, der Leistung und der Sicherheit des Produkts;
g) gegebenenfalls als Beitrag zur Überwachung anderer Produkte nach dem Inverkehrbringen und
h) Erkennung und Meldung von Trends gemäß Artikel 88. Die technische Dokumentation wird entsprechend aktualisiert.

(4) Zeigt sich im Verlauf der Überwachung nach dem Inverkehrbringen, dass Präventiv- oder Korrekturmaßnahmen oder beides erforderlich sind, so ergreift der Hersteller die geeigneten Maßnahmen und unterrichtet die zuständigen Behörden und gegebenenfalls die Benannte Stelle. Wird ein schwerwiegendes Vorkommnis festgestellt oder eine Sicherheitskorrekturmaßnahme im Feld ergriffen, so wird dies gemäß Artikel 87 gemeldet.

Artikel 84
Plan zur Überwachung nach dem Inverkehrbringen

Das System zur Überwachung nach dem Inverkehrbringen gemäß Artikel 83 stützt sich auf einen Plan zur Überwachung nach dem Inverkehrbringen; die für diesen Plan geltenden Anforderungen sind in Anhang III Abschnitt 1 dargelegt. Bei Produkten, die keine Sonderanfertigungen sind, ist der Plan zur Überwachung nach dem Inverkehrbringen Teil der technischen Dokumentation gemäß Anhang II.

Artikel 85
Bericht über die Überwachung nach dem Inverkehrbringen

Die Hersteller von Produkten der Klasse I erstellen einen Bericht über die Überwachung nach dem Inverkehrbringen, der eine Zusammenfassung der Ergebnisse und Schlussfolgerungen der Analysen der aufgrund des Plans zur Überwachung nach dem Inverkehrbringen gemäß Artikel 84 gesammelten Daten über die Überwachung nach dem Inverkehrbringen zusammen mit einer Begründung und Beschreibung etwaiger ergriffener Präventiv- und Korrekturmaßnahmen enthält. Der Bericht wird bei Bedarf aktualisiert und der zuständigen Behörde auf Ersuchen zur Verfügung gestellt.

Artikel 86
Regelmäßig aktualisierter Bericht über die Sicherheit

(1) Die Hersteller von Produkten der Klassen IIa, IIb und III erstellen für jedes Produkt und gegebenenfalls für jede Produktkategorie oder Produktgruppe einen regelmäßig aktualisierten Bericht über die Sicherheit („Sicherheitsbericht"), der eine Zusammenfassung der Ergebnisse und Schlussfolgerungen der Analysen der aufgrund des Plans zur Überwachung nach dem Inverkehrbringen gemäß Artikel 84 gesammelten Daten über die Überwachung nach dem Inverkehrbringen zusammen mit einer Begründung und Beschreibung etwaiger ergriffener Präventiv- und Korrekturmaßnahmen enthält. Während der gesamten Lebensdauer des betreffenden Produkts wird in diesem Sicherheitsbericht Folgendes aufgeführt:

a) die Schlussfolgerungen aus der Nutzen-Risiko-Abwägung;
b) die wichtigsten Ergebnisse des Bewertungsberichts und
c) die Gesamtabsatzmenge des Produkts und eine Schätzung der Anzahl und anderer Merkmale der Personen, bei denen das betreffende Produkt zur Anwendung kommt, sowie, sofern dies praktikabel ist, die Häufigkeit der Produktverwendung.

Die Hersteller von Produkten der Klassen IIb und III aktualisieren den Sicherheitsbericht mindestens einmal jährlich. Der Sicherheitsbericht ist – außer bei Sonderanfertigungen – Teil der technischen Dokumentation gemäß den Anhängen II und III.

Die Hersteller von Produkten der Klasse IIa aktualisieren den Sicherheitsbericht bei Bedarf, mindestens jedoch alle zwei Jahre. Der Sicherheitsbericht ist – außer bei Sonderanfertigungen – Teil der technischen Dokumentation gemäß den Anhängen II und III.

Bei Sonderanfertigungen ist der Sicherheitsbericht Teil der Dokumentation gemäß Anhang XIII Abschnitt 2.

(2) Die Hersteller von Produkten der Klasse III oder von implantierbaren Produkten legen der an der Konformitätsbewertung gemäß Artikel 52 mitwirkenden Benannten Stelle ihre Sicherheitsberichte über das in Artikel 92 genannte elektronische System vor. Die Benannte Stelle prüft den Bericht und nimmt ihre Bewertung mit Einzelheiten zu etwaigen ergriffenen Maßnahmen in dieses elektronische System auf. Diese Sicherheitsberichte und die Bewertung der Benannten Stelle werden für die zuständigen Behörden über dieses elektronische System verfügbar gemacht.

(3) Hersteller anderer als in Absatz 2 genannter Produkte legen der an der Konformitätsbewertung mitwirkenden Benannten Stelle und auf Ersuchen den zuständigen Behörden die Sicherheitsberichte vor.

ABSCHNITT 2 Vigilanz

Artikel 87 Meldung von schwerwiegenden Vorkommnissen und Sicherheitskorrekturmaßnahmen im Feld

(1) Hersteller von Produkten, die auf dem Unionsmarkt bereitgestellt werden, ausgenommen Prüfprodukte, melden den relevanten zuständigen Behörden gemäß Artikel 92 Absätze 5 und 7 Folgendes:

a) Jedes schwerwiegende Vorkommnis im Zusammenhang mit Produkten, die auf dem Unionsmarkt bereitgestellt werden, außer erwarteter Nebenwirkungen, die in den Produktinformationen eindeutig dokumentiert, in der technischen Dokumentation quantifiziert und Gegenstand der Meldung von Trends gemäß Artikel 88 sind;
b) jede Sicherheitskorrekturmaßnahme im Feld im Zusammenhang mit auf dem Unionsmarkt bereitgestellten Produkten, einschließlich der in Drittländern ergriffenen Sicherheitskorrekturmaßnahmen im Feld in Bezug auf ein Produkt, das auch auf dem Unionsmarkt legal bereitgestellt wird, sofern sich der Grund für die Sicherheitskorrekturmaßnahmen im Feld nicht ausschließlich auf das Produkt beziehen, das in dem betreffenden Drittland bereitgestellt wird.

Die in Unterabsatz 1 genannten Meldungen werden über das in Artikel 92 genannte elektronische System eingereicht.

(2) Generell hängt die Frist, innerhalb deren die Meldung gemäß Absatz 1 zu erfolgen hat, von der Schwere des schwerwiegenden Vorkommnisses ab.

(3) Die Hersteller melden jedes schwerwiegende Vorkommnis im Sinne des Absatzes 1 Buchstabe a unverzüglich, nachdem sie einen Kausalzusammenhang oder einen durchaus möglichen Kausalzusammenhang zwischen dem Vorkommnis und ihrem Produkt festgestellt haben, spätestens jedoch 15 Tage, nachdem sie Kenntnis von dem Vorkommnis erhalten haben.

(4) Ungeachtet des Absatzes 3 erfolgt im Falle einer schwerwiegenden Gefahr für die öffentliche Gesundheit die Meldung gemäß Absatz 1 unverzüglich, spätestens jedoch zwei Tage, nachdem der Hersteller Kenntnis von dieser Gefahr erhalten hat.

(5) Ungeachtet des Absatzes 3 erfolgt im Falle des Todes oder einer unvorhergesehenen schwerwiegenden Verschlechterung des Gesundheitszustands einer Person die Meldung unverzüglich, nachdem der Hersteller einen Kausalzusammenhang zwischen dem Produkt und dem schwerwiegenden Vorkommnis festgestellt hat oder sobald er einen solchen Zusammenhang vermutet, spätestens jedoch zehn Tage, nachdem er Kenntnis von dem schwerwiegenden Vorkommnis erhalten hat.

(6) Ist dies notwendig, um eine zügige Meldung sicherzustellen, kann der Hersteller zunächst eine vorläufige Meldung übermitteln und dieser dann die vollständige Meldung folgen lassen.

(7) Ist der Hersteller, nachdem er Kenntnis von einem möglicherweise zu meldenden Vorkommnis erhalten hat, unsicher, ob das Vorkommnis zu melden ist, so übermittelt er gleichwohl innerhalb der gemäß den Absätzen 2 bis 5 vorgeschriebenen Frist eine Meldung.

(8) Außer in dringenden Fällen, in denen der Hersteller unverzüglich eine Sicherheitskorrekturmaßnahme im Feld ergreifen muss, meldet der Hersteller ohne ungebührliche Verzögerung die Sicherheitskorrekturmaßnahme im Feld gemäß Absatz 1 Buchstabe b, bevor er die Sicherheitskorrekturmaßnahme im Feld ergreift.

(9) Bei ähnlichen schwerwiegenden Vorkommnissen im Zusammenhang mit ein und demselben Produkt oder ein und derselben Produktart, deren Ursache bereits festgestellt wurde oder in Bezug auf die bereits eine Sicherheitskorrekturmaßnahme im Feld ergriffen wurde oder die häufig auftreten und gut dokumentiert sind, kann der Hersteller mittels periodischer Sammelmeldungen anstelle von Einzelmeldungen schwerwiegende Vorkommnisse mitteilen, sofern die koordinierende zuständige Behörde gemäß Artikel 89 Absatz 9 in Abstimmung mit den in Artikel 92 Absatz 8 Buchstabe a genannten zuständigen Behörden sich mit dem Hersteller auf Form, Inhalt und Häufigkeit dieser periodischen Sammelmeldung geeinigt hat. Wird in Artikel 92 Absatz 8 Buchstaben a und b nur eine einzige zuständige Behörde genannt, so kann der Hersteller nach Einigung mit dieser betreffenden zuständigen Behörde periodische Sammelmeldungen vorlegen.

(10) Die Mitgliedstaaten ergreifen geeignete Maßnahmen, wie z. B. die Organisation gezielter Informationskampagnen, um die Angehörigen der Gesundheitsberufe, Anwender und Patienten dazu zu ermutigen und ihnen zu ermöglichen, den zuständigen Behörden mutmaßliche schwerwiegende Vorkommnisse gemäß Absatz 1 Buchstabe a zu melden.

Die zuständigen Behörden zeichnen die Meldungen, die sie von Angehörigen der Gesundheitsberufe, Anwendern und Patienten erhalten, zentral auf nationaler Ebene auf.

(11) Gehen bei der zuständigen Behörde eines Mitgliedstaats Meldungen von Angehörigen der Gesundheitsberufe, Anwendern oder Patienten über mutmaßliche schwerwiegende Vorkommnisse gemäß Absatz 1 Buchstabe a ein, unternimmt diese die notwendigen Schritte, um eine unverzügliche Unterrichtung des Herstellers über diese mutmaßlichen schwerwiegenden Vorkommnisse sicherzustellen.

Ist der Hersteller des betreffenden Produkts der Auffassung, dass es sich bei dem Vorkommnis um ein schwerwiegendes Vorkommnis handelt, so meldet er gemäß den Absätzen 1 bis 5 des vorliegenden Artikels dieses schwerwiegende Vorkommnis der zuständigen Behörde des Mitgliedstaats, in dem dieses schwerwiegende Vorkommnis aufgetreten ist, und ergreift die geeigneten Folgemaßnahmen gemäß Artikel 89.

Ist der Hersteller des betreffenden Produkts der Auffassung, dass es sich bei dem Vorkommnis nicht um ein schwerwiegendes Vorkommnis handelt oder dass es sich um eine erwartete unerwünschte Nebenwirkung handelt, die in der Meldung von Trends gemäß Artikel 88 enthalten sein wird, handelt, so legt er eine Begründung vor. Stimmt die zuständige Behörde nicht mit der Schlussfolgerung der Begründung überein, so kann sie von dem Hersteller verlangen, dass er eine Meldung gemäß den Absätzen 1 bis 5 des vorliegenden Artikels vorlegt und sicherstellt, dass geeignete Folgemaßnahmen gemäß Artikel 89 ergriffen werden.

Artikel 88
Meldung von Trends

(1) Die Hersteller melden über das in Artikel 92 genannte elektronische System jeden statistisch signifikanten Anstieg der Häufigkeit oder des Schweregrades nicht schwerwiegender Vorkommnisse oder erwarteter unerwünschter Nebenwirkungen, die eine erhebliche Auswirkung auf die Nutzen-Risiko-Analyse gemäß Anhang I Abschnitte 1 und 8 haben könnten und die zu Risiken für die Gesundheit oder Sicherheit der Patienten, Anwender oder anderer Personen führen oder führen könnten, die in Anbetracht des beabsichtigten Nutzens nicht akzeptabel sind. Ob ein Anstieg signifikant ist, bestimmt sich aus dem Vergleich mit der Häufigkeit oder Schwere solcher Vorkommnisse im Zusammenhang mit dem betreffenden Produkt oder der betreffenden Kategorie oder Gruppe von Produkten, die innerhalb eines bestimmten Zeitraums zu erwarten und in der technischen Dokumentation und den Produktinformationen angegeben ist.

Der Hersteller legt im Rahmen des Plans zur Überwachung nach dem Inverkehrbringen gemäß Artikel 84 fest, wie die Vorkommnisse gemäß Unterabsatz 1 zu behandeln sind und welche Methodik angewendet wird, um jeden statistisch signifikanten Anstieg der Häufigkeit oder des Schweregrades dieser Vorkommnisse festzustellen; ferner legt er darin den Beobachtungszeitraum fest.

(2) Die zuständigen Behörden können ihre eigenen Bewertungen der Meldung von Trends gemäß Absatz 1 vornehmen und von dem Hersteller verlangen, geeignete Maßnahmen im Einklang mit dieser Verordnung zu ergreifen, um den Schutz der öffentlichen Gesundheit und die Patientensicherheit zu gewährleisten. Jede zuständige Behörde unterrichtet die Kommission, die anderen zuständigen Behörden und die Benannte Stelle, die die Bescheinigung ausgestellt hat, über die Ergebnisse ihrer Bewertung und die ergriffenen Maßnahmen.

Artikel 89
Analyse schwerwiegender Vorkommnisse und Sicherheitskorrekturmaßnahmen im Feld

(1) Im Anschluss an die Meldung eines schwerwiegenden Vorkommnisses gemäß Artikel 87 Absatz 1 führt der Hersteller unverzüglich die erforderlichen Untersuchungen in Bezug auf das schwerwiegende Vorkommnis und die betroffenen Produkte durch. Dies umfasst auch eine Risikobewertung in Bezug auf das Vorkommnis und die Sicherheitskorrekturmaßnahmen im Feld, wobei gegebenenfalls die in Absatz 3 des vorliegenden Artikels genannten Kriterien berücksichtigt werden.

Der Hersteller arbeitet bei den Untersuchungen gemäß Unterabsatz 1 mit den zuständigen Behörden und gegebenenfalls mit der betroffenen Benannten Stelle zusammen und nimmt keine Untersuchung vor, die zu einer Veränderung des Produkts oder einer Probe der betroffenen Charge in einer Weise führen, die Auswirkungen auf eine spätere Bewertung der Ursachen des Vorkommnisses haben könnte, bevor er die zuständigen Behörden über eine solche Maßnahme unterrichtet hat.

(2) Die Mitgliedstaaten unternehmen die notwendigen Schritte um sicherzustellen, dass alle Informationen im Zusammenhang mit einem schwerwiegenden Vorkommnis, das in ihrem Hoheitsgebiet aufgetreten ist, oder einer Sicherheitskorrekturmaßnahme im Feld, die in ihrem Hoheitsgebiet ergriffen wurde oder ergriffen werden soll, von denen sie gemäß Artikel 87 Kenntnis erhalten haben, von ihrer zuständigen Behörde auf nationaler Ebene zentral bewertet werden, und zwar nach Möglichkeit in Zusammenarbeit mit dem Hersteller und wenn dies relevant ist mit der betroffenen Benannten Stelle.

(3) Im Kontext der Bewertung gemäß Absatz 2 bewertet die zuständige Behörde die Risiken aufgrund des gemeldeten schwerwiegenden Vorkommnisses und bewertet alle Sicherheitskorrekturmaßnahmen im Feld, wobei sie den Schutz der öffentlichen Gesundheit und Kriterien wie Kausalität, Erkennbarkeit und Wahrscheinlichkeit eines erneuten Auftretens des Problems, Häufigkeit der Produktverwendung, Wahrscheinlichkeit des Eintritts eines direkten oder indirekten Schadens, die Schwere dieses Schadens, den klinischen Nutzen des Produkts, die vorgesehenen und möglichen Anwender und die betroffene Bevölkerung berücksichtigt. Die zuständige Behörde bewertet außerdem die Angemessenheit der vom Hersteller geplanten oder bereits ergriffenen Sicherheitskorrekturmaßnahmen im Feld und ob Bedarf an weiteren Korrekturmaßnahmen besteht bzw. welcher Art diese sein sollten, wobei sie insbesondere dem Grundsatz der inhärenten Sicherheit gemäß Anhang I Rechnung trägt.

Auf Ersuchen der zuständigen nationalen Behörde legen die Hersteller alle für eine Risikobewertung erforderlichen Unterlagen vor.

(4) Die zuständige Behörde überwacht die Untersuchung eines schwerwiegenden Vorkommnisses durch den Hersteller. Erforderlichenfalls kann eine zuständige Behörde in die Untersuchung durch den Hersteller eingreifen oder eine unabhängige Untersuchung veranlassen.

(5) Der Hersteller legt der zuständigen Behörde mittels des elektronischen Systems gemäß Artikel 92 einen Abschlussbericht mit den Ergebnissen der Untersuchung vor. Der Bericht enthält Schlussfolgerungen und zeigt gegebenenfalls die zu ergreifenden Korrekturmaßnahmen auf.

(6) Sind Produkte gemäß Artikel 1 Absatz 8 Unterabsatz 1 betroffen und besteht die Möglichkeit, dass das schwerwiegende Vorkommnis bzw. die Sicherheitskorrekturmaßnahme im Feld auf einen Stoff zurückzuführen ist, der bei alleiniger Verwendung als Arzneimittel gelten würde, so unterrichtet, je nachdem, wer das wissenschaftliche Gutachten über den Stoff gemäß Artikel 52 Absatz 9 abgegeben hat, die bewertende zuständige Behörde oder die koordinierende zuständige Behörde gemäß Absatz 9 des vorliegenden Artikels die nationale zuständige Behörde oder die EMA, über das schwerwiegende Vorkommnis oder die Sicherheitskorrekturmaßnahme.

Bei Produkten, die gemäß Artikel 1 Absatz 6 Buchstabe g in den Geltungsbereich dieser Verordnung fallen und bei denen das schwerwiegende Vorkommnis bzw. die Sicherheitskorrekturmaßnahme im Feld möglicherweise mit den vom Hersteller des Produkts verwendeten Derivaten von Geweben oder Zellen menschlichen Ursprungs zu tun hat, unterrichtet die zuständige Behörde oder die koordinierende zuständige Behörde gemäß Absatz 9 die für menschliche Gewebe und Zellen zuständige Behörde, die von der Benannten Stelle gemäß Artikel 52 Absatz 10 konsultiert wurde, sofern die Produkte gemäß Artikel 1 Nummer 10 unter die vorliegende Verordnung fallen.

(7) Nach Durchführung der Bewertung gemäß Absatz 3 des vorliegenden Artikels unterrichtet die bewertende zuständige Behörde über das in Artikel 92 genannte elektronische System unverzüglich die anderen zuständigen Behörden über die Korrekturmaßnahmen, die der Hersteller ergriffen hat oder plant oder die von ihm verlangt werden, um das Risiko eines Wiederauftretens des schwerwiegenden Vorkommnisses zu minimieren; übermittelt werden dabei außerdem Angaben über die zugrunde liegenden Ereignisse und die Ergebnisse der Bewertung.

(8) Der Hersteller sorgt dafür, dass Informationen über die ergriffenen Sicherheitskorrekturmaßnahmen im Feld den Anwendern des betreffenden Produkts unverzüglich mittels einer Sicherheitsanweisung im Feld zur Kenntnis gebracht werden. Die Sicherheitsanweisung im Feld ist in einer Amtssprache oder in Amtssprachen der Union abzufassen, entsprechend der Vorgabe durch den Mitgliedstaat, in dem die Sicherheitskorrekturmaßnahmen im Feld ergriffen werden. Außer in dringenden Fällen wird der Entwurf der Sicherheitsanweisung im Feld der bewertenden zuständigen Behörde oder in den Fällen gemäß Absatz 9 der koordinierenden zuständige Behörde vorgelegt, damit diese ihre Anmerkungen

dazu abgeben kann. Außer in Fällen, in denen eine Ausnahme durch die Situation in den einzelnen Mitgliedstaaten begründet ist, müssen die Sicherheitsanweisungen im Feld in allen Mitgliedstaaten einheitlich sein.

Die Sicherheitsanweisung im Feld ermöglicht die korrekte Identifizierung des Produkts bzw. der Produkte, insbesondere durch Aufnahme der relevanten UDI, und die korrekte Identifizierung des Herstellers, der die Sicherheitskorrekturmaßnahmen im Feld ergriffen hat, insbesondere, soweit bereits erstellt, durch Aufnahme der SRN. In der Sicherheitsanweisung im Feld werden die Gründe für die Sicherheitskorrekturmaßnahmen im Feld mit Verweis auf die Fehlfunktion des Produkts und damit verbundene Risiken für Patienten, Anwender oder Dritte klar und ohne die Höhe des Risikos herunterzuspielen dargelegt und alle von den Anwendern zu ergreifenden Maßnahmen eindeutig angegeben.

Der Hersteller gibt die Sicherheitsanweisung im Feld in das in Artikel 92 genannte elektronische System ein, über das sie der Öffentlichkeit zugänglich gemacht wird.

(9) In den folgenden Fällen nehmen die zuständigen Behörden aktiv an einem Verfahren zur Koordinierung ihrer Bewertungen gemäß Absatz 3 teil:

a) Wenn Besorgnis hinsichtlich eines bestimmten schwerwiegenden Vorkommnisses oder einer Häufung schwerwiegender Vorkommnisse im Zusammenhang mit dem gleichen Produkt oder der gleichen Art von Produkt des gleichen Herstellers in mehr als einem Mitgliedstaat herrscht;
b) wenn infrage steht, ob eine von einem Hersteller in mehr als einem Mitgliedstaat vorgeschlagene Sicherheitskorrekturmaßnahme im Feld angemessen ist.

Dieses koordinierte Verfahren umfasst Folgendes:

- Benennung einer koordinierenden zuständigen Behörde auf Einzelfallbasis, sofern erforderlich;
- Festlegung des koordinierten Bewertungsverfahrens, einschließlich der Aufgaben und Verantwortlichkeiten der koordinierenden zuständigen Behörde und der Beteiligung anderer zuständiger Behörden.

Sofern nicht anders zwischen den zuständigen Behörden vereinbart, übernimmt die zuständige Behörde des Mitgliedstaats, in dem der Hersteller seine eingetragene Niederlassung hat, die Rolle der koordinierenden zuständigen Behörde.

Die koordinierende zuständige Behörde unterrichtet den Hersteller, die übrigen zuständigen Behörden und die Kommission über das in Artikel 92 genannte elektronische System davon, dass sie diese Aufgabe übernommen hat.

(10) Ungeachtet der Benennung einer koordinierenden zuständigen Behörde dürfen die anderen zuständigen Behörden ihre eigene Bewertung durchführen und im Einklang mit dieser Verordnung Maßnahmen zur Gewährleistung des Schutzes der öffentlichen Gesundheit und der Patientensicherheit ergreifen. Die koordinierende zuständige Behörde und die Kommission sind über die Er-

gebnisse solcher Bewertungen und den Erlass solcher Maßnahmen auf dem Laufenden zu halten.

(11) Die Kommission leistet der koordinierenden zuständigen Behörde bei der Erfüllung der ihr gemäß diesem Kapitel übertragenen Aufgaben administrative Unterstützung.

Artikel 90
Analyse der Vigilanz-Daten

Die Kommission richtet in Zusammenarbeit mit den Mitgliedstaaten Systeme und Verfahren ein, mit denen die Daten des in Artikel 92 genannten elektronischen Systems aktiv überwacht werden können, um Trends, Muster oder Signale in den Daten zu ermitteln, die möglicherweise neue Risiken oder Sicherheitsprobleme erkennen lassen.

Wird ein zuvor unbekanntes Risiko ermittelt oder führt die Häufigkeit eines erwarteten Risikos zu einer erheblichen und nachteiligen Änderung der Nutzen-Risiko-Abwägung, so unterrichtet die zuständige Behörde oder gegebenenfalls die koordinierende zuständige Behörde den Hersteller oder gegebenenfalls den bevollmächtigten Vertreter, der daraufhin die erforderlichen Korrekturmaßnahmen ergreift.

Artikel 91
Durchführungsrechtsakte

Die Kommission kann im Wege von Durchführungsrechtsakten nach Anhörung der Koordinierungsgruppe Medizinprodukte die zur Umsetzung der Artikel 85 bis 90 und 92 notwendigen detaillierten Vorkehrungen und Verfahrensaspekte in Bezug auf folgende Elemente festlegen:

a) Typologie der schwerwiegenden Vorkommnisse und Sicherheitskorrekturmaßnahmen im Feld im Zusammenhang mit speziellen Produkten, Kategorien oder Gruppen von Produkten;
b) Meldung schwerwiegender Vorkommnisse und von Sicherheitskorrekturmaßnahmen im Feld und Sicherheitsanweisungen im Feld, sowie Vorlage von periodischen Sammelmeldungen, Berichten über die Überwachung nach dem Inverkehrbringen, Sicherheitsberichten und Trendmeldungen seitens der Hersteller gemäß den Artikeln 85, 86, 87, 88 bzw. 89;
c) strukturierte Standardformulare für die elektronische und nichtelektronische Meldung, einschließlich eines Mindestdatensatzes für die Meldung mutmaßlicher schwerwiegender Vorkommnisse durch Angehörige der Gesundheitsberufe, Anwender und Patienten;
d) Fristen für die Meldung von Sicherheitskorrekturmaßnahmen im Feld und für die Vorlage von periodischen Sammelmeldungen und Trendmeldungen seitens der Hersteller unter Berücksichtigung der Schwere des zu meldenden Vorkommnisses gemäß Artikel 87;

e) harmonisierte Formate für den Informationsaustausch zwischen zuständigen Behörden gemäß Artikel 89;
f) Verfahren zur Benennung einer koordinierenden zuständigen Behörde; Festlegung des koordinierten Bewertungsverfahrens, einschließlich der Aufgaben und Verantwortlichkeiten der koordinierenden zuständigen Behörde und der Beteiligung anderer zuständiger Behörden an diesem Verfahren.

Die in Absatz 1 genannten Durchführungsrechtsakte werden gemäß dem in Artikel 114 Absatz 3 genannten Prüfverfahren erlassen.

Artikel 92
Elektronisches System für Vigilanz und Überwachung nach dem Inverkehrbringen

(1) Die Kommission richtet in Zusammenarbeit mit den Mitgliedstaaten ein elektronisches System zur Erfassung und Verarbeitung folgender Informationen ein und betreibt dieses:

a) Meldungen von schwerwiegenden Vorkommnissen und von Sicherheitskorrekturmaßnahmen im Feld seitens der Hersteller gemäß Artikel 87 Absatz 1 und Artikel 89 Absatz 5;
b) periodische Sammelmeldungen der Hersteller gemäß Artikel 87 Absatz 9;
c) Trendmeldungen seitens der Hersteller gemäß Artikel 88;
d) Sicherheitsberichte gemäß Artikel 86;
e) von den Herstellern übermittelte Sicherheitsanweisungen im Feld gemäß Artikel 89 Absatz 8;
f) die von den zuständigen Behörden der Mitgliedstaaten und zwischen den Mitgliedstaaten und der Kommission gemäß Artikel 89 Absätze 7 und 9 auszutauschenden Informationen.

Dieses elektronische System verfügt über einschlägige Verknüpfungen mit der UDI-Datenbank.

(2) Die Informationen gemäß Absatz 1 des vorliegenden Artikels werden über das elektronische System den zuständigen Behörden der Mitgliedstaaten und der Kommission verfügbar gemacht. Die Benannten Stellen haben auch Zugang zu diesen Informationen, soweit sie Produkte betreffen, für die sie eine Bescheinigung gemäß Artikel 53 ausgestellt haben.

(3) Die Kommission sorgt dafür, dass Angehörigen der Gesundheitsberufe und der Öffentlichkeit ein angemessener Zugang zu dem elektronischen System gemäß Absatz 1 gewährt wird.

(4) Auf der Grundlage von Abkommen mit den zuständigen Behörden von Drittländern oder internationalen Organisationen kann die Kommission diesen ein gewisses Maß an Zugang zu dem elektronischen System gemäß Absatz 1 gewähren. Diese Abkommen müssen auf Gegenseitigkeit beruhen und Vertraulich-

keits- und Datenschutzbestimmungen enthalten, die den in der Union geltenden Bestimmungen gleichwertig sind.

(5) Die Meldungen schwerwiegender Vorkommnisse gemäß Artikel 87 Absatz 1 Buchstabe a werden nach ihrem Eingang über das elektronische System gemäß Absatz 1 des vorliegenden Artikels automatisch an die zuständige Behörde des Mitgliedstaats übermittelt, in dem das Vorkommnis aufgetreten ist.

(6) Die Trendmeldungen gemäß Artikel 88 Absatz 1 werden nach ihrem Eingang über das elektronische System gemäß Absatz 1 des vorliegenden Artikels automatisch an die zuständigen Behörden des Mitgliedstaats übermittelt, in dem die Vorkommnisse aufgetreten sind.

(7) Die Meldungen von Sicherheitskorrekturmaßnahmen im Feld gemäß Artikel 87 Absatz 1 Buchstabe b werden nach ihrem Eingang über das elektronische System gemäß Absatz 1 des vorliegenden Artikels automatisch an die zuständigen Behörden folgender Mitgliedstaaten übermittelt:

a) der Mitgliedstaaten, in denen die Sicherheitskorrekturmaßnahme im Feld ergriffen wurde oder werden soll;
b) des Mitgliedstaats, in dem der Hersteller seine eingetragene Niederlassung hat.

(8) Die periodischen Sammelmeldungen gemäß Artikel 87 Absatz 9 werden nach ihrem Eingang über das elektronische System gemäß Absatz 1 des vorliegenden Artikels automatisch an die zuständigen Behörden folgender Mitgliedstaaten übermittelt:

a) des Mitgliedstaats oder der Mitgliedstaaten, der bzw. die an dem Koordinierungsverfahren gemäß Artikel 89 Absatz 9 mitwirkt bzw. mitwirken und der bzw. die den periodischen Sammelmeldungen zugestimmt hat bzw. haben;
b) des Mitgliedstaats, in dem der Hersteller seine eingetragene Niederlassung hat.

(9) Die Informationen gemäß den Absätzen 5 bis 8 werden nach ihrem Eingang über das elektronische System gemäß Absatz 1 automatisch an die Benannte Stelle, die die Bescheinigung für das betreffende Produkt gemäß Artikel 56 ausgestellt hat, übermittelt.

ABSCHNITT 3
Marktüberwachung

Artikel 93
Marktüberwachungstätigkeiten

(1) Die zuständigen Behörden kontrollieren anhand angemessener Stichproben auf geeignete Art und Weise die Übereinstimmung der Merkmale und der Leistung von Produkten, u. a. gegebenenfalls durch eine Überprüfung der Unterla-

gen und physische Kontrollen sowie Laboruntersuchungen. Die zuständigen Behörden berücksichtigen insbesondere die etablierten Grundsätze in Bezug auf Risikobewertungen und Risikomanagement, die Vigilanz-Daten und Beschwerden.

(2) Die zuständigen Behörden arbeiten Jahrespläne für die Überwachungstätigkeiten aus und weisen die sachlichen und kompetenten personellen Ressourcen in ausreichendem Umfang zu, um diese Tätigkeiten durchzuführen, wobei sie das von der Koordinierungsgruppe Medizinprodukte gemäß Artikel 105 entwickelte europäische Marktüberwachungsprogramm und lokale Gegebenheiten berücksichtigen.

(3) Für die Erfüllung der in Absatz 1 festgelegten Pflichten gilt Folgendes: Die zuständigen Behörden

a) können Wirtschaftsakteure unter anderem verpflichten, die für die Zwecke der Durchführung der Tätigkeiten der Behörden erforderlichen Unterlagen und Informationen zur Verfügung zu stellen und, falls gerechtfertigt, die erforderlichen Produktstichproben kostenfrei bereitzustellen oder kostenfreien Zugang zu den Produkten zu ermöglichen, und
b) führen angekündigte und erforderlichenfalls unangekündigte Kontrollen in den Räumlichkeiten der Wirtschaftsakteure sowie in den Räumlichkeiten von Zulieferern und/oder Unterauftragnehmern und, falls erforderlich, in den Einrichtungen beruflicher Anwender durch.

(4) Die zuständigen Behörden erstellen eine jährliche Zusammenfassung der Ergebnisse ihrer Überwachungstätigkeiten und machen sie den anderen zuständigen Behörden über das in Artikel 100 genannte elektronische System verfügbar.

(5) Die zuständigen Behörden können Produkte, die ein unvertretbares Risiko darstellen, oder gefälschte Produkte beschlagnahmen, vernichten oder auf andere Weise unbrauchbar machen, wenn sie dies im Interesse des Schutzes der öffentlichen Gesundheit für erforderlich erachten.

(6) Nach jeder für die in Absatz 1 genannten Zwecke durchgeführten Kontrolle erstellt die zuständige Behörde einen Bericht über die Ergebnisse der Kontrolle in Bezug auf die Einhaltung der rechtlichen und technischen Anforderungen gemäß dieser Verordnung. In dem Bericht sind gegebenenfalls erforderliche Korrekturmaßnahmen aufgeführt.

(7) Die zuständige Behörde, die die Kontrolle durchgeführt hat, teilt dem Wirtschaftsakteur, der Gegenstand der Kontrolle war, den Inhalt des Berichts gemäß Absatz 6 des vorliegenden Artikels mit. Bevor die zuständige Behörde den Bericht annimmt, gibt sie diesem Wirtschaftsakteur Gelegenheit zur Stellungnahme. Dieser abschließende Kontrollbericht wird in dem in Artikel 100 vorgesehenen elektronischen System erfasst.

(8) Die Mitgliedstaaten überprüfen und bewerten die Funktionsweise ihrer Marktüberwachungstätigkeiten. Solche Überprüfungen und Bewertungen erfolgen

mindestens alle vier Jahre, und die Ergebnisse werden den übrigen Mitgliedstaaten und der Kommission mitgeteilt. Jeder Mitgliedstaat macht der Öffentlichkeit eine Zusammenfassung der Ergebnisse über das in Artikel 100 genannte elektronische System zugänglich.

(9) Die zuständigen Behörden der Mitgliedstaaten koordinieren ihre Marktüberwachungstätigkeiten, kooperieren miteinander und halten einander und die Kommission über ihre Ergebnisse auf dem Laufenden, um für ein einheitliches und hohes Niveau der Marktüberwachung in allen Mitgliedstaaten zu sorgen.

Gegebenenfalls einigen sich die zuständigen Behörden der Mitgliedstaaten auf eine Arbeitsteilung, gemeinsame Marktüberwachungstätigkeiten und Spezialisierung.

(10) Ist in einem Mitgliedstaat mehr als eine Behörde für die Marktüberwachung und die Kontrolle der Außengrenzen zuständig, so kooperieren die entsprechenden Behörden, indem sie einander die für ihre jeweilige Rolle und Funktion relevanten Informationen mitteilen.

(11) Gegebenenfalls kooperieren die zuständigen Behörden der Mitgliedstaaten mit den zuständigen Behörden von Drittländern zwecks Informationsaustauschs sowie technischer Unterstützung und Förderung von Tätigkeiten auf dem Gebiet der Marktüberwachung.

Artikel 94
Bewertung von Produkten, die mutmaßlich ein unvertretbares Risiko darstellen oder anderweitig nicht konform sind

Haben die zuständigen Behörden eines Mitgliedstaats aufgrund von Daten, die sie durch Vigilanz oder Marktüberwachungstätigkeiten erhalten haben, oder aufgrund anderer Informationen Grund zu der Annahme, dass ein Produkt

a) ein unvertretbares Risiko für die Gesundheit oder Sicherheit der Patienten, Anwender oder anderer Personen oder für andere Aspekte des Schutzes der öffentlichen Gesundheit darstellen kann, oder
b) anderweitig nicht die in dieser Verordnung niedergelegten Anforderungen erfüllt,

führen sie eine Bewertung des betreffenden Produkts durch, die alle in dieser Verordnung niedergelegten Anforderungen umfasst, die im Zusammenhang mit dem von dem Produkt ausgehenden Risiko oder einer anderweitigen Nichtkonformität des Produkts stehen.

Die betroffenen Wirtschaftsakteure kooperieren mit den zuständigen Behörden.

Artikel 95
Verfahren für den Umgang mit Produkten, die ein unvertretbares Gesundheits- und Sicherheitsrisiko darstellen

(1) Kommen die zuständigen Behörden nach Durchführung der Bewertung gemäß Artikel 94 zu dem Schluss, dass das Produkt ein unvertretbares Risiko für die Gesundheit oder Sicherheit der Patienten, Anwender oder anderer Personen oder in Bezug auf andere Aspekte des Schutzes der öffentlichen Gesundheit darstellt, so fordern sie den Hersteller der betroffenen Produkte, seinen Bevollmächtigten und alle anderen entsprechenden Wirtschaftsakteure unverzüglich auf, innerhalb eines eindeutig festgelegten und dem betroffenen Wirtschaftsakteur mitgeteilten Zeitraums alle geeigneten und gebührend gerechtfertigten Korrekturmaßnahmen zu ergreifen, um die Konformität des Produkts mit den Anforderungen dieser Verordnung, die im Zusammenhang mit dem von dem Produkt ausgehenden Risiko stehen, herzustellen, die Bereitstellung des Produkts auf dem Markt in einer Weise, die der Art des Risikos angemessen ist, zu beschränken, die Bereitstellung des Produkts bestimmten Anforderungen zu unterwerfen oder das Produkt vom Markt zu nehmen oder zurückzurufen.

(2) Die zuständigen Behörden unterrichten über das in Artikel 100 genannte elektronische System unverzüglich die Kommission, die übrigen Mitgliedstaaten und – sofern eine Bescheinigung gemäß Artikel 56 für das betroffene Produkt ausgestellt wurde – die Benannte Stelle, die die Bescheinigung ausgestellt hat, über die Ergebnisse der Bewertung und die Maßnahmen, zu denen sie die Wirtschaftsakteure verpflichtet haben.

(3) Die Wirtschaftsakteure gemäß Absatz 1 sorgen unverzüglich dafür, dass alle geeigneten Korrekturmaßnahmen in der gesamten Union in Bezug auf sämtliche betroffenen Produkte, die sie auf dem Markt bereitgestellt haben, ergriffen werden.

(4) Ergreift der in Absatz 1 genannte Wirtschaftsakteur innerhalb der Frist gemäß Absatz 1 keine angemessenen Korrekturmaßnahmen, treffen die zuständigen Behörden alle geeigneten Maßnahmen, um die Bereitstellung des Produkts auf ihrem nationalen Markt zu untersagen oder einzuschränken, das Produkt vom Markt zu nehmen oder zurückzurufen.

Die zuständigen Behörden teilen der Kommission, den übrigen Mitgliedstaaten und der Benannten Stelle gemäß Absatz 2 des vorliegenden Artikels über das in Artikel 100 genannte elektronische System solche Maßnahmen unverzüglich mit.

(5) Aus der Mitteilung gemäß Absatz 4 gehen alle verfügbaren Angaben hervor, insbesondere die Daten für die Identifizierung und Nachverfolgung des nicht konformen Produkts, die Herkunft des Produkts, die Art und die Ursachen der behaupteten Nichtkonformität und des Risikos sowie die Art und Dauer der nationalen Maßnahmen und die Argumente des betreffenden Wirtschaftsakteurs.

(6) Alle Mitgliedstaaten außer dem, der das Verfahren eingeleitet hat, teilen der Kommission und den übrigen Mitgliedstaaten unverzüglich über das in Artikel 100 genannte elektronische System jegliche zusätzlichen relevanten Informationen mit, über die sie in Bezug auf die Nichtkonformität des betreffenden Produkts verfügen, sowie alle Maßnahmen, die sie in Bezug auf das betreffende Produkt möglicherweise ergriffen haben.

Sind sie mit der mitgeteilten nationalen Maßnahme nicht einverstanden, so teilen sie der Kommission und den übrigen Mitgliedstaaten über das in Artikel 100 genannte elektronische System unverzüglich ihre Einwände mit.

(7) Erhebt weder ein Mitgliedstaat noch die Kommission innerhalb von zwei Monaten nach Erhalt der in Absatz 4 genannten Mitteilung einen Einwand gegen eine der Maßnahmen eines Mitgliedstaats, so gelten diese Maßnahmen als gerechtfertigt.

In diesem Fall sorgen alle Mitgliedstaaten dafür, dass unverzüglich entsprechende geeignete restriktive Maßnahmen oder Verbote hinsichtlich des betreffenden Produkts verhängt werden, durch die unter anderem das Produkt von ihrem jeweiligen nationalen Markt genommen, zurückgerufen oder seine Verfügbarkeit auf ihrem Markt eingeschränkt wird.

Artikel 96
Verfahren zur Bewertung nationaler Maßnahmen auf Unionsebene

(1) Erhebt innerhalb von zwei Monaten nach Erhalt der in Artikel 95 Absatz 4 genannten Mitteilung ein Mitgliedstaat Einwände gegen eine von einem anderen Mitgliedstaat getroffene Maßnahme oder ist die Kommission der Auffassung, dass diese nicht mit dem Unionsrecht vereinbar ist, so nimmt die Kommission nach Anhörung der betroffenen zuständigen Behörden und, soweit erforderlich, der betroffenen Wirtschaftsakteure eine Bewertung dieser nationalen Maßnahme vor. Anhand der Ergebnisse dieser Bewertung kann die Kommission mittels Durchführungsrechtsakten beschließen, ob die nationale Maßnahme gerechtfertigt ist oder nicht. Diese Durchführungsrechtsakte werden gemäß dem in Artikel 114 Absatz 3 genannten Prüfverfahren erlassen.

(2) Ist die Kommission der Auffassung, dass die nationale Maßnahme gemäß Absatz 1 des vorliegenden Artikels gerechtfertigt ist, findet Artikel 95 Absatz 7 Unterabsatz 2 Anwendung. Ist die Kommission der Auffassung, dass die nationale Maßnahme nicht gerechtfertigt ist, muss der betreffende Mitgliedstaat sie zurücknehmen.

Erlässt die Kommission innerhalb von acht Monaten nach Eingang der Mitteilung gemäß Artikel 95 Absatz 4 keinen Beschluss gemäß Absatz 1 des vorliegenden Artikels, so wird die nationale Maßnahme als gerechtfertigt erachtet.

(3) Ist ein Mitgliedstaat oder die Kommission der Auffassung, dass das von einem Produkt ausgehenden Gesundheits- und Sicherheitsrisiko durch Maßnahmen

des betreffenden Mitgliedstaats oder der betreffenden Mitgliedstaaten nicht auf zufriedenstellende Weise gemindert werden kann, so kann die Kommission auf Ersuchen eines Mitgliedstaats oder auf eigene Initiative im Wege von Durchführungsrechtsakten die erforderlichen und gebührend begründeten Maßnahmen zum Schutz der Gesundheit und Sicherheit erlassen, einschließlich Maßnahmen, durch die das Inverkehrbringen und die Inbetriebnahme des betreffenden Produkts eingeschränkt oder untersagt wird. Diese Durchführungsrechtsakte werden gemäß dem in Artikel 114 Absatz 3 genannten Prüfverfahren erlassen.

Artikel 97
Sonstige Nichtkonformität

(1) Stellen die zuständigen Behörden eines Mitgliedstaats nach Durchführung einer Bewertung gemäß Artikel 94 fest, dass ein Produkt nicht die in dieser Verordnung niedergelegten Anforderungen erfüllt, aber kein unvertretbares Risiko für die Gesundheit oder Sicherheit der Patienten, Anwender oder anderer Personen oder in Bezug auf andere Aspekte des Schutzes der öffentlichen Gesundheit darstellt, so fordern sie den entsprechenden Wirtschaftsakteur auf, der betreffenden Nichtkonformität innerhalb eines der Nichtkonformität angemessenen, eindeutig festgelegten und dem Wirtschaftsakteur mitgeteilten Zeitraums ein Ende zu setzen.

(2) Sorgt der Wirtschaftsakteur innerhalb der Frist gemäß Absatz 1 des vorliegenden Artikels nicht für die Wiederherstellung der Konformität, trifft der betreffende Mitgliedstaat unverzüglich alle geeigneten Maßnahmen, um die Bereitstellung des Produkts auf dem Markt zu untersagen oder einzuschränken, das Produkt vom Markt zu nehmen oder zurückzurufen. Der betreffende Mitgliedstaat teilt der Kommission und den übrigen Mitgliedstaaten über das in Artikel 100 genannte elektronische System solche Maßnahmen unverzüglich mit.

(3) Um die einheitliche Anwendung des vorliegenden Artikels zu gewährleisten, kann die Kommission im Wege von Durchführungsrechtsakten geeignete Maßnahmen festlegen, die von den zuständigen Behörden gegen bestimmte Arten der Nichtkonformität zu ergreifen sind. Diese Durchführungsrechtsakte werden gemäß dem in Artikel 114 Absatz 3 genannten Prüfverfahren erlassen.

Artikel 98
Präventive Gesundheitsschutzmaßnahmen

(1) Ist ein Mitgliedstaat nach Durchführung einer Bewertung, die auf ein potenzielles Risiko in Verbindung mit einem Produkt oder einer speziellen Kategorie oder Gruppe von Produkten hinweist, der Auffassung, dass die Bereitstellung auf dem Markt oder die Inbetriebnahme eines Produkts oder einer speziellen Kategorie oder Gruppe von Produkten im Hinblick auf den Schutz der Gesundheit und Sicherheit der Patienten, Anwender oder anderer Personen oder anderer Aspekte der öffentlichen Gesundheit untersagt, beschränkt oder besonderen

Anforderungen unterworfen werden sollte oder dass ein solches Produkt oder eine solche Kategorie oder Gruppe von Produkten vom Markt genommen oder zurückgerufen werden sollte, so kann er alle erforderlichen und gerechtfertigten Maßnahmen ergreifen.

(2) Der Mitgliedstaat gemäß Absatz 1 unterrichtet die Kommission und die übrigen Mitgliedstaaten über das in Artikel 100 genannte elektronische System unverzüglich und begründet seine Entscheidung.

(3) Die Kommission unterzieht die nationalen Maßnahmen in Absprache mit der Koordinierungsgruppe Medizinprodukte und, soweit erforderlich, den betroffenen Wirtschaftsakteuren einer Bewertung. Die Kommission kann im Wege von Durchführungsrechtsakten beschließen, ob die nationalen Maßnahmen gerechtfertigt sind oder nicht. Erlässt die Kommission innerhalb von sechs Monaten nach der Notifizierung keinen Beschluss, so werden die nationalen Maßnahmen als gerechtfertigt erachtet. Diese Durchführungsrechtsakte werden gemäß dem in Artikel 114 Absatz 3 genannten Prüfverfahren erlassen.

(4) Die Kommission kann Durchführungsrechtsakte zum Erlass der erforderlichen und gerechtfertigten Maßnahmen erlassen, wenn sich aus der Bewertung gemäß Absatz 3 des vorliegenden Artikels ergibt, dass die Bereitstellung auf dem Markt oder die Inbetriebnahme eines Produkts oder einer speziellen Kategorie oder Gruppe von Produkten in allen Mitgliedstaaten untersagt, beschränkt oder besonderen Anforderungen unterworfen werden sollte oder dass ein solches Produkt, eine Kategorie oder Gruppe von Produkten in allen Mitgliedstaaten vom Markt genommen oder zurückgerufen werden sollte, um den Schutz der Gesundheit und Sicherheit der Patienten, Anwender oder sonstiger Personen oder sonstiger Aspekte der öffentlichen Gesundheit zu gewährleisten. Diese Durchführungsrechtsakte werden gemäß dem in Artikel 114 Absatz 3 genannten Prüfverfahren erlassen.

Artikel 99
Gute Verwaltungspraxis

(1) In jeder Maßnahme, die von den zuständigen Behörden der Mitgliedstaaten gemäß den Artikeln 95 bis 98 erlassen wird, ist genau anzugeben, auf welcher Grundlage sie beruht. Ist die Maßnahme an einen spezifischen Wirtschaftsakteur gerichtet, so teilt die zuständige Behörde sie dem betreffenden Wirtschaftsakteur unverzüglich unter Angabe der Rechtsbehelfe, die ihm nach den Rechtsvorschriften oder nach der Verwaltungspraxis des betreffenden Mitgliedstaats zur Verfügung stehen, und der entsprechenden Fristen für deren Einlegung mit. Ist die Maßnahme allgemein gültig, wird sie auf geeignete Weise bekannt gemacht.

(2) Sofern nicht aufgrund eines unvertretbaren Risikos für die menschliche Gesundheit oder Sicherheit Sofortmaßnahmen erforderlich sind, wird dem betroffenen Wirtschaftsakteur Gelegenheit gegeben, vor Ergreifen einer Maßnahme

innerhalb einer geeigneten und eindeutig festgelegten Frist bei der zuständigen Behörde seine Anmerkungen einzureichen.

Wurde eine Maßnahme getroffen, ohne dass der Wirtschaftsakteur gemäß Unterabsatz 1 die Gelegenheit hatte, Anmerkungen einzureichen, wird ihm so schnell wie möglich Gelegenheit zur Äußerung gegeben und die getroffene Maßnahme daraufhin umgehend überprüft.

(3) Jede Maßnahme wird umgehend zurückgenommen oder geändert, sobald der Wirtschaftsakteur nachweist, dass er wirksame Korrekturmaßnahmen getroffen hat und das Produkt die Anforderungen dieser Verordnung erfüllt.

(4) Betrifft eine Maßnahme gemäß den Artikeln 95 bis 98 ein Produkt, an dessen Konformitätsbewertung eine Benannte Stelle mitgewirkt hat, so unterrichten die zuständigen Behörden über das in Artikel 100 genannte elektronische System auch die entsprechende Benannte Stelle und die für die Benannte Stelle zuständige Behörde über die Maßnahmen.

Artikel 100
Elektronisches System für die Marktüberwachung

(1) Die Kommission richtet in Zusammenarbeit mit den Mitgliedstaaten ein elektronisches System zur Erfassung und Verarbeitung folgender Informationen ein und betreibt dieses:

a) Zusammenfassungen der Ergebnisse der Überwachungstätigkeiten gemäß Artikel 93 Absatz 4;
b) abschließender Kontrollbericht gemäß Artikel 93 Absatz 7;
c) Informationen gemäß Artikel 95 Absätze 2, 4 und 6 über Produkte, die ein unvertretbares Risiko für die Gesundheit und Sicherheit darstellen;
d) Informationen über die Nichtkonformität von Produkten gemäß Artikel 97 Absatz 2;
e) Informationen über die präventiven Gesundheitsschutzmaßnahmen gemäß Artikel 98 Absatz 2;
f) Zusammenfassungen der Ergebnisse der Überprüfungen und Bewertungen der Marktüberwachungstätigkeiten der Mitgliedstaaten gemäß Artikel 93 Absatz 8.

(2) Die Informationen gemäß Absatz 1 des vorliegenden Artikels werden umgehend über das elektronische System an alle betroffenen zuständigen Behörden und gegebenenfalls an die Benannte Stelle, die eine Bescheinigung gemäß Artikel 56 für das betroffene Produkt ausgestellt hat, weitergeleitet und stehen den Mitgliedstaaten und der Kommission zur Verfügung.

(3) Zwischen den Mitgliedstaaten ausgetauschte Informationen werden nicht öffentlich zugänglich gemacht, wenn dies die Marktüberwachungstätigkeiten und die Zusammenarbeit zwischen Mitgliedstaaten beeinträchtigen könnte.

KAPITEL VIII
KOOPERATION ZWISCHEN DEN MITGLIEDSTAATEN, DER KOORDINIERUNGSGRUPPE MEDIZINPRODUKTE, FACHLABORATORIEN, EXPERTENGREMIUM UND PRODUKTREGISTER

Artikel 101
Zuständige Behörden

Die Mitgliedstaaten benennen die für die Durchführung dieser Verordnung zuständige(n) Behörde(n). Sie statten ihre Behörden mit den erforderlichen Befugnissen, Ressourcen, Ausrüstungen und Kenntnissen zur ordnungsgemäßen Wahrnehmung ihrer sich aus dieser Verordnung ergebenden Aufgaben aus. Die Mitgliedstaaten teilen der Kommission die Namen und Kontaktdaten der zuständigen Behörden mit; die Kommission veröffentlicht eine Liste der zuständigen Behörden.

Artikel 102
Kooperation

(1) Die zuständigen Behörden der Mitgliedstaaten kooperieren miteinander und mit der Kommission. Die Kommission organisiert den für eine einheitliche Anwendung dieser Verordnung erforderlichen Informationsaustausch.

(2) Die Mitgliedstaaten beteiligen sich mit Unterstützung der Kommission gegebenenfalls an auf internationaler Ebene entwickelten Initiativen, um eine Zusammenarbeit der Regulierungsbehörden auf dem Gebiet der Medizinprodukte sicherzustellen.

Artikel 103
Koordinierungsgruppe Medizinprodukte

(1) Es wird eine „Koordinierungsgruppe Medizinprodukte“ eingesetzt.

(2) Jeder Mitgliedstaat ernennt für die Koordinierungsgruppe Medizinprodukte für eine Amtszeit von drei Jahren, die verlängert werden kann, ein Mitglied und ein stellvertretendes Mitglied, jeweils mit Fachwissen im Bereich der Medizinprodukte sowie ein Mitglied und ein stellvertretendes Mitglied mit Fachwissen im Bereich der *In-vitro*-Diagnostika. Ein Mitgliedstaat kann ein einziges Mitglied und ein einziges stellvertretendes Mitglied mit Fachwissen in beiden Bereichen ernennen.

Die Mitglieder der Koordinierungsgruppe Medizinprodukte werden aufgrund ihrer Fachkompetenz und Erfahrung auf dem Gebiet der Medizinprodukte und der *In-vitro*-Diagnostika ausgewählt. Sie vertreten die zuständigen Behörden der

Mitgliedstaaten. Die Kommission veröffentlicht Namen und Zugehörigkeit der Mitglieder.

Die stellvertretenden Mitglieder vertreten die Mitglieder in deren Abwesenheit und stimmen für sie ab.

(3) Die Koordinierungsgruppe Medizinprodukte tritt in regelmäßigen Abständen zusammen sowie immer dann, wenn es sich als erforderlich erweist, auf Ersuchen der Kommission oder eines Mitgliedstaats. An den Sitzungen nehmen je nach Bedarf die für ihre Rolle und ihr Fachwissen im Bereich der Medizinprodukte ernannten Mitglieder oder die für ihr Fachwissen im Bereich der *In-vitro*-Diagnostika ernannten Mitglieder oder die für ihr Fachwissen in beiden Bereichen ernannten Mitglieder bzw. die jeweiligen stellvertretenden Mitglieder teil.

(4) Die Koordinierungsgruppe Medizinprodukte bemüht sich nach Kräften, zu einem Einvernehmen zu gelangen. Kann kein Einvernehmen erzielt werden, beschließt die Koordinierungsgruppe Medizinprodukte mit der Mehrheit ihrer Mitglieder. Mitglieder, die eine abweichende Meinung vertreten, können verlangen, dass ihre Auffassung und die Gründe dafür in der Stellungnahme der Koordinierungsgruppe Medizinprodukte angegeben werden.

(5) Den Vorsitz in der Koordinierungsgruppe Medizinprodukte führt ein Vertreter der Kommission. Der Vorsitz nimmt nicht an den Abstimmungen der Koordinierungsgruppe Medizinprodukte teil.

(6) Die Koordinierungsgruppe Medizinprodukte kann in Einzelfällen Experten und Dritte zur Teilnahme an Sitzungen oder zur Abgabe schriftlicher Beiträge einladen.

(7) Die Koordinierungsgruppe Medizinprodukte kann ständige oder nichtständige Untergruppen einsetzen. Gegebenenfalls werden Organisationen, die die Interessen der Medizinprodukteindustrie, Gesundheitsberufe, Labors, Patienten und Verbraucher auf EU-Ebene vertreten, als Beobachter zu diesen Untergruppen eingeladen.

(8) Die Koordinierungsgruppe Medizinprodukte gibt sich eine Geschäftsordnung, in der insbesondere Verfahren festgelegt sind für

- die Annahme von Stellungnahmen oder Empfehlungen oder anderen Verlautbarungen, auch in dringlichen Fällen,
- die Übertragung von Aufgaben an berichterstattende oder gemeinsam berichterstattende Mitglieder,
- die Anwendung des Artikels 107 (Interessenkonflikte),
- Verfahren für die Arbeitsweise der Untergruppen.

(9) Die Koordinierungsgruppe Medizinprodukte übernimmt die in Artikel 105 dieser Verordnung und in Artikel 99 der Verordnung (EU) 2017/746 festgelegten Aufgaben.

Artikel 104
Unterstützung durch die Kommission

Die Kommission unterstützt die Ausübung der Kooperation der nationalen zuständigen Behörden. Insbesondere organisiert sie den Erfahrungsaustausch zwischen den zuständigen Behörden und stellt technische, wissenschaftliche und logistische Unterstützung für die Koordinierungsgruppe Medizinprodukte und deren Untergruppen zur Verfügung. Sie organisiert die Sitzungen der Koordinierungsgruppe Medizinprodukte und ihrer Untergruppen, nimmt an diesen Sitzungen teil und sorgt für eine geeignete Weiterführung.

Artikel 105
Aufgaben der Koordinierungsgruppe Medizinprodukte

Gemäß dieser Verordnung hat die Koordinierungsgruppe Medizinprodukte folgende Aufgaben:

a) Mitwirkung an der Bewertung antragstellender Konformitätsbewertungsstellen und Benannter Stellen gemäß Kapitel IV;
b) Beratung der Kommission auf deren Ersuchen in Angelegenheiten, die die Koordinierungsgruppe für Benannte Stellen gemäß Artikel 49 betreffen;
c) Mitwirkung bei der Entwicklung von Leitlinien für die wirksame und harmonisierte Durchführung dieser Verordnung, insbesondere hinsichtlich der Benennung und Überwachung der Benannten Stellen, der Anwendung der grundlegenden Sicherheits- und Leistungsanforderungen, der Durchführung klinischer Bewertungen und klinischer Prüfungen durch die Hersteller und der Bewertung durch Benannte Stellen sowie von Vigilanzaktivitäten;
d) Mitwirkung bei der kontinuierlichen Überwachung des technischen Fortschritts und bei der Bewertung, ob die in dieser Verordnung und in der Verordnung (EU) 2017/746 festgelegten grundlegenden Sicherheits- und Leistungsanforderungen angemessen sind, um die Sicherheit und Leistung von Produkten sicherzustellen und dadurch Mitwirkung an der Feststellung von Änderungsbedarf im Hinblick auf Anhang I dieser Verordnung;
e) Mitwirkung bei der Entwicklung von Normen, GS und wissenschaftlichen Leitlinien, einschließlich produktspezifischer Leitlinien, für die klinische Prüfung von bestimmten Produkten, insbesondere von implantierbaren Produkten und Produkten der Klasse III;
f) Unterstützung der zuständigen Behörden der Mitgliedstaaten bei ihren Koordinierungstätigkeiten insbesondere im Bereich der Klassifizierung und der Feststellung des regulatorischen Status von Produkten, der klinischen Prüfungen, der Vigilanz und der Marktüberwachung einschließlich des Aufbaus und der Weiterentwicklung eines Rahmens für ein europäisches Marktüberwachungsprogramm zur Gewährleistung von Effizienz und Harmonisierung der Marktüberwachung in der Union gemäß Artikel 93;

g) entweder auf eigene Initiative oder auf Ersuchen der Kommission Beratung bei der Bewertung sämtlicher Fragen im Zusammenhang mit der Durchführung dieser Verordnung;
h) Beitrag zur Entwicklung einer harmonisierten Verwaltungspraxis in den Mitgliedstaaten in Bezug auf Produkte.

Artikel 106
Wissenschaftliche, technische und klinische Stellungnahmen und Beratung

(1) Die Kommission sorgt im Wege von Durchführungsrechtsakten und in Absprache mit der Koordinierungsgruppe Medizinprodukte dafür, dass unter Beachtung der Grundsätze der höchsten Fachkompetenz, Unparteilichkeit, Unabhängigkeit und Transparenz Expertengremien für die Begutachtung der klinischen Bewertung auf den einschlägigen medizinischen Fachgebieten gemäß Absatz 9, für die Abgabe von Stellungnahmen zur Bewertung der Leistung bestimmter *In-vitro*-Diagnostika gemäß Artikel 48 Absatz 6 der Verordnung (EU) 2017/746 und erforderlichenfalls für Kategorien oder Gruppen von Produkten oder für spezielle Gefahren im Zusammenhang mit Kategorien oder Gruppen von Produkten benannt werden. Die gleichen Grundsätze gelten, wenn die Kommission beschließt, Fachlaboratorien gemäß Absatz 7 zu benennen.

(2) Expertengremien und Fachlaboratorien können in Bereichen benannt werden, in denen die Kommission in Absprache mit der Koordinierungsgruppe Medizinprodukte einen Bedarf an kontinuierlicher wissenschaftlicher, technischer und/oder klinischer Beratung oder Laborexpertise im Zusammenhang mit der Anwendung dieser Verordnung festgestellt hat. Diese Expertengremien und Fachlaboratorien können auf Dauer oder befristet benannt werden.

(3) Die Expertengremien bestehen aus Beratern, die die Kommission auf der Grundlage aktuellen klinischen, wissenschaftlichen oder technischen Fachwissens auf dem betreffenden Gebiet und nach einer geografischen Verteilung berufen hat, die die Vielfalt der wissenschaftlichen und klinischen Konzepte in der Union widerspiegelt. Die Anzahl der Mitglieder der einzelnen Gremien wird von der Kommission nach Maßgabe der jeweiligen Erfordernisse festgelegt.

Die Mitglieder der Expertengremien erfüllen ihre Aufgaben unparteiisch und objektiv. Sie dürfen Weisungen von Benannten Stellen oder Herstellern weder einholen noch entgegennehmen. Jedes Mitglied gibt eine Interessenerklärung ab, die öffentlich zugänglich gemacht wird.

Die Kommission richtet Systeme und Verfahren ein, mit denen mögliche Interessenkonflikte aktiv bewältigt und verhindert werden können.

(4) Die Expertengremien berücksichtigen bei der Erstellung ihrer wissenschaftlichen Gutachten einschlägige Informationen von Interessenträgern, darunter Patientenorganisationen und Angehörige der Gesundheitsberufe.

(5) Die Kommission kann nach Anhörung der Koordinierungsgruppe Medizinprodukte Berater in Expertengremien berufen, nachdem zuvor eine Aufforderung zur Interessenbekundung im Amtsblatt der Europäischen Union und auf der Website der Kommission veröffentlicht wurde. Je nach Art der Aufgabe und des Bedarfs an spezialisiertem Fachwissen können die Berater für einen Zeitraum von höchstens drei Jahren in die Expertengremien berufen werden; eine Verlängerung ist möglich.

(6) Die Kommission kann nach Anhörung der Koordinierungsgruppe Medizinprodukte Berater in ein zentrales Verzeichnis verfügbarer Experten aufnehmen, die zwar nicht formal in ein Expertengremium berufen wurden, jedoch zur Verfügung stehen, um bei Bedarf Beratung anzubieten und die Arbeit des Expertengremiums zu unterstützen. Dieses Verzeichnis wird auf der Website der Kommission veröffentlicht.

(7) Die Kommission kann im Wege von Durchführungsrechtsakten und nach Anhörung der Koordinierungsgruppe Medizinprodukte Fachlaboratorien auf der Grundlage ihrer Expertise in folgenden Bereichen benennen:

- physikalisch-chemische Charakterisierung oder
- mikrobiologische, Biokompatibilitäts-, mechanische, elektrische, elektronische oder nichtklinische biologische und toxikologische Untersuchung

spezieller Produkte, Produktgruppen oder -kategorien.

Die Kommission benennt nur Fachlaboratorien, die von einem Mitgliedstaat oder der Gemeinsamen Forschungsstelle für diese Aufgabe vorgeschlagen wurden.

(8) Die Fachlaboratorien müssen folgende Kriterien erfüllen:

a) über geeignetes und angemessen qualifiziertes Personal verfügen, das seinerseits über angemessenes Fachwissen und angemessene Erfahrung in Bezug auf die Produkte, für die die Laboratorien benannt wurden, verfügt;
b) über die notwendige Ausrüstung für die Durchführung der ihnen übertragenen Aufgaben verfügen;
c) über die erforderlichen Kenntnisse der internationalen Normen und vorbildlichen Verfahren verfügen;
d) eine geeignete Verwaltungs- und Organisationsstruktur aufweisen;
e) sicherstellen, dass ihr Personal die Vertraulichkeit der im Rahmen ihrer Tätigkeit erlangten Informationen und Daten wahrt.

(9) Für die klinische Bewertung auf einschlägigen medizinischen Fachgebieten bestellte Expertengremien nehmen die in Artikel 54 Absatz 1 und in Artikel 61 Absatz 2 sowie in Anhang IX Abschnitt 5.10 bzw. in Anhang X Abschnitt 6 genannten Aufgaben wahr.

(10) Expertengremien und Fachlaboratorien übernehmen nach Maßgabe der jeweiligen Erfordernisse folgende Aufgaben:

a) wissenschaftliche, technische und klinische Unterstützung der Kommission und der Koordinierungsgruppe Medizinprodukte bei der Durchführung dieser Verordnung;
b) Mitwirkung an der Ausarbeitung und Weiterentwicklung geeigneter Leitlinien und GS für
   - klinische Prüfungen,
   - klinische Bewertungen und die klinische Nachbeobachtung nach dem Inverkehrbringen,
   - Leistungsstudien,
   - die Leistungsbewertung und Leistungsstudien nach dem Inverkehrbringen,
   - die physikalisch-chemische Charakterisierung sowie
   - die mikrobiologische, Biokompatibilitäts- und die mechanische, elektrische, elektronische oder nichtklinische toxikologische Untersuchung

   spezieller Produkte oder einer Produktkategorie oder -gruppe oder für spezielle Gefahren im Zusammenhang mit Produktkategorien oder -gruppen;
c) Entwicklung und Prüfung von Leitlinien für die klinische Bewertung und Leitlinien für die Leistungsbewertung betreffend die Durchführung von Konformitätsbewertungsverfahren nach dem Stand der Technik im Hinblick auf die klinische Bewertung, die Leistungsbewertung, die physikalisch-chemische Charakterisierung und die mikrobiologische, die Biokompatibilitäts-, die mechanische, elektrische, elektronische oder nichtklinische toxikologische Untersuchung;
d) Mitwirkung an der Entwicklung internationaler, dem neuesten Stand der Technik entsprechender Normen;
e) auf Anfrage von Herstellern gemäß Artikel 61 Absatz 2, Benannten Stellen und Mitgliedstaaten Ausarbeitung von Gutachten gemäß den Absätzen 11 bis 13 des vorliegenden Artikels;
f) Mitwirkung an der Erfassung von Bedenken und neuen Fragen im Zusammenhang mit der Sicherheit und Leistung von Medizinprodukten;
g) Abgabe von Stellungnahmen zur Bewertung der Leistung bestimmter *In-vitro*-Diagnostika gemäß Artikel 48 Absatz 4 der Verordnung (EU) 2017/746.

(11) Die Kommission erleichtert den Mitgliedstaaten, den Benannten Stellen und den Herstellern den Zugang zu Beratung durch die Expertengremien und die Fachlaboratorien unter anderem im Hinblick auf die Kriterien für einen angemessenen Datensatz für die Konformitätsbewertung eines Produkts, insbesondere in Bezug auf die für die klinische Bewertung erforderlichen klinischen Daten, in Bezug auf die physikalisch-chemische Charakterisierung und in Bezug auf die mikrobiologische, die Biokompatibilitäts-, die mechanische, elektrische, elektronische und nichtklinische toxikologische Untersuchung.

(12) Bei der Annahme wissenschaftlicher Gutachten gemäß Absatz 9 bemühen sich die Mitglieder der Expertengremien nach Kräften, zu einem Einvernehmen zu gelangen. Kann kein Einvernehmen erzielt werden, beschließen die Experten-

gremien mit der Mehrheit ihrer Mitglieder, und im wissenschaftlichen Gutachten sind die abweichenden Standpunkte, die jeweils mit einer Begründung zu versehen sind, zu nennen.

Die Kommission veröffentlicht die gemäß den Absätzen 9 und 11 abgegebenen wissenschaftlichen Gutachten und Empfehlungen, wobei sie sicherstellt, dass den Vertraulichkeitsaspekten gemäß Artikel 109 Rechnung getragen wird. Die in Absatz 10 Buchstabe c genannten Leitlinien für die klinische Bewertung werden nach Anhörung der Koordinierungsgruppe Medizinprodukte veröffentlicht.

(13) Die Kommission kann von Herstellern und Benannten Stellen die Entrichtung von Gebühren für die von Expertengremien und Fachlaboratorien erbrachte Beratung verlangen. Die Kommission legt Struktur und Höhe der Gebühren sowie den Umfang und die Struktur der erstattungsfähigen Kosten im Wege von Durchführungsrechtsakten fest und berücksichtigt dabei die Ziele der angemessenen Umsetzung dieser Verordnung, des Schutzes der Gesundheit und Sicherheit, der Innovationsförderung und der Wirtschaftlichkeit sowie die Notwendigkeit, eine aktive Beteiligung in den Expertengremien zu erreichen. Diese Durchführungsrechtsakte werden gemäß dem in Artikel 114 Absatz 3 genannten Prüfverfahren erlassen.

(14) Die gemäß dem Verfahren nach Absatz 13 an die Kommission zu entrichtenden Gebühren werden auf transparente Weise und auf der Grundlage der Kosten für die erbrachten Dienstleistungen festgelegt. Die zu entrichtenden Gebühren werden im Falle eines Konsultationsverfahrens im Zusammenhang mit der klinischen Bewertung gesenkt, das gemäß Anhang IX Abschnitt 5.1 Buchstabe c eingeleitet wurde und in das ein Hersteller einbezogen ist, bei dem es sich um ein Kleinstunternehmen oder ein kleines oder mittleres Unternehmen im Sinne der Empfehlung 2003/361/EG handelt.

(15) Der Kommission wird die Befugnis übertragen, gemäß Artikel 115 delegierte Rechtsakte zur Änderung der Aufgaben der Expertengremien und Fachlaboratorien gemäß Absatz 10 des vorliegenden Artikels zu erlassen.

Artikel 107
Interessenkonflikte

(1) Mitglieder der Koordinierungsgruppe Medizinprodukte und ihrer Untergruppen sowie Mitglieder der Expertengremien und Fachlaboratorien dürfen keinerlei finanzielle oder sonstige Interessen in der Medizinprodukteindustrie haben, die ihre Unparteilichkeit beeinflussen könnten. Sie verpflichten sich dazu, unabhängig und im Interesse des Gemeinwohls zu handeln. Sie legen alle direkten oder indirekten Interessen in der Medizinprodukteindustrie in einer Erklärung offen und aktualisieren diese Erklärung jedes Mal, wenn sich eine relevante Änderung ergibt. Die Interessenerklärung wird auf der Website der Kommission öffentlich zugänglich gemacht. Die Bestimmungen des vorliegenden Artikels gelten nicht

für die Vertreter der Interessenträger, die an den Untergruppen der Koordinierungsgruppe Medizinprodukte teilnehmen.

(2) Experten und andere Dritte, die von der Koordinierungsgruppe im Einzelfall eingeladen werden, legen alle etwaigen Interessen bezüglich des jeweiligen Themas offen.

Artikel 108
Produktregister und Datenbanken

Die Kommission und die Mitgliedstaaten ergreifen alle geeigneten Maßnahmen, um die Anlage von Registern und Datenbanken besonderer Produktarten zu fördern, wobei sie gemeinsame Grundsätze für die Erfassung vergleichbarer Informationen festlegen. Solche Register und Datenbanken werden für die unabhängige Bewertung der langfristigen Sicherheit und Leistung der Produkte oder der Rückverfolgbarkeit implantierbarer Produkte oder aller dieser Merkmale herangezogen.

KAPITEL IX
VERTRAULICHKEIT, DATENSCHUTZ, FINANZIERUNG UND SANKTIONEN

Artikel 109
Vertraulichkeit

(1) Sofern in dieser Verordnung nichts anderes vorgesehen ist, wahren alle an der Anwendung dieser Verordnung beteiligten Parteien – unbeschadet der in den Mitgliedstaaten geltenden Bestimmungen und Gebräuche in Bezug auf die Vertraulichkeit – die Vertraulichkeit der im Rahmen der Durchführung ihrer Tätigkeiten erlangten Informationen und Daten, um Folgendes zu gewährleisten:

a) den Schutz personenbezogener Daten gemäß Artikel 110;
b) den Schutz vertraulicher Geschäftsdaten und der Betriebs- und Geschäftsgeheimnisse einer natürlichen oder juristischen Person, einschließlich der Rechte des geistigen Eigentums, sofern die Offenlegung nicht im öffentlichen Interesse liegt;
c) die wirksame Durchführung dieser Verordnung, insbesondere in Bezug auf Kontrollen, Untersuchungen und Audits.

(2) Unbeschadet des Absatzes 1 werden die Informationen, die die zuständigen Behörden auf vertraulicher Basis untereinander oder mit der Kommission ausgetauscht haben, nicht ohne die vorherige Zustimmung der Behörde, von der die Informationen stammen, weitergegeben.

(3) Die Absätze 1 und 2 berühren nicht die Rechte und die Verpflichtungen der Kommission, der Mitgliedstaaten und der Benannten Stellen im Zusammenhang mit dem gegenseitigen Erfahrungsaustausch und der Verbreitung von Warnungen oder die im Strafrecht verankerten Informationspflichten der betreffenden Personen.

(4) Die Kommission und die Mitgliedstaaten können vertrauliche Informationen mit Regulierungsbehörden von Drittländern austauschen, mit denen sie bilaterale oder multilaterale Vertraulichkeitsvereinbarungen getroffen haben.

Artikel 110
Datenschutz

(1) Bei der Verarbeitung personenbezogener Daten im Rahmen der Durchführung dieser Verordnung beachten die Mitgliedstaaten die Richtlinie 95/46/EG.

(2) Bei der Verarbeitung personenbezogener Daten durch die Kommission im Rahmen der Durchführung dieser Verordnung gilt die Verordnung (EG) Nr. 45/2001.

Artikel 111
Gebührenerhebung

(1) Diese Verordnung hindert die Mitgliedstaaten nicht daran, für die ihnen mit dieser Verordnung übertragenen Aufgaben Gebühren zu erheben, sofern die Höhe dieser Gebühren auf transparente Weise und nach dem Grundsatz der Kostendeckung festgelegt wird.

(2) Die Mitgliedstaaten informieren die Kommission und die übrigen Mitgliedstaaten mindestens drei Monate vor Verabschiedung der Struktur und Höhe der Gebühren. Struktur und Höhe der Gebühren sind auf Anfrage öffentlich erhältlich.

Artikel 112
Finanzierung der Tätigkeiten im Zusammenhang mit der Benennung und Überwachung der Benannten Stellen

Die Kommission erstattet die bei den gemeinsamen Bewertungstätigkeiten anfallenden Kosten. Sie legt im Wege von Durchführungsrechtsakten den Umfang und die Struktur der erstattungsfähigen Kosten und andere erforderliche Durchführungsvorschriften fest. Diese Durchführungsrechtsakte werden gemäß dem in Artikel 114 Absatz 3 genannten Prüfverfahren erlassen.

Artikel 113
Sanktionen

Die Mitgliedstaaten legen Vorschriften über Sanktionen für Verstöße gegen die Bestimmungen dieser Verordnung fest und treffen alle zu ihrer Durchsetzung erforderlichen Maßnahmen. Die vorgesehenen Sanktionen müssen wirksam, verhältnismäßig und abschreckend sein. Die Mitgliedstaaten teilen der Kommission diese Vorschriften und Maßnahmen bis zum 25. Februar 2021 mit und melden ihr unverzüglich jede spätere Änderung.

KAPITEL X SCHLUSSBESTIMMUNGEN

Artikel 114 Ausschussverfahren

(1) Die Kommission wird von einem Ausschuss für Medizinprodukte unterstützt. Dieser Ausschuss ist ein Ausschuss im Sinne der Verordnung (EU) Nr. 182/2011.

(2) Wird auf diesen Absatz Bezug genommen, so gilt Artikel 4 der Verordnung (EU) Nr. 182/2011.

(3) Wird auf diesen Absatz Bezug genommen, so gilt Artikel 5 der Verordnung (EU) Nr. 182/2011.

Gibt der Ausschuss keine Stellungnahme ab, so erlässt die Kommission den Durchführungsrechtsakt nicht und Artikel 5 Absatz 4 Unterabsatz 3 der Verordnung (EU) Nr. 182/2011 findet Anwendung.

(4) Wird auf diesen Absatz Bezug genommen, so gilt Artikel 8 der Verordnung (EU) Nr. 182/2011, gegebenenfalls in Verbindung mit deren Artikeln 4 oder 5.

Artikel 115 Ausübung der Befugnisübertragung

(1) Die Befugnis zum Erlass delegierter Rechtsakte wird der Kommission unter den in diesem Artikel festgelegten Bedingungen übertragen.

(2) Die Befugnis zum Erlass delegierter Rechtsakte gemäß Artikel 1 Absatz 5, Artikel 3, Artikel 10 Absatz 4, Artikel 18 Absatz 3, Artikel 19 Absatz 4, Artikel 27 Absatz 10, Artikel 44 Absatz 11, Artikel 52 Absatz 5, Artikel 56 Absatz 6, Artikel 61 Absatz 8, Artikel 70 Absatz 8 und Artikel 106 Absatz 15 wird der Kommission für einen Zeitraum von fünf Jahren ab dem 25. Mai 2017 übertragen. Die Kommission erstellt spätestens neun Monate vor Ablauf des Zeitraums von fünf Jahren einen Bericht über die Befugnisübertragung. Die Befugnisübertragung verlängert sich stillschweigend um Zeiträume gleicher Länge, es sei denn, das Europäische Parlament oder der Rat widersprechen einer solchen Verlängerung spätestens drei Monate vor Ablauf des jeweiligen Zeitraums.

(3) Die Befugnisübertragung gemäß Artikel 1 Absatz 5, Artikel 3, Artikel 10 Absatz 4, Artikel 18 Absatz 3, Artikel 19 Absatz 4, Artikel 27 Absatz 10, Artikel 44 Absatz 11, Artikel 52 Absatz 5, Artikel 56 Absatz 6, Artikel 61 Absatz 8, Artikel 70

Absatz 8 und Artikel 106 Absatz 15 kann vom Europäischen Parlament oder vom Rat jederzeit widerrufen werden. Der Beschluss über den Widerruf beendet die Übertragung der in diesem Beschluss angegebenen Befugnis. Er wird am Tag nach seiner Veröffentlichung im Amtsblatt der Europäischen Union oder zu einem im Beschluss über den Widerruf angegebenen späteren Zeitpunkt wirksam. Die Gültigkeit von delegierten Rechtsakten, die bereits in Kraft sind, wird von dem Beschluss über den Widerruf nicht berührt.

(4) Vor dem Erlass eines delegierten Rechtsakts konsultiert die Kommission die von den einzelnen Mitgliedstaaten benannten Sachverständigen, im Einklang mit den in der Interinstitutionellen Vereinbarung vom 13. April 2016 über bessere Rechtsetzung enthaltenen Grundsätzen.

(5) Sobald die Kommission einen delegierten Rechtsakt erlässt, übermittelt sie ihn gleichzeitig dem Europäischen Parlament und dem Rat.

(6) Ein delegierter Rechtsakt, der gemäß Artikel 1 Absatz 5, Artikel 3, Artikel 10 Absatz 4, Artikel 18 Absatz 3, Artikel 19 Absatz 4, Artikel 27 Absatz 10, Artikel 44 Absatz 11, Artikel 52 Absatz 5, Artikel 56 Absatz 6, Artikel 61 Absatz 8, Artikel 70 Absatz 8 und Artikel 106 Absatz 15 erlassen wurde, tritt nur in Kraft, wenn weder das Europäische Parlament noch der Rat innerhalb einer Frist von drei Monaten nach Übermittlung dieses Rechtsakts an das Europäische Parlament und den Rat Einwände erhoben hat oder wenn vor Ablauf dieser Frist das Europäische Parlament und der Rat beide der Kommission mitgeteilt haben, dass sie keine Einwände erheben werden. Auf Initiative des Europäischen Parlaments oder des Rates wird diese Frist um drei Monate verlängert.

Artikel 116
Gesonderte delegierte Rechtsakte für die jeweiligen übertragenen Befugnisse

Die Kommission erlässt einen gesonderten delegierten Rechtsakt für jede einzelne ihr gemäß dieser Verordnung übertragene Befugnis.

Artikel 117
Änderung der Richtlinie 2001/83/EG

Anhang I Abschnitt 3.2 Nummer 12 der Richtlinie 2001/83/EG erhält folgende Fassung:

„(12) Fällt ein Produkt gemäß Artikel 1 Absatz 8 Unterabsatz 2 oder Absatz 9 Unterabsatz 2 der Verordnung (EU) 2017/745 des Europäischen Parlaments und des Rates (*) in den Geltungsbereich dieser Richtlinie, enthält der Zulassungsantrag, sofern verfügbar, die Ergebnisse der Bewertung der Konformität des Medizinprodukt-Teils mit den grundlegenden Sicherheits- und Leistungsanforderungen gemäß Anhang I der genannten Verordnung, die in der EU-Konformitätserklärung des Herstellers oder in der von einer Benannten Stelle ausgestellten einschlägigen Bescheinigung, die es dem Hersteller erlaubt, das Medizinprodukt mit der CE-Kennzeichnung zu versehen, enthalten sind.

Enthält der Antrag die Ergebnisse der in Absatz 1 genannten Konformitätsbewertung nicht und müsste gemäß der Verordnung (EU) 2017/745 an der Konformitätsbewertung des Produkts für sich allein genommen eine Benannte Stelle mitwirken, verlangt die Behörde vom Antragsteller eine Stellungnahme zur Konformität des Produkt-Teils mit den grundlegenden Sicherheits- und Leistungsanforderungen gemäß Anhang I der genannten Verordnung, die von einer Benannten Stelle ausgestellt ist, die gemäß der genannten Verordnung für die betreffende Art von Produkt benannt wurde.

(*) Verordnung (EU) 2017/745 des Europäischen Parlaments und des Rates vom 5. April 2017 über Medizinprodukte, zur Änderung der Richtlinie 2001/83/EG, der Verordnung (EG) Nr. 178/2002 und der Verordnung (EG) Nr. 1223/2009 und zur Aufhebung der Richtlinien 90/385/EWG und 93/42/EWG (ABl. L 117 vom 05.05.2017, S. 1)."

Artikel 118
Änderung der Verordnung (EG) Nr. 178/2002

In Artikel 2 Absatz 3 der Verordnung (EG) Nr. 178/2002 wird folgender Buchstabe angefügt:

„i) Medizinprodukte im Sinne der Verordnung (EU) 2017/745 des Europäischen Parlaments und des Rates (*).

(*) Verordnung (EU) 2017/745 des Europäischen Parlaments und des Rates vom 5. April 2017 über Medizinprodukte, zur Änderung der Richtlinie 2001/83/EG, der Verordnung (EG) Nr. 178/2002 und der Verordnung (EG) Nr. 1223/2009 und zur Aufhebung der Richtlinien 90/385/EWG und 93/42/EWG (ABl. L 117 vom 05.05.2017, S. 1)."

Artikel 119
Änderung der Verordnung (EG) Nr. 1223/2009

In Artikel 2 der Verordnung (EC) Nr. 1223/2009 wird folgender Absatz angefügt:

„(4) Auf Ersuchen eines Mitgliedstaats oder auf eigene Initiative kann die Kommission die erforderlichen Maßnahmen ergreifen, um zu bestimmen, ob ein spezielles Produkt oder eine spezielle Gruppe von Produkten unter die Definition ‚kosmetisches Mittel' fällt oder nicht. Diese Maßnahmen werden gemäß dem in Artikel 32 Absatz 2 genannten Regelungsverfahren erlassen."

Artikel 120
Übergangsbestimmungen

(1) Ab dem 26 Mai 2021 wird jede Veröffentlichung einer Notifizierung gemäß den Richtlinien 90/385/EWG und 93/42/EWG in Bezug auf eine Benannte Stelle ungültig.

(2) Bescheinigungen, die von Benannten Stellen vor dem 25. Mai 2017 gemäß den Richtlinien 90/385/EWG und 93/42/EWG ausgestellt wurden, bleiben bis zu dem in der Bescheinigung angegebenen Zeitpunkt gültig, außer im Fall von Bescheinigungen gemäß Anhang 4 der Richtlinie 90/385/EWG bzw. gemäß Anhang IV der Richtlinie 93/42/EWG, die spätestens am 27. Mai 2022 ihre Gültigkeit verlieren.

Bescheinigungen, die von Benannten Stellen nach dem 25. Mai 2017 gemäß den Richtlinien 90/385/EWG und 93/42/EWG ausgestellt werden, behalten ihre Gültigkeit bis zum Ende des darin angegebenen Zeitraums, der fünf Jahre ab der Ausstellung nicht überschreiten darf. Sie verlieren jedoch spätestens am 27. Mai 2024 ihre Gültigkeit.

(3) Abweichend von Artikel 5 der vorliegenden Verordnung darf ein Produkt, das ein Produkt der Klasse I gemäß der Richtlinie 93/42/EWG ist, für das vor dem 26. Mai 2021 eine EU-Konformitätserklärung erstellt wurde und für das das Konformitätsbewertungsverfahren gemäß der vorliegenden Verordnung die Mitwirkung einer Benannten Stelle erfordert oder für das eine Bescheinigung gemäß der Richtlinie 90/385/EWG oder der Richtlinie 93/42/EWG ausgestellt wurde, die gemäß Absatz 2 des vorliegenden Artikels gültig ist, nur bis zum 26. Mai 2024 in Verkehr gebracht oder in Betrieb genommen werden, sofern es ab dem 26. Mai 2021 weiterhin einer dieser Richtlinien entspricht und sofern keine wesentlichen Änderungen der Auslegung und der Zweckbestimmung vorliegen. Die Anforderungen der vorliegenden Verordnung an die Überwachung nach dem Inverkehrbringen, die Marktüberwachung, die Vigilanz, die Registrierung von Wirtschaftsakteuren und von Produkten gelten jedoch anstelle der entsprechenden Anforderungen der genannten Richtlinien.

Unbeschadet des Kapitels IV und Absatz 1 des vorliegenden Artikels ist die Benannte Stelle, die die in Unterabsatz 1 genannte Bescheinigung ausgestellt hat, weiterhin für die angemessene Überwachung bezüglich aller geltenden Anforderungen an die von ihr zertifizierten Produkte verantwortlich.

(4) Produkte, die vor dem 26. Mai 2021 gemäß den Richtlinien 90/385/EWG und 93/42/EWG rechtmäßig in Verkehr gebracht wurden, und Produkte, die ab dem 26. Mai 2021 gemäß Absatz 3 des vorliegenden Artikels in Verkehr gebracht wurden, können bis zum 26. Mai 2025 weiter auf dem Markt bereitgestellt oder in Betrieb genommen werden.

(5) Abweichend von den Richtlinien 90/385/EWG und 93/42/EWG können Produkte, die der vorliegenden Verordnung entsprechen, vor dem 26. Mai 2021 in Verkehr gebracht werden.

(6) Konformitätsbewertungsstellen, die dieser Verordnung entsprechen, können abweichend von den Richtlinien 90/385/EWG und 93/42/EWG bereits vor dem 26. Mai 2021 benannt und notifiziert werden. Benannte Stellen, die gemäß dieser Verordnung benannt und notifiziert wurden, können bereits vor dem 26. Mai 2021 die darin festgelegten Konformitätsbewertungsverfahren durchführen und Bescheinigungen gemäß dieser Verordnung ausstellen.

(7) Für Produkte, die dem Konsultationsverfahren gemäß Artikel 54 unterliegen, gilt Absatz 5 des vorliegenden Artikels, sofern die erforderlichen Benennungen für die Koordinierungsgruppe Medizinprodukte und die Expertengremien durchgeführt wurden.

(8) Abweichend von Artikel 10a, Artikel 10b Absatz 1 Buchstabe a und Artikel 11 Absatz 5 der Richtlinie 90/385/EWG und von Artikel 14 Absätze 1 und 2, Artikel 14a Absatz 1 Buchstaben a und b und Artikel 16 Absatz 5 der Richtlinie 93/42/EWG wird angenommen, dass Hersteller, Bevollmächtigte, Importeure und Benannte Stellen, die im Zeitraum, der am späteren der in Artikel 123 Absatz 3 Buchstabe d genannten Daten beginnt und 18 Monate später endet, Artikel 29 Absatz 4, Artikel 31 Absatz 1 und Artikel 56 Absatz 5 der vorliegenden Verordnung genügen, die Vorschriften und Bestimmungen erfüllen, die die Mitgliedstaaten nach Maßgabe des Beschlusses 2010/227/EU gemäß Artikel 10a der Richtlinie 90/385/EWG bzw. gemäß Artikel 14 Absätze 1 und 2 der Richtlinie 93/42/EWG, gemäß Artikel 10b Absatz 1 Buchstabe a der Richtlinie 90/385/EWG bzw. gemäß Artikel 14a Absatz 1 Buchstaben a und b der Richtlinie 93/42/EWG sowie gemäß Artikel 11 Absatz 5 der Richtlinie 90/385/EWG bzw. gemäß Artikel 16 Absatz 5 der Richtlinie 93/42/EWG erlassen haben.

(9) Von den zuständigen Behörden der Mitgliedstaaten gemäß Artikel 9 Absatz 9 der Richtlinie 90/385/EWG oder Artikel 11 Absatz 13 der Richtlinie 93/42/EWG erteilte Genehmigungen bleiben gemäß den darin enthaltenen Angaben gültig.

(10) Produkte, die gemäß Artikel 1 Absatz 6 Buchstabe g in den Geltungsbereich dieser Verordnung fallen und die nach den vor dem 26. Mai 2021 in den Mitgliedstaaten geltenden Regeln rechtmäßig in Verkehr gebracht oder in Betrieb genommen wurden, dürfen in den betreffenden Mitgliedstaaten weiterhin in Verkehr gebracht und in Betrieb genommen werden.

(11) Klinische Prüfungen, die gemäß Artikel 10 der Richtlinie 90/385/EWG oder Artikel 15 der Richtlinie 93/42/EWG vor dem 26. Mai 2021 eingeleitet wurden, dürfen weitergeführt werden. Ab dem 26. Mai 2021 sind jedoch Meldungen schwerwiegender unerwünschter Ereignisse und von Produktmängeln gemäß dieser Verordnung vorzunehmen.

(12) Bis die Kommission gemäß Artikel 27 Absatz 2 die Zuteilungsstellen benannt hat, gelten GS1, HIBCC und ICCBBA als benannte Zuteilungsstellen.

Artikel 121
Bewertung

Spätestens am 27. Mai 2027 bewertet die Kommission die Anwendung dieser Verordnung und erstellt einen Bewertungsbericht über die im Hinblick auf die darin enthaltenen Ziele erreichten Fortschritte; dabei werden auch die für die Durchführung dieser Verordnung erforderlichen Ressourcen bewertet. Besonders zu beachten ist die Rückverfolgbarkeit von Medizinprodukten anhand der in Artikel 27 vorgesehenen Erfassung der UDI durch Wirtschaftsakteure, Gesundheitseinrichtungen und Angehörige der Gesundheitsberufe.

Artikel 122
Aufhebung

Unbeschadet des Artikels 120 Absätze 3 und 4 dieser Verordnung und unbeschadet der Pflichten der Mitgliedstaaten und Hersteller zur Vigilanz und der Pflichten der Hersteller zum Bereithalten der Unterlagen gemäß den Richtlinien 90/385/EWG und 93/42/EWG werden jene Richtlinien mit Wirkung vom 26. Mai 2021 aufgehoben, mit Ausnahme von

- Artikel 8 und 10, Artikel 10b Absatz 1 Buchstaben b und c sowie Artikel 10b Absätze 2 und 3 der Richtlinie 90/385/EWG und den in den entsprechenden Anhängen festgelegten Pflichten zur Vigilanz und zu den Klinischen Prüfungen, die mit Wirkung vom späteren der in Artikel 123 Absatz 3 Buchstabe d dieser Verordnung genannten Daten aufgehoben werden,
- Artikel 10a und Artikel 10b Absatz 1 Buchstabe a und Artikel 11 Absatz 5 der Richtlinie 90/385/EWG und den in den entsprechenden Anhängen festgelegten Pflichten zur Registrierung von Produkten und Wirtschaftsakteuren und Bescheinigungen zu melden, die nach Ablauf von 18 Monaten nach dem späteren der in Artikel 123 Absatz 3 Buchstabe d dieser Verordnung genannten Daten aufgehoben werden,
- Artikel 10, Artikel 14a Absatz 1 Buchstaben c und d, Artikel 14a Absatz 2, Artikel 14a Absatz 3 und Artikel 15 der Richtlinie 93/42/EWG und den in den entsprechenden Anhängen festgelegten Pflichten zur Vigilanz und zu den Klinischen Prüfungen, die mit Wirkung vom späteren der in Artikel 123 Absatz 3 Buchstabe d dieser Verordnung genannten Daten aufgehoben werden,
- Artikel 14 Absätze 1 und 2, Artikel 14a Absatz 1 Buchstaben a und b und Artikel 16 Absatz 5 der Richtlinie 93/42/EWG und den in den entsprechenden Anhängen festgelegten Pflichten zur Registrierung von Produkten und Wirtschaftsakteuren und Bescheinigungen zu melden, die nach Ablauf von 18 Monaten nach dem späteren der in Artikel 123 Absatz 3 Buchstabe d dieser Verordnung genannten Daten aufgehoben werden, und

- Artikel 9 Absatz 9 der Richtlinie 90/385/EWG und Artikel 11 Absatz 13 der Richtlinie 93/42/EWG, die mit Wirkung vom 24. April 2020 aufgehoben werden.

Bezüglich der in Artikel 120 Absätze 3 und 4 der vorliegenden Verordnung genannten Produkte gelten die in Absatz 1 genannten Richtlinien weiter bis zum 27. Mai 2025, soweit dies zur Anwendung der genannten Absätze notwendig ist. Ungeachtet des Absatzes 1 bleiben die Verordnungen (EU) Nr. 207/2012 und (EU) Nr. 722/2012 in Kraft und weiterhin gültig, sofern und solange sie nicht durch Durchführungsrechtsakte, die die Kommission gemäß der vorliegenden Verordnung erlässt, aufgehoben werden. Bezugnahmen auf die aufgehobenen Richtlinien gelten als Bezugnahmen auf diese Verordnung und sind nach der Entsprechungstabelle in Anhang XVII der vorliegenden Verordnung zu lesen.

Artikel 123
Inkrafttreten und Geltungsbeginn

(1) Diese Verordnung tritt am zwanzigsten Tag nach ihrer Veröffentlichung im Amtsblatt der Europäischen Union in Kraft.

(2) Sie gilt ab dem 26. Mai 2021.

(3) Abweichend von Absatz 2 gilt Folgendes:

a) Die Artikel 35 bis 50 gelten ab dem 26. November 2017. Die den Benannten Stellen gemäß den Artikeln 35 bis 50 erwachsenden Verpflichtungen gelten jedoch von dem genannten Tag an bis zum 26. Mai 2021 nur für diejenigen Stellen, die einen Antrag auf Benennung gemäß Artikel 38 einreichen;
b) die Artikel 101 und 103 gelten ab dem 26. November 2017;
c) Artikel 102 gilt ab dem 26. Mai 2018;
d) unbeschadet der Verpflichtungen der Kommission gemäß Artikel 34 gelten – wenn aufgrund von Umständen, die bei der Erstellung des Plans gemäß Artikel 34 Absatz 1 nach vernünftiger Einschätzung nicht vorhersehbar waren, Eudamed am 26. Mai 2021 nicht voll funktionsfähig ist – die Pflichten und Anforderungen im Zusammenhang mit Eudamed, ab dem Datum, das sechs Monaten nach dem Tag der Veröffentlichung der Bekanntmachung gemäß Artikel 34 Absatz 3 entspricht. Die Bestimmungen, auf die im vorstehenden Satz Bezug genommen wird, sind:
   - Artikel 29,
   - Artikel 31,
   - Artikel 32,
   - Artikel 33 Absatz 4,
   - Artikel 40 Absatz 2 Satz 2,
   - Artikel 42 Absatz 10a,
   - Artikel 43 Absatz 2,

- Artikel 44 Absatz 12 Unterabsatz 2,
- Artikel 46 Absatz 7 Buchstabe d und e,
- Artikel 53 Absatz 2,
- Artikel 54 Absatz 3,
- Artikel 55 Absatz 1,
- Artikel 70 bis 77,
- Artikel 78 Absätze 1 bis 13,
- Artikel 79 bis 82,
- Artikel 86 Absatz 2,
- Artikel 87 und 88,
- Artikel 89 Absätze 5 und 7 und Artikel 89 Absatz 8 Unterabsatz 3,
- Artikel 90,
- Artikel 93 Absätze 4, 7 und 8,
- Artikel 95 Absätze 2 und 4,
- Artikel 97 Absatz 2 letzter Satz,
- Artikel 99 Absatz 4,
- Artikel 120 Absatz 3 Unterabsatz 1 Satz 2.

Bis Eudamed voll funktionsfähig ist, gelten die entsprechenden Bestimmungen der Richtlinien 90/385/EWG und 93/42/EWG weiter zur Erfüllung der Pflichten, die in den in Absatz 1 des vorliegenden Buchstabens genannten Bestimmungen festgelegt sind, bezüglich des Informationsaustauschs, einschließlich insbesondere Informationen zur Vigilanzberichterstattung, zu klinischen Prüfungen, zur Registrierung von Produkten und Wirtschaftsakteuren und Bescheinigungen.

e) Artikel 29 Absatz 4 und Artikel 56 Absatz 5 kommen 18 Monate nach dem späteren der unter Buchstabe d genannten Daten zur Anwendung;
f) für implantierbare Produkte und Produkte der Klasse III kommt Artikel 27 Absatz 4 ab dem 26. Mai 2021 zur Anwendung. Für Produkte der Klasse IIa und der Klasse IIb kommt Artikel 27 Absatz 4 ab dem 26. Mai 2023 zur Anwendung. Für Produkte der Klasse I kommt Artikel 27 Absatz 4 ab dem 26. Mai 2025 zur Anwendung;
g) für wiederverwendbare Produkte, bei denen der UDI-Träger auf dem Produkt selbst zu platzieren ist, kommt Artikel 27 Absatz 4 folgendermaßen zur Anwendung:
   i) für implantierbare Produkte und Produkte der Klasse III ab dem 26. Mai 2023;
   ii) für Produkte der Klassen IIa und IIb ab dem 26. Mai 2025;
   iii) für Produkte der Klasse I ab dem 26. Mai 2027;
h) das Verfahren gemäß Artikel 78 findet unbeschadet des Artikels 78 Absatz 14 ab dem 26. Mai 2027 Anwendung.
i) Artikel 120 Absatz 12 gilt ab dem 26. Mai 2019.
j) Artikel 59 gilt ab dem 24. April 2020.

Diese Verordnung ist in allen ihren Teilen verbindlich und gilt unmittelbar in jedem Mitgliedstaat.

Geschehen zu Straßburg am 5. April 2017.

Im Namen des Europäischen Parlaments
Der Präsident *A. Tajani*

Im Namen des Rates
Der Präsident *I. Borg*

Anhänge

ANHANG I
GRUNDLEGENDE SICHERHEITS- UND LEISTUNGSANFORDERUNGEN

KAPITEL I
ALLGEMEINE ANFORDERUNGEN

1. Die Produkte erzielen die von ihrem Hersteller vorgesehene Leistung und werden so ausgelegt und hergestellt, dass sie sich unter normalen Verwendungsbedingungen für ihre Zweckbestimmung eignen. Sie sind sicher und wirksam und gefährden weder den klinischen Zustand und die Sicherheit der Patienten noch die Sicherheit und die Gesundheit der Anwender oder gegebenenfalls Dritter, wobei etwaige Risiken im Zusammenhang mit ihrer Anwendung gemessen am Nutzen für den Patienten vertretbar und mit einem hohen Maß an Gesundheitsschutz und Sicherheit vereinbar sein müssen; hierbei ist der allgemein anerkannte Stand der Technik zugrunde zu legen.

2. Die in diesem Anhang dargelegte Anforderung zur möglichst weitgehenden Minimierung von Risiken ist so zu verstehen, dass Risiken so weit zu verringern sind, wie es ohne negative Auswirkungen auf das Nutzen-Risiko-Verhältnis möglich ist.

3. Die Hersteller führen ein Risikomanagementsystem ein, setzen dieses um, dokumentieren es und schreiben es fort.

Das Risikomanagement ist als kontinuierlicher iterativer Prozess während des gesamten Lebenszyklus eines Produkts zu verstehen, der eine regelmäßige systematische Aktualisierung erfordert. Bei der Durchführung des Risikomanagements müssen die Hersteller

a) einen Risikomanagement-Plan für jedes Produkt festlegen und dokumentieren,
b) die bekannten und vorhersehbaren Gefährdungen, die mit jedem Produkt verbunden sind, identifizieren und analysieren,
c) die Risiken, einschätzen und bewerten, die mit der bestimmungsgemäßen Verwendung verbunden sind und die bei einer vernünftigerweise vorhersehbaren Fehlanwendung auftreten,
d) die unter Buchstabe c genannten Risiken gemäß den Anforderungen nach Abschnitt 4 beseitigen oder kontrollieren,
e) die Auswirkungen der in der Fertigungsphase und, insbesondere durch das System zur Überwachung nach dem Inverkehrbringen gewonnenen Informationen, auf Gefährdungen und deren Häufigkeit, auf Abschätzung derverbundenen Risiken sowie auf das Gesamtrisiko, das Nutzen-Risiko-Verhältnis und die Risikoakzeptanz bewerten, und

f) erforderlichenfalls auf der Grundlage der Bewertung der Auswirkungen der unter Buchstabe e genannten Informationen die Kontrollmaßnahmen gemäß den Anforderungen nach Abschnitt 4 anpassen.

4. Die von den Herstellern für die Auslegung und Herstellung der Produkte getroffenen Maßnahmen zur Risikokontrolle entsprechen den Sicherheitsgrundsätzen unter Berücksichtigung des allgemein anerkannten Stands der Technik. Zwecks Risikosenkung zielt das Risikomanagement der Hersteller darauf ab, dass sowohl das mit jeder einzelnen Gefährdung verbundene Restrisiko als auch das Gesamtrestrisiko als akzeptabel eingestuft werden. Bei der Wahl der am besten geeigneten Lösungen müssen die Hersteller in nachstehender Rangfolge

a) die Risiken durch sichere Auslegung und Herstellung beseitigen oder so weit wie möglich minimieren,
b) gegebenenfalls angemessene Schutzmaßnahmen, soweit erforderlich einschließlich Alarmvorrichtungen, im Hinblick auf nicht auszuschließende Risiken ergreifen und
c) Sicherheitsinformationen (Warnungen, Vorsichtshinweise, Kontraindikationen) sowie gegebenenfalls Schulungen für Anwender bereitstellen.

Die Hersteller unterrichten die Anwender über etwaige Restrisiken.

5. Beim Ausschluss oder bei der Verringerung der durch Anwendungsfehler bedingten Risiken müssen die Hersteller

a) die Risiken aufgrund ergonomischer Merkmale des Produkts und der Umgebung, in der das Produkt verwendet werden soll, so weit wie möglich verringern (auf die Sicherheit des Patienten ausgerichtete Produktauslegung) sowie
b) die technischen Kenntnisse, die Erfahrung, die Aus- und Weiterbildung, gegebenenfalls die Anwendungsumgebung sowie die gesundheitliche und körperliche Verfassung der vorgesehenen Anwender berücksichtigen (auf Laien, Fachleute, Behinderte oder sonstige Anwender ausgerichtete Produktauslegung).

6. Die Merkmale und die Leistung des Produkts dürfen nicht soweit beeinträchtigt werden, dass die Gesundheit oder die Sicherheit des Patienten oder Anwenders oder gegebenenfalls Dritter während der Lebensdauer des Produkts gefährdet wird, wenn das Produkt Belastungen ausgesetzt wird, wie sie unter normalen Verwendungsbedingungen auftreten können, und es ordnungsgemäß entsprechend den Anweisungen des Herstellers instand gehalten wurde.

7. Die Produkte werden so ausgelegt, hergestellt und verpackt, dass ihre Merkmale und ihre Leistung während ihrer bestimmungsgemäßen Verwendung unter Berücksichtigung der Gebrauchsanweisung und der sonstigen Hinweise des Herstellers während des Transports und der Lagerung, z. B. durch Temperatur- oder Feuchtigkeitsschwankungen, nicht beeinträchtigt werden.

8. Alle bekannten und vorhersehbaren Risiken sowie unerwünschten Nebenwirkungen sind so weit wie möglich zu minimieren und müssen im Vergleich zu dem

für den Patienten und/oder Anwender bei normalen Verwendungsbedingungen aus der erzielten Leistung des Produkts ermittelten Nutzen vertretbar sein.

9. Für die Produkte gemäß Anhang XVI sind die in den Abschnitten 1 und 8 beschriebenen allgemeinen Sicherheitsanforderungen so zu verstehen, dass von dem Produkt bei seiner Verwendung gemäß den vorgesehenen Bedingungen und seiner Zweckbestimmung sowie unter Wahrung eines hohen Schutzniveaus für die Gesundheit und Sicherheit von Personen kein Risiko oder kein höheres als das höchstzulässige Risiko ausgehen darf.

KAPITEL II
ANFORDERUNGEN AN AUSLEGUNG UND HERSTELLUNG

10. Chemische, physikalische und biologische Eigenschaften

10.1. Die Produkte werden so ausgelegt und hergestellt, dass die in Kapitel I genannten Merkmale und Leistungsanforderungen erfüllt sind. Dabei ist insbesondere auf Folgendes zu achten:

a) Auswahl der eingesetzten Werkstoffe und Stoffe, insbesondere hinsichtlich Toxizität und gegebenenfalls Entflammbarkeit;
b) wechselseitige Verträglichkeit zwischen den eingesetzten Werkstoffen und Stoffen und den biologischen Geweben, Zellen und Körperflüssigkeiten unter Berücksichtigung der Zweckbestimmung des Produkts sowie gegebenenfalls der Resorption, Verteilung, Metabolisierung und Ausscheidung;
c) Kompatibilität der verschiedenen Teile eines Produkts, das aus mehr als einem implantierbaren Teil besteht;
d) Auswirkungen der Prozesse auf die Eigenschaften der Werkstoffe;
e) gegebenenfalls die Ergebnisse von Untersuchungen an biophysikalischen oder anderen Modellen, deren Gültigkeit bereits erwiesen wurde;
f) mechanische Eigenschaften der eingesetzten Werkstoffe, gegebenenfalls unter Berücksichtigung von Aspekten wie Festigkeit, Dehnbarkeit, Bruchsicherheit, Verschleiß- und Ermüdungsresistenz;
g) Oberflächenbeschaffenheit und
h) Bestätigung, dass das Produkt alle festgelegten chemischen und/oder physikalischen Spezifikationen erfüllt.

10.2. Die Produkte werden so ausgelegt, hergestellt und verpackt, dass die Risiken durch Schadstoffe und Rückstände für Patienten – unter Berücksichtigung der Zweckbestimmung des Produkts – sowie für Transport-, Lager- und Bedienungspersonal so gering wie möglich gehalten werden. Dabei wird Geweben, die diesen Schadstoffen und Rückständen ausgesetzt sind, sowie der Dauer und Häufigkeit der Exposition besondere Aufmerksamkeit gewidmet.

10.3. Die Produkte werden so ausgelegt und hergestellt, dass eine sichere Anwendung in Verbindung mit Werkstoffen und Stoffen, einschließlich Gasen, mit denen sie bei bestimmungsgemäßer Anwendung in Kontakt kommen, gewährleistet ist; sind die Produkte zur Verabreichung von Arzneimitteln bestimmt, werden sie so ausgelegt und hergestellt, dass sie entsprechend den für diese Arzneimittel geltenden Bestimmungen und Beschränkungen mit den Arzneimitteln verträglich sind und dass die Leistung sowohl der Arzneimittel als auch der Medizinprodukte entsprechend ihrer Gebrauchsanweisung und Zweckbestimmung aufrechterhalten bleibt.

10.4. Stoffe

10.4.1. Auslegung und Herstellung von Produkten

Die Produkte werden so ausgelegt und hergestellt, dass die Risiken durch Stoffe oder Partikel, die aus dem Produkt freigesetzt werden können, einschließlich Abrieb, Abbauprodukten und Verarbeitungsrückständen, so weit wie möglich verringert werden.

Die Produkte oder die darin enthaltenen Produktbestandteile oder die darin eingesetzten Werkstoffe, die

- invasiv angewendet werden und direkt mit dem menschlichen Körper in Berührung kommen,
- dem Körper Arzneimittel, Körperflüssigkeiten oder sonstige Stoffe, einschließlich Gase, (wiederholt) verabreichen oder entnehmen, oder
- solche Arzneimittel, Körperflüssigkeiten oder sonstige Stoffe, einschließlich Gase, die dem Körper (wiederholt) verabreicht werden, transportieren oder lagern,

dürfen die folgenden Stoffe nur dann in einer Konzentration von mehr als 0,1 % Massenanteil enthalten, wenn dies gemäß Abschnitt 10.4.2 gerechtfertigt ist:

a) krebserzeugende, erbgutverändernde oder fortpflanzungsgefährdende Stoffe („CMR-Stoffe") der Kategorie 1A oder 1B gemäß Anhang VI Teil 3 der Verordnung (EG) Nr. 1272/2008 des Europäischen Parlaments und des Rates(1), oder
b) Stoffe mit endokrin wirkenden Eigenschaften, die nach wissenschaftlichen Erkenntnissen wahrscheinlich schwerwiegende Auswirkungen auf die menschliche Gesundheit haben und die entweder in Übereinstimmung mit dem Verfahren gemäß Artikel 59 der Verordnung (EG) Nr. 1907/2006 des Europäischen Parlaments und des Rates(2) oder, sobald die Kommission einen delegierten Rechtsakt gemäß Artikel 5 Absatz 3 Unterabsatz 1 der Verord-

(1) Verordnung (EG) Nr. 1272/2008 des Europäischen Parlaments und des Rates vom 16. Dezember 2008 über die Einstufung, Kennzeichnung und Verpackung von Stoffen und Gemischen, zur Änderung und Aufhebung der Richtlinien 67/548/EWG und 1999/45/EG und zur Änderung der Verordnung (EG) Nr. 1907/2006 (ABl. L 353 vom 31.12.2008, S. 1).

(2) Verordnung (EG) Nr. 1907/2006 des Europäischen Parlaments und des Rates vom 18. Dezember 2006 zur Registrierung, Bewertung, Zulassung und Beschränkung chemischer Stoffe (REACH) (ABl. L 396 vom 30.12.2006, S. 1).

nung (EU) Nr. 528/2012 des Europäischen Parlaments und des Rates[1] erlassen hat, in Übereinstimmung mit den darin festgelegten, die menschliche Gesundheit betreffenden Kriterien bestimmt werden.

10.4.2. Rechtfertigung für das Vorhandensein von CMR-Stoffen und/oder Stoffen mit endokriner Wirkung

Die Rechtfertigung für das Vorhandensein dieser Stoffe muss gestützt sein auf

a) eine Analyse und Schätzung der potenziellen Exposition von Patienten oder Anwendern gegenüber dem Stoff,
b) eine Analyse möglicher alternativer Stoffe, Werkstoffe oder Auslegungen, soweit verfügbar einschließlich Informationen über unabhängige wissenschaftliche Untersuchungen, nach dem Peer-Review-Verfahren erstellte Studien, wissenschaftliche Gutachten der einschlägigen wissenschaftlichen Ausschüsse und eine Analyse der Verfügbarkeit dieser Alternativen,
c) eine Begründung, warum mögliche Substitute von Stoffen und/oder Werkstoffen – sofern verfügbar – oder Änderungen des Auslegung – sofern machbar – im Zusammenhang mit der Erhaltung der Funktionalität, der Leistung und des Nutzen-Risiko-Verhältnisses des Produkts unangebracht sind; dabei wird auch berücksichtigt, ob die bestimmungsgemäße Verwendung dieser Produkte die Behandlung von Kindern oder von schwangeren oder stillenden Frauen oder von anderen Patientengruppen, die als besonders anfällig für diese Stoffe und/oder Werkstoffe gelten, umfasst und
d) – sofern zutreffend und verfügbar – die jüngsten Leitlinien des einschlägigen wissenschaftlichen Ausschusses gemäß den Abschnitten 10.4.3 und 10.4.4.

10.4.3. Leitlinien für Phthalate

Für die Zwecke des Abschnitts 10.4 erteilt die Kommission dem einschlägigen wissenschaftlichen Ausschuss so bald wie möglich, spätestens jedoch bis zum 26. Mai 2018, den Auftrag zur Ausarbeitung von Leitlinien, die vor dem 26. Mai 2020 vorliegen müssen. Der Auftrag an den Ausschuss umfasst mindestens eine Nutzen-Risiko-Bewertung des Vorhandenseins von Phthalaten, die zu einer der beiden Gruppen von Stoffen gemäß Abschnitt 10.4.1 Buchstaben a und b gehören. Bei der Nutzen-Risiko-Bewertung wird der Zweckbestimmung und dem Kontext der Verwendung des Produkts sowie der Verfügbarkeit alternativer Stoffe und Werkstoffe, Auslegungen oder medizinischer Behandlungen oder beiden Rechnung getragen. Eine Aktualisierung der Leitlinien erfolgt, wenn dies aufgrund der jüngsten wissenschaftlichen Erkenntnisse für angezeigt gehalten wird, mindestens jedoch alle fünf Jahre

(1) Verordnung (EU) Nr. 528/2012 des Europäischen Parlaments und des Rates vom 22. Mai 2012 über die Bereitstellung auf dem Markt und die Verwendung von Biozidprodukten (ABl. L 167 vom 27.06.2012, S. 1).

10.4.4. Leitlinien zu sonstigen CMR-Stoffen und Stoffen mit endokriner Wirkung

In der Folge beauftragt die Kommission gegebenenfalls den einschlägigen wissenschaftlichen Ausschuss, Leitlinien gemäß Abschnitt 10.4.3 auch für andere in Abschnitt 10.4.1 Buchstaben a und b genannte Stoffe auszuarbeiten.

10.4.5. Kennzeichnung

Für den Fall, dass Produkte, Produktbestandteile oder darin verwendete Werkstoffe gemäß Abschnitt 10.4.1 in Abschnitt 10.4.1 Buchstaben a oder b genannte Stoffe in einer Konzentration von mehr als 0,1 % Massenanteil enthalten, ist das Vorhandensein dieser Stoffe auf den Produkten selbst und/oder auf der Einzelverpackung oder gegebenenfalls auf der Verkaufsverpackung mitsamt einer Liste dieser Stoffe anzugeben. Umfasst die bestimmungsgemäße Verwendung dieser Produkte die Behandlung von Kindern oder von schwangeren oder stillenden Frauen oder von anderen Patientengruppen, die als besonders anfällig für solche Stoffe und/oder Werkstoffe gelten, werden in der Gebrauchsanweisung Informationen über Restrisiken für diese Patientengruppen und gegebenenfalls über angemessene Vorsichtsmaßnahmen erteilt.

10.5. Die Produkte werden so ausgelegt und hergestellt, dass die Risiken durch unbeabsichtigtes Eindringen von Stoffen in das Produkt unter Berücksichtigung der Produktart sowie der für die Verwendung vorgesehenen Umgebung so weit wie möglich verringert werden.

10.6. Sofern sie nicht nur mit unversehrter Haut in Berührung kommen, werden die Produkte so ausgelegt und hergestellt, dass die Risiken in Verbindung mit der Größe und den Eigenschaften der Partikel, die in den Körper des Patienten oder des Anwenders eindringen oder eindringen können, so weit wie möglich verringert werden. Besondere Aufmerksamkeit ist bei Nanomaterialien geboten.

11. Infektion und mikrobielle Kontamination

11.1. Die Produkte und ihr Herstellungsverfahren werden so ausgelegt, dass das Infektionsrisiko für Patienten, Anwender und gegebenenfalls Dritte ausgeschlossen oder so gering wie möglich gehalten wird. Die Auslegung muss

a) so weit wie möglich und angemessen die durch unbeabsichtigtes Schneiden oder Stechen – etwa durch Injektionsnadeln – verursachten Risiken verringern,
b) eine leichte und sichere Handhabung erlauben,
c) ein Entweichen von Mikroben aus dem Produkt und/oder eine mikrobielle Exposition während der Verwendung so weit wie möglich verringern und
d) d) eine mikrobielle Kontamination des Produkts oder seines Inhalts wie etwa Proben oder Flüssigkeiten verhindern.

11.2. Die Produkte werden erforderlichenfalls so ausgelegt, dass ihre Reinigung, Desinfektion und/oder wiederholte Sterilisation leicht möglich ist.

11.3. Produkte, deren Kennzeichnung die Angabe eines speziellen mikrobiellen Status enthält, werden so ausgelegt, hergestellt und verpackt, dass gewährleistet ist, dass der angegebene mikrobielle Status nach dem Inverkehrbringen und unter den vom Hersteller festgelegten Lager- und Transportbedingungen erhalten bleibt.

11.4. In sterilem Zustand gelieferte Produkte werden unter Verwendung geeigneter Verfahren so ausgelegt, hergestellt und verpackt, dass ihre Sterilität beim Inverkehrbringen gewährleistet ist und – sofern die Verpackung, die dazu bestimmt ist, den sterilen Zustand zu gewährleisten, nicht beschädigt ist – unter den vom Hersteller angegebenen Transport- und Lagerbedingungen erhalten bleibt, bis diese Verpackung zum Zeitpunkt des Gebrauchs geöffnet wird. Es wird sichergestellt, dass die Unversehrtheit dieser Verpackung für den Endnutzer klar ersichtlich ist.

11.5. Produkte, deren Kennzeichnung den Hinweis „steril“ enthält, werden mittels Verwendung geeigneter validierter Verfahren verarbeitet, hergestellt, verpackt und sterilisiert.

11.6. Produkte, die sterilisiert werden sollen, werden unter angemessenen und kontrollierten Bedingungen und in angemessenen und kontrollierten Räumlichkeiten hergestellt und verpackt.

11.7. Verpackungssysteme für nicht sterile Produkte sind so beschaffen, dass die Unversehrtheit und Reinheit des Produkts erhalten bleibt und, falls das Produkt vor Anwendung sterilisiert werden soll, das Risiko einer mikrobiellen Kontamination so gering wie möglich gehalten wird; das Verpackungssystem eignet sich für das vom Hersteller angegebene Sterilisationsverfahren.

11.8. Die Kennzeichnung des Produkts erlaubt – zusätzlich zu dem Symbol, das die Sterilität von Produkten kennzeichnet – die Unterscheidung von gleichen oder ähnlichen Produkten, die sowohl in steriler als auch in nicht-steriler Form in Verkehr gebracht werden.

12. Produkte, zu deren Bestandteilen ein Stoff gehört, der als Arzneimittel gilt, und Produkte, die aus Stoffen oder aus Kombinationen von Stoffen bestehen, die vom menschlichen Körper aufgenommen oder lokal im Körper verteilt werden

12.1. Bei den in Artikel 1 Absatz 8 Unterabsatz 1 genannten Produkten sind Qualität, Sicherheit und Nutzen des Stoffes, der für sich allein genommen als Arzneimittel im Sinne von Artikel 1 Nummer 2 der Richtlinie 2001/83/EG gelten würde, analog zu den in Anhang I der Richtlinie 2001/83/EG genannten Methoden gemäß dem nach dieser Verordnung geltenden Konformitätsbewertungsverfahren zu überprüfen.

12.2. Produkte, die aus Stoffen oder Kombinationen von Stoffen bestehen, die dazu bestimmt sind, in den menschlichen Körper eingeführt zu werden, und die vom Körper aufgenommen oder lokal im Körper verteilt werden, müssen gegebenenfalls und beschränkt auf die nicht unter diese Verordnung fallenden Aspekte die in Anhang I der Richtlinie 2001/83/EG festgelegten Anforderungen erfüllen in Bezug auf die Bewertung von Resorption, Verteilung, Metabolismus, Ausscheidung, lokale Verträglichkeit, Toxizität, Wechselwirkungen mit anderen Medizinprodukten, Arzneimitteln oder sonstigen Stoffen sowie mögliche unerwünschte Reaktionen gemäß dem nach dieser Verordnung geltenden Konformitätsbewertungsverfahren.

13. Produkte, zu deren Bestandteilen Materialien biologischen Ursprungs gehören

13.1. Für unter Verwendung von Derivaten von nicht lebensfähigen oder abgetöteten Geweben oder Zellen menschlichen Ursprungs hergestellte Produkte, die gemäß Artikel 1 Absatz 6 Buchstabe g unter die vorliegende Verordnung fallen, gilt Folgendes:

a) Die Spende, Beschaffung und Testung der Gewebe und Zellen erfolgt in Übereinstimmung mit der Richtlinie 2004/23/EG;
b) die Verarbeitung, Konservierung sowie jede anderweitige Behandlung solcher Gewebe und Zellen oder ihrer Derivate erfolgt so, dass die Sicherheit für Patienten, Anwender und gegebenenfalls Dritte gewährleistet ist. Insbesondere wird durch geeignete Methoden der Herkunftsbestimmung und durch anerkannte Verfahren zur Ausmerzung oder Inaktivierung im Verlauf des Herstellungsprozesses für den Schutz vor Viren und anderen übertragbaren Erregern gesorgt;
c) das Rückverfolgbarkeitssystem für diese Produkte ergänzt die in der Richtlinie 2004/23/EG und der Richtlinie 2002/98/EG festgelegten Rückverfolgbarkeits- und Datenschutzanforderungen und ist mit ihnen vereinbar.

13.2. Für Produkte, die unter Verwendung von nicht lebensfähigen oder abgetöteten Geweben oder Zellen tierischen Ursprungs oder ihren Derivaten hergestellt sind, gilt Folgendes:

a) Soweit unter Berücksichtigung der Tierart möglich, stammen die Gewebe und Zellen tierischen Ursprungs oder ihre Derivate von Tieren, die tierärztlichen Kontrollmaßnahmen unterzogen wurden, die der bestimmungsgemäßen Verwendung der Gewebe entsprechen. Die Hersteller bewahren die Angaben über den Herkunftsort der Tiere auf;
b) die Herkunftsbestimmung, Verarbeitung, Konservierung, Prüfung und Behandlung von Geweben, Zellen und Stoffen tierischen Ursprungs oder ihren Derivaten erfolgt so, dass die Sicherheit für Patienten, Anwender und gegebenenfalls Dritte gewährleistet ist. Insbesondere wird durch anerkannte Verfahren zur Ausmerzung oder Inaktivierung im Verlauf des Herstellungsprozesses für den Schutz vor Viren und anderen übertragbaren Erregern gesorgt, es sei denn, die Anwendung dieser Verfahren würde zu einer unannehmbaren

Beeinträchtigung des Produkts führen, durch die sein klinischer Nutzen infrage gestellt wird;

c) für Produkte, die unter Verwendung von Geweben oder Zellen tierischen Ursprungs oder ihrer Derivate im Sinne der Verordnung (EU) Nr. 722/2012 hergestellt werden, gelten die in dieser Verordnung festgelegten besonderen Anforderungen.

13.3. Für Produkte, die unter Verwendung von anderen als den in den Abschnitten 13.1 und 13.2 genannten nicht lebensfähigen biologischen Stoffen hergestellt werden, gilt Folgendes: Die Verarbeitung, Konservierung, Prüfung und Behandlung dieser Stoffe erfolgt so, dass die Sicherheit für Patienten, Anwender und gegebenenfalls Dritte gewährleistet ist, und zwar auch in der Abfallbeseitigung. Insbesondere wird durch geeignete Methoden der Herkunftsbestimmung und durch anerkannte Verfahren zur Ausmerzung oder Inaktivierung im Verlauf des Herstellungsprozesses für den Schutz vor Viren und anderen übertragbaren Erregern gesorgt.

14. Herstellung von Produkten und Wechselwirkungen mit ihrer Umgebung

14.1. Wenn ein Produkt zur Verwendung in Kombination mit anderen Produkten oder Ausrüstungen bestimmt ist, muss die Kombination einschließlich der Verbindungen sicher sein und darf die vorgesehene Leistung der Produkte nicht beeinträchtigen. Jede Einschränkung der Anwendung im Zusammenhang mit solchen Kombinationen wird auf der Kennzeichnung und/oder in der Gebrauchsanweisung angegeben. Vom Anwender zu bedienende Verbindungen, wie etwa die Übertragung von Flüssigkeit oder Gas oder elektrische oder mechanische Verbindungen, werden so ausgelegt und hergestellt, dass alle möglichen Risiken, wie etwa fehlerhafte Verbindungen, so gering wie möglich gehalten werden.

14.2. Die Produkte werden so ausgelegt und hergestellt, dass folgende Risiken ausgeschlossen oder so weit wie möglich reduziert werden:

a) Verletzungsrisiken im Zusammenhang mit den physikalischen Eigenschaften einschließlich des Verhältnisses Volumen/Druck, der Abmessungen und gegebenenfalls der ergonomischen Merkmale des Produkts;

b) Risiken im Zusammenhang mit vernünftigerweise vorhersehbaren äußeren Einwirkungen oder Umgebungsbedingungen, wie z. B. Magnetfeldern, elektrischen und elektromagnetischen Fremdeinflüssen, elektrostatischen Entladungen, Strahlung in Verbindung mit Diagnose- und Therapieverfahren, Druck, Feuchtigkeit, Temperatur, Druck- oder Beschleunigungsschwankungen oder Funksignal-Interferenzen;

c) Risiken im Zusammenhang mit der Verwendung des Produkts, wenn es mit Werkstoffen, Flüssigkeiten und Stoffen, einschließlich Gas, denen es bei normalen Verwendungsbedingungen ausgesetzt ist, in Berührung kommt;

d) Risiken im Zusammenhang mit der möglichen negativen Wechselwirkung zwischen Software und der IT-Umgebung, in der sie eingesetzt wird und mit der sie in Wechselwirkung steht;
e) Risiken eines versehentlichen Eindringens von Stoffen in das Produkt;
f) Risiken im Zusammenhang mit wechselseitigen Störungen durch andere Produkte, die normalerweise bei den jeweiligen Untersuchungen oder Behandlungen eingesetzt werden, und
g) Risiken aufgrund der Alterung der verwendeten Werkstoffe oder der nachlassenden Genauigkeit einer Mess- oder Kontrolleinrichtung, die sich dadurch ergeben, dass keine Wartung oder Kalibrierung vorgenommen werden kann (z. B. bei Implantaten).

14.3. Die Produkte werden so ausgelegt und hergestellt, dass bei normaler Anwendung und beim Erstauftreten eines Defekts das Brand- oder Explosionsrisiko so weit wie möglich verringert wird. Dies gilt insbesondere für solche Produkte, die bei ihrer bestimmungsgemäßen Verwendung entflammbaren, explosiven oder brandfördernden Stoffen ausgesetzt oder damit in Verbindung gebracht werden.

14.4. Die Produkte werden so ausgelegt und hergestellt, dass Einstellung, Kalibrierung und Instandhaltung sicher und wirksam durchgeführt werden können.

14.5. Produkte, die gemeinsam mit anderen Produkten oder Produkten, die keine Medizinprodukte sind, eingesetzt werden sollen, werden so ausgelegt und hergestellt, dass das Zusammenspiel und die Kompatibilität zuverlässig und sicher sind

14.6. Mess-, Kontroll- oder Anzeigeeinrichtungen werden so ausgelegt und hergestellt, dass sie mit Blick auf die Zweckbestimmung, die vorgesehenen Anwender und die Umgebungsbedingungen, unter denen die Produkte verwendet werden sollen, ergonomischen Grundsätzen entsprechen.

14.7. Die Produkte werden so ausgelegt und hergestellt, dass ihre sichere Entsorgung sowie die sichere Entsorgung zugehöriger Abfallstoffe durch den Anwender, Patienten oder Dritte möglich ist. Zu diesem Zweck bestimmen und erproben die Hersteller Verfahren und Maßnahmen, in deren Folge ihre Produkte nach der Verwendung sicher entsorgt werden können. Diese Verfahren werden in der Gebrauchsanweisung beschrieben.

15. Produkte mit Diagnose- oder Messfunktion

15.1. Diagnostische Produkte und Produkte mit Messfunktion werden so ausgelegt und hergestellt, dass auf der Grundlage geeigneter wissenschaftlicher und technischer Verfahren ausreichende Genauigkeit, Präzision und Stabilität für die Zweckbestimmung des Produkts gewährleistet sind. Der Hersteller gibt die Genauigkeitsgrenzen an.

15.2. Die mithilfe von Produkten mit Messfunktion erstellten Messungen werden in gesetzlichen Einheiten entsprechend den Bestimmungen der Richtlinie 80/181/EWG des Rates[(1)] ausgedrückt.

16. Schutz vor Strahlung

16.1. Allgemein

a) Die Produkte werden so ausgelegt, hergestellt und verpackt, dass eine Strahlenexposition von Patienten, Anwendern und Dritten so weit wie möglich und in einer mit der Zweckbestimmung des Produkts zu vereinbarenden Weise verringert wird, wobei die Anwendung der jeweiligen für therapeutische oder diagnostische Zwecke angezeigten Dosiswerte nicht beschränkt wird.
b) Die Gebrauchsanweisung von Produkten, die gefährliche oder potenziell gefährliche Strahlung aussenden, enthält genaue Angaben zur Art der Strahlenemissionen, zu den Möglichkeiten des Strahlenschutzes für Patienten und Anwender und zu den Möglichkeiten, fehlerhaften Gebrauch zu vermeiden und installationsbedingte Risiken so weit wie möglich und angemessen zu verringern. Ferner enthält sie Angaben zur Abnahme- und Leistungsprüfung, zu den Akzeptanzkriterien und zum Wartungsverfahren.

16.2. Beabsichtigte Strahlung

a) Bei Produkten, die für das Aussenden von ionisierender und/oder nichtionisierender Strahlung in einer gefährlichen oder potenziell gefährlichen Dosierung ausgelegt sind, welche zur Erreichung eines speziellen medizinischen Zwecks erforderlich ist, dessen Nutzen als vorrangig gegenüber den von der Emission ausgelösten Risiken angesehen wird, muss es dem Anwender möglich sein, die Emission zu kontrollieren. Diese Produkte werden so ausgelegt und hergestellt, dass die Reproduzierbarkeit relevanter variabler Parameter innerhalb akzeptabler Toleranzgrenzen gewährleistet ist.
b) Produkte, die zum Aussenden von gefährlicher oder potenziell gefährlicher ionisierender und/oder nichtionisierender Strahlung bestimmt sind, werden – soweit möglich – mit visuellen und/oder akustischen Vorrichtungen zur Anzeige dieser Strahlung ausgestattet.

16.3. Die Produkte werden so ausgelegt und hergestellt, dass die Exposition von Patienten, Anwendern und Dritten gegenüber unbeabsichtigter Strahlung bzw. Streustrahlung so weit wie möglich verringert wird. Sofern dies möglich und angemessen ist, werden Methoden gewählt, die die Strahlungsbelastung von Patienten, Anwendern und möglichen betroffenen Dritten verringern.

(1) Richtlinie 80/181/EWG des Rates vom 20 Dezember 1979 zur Angleichung der Rechtsvorschriften der Mitgliedstaaten über die Einheiten im Messwesen und zur Aufhebung der Richtlinie 71/354/EWG (ABl. L 39 vom 15.02.1980, S. 40).

16.4. Ionisierende Strahlung

a) Produkte, die zum Aussenden ionisierender Strahlung bestimmt sind, werden unter Berücksichtigung der Anforderungen der Richtlinie 2013/59/Euratom zur Festlegung grundlegender Sicherheitsnormen für den Schutz vor den Gefahren einer Exposition gegenüber ionisierender Strahlung ausgelegt und hergestellt.
b) Produkte, die zum Aussenden ionisierender Strahlung bestimmt sind, werden so ausgelegt und hergestellt, dass – soweit möglich – unter Berücksichtigung ihrer Zweckbestimmung die Quantität, die Geometrie und die Qualität der ausgesandten Strahlung verändert und kontrolliert und – soweit möglich – während der Behandlung überwacht werden können.
c) Produkte, die ionisierende Strahlung aussenden und für die radiologische Diagnostik bestimmt sind, werden so ausgelegt und hergestellt, dass sie eine im Hinblick auf ihre medizinische Zweckbestimmung angemessene Bild- und/ oder Ausgabequalität bei möglichst geringer Strahlenexposition von Patient und Anwender gewährleisten.
d) Produkte, die ionisierende Strahlung aussenden und für die radiologische Therapie bestimmt sind, werden so ausgelegt und hergestellt, dass sie eine zuverlässige Überwachung und Kontrolle der abgegebenen Strahlungsdosis, des Strahlentyps, der Energie und gegebenenfalls der Qualität der Strahlung ermöglichen.

17. Programmierbare Elektroniksysteme – Produkte, zu deren Bestandteilen programmierbare Elektroniksysteme gehören, und Produkte in Form einer Software

17.1. Produkte, zu deren Bestandteilen programmierbare Elektroniksysteme, einschließlich Software, gehören, oder Produkte in Form einer Software werden so ausgelegt, dass Wiederholbarkeit, Zuverlässigkeit und Leistung entsprechend ihrer bestimmungsgemäßen Verwendung gewährleistet sind. Für den Fall des Erstauftretens eines Defekts sind geeignete Vorkehrungen zu treffen, um sich daraus ergebende Risiken oder Leistungsbeeinträchtigungen auszuschließen oder sie so weit wie möglich zu verringern.

17.2. Bei Produkten, zu deren Bestandteilen Software gehört, oder bei Produkten in Form einer Software wird die Software entsprechend dem Stand der Technik entwickelt und hergestellt, wobei die Grundsätze des Software-Lebenszyklus, des Risikomanagements einschließlich der Informationssicherheit, der Verifizierung und der Validierung zu berücksichtigen sind.

17.3. Bei der Auslegung und Herstellung der in diesem Abschnitt behandelten Software, die zur Verwendung in Verbindung mit mobilen Computerplattformen bestimmt ist, werden die spezifischen Eigenschaften der mobilen Plattform (z. B. Größe und Kontrastverhältnis des Bildschirms) und die externen Faktoren im Zusammenhang mit ihrer Verwendung (sich veränderndes Umfeld hinsichtlich Lichteinfall und Geräuschpegel) berücksichtigt.

17.4. Die Hersteller legen Mindestanforderungen bezüglich Hardware, Eigenschaften von IT-Netzen und IT-Sicherheitsmaßnahmen einschließlich des Schutzes vor unbefugtem Zugriff fest, die für den bestimmungsgemäßen Einsatz der Software erforderlich sind

18. Aktive Produkte und mit diesen verbundene Produkte

18.1. Bei nicht implantierbaren aktiven Produkten sind für den Fall des Erstauftretens eines Defekts geeignete Vorkehrungen zu treffen, um sich daraus ergebende Risiken auszuschließen oder sie so weit wie möglich zu verringern.

18.2. Produkte mit interner Energiequelle, von der die Sicherheit des Patienten abhängt, werden mit einer Einrichtung, die eine Überprüfung des Ladezustands der Energiequelle gestattet, und einer geeigneten Warnvorrichtung oder Anzeige versehen, die aktiviert wird, wenn der Ladezustand der Energiequelle ein kritisches Niveau erreicht. Erforderlichenfalls wird die Warnvorrichtung oder Anzeige aktiviert, bevor der Ladezustand der Energiequelle ein kritisches Niveau erreicht.

18.3. Produkte mit externer Energiequelle, von der die Sicherheit des Patienten abhängt, werden mit einem Alarmsystem ausgestattet, das jeden Ausfall der Energiequelle signalisiert.

18.4. Produkte, die zur Überwachung eines oder mehrerer klinischer Parameter eines Patienten dienen, werden mit geeigneten Alarmsystemen ausgestattet, durch die der Anwender vor Situationen gewarnt wird, die den Tod oder eine erhebliche Verschlechterung des Gesundheitszustands des Patienten bewirken können.

18.5. Die Produkte werden so ausgelegt und hergestellt, dass die Gefahr der Entstehung elektromagnetischer Interferenzen, die das betreffende Produkt oder in der vorgesehenen Umgebung befindliche weitere Produkte oder Ausrüstungen in deren Funktion beeinträchtigen können, so weit wie möglich verringert wird.

18.6. Die Produkte werden so ausgelegt und hergestellt, dass sie eine Immunität gegenüber elektromagnetischen Interferenzen aufweisen, die einem bestimmungsgemäßen Betrieb angemessen ist.

18.7. Die Produkte werden so ausgelegt und hergestellt, dass das Risiko von unbeabsichtigten Stromstößen am Patienten, Anwender oder einem Dritten sowohl bei normaler Verwendung des Produkts als auch beim Erstauftreten eines Defekts so weit wie möglich ausgeschaltet wird, vorausgesetzt, das Produkt wird gemäß den Angaben des Herstellers installiert und instand gehalten.

18.8. Die Produkte werden so ausgelegt und hergestellt, dass sie so weit wie möglich vor einem unbefugten Zugriff, der das bestimmungsgemäße Funktionieren des Produkts behindern könnte, geschützt sind.

19. Besondere Anforderungen für aktive implantierbare Produkte

19.1. Aktive implantierbare Produkte werden so ausgelegt und hergestellt, dass folgende Risiken ausgeschlossen oder so weit wie möglich verringert werden:

a) Risiken im Zusammenhang mit der Verwendung der Energiequellen, wobei bei der Verwendung von elektrischer Energie besonders auf Isolierung, Ableitströme und Erwärmung der Produkte zu achten ist,
b) Risiken im Zusammenhang mit medizinischen Eingriffen, insbesondere bei der Anwendung von Defibrillatoren oder Hochfrequenz-Chirurgiegeräten und
c) Risiken, die sich dadurch ergeben können, dass keine Wartung oder Kalibrierung vorgenommen werden kann, insbesondere Risiken im Zusammenhang mit
   - einer übermäßigen Zunahme der Ableitströme,
   - einer Alterung der verwendeten Werkstoffe,
   - einer übermäßigen Wärmeentwicklung des Produkts,
   - nachlassender Genauigkeit von Mess- oder Kontrollvorrichtungen.

19.2. Aktive implantierbare Produkte werden so ausgelegt und hergestellt, dass Folgendes gewährleistet ist: – gegebenenfalls Verträglichkeit der Produkte mit den Stoffen, die sie abgeben sollen und – Zuverlässigkeit der Energiequelle.

19.3. Aktive implantierbare Produkte und gegebenenfalls ihre Bestandteile müssen identifizierbar sein, damit erforderlichenfalls nach Feststellung eines potenziellen Risikos im Zusammenhang mit den Produkten und ihren Bestandteilen die notwendigen Maßnahmen getroffen werden können.

19.4. Aktive implantierbare Produkte weisen einen Code auf, anhand dessen sie und ihr Hersteller eindeutig identifiziert werden können (insbesondere in Bezug auf Art des Produkts und Herstellungsjahr); es muss möglich sein, diesen Code erforderlichenfalls ohne chirurgischen Eingriff zu lesen.

20. Schutz vor mechanischen und thermischen Risiken

20.1. Die Produkte werden so ausgelegt und hergestellt, dass Patienten und Anwender vor mechanischen Risiken, beispielsweise im Zusammenhang mit Widerstand gegen Bewegung, Instabilität und beweglichen Teilen, geschützt sind.

20.2. Die Produkte werden so ausgelegt und hergestellt, dass die Risiken, die durch von den Produkten erzeugte mechanische Schwingungen bedingt sind, unter Berücksichtigung des technischen Fortschritts so weit wie möglich verringert werden, soweit diese Schwingungen nicht im Rahmen der vorgesehenen Anwendung beabsichtigt sind; dabei sind die vorhandenen Möglichkeiten zur Minderung der Schwingungen, insbesondere an deren Ursprung, zu nutzen.

20.3. Die Produkte werden so ausgelegt und hergestellt, dass die Risiken, die durch von den Produkten erzeugten Lärm bedingt sind, unter Berücksichtigung des technischen Fortschritts so weit wie möglich verringert werden, soweit die akustischen Signale nicht im Rahmen der vorgesehenen Anwendung beabsichtigt sind; dabei sind die vorhandenen Möglichkeiten zur Minderung des Lärms, insbesondere an dessen Ursprung, zu nutzen.

20.4. Vom Anwender oder einer anderen Person zu bedienende Endeinrichtungen und Anschlüsse an Energiequellen für den Betrieb mit elektrischer, hydraulischer oder pneumatischer Energie oder mit Gas werden so ausgelegt und konstruiert, dass alle möglichen Risiken so weit wie möglich verringert werden.

20.5. Fehler bei der Montage oder erneuten Montage bestimmter Teile, die ein Risiko verursachen könnten, werden durch die Auslegung und Konstruktion dieser Teile unmöglich gemacht oder andernfalls durch Hinweise auf den Teilen selbst und/oder auf ihrem Gehäuse verhindert.

Die gleichen Hinweise werden auf beweglichen Teilen und/oder auf ihrem Gehäuse angebracht, wenn die Kenntnis von der Bewegungsrichtung für die Vermeidung eines Risikos notwendig ist

20.6. Zugängliche Teile von Produkten (Teile oder Bereiche, die Wärme abgeben oder bestimmte Temperaturen erreichen sollen, ausgenommen) sowie deren Umgebung dürfen keine Temperaturen erreichen, die bei normalen Anwendungsbedingungen eine Gefährdung darstellen können.

21. Schutz vor Risiken für den Patienten oder Anwender durch Produkte, die Energie oder Stoffe abgeben

21.1. Produkte, die zur Abgabe von Energie oder Stoffen an den Patienten bestimmt sind, werden so ausgelegt und hergestellt, dass die abzugebende Menge zur Gewährleistung der Sicherheit von Patient und Anwender mit ausreichender Genauigkeit eingestellt und diese Einstellung beibehalten werden kann.

21.2. Die Produkte werden mit Vorrichtungen ausgestattet, die jegliche Störung der abgegebenen Menge von Energie oder Stoffen, die eine Gefahr darstellen kann, verhindern und/oder signalisieren. Die Produkte werden mit geeigneten Vorrichtungen ausgestattet, welche die unbeabsichtigte gefährlich überhöhte Abgabe von Energie oder von Stoffen durch die Energiequelle und/oder die Quelle von Stoffen verhindern.

21.3. Die Funktion von Bedienungs- und Anzeigeeinrichtungen wird auf den Produkten deutlich angegeben. Sind die Anweisungen für die Anwendung des Produkts auf diesem selbst angebracht oder werden die Betriebs- oder Regelungsparameter visuell angezeigt, so müssen diese Angaben für den Anwender und gegebenenfalls den Patienten verständlich sein.

22. Schutz vor den Risiken durch Medizinprodukte, für die der Hersteller die Anwendung durch Laien vorsieht

22.1. Produkte zur Anwendung durch Laien werden so ausgelegt und hergestellt, dass sie ihre Zweckbestimmung unter Berücksichtigung der Fertigkeiten und Möglichkeiten der Laien sowie der Auswirkungen der normalerweise zu erwartenden Schwankungen in der Verfahrensweise und der Umgebung der Laien erfüllen können. Die vom Hersteller beigefügten Angaben und Anweisungen sind für den Laien leicht verständlich und anwendbar.

22.2. Produkte zur Anwendung durch Laien werden so ausgelegt und hergestellt, dass

- gewährleistet ist, dass das Produkt vom vorgesehenen Anwender – erforderlichenfalls nach angemessener Schulung und/oder Aufklärung – in allen Bedienungsphasen sicher und fehlerfrei verwendet werden kann,
- so weit wie möglich und angemessen die durch unbeabsichtigtes Schneiden oder Stechen – etwa durch Injektionsnadeln – verursachten Risiken verringert werden und
- das Risiko einer falschen Handhabung des Produkts oder gegebenenfalls einer falschen Interpretation der Ergebnisse durch den vorgesehenen Anwender so gering wie möglich gehalten wird.

22.3. Produkte zur Anwendung durch Laien werden, soweit angemessen, mit einem Verfahren versehen, anhand dessen der Laie

- kontrollieren kann, ob das Produkt bei der Anwendung bestimmungsgemäß arbeiten wird, und
- gegebenenfalls gewarnt wird, wenn das Produkt kein gültiges Ergebnis erzielt hat.

KAPITEL III
ANFORDERUNGEN AN DIE MIT DEM PRODUKT GELIEFERTEN INFORMATIONEN

23. Kennzeichnung und Gebrauchsanweisung

23.1. Allgemeine Anforderungen an die vom Hersteller gelieferten Informationen

Jedem Produkt werden die notwendigen Angaben beigefügt, die die Identifizierung des Produkts und des Herstellers ermöglichen, sowie alle für den Anwender oder gegebenenfalls dritte Personen relevanten Informationen über die Sicherheit und Leistung des Produkts. Diese Angaben können auf dem Produkt selbst, auf der Verpackung oder in der Gebrauchsanweisung angebracht sein und werden – falls der Hersteller über eine Website verfügt – dort bereitgestellt und aktualisiert, wobei Folgendes zu berücksichtigen ist:

a) Medium, Format, Inhalt, Lesbarkeit und Anbringungsstelle der Kennzeichnung und der Gebrauchsanweisung eignen sich für das jeweilige Produkt, seine Zweckbestimmung und die technischen Kenntnisse, die Erfahrung, Ausbildung oder Schulung der vorgesehenen Anwender. Insbesondere ist die Gebrauchsanweisung so zu verfassen, dass sie von dem vorgesehenen Anwender ohne Schwierigkeiten verstanden wird, und gegebenenfalls mit Zeichnungen und Schaubildern zu ergänzen.

b) Die für die Kennzeichnung vorgeschriebenen Angaben werden auf dem Produkt selbst angebracht. Ist dies nicht praktikabel oder angemessen, so können einige oder alle Informationen auf der Verpackung jeder Einheit und/oder auf der Verpackung mehrerer Produkte angebracht sein.
c) Kennzeichnungen werden in vom Menschen lesbarer Form vorgelegt und können durch maschinenlesbare Informationen wie Radiofrequenz-Identifizierung („RFID") oder Strichcodes ergänzt werden.
d) Die Gebrauchsanweisung wird zusammen mit dem Produkt bereitgestellt. Eine Gebrauchsanweisung ist für Produkte der Klassen I und IIa ausnahmsweise entbehrlich, wenn eine sichere Anwendung dieser Produkte ohne Gebrauchsanweisung gewährleistet ist und sofern an anderer Stelle dieses Abschnitts nichts anderes angegeben ist.
e) Werden mehrere Produkte an einen einzigen Anwender und/oder Ort geliefert, so kann eine einzige Ausfertigung der Gebrauchsanweisung beigefügt werden, wenn dies mit dem Käufer, welcher in jedem Fall kostenlos weitere Exemplare anfordern kann, so vereinbart wurde.
f) Gebrauchsanweisungen können dem Anwender im Umfang und nur nach den Modalitäten, die in der Verordnung (EU) Nr. 207/2012 oder in gemäß der genannten Verordnung erlassenen Durchführungsbestimmungen beschrieben sind, in anderer Form als in Papierform (z. B. elektronisch) vorgelegt werden.
g) Restrisiken, die dem Anwender und/oder Dritten mitzuteilen sind, werden in die vom Hersteller gelieferten Informationen als Beschränkungen, Kontraindikationen, Vorsichtsmaßnahmen oder Warnungen aufgenommen.
h) Wo dies angebracht ist, werden die vom Hersteller bereitgestellten Angaben in Form von international anerkannten Symbolen gemacht. Gegebenenfalls verwendete Symbole oder Identifizierungsfarben entsprechen den harmonisierten Normen oder Spezifikationen. Gibt es keine derartigen harmonisierten Normen oder Spezifikationen für den betreffenden Bereich, so werden die Symbole und Identifizierungsfarben in der beigegebenen Produktdokumentation erläutert.

23.2. Angaben auf der Kennzeichnung

Die Kennzeichnung enthält alle folgenden Angaben:

a) den Namen oder Handelsnamen des Produkts;
b) alle unbedingt erforderlichen Angaben, aus denen der Anwender ersehen kann, worum es sich bei dem Produkt, dem Packungsinhalt sowie der Zweckbestimmung eines Produkts, sofern diese für den Anwender nicht offensichtlich ist, handelt;
c) den Namen, den eingetragenen Handelsnamen oder die eingetragene Handelsmarke des Herstellers und die Anschrift seiner eingetragenen Niederlassung;

d) hat der Hersteller seine eingetragene Niederlassung außerhalb der Union, den Namen des bevollmächtigten Vertreters und die Anschrift der eingetragenen Niederlassung des Bevollmächtigten;

e) gegebenenfalls den Hinweis, dass das Produkt folgende Bestandteile enthält:
   - ein Arzneimittel, einschließlich eines Derivats aus menschlichem Blut oder Plasma, oder
   - Gewebe oder Zellen menschlichen Ursprungs oder ihre Derivate oder
   - Gewebe oder Zellen tierischen Ursprungs oder ihre Derivate im Sinne der Verordnung (EU) Nr. 722/2012;

f) gegebenenfalls nach Abschnitt 10.4.5 gekennzeichnete Angaben;

g) die Losnummer oder die Seriennummer des Produkts nach dem Wort „LOSNUMMER“ oder „SERIENNUMMER“ oder gegebenenfalls einem gleichwertigen Symbol;

h) den UDI-Träger gemäß Artikel 27 Absatz 4 und Anhang VI Teil C;

i) eine eindeutige Angabe der Frist, innerhalb der das Produkt sicher verwendet oder implantiert werden kann, die mindestens das Jahr und den Monat umfasst, sofern dies zweckdienlich ist;

j) fehlt die Angabe des Datums, bis zu dem das Produkt sicher verwendet werden kann, so ist das Herstellungsdatum zu nennen. Das Herstellungsdatum kann als Teil der Los- oder Seriennummer angegeben werden, sofern das Datum klar daraus hervorgeht;

k) gegebenenfalls einen Hinweis auf besondere Lagerungs- und/oder Handhabungsbedingungen;

l) wird das Produkt steril geliefert, einen Hinweis auf den sterilen Zustand und das Sterilisationsverfahren;

m) Warnhinweise oder zu ergreifende Vorsichtsmaßnahmen, die dem Anwender des Produkts oder anderen Personen unverzüglich mitgeteilt werden müssen. Diese Angaben können auf ein Mindestmaß beschränkt sein, werden dann aber in der Gebrauchsanweisung unter Berücksichtigung der vorgesehenen Anwender ausführlicher dargelegt;

n) ist das Produkt für den einmaligen Gebrauch vorgesehen, einen Hinweis auf diesen Sachverhalt. Der Hinweis des Herstellers auf den einmaligen Gebrauch muss in der gesamten Union einheitlich sein;

o) falls es sich um ein aufbereitetes Produkt zum Einmalgebrauch handelt, einen Hinweis auf diesen Sachverhalt, die Anzahl der bereits durchlaufenen Aufbereitungszyklen und mögliche Beschränkungen hinsichtlich der Anzahl der Aufbereitungszyklen;

p) bei einer Sonderanfertigung die Aufschrift „Sonderanfertigung“;

q) einen Hinweis, dass es sich bei dem Produkt um ein Medizinprodukt handelt. Ist das Produkt lediglich für klinische Prüfungen vorgesehen, die Aufschrift „ausschließlich für klinische Prüfungen“;

r) bei Produkten, die aus Stoffen oder aus Kombinationen von Stoffen bestehen, die dazu bestimmt sind, durch eine Körperöffnung oder durch Anwendung auf der Haut in den menschlichen Körper eingeführt zu werden, und die vom menschlichen Körper aufgenommen oder lokal im Körper verteilt werden, die qualitative Gesamtzusammensetzung des Produkts und quantitative Informationen zu dem(n) Hauptbestandteil(en), der (die) für das Erreichen der angestrebten Hauptwirkung verantwortlich ist (sind);

s) bei aktiven implantierbaren Produkten die Seriennummer und bei anderen implantierbaren Produkten die Seriennummer oder die Losnummer.

23.3. Angaben auf der Verpackung, die den sterilen Zustand eines Produkts aufrecht erhält („Sterilverpackung"):

Die folgenden Angaben sind auf der Sterilverpackung angebracht:

a) Eine Kenntlichmachung der Sterilverpackung als solche; b) ein Hinweis, dass sich das Produkt in sterilem Zustand befindet;

c) das Sterilisationsverfahren;
  d) der Name und die Anschrift des Herstellers;
  e) eine Beschreibung des Produkts;
  f) ist das Produkt für klinische Prüfungen vorgesehen, die Aufschrift: „ausschließlich für klinische Prüfungen";
  g) bei einer Sonderanfertigung die Aufschrift „Sonderanfertigung";
  h) Monat und Jahr der Herstellung;
  i) eine eindeutige Angabe der Frist, innerhalb der das Produkt sicher verwendet oder implantiert werden kann, die mindestens das Jahr und den Monat umfasst, und
  j) ein Hinweis zur Prüfung der Gebrauchsanweisung hinsichtlich des Vorgehens für den Fall, dass die Sterilverpackung vor der Verwendung des Produkts beschädigt oder versehentlich geöffnet wird.

23.4. Angaben in der Gebrauchsanweisung

Die Gebrauchsanweisung enthält alle folgenden Angaben:

a) Die Angaben gemäß Abschnitt 23.2 Buchstaben a, c, e, f, k, l, n und r;
b) die Zweckbestimmung des Produkts mit einer genauen Angabe der Indikationen, Kontraindikationen, Patientenzielgruppe(n) und vorgesehenen Anwender, soweit zutreffend;
c) gegebenenfalls nähere Angaben zu dem zu erwartenden klinischen Nutzen;
d) gegebenenfalls Links zu dem Kurzbericht über Sicherheit und klinische Leistung gemäß Artikel 32;
e) die Leistungsmerkmale des Produkts;
f) gegebenenfalls die Angaben, anhand deren ein Angehöriger der Gesundheitsberufe überprüfen kann, ob das Produkt geeignet ist, und die entsprechende Software und die entsprechenden Zubehörteile auswählen kann;
g) etwaige Restrisiken, Kontraindikationen und alle unerwünschten Nebenwirkungen, einschließlich der dem Patienten in diesem Zusammenhang mitzuteilenden Informationen;

h) vom Anwender für die ordnungsgemäße Verwendung des Produkts benötigte Spezifikationen, z. B. bei einem Produkt mit Messfunktion Angabe der erforderlichen Ablesegenauigkeit;
i) Erläuterung einer vor oder während der Verwendung des Produkts möglicherweise erforderlichen Vorbehandlung oder Aufbereitung wie Sterilisation, Endmontage, Kalibrierung, einschließlich des Desinfektionsgrads, der erforderlich ist, um die Sicherheit der Patienten zu gewährleisten, und aller Methoden, die zur Erreichung dieses Desinfektionsgrads zur Verfügung stehen;
j) möglicherweise erforderliche besondere Einrichtungen, besondere Schulungen oder spezifische Qualifikationen des Produktanwenders und/oder Dritter;
k) alle Angaben, mit denen überprüft werden kann, ob das Produkt ordnungsgemäß installiert wurde und für den sicheren und vom Hersteller beabsichtigten Betrieb bereit ist, sowie gegebenenfalls
   - Angaben zur Art und Häufigkeit präventiver und regelmäßiger Instandhaltungsmaßnahmen sowie zur eventuellen vorbereitenden Reinigung oder Desinfektion,
   - Angabe der Verbrauchskomponenten und wie diese zu ersetzen sind,
   - Angaben zu der möglicherweise erforderlichen Kalibrierung, mit der der ordnungsgemäße und sichere Betrieb des Produkts während seiner erwarteten Lebensdauer gewährleistet wird, und
   - Verfahren zum Ausschluss der Risiken, denen an der Installierung, Kalibrierung oder Wartung des Produkts beteiligte Personen ausgesetzt sind;
l) wird das Produkt steril geliefert, Verhaltenshinweise für den Fall, dass die Sterilverpackung vor der Verwendung des Produkts beschädigt oder versehentlich geöffnet wird;
m) wird das Produkt nicht steril geliefert und ist es dafür bestimmt, vor der Verwendung sterilisiert zu werden, eine angemessene Anleitung zur Sterilisation;
n) bei wiederverwendbaren Produkten Angaben über geeignete Aufbereitungsverfahren, z. B. zur Reinigung, Desinfektion, Verpackung und gegebenenfalls über das validierte Verfahren zur erneuten Sterilisation entsprechend dem/den Mitgliedstaat(en), in dem/denen das Produkt in Verkehr gebracht worden ist. Es ist deutlich zu machen, woran zu erkennen ist, dass das Produkt nicht mehr wiederverwendet werden sollte, z. B. Anzeichen von Materialabnutzung oder die Höchstzahl erlaubter Wiederverwendungen;
o) gegebenenfalls einen Hinweis, dass das Produkt nur wiederverwendet werden kann, nachdem es zur Erfüllung der grundlegenden Sicherheits- und Leistungsanforderungen unter der Verantwortung des Herstellers aufbereitet worden ist;
p) sofern das Produkt einen Hinweis trägt, dass es für den einmaligen Gebrauch bestimmt ist, Informationen über bekannte Merkmale und technische Faktoren, von denen der Hersteller weiß, dass sie eine Gefahr darstellen könnten, wenn das Produkt wiederverwendet würde. Diese Angabe beruht auf einem

spezifischen Abschnitt der Dokumentation des Herstellers zum Risikomanagement, in dem diese Merkmale und technischen Faktoren genau beschrieben werden. Ist gemäß Abschnitt 23.1 Buchstabe d keine Gebrauchsanweisung erforderlich, werden diese Angaben dem Anwender auf Anfrage zugänglich gemacht;

q) bei Produkten, die zur gemeinsamen Verwendung mit anderen Produkten bestimmt sind, und/oder Ausrüstung des allgemeinen Bedarfs:
   - die Angaben, die für die Wahl der für eine sichere Kombination geeigneten Produkte oder Ausrüstungen erforderlich sind, und/oder
   - Angaben zu allen bekannten Einschränkungen hinsichtlich der Kombination von Produkten und Ausrüstungen,

r) für den Fall, dass das Produkt zu medizinischen Zwecken Strahlung aussendet:
   - ausführliche Angaben zur Beschaffenheit, Art und gegebenenfalls Intensität und Verteilung dieser Strahlung,
   - die Möglichkeiten, den Patienten, Anwender oder Dritten während der Verwendung des Produkts vor unbeabsichtigter Strahlenbelastung zu schützen,

s) Hinweise, die den Anwender und/oder Patienten über etwaige Warnungen, Vorsichtshinweise, Kontraindikationen, zu ergreifende Maßnahmen sowie Verwendungsbeschränkungen im Zusammenhang mit dem Produkt informieren. Diese Hinweise ermöglichen dem Anwender gegebenenfalls die Aufklärung des Patienten über etwaige Warnungen, Vorsichtshinweise, Kontraindikationen, zu ergreifende Maßnahmen sowie Verwendungsbeschränkungen im Zusammenhang mit dem Produkt. Die Informationen decken gegebenenfalls folgende Bereiche ab:
   - Warnungen, Vorsichtshinweise und/oder zu ergreifende Maßnahmen bei Fehlfunktionen des Produkts oder Leistungsveränderungen, die die Sicherheit beeinträchtigen könnten;
   - Warnungen, Vorsichtshinweise und/oder zu ergreifende Maßnahmen im Zusammenhang mit nach vernünftigem Ermessen vorhersehbaren äußeren Einwirkungen oder Umgebungsbedingungen wie z. B. Magnetfeldern, elektrischen und elektromagnetischen Fremdeinflüssen, elektrostatischen Entladungen, Strahlung in Verbindung mit Diagnose- und Therapieverfahren, Druck, Feuchtigkeit oder Temperatur;
   - Warnungen, Vorsichtshinweise und/oder zu ergreifende Maßnahmen im Zusammenhang mit den Risiken wechselseitiger Störungen, die entstehen, wenn das Produkt nach vernünftigem Ermessen vorhersehbar bei speziellen diagnostischen Untersuchungen, Bewertungen oder therapeutischen Behandlungen oder anderen Verfahren zugegen ist, wie z. B. vom Produkt ausgehende elektromagnetische Interferenz, durch die andere Ausrüstungen beeinträchtigt werden;
   - falls das Produkt dazu bestimmt ist, Arzneimittel, Gewebe oder Zellen menschlichen oder tierischen Ursprungs oder ihre Derivate oder biologi-

sche Stoffe abzugeben, mögliche Beschränkungen oder Unverträglichkeiten hinsichtlich der Wahl der abzugebenden Stoffe;
- Warnungen, Vorsichtshinweise und/oder Beschränkungen im Zusammenhang mit dem Arzneimittel oder biologischem Material, das als integraler Bestandteil in das Produkt aufgenommen wird, und
- Vorsichtshinweise im Zusammenhang mit in das Produkt aufgenommenen Werkstoffen, die aus CMR-Stoffen oder endokrin wirkenden Stoffen bestehen oder diese enthalten, oder die zu einer Sensibilisierung oder einer allergischen Reaktion beim Patienten oder Anwender führen könnten;

t) bei Produkten, die aus Stoffen oder aus Kombinationen von Stoffen bestehen, die dazu bestimmt sind, in den menschlichen Körper eingeführt zu werden, und die vom menschlichen Körper aufgenommen oder lokal im Körper verteilt werden, gegebenenfalls Warnungen und Vorsichtshinweise hinsichtlich des allgemeinen Wechselwirkungsverhaltens des Produkts und seiner Metaboliten mit anderen Medizinprodukten, Arzneimitteln und sonstigen Stoffen sowie Kontraindikationen, unerwünschte Nebenwirkungen und Risiken bei Überdosierung;

u) bei implantierbaren Produkten die gesamten qualitativen und quantitativen Informationen zu den Werkstoffen und Stoffen, mit denen Patienten in Berührung kommen können;

v) Warnungen oder Vorsichtshinweise, die im Hinblick auf eine sichere Entsorgung des Produkts, seines Zubehörs und der gegebenenfalls verwendeten Verbrauchsmaterialien zu berücksichtigen sind. Diese Informationen decken gegebenenfalls folgende Bereiche ab:
- Infektionen oder mikrobiologische Gefahren wie z. B. Explantate, Nadeln oder chirurgische Geräte, die mit potenziell infektiösen Stoffen menschlichen Ursprungs kontaminiert wurden, und
- physikalische Gefahren wie z. B. durch scharfe Kanten.

Ist gemäß Abschnitt 23.1 Buchstabe d keine Gebrauchsanweisung erforderlich, werden diese Angaben dem Anwender auf Anfrage zugänglich gemacht;

w) bei Produkten zur Anwendung durch Laien Angabe der Umstände, unter denen der Benutzer einen Angehörigen der Gesundheitsberufe um Rat fragen sollte;

x) bei den Produkten, die gemäß Artikel 1 Absatz 2 unter die vorliegende Verordnung fallen, Informationen zum Nichtvorhandensein eines klinischen Nutzens und zu den Risiken im Zusammenhang mit der Verwendung des Produkts;

y) Ausstellungsdatum der Gebrauchsanweisung oder, falls diese überarbeitet wurde, Ausstellungsdatum und Kennnummer der neuesten Fassung der Gebrauchsanweisung;

z) einen Hinweis an den Anwender und/oder den Patienten, dass alle im Zusammenhang mit dem Produkt aufgetretenen schwerwiegenden Vorfälle dem Hersteller und der zuständigen Behörde des Mitgliedstaats, in dem der Anwender und/oder der Patient niedergelassen ist, zu melden sind;

aa) Patienten mit einem implantierten Produkt gemäß Artikel 18 zur Verfügung zu stellende Informationen;

ab) bei Produkten, zu deren Bestandteilen programmierbare Elektroniksysteme, einschließlich Software, gehören, oder Produkte in Form einer Software enthalten, Mindestanforderungen bezüglich Hardware, Eigenschaften von IT-Netzen und IT-Sicherheitsmaßnahmen einschließlich des Schutzes vor unbefugtem Zugriff, die für den bestimmungsgemäßen Einsatz der Software erforderlich sind.

ANHANG II
TECHNISCHE DOKUMENTATION

Die vom Hersteller zu erstellende technische Dokumentation und, sofern erforderlich, deren Zusammenfassung wird in klarer, organisierter, leicht durchsuchbarer und eindeutiger Form präsentiert und umfasst insbesondere die in diesem Anhang aufgeführten Bestandteile.

1. PRODUKTBESCHREIBUNG UND SPEZIFIKATION, EINSCHLIESSLICH DER VARIANTEN UND ZUBEHÖRTEILE

1.1. Produktbeschreibung und Spezifikation

a) Der Produkt- oder Handelsname und eine allgemeine Beschreibung des Produkts einschließlich seiner Zweckbestimmung und der vorgesehenen Anwender;
b) die Basis-UDI-DI gemäß Anhang VI Teil C, die der Hersteller dem Produkt zuweist, sobald die Identifizierung dieses Produkts auf der Grundlage eines UDI-Systems erfolgt, oder anderenfalls eine eindeutige Identifizierung anhand des Produktcodes, der Katalognummer oder einer anderen eindeutigen Referenz, die die Rückverfolgbarkeit ermöglicht;
c) die vorgesehene Patientengruppe und der zu diagnostizierende, zu behandelnde und/oder zu überwachende Krankheitszustand sowie sonstige Erwägungen wie Kriterien zur Patientenauswahl, Indikationen, Kontraindikationen und Warnhinweise;
d) Grundsätze betreffend den Betrieb des Produkts und seine Wirkungsweise, erforderlichenfalls wissenschaftlich nachgewiesen;
e) die Begründung dafür, dass es sich um ein Produkt handelt;
f) die Risikoklasse des Produkts und die Begründung für die gemäß Anhang VIII angewandte(n) Klassifizierungsregel(n);
g) eine Erläuterung etwaiger neuartiger Eigenschaften;
h) eine Beschreibung des Zubehörs für ein Produkt, anderer Produkte und sonstiger Produkte, die keine Medizinprodukte sind, die in Kombination mit dem Produkt verwendet werden sollen;
i) eine Beschreibung oder vollständige Auflistung der verschiedenen Konfigurationen/Varianten des Produkts, die auf dem Markt bereitgestellt werden sollen;
j) eine allgemeine Beschreibung der wichtigsten Funktionselemente des Produkts, z. B. Bestandteile/Komponenten (einschließlich Software, sofern zutreffend), Rezeptur, Zusammensetzung, Funktionsweise und, sofern relevant, qualitative und quantitative Zusammensetzung. Dazu gehören gegebenenfalls gekennzeichnete bildliche Darstellungen (z. B. Diagramme, fotografische Bilder und Zeichnungen), in denen die wichtigsten Bestandteile/Komponen-

ten eindeutig gekennzeichnet sind, einschließlich ausreichender Erläuterungen für das Verständnis der Zeichnungen und Diagramme;

k) eine Beschreibung der in die wichtigsten Funktionselemente integrierten Rohstoffe sowie der Stoffe, die entweder direkt oder indirekt (z. B. während der extrakorporalen Zirkulation von Körperflüssigkeiten) mit dem menschlichen Körper in Berührung kommen;

l) technische Spezifikationen wie z. B. Eigenschaften, Abmessungen und Leistungsattribute des Produkts sowie etwaiger Varianten/Konfigurationen und Zubehörteile, die üblicherweise in der dem Anwender beispielsweise in Form von Broschüren, Katalogen und ähnlichen Publikationen verfügbar gemachten Produktspezifikation erscheinen.

1.2. Hinweis auf frühere und ähnliche Generationen des Produkts

a) Eine Übersicht über die vom Hersteller produzierte(n) frühere(n) Generation(en) des Produkts, falls es solche Produkte gibt;

b) eine Übersicht über ermittelte ähnliche Produkte, die auf dem Markt in der Union oder auf internationalen Märkten erhältlich sind, falls es solche Produkte gibt.

2. VOM HERSTELLER ZU LIEFERNDE INFORMATIONEN

Eine vollständige Zusammenstellung bestehend aus

- der Kennzeichnung/den Kennzeichnungen auf dem Produkt und seiner Verpackung, wie z. B. Einzelverpackung, Verkaufsverpackung, Transportverpackung im Fall spezieller Handhabungsbedingungen, in den Sprachen, die in den Mitgliedstaaten akzeptiert werden, in denen das Produkt verkauft werden soll, und
- der Gebrauchsanweisung in den Sprachen, die in den Mitgliedstaaten akzeptiert werden, in denen das Produkt verkauft werden soll.

3. INFORMATIONEN ZU AUSLEGUNG UND HERSTELLUNG

a) Informationen, die es ermöglichen, die Auslegungsphasen, die das Produkt durchlaufen hat, zu verstehen;

b) vollständige Informationen und Spezifikationen einschließlich der Herstellungsprozesse und ihrer Validierung, der verwendeten Hilfsstoffe, der laufenden Überwachung und der Prüfung des Endprodukts. Die Daten sind vollständig in die technische Dokumentation aufzunehmen;

c) Angabe aller Stellen, einschließlich Lieferanten und Unterauftragnehmer, bei denen Auslegungs- und Herstellungstätigkeiten durchgeführt werden.

4. GRUNDLEGENDE SICHERHEITS- UND LEISTUNGSANFORDERUNGEN

Die Dokumentation enthält Angaben zum Nachweis der Konformität mit den in Anhang I festgelegten grundlegenden Sicherheits- und Leistungsanforderungen, die für das Produkt unter Berücksichtigung seiner Zweckbestimmung gelten, und sie umfasst eine Begründung für die zur Erfüllung dieser Anforderungen gewählten Lösungen und deren Validierung und Verifikation. Dieser Nachweis der Konformität umfasst Folgendes:

a) die für das Produkt geltenden grundlegenden Sicherheits- und Leistungsanforderungen sowie eine Erläuterung, warum sonstige Anforderungen nicht zutreffen;
b) die zum Nachweis der Konformität mit den einzelnen geltenden grundlegenden Sicherheits- und Leistungsanforderungen eingesetzte(n) Methode(n);
c) die angewandten harmonisierten Normen, GS oder sonstigen Lösungen und
d) die genaue Bezeichnung der gelenkten Dokumente, die die Konformität mit den einzelnen, zum Nachweis der Einhaltung der grundlegenden Sicherheits- und Leistungsanforderungen angewandten harmonisierten Normen, Spezifikationen oder sonstigen Methoden belegen. Die unter diesem Buchstaben genannten Informationen umfassen einen Verweis auf die Stelle, an der solche Nachweise innerhalb der vollständigen technischen Dokumentation und gegebenenfalls der Zusammenfassung der technischen Dokumentation aufzufinden sind.

5. NUTZEN-RISIKO-ANALYSE UND RISIKOMANAGEMENT

Die Dokumentation enthält Informationen über

a) die Nutzen-Risiko-Analyse gemäß Anhang I Abschnitte 1 und 8 und
b) die gewählten Lösungen sowie die Ergebnisse des Risikomanagements gemäß Anhang I Abschnitt 3.

6. VERIFIZIERUNG UND VALIDIERUNG DES PRODUKTS

Die Dokumentation enthält die Ergebnisse und kritischen Analysen aller Verifizierungs- und Validierungstests und/oder der Studien, die zum Nachweis der Konformität des Produkts mit dieser Verordnung und insbesondere den geltenden grundlegenden Sicherheits- und Leistungsanforderungen durchgeführt wurden.

6.1. Vorklinische und klinische Daten

a) Ergebnisse von Tests wie technischen, Labor-, Anwendungssimulations- und Tiertests bzw. Versuchen sowie Auswertung der Literatur, die unter Berücksichtigung der Zweckbestimmung zu dem Produkt – oder ähnlichen Produkten – bezüglich der vorklinischen Sicherheit des Produkts und seiner Konformität mit den Spezifikationen veröffentlicht wurde;
b) detaillierte Informationen zum Testaufbau, vollständige Test- oder Studienprotokolle, Methoden der Datenanalyse, zusätzlich zu Datenzusammenfassungen und Testergebnissen, insbesondere hinsichtlich der

- Biokompatibilität des Produkts einschließlich der Identifizierung aller Materialien in direktem oder indirektem Kontakt mit dem Patienten oder Anwender,
- physikalische, chemische und mikrobiologische Parameter,
- elektrische Sicherheit und elektromagnetische Kompatibilität,
- Verifizierung und Validierung der Software (Beschreibung des Softwaredesigns und des Entwicklungsprozesses sowie Nachweis der Validierung der Software, wie sie im fertigen Produkt verwendet wird. Diese Angaben umfassen normalerweise die zusammengefassten Ergebnisse aller Verifizierungen, Validierungen und Tests, die vor der endgültigen Freigabe sowohl hausintern als auch in einer simulierten oder tatsächlichen Anwenderumgebung durchgeführt wurden. Zudem ist auf alle verschiedenen Hardware-Konfigurationen und gegebenenfalls die in den Informationen des Herstellers genannten Betriebssysteme einzugehen),
- Stabilität, einschließlich Haltbarkeitsdauer, und
- Leistung und Sicherheit.

Gegebenenfalls ist die Übereinstimmung mit der Richtlinie 2004/10/EG des Europäischen Parlaments und des Rates[(1)] nachzuweisen.

Falls keine neuen Tests durchgeführt wurden, wird diese Entscheidung in der Dokumentation begründet. Eine solche Begründung wäre beispielsweise, dass Biokompatibilitätstests an identischen Materialien durchgeführt wurden, als diese Materialien in ein rechtmäßig in Verkehr gebrachtes oder in Betrieb genommenes Vorgängermodell des Produkts integriert wurden;

c) der Bericht über die klinische Bewertung sowie seine Aktualisierungen und der Plan für die klinische Bewertung gemäß Artikel 61 Absatz 12 und Anhang XIV Teil A;
d) der Plan und der Bewertungsbericht zur klinischen Überwachung nach dem Inverkehrbringen gemäß Anhang XIV Teil B oder eine Begründung, warum eine klinische Überwachung nach dem Inverkehrbringen nicht angebracht ist.

6.2. In besonderen Fällen erforderliche zusätzliche Informationen

a) Enthält ein Produkt als festen Bestandteil einen Stoff, der für sich allein genommen als Arzneimittel im Sinne von Artikel 1 Nummer 2 der Richtlinie 2001/83/EG gelten würde, auch wenn es sich um ein aus menschlichem Blut oder Plasma gewonnenes Arzneimittel gemäß Artikel 1 Absatz 8 Unterabsatz 1 handelt, so ist auf diesen Sachverhalt hinzuweisen. In diesem Fall enthält die Dokumentation die genaue Angabe der Quelle dieses Stoffes sowie die Daten der Tests, die unter Berücksichtigung der Zweckbestimmung des Produkts

(1) Richtlinie 2004/10/EG des Europäischen Parlaments und des Rates vom 11. Februar 2004 zur Angleichung der Rechts- und Verwaltungsvorschriften für die Anwendung der Grundsätze der Guten Laborpraxis und zur Kontrolle ihrer Anwendung bei Versuchen mit chemischen Stoffen (ABl. L 50 vom 20.02.2004, S. 44).

zur Bewertung der Sicherheit, der Qualität und des Nutzens durchgeführt wurden.

b) Wird ein Produkt unter Verwendung von Geweben oder Zellen menschlichen oder tierischen Ursprungs oder ihren Derivaten hergestellt und fällt es unter diese Verordnung gemäß Artikel 1 Absatz 6 Buchstaben f und g, und enthält ein Produkt als integralen Bestandteil Gewebe oder Zellen menschlichen oder tierischen Ursprungs oder ihre Derivate mit einer untergeordneten Funktion im Rahmen des Produkts und fällt es unter diese Verordnung gemäß Artikel 1 Absatz 10 Unterabsatz 1, so ist auf diesen Sachverhalt hinzuweisen. In diesem Fall enthält die Dokumentation die genaue Angabe aller verwendeten Materialien menschlichen oder tierischen Ursprungs sowie ausführliche Informationen zur Konformität mit Anhang I Abschnitt 13.1. bzw. 13.2.

c) Bei Produkten, die aus Stoffen oder aus Kombinationen von Stoffen bestehen, die dazu bestimmt sind, in den menschlichen Körper eingeführt zu werden, und die vom menschlichen Körper aufgenommen oder lokal im Körper verteilt werden, detaillierte Informationen, einschließlich Testaufbau, vollständige Test- oder Studienprotokolle, Methoden der Datenanalyse und Datenzusammenfassungen und Testergebnisse in Bezug auf Studien zu Folgendem:
   - Resorption, Verteilung, Metabolisierung und Ausscheidung;
   - mögliche Wechselwirkungen dieser Stoffe oder ihrer Metaboliten im menschlichen Körper mit anderen Produkten, Arzneimitteln oder anderen Stoffen unter Berücksichtigung der Zielgruppe und ihres entsprechenden Krankheitszustands;
   - lokale Verträglichkeit und
   - Toxizität einschließlich der Toxizität bei einmaliger Verabreichung, der Toxizität bei wiederholter Verabreichung, der Gentoxizität, der Kanzerogenität und der Reproduktions- und Entwicklungstoxizität je nach Ausmaß und Art der Exposition gegenüber dem Produkt.

   Wenn solche Studien fehlen, ist dies zu begründen

d) Bei Produkten, die CMR-Stoffe oder Stoffe mit endokriner Wirkung gemäß Anhang I Abschnitt 10.4.1 enthalten, die Begründung gemäß Abschnitt 10.4.2 des genannten Anhangs. (1)

e) Bei Produkten, die in sterilem Zustand oder einem definierten mikrobiologischen Status in Verkehr gebracht werden, eine Beschreibung der Umgebungsbedingungen für die relevanten Herstellungsschritte. Bei Produkten, die in sterilem Zustand in Verkehr gebracht werden, eine Beschreibung der zur Verpackung, Sterilisation und Aufrechterhaltung der Sterilität angewandten Methoden, einschließlich der Validierungsberichte. Im Validierungsbericht werden die Prüfung der Biobelastung, Pyrogentests und gegebenenfalls die Überprüfung von Sterilisiermittelrückständen behandelt.

f) Bei Produkten, die mit einer Messfunktion in Verkehr gebracht werden, eine Beschreibung der Methoden, mit denen die in den Spezifikationen angegebene Genauigkeit gewährleistet wurde.

g) Bei Produkten, die für einen bestimmungsgemäßen Betrieb an ein anderes Produkt/andere Produkte angeschlossen werden müssen, eine Beschreibung dieser Verbindung/Konfiguration einschließlich des Nachweises, dass das erstere Produkt bei Anschluss an ein anderes Produkt im Hinblick auf die vom Hersteller angegebenen Merkmale die grundlegenden Sicherheits- und Leistungsanforderungen erfüllt.

ANHANG III
TECHNISCHE DOKUMENTATION ÜBER DIE ÜBERWACHUNG NACH DEM INVERKEHRBRINGEN

Die technische Dokumentation über die Überwachung nach dem Inverkehrbringen, die von dem Hersteller gemäß den Artikeln 83 bis 86 zu erstellen ist, wird in klarer, organisierter, leicht durchsuchbarer und unmissverständlicher Form präsentiert und umfasst insbesondere die in diesem Anhang beschriebenen Bestandteile.

1. Den im Einklang mit Artikel 84 erstellte Plan zur Überwachung nach dem Inverkehrbringen.

Der Hersteller erbringt in einem Plan zur Überwachung nach dem Inverkehrbringen den Nachweis, dass er die Verpflichtung nach Artikel 83 erfüllt.

a) Der Plan zur Überwachung nach dem Inverkehrbringen umfasst die Erhebung und Verwendung verfügbarer Informationen, insbesondere:
   - Informationen über schwerwiegende Vorkommnisse, einschließlich Informationen aus den Sicherheitsberichten, und Sicherheitskorrekturmaßnahmen im Feld,
   - Aufzeichnungen über nicht schwerwiegende Vorkommnisse und Daten zu etwaigen unerwünschten Nebenwirkungen
   - Informationen über die Meldung von Trends,
   - einschlägige Fachliteratur oder technische Literatur, Datenbanken und/oder Register,
   - von Anwendern, Händlern und Importeuren übermittelte Informationen, einschließlich Rückmeldungen und Beschwerden und
   - öffentlich zugängliche Informationen über ähnliche Medizinprodukte.

b) Der Plan zur Überwachung nach dem Inverkehrbringen erfasst zumindest:
   - ein proaktives und systematisches Verfahren zur Erfassung jeglicher Information nach Buchstabe a. Das Verfahren ermöglicht eine ordnungsgemäße Charakterisierung der Leistung der Produkte sowie einen Vergleich zwischen dem Produkt und ähnlichen Produkten auf dem Markt,
   - wirksame und geeignete Methoden und Prozesse zur Bewertung der erhobenen Daten,
   - geeignete Indikatoren und Schwellenwerte, die im Rahmen der kontinuierlichen Neubewertung der Nutzen-Risiko-Analyse und des Risikomanagements im Sinne von Anhang I Abschnitt 3 verwendet werden,
   - wirksame und geeignete Methoden und Instrumente zur Prüfung von Beschwerden und Analyse von marktbezogenen Erfahrungen, die im Feld erhoben wurden,
   - Methoden und Protokolle zur Behandlung der Vorkommnisse, die der Trendmeldung gemäß Artikel 88 unterliegen, einschließlich der Methoden und Protokolle, die zur Feststellung jedes statistisch signifikanten Anstiegs

der Häufigkeit oder des Schweregrades dieser Vorkommnisse anzuwenden sind, sowie den Beobachtungszeitraum;
- Methoden und Protokolle zur wirksamen Kommunikation mit zuständigen Behörden, Benannten Stellen, Wirtschaftsakteuren und Anwendern;
- Bezugnahme auf Verfahren zur Erfüllung der Verpflichtungen der Hersteller nach den Artikeln 83, 84 und 86;
- systematische Verfahren zur Ermittlung und Einleitung geeigneter Maßnahmen, einschließlich Korrekturmaßnahmen;
- wirksame Instrumente zur Ermittlung und Identifizierung von Produkten, die gegebenenfalls Korrekturmaßnahmen erfordern, und
- einen Plan für die klinische Nachbeobachtung nach dem Inverkehrbringen gemäß Anhang XIV Teil B oder eine Begründung, warum eine klinische Nachbeobachtung nach dem Inverkehrbringen nicht anwendbar ist.

2. Den Sicherheitsbericht gemäß Artikel 86 und den Bericht über die Überwachung nach dem Inverkehrbringen gemäß Artikel 85.

ANHANG IV
EU-KONFORMITÄTSERKLÄRUNG

Die EU-Konformitätserklärung enthält alle folgenden Angaben:

1. Name, eingetragener Handelsname oder eingetragene Handelsmarke und – falls bereits ausgestellt – in Artikel 31 genannte SRN des Herstellers und gegebenenfalls seines Bevollmächtigten sowie Anschrift ihrer eingetragenen Niederlassung, unter der sie zu erreichen sind und an der sie ihren tatsächlichen Standort haben;

2. eine Erklärung darüber, dass der Hersteller die alleinige Verantwortung für die Ausstellung der EU-Konformitätserklärung trägt;

3. die Basis-UDI-DI gemäß Anhang VI Teil C;

4. Produkt- und Handelsname, Produktcode, Katalognummer oder eine andere eindeutige Referenz, die die Identifizierung und Rückverfolgbarkeit des von der EU-Konformitätserklärung erfassten Produkts ermöglicht, wie z. B. gegebenenfalls ein fotografisches Bild, sowie seine Zweckbestimmung. Mit Ausnahme des Produkt- oder Handelsnamens können die zur Identifizierung und Rückverfolgbarkeit erforderlichen Angaben über die in Abschnitt 3 genannte Basis-UDI-DI bereitgestellt werden;

5. Risikoklasse des Produkts gemäß den in Anhang VIII beschriebenen Regeln;

6. eine Versicherung, dass das von dieser Erklärung erfasste Produkt der vorliegenden Verordnung sowie gegebenenfalls weiteren einschlägigen Rechtsvorschriften der Union, in denen die Ausstellung einer EU-Konformitätserklärung vorgesehen ist, entspricht;

7. Verweise auf angewandte Spezifikationen, für die die Konformität erklärt wird;

8. gegebenenfalls Name und Kennnummer der benannten Stelle, eine Beschreibung des durchgeführten Konformitätsbewertungsverfahrens und Kennzeichnung der ausgestellten Bescheinigung(en);

9. gegebenenfalls zusätzliche Informationen;

10. Ort und Datum der Ausstellung der Erklärung, Name und Funktion des Unterzeichners sowie Angabe, für wen und in wessen Namen diese Person unterzeichnet hat, Unterschrift.

ANHANG V
CE-KONFORMITÄTSKENNZEICHNUNG

1. Die CE-Kennzeichnung besteht aus den Buchstaben „CE" mit folgendem Schriftbild:

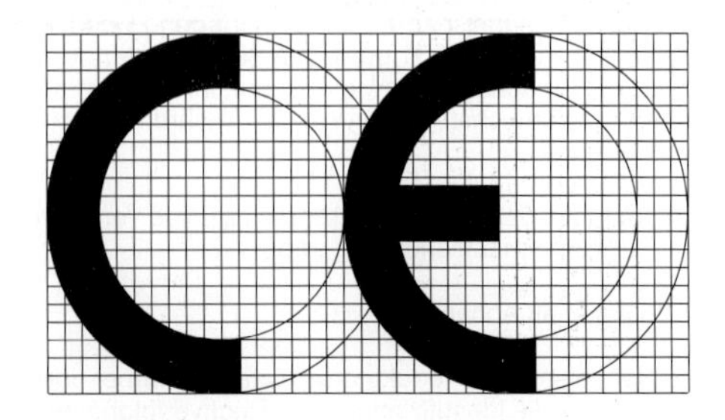

2. Bei Verkleinerung oder Vergrößerung der CE-Kennzeichnung sind die sich aus dem oben abgebildeten Raster ergebenden Proportionen einzuhalten.

3. Die verschiedenen Bestandteile der CE-Kennzeichnung müssen etwa gleich hoch sein: die Mindesthöhe beträgt 5 mm. Von der Mindesthöhe kann bei kleinen Produkten abgewichen werden.

ANHANG VI
BEI DER REGISTRIERUNG VON PRODUKTEN UND WIRTSCHAFTSAKTEUREN GEMÄSS ARTIKEL 29 ABSATZ 4 UND ARTIKEL 31 VORZULEGENDE INFORMATIONEN, IN DIE UDI-DATENBANK ZUSAMMEN MIT DER UDI-DI GEMÄSS DEN ARTIKELN 28 UND 29 EINZUGEBENDE ZENTRALE DATENELEMENTE UND DAS UDI-SYSTEM

TEIL A
BEI DER REGISTRIERUNG VON PRODUKTEN UND WIRTSCHAFTSAKTEUREN GEMÄSS ARTIKEL 29 ABSATZ 4 UND ARTIKEL 31 VORZULEGENDE INFORMATIONEN

Die Hersteller oder gegebenenfalls ihre Bevollmächtigten und, sofern zutreffend, die Importeure legen die in Abschnitt 1 genannten Informationen vor und stellen sicher, dass die in Abschnitt 2 genannten Informationen über ihre Produkte vollständig und richtig sind und von der betreffenden Partei aktualisiert werden.

1. Informationen zum Wirtschaftsakteur

1.1. Art des Wirtschaftsakteurs (Hersteller, Bevollmächtigter oder Importeur),

1.2. Name, Anschrift und Kontaktdaten des Wirtschaftsakteurs,

1.3. falls die Informationen von einer anderen Person im Namen eines der in Abschnitt 1.1 aufgeführten Wirtschaftsakteure eingereicht werden, Name, Anschrift und Kontaktdaten dieser Person,

1.4. Name, Anschrift und Kontaktdaten der für die Einhaltung der Regulierungsvorschriften zuständigen Person(en) gemäß Artikel 15.

2. Informationen zum Produkt

2.1. Basis-UDI-DI,

2.2. Art, Nummer und Ablaufdatum der von der Benannten Stelle ausgestellten Bescheinigung und Name oder Kennnummer dieser Benannten Stelle (sowie Link zu den Informationen auf der Bescheinigung, die die Benannte Stelle in das elektronische System für Benannte Stellen und Bescheinigungen eingegeben hat),

2.3. Mitgliedstaat, in dem das Produkt in der Union in Verkehr gebracht werden soll bzw. gebracht wurde,

2.4. bei Produkten der Klasse IIa, der Klasse IIb oder der Klasse III: Mitgliedstaaten, in denen das Produkt verfügbar ist bzw. verfügbar gemacht werden soll,

2.5. Risikoklasse des Produkts,

2.6. aufbereitetes Produkt zum Einmalgebrauch (j/n),

2.7. Vorhandensein eines Stoffes, der für sich allein genommen als Arzneimittel gelten kann, sowie Name dieses Stoffes,

2.8. Vorhandensein eines Stoffes, der für sich allein genommen als ein aus menschlichem Blut oder Plasma gewonnenes Arzneimittel gelten kann, sowie Name dieses Stoffes,

2.9. Vorhandensein von Geweben oder Zellen menschlichen Ursprungs oder ihren Derivaten (j/n),

2.10. Vorhandensein von Geweben oder Zellen tierischen Ursprungs oder ihren Derivaten im Sinne der Verordnung (EU) Nr. 722/2012 (j/n),

2.11. gegebenenfalls die einmalige Kennnummer der in Verbindung mit dem Produkt durchgeführten klinischen Prüfung(en) oder ein Link zur Registrierung der klinischen Prüfung im elektronischen System für klinische Prüfungen,

2.12. bei in Anhang XVI aufgeführten Produkten: Angabe, ob das Produkt eine andere Zweckbestimmung als die medizinische hat,

2.13. bei Produkten, die von einer nicht in Artikel 10 Absatz 15 aufgeführten juristischen oder natürlichen Person ausgelegt und hergestellt wurden: Name, Anschrift und Kontaktdaten dieser juristischen oder natürlichen Person,

2.14. bei Produkten der Klasse III oder bei implantierbaren Produkten: Kurzbericht über Sicherheit und klinische Leistung,

2.15. Marktstatus des Produkts (auf dem Markt, nicht mehr auf dem Markt, zurückgerufen, Sicherheitskorrekturmaßnahmen im Feld eingeleitet).

TEIL B
IN DIE UDI-DATENBANK ZUSAMMEN MIT DER UDI-DI GEMÄSS DEN ARTIKELN 28 UND 29 EINZUGEBENDE ZENTRALE DATENELEMENTE

Der Hersteller gibt in die UDI-Datenbank die UDI-DI und alle folgenden Informationen zum Hersteller und zum Produkt ein:

1. Menge pro Packung,

2. die Basis-UDI-DI gemäß Artikel 29 und alle zusätzlichen UDI-DI,

3. Art der Kontrolle der Herstellung des Produkts (Verfallsdatum oder Herstellungsdatum, Losnummer, Seriennummer),

4. gegebenenfalls die UDI-DI der Gebrauchseinheit (falls auf dem Produkt auf der Ebene der Gebrauchseinheit keine UDI angegeben ist, wird eine „Gebrauchseinheit-DI“ zugeteilt, um die Verwendung eines Produkts einem Patienten zuzuordnen),

5. Name und Anschrift des Herstellers (wie auf der Kennzeichnung angegeben),

6. die SRN gemäß Artikel 31 Absatz 2,

7. gegebenenfalls Name und Anschrift des Bevollmächtigten (wie auf der Kennzeichnung angegeben),

8. den Code in der Nomenklatur für Medizinprodukte gemäß Artikel 26,

9. Risikoklasse des Produkts,

10. gegebenenfalls Name oder Handelsname,

11. gegebenenfalls Modell-, Referenz- oder Katalognummer des Produkts,

12. gegebenenfalls klinische Größe (einschließlich Volumen, Länge, Breite, Durchmesser),

13. zusätzliche Produktbeschreibung (fakultativ),

14. gegebenenfalls Lagerungs- und/oder Handhabungshinweise (wie auf der Kennzeichnung oder in der Gebrauchsanweisung angegeben),

15. gegebenenfalls zusätzliche Handelsnamen des Produkts,

16. als Produkt zum Einmalgebrauch ausgewiesen (j/n),

17. gegebenenfalls Höchstzahl der Wiederverwendungen,

18. als steril ausgewiesenes Produkt (j/n),

19. Sterilisation vor Verwendung erforderlich (j/n),

20. enthält Latex (j/n),

21. gegebenenfalls nach Anhang I Abschnitt 10.4.5 gekennzeichnete Angaben,

22. URL-Adresse für zusätzliche Informationen, wie z. B. elektronische Gebrauchsanweisung (fakultativ),

23. gegebenenfalls wichtige Warnhinweise oder Kontraindikationen,

24. Marktstatus des Produkts (auf dem Markt, nicht mehr auf dem Markt, zurückgerufen, Sicherheitskorrekturmaßnahmen im Feld eingeleitet).

TEIL C
DAS UDI-SYSTEM

1. Begriffsbestimmungen

Automatische Identifikation und Datenerfassung (Automatic Identification and Data Capture – „AIDC“)

AIDC ist eine Technologie zur automatischen Erfassung von Daten. Zu AIDC-Technologien gehören Strichcodes, Chipkarten, biometrische Daten und RFID.

Basis-UDI-DI

Die Basis-UDI-DI ist die primäre Kennung eines Produktmodells. Es ist die DI, die auf Ebene der Gebrauchseinheit des Produkts zugewiesen wird. Sie ist das wichtigste Ordnungsmerkmal für Datensätze in der UDI-Datenbank und ist in den einschlägigen Bescheinigungen und EU-Konformitätserklärungen ausgewiesen.

Gebrauchseinheit-DI

Die Gebrauchseinheit-DI dient dazu, die Anwendung eines Produkts einem Patienten in den Fällen zuzuordnen, in denen die UDI nicht auf dem einzelnen Produkt auf Ebene seiner Gebrauchseinheit angegeben ist, z. B. wenn mehrere Einheiten desselben Produkts zusammen verpackt sind.

Konfigurierbares Produkt

Ein konfigurierbares Produkt ist ein Produkt, das aus mehreren Komponenten besteht, die vom Hersteller in unterschiedlichen Konfigurationen zusammengefügt werden können. Diese einzelnen Komponenten können für sich genommen Produkte sein.

Konfigurierbare Produkte sind z. B. Computertomographie-Systeme, Ultraschall-Systeme, Anästhesie-Systeme, Systeme zur physiologischen Überwachung und radiologische Informationssysteme.

Konfiguration

Die Konfiguration ist eine vom Hersteller festgelegte Kombination von Baueinheiten, die als Produkt zusammenwirken, um eine Zweckbestimmung zu erfüllen. Die Kombination von Baueinheiten kann geändert, angepasst oder auf spezifische Bedürfnisse zugeschnitten werden.

Konfigurationen umfassen u. a.

- Ringtunnel, Röhren, Tische, Konsolen und andere Baueinheiten, die konfiguriert/kombiniert werden können, um eine bestimmungsgemäße Funktion in der Computertomographie zu erfüllen
- Ventilatoren, Atmungsleitungen, Verdampfer, die miteinander kombiniert werden, um eine bestimmungsgemäße Funktion in der Anästhesie zu erfüllen.

UDI-DI

Die UDI-DI ist ein einmaliger numerischer oder alphanumerischer Code, der einem Produktmodell eigen ist und der auch als „Zugangsschlüssel" zu Informationen in einer UDI-Datenbank dient.

Vom Menschen lesbare Form (Human Readable Interpretation – „HRI")

Die HRI ist eine Form, in der Daten des UDI-Trägers vom Menschen gelesen werden können.

Verpackungsebenen

Verpackungsebenen sind die verschiedenen Ebenen der Produktverpackungen, die eine festgelegte Menge an Produkten enthalten, wie z. B. eine Schachtel oder Kiste.

UDI-PI

Die UDI-PI ist ein numerischer oder alphanumerischer Code, mit dem die Produktionseinheit des Produkts gekennzeichnet wird

Zu den verschiedenen Arten der UDI-PI gehören die Seriennummer, die Losnummer, die Software-Identifikation und das Herstellungs- oder Verfallsdatum oder beide Daten

Radiofrequenz-Identifizierung (RFID)

RFID ist eine Technologie, bei der die Kommunikation über Funkwellen erfolgt, um zum Zwecke der Identifizierung Daten zwischen einem Lesegerät und einer auf einem Gegenstand angebrachten elektronischen Kennzeichnung auszutauschen.

Versandcontainer

Ein Versandcontainer ist ein Container, dessen Rückverfolgbarkeit über einen für Logistiksysteme spezifischen Kontrollprozess ermöglicht wird.

Einmalige Produktkennung (UDI)

Die UDI ist eine Abfolge numerischer oder alphanumerischer Zeichen, die mittels eines weltweit anerkannten Identifizierungs- und Kodierungsstandards erstellt wurde. Sie ermöglicht die eindeutige Identifizierung eines einzelnen Produkts auf dem Markt. Die UDI besteht aus der UDI-DI und der UDI-PI.

Der Begriff „einmalig“ bedeutet nicht, dass einzelne Produktionseinheiten serialisiert werden.

UDI-Träger

Der UDI-Träger ist das Mittel, mit dem die UDI durch die AIDC und gegebenenfalls in ihrer HRI wiedergegeben wird.

UDI-Träger sind u. a. lineare 1D-Strichcodes, 2D-Matrix-Strichcodes und RFID.

2. Allgemeine Anforderungen

2.1. Die Anbringung der UDI ist eine zusätzliche Anforderung – sie ersetzt keine anderen Markierungs- oder Kennzeichnungsanforderungen gemäß Anhang I dieser Verordnung.

2.2. Der Hersteller teilt eindeutige UDI für seine Produkte zu und pflegt diese.

2.3. Die UDI darf nur vom Hersteller auf dem Produkt oder seiner Verpackung angebracht werden.

2.4. Es dürfen nur die Kodierungsstandards verwendet werden, die von den von der Kommission gemäß Artikel 27 Absatz 2 benannten zuteilenden Stellen bereitgestellt werden.

3. Die UDI

3.1. Eine UDI wird dem Produkt selbst oder seiner Verpackung zugeteilt. Höhere Verpackungsebenen verfügen über eine eigene UDI.

3.2. Versandcontainer sind von der Anforderung in Abschnitt 3.1 auszunehmen. So ist beispielsweise auf einer Logistikeinheit keine UDI erforderlich. Bestellt ein Gesundheitsdienstleister mehrere Produkte unter Verwendung der UDI oder der Modellnummer der einzelnen Produkte und verwendet der Hersteller einen Container, um diese Produkte zu versenden oder die einzeln verpackten Produkte zu schützen, so unterliegt der Container (die Logistikeinheit) nicht den UDI-Anforderungen.

3.3. Die UDI setzt sich aus zwei Teilen zusammen: der UDI-DI und der UDI-PI.

3.4. Die UDI-DI ist auf allen Ebenen der Produktverpackung einmalig.

3.5. Wird auf der Kennzeichnung eine Losnummer, eine Seriennummer, eine Software-Identifikation oder ein Verfallsdatum angegeben, so ist diese bzw. dieses Teil der UDI-PI. Befindet sich auf der Kennzeichnung auch das Herstellungsdatum, so muss dieses nicht in die UDI-PI aufgenommen werden. Befindet sich auf der Kennzeichnung nur das Herstellungsdatum, so ist dieses als UDI-PI zu verwenden.

3.6. Jeder Komponente, die als Produkt gilt und für sich genommen kommerziell verfügbar ist, wird eine gesonderte UDI zugewiesen, es sei denn, die Komponenten sind Teil eines konfigurierbaren Produkts, das mit einer eigenen UDI gekennzeichnet ist.

3.7. Die Systeme und Behandlungseinheiten gemäß Artikel 22 erhalten und tragen ihre eigene UDI.

3.8. Die Hersteller teilen einem Produkt die UDI gemäß dem einschlägigen Kodierungsstandard zu.

3.9. Eine neue UDI-DI ist immer dann erforderlich, wenn eine Änderung erfolgt, die eine Fehlidentifizierung des Produkts und/oder Unklarheiten bei seiner Rückverfolgbarkeit zur Folge haben könnte; insbesondere bei der Änderung eines der folgenden Datenelemente in der UDI-Datenbank ist eine neue UDI-DI erforderlich:

a) Name oder Handelsname,
b) Produktversion oder -modell,
c) zum einmaligen Gebrauch ausgewiesen,
d) steril verpackt,
e) Sterilisation vor Verwendung erforderlich,

f) Menge von Produkten in einer Verpackung,
g) wichtige Warnhinweise oder Kontraindikationen: z. B. enthält Latex oder DEHP.

3.10. Hersteller, die Produkte umpacken und/oder mit einer eigenen Kennzeichnung neu kennzeichnen, behalten einen Nachweis der UDI des Originalproduktherstellers.

4. UDI-Träger

4.1. Der UDI-Träger (AIDC- und HRI-Darstellung der UDI) wird auf der Kennzeichnung oder auf dem Produkt selbst sowie auf allen höheren Ebenen der Produktverpackung angebracht. Versandcontainer gelten nicht als höhere Verpackungsebene.

4.2. Bei erheblichem Platzmangel auf der Verpackung der Gebrauchseinheit kann der UDI-Träger auf der nächsthöheren Verpackungsebene angebracht werden.

4.3. Bei Produkten für den einmaligen Gebrauch der Klassen I und IIa, die einzeln verpackt und gekennzeichnet werden, ist zwar das Anbringen des UDI-Trägers auf der Verpackung nicht erforderlich, doch ist er auf einer höheren Verpackungsebene anzubringen, z. B. einem Karton, der mehrere einzeln verpackte Produkte enthält. Wenn allerdings der Gesundheitsdienstleister voraussichtlich keinen Zugang zur höheren Verpackungsebene hat, wie z. B. bei der häuslichen Pflege, wird die UDI auf der Verpackung des Einzelprodukts angebracht.

4.4. Bei Produkten, die ausschließlich für Verkaufsstellen des Einzelhandels vorgesehen sind, ist es nicht erforderlich, dass die UDI-PI im AIDC-Format auf der Verpackung der Verkaufsstelle angebracht werden.

4.5. Sind AIDC-Träger, die keine UDI-Träger sind, Bestandteil der Produktkennzeichnung, so muss der UDI-Träger leicht erkennbar sein.

4.6. Werden lineare Strichcodes verwendet, so können die UDI-DI und die UDI-PI entweder miteinander verkettet sein oder nicht verkettet in zwei oder mehreren Strichcodes angegeben werden. Alle Bestandteile und Elemente des Strichcodes müssen unterscheidbar und erkennbar sein.

4.7. Gibt es erhebliche Probleme, beide Formate – AIDC und HRI – auf der Kennzeichnung unterzubringen, so ist nur das AIDC-Format auf der Kennzeichnung zu verwenden. Bei Produkten, die außerhalb von Gesundheitseinrichtungen verwendet werden sollen, wie etwa Produkte für die häusliche Pflege, ist allerdings das HRI-Format auf der Kennzeichnung zu verwenden, auch wenn dies dazu führt, dass für das AIDC-Format keine Fläche zur Verfügung steht.

4.8. Beim HRI-Format sind die Vorschriften der den UDI-Code herausgebenden Stelle zu befolgen.

4.9. Verwendet der Hersteller die RFID-Technologie, so wird zudem ein linearer Strichcode oder ein 2D-Strichcode entsprechend dem von den Zuteilungsstellen vorgegebenen Standard auf der Kennzeichnung verwendet.

4.10. Wiederverwendbare Produkte tragen den UDI-Träger auf dem Produkt selbst. Der UDI-Träger für wiederverwendbare Produkte, bei denen zwischen den Anwendungen am Patienten eine Reinigung, Desinfektion, Sterilisation oder Aufbereitung erforderlich ist, muss dauerhaft angebracht und nach jedem Verfahren, das zur Vorbereitung des Produkts für die nachfolgende Verwendung durchgeführt wird, während der gesamten erwarteten Lebensdauer des Produkts lesbar sein. Die Anforderung dieses Abschnitts gilt nicht für Produkte, auf die einer der folgenden Umstände zutrifft:

a) Jegliche Art von direkter Kennzeichnung würde die Sicherheit oder Leistung des Produkts beeinträchtigen;
b) das Produkt kann nicht direkt gekennzeichnet werden, weil dies technisch nicht möglich ist.

4.11. Der UDI-Träger muss bei normaler Anwendung während der erwarteten Lebensdauer des Produkts lesbar sein.

4.12. Ist der UDI-Träger leicht lesbar oder lässt er sich im Falle von AIDC durch die Verpackung des Produkts hindurch scannen, so ist das Anbringen des UDI-Trägers auf der Verpackung nicht erforderlich.

4.13. Bei einzelnen Endprodukten, die aus mehreren Teilen bestehen, die vor ihrer ersten Anwendung zusammengefügt werden müssen, reicht es aus, wenn der UDI-Träger auf lediglich einem Teil jedes Produkts angebracht wird.

4.14. Der UDI-Träger wird so angebracht, dass die AIDC während des normalen Betriebs oder der normalen Lagerung zugänglich ist.

4.15. Strichcode-Träger, auf denen sich sowohl eine UDI-DI als auch eine UDI-PI befinden, können auch wichtige Daten für den Betrieb des Produkts oder andere Daten enthalten.

5. Allgemeine Grundsätze der UDI-Datenbank

5.1. Die UDI-Datenbank unterstützt die Verwendung aller zentralen Datenelemente der UDI-Datenbank gemäß Teil B dieses Anhangs.

5.2. Die Hersteller sind verantwortlich für die erste Übermittlung der Identifizierungsinformationen und anderer Datenelemente des Produkts an die UDI-Datenbank sowie für ihre Aktualisierung.

5.3. Es müssen geeignete Methoden/Verfahren für die Validierung der bereitgestellten Daten angewendet werden.

5.4. Die Hersteller überprüfen regelmäßig die Korrektheit sämtlicher einschlägigen Daten zu Produkten, die sie in Verkehr gebracht haben, mit Ausnahme der Produkte, die nicht mehr auf dem Markt verfügbar sind.

5.5. Bei Vorhandensein der UDI-DI eines Produkts in der UDI-Datenbank darf nicht automatisch angenommen werden, dass das Produkt den Anforderungen dieser Verordnung entspricht.

5.6. Die Datenbank ermöglicht die Verknüpfung aller Verpackungsebenen des Produkts.

5.7. Die Daten für neue UDI-DI stehen zum Zeitpunkt des Inverkehrbringens des Produkts zur Verfügung.

5.8. Die Hersteller aktualisieren innerhalb von 30 Tagen nach der Änderung eines Elements, bei der keine neue UDI-DI erforderlich ist, die einschlägigen Datensätze in der UDI-Datenbank.

5.9. Bei der UDI-Datenbank werden – soweit möglich – international anerkannte Standards für die Übermittlung und Aktualisierung von Daten verwendet.

5.10. Die Benutzerschnittstelle der UDI-Datenbank steht in allen Amtssprachen der Union zur Verfügung. Allerdings ist die Verwendung von Freitext-Feldern auf ein Mindestmaß zu begrenzen, damit nur geringer Übersetzungsbedarf entsteht.

5.11. Daten zu Produkten, die nicht mehr auf dem Markt verfügbar sind, bleiben in der UDI-Datenbank gespeichert.

6. Regeln für bestimmte Produktarten

6.1. Implantierbare Produkte

6.1.1. Implantierbare Produkte werden auf ihrer niedrigsten Verpackungsebene („Einzelpackungen") mit einer UDI (UDI-DI + UDI-PI) gekennzeichnet oder mit dieser unter Verwendung des AIDC-Formats markiert.

6.1.2. Die UDI-PI umfasst mindestens folgende Merkmale:

a) die Seriennummer bei aktiven implantierbaren Produkten,
b) die Seriennummer oder Losnummer bei anderen implantierbaren Produkten.

6.1.3. Die UDI von implantierbaren Produkten ist vor der Implantation identifizierbar.

6.2. Wiederverwendbare Produkte, bei denen zwischen den Verwendungen eine Reinigung, Desinfektion, Sterilisation oder Aufbereitung erforderlich ist

6.2.1. Die UDI von solchen Produkten wird auf dem Produkt angebracht und ist nach jedem Verfahren zur Vorbereitung des Produkts für die nächste Verwendung lesbar.

6.2.2. Die UDI-PI-Merkmale wie z. B. die Los- oder Seriennummer werden vom Hersteller festgelegt.

6.3. Systeme und Behandlungseinheiten gemäß Artikel 22

6.3.1. Die in Artikel 22 in Bezug genommene natürliche und juristische Person ist verantwortlich für die Kennzeichnung des Systems oder der Behandlungseinheit mit einer UDI, in der sowohl die UDI-DI als auch die UDI-PI enthalten sind.

6.3.2. Produktinhalte von Systemen oder Behandlungseinheiten tragen einen UDI-Träger auf ihrer Verpackung oder auf dem Produkt selbst. Ausnahmen:

a) Bei Einwegprodukten für den einmaligen individuellen Gebrauch, deren Anwendung den Personen, die sie verwenden sollen, allgemein bekannt ist, die in einem System oder einer Behandlungseinheit enthalten sind und die nicht für die individuelle Verwendung außerhalb des Systems oder der Behandlungseinheit vorgesehen sind, ist es nicht erforderlich, dass sie einen eigenen UDI-Träger tragen.
b) Bei Produkten, die von der Pflicht des Anbringens eines UDI-Trägers auf der einschlägigen Verpackungsebene ausgenommen sind, ist es nicht erforderlich, dass sie einen UDI-Träger tragen, wenn sie in ein System oder eine Behandlungseinheit einbezogen sind.

6.3.3. Anbringen des UDI-Trägers auf Systeme oder Behandlungseinheiten

a) In der Regel wird der UDI-Träger eines Systems oder einer Behandlungseinheit auf der Außenseite der Verpackung angebracht.
b) Der UDI-Träger ist lesbar oder lässt sich im Falle von AIDC scannen, unabhängig davon, ob er sich auf der Außenseite der Verpackung des Systems oder der Behandlungseinheit oder innerhalb einer durchsichtigen Verpackung befindet.

6.4. Konfigurierbare Produkte

6.4.1. Die UDI wird dem konfigurierbaren Produkt in seiner Gesamtheit zugeteilt und als UDI des konfigurierbaren Produkts bezeichnet.

6.4.2. Die UDI-DI des konfigurierbaren Produkts wird Konfigurationsgruppen und nicht einzelnen Konfigurationen innerhalb der Gruppe zugeteilt. Unter einer Konfigurationsgruppe ist die Zusammenstellung der in der technischen Dokumentation beschriebenen möglichen Konfigurationen für ein bestimmtes Produkt zu verstehen.

6.4.3. Eine UDI-PI des konfigurierbaren Produkts wird jedem einzelnen konfigurierbaren Produkt zugeteilt.

6.4.4. Der Träger der UDI des konfigurierbaren Produkts wird auf demjenigen Bauteil angebracht, bei dem die geringste Wahrscheinlichkeit besteht, dass es während der Lebensdauer des Systems ausgetauscht wird, und als UDI des konfigurierbaren Produkts gekennzeichnet.

6.4.5. Jede Komponente, die als Produkt gilt und allein kommerziell verfügbar ist, bekommt eine gesonderte UDI zugewiesen.

6.5. Software für Produkte

6.5.1. Kriterien für die Zuteilung der UDI Die UDI wird auf der Systemebene der Software zugeteilt. Diese Anforderung gilt ausschließlich für Software, die für sich genommen kommerziell verfügbar ist, und für Software, die für sich genommen ein Produkt ist. Die Software-Identifikation wird als Herstellungskontrollmechanismus betrachtet und in der UDI-PI angegeben.

6.5.2. Eine neue UDI-DI ist immer dann erforderlich, wenn Folgendes geändert wird:

a) die ursprüngliche Leistung,
b) die Sicherheit oder die bestimmungsgemäße Verwendung der Software,
c) die Auswertung der Daten. Zu diesen Änderungen gehören neue oder geänderte Algorithmen, Datenbankstrukturen, Betriebsplattformen und Architekturen oder neue Schnittstellen oder neue Kanäle für die Interoperabilität.

6.5.3. Geringfügige Änderungen der Software erfordern eine neue UDI-PI, nicht aber eine neue UDI-DI.

Geringfügige Änderungen der Software hängen in der Regel mit Fehlerbehebungen, nicht Sicherheitszwecken dienenden Verbesserungen der Gebrauchstauglichkeit, Sicherheitspatches oder der Betriebseffizienz zusammen.

Geringfügige Änderungen der Software werden mit einer herstellerspezifischen Kennzeichnungsart angegeben.

6.5.4. Kriterien für das Anbringen der UDI bei Software

a) Wird die Software auf einem physischen Träger wie einer CD oder einer DVD angeboten, so wird auf jeder Verpackungsebene die gesamte UDI im HRI-Format und im AIDC-Format dargestellt. Die UDI, die für den physischen Träger der Software und seine Verpackung gilt, ist identisch mit der UDI, die auf Systemebene der Software zugeteilt wurde.
b) Die UDI wird in einem für den Nutzer leicht zugänglichen Fenster in einem leicht lesbaren reinen Textformat angezeigt, wie z. B. im Infofenster mit Systeminformationen, oder im Startfenster.
c) Software, die keine Benutzerschnittstelle hat, wie z. B. Middleware für Bildkonvertierung, muss in der Lage sein, die UDI über eine Anwendungsprogrammschnittstelle zu übermitteln.
d) In den elektronischen Anzeigen der Software ist nur der vom Menschen lesbare Teil der UDI anzugeben. Die Angabe der UDI im AIDC-Format ist in den elektronischen Anzeigen, wie z. B. im Infofenster mit Systeminformationen, im Begrüßungsfenster usw., nicht erforderlich.
e) Die UDI der Software in vom Menschen lesbarer Form enthält die Anwendungskennungen (AI) des von den Zuteilungsstellen verwendeten Standards, um den Nutzer dabei zu unterstützen, die UDI zu identifizieren und festzustellen, welcher Standard bei der Erstellung der UDI verwendet wurde.

ANHANG VII
VON DEN BENANNTEN STELLEN ZU ERFÜLLENDE ANFORDERUNGEN

1. Organisatorische und allgemeine Anforderungen

1.1. Rechtsstatus und Organisationsstruktur

1.1.1. Jede Benannte Stelle wird nach dem nationalen Recht eines Mitgliedstaats oder nach dem Recht eines Drittstaats, mit dem die Union eine diesbezügliche Vereinbarung geschlossen hat, gegründet. Ihre Rechtspersönlichkeit und ihr Rechtsstatus werden vollständig dokumentiert. Zu den entsprechenden Unterlagen gehören Informationen über Eigentumsrechte sowie über die juristischen oder natürlichen Personen, die Kontrolle über die Benannte Stelle ausüben.

1.1.2. Handelt es sich bei der Benannten Stelle um eine juristische Person, die Teil einer größeren Einrichtung ist, so sind die Tätigkeiten dieser Einrichtung sowie ihre Organisations- und Leitungsstruktur und ihr Verhältnis zu der Benannten Stelle eindeutig zu dokumentieren. In diesen Fällen gelten die Anforderungen des Abschnitts 1.2 sowohl für die Benannte Stelle als auch für die Einrichtung, zu der sie gehört.

1.1.3. Ist eine Benannte Stelle ganz oder teilweise Eigentümerin von in einem Mitgliedstaat oder Drittstaat gegründeten Rechtsträgern oder befindet sie sich im Eigentum eines anderen Rechtsträgers, so sind die Tätigkeiten und Zuständigkeiten dieser Rechtsträger sowie ihre rechtlichen und operationellen Beziehungen zu der Benannten Stelle eindeutig zu definieren und zu dokumentieren. Mitarbeiter dieser Rechtsträger, die Konformitätsbewertungstätigkeiten gemäß dieser Verordnung durchführen, unterliegen den geltenden Anforderungen dieser Verordnung.

1.1.4. Die Organisationsstruktur, die Zuweisung der Zuständigkeiten, die Berichtslinien und die Funktionsweise der Benannten Stelle sind so gestaltet, dass sie die Zuverlässigkeit der Leistung der Benannten Stelle und der Ergebnisse der von ihr durchgeführten Konformitätsbewertungstätigkeiten gewährleisten.

1.1.5. Die Organisationsstruktur und die Funktionen, Zuständigkeiten und Befugnisse ihrer obersten Leitungsebene und anderer Mitarbeiter mit möglichem Einfluss auf die Leistung der Benannten Stelle sowie auf die Ergebnisse ihrer Konformitätsbewertungstätigkeiten sind von der Benannten Stelle klar zu dokumentieren.

1.1.6. Die Benannte Stelle bestimmt die Personen der obersten Leitungsebene, die die Gesamtbefugnis und -verantwortung für die folgenden Bereiche tragen:

- die Bereitstellung angemessener Ressourcen für Konformitätsbewertungstätigkeiten;

- die Festlegung von Verfahren und Konzepten für die Funktionsweise der Benannten Stelle;
- die Überwachung der Umsetzung der Verfahren, Konzepte und Qualitätsmanagementsysteme der Benannten Stelle;
- die Aufsicht über die Finanzen der Benannten Stelle;
- die Tätigkeiten und Entscheidungen der Benannten Stelle, vertragliche Vereinbarungen eingeschlossen;
- erforderlichenfalls die Übertragung von Befugnissen auf Mitarbeiter und/oder Ausschüsse zur Durchführung bestimmter Tätigkeiten;
- die Zusammenarbeit mit der für Benannte Stellen zuständigen Behörde und die Pflichten hinsichtlich der Kommunikation mit anderen zuständigen Behörden, der Kommission und anderen Benannten Stellen.

1.2. Unabhängigkeit und Unparteilichkeit

1.2.1. Die Benannte Stelle ist eine unabhängige dritte Stelle, die mit dem Hersteller des Produkts, dessen Konformität sie bewerten, in keinerlei Verbindung stehen. Darüber hinaus ist die Benannte Stelle von allen anderen Wirtschaftsakteuren, die ein Interesse an dem Produkt haben, und von allen Wettbewerbern des Herstellers unabhängig. Dies schließt nicht aus, dass die Benannte Stelle Konformitätsbewertungstätigkeiten für konkurrierende Hersteller durchführt.

1.2.2. Die Benannte Stelle gewährleistet durch ihre Organisation und Arbeitsweise, dass bei der Ausübung ihrer Tätigkeit Unabhängigkeit, Objektivität und Unparteilichkeit gewahrt sind. Von der Benannten Stelle werden eine Struktur und Verfahren dokumentiert und umgesetzt, um die Unparteilichkeit zu gewährleisten und sicherzustellen, dass die Grundsätze der Unparteilichkeit in ihrer gesamten Organisation und von allen Mitarbeitern und bei allen Bewertungstätigkeiten gefördert und angewandt werden. Diese Verfahren ermöglichen die Identifizierung, Prüfung und Lösung von Fällen, in denen es zu einem Interessenkonflikt kommen könnte; dazu gehört auch die Beteiligung an Beratungsdiensten im Bereich der Produkte vor der Aufnahme einer Beschäftigung bei der Benannten Stelle. Diese Prüfungen, ihre Ergebnisse und Lösungen werden dokumentiert.

1.2.3. Die Benannte Stelle, ihre oberste Leitungsebene und die für die Erfüllung der Konformitätsbewertungsaufgaben zuständigen Mitarbeiter dürfen

a) weder Produktentwickler, Hersteller, Lieferant, Monteur, Käufer, Eigentümer oder Wartungsbetrieb der Produkte, die sie bewerten, noch Bevollmächtigter einer dieser Parteien sein. Diese Einschränkung schließt den Kauf und die Verwendung von bewerteten Produkten, die für die Tätigkeiten der Benannten Stelle erforderlich sind, und die Durchführung der Konformitätsbewertung oder die Verwendung solcher Produkte für persönliche Zwecke nicht aus,
b) weder an der Auslegung, Herstellung, Vermarktung, Installation und Verwendung oder Wartung der Produkte, für die sie benannt sind, mitwirken, noch die an diesen Tätigkeiten beteiligten Parteien vertreten,

c) sich nicht mit Tätigkeiten befassen, die ihre Unabhängigkeit bei der Beurteilung oder ihre Integrität im Zusammenhang mit den Konformitätsbewertungstätigkeiten, für die sie benannt sind, beeinträchtigen können,
d) keine Dienstleistungen anbieten oder erbringen, die das Vertrauen in ihre Unabhängigkeit, Unparteilichkeit oder Objektivität beeinträchtigen könnten. Insbesondere dürfen sie keine Beratungsdienste anbieten oder ausführen, die an den Hersteller, seinen bevollmächtigten Vertreter, einen Lieferanten oder einen kommerziellen Konkurrenten gerichtet sind und die Auslegung, Herstellung, Vermarktung oder Instandhaltung der zu bewertenden Produkte oder Verfahren betreffen, und
e) nicht mit einer Einrichtung verbunden sein, die ihrerseits die unter Buchstabe d genannten Beratungsdienstleistungen erbringt. Diese Einschränkung schließt allgemeine Schulungen, die nicht kundenspezifisch sind und die im Zusammenhang mit den Rechtsvorschriften für Produkte oder mit einschlägigen Normen stehen, nicht aus.

1.2.4. Eine Beteiligung an Beratungsdienstleistungen im Bereich der Produkte vor Aufnahme einer Beschäftigung bei einer Benannten Stelle ist zum Zeitpunkt der Aufnahme der Beschäftigung umfassend zu dokumentieren; potenzielle Interessenkonflikte sind zu prüfen und im Einklang mit diesem Anhang zu lösen. Personen, die vor Aufnahme einer Beschäftigung bei einer Benannten Stelle bei einem speziellen Kunden beschäftigt waren oder für diesen Beratungsdienstleistungen im Bereich der Produkte erbracht haben, werden während eines Zeitraums von drei Jahren nicht mit Konformitätsbewertungstätigkeiten für diesen speziellen Kunden oder für Unternehmen, die zu demselben Konzern gehören, betraut.

1.2.5. Die Unparteilichkeit Benannter Stellen, ihrer obersten Leitungsebene und ihres Bewertungspersonals ist zu garantieren. Die Höhe der Entlohnung der obersten Leitungsebene und des bewertenden Personals einer Benannten Stelle und der an Bewertungstätigkeiten beteiligten Unterauftragnehmer darf sich nicht nach den Ergebnissen der Bewertung richten. Benannte Stellen machen die Interessenerklärungen ihrer obersten Leitungsebene öffentlich zugänglich.

1.2.6. Falls eine Benannte Stelle Eigentum einer öffentlichen Stelle oder Einrichtung ist, sind Unabhängigkeit und Nichtvorhandensein von Interessenkonflikten zwischen der für Benannte Stellen zuständigen Behörde und/oder der zuständigen Behörde einerseits und der Benannten Stelle andererseits zu gewährleisten und zu dokumentieren.

1.2.7. Die Benannte Stelle gewährleistet und belegt, dass die Tätigkeiten ihrer Zweigstellen oder Unterauftragnehmer oder einer zugeordneten Stelle, einschließlich Tätigkeiten ihrer Eigentümer, die Unabhängigkeit, Unparteilichkeit oder Objektivität ihrer Konformitätsbewertungstätigkeiten nicht beeinträchtigen.

1.2.8. Die Benannte Stelle wird im Einklang mit einem Paket kohärenter, gerechter und angemessener Geschäftsbedingungen tätig, wobei sie in Bezug auf Gebühren die Interessen kleiner und mittlerer Unternehmen gemäß der Empfehlung 2003/361/EG berücksichtigt.

1.2.9. Die in diesem Abschnitt festgelegten Anforderungen schließen den Austausch technischer Daten und regulatorischer Leitlinien zwischen einer Benannten Stelle und einem Hersteller, der eine Konformitätsbewertung beantragt, keinesfalls aus.

1.3. Vertraulichkeit

1.3.1. Die Benannte Stelle gewährleistet durch dokumentierte Verfahren, dass ihre Mitarbeiter, Ausschüsse, Zweigstellen, Unterauftragnehmer sowie alle zugeordneten Stellen oder Mitarbeiter externer Einrichtungen die Vertraulichkeit der Informationen, die bei der Durchführung der Konformitätsbewertungstätigkeiten in ihren Besitz gelangen, wahren, außer wenn die Offenlegung gesetzlich vorgeschrieben ist

1.3.2. Das Personal einer Benannten Stelle ist – außer gegenüber den für Benannte Stellen zuständigen Behörden, den in den Mitgliedstaaten für Medizinprodukte zuständigen Behörden oder der Kommission – bei der Durchführung seiner Aufgaben im Rahmen dieser Verordnung oder jeder nationalen Rechtsvorschrift, die dieser Verordnung Wirkung verleiht durch das Berufsgeheimnis gebunden. Eigentumsrechte werden geschützt. Die Benannte Stelle verfügt über dokumentierte Verfahren bezüglich der Anforderungen dieses Abschnitts.

1.4. Haftung

1.4.1. Die Benannte Stelle schließt eine angemessene Haftpflichtversicherung für ihre Konformitätsbewertungstätigkeiten ab, es sei denn, diese Haftpflicht wird aufgrund nationalen Rechts von dem betreffenden Mitgliedstaat gedeckt oder dieser Mitgliedstaat ist unmittelbar für die Durchführung der Konformitätsbewertung zuständig.

1.4.2. Umfang und Gesamtdeckungssumme der Haftpflichtversicherung entsprechen dem Ausmaß und der geografischen Reichweite der Tätigkeiten der Benannten Stelle sowie dem Risikoprofil der von der Benannten Stelle zertifizierten Produkte. Die Haftpflichtversicherung deckt Fälle ab, in denen die Benannte Stelle gezwungen sein kann, Bescheinigungen zu widerrufen, einzuschränken oder auszusetzen.

1.5. Finanzvorschriften

Die Benannte Stelle verfügt über die zur Durchführung ihrer Konformitätsbewertungstätigkeiten für Produkte im Rahmen ihrer Benennung und der damit verbundenen Geschäftsvorgänge erforderlichen Finanzressourcen. Sie dokumentiert ihre finanzielle Leistungsfähigkeit und ihre langfristige wirtschaftliche Rentabilität und erbringt diesbezügliche Nachweise, wobei gegebenenfalls besondere Umstände während der ersten Anlaufphase zu berücksichtigen sind.

1.6. Beteiligung an Koordinierungstätigkeiten

1.6.1. Die Benannte Stelle wirkt an allen einschlägigen Normungsarbeiten und an der Arbeit der Koordinierungsgruppe Benannter Stellen gemäß Artikel 49 mit bzw. sorgt dafür, dass ihr Bewertungspersonal darüber informiert wird. Darüber hinaus sorgt sie dafür, dass ihr Bewertungspersonal und ihre Entscheidungsträger von allen im Rahmen dieser Verordnung angenommenen einschlägigen Rechtsvorschriften, Leitlinien und Dokumenten über vorbildliche Verfahren Kenntnis erhalten.

1.6.2. Die Benannte Stelle berücksichtigt Leitlinien und Dokumente über vorbildliche Verfahren.

2. ANFORDERUNGEN AN DAS QUALITÄTSMANAGEMENT

2.1. Das von der Benannten Stelle eingerichtete, dokumentierte, umgesetzte, aufrechterhaltene und betriebene Qualitätsmanagementsystem ist für die Art, den Bereich und den Umfang ihrer Konformitätsbewertungstätigkeiten geeignet und ermöglicht es, eine dauerhafte Erfüllung der in dieser Verordnung beschriebenen Anforderungen zu unterstützen und aufzuzeigen.

2.2. Das Qualitätsmanagementsystem der Benannten Stelle deckt mindestens folgende Elemente ab:

- Struktur und Dokumentation des Managementsystems einschließlich operativer Konzepte und Ziele;
- Strategien für die Zuweisung bestimmter Aufgaben und Zuständigkeiten an Mitarbeiter;
- Bewertungs- und Entscheidungsprozesse in Übereinstimmung mit den Aufgaben, Zuständigkeiten und Funktionen der Mitarbeiter und der obersten Leitungsebene der Benannten Stelle;
- Planung, Durchführung, Bewertung und erforderlichenfalls Anpassung ihrer Konformitätsbewertungsverfahren;
- Kontrolle von Dokumenten;
- Kontrolle von Aufzeichnungen;
- Managementbewertungen;
- interne Audits;
- Korrektur- und Vorbeugungsmaßnahmen;
- Beschwerden und Klagen und
- Weiterbildung.

Wenn Dokumente in verschiedenen Sprachen verwendet werden, gewährleistet und überprüft die Benannte Stelle, dass sie den gleichen Inhalt haben.

2.3. Die oberste Leitungsebene der Benannten Stelle stellt sicher, dass das Qualitätsmanagementsystem in der gesamten Organisation der Benannten Stelle vollständig verstanden, umgesetzt und aufrechterhalten wird, was auch für ihre

Zweigstellen und Unterauftragnehmer, die an Konformitätsbewertungstätigkeiten gemäß dieser Verordnung beteiligt sind, gilt

2.4. Die Benannte Stelle verlangt von allen Mitarbeitern, sich durch Unterschrift oder auf gleichwertige Weise förmlich dazu zu verpflichten, die von der Benannten Stelle festgelegten Verfahren einzuhalten. Diese Verpflichtung erfasst auch die Aspekte betreffend die Vertraulichkeit und Unabhängigkeit von kommerziellen oder anderen Interessen sowie jede bestehende oder frühere Verbindung zu Kunden. Die Mitarbeiter müssen schriftlich erklären, dass sie die Grundsätze der Vertraulichkeit, Unabhängigkeit und Unparteilichkeit einhalten.

3. ERFORDERLICHE RESSOURCEN

3.1. Allgemein

3.1.1. Die Benannten Stellen sind in der Lage, die ihnen durch diese Verordnung zufallenden Aufgaben mit höchster beruflicher Integrität und der erforderlichen Fachkompetenz in dem betreffenden Bereich auszuführen, gleichgültig, ob diese Aufgaben von den Benannten Stellen selbst oder in ihrem Auftrag und in ihrer Verantwortung erfüllt werden.

Insbesondere verfügen die Benannten Stellen über die notwendige Personalausstattung sowie die Ausrüstungen, Einrichtungen und Kompetenzen, die für die ordnungsgemäße Durchführung der technischen, wissenschaftlichen und administrativen Aufgaben im Zusammenhang mit den Konformitätsbewertungstätigkeiten, für die sie benannt wurden, erforderlich sind, bzw. haben Zugang zu diesen.

Diese Anforderung setzt voraus, dass die Benannte Stelle jederzeit und für jedes Konformitätsbewertungsverfahren und für jede Art von Produkten, für die sie benannt wurde, permanent über ausreichend administratives, technisches und wissenschaftliches Personal verfügt, das die entsprechenden Erfahrungen und Kenntnisse im Bereich der einschlägigen Produkte und der entsprechenden Technologien besitzt. Die Personalausstattung muss ausreichen, um sicherzustellen, dass die betreffende Benannte Stelle die Konformitätsbewertungsaufgaben – einschließlich der Begutachtung der medizinischen Funktion, der klinischen Bewertungen und der Leistung und Sicherheit – für die Produkte, für die sie benannt wurde, in Bezug auf die Anforderungen dieser Verordnung, insbesondere die Anforderungen des Anhangs I, durchführen kann.

Eine Benannte Stelle ist aufgrund ihrer insgesamt vorhandenen Kompetenzen in der Lage, die Arten von Produkten, für die sie benannt wurde, zu bewerten. Sie verfügt über ausreichende interne Kompetenzen, um von externen Experten durchgeführte Bewertungen kritisch beurteilen zu können. Die Aufgaben, die eine Benannte Stelle nicht an Unterauftragnehmer vergeben darf, sind in Abschnitt 4.1 aufgeführt.

Das Personal, das an der Leitung der Durchführung der Konformitätsbewertungstätigkeiten für Produkte durch eine Benannte Stelle beteiligt ist, verfügt über angemessene Kenntnisse, um ein System für die Auswahl von mit der Durchführung der Bewertungen und Prüfungen beauftragten Mitarbeitern, die Überprüfung ihrer Kenntnisse, die Genehmigung und Zuweisung ihrer Aufgaben, die Organisation ihrer Erstschulung und fortlaufenden Weiterbildung sowie die Zuweisung ihrer Aufgaben und die Überwachung dieser Mitarbeiter zu errichten und zu betreiben, um sicherzustellen, dass das mit der Durchführung von Bewertungen und Prüfungen befasste Personal über Kompetenzen verfügt, die zur Erfüllung der ihm übertragenen Aufgaben erforderlich sind.

Die Benannte Stelle benennt mindestens eine Einzelperson ihrer obersten Leitungsebene, die die Gesamtverantwortung für alle Konformitätsbewertungstätigkeiten für Produkte trägt.

3.1.2. Die Benannte Stelle trägt dafür Sorge, dass Qualifikation und Fachwissen des an Konformitätsbewertungstätigkeiten beteiligten Personals stets auf dem neuesten Stand bleiben, indem sie ein System für den Erfahrungsaustausch und ein Programm für die kontinuierliche Schulung und Weiterbildung einrichten.

3.1.3. Die Benannte Stelle erstellt eine klare Dokumentation des Umfangs und der Grenzen der Pflichten und Zuständigkeiten sowie der Ermächtigungsstufe des an Konformitätsbewertungstätigkeiten mitwirkenden Personals, einschließlich aller Unterauftragnehmer und externen Sachverständigen, und setzt dieses Personal entsprechend davon in Kenntnis.

3.2. Qualifikationsanforderungen an das Personal

3.2.1. Die Benannte Stelle legt Qualifikationskriterien sowie Auswahl- und Zulassungsverfahren für an Konformitätsbewertungstätigkeiten beteiligtes Personal, u. a. in Bezug auf Fachkenntnisse, Erfahrung und andere erforderliche Kompetenzen, sowie die erforderlichen anfänglichen und fortlaufenden Fortbildungsmaßnahmen fest und dokumentieren diese. Die Qualifikationskriterien berücksichtigen die verschiedenen Aufgabenbereiche innerhalb des Konformitätsbewertungsprozesses wie z. B. Audit, Produktbewertung oder Produkttests, Überprüfung der technischen Dokumentation und Entscheidungsfindung sowie die vom Geltungsbereich der Benennung erfassten Produkte, Technologien und Gebiete wie z. B. Biokompatibilität, Sterilisation, Gewebe und Zellen menschlichen und tierischen Ursprungs und klinische Bewertung.

3.2.2. Die Qualifikationskriterien gemäß Abschnitt 3.2.1 beziehen sich auf den Geltungsbereich der Benennung einer Benannten Stelle, wie er vom Mitgliedstaat gemäß Artikel 42 Absatz 3 beschrieben wurde, und stellen die für die Unterkategorien in der Beschreibung des Geltungsbereichs erforderlichen Qualifikationen mit hinreichender Genauigkeit dar. Besondere Qualifikationskriterien werden zumindest für die Begutachtung von Folgendem festgelegt:

- vorklinische Bewertung,
- klinische Bewertung,
- Gewebe und Zellen menschlichen und tierischen Ursprungs,
- funktionale Sicherheit,
- Software,
- Verpackung,
- Produkte, die als integralen Bestandteil ein Arzneimittel enthalten,
- Produkte, die aus Stoffen oder Kombinationen von Stoffen bestehen, die vom menschlichen Körper aufgenommen oder lokal im Körper verteilt werden, und
- verschiedene Arten von Sterilisationsverfahren.

3.2.3. Das für die Festlegung der Qualifikationskriterien und die Zulassung anderer Mitarbeiter zur Durchführung spezifischer Konformitätsbewertungstätigkeiten zuständige Personal wird von der Benannten Stelle selbst eingestellt und nicht als externe Sachverständige oder über einen Unterauftrag beschäftigt. Dieses Personal verfügt nachweislich über Kenntnisse und Erfahrungen in sämtlichen folgenden Bereichen:

- die Rechtsvorschriften der Union zu Produkten und einschlägige Leitlinien;
- die in dieser Verordnung vorgesehenen Konformitätsbewertungsverfahren;
- eine breite Wissensgrundlage der Technologien im Bereich der Produkte sowie der Auslegung und Herstellung von Produkten;
- das Qualitätsmanagementsystem der Benannten Stelle, verwandte Verfahren und die erforderlichen Qualifikationskriterien;
- relevante Fortbildungsmaßnahmen für an Konformitätsbewertungstätigkeiten in Verbindung mit Produkten beteiligtes Personal;
- einschlägige Erfahrung in Bezug auf Konformitätsbewertungen nach Maßgabe dieser Verordnung oder vorher gültiger Rechtsvorschriften in einer Benannten Stelle.

3.2.4. Den Benannten Stellen steht permanent Personal mit einschlägiger klinischer Erfahrung zur Verfügung, und dieses Personal wird – soweit möglich – von der Benannten Stelle selbst beschäftigt. Dieses Personal wird durchgängig in die Bewertungs- und Entscheidungsprozesse der Benannten Stelle einbezogen, um

- festzustellen, wann der Einsatz einer Fachkraft für die Beurteilung der vom Hersteller durchgeführten klinischen Bewertung erforderlich ist, und angemessen qualifizierte Experten zu ermitteln,
- externe klinische Experten angemessen zu den einschlägigen Anforderungen dieser Verordnung, Spezifikationen, Leitlinien und harmonisierten Normen zu schulen sowie sicherzustellen, dass sie sich des Kontexts und der Auswirkungen ihrer Bewertung und ihrer Beratungsdienste voll bewusst sind,
- die in der klinischen Bewertung und allen damit verbundenen klinischen Prüfungen enthaltenen klinischen Daten überprüfen und wissenschaftlich anfechten zu können und externe klinische Experten zu der Beurteilung der

vom Hersteller vorgelegten klinischen Bewertung angemessen beraten zu können,
- die vorgelegte klinische Bewertung und die Ergebnisse der Beurteilung der klinischen Bewertung des Herstellers durch die externen klinischen Experten wissenschaftlich überprüfen und erforderlichenfalls anfechten zu können,
- die Vergleichbarkeit und Kohärenz der von klinischen Experten durchgeführten Beurteilungen der klinischen Bewertungen nachprüfen zu können,
- die klinische Bewertung des Herstellers beurteilen und eine klinische Bewertung des Gutachtens eines externen Sachverständigen vornehmen zu können und dem Entscheidungsträger der Benannten Stelle eine Empfehlung aussprechen zu können und
- in der Lage zu sein, Protokolle und Berichte zu erstellen, in denen die angemessene Durchführung der einschlägigen Konformitätsbewertungstätigkeiten nachgewiesen wird.

3.2.5. Das für die Durchführung produktbezogener Prüfungen wie z. B. Prüfung der technischen Dokumentation oder Baumusterprüfung unter Berücksichtigung von Elementen wie der klinischen Bewertung, biologischen Sicherheit, Sterilisation und Software-Validierung zuständige Personal (Produktprüfer) verfügt nachweislich über sämtliche folgenden Qualifikationen:

- erfolgreicher Abschluss eines Hochschul- oder Fachhochschulstudiums oder gleichwertige Qualifikation in relevanten Studiengängen, z. B. Medizin, Pharmazie, Ingenieurwesen oder anderen einschlägigen Wissenschaften;
- vierjährige Berufserfahrung im Bereich der Gesundheitsprodukte oder verwandten Tätigkeiten wie z. B. Herstellung, Prüfung oder Forschung, davon zwei Jahre im Bereich der Auslegung, Herstellung, Prüfung oder Anwendung des zu bewertenden Produkts bzw. der zu bewertenden Technologie oder im Zusammenhang mit den zu bewertenden wissenschaftlichen Aspekten;
- Kenntnis der Rechtsvorschriften für Produkte, einschließlich der in Anhang I festgelegten grundlegenden Sicherheits- und Leistungsanforderungen;
- angemessene Kenntnis und Erfahrung im Bereich der einschlägigen harmonisierten Normen, Spezifikationen und Leitlinien;
- angemessene Kenntnis und Erfahrung im Bereich des Risikomanagements und der diesbezüglichen Normen und Leitlinien für Produkte;
- angemessene Kenntnis und Erfahrung im Bereich der klinischen Bewertung;
- angemessene Kenntnis der zu bewertenden Produkte;
- angemessene Kenntnis und Erfahrung im Bereich der in den Anhängen IX bis XI beschriebenen Konformitätsbewertungsverfahren und insbesondere der Aspekte jener Verfahren, für die das Personal zuständig ist, sowie entsprechende Befugnis zur Durchführung dieser Bewertungen;
- die Fähigkeit, Protokolle und Berichte zu erstellen, in denen die angemessene Durchführung der einschlägigen Konformitätsbewertungstätigkeiten nachgewiesen wird.

3.2.6. Das für die Prüfung des Qualitätsmanagementsystems des Herstellers zuständige Personal (Vor-Ort-Prüfer) verfügt nachweislich über sämtliche folgenden Qualifikationen:

- erfolgreicher Abschluss eines Hochschul- oder Fachhochschulstudiums oder gleichwertige Qualifikation in relevanten Studiengängen wie z. B. Medizin, Pharmazie, Ingenieurwesen oder anderen einschlägigen Wissenschaften;
- vierjährige Berufserfahrung im Bereich der Gesundheitsprodukte oder verwandten Tätigkeiten wie z. B. Herstellung, Prüfung oder Forschung, davon zwei Jahre im Bereich des Qualitätsmanagements;
- angemessene Kenntnis der Rechtsvorschriften für Produkte und der diesbezüglichen harmonisierten Normen, Spezifikationen und Leitlinien;
- angemessene Kenntnis und Erfahrung im Bereich des Risikomanagements und der diesbezüglichen Normen und Leitlinien für Produkte;
- angemessene Kenntnis im Bereich des Qualitätsmanagements und der diesbezüglichen Normen und Leitlinien;
- angemessene Kenntnis und Erfahrung im Bereich der in den Anhängen IX bis XI beschriebenen Konformitätsbewertungsverfahren und insbesondere der Aspekte jener Verfahren, für die das Personal zuständig ist, sowie entsprechende Befugnis zur Durchführung dieser Audits;
- weiterführende Schulung im Bereich Auditverfahren, die das Personal zur kritischen Auseinandersetzung mit Qualitätsmanagementsystemen befähigt;
- die Fähigkeit, Protokolle und Berichte zu erstellen, in denen die angemessene Durchführung der einschlägigen Konformitätsbewertungstätigkeiten nachgewiesen wird.

3.2.7. Die für die abschließenden Prüfungen und die Entscheidung über die Zertifizierung gesamtverantwortlichen Personen werden von der Benannten Stelle selbst beschäftigt und sind keine externen Sachverständigen oder Unterauftragnehmer. Zusammen verfügen diese Personen nachweislich über Kenntnisse und umfassende Erfahrungen in sämtlichen folgenden Bereichen:

- Rechtsvorschriften zu Produkten und einschlägige Leitlinien;
- die im Zusammenhang mit dieser Verordnung relevanten Konformitätsbewertungen für Produkte;
- die für Konformitätsbewertungen für Produkte relevanten Arten von Qualifikationen, Erfahrungen und Fachwissen;
- eine breite Wissensgrundlage der Technologien im Bereich der Produkte, wozu auch ausreichende Erfahrung mit Konformitätsbewertungen von für die Zertifizierung geprüften Produkten, der Produkteindustrie sowie der Auslegung und Herstellung von Produkten gehört;
- das Qualitätsmanagementsystem der Benannten Stelle, verwandte Verfahren und die erforderlichen Qualifikationen des beteiligten Personals;
- die Fähigkeit, Protokolle und Berichte zu erstellen, in denen die angemessene Durchführung der Konformitätsbewertungstätigkeiten nachgewiesen wird.

3.3. Dokumentation der Qualifikation, Schulung und Zulassung des Personals

3.3.1. Die Benannte Stelle verfügt über ein Verfahren, mit dem die Qualifikationen aller an Konformitätsbewertungstätigkeiten beteiligten Mitarbeiter sowie die Erfüllung der Qualifikationskriterien gemäß Abschnitt 3.2 umfassend dokumentiert werden. Wenn in Ausnahmefällen die Erfüllung der in Abschnitt 3.2 dargelegten Qualifikationskriterien nicht umfassend aufgezeigt werden kann, begründet die Benannte Stelle gegenüber der für die Benannten Stellen zuständigen Behörde die Zulassung dieser Mitarbeiter zur Durchführung bestimmter Konformitätsbewertungstätigkeiten.

3.3.2. Für alle ihre in den Abschnitten 3.2.3 bis 3.2.7 genannten Mitarbeiter erstellt und aktualisiert die Benannte Stelle die folgenden Unterlagen:

- eine Matrix, in der die Zulassungen und Zuständigkeiten des Personals in Bezug auf Konformitätsbewertungstätigkeiten erläutert werden, und
- Dokumente, mit denen bescheinigt wird, dass das Personal über die erforderlichen Fachkenntnisse und Erfahrungen für die Konform itätsbewertungstätigkeit, für die es zugelassen ist, verfügt. Diese Dokumente beinhalten die Gründe für die Festlegung des Umfangs der Verantwortlichkeiten jedes an der Bewertung beteiligten Mitarbeiters und Aufzeichnungen der von jedem einzelnen durchgeführten Konformitätsbewertungstätigkeiten.

3.4. Unterauftragnehmer und externe Sachverständige

3.4.1. Unbeschadet des Abschnitts 3.2 können Benannte Stellen einzelne klar definierte Teilelemente einer Konformitätsbewertungstätigkeit an Unterauftragnehmer vergeben.

Nicht erlaubt ist es, das Audit des Qualitätsmanagementsystems oder produktbezogene Prüfungen als Ganzes im Unterauftrag zu vergeben, doch können Teile dieser Tätigkeiten von Unterauftragnehmern und externen Prüfern und Sachverständigen im Auftrag der Benannten Stelle durchgeführt werden. Die betreffende Benannte Stelle ist weiterhin voll dafür verantwortlich, die Kompetenz der Unterauftragnehmer und externen Sachverständigen für die Erfüllung ihrer spezifischen Aufgaben angemessen nachzuweisen und eine auf der Bewertung des Unterauftragnehmers beruhende Entscheidung zu treffen, sowie für die von Unterauftragnehmern und externen Sachverständigen in ihrem Auftrag durchgeführten Arbeiten.

Folgende Tätigkeiten dürfen die Benannten Stellen nicht im Unterauftrag vergeben:,

- Überprüfung der Qualifikationen und Überwachung der Leistung der externen Sachverständigen;
- Audits und Zertifizierungen, falls der betreffende Unterauftrag an Audit- und Zertifizierungseinrichtungen vergeben wird;

- Zuweisung von Arbeit an externe Sachverständige für spezifische Konformitätsbewertungstätigkeiten und
- Funktionen im Zusammenhang mit der abschließenden Prüfung und Entscheidungsfindung.

3.4.2. Vergibt eine Benannte Stelle bestimmte Konformitätsbewertungstätigkeiten an eine Einrichtung oder eine Einzelperson im Unterauftrag, so muss sie über ein Konzept verfügen, das die Bedingungen für eine solche Unterauftragsvergabe vorgibt; dabei hat sie Folgendes sicherzustellen:

- Der Unterauftragnehmer erfüllt die einschlägigen Anforderungen dieses Anhangs;
- Unterauftragnehmer und externe Sachverständige vergeben keine Arbeit im Unterauftrag an Einrichtungen oder Personen weiter und
- die juristische oder natürliche Person, die die Konformitätsbewertung beantragt hat, ist von den Anforderungen gemäß dem ersten und zweiten Spiegelstrich unterrichtet worden.

Unterauftragsvergaben oder die Inanspruchnahme von externem Personal sind angemessen zu dokumentieren, erfolgen nicht über zwischengeschaltete Personen und bedürfen einer schriftlichen Vereinbarung, in der unter anderem Vertraulichkeitsaspekte und Interessenkonflikte geklärt werden. Die betreffende Benannte Stelle übernimmt die volle Verantwortung für die von Unterauftragnehmern erfüllten Aufgaben.

3.4.3. Werden im Rahmen einer Konformitätsbewertung Unterauftragnehmer oder externe Sachverständige eingesetzt, so muss die betreffende Benannte Stelle – insbesondere bei neuartigen invasiven und implantierbaren Produkten oder Technologien – in jedem Produktbereich, für den sie benannt wurde, über angemessene interne Kompetenzen zur Leitung der Gesamtkonformitätsbewertung, zur Überprüfung der Angemessenheit und Gültigkeit der Expertengutachten und zur Entscheidung über die Zertifizierung verfügen.

3.5. Überwachung der Kompetenzen, des Schulungsbedarfs und des Erfahrungsaustauschs

3.5.1. Die Benannte Stelle legt die Verfahren für die anfängliche Beurteilung und die laufende Überwachung der Kompetenzen, der Konformitätsbewertungstätigkeiten und der Leistung aller an Konformitätsbewertungstätigkeiten beteiligten internen und externen Mitarbeiter und Unterauftragnehmer fest.

3.5.2. Die Benannten Stellen überprüfen die Kompetenz ihres Personals regelmäßig, ermitteln den Schulungsbedarf und erstellen einen Schulungsplan, um das erforderliche Qualifikations- und Kenntnisniveau der einzelnen Mitarbeiter aufrechtzuerhalten. Dabei wird zumindest überprüft, dass das Personal

- die geltenden Rechtsvorschriften der Union und der Mitgliedstaaten für Produkte, die einschlägigen harmonisierten Normen, die Spezifikationen, die

Leitlinien und die Ergebnisse der Koordinierungstätigkeiten gemäß Abschnitt 1.6 kennt und
- an dem internen Erfahrungsaustausch und dem Programm zur kontinuierlichen Schulung und Weiterbildung gemäß Abschnitt 3.1.2 teilnimmt.

4. VERFAHRENSANFORDERUNGEN

4.1. Allgemein

Die Benannte Stelle verfügt über dokumentierte Prozesse und ausreichend detaillierte Verfahren für die Durchführung der Konformitätsbewertungstätigkeiten, für die sie benannt wurde, einschließlich der einzelnen Schritte – von Tätigkeiten vor der Antragstellung bis zur Entscheidungsfindung und Überwachung – und erforderlichenfalls unter Berücksichtigung der jeweiligen Besonderheiten der Produkte.

Die in den Abschnitten 4.3, 4.4, 4.7 und 4.8 festgelegten Anforderungen werden als Teil der internen Tätigkeiten der Benannten Stellen erfüllt und dürfen nicht im Unterauftrag vergeben werden.

4.2. Angaben der Benannten Stellen und Tätigkeiten vor der Antragstellung

Die Benannte Stelle

a) veröffentlicht eine öffentlich zugängliche Beschreibung des Antragsverfahrens, über das Hersteller von ihr eine Zertifizierung erhalten können. In dieser Beschreibung wird angegeben, welche Sprachen für das Einreichen von Dokumenten und für diesbezügliche Korrespondenz zulässig sind,
b) verfügen über dokumentierte Verfahren in Bezug auf die für spezifische Konformitätsbewertungstätigkeiten zu erhebenden Gebühren und alle sonstigen finanziellen Bedingungen betreffend die Bewertungstätigkeiten der Benannten Stellen für Produkte sowie über dokumentierte Details zu diesen Gebühren und Bedingungen,
c) verfügen über dokumentierte Verfahren in Bezug auf die Werbung für ihre Konformitätsbewertungsdienste. Bei diesen Verfahren muss gewährleistet werden, dass die Werbemaßnahmen in keiner Weise nahelegen oder zu dem Schluss führen könnten, dass die Bewertungstätigkeit der Benannten Stelle den Herstellern einen früheren Marktzugang ermöglicht oder schneller, einfacher oder weniger streng als die anderer Benannter Stellen ist,
d) verfügen über dokumentierte Verfahren, bei denen die Überprüfung von vor der Antragstellung gelieferten Informationen vorgeschrieben ist, einschließlich der Vorabprüfung, ob das Produkt unter diese Verordnung fällt, und seiner Klassifizierung vor der Übermittlung von Angaben an den Hersteller in Bezug auf eine spezifische Konformitätsbewertung und
e) gewährleisten, dass alle Verträge mit Bezug auf die von dieser Verordnung erfassten Konformitätsbewertungstätigkeiten unmittelbar zwischen dem Hersteller und der Benannten Stelle und nicht mit einer anderen Einrichtung geschlossen werden.

4.3. Überprüfung des Antrags und Vertragsbedingungen

Die Benannte Stelle verlangt einen förmlichen Antrag, der die Unterschrift des Herstellers oder eines Bevollmächtigten trägt und alle Informationen sowie die Erklärungen des Herstellers enthält, die nach den für die Konformitätsbewertung relevanten Anhängen IX bis XI vorgeschrieben sind.

Der Vertrag zwischen einer Benannten Stelle und einem Hersteller hat die Form einer von den beiden Vertragsparteien unterzeichneten schriftlichen Vereinbarung. Er wird von der Benannten Stelle aufbewahrt. Dieser Vertrag legt eindeutige Geschäftsbedingungen fest und enthält Verpflichtungen, die es der Benannten Stelle ermöglichen, gemäß den Anforderungen dieser Verordnung zu handeln, einschließlich der Verpflichtung des Herstellers, die Benannte Stelle über Vigilanz-Berichte zu benachrichtigen, des Rechts der Benannten Stelle, ausgestellte Bescheinigungen auszusetzen, einzuschränken oder zu widerrufen und der Pflicht der Benannten Stelle, ihren Informationspflichten nachzukommen.

Die Benannte Stelle verfügt über dokumentierte Verfahren zur Überprüfung von Anträgen, in denen Folgendes geregelt ist:

a) die Vollständigkeit dieser Anträge hinsichtlich der Anforderungen des einschlägigen Konformitätsbewertungsverfahrens gemäß dem jeweiligen Anhang, nach dem die Genehmigung beantragt wurde,
b) die Prüfung, ob die Erzeugnisse, für die diese Anträge gestellt werden, als Produkte zu bewerten sind, und ihre jeweiligen Klassifizierungen,
c) ob die vom Antragsteller gewählten Konformitätsbewertungsverfahren gemäß dieser Verordnung für das betreffende Produkt anwendbar sind,
d) die Fähigkeit der Benannten Stelle zur Bewertung des Antrags auf Grundlage ihrer Benennung und
e) die Verfügbarkeit ausreichender und angemessener Ressourcen.

Das Ergebnis jeder Überprüfung eines Antrags wird dokumentiert. Ablehnungen oder Widerrufe von Anträgen werden an das elektronische System gemäß Artikel 57 übermittelt und sind für andere Benannte Stellen zugänglich.

4.4. Ressourcenzuweisung

Die Benannte Stelle verfügt über dokumentierte Verfahren, um zu gewährleisten, dass alle Konformitätsbewertungstätigkeiten von angemessen ermächtigtem und ausgebildetem Personal mit ausreichend Erfahrung bei der Bewertung der Produkte, Systeme und Prozesse sowie der zugehörigen Dokumentation, die der Konformitätsbewertung unterliegen, durchgeführt werden.

Die Benannte Stelle legt für jeden Antrag die benötigten Ressourcen fest und bestimmt eine Person, die dafür Sorge zu tragen hat, dass die Bewertung dieses Antrags gemäß den einschlägigen Verfahren durchgeführt wird und dass für jede Bewertungsaufgabe angemessene Ressourcen, einschließlich Personal, zum Einsatz kommen. Die Zuweisung der im Rahmen der Konformitätsbewertung durchzuführenden Aufgaben und alle nachträglichen Änderungen dieser Zuweisung werden dokumentiert.

4.5. Konformitätsbewertungstätigkeiten

4.5.1. Allgemein

Die Benannte Stelle und ihr Personal führen die Konformitätsbewertungstätigkeiten mit höchster beruflicher Zuverlässigkeit und größter erforderlicher technischer und wissenschaftlicher Sachkenntnis in den betreffenden Bereichen durch.

Die Benannte Stelle verfügt über Fachwissen, Ausstattung und dokumentierte Verfahren, die ausreichend sind, um die Konformitätsbewertungstätigkeiten, für die die betreffende Benannte Stelle benannt ist, wirksam durchzuführen, wobei die in den Anhängen IX bis XI festgelegten einschlägigen Anforderungen zu berücksichtigen sind, und insbesondere alle folgenden Anforderungen:

- die angemessene Planung der Durchführung jedes einzelnen Projekts,
- die Gewährleistung, dass die Bewertungsteams aufgrund ihrer Zusammensetzung ausreichend Erfahrung in Bezug auf die betreffende Technologie aufweisen und dass fortwährende Objektivität und Unabhängigkeit gegeben ist; dazu gehört ein turnusmäßiger Wechsel der Mitglieder des Bewertungsteams in angemessenen Zeitabständen,
- die Angabe einer Begründung für die Festlegung von Fristen für den Abschluss der Konformitätsbewertungstätigkeiten,
- die Bewertung der technischen Dokumentationen des Herstellers und der zur Erfüllung der in Anhang I festgelegten Anforderungen gewählten Lösungen,
- die Überprüfung der Verfahren und der Dokumentation des Herstellers mit Bezug auf die Bewertung vorklinischer Aspekte,
- die Überprüfung der Verfahren und der Dokumentation des Herstellers mit Bezug auf die klinische Bewertung,
- die Prüfung der Schnittstelle zwischen dem Prozess des Risikomanagements des Herstellers und seiner Beurteilung und Analyse der vorklinischen und klinischen Bewertung sowie die Bewertung deren Relevanz für den Nachweis der Erfüllung der einschlägigen Anforderungen gemäß Anhang I,
- die Durchführung der spezifischen Verfahren gemäß Anhang IX Abschnitte 5.2 bis 5.4,
- bei Produkten der Klassen IIa oder IIb die Bewertung der technischen Dokumentation von auf repräsentativer Basis ausgewählten Produkten,
- die Planung und regelmäßige Durchführung geeigneter Überwachungsaudits und Bewertungen, die Durchführung oder die Aufforderung zur Durchführung bestimmter Tests zwecks Überprüfung des ordnungsgemäßen Funktionierens des Qualitätsmanagementsystems und die Durchführung unangekündigter Vor-Ort-Audits,
- in Bezug auf Stichproben von Produkten die Überprüfung der Konformität des hergestellten Produkts mit der technischen Dokumentation, wobei die rele-

vanten Probenahmekriterien und das Testverfahren vor der Probenahme festgelegt werden,
- die Bewertung und Überprüfung der Erfüllung der Anforderungen der einschlägigen Anhänge durch den Hersteller.

Die Benannte Stelle berücksichtigt wenn dies von Belang ist verfügbare GS, Leitlinien und Dokumente über vorbildliche Verfahren harmonisierte Normen, selbst wenn der Hersteller nicht behauptet, sie einzuhalten.

4.5.2. Audits des Qualitätsmanagementsystems

a) Eine Benannte Stelle ist vor dem Audit und im Einklang mit ihren dokumentierten Verfahren für folgende Aufgaben als Teil der Bewertung des Qualitätsmanagementsystems zuständig:
   - Bewertung der Dokumentation, die gemäß dem für die Konformitätsbewertung relevanten Anhang vorgelegt wurde, und Erstellung eines Auditprogramms, das eindeutig die Anzahl und Abfolge der Tätigkeiten benennt, die zum Nachweis der vollständigen Erfassung des Qualitätsmanagementsystems eines Herstellers sowie zur Feststellung, ob dieses System die Anforderungen dieser Verordnung erfüllt, erforderlich sind,
   - Bestimmung von Verbindungen zwischen den und Aufteilung der Zuständigkeiten auf die verschiedenen Fertigungsstätten sowie Bestimmung der einschlägigen Lieferanten und/oder Unterauftragnehmer des Herstellers; dazu zählt auch die Einschätzung, ob ein besonderes Audit für diese Lieferanten oder Unterauftragnehmer oder für beide nötig ist,
   - eindeutige Bestimmung der Ziele, der Kriterien und des Umfangs der im Auditprogramm benannten Audits und Erstellung eines Auditplans, der den besonderen Anforderungen für die betroffenen Produkte, Technologien und Prozesse angemessen Rechnung trägt,
   - Erstellung und Aktualisierung eines Stichprobenplans für Produkte der Klassen IIa und IIb für die Bewertung der technischen Dokumentation gemäß den Anhängen II und III, die die Bandbreite dieser vom Antrag des Herstellers erfassten Produkte abdeckt. Mit diesem Plan wird gewährleistet, dass aus dem gesamten Spektrum der Produkte, für die eine Bescheinigung gilt, während der Geltungsdauer der Bescheinigung Stichproben genommen werden und
   - Auswahl und Zuweisung von angemessen ermächtigtem und ausgebildetem Personal für die Durchführung der einzelnen Audits. Die jeweiligen Rollen, Zuständigkeiten und Ermächtigungen der Teammitglieder werden eindeutig festgelegt und dokumentiert.

b) Auf der Grundlage des von ihr erstellten Auditprogramms ist die Benannte Stelle im Einklang mit ihren dokumentierten Verfahren für Folgendes zuständig:
   - Audit des Qualitätsmanagementsystems des Herstellers, um festzustellen, dass das Qualitätsmanagementsystems gewährleistet, dass die erfassten Produkte die einschlägigen Bestimmungen dieser Verordnung erfüllen, die

in allen Phasen für die Produkte gelten, von der Auslegung über die Endqualitätskontrolle bis zur dauerhaften Überwachung, und um festzustellen, ob die Anforderungen dieser Verordnung erfüllt werden,

- auf der Grundlage der einschlägigen technischen Dokumentation und zur Feststellung, ob der Hersteller die Anforderungen erfüllt, die in dem für die Konformitätsbewertung relevanten Anhang genannt werden, Überprüfung und Audit der Prozesse und Teilsysteme des Herstellers, insbesondere in Bezug auf Folgendes:
  - Auslegung und Entwicklung,
  - Herstellungs- und Prozesskontrollen,
  - Produktdokumentation,
  - Kontrolle der Beschaffung einschließlich der Überprüfung der beschafften Produkte,
  - Korrektur- und Präventivmaßnahmen für die Überwachung nach dem Inverkehrbringen und
  - klinische Nachbeobachtung nach dem Inverkehrbringen,

  Überprüfung und Audit der vom Hersteller erlassenen Anforderungen und Bestimmungen auch in Bezug auf die Erfüllung der grundlegenden Sicherheits- und Leistungsanforderungen gemäß Anhang I.

  Stichproben der Dokumentation werden in einer Weise genommen, dass die mit der bestimmungsgemäßen Verwendung des Produkts verbundenen Risiken, die Komplexität der Fertigungstechnologien, die Bandbreite und die Klassen der hergestellten Produkte und alle verfügbaren Informationen zur Überwachung nach dem Inverkehrbringen aufgezeigt werden,
- falls nicht bereits vom Auditprogramm erfasst, Audit der Prozesskontrolle an den Betriebsstätten der Zulieferer des Herstellers, wenn die Konformität der fertigen Produkte durch die Tätigkeiten der Zulieferer erheblich beeinflusst wird und insbesondere wenn der Hersteller keine ausreichende Kontrolle über seine Zulieferer nachweisen kann,
- Durchführung von Bewertungen der technischen Dokumentationen auf der Grundlage des Stichprobenplans und unter Berücksichtigung der Abschnitte 4.5.4 und 4.5.5 für vorklinische und klinische Bewertungen und
- die Benannte Stelle gewährleistet, dass die Ergebnisse des Audits gemäß den Anforderungen dieser Verordnung und gemäß den einschlägigen Standards oder gemäß Dokumenten über vorbildliche Verfahren, die von der Koordinierungsgruppe Medizinprodukte ausgearbeitet oder angenommen wurden, angemessen und einheitlich klassifiziertwerden.

4.5.3. Produktprüfung

Bewertung der technischen Dokumentation

Für die gemäß Anhang IX Kapitel II durchgeführte Bewertung der technischen Dokumentation verfügen die Benannten Stellen über ausreichend Fachwissen, Ausstattung und dokumentierte Verfahren für

- die Zuweisung von angemessen ausgebildetem und ermächtigtem Personal für die Untersuchung der einzelnen Aspekte wie z. B. Anwendung des Produkts, Biokompatibilität, klinische Bewertung, Risikomanagement und Sterilisation und
- die Bewertung der Konformität der Auslegung mit dieser Verordnung und die Berücksichtigung der Abschnitte 4.5.4 bis 4.5.6. Zu dieser Bewertung gehört die Untersuchung der Umsetzung von eingehenden, laufenden und endgültigen Kontrollen durch die Hersteller und deren Ergebnissen. Sind für die Bewertung der Konformität mit den Anforderungen dieser Verordnung weitere Prüfungen oder Nachweise erforderlich, führt die betreffende Benannte Stelle angemessene physische Kontrollen oder Laboruntersuchungen in Bezug auf das Produkt durch oder fordert den Hersteller auf, diese Kontrollen oder Prüfungen durchzuführen.

Baumusterprüfungen

Die Benannte Stelle verfügt für die Baumusterprüfung von Produkten gemäß Anhang X über dokumentierte Verfahren, ausreichend Fachwissen und eine ausreichende Ausstattung sowie über die Fähigkeit zur

- Untersuchung und Bewertung der technischen Dokumentation unter Berücksichtigung der Abschnitte 4.5.4 bis 4.5.6 und Überprüfung, ob das Baumuster gemäß dieser Dokumentation hergestellt wurde,
- Erstellung eines Prüfungsplans, in dem alle relevanten und kritischen Parameter aufgeführt werden, die durch die Benannte Stelle oder unter deren Verantwortung geprüft werden müssen,
- Dokumentation ihrer Begründung für die Auswahl dieser Parameter,
- Durchführung der angemessenen Untersuchungen und Prüfungen, um festzustellen, ob die vom Hersteller gewählten Lösungen den in Anhang I festgelegten grundlegenden Sicherheits- und Leistungsanforderungen entsprechen. Zu diesen Untersuchungen und Prüfungen gehören alle erforderlichen Prüfungen, um festzustellen, ob der Hersteller die einschlägigen Standards, für die er sich entschieden hat, tatsächlich angewendet hat,
- gemeinsamen Festlegung mit dem Antragsteller des Ortes, an dem die erforderlichen Prüfungen stattfinden, wenn sie nicht unmittelbar von der Benannten Stelle durchgeführt werden, und
- Übernahme der vollen Verantwortung für die Prüfungsergebnisse. Vom Hersteller vorgelegte Prüfberichte werden nur berücksichtigt, wenn sie von zuständigen und vom Hersteller unabhängigen Konformitätsbewertungsstellen herausgegeben wurden.

Prüfung durch Untersuchung und Erprobung jedes einzelnen Produkts

Die Benannte Stelle

a) verfügt über dokumentierte Verfahren, ausreichend Fachwissen und eine ausreichende Ausstattung für die Überprüfung durch Untersuchung und Erprobung jedes Produkts gemäß Anhang XI Teil B,
b) erstellt einen Prüfungsplan, in dem alle relevanten und kritischen Parameter aufgeführt werden, die durch die Benannte Stelle oder unter deren Verantwortung geprüft werden müssen, um
   - für Produkte der Klasse IIb die Konformität des einzelnen Produkts mit dem in der EU-Baumusterprüfbescheinigung beschriebenen Baumuster und mit den für diese Produkte geltenden einschlägigen Anforderungen dieser Verordnung zu überprüfen,
   - für Produkte der Klasse IIa die Konformität mit der in den Anhängen II und III genannten technischen Dokumentation und mit den für diese Produkte geltenden einschlägigen Anforderungen dieser Verordnung zu bestätigen,
c) dokumentiert ihre Begründung für die Auswahl der unter Buchstabe b genannten Parameter,
d) verfügt über dokumentierte Verfahren zur Durchführung der entsprechenden Bewertungen und Tests, um die Übereinstimmung des Produkts mit den Anforderungen dieser Verordnung durch Kontrolle und Erprobung jedes einzelnen Produkts gemäß Anhang XI Abschnitt 15 zu prüfen,
e) verfügt über dokumentierte Verfahren, um mit dem Antragsteller eine Einigung über Zeit und Ort der Durchführung der erforderlichen Prüfungen, die nicht von der Benannten Stelle selbst durchgeführt werden müssen, zu erzielen, und
f) übernimmt gemäß den dokumentierten Verfahren die volle Verantwortung für die Prüfungsergebnisse; vom Hersteller vorgelegte Prüfberichte werden nur berücksichtigt, wenn sie von zuständigen und vom Hersteller unabhängigen Konformitätsbewertungsstellen herausgegeben wurden.

4.5.4. Begutachtung der vorklinischen Bewertung

Die Benannte Stelle verfügt über dokumentierte Verfahren zur Überprüfung der Verfahren und der Dokumentation des Herstellers in Bezug auf die Bewertung vorklinischer Aspekte. Die Benannte Stelle untersucht, bewertet und überprüft, ob die Verfahren und die Dokumentation des Herstellers Folgendes angemessen berücksichtigen:

a) die Planung, Durchführung, Beurteilung, Berichterstattung und gegebenenfalls Aktualisierung der vorklinischen Bewertung,
   - insbesondere die Recherchen in der wissenschaftlichen vorklinischen Literatur und
   - die vorklinische Erprobung, zum Beispiel Laboruntersuchungen, Erprobung der simulierten Verwendung, Computermodelle, Verwendung von Tiermodellen,

b) die Art und die Dauer des Körperkontakts und die damit verbundenen besonderen biologischen Risiken,
c) die Schnittstelle zum Prozess des Risikomanagements und
d) die Beurteilung und Analyse der verfügbaren vorklinischen Daten und ihrer Relevanz in Bezug auf den Nachweis der Konformität mit den einschlägigen Anforderungen in Anhang I.

Bei der Begutachtung der Verfahren zur vorklinischen Bewertung und der Dokumentation durch die Benannte Stelle wird den Ergebnissen der Literaturrecherchen und aller durchgeführten Validierungen, Verifizierungen und Prüfungen sowie den daraus gezogenen Schlussfolgerungen Rechnung getragen und werden zudem üblicherweise Überlegungen zur Verwendung alternativer Materialien und Stoffe angestellt und die Verpackung und Stabilität, einschließlich der Haltbarkeitsdauer, des fertigen Produkts berücksichtigt. Wenn ein Hersteller keine neuen Prüfungen vorgenommen hat oder wenn sich Abweichungen von den Verfahren ergeben haben, unterzieht die betreffende Benannte Stelle die vom Hersteller vorgelegte Begründung einer kritischen Prüfung.

4.5.5. Begutachtung der klinischen Bewertung

Die Benannte Stelle verfügt für die anfängliche Konformitätsbewertung wie auch durchgängig über dokumentierte Verfahren zur Überprüfung der Verfahren und der Dokumentation des Herstellers in Bezug auf die klinische Bewertung. Die Benannte Stelle untersucht, bewertet und überprüft, ob die Verfahren und die Dokumentation der Hersteller Folgendes angemessen berücksichtigen:

- die Planung, Durchführung, Bewertung, Berichterstattung und Aktualisierung der klinischen Bewertung gemäß Anhang XIV,
- Überwachung und klinische Nachbeobachtung nach dem Inverkehrbringen, die Schnittstelle zum Prozess des Risikomanagements,
- die Beurteilung und Analyse der verfügbaren Daten und ihrer Relevanz in Bezug auf den Nachweis der Konformität mit den einschlägigen Anforderungen in Anhang I und
- die in Bezug auf den klinischen Nachweis gezogenen Schlüsse und die Erstellung des klinischen Bewertungsberichts.

Für die in Absatz 1 genannten Verfahren werden die verfügbaren Spezifikationen, Leitlinien und Dokumente über vorbildliche Verfahren berücksichtigt.

Die Begutachtungen der klinischen Bewertungen durch die Benannte Stelle gemäß Anhang XIV umfassen Folgendes:

- die bestimmungsgemäße Verwendung gemäß den Angaben des Herstellers und die von ihm festgelegten Angaben zu dem Produkt,
- die Planung der klinischen Bewertung,
- die zur Literaturrecherche eingesetzte Methodik,
- die einschlägige Dokumentation der Literaturrecherche,
- die klinische Bewertung,

- die Validität der behaupteten Gleichartigkeit in Bezug auf andere Produkte, den Nachweis der Gleichartigkeit, die Eignung der Daten von gleichartigen oder ähnlichen Produkten und die auf diesen beruhenden Schlussfolgerungen,
- die Überwachung und klinische Nachbeobachtung nach dem Inverkehrbringen,
- den klinischen Bewertungsbericht und
- die Begründungen bei fehlender Durchführung von klinischen Prüfungen oder der klinischen Nachbeobachtung nach dem Inverkehrbringen.

In Bezug auf die in der klinischen Bewertung enthaltenen klinischen Daten aus klinischen Prüfungen gewährleistet die betreffende Benannte Stelle, dass die vom Hersteller gezogenen Schlussfolgerungen unter Berücksichtigung des genehmigten klinischen Prüfplans zutreffend sind.

Die Benannte Stelle gewährleistet, dass in der klinischen Bewertung die einschlägigen Sicherheits- und Leistungsanforderungen gemäß Anhang I angemessen berücksichtigt werden, dass die Bewertung auf geeignete Weise mit den Anforderungen bezüglich des Risikomanagements in Einklang steht, dass sie gemäß Anhang XIV durchgeführt wird und dass sie sich in den zur Verfügung gestellten Produktinformationen auf angemessene Weise widerspiegelt.

4.5.6. Besondere Verfahren

Die Benannte Stelle verfügt über dokumentierte Verfahren, ausreichend Fachwissen und eine ausreichende Ausstattung für die Verfahren gemäß Anhang IX Abschnitte 5 und 6, Anhang X Abschnitt 6 und Anhang XI Abschnitt 16, für die sie benannt wurde.

Für unter Verwendung von Gewebe oder Zellen tierischen Ursprungs oder ihrer Derivate, wie beispielsweise von TSE-empfänglichen Arten, gemäß der Verordnung (EU) Nr. 722/2012 hergestellte Produkte verfügt die Benannte Stelle über dokumentierte Verfahren, die den in der genannten Verordnung festgelegten Anforderungen genügen, auch für die Erstellung eines zusammenfassenden Bewertungsberichts für die jeweils zuständige Behörde.

4.6. Berichterstattung

Die Benannte Stelle

- gewährleistet, dass alle Schritte der Konformitätsbewertung dokumentiert werden, sodass die Schlussfolgerungen aus der Bewertung eindeutig sind, die Einhaltung der Anforderungen dieser Verordnung belegen und für Personen, die nicht selbst in die Bewertung eingebunden sind, beispielsweise Personal in benennenden Behörden, den objektiven Nachweis für diese Einhaltung darstellen können,
- gewährleistet, dass für die Audits der Qualitätsmanagementsysteme Aufzeichnungen verfügbar sind, die ausreichen, um den Prüfpfad nachzuvollziehen,

- dokumentiert die Schlussfolgerungen ihrer Begutachtungen der klinischen Bewertung klar und deutlich in einem Bericht über die Begutachtung der klinischen Bewertung und
- erstellt für jedes einzelne Projekt auf der Grundlage eines Standardformats einen detaillierten Bericht mit von der Koordinierungsgruppe Medizinprodukte festgelegten Mindestelementen.

Der Bericht der Benannten Stelle

- enthält eine eindeutige Dokumentation der Ergebnisse ihrer Bewertung und eindeutige Schlussfolgerungen zur Kontrolle der Einhaltung der Anforderungen dieser Verordnung durch den Hersteller,
- enthält eine Empfehlung für eine abschließende Prüfung und für eine durch die Benannte Stelle zu treffende endgültige Entscheidung; diese Empfehlung ist vom zuständigen Mitarbeiter der Benannten Stelle abzuzeichnen und
- wird dem betreffenden Hersteller zur Verfügung gestellt.

4.7. Abschließende Prüfung

Bevor sie eine endgültige Entscheidung trifft, muss die Benannte Stelle

- gewährleisten, dass das für die abschließende Prüfung und Entscheidungsfindung zu bestimmten Projekten vorgesehene Personal angemessen ermächtigt ist und nicht das Personal ist, das die Bewertung durchgeführt hat,
- überprüfen, dass der Bericht bzw. die Berichte und die begleitende Dokumentation, die für die Entscheidungsfindung erforderlich sind, einschließlich bezüglich der Behebung von während der Bewertung festgestellten Konformitätsmängeln, vollständig und im Hinblick auf den Anwendungsbereich ausreichend sind, und
- überprüfen, ob Konformitätsmängel bestehen, die die Erteilung einer Bescheinigung verhindern würden.

4.8. Entscheidungen und Zertifizierungen

Die Benannte Stelle verfügt über dokumentierte Verfahren für die Entscheidungsfindung, unter anderem in Bezug auf die Zuteilung von Zuständigkeiten für die Erteilung, Aussetzung, Einschränkung und den Widerruf von Bescheinigungen. Zu diesen Verfahren zählen auch die in Kapitel V dieser Verordnung festgelegten Anforderungen an die Notifizierung. Diese Verfahren ermöglichen es der betreffenden Benannten Stelle

- auf der Grundlage der Bewertungsdokumentation und zusätzlicher verfügbarer Informationen zu entscheiden, ob die Anforderungen dieser Verordnung erfüllt werden,
- anhand der Ergebnisse ihrer Beurteilung der klinischen Bewertung und des Risikomanagements zu entscheiden, ob der Plan für die Überwachung nach dem Inverkehrbringen, einschließlich des Plans für die klinische Nachbeobachtung nach dem Inverkehrbringen, zweckdienlich ist,

- über bestimmte zentrale Maßnahmen für die weitere Überprüfung der aktualisierten klinischen Bewertung durch die Benannte Stelle zu entscheiden,
- zu entscheiden, ob bestimmte Bedingungen oder Vorschriften für die Zertifizierung festgelegt werden müssen,
- auf der Grundlage der Neuartigkeit, der Risikoklassifizierung, der klinischen Bewertung und der Schlussfolgerungen der Risikoanalyse des Produkts über die Geltungsdauer der Zertifizierung, die nicht länger als fünf Jahre sein darf, zu entscheiden,
- die Entscheidungsfindung und die Genehmigungsschritte, einschließlich der Genehmigung durch die Unterschrift der zuständigen Mitarbeiter, eindeutig zu dokumentieren,
- die Zuständigkeiten und die Abläufe für die Mitteilung von Entscheidungen eindeutig zu dokumentieren, insbesondere wenn der endgültige Unterzeichner einer Bescheinigung sich von dem Entscheidungsträger bzw. den Entscheidungsträgern unterscheidet oder nicht die in Abschnitt 3.2.7 beschriebenen Anforderungen erfüllt,
- eine Bescheinigung bzw. Bescheinigungen gemäß den in Anhang XII festgelegten Mindestanforderungen für eine Geltungsdauer von höchstens fünf Jahren auszustellen und darin anzugeben, ob mit der Bescheinigung bestimmte Bedingungen oder Einschränkungen verbunden sind,
- eine Bescheinigung bzw. Bescheinigungen nur für den Antragsteller und nicht für mehrere Unternehmen auszustellen und
- zu gewährleisten, dass das Ergebnis der Bewertung und die daraus resultierende Entscheidung dem Hersteller mitgeteilt und in das elektronische System gemäß Artikel 57 eingetragen werden.

4.9. Änderungen und Modifikationen

Die Benannte Stelle verfügt über dokumentierte Verfahren und vertragliche Vereinbarungen mit Herstellern bezüglich der Informationspflichten der Hersteller und der Bewertung von Änderungen an

- dem (den) genehmigten Qualitätsmanagementsystem(en) oder der hiervon erfassten Produktpalette,
- der genehmigten Auslegung eines Produkts,
- der bestimmungsgemäßen Verwendung des Produkts oder den Angaben zum Produkt,
- dem genehmigten Baumuster eines Produkts und
- Stoffen, die in einem Produkt enthalten oder für die Herstellung eines Produkts verwendet werden und unter die besonderen Verfahren gemäß Abschnitt 4.5.6 fallen.

In den in Absatz 1 genannten Verfahren und vertraglichen Vereinbarungen sind auch Maßnahmen vorgesehen, die es erlauben, die Bedeutung der in Absatz 1 genannten Änderungen festzustellen.

Im Einklang mit ihren dokumentierten Verfahren hat die betreffende Benannte Stelle folgende Aufgaben:

- Sie gewährleistet, dass die Hersteller Pläne für Änderungen gemäß Absatz 1 und einschlägige Informationen bezüglich solcher Änderungen zur vorherigen Genehmigung vorlegen,
- sie bewertet die vorgeschlagenen Änderungen und überprüft, ob das Qualitätsmanagementsystem oder die Auslegung eines Produkts oder die Art eines Produkts nach diesen Änderungen noch durch die bestehende Konformitätsbewertung abgedeckt ist und
- sie teilt dem Hersteller ihre Entscheidung mit und legt ihm einen Bericht oder gegebenenfalls einen ergänzenden Bericht vor, der die begründeten Schlussfolgerungen ihrer Bewertung enthält.

4.10. Überwachungstätigkeiten und Überwachung nach der Zertifizierung

Die Benannte Stelle verfügt über dokumentierte Verfahren, die Folgendes umfassen:

- die Festlegung, wie und wann die Hersteller die Überwachungstätigkeiten durchführen sollten. Zu diesen Verfahren zählen Vorkehrungen für unangekündigte Vor-Ort-Audits bei Herstellern und gegebenenfalls bei Unterauftragnehmern und Zulieferern, die Produkttests durchführen, und die Überwachung der Einhaltung aller Bedingungen, die den Herstellern auferlegt werden und im Zusammenhang mit Entscheidungen über die Zertifizierung stehen, wie z. B. die Aktualisierung klinischer Daten in festgelegten Abständen,
- die Prüfung einschlägiger Quellen wissenschaftlicher und klinischer Daten sowie Informationen nach dem Inverkehrbringen in dem Bereich, für den sie benannt wurden. Diese Informationen werden bei der Planung und Durchführung von Überwachungstätigkeiten berücksichtigt und
- die Überprüfung verfügbarer Vigilanzdaten, zu denen sie Zugang haben, gemäß Artikel 92 Absatz 2, um deren Einfluss
- falls vorhanden
- auf die Gültigkeit bestehender Bescheinigungen zu untersuchen. Die Ergebnisse der Bewertung und alle getroffenen Entscheidungen werden gründlich dokumentiert.

Wenn die betreffende Benannte Stelle von einem Hersteller oder zuständigen Behörden Informationen über Vigilanz-Fälle erhalten hat, entscheidet sie sich für eine der folgenden Vorgehensweisen:

- Sie ergreift keine Maßnahmen, da der Vigilanz-Fall eindeutig nicht im Zusammenhang mit der erteilten Bescheinigung steht,
- sie beobachtet die Maßnahmen des Herstellers und der zuständigen Behörden und die Ergebnisse der Untersuchung des Herstellers, um zu bestimmen, ob die ausgestellte Bescheinigung gefährdet ist oder ob geeignete Korrekturmaßnahmen ergriffen worden sind

- sie führt außergewöhnlicher Überwachungstätigkeiten durch, wie z. B. Dokumentenüberprüfungen, kurzfristige oder unangekündigte Audits und Produktprüfungen, wenn die erteilte Bescheinigung aller Voraussicht nach gefährdet ist,
- sie führt häufigere Überwachungsaudits durch,
- sie überprüft bestimmte Produkte oder Prozesse beim nächsten Audit des Herstellers oder
- sie ergreift jede andere einschlägige Maßnahme.

Im Zusammenhang mit den Audits zur Überwachung des Herstellers verfügt die Benannte Stelle über dokumentierte Verfahren, um

- mindestens einmal jährlich Audits zur Überwachung des Herstellers durchzuführen, die gemäß den relevanten Anforderungen in Abschnitt 4.5 geplant und durchgeführt werden,
- zu gewährleisten, dass sie die Dokumentation des Herstellers über die Bestimmungen zur Vigilanz und deren Anwendung, die Überwachung nach dem Inverkehrbringen und die klinische Nachbeobachtung nach dem Inverkehrbringen angemessen bewerten,
- während der Audits gemäß zuvor festgelegten Probenahmekriterien und Testverfahren Stichproben von Produkten und technischen Dokumentationen zu nehmen und diese zu testen, um zu gewährleisten, dass der Hersteller das genehmigte Qualitätsmanagementsystem dauerhaft anwendet,
- sicherzustellen, dass der Hersteller die in den einschlägigen Anhängen festgelegten Dokumentations- und Informationspflichten erfüllt und bei seinen Verfahren vorbildliche Verfahren für die Umsetzung von Qualitätsmanagementsystemen berücksichtigt werden,
- zu gewährleisten, dass der Hersteller Qualitätsmanagementsysteme oder Produktgenehmigungen nicht auf irreführende Weise an- bzw. verwendet,
- zu gewährleisten, dass der Hersteller Qualitätsmanagementsysteme oder Produktgenehmigungen nicht auf irreführende Weise an- bzw. verwendet,
- ausreichende Informationen zu sammeln und somit feststellen zu können, ob das Qualitätsmanagementsystem weiterhin den Anforderungen dieser Verordnung genügt,
- den Hersteller im Falle der Aufdeckung von Konformitätsmängeln zu Korrekturen, korrektiven Maßnahmen und gegebenenfalls vorbeugenden Maßnahmen aufzufordern, und
- bei Bedarf spezifische Einschränkungen in Bezug auf die einschlägige Bescheinigung vorzusehen oder diese Bescheinigung auszusetzen oder zu widerrufen.

Die Benannte Stelle ist, sofern dies zu den Voraussetzungen für eine Zertifizierung gehört, dafür zuständig,

- eine eingehende Überprüfung der durch den Hersteller zuletzt aktualisierten klinischen Bewertungen durchzuführen, auf der Grundlage der Überwachung

nach dem Inverkehrbringen des Herstellers, seiner klinischen Nachbeobachtung nach dem Inverkehrbringen und der einschlägigen klinischen Literatur betreffend die mit dem Produkt zu behandelnde Erkrankung oder der einschlägigen klinischen Literatur betreffend ähnliche Produkte,
- die Ergebnisse der eingehenden Überprüfung eindeutig zu dokumentieren und dem Hersteller alle spezifischen Bedenken mitzuteilen oder ihm spezifische Bedingungen aufzuerlegen und
- zu gewährleisten, dass die zuletzt aktualisierte klinische Bewertung in den Gebrauchsanweisungen und gegebenenfalls im Kurzbericht über Sicherheit und Leistung angemessen wiedergegeben wird.

4.11. Erneute Zertifizierung

Die Benannte Stelle verfügt über dokumentierte Verfahren für die Überprüfung im Hinblick auf die erneute Zertifizierung und die Erneuerung von Bescheinigungen. Die erneute Zertifizierung genehmigter Qualitätsmanagementsysteme oder der EU-Bescheinigungen über die Bewertung der technischen Dokumentation oder von EU-Baumusterprüfbescheinigungen erfolgt mindestens alle fünf Jahre.

Die Benannte Stelle verfügt über dokumentierte Verfahren für die Erneuerung von EU-Bescheinigungen über die Bewertung der technischen Dokumentation und von EU-Baumusterprüfbescheinigungen; im Rahmen dieser Verfahren wird der betreffende Hersteller verpflichtet, eine Zusammenfassung der Änderungen am und der wissenschaftlichen Erkenntnisse über das Produkt vorzulegen, einschließlich

a) aller Änderungen am ursprünglich genehmigten Produkt, einschließlich der noch nicht mitgeteilten Änderungen,
b) der aus der Überwachung nach dem Inverkehrbringen gewonnenen Erfahrungen,
c) der Erfahrungen aus dem Risikomanagement,
d) der Erfahrungen aus der Aktualisierung des Nachweises, dass die grundlegenden Sicherheits- und Leistungsanforderungen gemäß Anhang I erfüllt werden,
e) der Erfahrungen aus den Überprüfungen der klinischen Bewertung sowie der Ergebnisse aller klinischen Prüfungen und der klinischen Nachbeobachtung nach dem Inverkehrbringen,
f) der Änderungen an den Anforderungen, an Komponenten des Produkts oder im wissenschaftlichen oder regulatorischen Umfeld,
g) der Änderungen an den gültigen oder neuen harmonisierten Normen, den Spezifikationen oder an gleichwertigen Dokumenten und
h) der Änderungen am medizinischen, wissenschaftlichen oder technischen Wissensstand, wie etwa
   - neue Behandlungen,
   - Änderungen an Testmethoden,

- neue wissenschaftliche Erkenntnisse zu Materialien und Komponenten, einschließlich Erkenntnissen in Bezug auf ihre Biokompatibilität,
- Erfahrungen aus Studien zu vergleichbaren Produkten,
- Daten aus Registern und Registrierstellen,
- Erfahrungen aus klinischen Prüfungen mit vergleichbaren Produkten.

Die Benannte Stelle verfügt über dokumentierte Verfahren, um die Informationen gemäß Absatz 2 zu bewerten, und schenkt den klinischen Daten aus der Überwachung nach dem Inverkehrbringen und den seit der früheren Zertifizierung oder erneuten Zertifizierung durchgeführten Tätigkeiten zur klinischen Nachbeobachtung nach dem Inverkehrbringen besondere Aufmerksamkeit, wozu auch angemessene Aktualisierungen der klinischen Bewertungsberichte der Hersteller zählen.

Für die Entscheidung über eine erneute Zertifizierung nutzt die betreffende Benannte Stelle dieselben Methoden und Grundsätze wie für die ursprüngliche Entscheidung über die Zertifizierung. Erforderlichenfalls werden unterschiedliche Formulare für die erneute Zertifizierung erstellt, die die für die Zertifizierung ergriffenen Schritte wie z. B. den Antrag und die Überprüfung des Antrags berücksichtigen.

ANHANG VIII KLASSIFIZIERUNGSREGELN

KAPITEL I DEFINITIONEN ZU KLASSIFIZIERUNGSREGELN

1. DAUER DER VERWENDUNG

1.1. „Vorübergehend" bedeutet unter normalen Bedingungen für eine ununterbrochene Anwendung über einen Zeitraum von weniger als 60 Minuten bestimmt.

1.2. „Kurzzeitig" bedeutet unter normalen Bedingungen für eine ununterbrochene Anwendung über einen Zeitraum zwischen 60 Minuten und 30 Tagen bestimmt.

1.3. „Langzeitig" bedeutet unter normalen Bedingungen für eine ununterbrochene Anwendung über einen Zeitraum von mehr als 30 Tagen bestimmt.

2. INVASIVE UND AKTIVE PRODUKTE

2.1. „Körperöffnung" bezeichnet eine natürliche Öffnung des Körpers sowie die Außenfläche des Augapfels oder eine operativ hergestellte ständige Öffnung, wie z. B. ein Stoma.

2.2. „Chirurgisch-invasives Produkt" bezeichnet:

a) ein invasives Produkt, das mittels eines chirurgischen Eingriffs oder im Zusammenhang damit durch die Körperoberfläche – einschließlich der Schleimhäute der Körperöffnungen – in den Körper eindringt und
b) ein Produkt, das anders als durch eine Körperöffnung in den Körper eindringt.

2.3. „Wiederverwendbares chirurgisches Instrument" bezeichnet ein nicht in Verbindung mit einem aktiven Produkt eingesetztes, für einen chirurgischen Eingriff bestimmtes Instrument, dessen Funktion im Schneiden, Bohren, Sägen, Kratzen, Schaben, Klammern, Spreizen, Heften oder ähnlichem besteht und das nach Durchführung geeigneter Verfahren wie etwa Reinigung, Desinfektion und Sterilisation vom Hersteller für die Wiederverwendung bestimmt ist.

2.4. „Aktives therapeutisches Produkt" bezeichnet ein aktives Produkt, das entweder getrennt oder in Verbindung mit anderen Produkten verwendet wird und dazu bestimmt ist, biologische Funktionen oder Strukturen im Zusammenhang mit der Behandlung oder Linderung einer Krankheit, Verwundung oder Behinderung zu erhalten, zu verändern, zu ersetzen oder wiederherzustellen.

2.5. „Aktives Medizinprodukt zu Diagnose- und Überwachungszwecken" bezeichnet ein aktives Produkt, das entweder getrennt oder in Verbindung mit anderen Produkten verwendet wird und dazu bestimmt ist, Informationen für die Erkennung, Diagnose, Überwachung oder Behandlung von physiologischen Zuständen, Gesundheitszuständen, Erkrankungen oder angeborenen Missbildungen zu liefern.

2.6. „Zentrales Kreislaufsystem" bezeichnet die folgenden Blutgefäße: *arteriae pulmonales, aorta ascendens, arcus aortae, aorta descendens bis zur bifurcatio aortae, arteriae coronariae, arteria carotis communis, arteria carotis externa, arteria carotis interna, arteriae cerebrales, truncus brachiocephalicus, venae cordis, venae pulmonales, vena cava superior und vena cava inferior.*

2.7. „Zentrales Nervensystem" bezeichnet das Gehirn, die Hirnhaut und das Rückenmark.

2.8. „Verletzte Haut oder Schleimhaut" bezeichnet einen Bereich der Haut oder Schleimhaut, der eine pathologische Veränderung oder eine Veränderung infolge einer Erkrankung oder eine Wunde aufweist.

KAPITEL II DURCHFÜHRUNGSVORSCHRIFTEN

3.1. Die Anwendung der Klassifizierungsregeln richtet sich nach der Zweckbestimmung der Produkte.

3.2. Wenn das betreffende Produkt dazu bestimmt ist, in Verbindung mit einem anderen Produkt angewandt zu werden, werden die Klassifizierungsregeln auf jedes Produkt gesondert angewendet. Zubehör für ein Medizinprodukt wird unabhängig von dem Produkt, mit dem es verwendet wird, gesondert klassifiziert.

3.3. Ist die Software von anderen Produkten unabhängig, so wird sie für sich allein klassifiziert.

3.4. Wenn ein Produkt nicht dazu bestimmt ist, ausschließlich oder hauptsächlich an einem bestimmten Teil des Körpers angewandt zu werden, wird es nach der spezifizierten Anwendung eingeordnet, die das höchste Gefährdungspotenzial beinhaltet.

3.5. Wenn unter Berücksichtigung der vom Hersteller festgelegten Zweckbestimmung auf ein und dasselbe Produkt mehrere Regeln oder innerhalb derselben Regel mehrere Unterregeln anwendbar sind, so gilt die strengste Regel/Unterregel, sodass das Produkt in die jeweils höchste Klasse eingestuft wird.

3.6. Zum Zwecke der Berechnung der Dauer gemäß Abschnitt 1 ist unter einer ununterbrochenen Anwendung Folgendes zu verstehen:

a) die Gesamtdauer der Anwendung desselben Produkts unabhängig von einer vorübergehenden Anwendungsunterbrechung während eines Verfahrens oder einem vorübergehenden Entfernen des Produkts beispielsweise zu Reinigungs- oder Desinfektionszwecken. Ob die Anwendungsunterbrechung oder das Entfernen vorübergehend ist, ist im Verhältnis zur Anwendungsdauer vor und nach dem Zeitraum, während dessen die Anwendung unterbrochen oder das Produkt entfernt wird, festzustellen, und

b) die kumulierte Anwendung eines Produkts, das vom Hersteller dafür bestimmt ist, unmittelbar durch ein Produkt gleicher Art ersetzt zu werden.

3.7. Ein Produkt wird als Produkt angesehen, das eine direkte Diagnose ermöglicht, wenn es die Diagnose der betreffenden Krankheit oder des betreffenden Gesundheitszustandes selbst liefert oder aber für die Diagnose entscheidende Informationen hervorbringt.

KAPITEL III
KLASSIFIZIERUNGSREGELN

4. NICHT INVASIVE PRODUKTE

4.1. Regel 1

Alle nicht invasiven Produkte gehören zur Klasse I, es sei denn, es findet eine der folgenden Regeln Anwendung.

4.2. Regel 2

Alle nicht invasiven Produkte für die Durchleitung oder Aufbewahrung von Blut, anderen Körperflüssigkeiten, -zellen oder-geweben, Flüssigkeiten oder Gasen zum Zwecke einer Infusion, Verabreichung oder Einleitung in den Körper gehören zur Klasse IIa,

- wenn sie mit einem aktiven Produkt der Klasse IIa, der Klasse IIb oder der Klasse III verbunden werden können oder
- wenn sie für die Durchleitung oder Aufbewahrung von Blut oder anderen Körperflüssigkeiten oder für die Aufbewahrung von Organen, Organteilen oder Körperzellen und -geweben eingesetzt werden, mit Ausnahme von Blutbeuteln; Blutbeutel gehören zur Klasse IIb.

In allen anderen Fällen gehören solche Produkte zur Klasse I.

4.3. Regel 3

Alle nicht invasiven Produkte zur Veränderung der biologischen oder chemischen Zusammensetzung von menschlichen Geweben oder Zellen, Blut, anderen Körperflüssigkeiten oder Flüssigkeiten, die zur Implantation oder Verabreichung in den Körper bestimmt sind, gehören zur Klasse IIb, es sei denn, die Behandlung, für die das Produkt verwendet wird, besteht aus einer Filtration, Zentrifugierung oder dem Austausch von Gas oder Wärme. In diesem Fall werden sie der Klasse IIa zugeordnet.

Alle nicht invasiven Produkte, die aus einem Stoff oder einer Mischung von Stoffen bestehen, die für den *In-vitro*-Gebrauch in unmittelbarem Kontakt mit dem menschlichen Körper entnommenen menschlichen Zellen, Geweben oder Organen oder für den *In-vitro*-Gebrauch mit menschlichen Embryonen vor deren Implantation oder Verabreichung in den Körper bestimmt sind, werden der Klasse III zugeordnet.

4.4. Regel 4

Alle nicht invasiven Produkte, die mit verletzter Haut oder Schleimhaut in Berührung kommen,

- werden der Klasse I zugeordnet, wenn sie als mechanische Barriere oder zur Kompression oder zur Resorption von Exsudaten eingesetzt werden,
- werden der Klasse IIb zugeordnet, wenn sie vorwiegend bei Hautverletzungen eingesetzt werden, bei denen die Dermis oder die Schleimhaut durchtrennt wurde und die nur durch sekundäre Wundheilung geheilt werden können,
- werden der Klasse IIa zugeordnet, wenn sie vorwiegend zur Beeinflussung der Mikroumgebung verletzter Haut oder Schleimhaut bestimmt sind, und
- werden in allen anderen Fällen der Klasse IIa zugeordnet.

Diese Regel gilt auch für die invasiven Produkte, die mit verletzter Schleimhaut in Berührung kommen.

5. INVASIVE PRODUKTE

5.1. Regel 5

Alle invasiven Produkte im Zusammenhang mit Körperöffnungen – außer chirurgisch-invasive Produkte –, die nicht zum Anschluss an ein aktives Produkt bestimmt sind oder die zum Anschluss an ein aktives Produkt der Klasse I bestimmt sind, gehören

- zur Klasse I, wenn sie zur vorübergehenden Anwendung bestimmt sind,
- zur Klasse IIa, wenn sie zur kurzzeitigen Anwendung bestimmt sind, es sei denn, sie werden in der Mundhöhle bis zum Rachen, im Gehörgang bis zum Trommelfell oder in der Nasenhöhle eingesetzt; in diesem Fall gehören sie zur Klasse I, und
- zur Klasse IIb, wenn sie zur langzeitigen Anwendung bestimmt sind, es sei denn, sie werden in der Mundhöhle bis zum Rachen, im Gehörgang bis zum Trommelfell oder in der Nasenhöhle eingesetzt und sie können nicht von der Schleimhaut resorbiert werden; in diesem Fall werden sie der Klasse IIa zugeordnet.

Alle invasiven Produkte im Zusammenhang mit Körperöffnungen – außer chirurgisch-invasive Produkte –, die zum Anschluss an ein aktives Produkt der Klasse IIa, der Klasse IIb oder der Klasse III bestimmt sind, gehören zur Klasse IIa.

5.2. Regel 6

Alle zur vorübergehenden Anwendung bestimmten chirurgisch-invasiven Produkte gehören zur Klasse IIa, es sei denn,

- sie sind speziell zur Überwachung, Diagnose, Kontrolle oder Korrektur eines Defekts am Herz oder am zentralen Kreislaufsystem in direktem Kontakt mit

diesen Körperteilen bestimmt; in diesem Fall werden sie der Klasse III zugeordnet,
- es handelt sich um wiederverwendbare chirurgische Instrumente; in diesem Fall werden sie der Klasse I zugeordnet,
- sie sind speziell zur Verwendung in direktem Kontakt mit dem Herz, dem zentralen Kreislaufsystem oder dem zentralen Nervensystem bestimmt; in diesem Fall werden sie der Klasse III zugeordnet,
- sie sind zur Abgabe von Energie in Form ionisierender Strahlung bestimmt; in diesem Fall werden sie der Klasse IIb zugeordnet,
- sie entfalten eine biologische Wirkung oder werden vollständig oder in bedeutendem Umfang resorbiert; in diesem Fall werden sie der Klasse IIb zugeordnet oder
- sie sind zur Verabreichung von Arzneimitteln über ein Dosiersystem bestimmt, wenn diese Verabreichung eines Arzneimittels in einer Weise erfolgt, die unter Berücksichtigung der Art der Anwendung eine potenzielle Gefährdung darstellt; in diesem Fall werden sie der Klasse IIb zugeordnet.

5.3. Regel 7

Alle zur kurzzeitigen Anwendung bestimmten chirurgisch-invasiven

Produkte gehören zur Klasse IIa, es sei denn,

- sie sind speziell zur Überwachung, Diagnose, Kontrolle oder Korrektur eines Defekts am Herz oder am zentralen Kreislaufsystem in direktem Kontakt mit diesen Körperteilen bestimmt; in diesem Fall werden sie der Klasse III zugeordnet,
- sie sind speziell zur Verwendung in direktem Kontakt mit dem Herz, dem zentralen Kreislaufsystem oder dem zentralen Nervensystem bestimmt; in diesem Fall werden sie der Klasse III zugeordnet,
- sie sind zur Abgabe von Energie in Form ionisierender Strahlung bestimmt; in diesem Fall werden sie der Klasse IIb zugeordnet,
- sie entfalten eine biologische Wirkung oder werden vollständig oder in bedeutendem Umfang resorbiert; in diesem Fall werden sie der Klasse III zugeordnet,
- sie sollen im Körper eine chemische Veränderung erfahren; in diesem Fall werden sie der Klasse III zugeordnet
- mit Ausnahme solcher Produkte, die in die Zähne implantiert werden – oder
- sie sollen Arzneimittel abgeben; in diesem Fall werden sie der Klasse IIb zugeordnet.

5.4. Regel 8

Alle implantierbaren Produkte sowie zur langzeitigen Anwendung bestimmten chirurgisch-invasiven Produkte gehören zur Klasse IIb, es sei denn,

- sie sollen in die Zähne implantiert werden; in diesem Fall werden sie der Klasse IIa zugeordnet,

- sie sind zur Verwendung in direktem Kontakt mit dem Herz, dem zentralen Kreislaufsystem oder dem zentralen Nervensystem bestimmt; in diesem Fall werden sie der Klasse III zugeordnet,
- sie entfalten eine biologische Wirkung oder werden vollständig oder in bedeutendem Umfang resorbiert; in diesem Fall werden sie der Klasse III zugeordnet,
- sie sollen im Körper eine chemische Veränderung erfahren; in diesem Fall werden sie der Klasse III zugeordnet – mit Ausnahme solcher Produkte, die in die Zähne implantiert werden – oder
- sie sollen Arzneimittel abgeben; in diesem Fall werden sie der Klasse III zugeordnet,
- es handelt sich um aktive implantierbare Produkte oder ihr Zubehör; in diesen Fällen werden sie der Klasse III zugeordnet,
- es handelt sich um Brustimplantate oder chirurgische Netze; in diesen Fällen werden sie der Klasse III zugeordnet,
- es handelt sich um Total- oder Teilprothesen von Gelenken; in diesem Fall werden sie der Klasse III zugeordnet, mit Ausnahme von Zubehörkomponenten wie Schrauben, Keilen, Platten und Instrumenten, oder
- es handelt sich um Implantate zum Ersatz der Bandscheibe oder implantierbare Produkte, die mit der Wirbelsäule in Berührung kommen; in diesem Fall werden sie der Klasse III zugeordnet, mit Ausnahme von Komponenten wie Schrauben, Keilen, Platten und Instrumenten.

6. AKTIVE PRODUKTE

6.1. Regel 9

Alle aktiven therapeutischen Produkte, die zur Abgabe oder zum Austausch von Energie bestimmt sind, gehören zur Klasse IIa, es sei denn, die Abgabe von Energie an den menschlichen Körper oder der Austausch von Energie mit dem menschlichen Körper kann unter Berücksichtigung der Art, der Dichte und des Körperteils, an dem die Energie angewandt wird, aufgrund der Merkmale des Produkts eine potenzielle Gefährdung darstellen; in diesem Fall werden sie der Klasse IIb zugeordnet.

Alle aktiven Produkte, die dazu bestimmt sind, die Leistung von aktiven therapeutischen Produkten der Klasse IIb zu steuern oder zu kontrollieren oder die Leistung dieser Produkte direkt zu beeinflussen, werden der Klasse IIb zugeordnet.

Alle aktiven Produkte, die zum Aussenden ionisierender Strahlung für therapeutische Zwecke bestimmt sind, einschließlich Produkten, die solche Produkte steuern oder kontrollieren oder die deren Leistung direkt beeinflussen, werden der Klasse IIb zugeordnet.

Alle aktiven Produkte, die dazu bestimmt sind, die Leistung von aktiven implantierbaren Produkten zu steuern, zu kontrollieren oder direkt zu beeinflussen, werden der Klasse III zugeordnet.

6.2. Regel 10

Aktive Produkte zu Diagnose- und Überwachungszwecken gehören zur Klasse IIa,

- wenn sie dazu bestimmt sind, Energie abzugeben, die vom menschlichen Körper resorbiert wird – mit Ausnahme von Produkten, die dazu bestimmt sind, den Körper des Patienten im sichtbaren Spektralbereich auszuleuchten; in diesem Fall werden sie der Klasse I zugeordnet,
- wenn sie zur In-vivo-Darstellung der Verteilung von Radiopharmaka bestimmt sind oder
- wenn sie dazu bestimmt sind, eine direkte Diagnose oder Kontrolle von vitalen Körperfunktionen zu ermöglichen, es sei denn, sie sind speziell für die Kontrolle von vitalen physiologischen Parametern bestimmt und die Art der Änderung dieser Parameter könnte zu einer unmittelbaren Gefahr für den Patienten führen, z. B. Änderung der Herzfunktion, der Atmung oder der Aktivität des zentralen Nervensystems, oder wenn sie für die Diagnose in klinischen Situationen, in denen der Patient in unmittelbarer Gefahr schwebt, bestimmt sind; in diesen Fällen werden sie der Klasse IIb zugeordnet.

Aktive Produkte, die zum Aussenden ionisierender Strahlung sowie für die radiologische Diagnostik oder die radiologische Therapie bestimmt sind, einschließlich Produkte für die interventionelle Radiologie und Produkte, die solche Produkte steuern oder kontrollieren oder die deren Leistung unmittelbar beeinflussen, werden der Klasse IIb zugeordnet.

6.3. Regel 11

Software, die dazu bestimmt ist, Informationen zu liefern, die zu Entscheidungen für diagnostische oder therapeutische Zwecke herangezogen werden, gehört zur Klasse IIa, es sei denn, diese Entscheidungen haben Auswirkungen, die Folgendes verursachen können:

- den Tod oder eine irreversible Verschlechterung des Gesundheitszustands einer Person; in diesem Fall wird sie der Klasse III zugeordnet, oder
- eine schwerwiegende Verschlechterung des Gesundheitszustands einer Person oder einen chirurgischen Eingriff; in diesem Fall wird sie der Klasse IIb zugeordnet.

Software, die für die Kontrolle von physiologischen Prozessen bestimmt ist, gehört zur Klasse IIa, es sei denn, sie ist für die Kontrolle von vitalen physiologischen Parametern bestimmt, wobei die Art der Änderung dieser Parameter zu einer unmittelbaren Gefahr für den Patienten führen könnte; in diesem Fall wird sie der Klasse IIb zugeordnet.

Sämtliche andere Software wird der Klasse I zugeordnet.

6.4. Regel 12

Alle aktiven Produkte, die dazu bestimmt sind, Arzneimittel, Körperflüssigkeiten oder andere Stoffe an den Körper abzugeben und/oder aus dem Körper zu entfernen, werden der Klasse IIa zugeordnet, es sei denn, diese Vorgehensweise stellt unter Berücksichtigung der Art der betreffenden Stoffe, des betreffenden Körperteils und der Art der Anwendung eine potenzielle Gefährdung dar; in diesem Fall werden sie der Klasse IIb zugeordnet.

6.5. Regel 13

Alle anderen aktiven Produkte werden der Klasse I zugeordnet.

7. BESONDERE REGELN

7.1. Regel 14

Alle Produkte, zu deren Bestandteilen ein Stoff gehört, der für sich allein genommen als Arzneimittel im Sinne des Artikels 1 Nummer 2 der Richtlinie 2001/83/EG gelten kann, auch wenn es sich um ein Arzneimittel aus menschlichem Blut oder Blutplasma im Sinne des Artikels 1 Nummer 10 der genannten Richtlinie handelt und dem im Rahmen des Medizinprodukts eine unterstützende Funktion zukommt, werden der Klasse III zugeordnet.

7.2. Regel 15

Alle Produkte, die zur Empfängnisverhütung oder zum Schutz vor der Übertragung von sexuell übertragbaren Krankheiten eingesetzt werden sollen, werden der Klasse IIb zugeordnet, es sei denn, es handelt sich um implantierbare Produkte oder um invasive Produkte zur langzeitigen Anwendung; in diesem Fall werden sie der Klasse III zugeordnet.

7.3. Regel 16

Alle Produkte, die speziell zum Desinfizieren, Reinigen, Abspülen oder gegebenenfalls Hydratisieren von Kontaktlinsen bestimmt sind, werden der Klasse IIb zugeordnet.

Alle Produkte, die speziell zum Desinfizieren oder Sterilisieren von Medizinprodukten bestimmt sind, werden der Klasse IIa zugeordnet, es sei denn, es handelt sich um Desinfektionslösungen oder Reinigungs-Desinfektionsgeräte, die speziell zur Desinfektion von invasiven

Produkten als Endpunkt der Verarbeitung bestimmt sind; in diesem Fall werden sie der Klasse IIb zugeordnet.

Diese Regel gilt nicht für Produkte, die zur Reinigung von anderen Produkten als Kontaktlinsen allein durch physikalische Einwirkung bestimmt sind.

7.4. Regel 17

Produkte, die speziell für die Aufzeichnung von durch Röntgenstrahlung gewonnenen Diagnosebildern bestimmt sind, werden der Klasse IIa zugeordnet.

7.5. Regel 18

Alle Produkte, die unter Verwendung von nicht lebensfähigen oder abgetöteten Geweben oder Zellen menschlichen oder tierischen Ursprungs oder ihren Derivaten hergestellt wurden, werden der Klasse III zugeordnet, es sei denn, diese Produkte werden unter Verwendung von nicht lebensfähigen oder abgetöteten Geweben oder Zellen tierischen Ursprungs oder ihren Derivaten hergestellt, die dafür bestimmt sind, nur mit unversehrter Haut in Berührung zu kommen.

7.6. Regel 19

Alle Produkte, die Nanomaterial enthalten oder daraus bestehen, werden wie folgt zugeordnet:

- der Klasse III, wenn sie ein hohes oder mittleres Potenzial für interne Exposition haben;
- der Klasse IIb, wenn sie ein niedriges Potenzial für interne Exposition haben, und
- der Klasse IIa, wenn sie ein unbedeutendes Potenzial für interne Exposition haben.

7.7. Regel 20

Alle invasiven Produkte im Zusammenhang mit Körperöffnungen – außer chirurgisch-invasiven Produkten –, die für die Verabreichung von Arzneimitteln durch Inhalation bestimmt sind, gehören zur Klasse IIa, es sei denn, ihre Wirkungsweise beeinflusst die Wirksamkeit und Sicherheit des verabreichten Arzneimittels wesentlich oder sie sind für die Behandlung lebensbedrohlicher Umstände bestimmt; in diesem Fall werden sie der Klasse IIb zugeordnet

7.8. Regel 21

Produkte, die aus Stoffen oder Kombinationen von Stoffen bestehen, die dazu bestimmt sind, durch eine Körperöffnung in den menschlichen Körper eingeführt oder auf die Haut aufgetragen zu werden, und die vom Körper aufgenommen oder lokal im Körper verteilt werden, werden wie folgt zugeordnet:

- der Klasse III, wenn sie oder ihre Metaboliten systemisch vom menschlichen Körper aufgenommen werden, um ihre Zweckbestimmung zu erfüllen;
- der Klasse III, wenn sie ihre Zweckbestimmung im Magen oder im unteren Magen-Darm-Trakt erfüllen und wenn sie oder ihre Metaboliten systemisch vom menschlichen Körper aufgenommen werden;

- der Klasse IIa, wenn sie auf die Haut aufgetragen werden oder in der Nasenhöhle oder der Mundhöhle bis zum Rachen angewandt werden und ihre Zweckbestimmung an diesen Höhlen erfüllen und
- der Klasse IIb in allen anderen Fällen.

7.9. Regel 22

Aktive therapeutische Produkte mit integrierter oder eingebauter diagnostischer Funktion, die das Patientenmanagement durch das Produkt erheblich bestimmt, wie etwa geschlossene Regelsysteme oder automatische externe Defibrillatoren, gehören zur Klasse III.

ANHANG IX KONFORMITÄTSBEWERTUNG AUF DER GRUNDLAGE EINES QUALITÄTSMANAGEMENTSYSTEMS UND EINER BEWERTUNG DER TECHNISCHEN DOKUMENTATION

KAPITEL I QUALITÄTSMANAGEMENTSYSTEM

1. Der Hersteller richtet ein Qualitätsmanagementsystem gemäß Artikel 10 Absatz 9 ein, das er dokumentiert und umsetzt und für dessen Wirksamkeit während des gesamten Lebenszyklus der betroffenen Produkte er Sorge trägt. Der Hersteller gewährleistet die Anwendung des Qualitätsmanagementsystems nach Maßgabe des Abschnitts 2; er unterliegt Audits gemäß den Abschnitten 2.3 und 2.4 sowie der Überwachung gemäß Abschnitt 3.

2. Bewertung des Qualitätsmanagementsystems

2.1. Der Hersteller beantragt bei einer Benannten Stelle die Bewertung seines Qualitätsmanagementsystems. Der Antrag enthält

- den Namen des Herstellers und die Anschrift seiner eingetragenen Niederlassung und etwaiger weiterer Fertigungsstätten, die Teil des Qualitätsmanagementsystems sind, und wenn der Antrag des Herstellers durch seinen Bevollmächtigten eingereicht wird, auch den Namen des Bevollmächtigten und die Anschrift der eingetragenen Niederlassung des Bevollmächtigten,
- alle einschlägigen Angaben über die Produkte oder die Produktgruppen, die Gegenstand des Qualitätsmanagementsystems sind,
- eine schriftliche Erklärung, dass bei keiner anderen Benannten Stelle ein Parallelantrag zu demselben Qualitätsmanagementsystem für dieses Produkt eingereicht wurde, oder Informationen über etwaige frühere Anträge zu demselben Qualitätsmanagementsystem für dieses Produkt,
- den Entwurf einer EU-Konformitätserklärung gemäß Artikel 19 und Anhang IV für das von dem Konformitätsbewertungsverfahren erfasste Produktmodell,
- die Dokumentation über das Qualitätsmanagementsystem des Herstellers,
- eine dokumentierte Beschreibung der vorhandenen Verfahren zur Erfüllung der Verpflichtungen, die sich aus dem Qualitätsmanagementsystem ergeben und die in dieser Verordnung vorgeschrieben sind, und die Zusicherung des betreffenden Herstellers, diese Verfahren anzuwenden,
- eine Beschreibung der vorhandenen Verfahren, mit denen sichergestellt wird, dass das Qualitätsmanagementsystem geeignet und wirksam bleibt, und die Zusicherung des Herstellers, diese Verfahren anzuwenden,
- die Dokumentation über das System des Herstellers zur Überwachung nach dem Inverkehrbringen und gegebenenfalls über den Plan für die klinische

Nachbeobachtung und die Verfahren, mit denen die Einhaltung der Verpflichtungen sichergestellt wird, die sich aus den in den Vigilanz-Bestimmungen gemäß den Artikeln 87 bis 92 ergeben,

- eine Beschreibung der zur Aktualisierung des Systems zur Überwachung nach dem Inverkehrbringen eingesetzten Verfahren und gegebenenfalls des Plans für die klinische Nachbeobachtung nach dem Inverkehrbringen und der Verfahren, mit denen die Einhaltung der Verpflichtungen sichergestellt wird, die sich aus den in den Artikeln 87 bis 92 dargelegten Vigilanz-Bestimmungen ergeben, sowie die Zusicherung des Herstellers, diese Verfahren anzuwenden,
- die Dokumentation über den Plan für die klinische Bewertung und
- eine Beschreibung der vorhandenen Verfahren für die Aktualisierung des Plans für die klinische Bewertung unter Berücksichtigung des neuesten Stands der Technik.

2.2. Durch die Umsetzung des Qualitätsmanagementsystems wird die Einhaltung dieser Verordnung sichergestellt. Alle Einzelheiten, Anforderungen und Vorkehrungen, die der Hersteller für sein Qualitätsmanagementsystem zugrunde legt, werden in Form eines Qualitätshandbuchs und schriftlicher Grundsätze und Verfahren wie etwa Qualitätssicherungsprogramme, -pläne und -berichte systematisch und geordnet dokumentiert.

Darüber hinaus umfassen die für die Bewertung des Qualitätsmanagementsystems eingereichten Unterlagen eine angemessene Beschreibung insbesondere der folgenden Aspekte:

a) Qualitätsziele des Herstellers;
b) Organisation des Unternehmens, insbesondere
   - organisatorischer Aufbau mit der Verteilung der Zuständigkeiten des Personals hinsichtlich kritischer Verfahren, Zuständigkeiten und organisatorischer Befugnisse des Managements,
   - Methoden zur Überwachung, ob das Qualitätsmanagementsystem effizient funktioniert und insbesondere ob es sich zur Sicherstellung der angestrebten Auslegungs- und Produktqualität eignet, einschließlich der Kontrolle über nichtkonforme Produkte,
   - falls Auslegung, Herstellung und/oder abschließende Prüfung und Erprobung der Produkte oder von Teilen dieser Verfahren durch eine andere Partei erfolgen: Methoden zur Überwachung, ob das Qualitätsmanagementsystem effizient funktioniert und insbesondere Art und Umfang der Kontrollen, denen diese Partei unterzogen wird, und
   - falls der Hersteller keine eingetragene Niederlassung in einem Mitgliedstaat hat, den Mandatsentwurf für die Benennung eines Bevollmächtigten und eine Absichtserklärung des Bevollmächtigten, das Mandat anzunehmen;

c) Verfahren und Techniken zur Überwachung, Überprüfung, Validierung und Kontrolle der Produktauslegung und die entsprechende Dokumentation sowie die aus diesen Verfahren und Techniken hervorgehenden Daten und Aufzeichnungen. Diese Verfahren und Techniken haben speziell Folgendes zum Gegenstand:
   - das Konzept zur Einhaltung der Regulierungsvorschriften, einschließlich der Prozesse zur Feststellung der einschlägigen rechtlichen Anforderungen, Qualifizierung, Klassifizierung, Handhabung von Gleichartigkeit, Wahl und Einhaltung der Konformitätsbewertungsverfahren,
   - die Bestimmung geltender grundlegender Sicherheits- und Leistungsanforderungen und Lösungen für die Erfüllung dieser Anforderungen unter Berücksichtigung anwendbarer GS und
   - sofern diese Option gewählt wurde
   - harmonisierter Normen oder anderer geeigneter Lösungen,
   - das Risikomanagement gemäß Anhang I Abschnitt 3,
   - die klinische Bewertung gemäß Artikel 61 und Anhang XIV einschließlich der klinischen Nachbeobachtung nach dem Inverkehrbringen,
   - die Lösungen für die Erfüllung der relevanten spezifischen Anforderungen an Auslegung und Herstellung einschließlich einer geeigneten vorklinischen Bewertung, insbesondere der Anforderungen gemäß Anhang I Kapitel II,
   - die Lösungen für die Erfüllung der relevanten spezifischen Anforderungen an die zusammen mit dem Produkt zu liefernden Informationen, insbesondere der Anforderungen gemäß Anhang I Kapitel III,
   - die Verfahren zur Produktidentifizierung, die anhand von Zeichnungen, Spezifikationen oder sonstigen einschlägigen Unterlagen auf jeder Herstellungsstufe festgelegt und auf dem neuesten Stand gehalten werden, und
   - die Handhabung von Änderungen der Auslegung oder des Qualitätsmanagementsystems und

d) Qualitätssicherungs- und Kontrolltechniken auf der Ebene der Herstellung, insbesondere die speziell bei der

e) geeignete Versuche und Prüfungen, die vor, während und nach der Herstellung vorzunehmen sind, die Häufigkeit, mit der sie durchzuführen sind, und die zu verwendenden Prüfgeräte; die Kalibrierung dieser Prüfgeräte wird so vorgenommen, dass sie angemessen nachvollziehbar ist.

Außerdem gewährt der Hersteller der Benannten Stelle Zugang zu der in den Anhängen II und III genannten technischen Dokumentation.

2.3. Audit

Die Benannte Stelle führt ein Audit des Qualitätsmanagementsystems durch, um festzustellen, ob es den Anforderungen nach Abschnitt 2.2 entspricht. Wendet der Hersteller eine harmonisierte Norm oder eine Spezifikation für Qualitätsmanagementsysteme an, so bewertet die Benannte Stelle die Konformität mit diesen Normen oder dieser Spezifikation. Die Benannte Stelle geht davon aus, dass ein Qualitätsmanagementsystem, das den einschlägigen harmonisierten Normen oder Spezifikationen genügt, auch die von diesen Normen oder Spezifikationen erfassten Anforderungen erfüllt, sofern sie nicht hinreichend begründet, dass dies nicht der Fall ist.

Mindestens ein Mitglied des Auditteams der Benannten Stelle verfügt über Erfahrung mit der Bewertung der betreffenden Technologie gemäß Anhang VII Abschnitte 4.3 bis 4.5. Ist diese Erfahrung nicht ohne Weiteres ersichtlich oder anwendbar, liefert die Benannte Stelle eine dokumentierte Begründung für die Zusammensetzung dieses Teams. Das Bewertungsverfahren schließt ein Audit an den Betriebsstätten des Herstellers und gegebenenfalls den Betriebsstätten der Zulieferer des Herstellers und/oder seiner Subunternehmer ein, um die Herstellung und weitere relevante Prozesse zu überprüfen.

Darüber hinaus wird bei Produkten der Klassen IIa und IIb zusammen mit der Bewertung des Qualitätsmanagementsystems auch eine Bewertung der technischen Dokumentation für auf einer repräsentativen Basis ausgewählte Produkte gemäß Abschnitt 4 vorgenommen. Bei der Auswahl repräsentativer Stichproben berücksichtigt die Benannte Stelle die von der Koordinierungsgruppe Medizinprodukte gemäß Artikel 105 ausgearbeiteten veröffentlichten Leitlinien und insbesondere die technologische Neuartigkeit, Ähnlichkeiten in der Auslegung, Technologie, Herstellungs- und Sterilisationsverfahren, die Zweckbestimmung und die Ergebnisse aller relevanten früheren Bewertungen z. B. im Hinblick auf die physikalischen, chemischen, biologischen oder klinischen Eigenschaften, die gemäß dieser Verordnung durchgeführt wurden. Die betreffende Benannte Stelle dokumentiert ihre Begründung für die gewählten Stichproben.

Falls das Qualitätsmanagementsystem den einschlägigen Bestimmungen dieser Verordnung entspricht, stellt die Benannte Stelle eine EU-Qualitätsmanagementbescheinigung aus. Die Benannte Stelle teilt dem Hersteller ihre Entscheidung zur Ausstellung der Bescheinigung mit. Die Entscheidung enthält auch die Ergebnisse des Audits und einen mit Gründen versehenen Bericht.

2.4. Der betreffende Hersteller informiert die Benannte Stelle, die das Qualitätsmanagementsystem genehmigt hat, über geplante wesentliche Änderungen am Qualitätsmanagementsystem oder der hiervon erfassten Produktpalette. Die Benannte Stelle bewertet die vorgeschlagenen Änderungen, stellt fest, ob zusätzliche Audits erforderlich sind, und prüft, ob das Qualitätsmanagementsystem nach diesen Änderungen den Anforderungen gemäß Abschnitt 2.2 noch entspricht. Sie informiert den Hersteller über ihre Entscheidung und übermittelt ihm dabei die Ergebnisse der Bewertung und gegebenenfalls die Ergebnisse der zusätzlichen Audits. Die Genehmigung einer wesentlichen Änderung am Qualitätsmanagementsystem oder der hiervon erfassten Produktpalette wird in Form eines Nachtrags zur EU-Qualitätsmanagementbescheinigung erteilt

3. Überwachungsbewertung

3.1. Mit der Überwachung soll sichergestellt werden, dass der Hersteller die Verpflichtungen, die sich aus dem genehmigten Qualitätsmanagementsystem ergeben, ordnungsgemäß einhält.

3.2. Der Hersteller gestattet der Benannten Stelle die Durchführung aller erforderlichen Audits, einschließlich Vor-Ort-Audits, und stellt ihr alle erforderlichen Unterlagen zur Verfügung, insbesondere:

- die Dokumentation über sein Qualitätsmanagementsystem,
- die Dokumentation über alle Erkenntnisse und Ergebnisse, die bei der Anwendung des Plans zur Überwachung nach dem Inverkehrbringen einschließlich des Plans für die klinische Nachbeobachtung nach dem Inverkehrbringen bei einer repräsentativen Stichprobe von Produkten und der in den Artikeln 87 bis 92 festgelegten Vigilanz-Bestimmungen gewonnen wurden,
- die Daten, die in dem die Auslegung betreffenden Teil des Qualitätsmanagementsystems vorgesehen sind, wie z. B. Ergebnisse von Analysen, Berechnungen, Tests und für das Risikomanagement gewählte Lösungen gemäß Anhang I Abschnitt 4,
- die Daten, die in dem die Herstellung betreffenden Teil des Qualitätsmanagementsystems vorgesehen sind, wie z. B. Qualitätskontrollberichte, Prüf- und Eichdaten und Aufzeichnungen über die Qualifikation des betreffenden Personals usw.

3.3. Die Benannten Stellen führen regelmäßig – mindestens alle 12 Monate – geeignete Audits und Bewertungen durch, um sich davon zu überzeugen, dass der betreffende Hersteller das genehmigte Qualitätsmanagementsystem und den Plan zur Überwachung nach dem Inverkehrbringen anwendet. Diese Audits und Bewertungen schließen Audits in den Betriebsstätten des Herstellers und gegebenenfalls den Betriebsstätten der Zulieferer des Herstellers und/oder seiner Subunternehmer ein. Bei diesen Vor-Ort-Audits prüft die Benannte Stelle erforderlichenfalls, ob das Qualitätsmanagementsystem ordnungsgemäß funktioniert, oder lässt solche Prüfungen durchführen. Die Benannte Stelle stellt dem Hersteller einen Bericht über die Überwachungsaudits und gegebenenfalls über die vorgenommenen Prüfungen zur Verfügung.

3.4. Die Benannte Stelle führt nach dem Zufallsprinzip – mindestens einmal alle fünf Jahre – am Standort des Herstellers und gegebenenfalls der Zulieferer des Herstellers und/oder seiner Subunternehmer unangekündigte Audits durch, die mit der regelmäßigen Überwachungsbewertung gemäß Abschnitt 3.3 kombiniert oder zusätzlich zu dieser Überwachungsbewertung durchgeführt werden können. Die Benannte Stelle erstellt einen Plan für diese unangekündigten Vor-Ort-Audits, den sie dem Hersteller jedoch nicht mitteilt.

Im Rahmen solcher unangekündigten Vor-Ort-Audits prüft die Benannte Stelle eine angemessene Stichprobe der hergestellten Produkte oder eine angemessene Stichprobe aus dem Herstellungsprozess, um festzustellen, ob das hergestellte Produkt mit der technischen Dokumentation übereinstimmt, mit Ausnahme der in Artikel 52 Absatz 8 Unterabsatz 2 genannten Produkte. Vor den unangekündigten Vor-Ort-Audits legt die benannte Behörde die relevanten Probenahmekriterien und das Testverfahren fest.

Anstelle oder zusätzlich zu der in Unterabsatz 2 genannten Stichprobe stellt die Benannte Stelle Stichproben von auf dem Markt vorhandenen Produkten zusammen, um zu prüfen, ob das hergestellte Produkt mit der technischen Dokumentation übereinstimmt, mit Ausnahme der in Artikel 52 Absatz 8 Unterabsatz 2 genannten Produkte. Vor Zusammenstellung der Stichprobe legt die betreffende benannte Behörde die relevanten Probenahmekriterien und das Testverfahren fest.

Die Benannte Stelle übermittelt dem betreffenden Hersteller einen Bericht über das Vor-Ort-Audit, in dem gegebenenfalls das Ergebnis der Stichprobenprüfung enthalten ist.

3.5. Bei Produkten der Klassen IIa und IIb umfasst die Überwachungsbewertung zudem eine Bewertung der technischen Dokumentation des betreffenden Produkts oder der betreffenden Produkte gemäß Abschnitt 4 auf der Grundlage weiterer repräsentativer Stichproben, die in Übereinstimmung mit der von der benannten Behörde gemäß dem Abschnitt 2.3 Absatz 3 dokumentierten Begründung ausgewählt werden.

Bei Produkten der Klasse III umfasst die Überwachungsbewertung zudem eine Prüfung der genehmigten Teile und/oder Materialien, die für die Unversehrtheit des Produkts unerlässlich sind, einschließlich gegebenenfalls einer Überprüfung, ob die Mengen der hergestellten oder beschafften Teile und/oder Materialien den Mengen der fertigen Produkte entsprechen.

3.6. Die Benannte Stelle stellt sicher, dass das Bewertungsteam so zusammengesetzt ist, dass es Erfahrung mit der Bewertung der betreffenden Produkte, Systeme und Verfahren und fortwährende Objektivität und Neutralität aufweist; dazu gehört ein turnusmäßiger Wechsel der Mitglieder des Bewertungsteams in angemessenen Zeitabständen. Ein leitender Prüfer sollte generell nicht länger als drei Jahre in Folge Audits bei demselben Hersteller leiten bzw. sich an diesen beteiligen.

3.7. Stellt die Benannte Stelle Abweichungen zwischen der aus den hergestellten Produkten oder vom Markt entnommenen Stichprobe und den in der technischen Dokumentation oder der genehmigten Auslegung beschriebenen Spezifikationen fest, so setzt sie die jeweilige Bescheinigung aus, widerruft sie oder versieht sie mit Einschränkungen.

KAPITEL II
BEWERTUNG DER TECHNISCHEN DOKUMENTATION

4. Bewertung der technischen Dokumentation bei Produkten der Klasse III und der Klasse IIb gemäß Artikel 52 Absatz 4 Unterabsatz 2

4.1. Zusätzlich zu den Verpflichtungen gemäß Abschnitt 2 stellt der Hersteller bei der Benannten Stelle einen Antrag auf Bewertung der technischen Dokumentation für das Produkt, das er auf den Markt zu bringen oder in Betrieb zu nehmen beabsichtigt und das unter das Qualitätsmanagementsystem gemäß Abschnitt 2 fällt.

4.2. Aus dem Antrag gehen die Auslegung, die Herstellung und die Leistung des betreffenden Produkts hervor. Er umfasst die technische Dokumentation gemäß den Anhängen II und III.

4.3. Die Benannte Stelle setzt zur Prüfung der technischen Dokumentation Personal ein, das nachweislich über Kenntnisse und Erfahrung bezüglich der betreffenden Technologie und ihrer klinischen Anwendung verfügt. Die Benannte Stelle kann verlangen, dass der Antrag durch zusätzliche Tests oder weitere Nachweise ergänzt wird, damit die Konformität mit den einschlägigen Anforderungen dieser Verordnung beurteilt werden kann. Die Benannte Stelle führt angemessene physische Kontrollen oder Laboruntersuchungen bezüglich des Produkts durch oder fordert den Hersteller zur Durchführung solcher Tests auf.

4.4. Die Benannte Stelle überprüft die vom Hersteller im Rahmen des Berichts über die klinische Bewertung vorgelegten Daten zum klinischen Nachweis und die in diesem Zusammenhang vorgenommene klinische Bewertung. Für die Zwecke dieser Überprüfung beschäftigt die Benannte Stelle Produktprüfer mit ausreichendem klinischen Fachwissen und setzt externe klinische Experten mit unmittelbarer aktueller Erfahrung im Zusammenhang mit dem betreffenden Produkt oder den klinischen Bedingungen, unter denen es verwendet wird, ein.

4.5. Stützt sich der klinische Nachweis ganz oder teilweise auf Daten zu Produkten, die als gleichartig mit dem zu bewertenden Produkt dargestellt werden, so prüft die Benannte Stelle unter Berücksichtigung von Faktoren wie neuen Indikationen oder Innovationen, ob die Verwendung dieser Daten angemessen ist. Sie dokumentiert eindeutig ihre Ergebnisse hinsichtlich der behaupteten Gleichartigkeit sowie der Relevanz und Eignung der Daten für einen Konformitätsnachweis. Für jede Eigenschaft des Produkts, die der Hersteller als innovativ darstellt, oder für neue Indikationen prüft die Benannte Stelle, inwieweit die einzelnen Angaben durch spezifische vorklinische und klinische Daten und Risikoanalysen gestützt werden.

4.6. Die Benannte Stelle überprüft die Angemessenheit des klinischen Nachweises und der klinischen Bewertung sowie die Ergebnisse, zu denen der Hersteller hinsichtlich der Konformität mit den einschlägigen grundlegenden Sicherheits- und Leistungsanforderungen gelangt ist. Überprüft werden dabei unter anderem die Angemessenheit der Nutzen-Risiko-Abwägung, das Risikomanagement, die Gebrauchsanweisung, die Schulung der Anwender und der Plan des Herstellers zur Überwachung nach dem Inverkehrbringen sowie gegebenenfalls die Frage, ob der vorgeschlagene Plan für die klinische Nachbeobachtung nach dem Inverkehrbringen notwendig und angemessen ist.

4.7. Die Benannte Stelle prüft auf der Grundlage ihrer Beurteilung des klinischen Nachweises die klinische Bewertung und die Nutzen-Risiko-Abwägung sowie die Frage, ob konkrete Etappenziele festgelegt werden müssen, um ihr eine Überprüfung von Aktualisierungen des klinischen Nachweises, die sich aus den Daten aus der Überwachung nach dem Inverkehrbringen und der klinischen Nachbeobachtung nach dem Inverkehrbringen ergeben, zu ermöglichen.

4.8. Die Benannte Stelle dokumentiert das Ergebnis ihrer Bewertung klar und deutlich in dem Bericht über die Begutachtung der klinischen Bewertung.

4.9. Die Benannte Stelle übermittelt dem Hersteller einen Bericht über die Bewertung der technischen Dokumentation einschließlich eines Berichts über die Begutachtung der klinischen Bewertung. Falls das Produkt den einschlägigen Bestimmungen dieser Verordnung entspricht, stellt die Benannte Stelle eine EU-Bescheinigung über die Bewertung der technischen Dokumentation aus. Die Bescheinigung enthält die Ergebnisse der Bewertung der technischen Dokumentation, die Bedingungen für die Gültigkeit der Bescheinigung, die zur Identifizierung der genehmigten Auslegung erforderlichen Angaben sowie gegebenenfalls eine Beschreibung der Zweckbestimmung des Produkts.

4.10.Änderungen an dem genehmigten Produkt müssen von der Benannten Stelle, die die EU-Bescheinigung über die Bewertung der technischen Dokumentation ausgestellt hat, genehmigt werden, wenn diese Änderungen die Sicherheit und Leistungsfähigkeit des Produkts oder die für das Produkt vorgeschriebenen Anwendungsbedingungen beeinträchtigen könnten. Plant der Hersteller, derartige Änderungen vorzunehmen, so teilt er dies der Benannten Stelle, die die EU-Bescheinigung über die Bewertung der technischen Dokumentation ausgestellt hat, mit. Die Benannte Stelle bewertet die geplanten Änderungen und entscheidet, ob diese eine neue Konformitätsbewertung gemäß Artikel 52 oder ob ein Nachtrag zu der EU-Bescheinigung über die Bewertung der technischen Dokumentation ausgestellt werden könnte. In letzterem Fall bewertet die Benannte Stelle die geplanten Änderungen, teilt dem Hersteller ihre Entscheidung mit und stellt ihm, sofern die Änderungen genehmigt wurden, einen Nachtrag zu der EU-Bescheinigung über die Bewertung der technischen Dokumentation aus.

5. Besondere zusätzliche Verfahren

5.1. Bewertungsverfahren bei bestimmten Produkten der Klasse III und der Klasse IIb

a) Bei Produkten der Klasse III und bei in Anhang VIII Abschnitt 6.4 (Regel 12) genannten aktiven Produkten der Klasse IIb, die dazu bestimmt sind, ein Arz-

neimittel an den Körper abzugeben und/oder aus dem Körper zu entfernen, erstellt die Benannte Stelle – nachdem sie die Qualität der klinischen Daten, auf denen der klinische Bewertungsbericht des Herstellers gemäß Artikel 61 Absatz 12 beruht, geprüft hat – einen Bericht über die Begutachtung der klinischen Bewertung, in dem sie ihre Schlussfolgerungen zu dem vom Hersteller vorgelegten klinischen Nachweis, insbesondere zur Nutzen-Risiko-Abwägung, zur Kohärenz dieses Nachweises mit der Zweckbestimmung, einschließlich der medizinischen Indikation oder Indikationen, und zu dem in Artikel 10 Absatz 3 und Anhang XIV Teil B genannten Plan für die klinische Nachbeobachtung nach dem Inverkehrbringen darlegt.
Die Benannte Stelle legt ihren Bericht über die Begutachtung der klinischen Bewertung – gemeinsam mit der Dokumentation des Herstellers über die klinische Bewertung gemäß Anhang II Abschnitt 6.1 Buchstaben c und d – der Kommission vor.
Die Kommission leitet diese Dokumente unverzüglich an das in Artikel 106 genannte einschlägige Expertengremium weiter.

b) Die Benannte Stelle kann ersucht werden, dem jeweiligen Expertengremium ihre unter Buchstabe a genannten Schlussfolgerungen darzulegen.
c) Das Expertengremium entscheidet – unter Aufsicht der Kommission – auf der Grundlage aller folgenden Kriterien:
   i) Neuartigkeit des betreffenden Produkts oder des damit verbundenen klinischen Verfahrens und seine möglichen erheblichen klinischen Auswirkungen oder Auswirkungen auf die öffentliche Gesundheit;
   ii) erhebliche nachteilige Änderung des Nutzen-Risiko-Profils einer speziellen Kategorie oder Gruppe von Produkten aufgrund wissenschaftlich fundierter Gesundheitsbedenken in Bezug auf ihre Komponenten oder ihr Ausgangsmaterial oder in Bezug auf die Gesundheitsauswirkungen bei Versagen des Produkts;
   iii) erheblich vermehrtes Auftreten schwerwiegender Vorkommnisse gemäß Artikel 87 bei einer speziellen Kategorie oder Gruppe von Produkten,

   ob es ein wissenschaftliches Gutachten zu dem Bericht der Benannten Stelle über die Begutachtung der klinischen Bewertung vorlegen wird, das sich auf den klinischen Nachweis des Herstellers insbesondere zur Nutzen-Risiko-Abwägung, zur Kohärenz dieses Nachweises mit der medizinischen Indikation oder den medizinischen Indikationen und zum Plan für die klinische Nachbeobachtung nach dem Inverkehrbringen stützt. Dieses wissenschaftliche Gutachten ist binnen einer Frist von 60 Tagen ab dem Tag des Eingangs der von der Kommission übermittelten und unter Buchstabe a genannten Dokumente vorzulegen. Die Gründe für die Entscheidung, ein wissenschaftliches Gutachten auf der Grundlage der unter den Ziffern i, ii und iii genannten Kriterien vorzulegen, müssen in dem wissenschaftlichen Gutachten enthalten sein. Sind die übermittelten Informationen nicht ausreichend, um das Expertengremium in die Lage zu versetzen, zu einer Schlussfolgerung zu gelangen, so ist dies in dem wissenschaftlichen Gutachten anzugeben.

d) Das Expertengremium kann – unter Aufsicht der Kommission – entscheiden, auf der Grundlage der unter Buchstabe c dargelegten Kriterien kein wissenschaftliches Gutachten vorzulegen; in diesem Fall teilt es der Benannten Stelle dies so rasch wie möglich und in jedem Fall binnen 21 Tagen nach Eingang der von der Kommission übermittelten und unter Buchstabe a genannten Dokumente mit. Das Expertengremium teilt der Benannten Stelle und der Kommission innerhalb dieser Frist auch die Gründe für seine Entscheidung mit; die Benannte Stelle kann daraufhin das Zertifizierungsverfahren für dieses Produkt fortsetzen.

e) Das Expertengremium teilt der Kommission innerhalb von 21 Tagen nach Eingang der von der Kommission übermittelten Dokumente über Eudamed mit, ob es gemäß Buchstabe c beabsichtigt, ein wissenschaftliches Gutachten vorzulegen, oder ob es gemäß Buchstabe d nicht beabsichtigt, ein wissenschaftliches Gutachten vorzulegen.

f) Wird binnen einer Frist von 60 Tagen kein Gutachten vorgelegt, so kann die Benannte Stelle das Zertifizierungsverfahren für das betreffende Produkt fortsetzen.

g) Die Benannte Stelle berücksichtigt gebührend die in dem wissenschaftlichen Gutachten des Expertengremiums geäußerten Standpunkte. Stellt das Expertengremium fest, dass der klinische Nachweis nicht ausreichend ist oder auf andere Weise Anlass zu ernsthafter Besorgnis im Hinblick auf die Nutzen-Risiko-Abwägung, die Kohärenz dieses Nachweises mit der Zweckbestimmung, einschließlich der medizinischen Indikation(en), und den Plan für die klinische Nachbeobachtung nach dem Inverkehrbringen gibt, so rät die Benannte Stelle dem Hersteller erforderlichenfalls, die Zweckbestimmung des Produkts auf bestimmte Patientengruppen oder bestimmte medizinische Indikationen zu beschränken und/oder eine Begrenzung der Geltungsdauer der Bescheinigung vorzusehen, spezifische Studien über die klinische Nachbeobachtung nach dem Inverkehrbringen durchzuführen und die Gebrauchsanweisung oder den Kurzbericht über Sicherheit und Leistung anzupassen, oder sieht – gegebenenfalls in ihrem Konformitätsbewertungsbericht – andere Einschränkungen vor. Folgt die Benannte Stelle dem Gutachten des Expertengremiums in ihrem Konformitätsbewertungsbericht nicht, so legt sie eine umfassende Begründung dafür vor, und die Kommission macht unbeschadet des Artikels 109 sowohl das wissenschaftliche Gutachten des Expertengremiums als auch die von der Benannten Stelle vorgelegte schriftliche Begründung über Eudamed öffentlich zugänglich.

h) Die Kommission stellt den Expertengremien nach Beratung mit den Mitgliedstaaten und einschlägigen wissenschaftlichen Experten vor dem 26. Mai 2021 Leitlinien für die einheitliche Auslegung der Kriterien unter Buchstabe c zur Verfügung.

5.2. Verfahren bei Produkten, zu deren Bestandteilen ein Arzneimittel gehört

a) Enthält ein Produkt als festen Bestandteil einen Stoff, der für sich allein genommen als Arzneimittel im Sinne von Artikel 1 Nummer 2 der Richtlinie 2001/83/EG gelten kann, auch wenn es sich um ein aus menschlichem Blut oder Plasma gewonnenes Arzneimittel handelt, und dem im Rahmen des Medizinprodukts eine unterstützende Funktion zukommt, so sind die Qualität, die Sicherheit und der Nutzen des Stoffes gemäß den in Anhang I der Richtlinie 2001/83/EG festgelegen Methoden zu überprüfen.

b) Vor Ausstellung einer EU-Bescheinigung über die Bewertung der technischen Dokumentation ersucht die Benannte Stelle nach Überprüfung des Nutzens des Stoffes als Bestandteil des Produkts und unter Berücksichtigung der Zweckbestimmung des Produkts eine der von den Mitgliedstaaten bezeichneten zuständigen Behörden gemäß der Richtlinie 2001/83/EG oder die Europäische Arzneimittel-Agentur (im Folgenden jeweils als „konsultierte Arzneimittelbehörde" bezeichnet, je nachdem, welche Stelle unter diesem Buchstaben konsultiert wurde) um ein wissenschaftliches Gutachten zur Qualität und Sicherheit des Stoffes, einschließlich des Nutzens oder Risikos der Verwendung des Stoffes in dem Produkt. Gehört zu den Bestandteilen eines Produkts ein Derivat aus menschlichem Blut oder Plasma oder ein Stoff, der für sich allein genommen als Arzneimittel gelten kann, das ausschließlich in den Anwendungsbereich des Anhangs der Verordnung (EG) Nr. 726/2004 fällt, so holt die Benannte Stelle ein Gutachten der Europäischen Arzneimittel-Agentur ein.

c) Bei der Ausstellung des Gutachtens berücksichtigt die konsultierte Arzneimittelbehörde den Herstellungsprozess und die Angaben im Zusammenhang mit dem Nutzen der Verwendung des Stoffes in dem Produkt, wie von der Benannten Stelle ermittelt.

d) Die konsultierte Arzneimittelbehörde übermittelt der Benannten Stelle ihr Gutachten innerhalb von 210 Tagen nach Eingang aller erforderlichen Unterlagen.

e) Das wissenschaftliche Gutachten der konsultierten Arzneimittelbehörde sowie etwaige Aktualisierungen dieses Gutachtens werden in die Dokumentation der Benannten Stelle zu dem Produkt aufgenommen. Bei ihrer Entscheidung berücksichtigt die Benannte Stelle gebührend die in diesem wissenschaftlichen Gutachten geäußerten Standpunkte. Die Benannte Stelle stellt keine Bescheinigung aus, wenn das wissenschaftliche Gutachten negativ ist, und setzt die konsultierte Arzneimittelbehörde von ihrer abschließenden Entscheidung in Kenntnis

f) Bevor Änderungen bezüglich eines in dem Medizinprodukt verwendeten Hilfsstoffs vorgenommen werden, insbesondere im Zusammenhang mit dem Herstellungsprozess, informiert der Hersteller die Benannte Stelle über die Änderungen. Diese Benannte Stelle holt ein Gutachten der konsultierten Arzneimittelbehörde ein, um zu bestätigen, dass Qualität und Sicherheit des Hilfsstoffs unverändert bleiben Die konsultierte Arzneimittelbehörde berücksichtigt die Angaben über den Nutzen der Verwendung des Stoffes in dem Produkt, wie von der Benannten Stelle ermittelt, um sicherzustellen, dass sich die Änderungen nicht negativ auf den Nutzen oder das Risiko auswirken, der/das zuvor für die Verwendung des Stoffes in dem Produkt festgestellt wurde. Die konsultierte Arzneimittelbehörde übermittelt ihr Gutachten innerhalb von 60 Tagen nach Eingang aller erforderlichen Unterlagen zu den Änderungen. Die Benannte Stelle stellt keinen Nachtrag zu der EU-Bescheinigung über die Bewertung der technischen Dokumentation aus, wenn das wissenschaftliche Gutachten der konsultierten Arzneimittelbehörde negativ ist. Die Benannte Stelle teilt der konsultierten Arzneimittelbehörde ihre endgültige Entscheidung mit.

g) Erhält die konsultierte Arzneimittelbehörde Informationen über den unterstützenden Stoff, die Auswirkungen auf den Nutzen oder das Risiko, der/das zuvor für die Verwendung des Stoffes in dem Produkt festgestellt wurde, haben könnten, so teilt sie der Benannten Stelle mit, ob diese Informationen Auswirkungen auf den Nutzen oder das Risiko, der/das zuvor für die Verwendung des Stoffes in dem Produkt festgestellt wurde, haben. Die Benannte Stelle berücksichtigt diese Mitteilung bei ihren Überlegungen zu einer erneuten Bewertung des Konformitätsbewertungsverfahrens.

5.3. Verfahren bei Produkten, die unter Verwendung von Geweben oder Zellen menschlichen oder tierischen Ursprungs oder deren Derivaten hergestellt werden, die nicht lebensfähig oder abgetötet sind, oder die diese als Bestandteilen beinhalten.

5.3.1. Gewebe oder Zellen menschlichen Ursprungs oder ihre Derivate

a) Im Fall von Produkten, die unter Verwendung von Derivaten von Geweben oder Zellen menschlichen Ursprungs hergestellt werden, die in dieser Verordnung unter Artikel 1 Absatz 6 Buchstabe g erfasst sind, und von Produkten, die als integralen Bestandteil von der Richtlinie 2004/23/EG erfasste Gewebe oder Zellen menschlichen Ursprungs oder deren Derivate enthalten, denen im Rahmen des Produkts eine unterstützende Funktion zukommt, holt die Benannte Stelle vor Ausstellung einer EU-Bescheinigung über die Bewertung der technischen Dokumentation ein wissenschaftliches Gutachten einer der von den Mitgliedstaaten gemäß Richtlinie 2004/23/EG bezeichneten zuständigen Behörden (im Folgenden „für Gewebe und Zellen menschlichen Ursprungs zuständige Behörde“) zu den Aspekten ein, die die Spende, Beschaffung und Testung der Gewebe oder Zellen menschlichen Ursprungs oder ihrer Derivate betreffen. Die Benannte Stelle legt eine Zusammenfassung der vorläufigen Konformitätsbewertung vor, die unter anderem Informationen zur Nichtlebensfähigkeit der betreffenden menschlichen Gewebe oder Zellen, zu deren Spende, Beschaffung und Testung sowie zum Risiko oder Nutzen der Verwendung der Gewebe oder Zellen menschlichen Ursprungs oder ihrer Derivate in dem Produkt enthält.

b) Innerhalb von 120 Tagen nach Eingang aller erforderlichen Unterlagen legt die für Gewebe und Zellen menschlichen Ursprungs zuständige Behörde der Benannten Stelle ihr Gutachten vor.

c) Das wissenschaftliche Gutachten der für Gewebe und Zellen menschlichen Ursprungs zuständigen Behörde sowie etwaige Aktualisierungen werden in die Dokumentation der Benannten Stelle zu dem Produkt aufgenommen. Bei ihrer Entscheidung berücksichtigt die Benannte Stelle gebührend die in dem wissenschaftlichen Gutachten der für Gewebe und Zellen menschlichen Ursprungs zuständigen Behörde geäußerten Standpunkte. Die Benannte Stelle stellt keine Bescheinigung aus, wenn dieses wissenschaftliche Gutachten negativ ist. Sie setzt die für Gewebe und Zellen menschlichen Ursprungs zuständige Behörde von ihrer abschließenden Entscheidung in Kenntnis.

d) Bevor Änderungen bezüglich der in einem Produkt verwendeten abgetöteten Gewebe oder Zellen menschlichen Ursprungs oder der Derivate dieser Gewebe oder Zellen – insbesondere im Zusammenhang mit deren Spende, Testung oder Beschaffung – vorgenommen werden, informiert der Hersteller die Benannte Stelle über die beabsichtigten Änderungen. Die Benannte Stelle konsultiert die Behörde, die an der ursprünglichen Konsultation beteiligt war, um zu bestätigen, dass Qualität und Sicherheit der Gewebe und Zellen menschlichen Ursprungs oder ihrer Derivate, die in dem Produkt verwendet werden, erhalten bleiben. Die für Gewebe und Zellen menschlichen Ursprungs zuständige Behörde berücksichtigt die Angaben über den Nutzen der Verwendung der Gewebe oder Zellen menschlichen Ursprungs und ihrer Derivate in dem Produkt, wie von der Benannten Stelle ermittelt, um sicherzustellen, dass sich die Änderungen nicht negativ auf das Nutzen-Risiko-Verhältnis auswirken, das für die Aufnahme der Gewebe oder Zellen menschlichen Ursprungs oder ihrer Derivate in das Produkt bestimmt wurde. Sie übermittelt ihr Gutachten innerhalb von 60 Tagen nach Eingang aller erforderlichen Unterlagen zu den beabsichtigten Änderungen. Die Benannte Stelle stellt keinen Nachtrag zu der EU-Bescheinigung über die Bewertung der technischen Dokumentation aus, wenn das wissenschaftliche Gutachten negativ ist, und setzt die für Gewebe und Zellen menschlichen Ursprungs zuständige Behörde von ihrer abschließenden Entscheidung in Kenntnis.

5.3.2 Gewebe oder Zellen tierischen Ursprungs oder ihre Derivate

Im Fall von Produkten, die gemäß der Verordnung (EU) Nr. 722/2012 unter Verwendung von abgetötetem Gewebe oder von abgetöteten Erzeugnissen, die aus tierischem Gewebe gewonnen wurden, hergestellt werden, greift die Benannte Stelle auf die in der genannten Verordnung festgelegten einschlägigen Anforderungen zurück.

5.4. Verfahren bei Produkten, die aus Stoffen oder Kombinationen von Stoffen bestehen, die vom menschlichen Körper aufgenommen oder lokal im Körper verteilt werden

a) Die Qualität und Sicherheit von Produkten, die aus Stoffen oder Kombinationen von Stoffen bestehen, die dazu bestimmt sind, über eine Körperöffnung in den menschlichen Körper eingeführt oder auf die Haut aufgetragen zu werden, und die vom Körper aufgenommen oder lokal im Körper verteilt werden, werden – soweit zutreffend und nur in Bezug auf die Anforderungen, die nicht unter diese Verordnung fallen – gemäß den in Anhang I der Richtlinie 2001/83/EG festgelegten einschlägigen Anforderungen für die Bewertung der Aspekte Resorption, Verteilung, Metabolismus, Ausscheidung, lokale Verträglichkeit, Toxizität, Wechselwirkungen mit anderen Produkten, Arzneimitteln oder sonstigen Stoffen sowie mögliche unerwünschte Reaktionen überprüft.

b) Bei Produkten oder ihren Metaboliten, die systemisch vom menschlichen Körper aufgenommen werden, um ihre Zweckbestimmung zu erfüllen, ersucht die Benannte Stelle darüber hinaus eine der von den Mitgliedstaaten benannten zuständigen Behörden gemäß der Richtlinie 2001/83/EG oder die Europäische Arzneimittel-Agentur (im Folgenden jeweils als „konsultierte Arzneimittelbehörde" bezeichnet, je nachdem, welche Stelle unter diesem Buchstaben konsultiert wurde) um ein wissenschaftliches Gutachten zu der Frage, ob mit dem Produkt die in Anhang I der Richtlinie 2001/83/EG festgelegten einschlägigen Anforderungen eingehalten werden.

c) Das Gutachten der konsultierten Arzneimittelbehörde wird innerhalb von 150 Tagen nach Eingang aller erforderlichen Unterlagen erstellt.

d) Das wissenschaftliche Gutachten der konsultierten Arzneimittelbehörde sowie etwaige Aktualisierungen werden in die Dokumentation der Benannten Stelle zu dem Produkt aufgenommen. Bei ihrer Entscheidung berücksichtigt die Benannte Stelle gebührend die in diesem wissenschaftlichen Gutachten geäußerten Standpunkte und setzt die konsultierte Arzneimittelbehörde von ihrer abschließenden Entscheidung in Kenntnis.

6. Chargenuntersuchung bei Produkten, zu deren integralen Bestandteilen ein Stoff gehört, der für sich allein genommen als ein aus menschlichem Blut oder Plasma gewonnenes Arzneimittel im Sinne von Artikel 1 Absatz 8 gelten würde

Nach Beendigung der Herstellung jeder Charge des Produkts, zu dessen integralen Bestandteilen ein Arzneimittel gehört, das für sich allein genommen als ein aus menschlichem Blut oder Plasma gewonnenes Arzneimittel im Sinne von Artikel 1 Absatz 8 Unterabsatz 1 gelten würde, unterrichtet der Hersteller die Benannte Stelle über die Freigabe dieser Charge des Produkts und übermittelt ihr die von einem staatlichen oder einem zu diesem Zweck von einem Mitgliedstaat benannten Laboratorium gemäß Artikel 114 Absatz 2 der Richtlinie 2001/83/EG ausgestellte amtliche Bescheinigung über die Freigabe der Charge des in diesem Produkt verwendeten Derivats aus menschlichem Blut oder Plasma.

KAPITEL III
VERWALTUNGSBESTIMMUNGEN

7. Der Hersteller oder – falls der Hersteller keine eingetragene Niederlassung in einem Mitgliedstaat hat – sein Bevollmächtigter hält während eines Zeitraums, der frühestens zehn Jahre – im Falle von implantierbaren Produkten frühestens 15 Jahre – nach dem Inverkehrbringen des letzten Produkts endet, für die zuständigen Behörden folgende Unterlagen bereit:

- die EU-Konformitätserklärung,
- die in Abschnitt 2.1 fünfter Spiegelstrich genannte Dokumentation und insbesondere die aus den Verfahren gemäß Abschnitt 2.2 Absatz 2 Buchstabe c hervorgehenden Daten und Aufzeichnungen,
- die Informationen über die Änderungen gemäß Abschnitt 2.4,
- die Dokumentation gemäß Abschnitt 4.2 und
- die Entscheidungen und Berichte der Benannten Stelle gemäß diesem Anhang.

8. Jeder Mitgliedstaat verlangt, dass die in Abschnitt 7 genannte Dokumentation den zuständigen Behörden über den in diesem Abschnitt angegebenen Zeitraum zur Verfügung steht, für den Fall, dass ein in diesem Staat niedergelassene Hersteller oder sein Bevollmächtigter vor Ablauf dieser Frist in Konkurs geht oder seine Geschäftstätigkeit aufgibt.

ANHANG X KONFORMITÄTSBEWERTUNG AUF DER GRUNDLAGE EINER BAUMUSTERPRÜFUNG

1. Als EU-Baumusterprüfung wird das Verfahren bezeichnet, mit dem eine Benannte Stelle feststellt und bescheinigt, dass ein Produkt einschließlich der technischen Dokumentation und der einschlägigen Prozesse während des Lebenszyklus sowie ein entsprechendes für die geplante Produktion des Medizinprodukts repräsentatives Exemplar den einschlägigen Bestimmungen dieser Verordnung entsprechen.

2. Antragstellung

Der Hersteller beantragt bei einer Benannten Stelle die Bewertung. Der Antrag enthält

- den Namen des Herstellers und die Anschrift seiner eingetragenen Niederlassung und, wenn der Antrag vom Bevollmächtigten eingereicht wird, auch den Namen des Bevollmächtigten und die Anschrift von dessen eingetragener Niederlassung,
- die technische Dokumentation gemäß den Anhängen II und III, Der Antragsteller stellt der Benannten Stelle ein für die geplante Produktion des Medizinprodukts des Produkts repräsentatives Exemplar (im Folgenden „Baumuster“) zur Verfügung. Die Benannte Stelle kann bei Bedarf weitere Exemplare des Baumusters sowie Folgendes verlangen:
- eine schriftliche Erklärung, dass bei keiner anderen Benannten Stelle ein Parallelantrag zu demselben Baumuster eingereicht worden ist, oder Informationen über etwaige frühere Anträge zu demselben Baumuster, die von einer anderen Benannten Stelle abgelehnt oder vom Hersteller oder seinem Bevollmächtigten vor der abschließenden Bewertung durch diese andere Benannte Stelle zurückgezogen wurden.

3. Bewertung

Die Benannte Stelle hat folgende Aufgaben:

a) Sie setzt zur Prüfung des Antrags Personal ein, das nachweislich über Kenntnisse und Erfahrung bezüglich der betreffenden Technologie und der klinischen Anwendung dieser Technologie verfügt. Die Benannte Stelle kann verlangen, dass der Antrag durch zusätzliche durchgeführte Tests oder die Aufforderung zur Vorlage weiterer Nachweise ergänzt wird, damit die Konformität mit den einschlägigen Anforderungen dieser Verordnung beurteilt werden kann. Die Benannte Stelle führt angemessene physische Kontrollen oder Laboruntersuchungen bezüglich des Produkts durch oder fordert den Hersteller zur Durchführung solcher Tests auf.

b) Sie prüft und bewertet die technische Dokumentation in Bezug auf ihre Konformität mit den auf das Produkt anwendbaren Bestimmungen dieser Verordnung und überprüft, ob das Baumuster in Übereinstimmung mit dieser Dokumentation hergestellt wurde; sie stellt außerdem fest, welche Bestandteile entsprechend den in Artikel 8 genannten geltenden Normen oder den geltenden GS ausgelegt sind und bei welchen Bestandteilen sich die Auslegung nicht auf die in Artikel 8 genannten einschlägigen Normen oder die relevanten GS stützt.
c) Sie überprüft den vom Hersteller in dem klinischen Bewertungsbericht gemäß Anhang XIV Abschnitt 4 vorgelegten klinischen Nachweis. Für die Zwecke dieser Überprüfung beschäftigt die Benannte Stelle Produktprüfer mit ausreichendem klinischen Fachwissen und verwendet erforderlichenfalls externe klinische Experten mit unmittelbarer aktueller Erfahrung mit dem betreffenden Produkt oder den klinischen Bedingungen, unter denen es verwendet wird, ein.
d) Stützt sich der klinische Nachweis ganz oder teilweise auf Daten zu Produkten, die als vergleichbar oder gleichartig mit dem zu bewertenden Produkt dargestellt werden, so prüft die Benannte Stelle unter Berücksichtigung von Faktoren wie neuen Indikationen oder Innovationen, ob die Verwendung dieser Daten angemessen ist. Sie dokumentiert eindeutig ihre Ergebnisse hinsichtlich der behaupteten Gleichartigkeit sowie der Relevanz und Eignung der Daten für einen Konformitätsnachweis.
e) Sie dokumentiert das Ergebnis ihrer Bewertung klar und deutlich in einem Bericht über die Begutachtung der vorklinischen und klinischen Bewertung als Teil des EU-Baumusterprüfberichts gemäß Buchstabe i.
f) Sie führt die geeigneten Bewertungen und erforderlichen physischen Kontrollen oder Laboruntersuchungen durch oder lässt diese durchführen, um festzustellen, ob die vom Hersteller gewählten Lösungen den in dieser Verordnung festgelegten grundlegenden Sicherheits- und Leistungsanforderungen entsprechen, falls die in Artikel 8 genannten Normen oder die GS nicht angewendet wurden. Wenn ein Produkt zur Erfüllung seiner Zweckbestimmung an ein anderes Produkt oder andere Produkte angeschlossen werden muss, ist der Nachweis zu erbringen, dass das erstere Produkt bei Anschluss an ein anderes Produkt oder andere Produkte, das/die die vom Hersteller angegebenen Merkmale aufweist/aufweisen, die grundlegenden Sicherheits- und Leistungsanforderungen erfüllt.
g) Sie führt die geeigneten Bewertungen und erforderlichen physischen Kontrollen oder Laboruntersuchungen durch oder lässt diese durchführen, um festzustellen, ob die einschlägigen harmonisierten Normen tatsächlich angewendet wurden, sofern sich der Hersteller für die Anwendung dieser Normen entschieden hat.
h) Sie vereinbart mit dem Antragsteller den Ort, an dem die erforderlichen Bewertungen und Tests durchzuführen sind, und

i) sie erstellt einen EU-Baumusterprüfbericht über die Ergebnisse der nach den Buchstaben a bis g durchgeführten Bewertungen und Prüfungen.

4. Bescheinigung

Falls das Baumuster dieser Verordnung entspricht, stellt die Benannte Stelle eine EU-Baumusterprüfbescheinigung aus. Diese Bescheinigung enthält den Namen und die Anschrift des Herstellers, die Ergebnisse der Bewertung der Baumusterprüfung, die Bedingungen für die Gültigkeit der Bescheinigung sowie die zur Identifizierung des genehmigten Baumusters erforderlichen Angaben. Die Bescheinigung wird gemäß Anhang XII erstellt. Die relevanten Teile der Dokumentation werden der Bescheinigung beigefügt; eine Abschrift verbleibt bei der Benannten Stelle.

5. Änderungen am Baumuster

5.1. Der Hersteller informiert die Benannte Stelle, die die EU-Baumusterprüfbescheinigung ausgestellt hat, über alle geplanten Änderungen am genehmigten Baumuster oder seiner Zweckbestimmung oder seiner Verwendungsbedingungen.

5.2. Änderungen am genehmigten Produkt, einschließlich Beschränkungen seiner Zweckbestimmung oder seiner Verwendungsbedingungen, müssen von der Benannten Stelle, die die EU-Baumusterprüfbescheinigung ausgestellt hat, genehmigt werden, wenn diese Änderungen die Konformität des Produkts mit den grundlegenden Sicherheits- und Leistungsanforderungen oder mit den vorgesehenen Anwendungsbedingungen des Produkts beeinträchtigen können. Die Benannte Stelle prüft die geplanten Änderungen, teilt dem Hersteller ihre Entscheidung mit und stellt ihm einen Nachtrag zum EU-Baumusterprüfbericht aus. Die Genehmigung von Änderungen am genehmigten Baumuster wird in Form eines Nachtrags zur EU-Baumusterprüfbescheinigung erteilt.

5.3. Bei Änderungen der Zweckbestimmung und der Verwendungsbedingungen des genehmigten Produkts – mit Ausnahme von Beschränkungen der Zweckbestimmung und der Verwendungsbedingungen – ist ein neuer Antrag auf Durchführung einer Konformitätsbewertung erforderlich.

6. Besondere zusätzliche Verfahren

Anhang IX Abschnitt 5 gilt mit der Maßgabe, dass jeder Verweis auf eine EU-Bescheinigung über die Bewertung der technischen Dokumentation als Verweis auf eine EU-Baumusterprüfbescheinigung zu verstehen ist.

7. Verwaltungsbestimmungen

Der Hersteller oder – falls der Hersteller keine eingetragene Niederlassung in einem Mitgliedstaat hat – sein Bevollmächtigter hält während eines Zeitraums, der frühestens zehn Jahre – im Falle von implantierbaren Produkten frühestens 15 Jahre – nach dem Inverkehrbringen des letzten Produkts endet, für die zuständigen Behörden folgende Unterlagen bereit:

- die Unterlagen gemäß Abschnitt 2 zweiter Spiegelstrich,
- die Informationen über die Änderungen gemäß Abschnitt 5 und
- Kopien der EU-Baumusterprüfbescheinigungen, der wissenschaftlichen Gutachten und Berichte und der entsprechenden Nachträge/Ergänzungen.

Es gilt Anhang IX Abschnitt 8.

ANHANG XI KONFORMITÄTSBEWERTUNG AUF DER GRUNDLAGE EINER PRODUKTKONFORMITÄTSPRÜFUNG

1. Die Konformitätsbewertung auf der Grundlage einer Produktkonformitätsprüfung soll sicherstellen, dass Produkte mit dem Baumuster, für das eine EU-Baumusterprüfbescheinigung ausgestellt wurde, sowie den einschlägigen Bestimmungen dieser Verordnung übereinstimmen.

2. Wenn eine EU-Baumusterprüfbescheinigung in Übereinstimmung mit Anhang X ausgestellt wurde, kann der Hersteller entweder das in Teil A dieses Anhangs beschriebene Verfahren (Produktionsqualitätssicherung) oder das in Teil B dieses Anhangs beschriebene Verfahren (Produktprüfung) anwenden.

3. Abweichend von den vorstehenden Abschnitten 1 und 2 können die Verfahren in diesem Anhang in Verbindung mit der Erstellung einer technischen Dokumentation gemäß den Anhängen II und III auch von Herstellern von Produkten der Klasse IIa angewendet werden.

TEIL A PRODUKTIONSQUALITÄTSSICHERUNG

4. Der Hersteller stellt die Anwendung des für die Herstellung der betreffenden Produkte genehmigten Qualitätsmanagementsystems sicher, führt nach Maßgabe des Abschnitts 6 die Endkontrolle durch und unterliegt der Überwachung gemäß Abschnitt 7.

5. Kommt der Hersteller den Verpflichtungen nach Abschnitt 4 nach, erstellt er für das dem Konformitätsbewertungsverfahren unterliegende Produkt in Übereinstimmung mit Artikel 19 und Anhang IV eine EU-Konformitätserklärung und bewahrt diese auf. Mit der Ausstellung einer EU-Konformitätserklärung gilt als vom Hersteller gewährleistet und erklärt, dass das betreffende Produkt mit dem in der EU-Baumusterprüfbescheinigung beschriebenen Baumuster übereinstimmt sowie die einschlägigen Anforderungen dieser Verordnung an das Produkt erfüllt.

6. Qualitätsmanagementsystem

6.1. Der Hersteller beantragt bei einer Benannten Stelle die Bewertung seines Qualitätsmanagementsystems. Der Antrag enthält

- alle in Anhang IX Abschnitt 2.1 aufgeführten Elemente,
- die technische Dokumentation gemäß den Anhängen II und III für die genehmigten Baumuster und
- eine Kopie der EU-Baumusterprüfbescheinigung gemäß Anhang X Abschnitt 4; wurden die EU-Baumusterprüfbescheinigungen von derselben Benannten Stelle ausgestellt, bei der der Antrag eingereicht wird, so wird auch

ein Verweis auf die technische Dokumentation und deren Aktualisierungen sowie auf die ausgestellten Bescheinigungen in den Antrag aufgenommen.

6.2. Bei der Umsetzung des Qualitätsmanagementsystems ist auf allen Stufen sicherzustellen, dass Übereinstimmung mit dem in der EU-Baumusterprüfbescheinigung beschriebenen Baumuster besteht und die für das Produkt geltenden Bestimmungen dieser Verordnung eingehalten werden. Alle Einzelheiten, Anforderungen und Vorkehrungen, die der Hersteller für sein Qualitätsmanagementsystem zugrunde legt, werden in Form eines Qualitätshandbuchs und schriftlicher Grundsätze und Verfahren wie etwa Qualitätssicherungsprogramme, -pläne und -berichte systematisch und geordnet dokumentiert.

Diese Dokumentation umfasst insbesondere eine angemessene Beschreibung aller Elemente, die in Anhang IX Abschnitt 2.2 Buchstaben a, b, d und e aufgeführt sind.

6.3. Es gilt Anhang IX Abschnitt 2.3 erster und zweiter Absatz.

Ist das Qualitätsmanagementsystems so ausgestaltet, dass es gewährleistet, dass die Produkte mit dem in der EU-Baumusterprüfbescheinigung beschriebenen Baumuster übereinstimmen und dass es den einschlägigen Bestimmungen dieser Verordnung entspricht, so stellt die Benannte Stelle eine EU-Qualitätssicherungsbescheinigung aus. Die Benannte Stelle teilt dem Hersteller ihre Entscheidung zur Ausstellung einer Bescheinigung mit. Diese Entscheidung enthält die Ergebnisse des von der Benannten Stelle durchgeführten Audits und eine begründete Bewertung.

6.4. Es gilt Anhang IX Abschnitt 2.4.

7. Überwachung

Es gilt Anhang IX Abschnitt 3.1, Abschnitt 3.2 erster, zweiter und vierter Spiegelstrich, Abschnitt 3.3, Abschnitt 3.4, Abschnitt 3.6 und Abschnitt 3.7.

Bei Produkten der Klasse III wird im Rahmen der Überwachung auch überprüft, ob die Menge der für das Baumuster genehmigten hergestellten oder beschafften Rohstoffe oder wesentlichen Komponenten der Menge der Endprodukte entspricht.

8. Chargenuntersuchung bei Produkten, zu deren integralen Bestandteilen ein Stoff gehört, der für sich allein genommen als ein aus menschlichem Blut oder Plasma gewonnenes Arzneimittel im Sinne von Artikel 1 Absatz 8 gelten würde

Nach Beendigung der Herstellung jeder Charge des Produkts, zu dessen integralen Bestandteilen ein Arzneimittel gehört, das für sich allein genommen als ein aus menschlichem Blut oder Plasma gewonnenes Arzneimittel im Sinne von Artikel 1 Absatz 8 Unterabsatz 1 gelten würde, unterrichtet der Hersteller die Benannte Stelle über die Freigabe dieser Charge des Produkts und übermittelt ihr die von einem Laboratorium eines Mitgliedstaats oder einem zu diesem Zweck von einem Mitgliedstaat benannten Laboratorium gemäß Artikel 114 Absatz 2 der Richtlinie 2001/83/EG ausgestellte amtliche Bescheinigung über die Freigabe der Charge des in diesem Produkt verwendeten Derivats aus menschlichem Blut oder Plasma.

9. Verwaltungsbestimmungen

Der Hersteller oder – falls der Hersteller keine eingetragene Niederlassung in einem Mitgliedstaat hat – sein Bevollmächtigter hält während eines Zeitraums, der frühestens zehn Jahre – im Falle von implantierbaren Produkten frühestens 15 Jahre – nach dem Inverkehrbringen des letzten Produkts endet, für die zuständigen Behörden folgende Unterlagen bereit:

- die EU-Konformitätserklärung,
- die Dokumentation gemäß Anhang IX Abschnitt 2.1 fünfter Spiegelstrich,
- die Dokumentation gemäß Anhang IX Abschnitt 2.1 achter Spiegelstrich, einschließlich der EU-Baumusterprüfbescheinigung gemäß Anhang X,
- die Informationen über die Änderungen gemäß Anhang IX Abschnitt 2.4 und
- die Entscheidungen und Berichte der Benannten Stelle gemäß Anhang IX Abschnitte 2.3, 3.3 und 3.4.

Es gilt Anhang IX Abschnitt 8.

10. Anwendung auf Produkte der Klasse IIa

10.1. Abweichend von Abschnitt 5 gilt als vom Hersteller mit der EU-Konformitätserklärung gewährleistet und erklärt, dass die betreffenden Produkte der Klasse IIa im Einklang mit der technischen Dokumentation gemäß den Anhängen II und III hergestellt werden und den einschlägigen Anforderungen dieser Verordnung entsprechen.

10.2. Bei Produkten der Klasse IIa bewertet die Benannte Stelle als Teil der Bewertung nach Abschnitt 6.3, ob die in den Anhängen II und III beschriebene technische Dokumentation für die auf repräsentativer Basis ausgewählten Produkte den Anforderungen dieser Verordnung entspricht.

Bei der Auswahl einer repräsentativen Produktstichprobe oder repräsentativer Produktstichproben berücksichtigt die Benannte Stelle die technologische Neuartigkeit, Ähnlichkeiten in der Auslegung, Technologie, Herstellungs- und Sterilisationsverfahren, die bezweckte Verwendung und die Ergebnisse aller relevanten früheren Bewertungen (z. B. im Hinblick auf die physikalischen, chemischen, biologischen oder klinischen Eigenschaften), die gemäß dieser Verordnung durchgeführt wurden. Die Benannte Stelle dokumentiert ihre Begründung für die gewählte Produktstichprobe oder die gewählten Produktstichproben.

10.3. Bestätigt die Bewertung gemäß Abschnitt 10.2, dass die betreffenden Produkte der Klasse IIa mit der in den Anhängen II und III beschriebenen technischen Dokumentation übereinstimmen und die einschlägigen Anforderungen dieser Verordnung erfüllen, so stellt die Benannte Stelle eine Bescheinigung gemäß diesem Teil des vorliegenden Anhangs aus.

10.4. Stichproben, die zusätzlich zu den Stichproben für die ursprüngliche Konformitätsbewertung von Produkten gewählt wurden, werden von der Benannten Stelle im Rahmen der in Abschnitt 7 genannten Überwachungsbewertung bewertet.

10.5. Abweichend von Abschnitt 6 hält der Hersteller oder sein Bevollmächtigter während eines Zeitraums, der frühestens zehn Jahre nach dem Inverkehrbringen des letzten Produkts endet, für die zuständigen Behörden folgende Unterlagen bereit:

- die EU-Konformitätserklärung,
- die technische Dokumentation gemäß den Anhängen II und III und
- die technische Dokumentation gemäß den Anhängen II und III und
- die Bescheinigung gemäß Abschnitt 10.3.

Es gilt Anhang IX Abschnitt 8.

TEIL B
PRODUKTPRÜFUNG

11. Die Produktprüfung ist als Verfahren zu verstehen, mit dem es als vom Hersteller nach Prüfung jedes hergestellten Produkts durch Ausstellung einer EU-Konformitätserklärung gemäß Artikel 19 und Anhang IV als gewährleistet und erklärt gilt, dass die Produkte, die dem in den Abschnitten 14 und 15 beschriebenen Verfahren unterzogen wurden, mit dem in der EU-Baumusterprüfbescheinigung beschriebenen Baumuster übereinstimmen und den einschlägigen Anforderungen dieser Verordnung entsprechen.

12. Der Hersteller trifft alle erforderlichen Maßnahmen, damit im Herstellungsverfahren die Übereinstimmung der Produkte mit dem in der EU-Baumusterprüfbescheinigung beschriebenen Baumuster und den einschlägigen Anforderungen der Verordnung sichergestellt wird. Er erstellt vor Beginn der Herstellung eine Dokumentation, in der die Herstellungsverfahren, insbesondere – soweit erforderlich – im Bereich der Sterilisation, sowie sämtliche bereits zuvor aufgestellten Routineverfahren festgelegt sind, die angewendet werden, um die Homogenität der Herstellung und gegebenenfalls die Übereinstimmung der Produkte mit dem in der EU-Baumusterprüfbescheinigung beschriebenen Baumuster sowie mit den einschlägigen Anforderungen dieser Verordnung zu gewährleisten.

Bei Produkten, die in sterilem Zustand in Verkehr gebracht werden, wendet der Hersteller ferner die Bestimmungen der Abschnitte 6 und 7 an; diese Vorschrift bezieht sich jedoch nur auf die Herstellungsschritte, die der Sterilisation und der Aufrechterhaltung der Sterilität dienen.

13. Der Hersteller sichert zu, einen Plan zur Überwachung nach dem Inverkehrbringen, einschließlich einer klinischen Nachbeobachtung nach dem Inverkehrbringen, sowie die Verfahren, mit denen die Einhaltung der Verpflichtungen des Herstellers sichergestellt wird, die sich aus den in Kapitel VII festgelegten Be-

stimmungen über Vigilanz und das System für die Überwachung nach dem Inverkehrbringen ergeben, einzuführen und auf den neuesten Stand zu bringen.

14. Die Benannte Stelle nimmt die entsprechenden Prüfungen und Tests vor, um die Übereinstimmung des Produkts mit den Anforderungen der Verordnung durch Kontrolle und Erprobung jedes einzelnen Produkts gemäß Abschnitt 15 zu prüfen.

Die im ersten Absatz dieses Abschnitts genannten Prüfungen und Tests gelten nicht für die Herstellungsschritte, die der sicheren Sterilisation dienen.

15. Prüfung durch Untersuchung und Erprobung jedes einzelnen Produkts

15.1. Alle Produkte werden einzeln geprüft und dabei entsprechenden physischen Kontrollen oder Laboruntersuchungen, wie sie in der/den in Artikel 8 genannten geltenden Norm oder Normen vorgesehen sind, oder gleichwertigen Prüfungen und Bewertungen unterzogen, um gegebenenfalls die Übereinstimmung der Produkte mit dem in der EU-Baumusterprüfbescheinigung beschriebenen Baumuster sowie den einschlägigen Anforderungen dieser Verordnung zu überprüfen.

15.2. Die Benannte Stelle bringt an jedem genehmigten Produkt ihre Kennnummer an bzw. lässt diese anbringen und stellt eine EU-Produktprüfbescheinigung über die vorgenommenen Prüfungen und Bewertungen aus.

16. Chargenuntersuchung bei Produkten, zu deren integralen Bestandteilen ein Stoff gehört, der für sich allein genommen als ein aus menschlichem Blut oder Plasma gewonnenes Arzneimittel im Sinne von Artikel 1 Absatz 8 gelten würde

Nach Beendigung der Herstellung jeder Charge des Produkts, zu dessen integralen Bestandteilen ein Arzneimittel gehört, das für sich allein genommen als ein aus menschlichem Blut oder Plasma gewonnenes Arzneimittel im Sinne von Artikel 1 Absatz 8 Unterabsatz 1 gelten würde, unterrichtet der Hersteller die Benannte Stelle über die Freigabe dieser Charge des Produkts und übermittelt ihr die von einem Laboratorium eines Mitgliedstaats oder einem zu diesem Zweck von einem Mitgliedstaat benannten Laboratorium gemäß Artikel 114 Absatz 2 der Richtlinie 2001/83/EG ausgestellte amtliche Bescheinigung über die Freigabe der Charge des in diesem Produkt verwendeten Derivats aus menschlichem Blut oder Plasma.

17. Verwaltungsbestimmungen

Der Hersteller oder sein Bevollmächtigter hält während eines Zeitraums, der frühestens zehn Jahre – im Falle von implantierbaren Produkten frühestens 15 Jahre – nach dem Inverkehrbringen des letzten Produkts endet, für die zuständigen Behörden folgende Unterlagen bereit:

- die EU-Konformitätserklärung,
- die Dokumentation gemäß Abschnitt 12,
- die Bescheinigung gemäß Abschnitt 15.2 und

- die EU-Baumusterprüfbescheinigung gemäß Anhang X. Es gilt Anhang IX Abschnitt 8.

18. Anwendung auf Produkte der Klasse IIa

18.1. Abweichend von Abschnitt 11 gilt als durch die EU-Konformitätserklärung vom Hersteller gewährleistet und erklärt, dass die betreffenden Produkte der Klasse IIa im Einklang mit der technischen Dokumentation gemäß den Anhängen II und III hergestellt werden und den einschlägigen Anforderungen dieser Verordnung entsprechen.

18.2. Die von der Benannten Stelle gemäß Abschnitt 14 durchgeführte Überprüfung zielt darauf ab, die Konformität der betreffenden Produkte der Klasse IIa mit der in den Anhängen II und III beschriebenen technischen Dokumentation und den einschlägigen Anforderungen dieser Verordnung zu bestätigen.

18.3. Bestätigt die Überprüfung gemäß Abschnitt 18.2, dass die betreffenden Produkte der Klasse IIa mit der in den Anhängen II und III beschriebenen technischen Dokumentation übereinstimmen und die einschlägigen Anforderungen dieser Verordnung erfüllen, so stellt die Benannte Stelle eine Bescheinigung gemäß diesem Teil des vorliegenden Anhangs aus.

18.4. Abweichend von Abschnitt 17 hält der Hersteller oder sein Bevollmächtigter während eines Zeitraums, der frühestens zehn Jahre nach dem Inverkehrbringen des letzten Produkts endet, für die zuständigen Behörden folgende Unterlagen bereit:

- die EU-Konformitätserklärung,
- die technische Dokumentation gemäß den Anhängen II und III und
- die Bescheinigung gemäß Abschnitt 18.3.

Es gilt Anhang IX Abschnitt 8.

ANHANG XII VON EINER BENANNTEN STELLE AUSGESTELLTE BESCHEINIGUNG

KAPITEL I ALLGEMEINE ANFORDERUNGEN

1. Die Bescheinigungen sind in einer der Amtssprachen der Union abzufassen.

2. Jede Bescheinigung wird für nur ein Konformitätsbewertungsverfahren ausgestellt.

3. Die Bescheinigungen werden nur an einen Hersteller ausgestellt. Die Angaben des Namens und der Anschrift des Herstellers in der Bescheinigung müssen mit den Angaben übereinstimmen, die in dem in Artikel 30 genannten elektronischen System erfasst sind.

4. In den Bescheinigungen ist das betreffende Produkt bzw. sind die betreffenden Produkte eindeutig identifizierbar:

a) die EU-Bescheinigungen über die Bewertung der technischen Dokumentation, die EU-Baumusterprüfbescheinigungen und die EU-Prüfbescheinigungen enthalten klare Angaben zu dem Produkt oder den Produkten einschließlich Bezeichnung, Modell und Art, zur vom Hersteller in der Gebrauchsanweisung angegebenen Zweckbestimmung, für die das Produkt im Rahmen des Konformitätsbewertungsverfahrens bewertet wurde, zur Risikoklassifizierung und zur Basis-UDI-DI nach Artikel 27 Absatz 6;

b) die EU-Qualitätsmanagementbescheinigungen und die EU-Qualitätssicherungsbescheinigung enthalten Angaben zu den Produkten bzw. Produktgruppen, zur Risikoklassifizierung und bei Produkten der Klasse IIb zur Zweckbestimmung.

5. Die Benannte Stelle muss auf Anfrage nachweisen können, welche (einzelnen) Produkte unter die Bescheinigung fallen. Die Benannte Stelle richtet ein System ein, das die Bestimmung der von der Bescheinigung erfassten Produkte, einschließlich ihrer Klassifizierung, ermöglicht.

6. Die Bescheinigungen enthalten gegebenenfalls den Hinweis, dass für das Inverkehrbringen des betreffenden Produkts oder der betreffenden Produkte eine weitere gemäß dieser Verordnung ausgestellte Bescheinigung erforderlich ist.

7. EU-Qualitätsmanagementbescheinigungen und EU-Qualitätssicherungsbescheinigungen für Produkte der Klasse I, für die die Mitwirkung einer Benannten Stelle gemäß Artikel 52 Absatz 7 vorgeschrieben ist, enthalten den Hinweis, dass das von der Benannten Stelle durchgeführte Audit des Qualitätsmanagementsystems sich auf die in dem genannten Absatz geforderten Aspekte beschränkt hat.

8. Falls eine Bescheinigung ergänzt, geändert oder neu ausgestellt wird, enthält die neue Bescheinigung eine Bezugnahme auf die vorherige Bescheinigung und deren Ausstellungsdatum sowie Angaben zu den Änderungen.

KAPITEL II
MINDESTANGABEN AUF DEN BESCHEINIGUNGEN

1. Name, Anschrift und Kennnummer der Benannten Stelle;

2. Name und Anschrift des Herstellers und gegebenenfalls seines Bevollmächtigten;

3. einmalige Identifizierungsnummer der Bescheinigung;

4. einmalige Registrierungsnummer des Herstellers gemäß Artikel 31 Absatz 2, falls sie bereits veröffentlicht ist;

5. Ausstellungsdatum;

6. Ablaufdatum;

7. Daten für die eindeutige Identifizierung des Produkts bzw. der Produkte, gegebenenfalls gemäß Teil I Abschnitt 4;

8. gegebenenfalls Hinweis auf jede frühere Bescheinigung gemäß Kapitel I Abschnitt 8;

9. Verweis auf diese Verordnung und den entsprechenden Anhang, nach dem die Konformitätsbewertung durchgeführt wurde;

10. durchgeführte Untersuchungen und Prüfungen, z. B. Verweis auf einschlägige GS, harmonisierte Normen, Versuchsberichte und Auditberichte;

11. gegebenenfalls Verweis auf die relevanten Teile der technischen Dokumentation oder andere Bescheinigungen, die für das Inverkehrbringen des betreffenden Produkts oder der betreffenden Produkte erforderlich sind;

12. gegebenenfalls Informationen über die Überwachung durch die Benannte Stelle;

13. Ergebnisse der Konformitätsbewertung in Bezug auf den einschlägigen Anhang durch die Benannte Stelle;

14. Bedingungen oder Einschränkungen bezüglich der Gültigkeit der Bescheinigung;

15. rechtsverbindliche Unterschrift der Benannten Stelle gemäß den geltenden nationalen Rechtsvorschriften.

ANHANG XIII
VERFAHREN FÜR SONDERANFERTIGUNGEN

1. Bei Sonderanfertigungen stellt der Hersteller oder sein Bevollmächtigter eine Erklärung unter Angabe aller folgenden Informationen aus:

- Name und Anschrift des Herstellers sowie aller Fertigungsstätten,
- gegebenenfalls Name und Anschrift des Bevollmächtigten,
- die zur Identifizierung des betreffenden Produkts notwendigen Daten,
- eine Erklärung, dass das Produkt ausschließlich für einen bestimmten Patienten oder Anwender bestimmt ist, der durch seinen Namen, ein Akronym oder einen numerischen Code identifiziert wird,
- Name der Person, die das betreffende Produkt verordnet hat und die aufgrund ihrer beruflichen Qualifikation durch nationale Rechtsvorschriften dazu befugt ist, und gegebenenfalls Name der betreffenden medizinischen Einrichtung,
- die spezifischen Merkmale des Produkts, wie sie in der Verordnung angegeben sind,
- eine Erklärung, dass das betreffende Produkt den grundlegenden Sicherheits- und Leistungsanforderungen gemäß Anhang I entspricht, und gegebenenfalls ein Verweis auf die grundlegenden Sicherheits- und Leistungsanforderungen, die nicht vollständig eingehalten wurden, mit Angabe der Gründe,
- gegebenenfalls ein Hinweis, dass zu den Bestandteilen oder Inhaltsstoffen des Produkts ein Arzneimittel gehört, einschließlich eines Derivats aus menschlichem Blut oder Plasma, oder Geweben oder Zellen menschlichen oder tierischen Ursprungs gemäß Verordnung (EU) Nr. 722/2012.

2. Der Hersteller verpflichtet sich, für die zuständigen nationalen Behörden die Dokumentation bereitzuhalten, die seine Fertigungsstätte bzw. Fertigungsstätten angibt und aus der die Auslegung, die Herstellung und die Leistung des Produkts, einschließlich der vorgesehenen Leistung, hervorgehen, sodass sich beurteilen lässt, ob es den Anforderungen dieser Verordnung entspricht.

3. Der Hersteller trifft alle erforderlichen Maßnahmen, damit im Herstellungsverfahren die Übereinstimmung der hergestellten Produkte mit der in Abschnitt 2 genannten Dokumentation sichergestellt wird.

4. Die in der Einleitung von Abschnitt 1 genannte Erklärung wird für einen Zeitraum von mindestens zehn Jahren nach dem Inverkehrbringen des Produkts aufbewahrt. Bei implantierbaren Produkten beträgt dieser Zeitraum mindestens 15 Jahre.

Es gilt Anhang IX Abschnitt 8.

5. Der Hersteller prüft und dokumentiert die Erfahrungen, die in der der Herstellung nachgelagerten Phase u. a. bei der klinischen Nachbeobachtung nach dem Inverkehrbringen gemäß Anhang XIV Teil B gewonnen wurden, und trifft ange-

messene Vorkehrungen, um erforderliche Korrekturen durchzuführen. In diesem Zusammenhang meldet er gemäß Artikel 87 Absatz 1 den zuständigen Behörden jedes schwerwiegende Vorkommnis oder jede Sicherheitskorrekturmaßnahme im Feld oder beides, sobald er davon erfährt.

ANHANG XIV
KLINISCHE BEWERTUNG UND KLINISCHE NACHBEOBACHTUNG NACH DEM INVERKEHRBRINGEN

TEIL A
KLINISCHE BEWERTUNG

1. Bei der Planung, der kontinuierlichen Durchführung und der Dokumentierung einer klinischen Bewertung haben Hersteller folgende Aufgaben:

a) Erstellung und Aktualisierung eines Plans für die klinische Bewertung, der mindestens Folgendes enthält:
   - Bestimmung der grundlegenden Sicherheits- und Leistungsanforderungen, die mit relevanten klinischen Daten zu untermauern sind;
   - Spezifizierung der Zweckbestimmung des Produkts;
   - genaue Spezifizierung der vorgesehenen Zielgruppen mit klaren Indikationen und Kontraindikationen;
   - detaillierte Beschreibung des angestrebten klinischen Nutzens für die Patienten mit relevanten konkreten Parametern für das klinische Ergebnis;
   - Spezifizierung der für die Prüfung der qualitativen und quantitativen Aspekte der klinischen Sicherheit anzuwendenden Methoden unter deutlicher Bezugnahme auf die Bestimmung der Restrisiken und Nebenwirkungen;
   - nichterschöpfende Liste und Spezifizierung der Parameter zur auf dem neuesten medizinischen Kenntnisstand beruhenden Bestimmung der Vertretbarkeit des Nutzen-Risiko-Verhältnisses für die verschiedenen Indikationen und die Zweckbestimmung bzw. Zweckbestimmungen des Produkts;
   - Angabe, wie Fragen hinsichtlich des Nutzen-Risiko-Verhältnisses für bestimmte Komponenten wie die Verwendung pharmazeutischer, nicht lebensfähiger tierischer oder menschlicher Gewebe zu klären sind und
   - klinischer Entwicklungsplan: von explorativen Studien, wie Studien zur Erstanwendung am Menschen („First-in-man"-Studien), Durchführbarkeitsstudien und Pilotstudien bis hin zu Bestätigungsstudien, wie pivotale klinische Prüfungen, und einer klinischen Überwachung nach dem Inverkehrbringen gemäß Teil B dieses Anhangs, unter Angabe von Etappenzielen und Beschreibung möglicher Akzeptanzkriterien;

b) Ermittlung der verfügbaren klinischen Daten, die für das Produkt und seine Zweckbestimmung relevant sind, sowie sämtlicher Lücken im klinischen Nachweis durch systematische Auswertung der wissenschaftlichen Fachliteratur;

c) Beurteilung aller relevanten klinischen Daten durch Bewertung ihrer Eignung zum Nachweis der Sicherheit und Leistung des Produkts;

d) Erzeugung neuer oder zusätzlicher klinischer Daten, die für die Behandlung noch offener Fragen erforderlich sind, durch sachdienlich konzipierte klinische Prüfungen gemäß dem klinischen Entwicklungsplan und
e) Analyse aller relevanten klinischen Daten, um zu Schlussfolgerungen bezüglich der Sicherheit und der klinischen Leistung des Produkts einschließlich seines klinischen Nutzens zu gelangen.

2. Die klinische Bewertung ist gründlich und objektiv und berücksichtigt sowohl günstige als auch ungünstige Daten. Gründlichkeit und Umfang dieser Bewertung sind verhältnismäßig und angemessen in Bezug auf Art, Klassifizierung, Zweckbestimmung und Risiken des betreffenden Produkts und in Bezug auf die Herstellerangaben zu dem Produkt.

3. Eine klinische Bewertung kann sich nur dann auf klinische Daten zu einem Produkt stützen, wenn die Gleichartigkeit zwischen dem ähnlichen Produkt und dem betreffenden Produkt nachgewiesen werden kann. Zum Nachweis der Gleichartigkeit werden die folgenden technischen, biologischen und klinischen Merkmale herangezogen:

- Technisch: Das Produkt ist von ähnlicher Bauart, wird unter ähnlichen Anwendungsbedingungen angewandt, haben ähnliche Spezifikationen und Eigenschaften einschließlich physikalisch-chemischer Eigenschaften wie Energieintensität, Zugfestigkeit, Viskosität, Oberflächenbeschaffenheit, Wellenlänge und Software-Algorithmen, verwendet gegebenenfalls ähnliche Entwicklungsmethoden und hat ähnliche Funktionsgrundsätze und entscheidende Leistungsanforderungen.
- Biologisch: Das Produkt verwendet die gleichen Materialien oder Stoffe im Kontakt mit den gleichen menschlichen Geweben oder Körperflüssigkeiten für eine ähnliche Art und Dauer des Kontakts bei ähnlichem Abgabeverhalten der Stoffe einschließlich Abbauprodukte und herauslösbarer Bestandteile („leachables“).
- Klinisch: Das Produkt wird unter der gleichen klinischen Bedingung oder zum gleichen klinischen Zweck, einschließlich eines ähnlichen Schweregrads und Stadiums der Krankheit, an der gleichen Körperstelle und bei ähnlichen Patientenpopulationen in Bezug auf u. a. Alter, Anatomie und Physiologie angewandt, hat die gleichen Anwender und erbringt eine ähnliche, maßgebliche und entscheidende Leistung im Hinblick auf die erwartete klinische Wirkung für eine spezielle Zweckbestimmung.

Die im ersten Absatz aufgeführten Merkmale müssen in einer Weise gleichartig sein, dass es keinen klinisch bedeutsamen Unterschied bei der Sicherheit und klinischen Leistung der Produkte gibt. Die Prüfung der Gleichartigkeit stützt sich auf eine angemessene wissenschaftliche Begründung. Es muss eindeutig nachgewiesen werden, dass die Hersteller über einen hinreichenden Zugang zu den Daten von Produkten, mit denen sie die Gleichartigkeit geltend machen, verfügen, um die von ihnen behauptete Gleichartigkeit belegen zu können.

4. Die Ergebnisse der klinischen Bewertung und der ihr zugrunde liegende klinische Nachweis werden in einem Bewertungsbericht aufgezeichnet, der zur Untermauerung der Konformitätsbewertung des Produkts dient.

Der klinische Nachweis und die mit nichtklinischen Testmethoden erzeugten nichtklinischen Daten sowie weitere relevante Unterlagen ermöglichen es dem Hersteller, die Konformität mit den grundlegenden Sicherheits- und Leistungsanforderungen aufzuzeigen; sie sind Teil der technischen Dokumentation des betreffenden Produkts. In die technische Dokumentation werden sowohl die günstigen als auch die ungünstigen Daten, die in der klinischen Bewertung berücksichtigt wurden, aufgenommen.

TEIL B
KLINISCHE NACHBEOBACHTUNG NACH DEM INVERKEHRBRINGEN

5. Die klinische Nachbeobachtung nach dem Inverkehrbringen ist als ein fortlaufender Prozess zur Aktualisierung der klinischen Bewertung gemäß Artikel 61 und Teil A dieses Anhangs zu verstehen und wird im Plan des Herstellers zur Überwachung nach dem Inverkehrbringen behandelt. Bei der klinischen Nachbeobachtung nach dem Inverkehrbringen sammelt und bewertet der Hersteller auf proaktive Weise klinische Daten, die aus der Verwendung eines die CE-Kennzeichnung tragenden, im Rahmen seiner Zweckbestimmung gemäß dem einschlägigen Konformitätsbewertungsverfahren in den Verkehr gebrachten oder in Betrieb genommenen Produkts im oder am menschlichen Körper hervorgehen, um die Sicherheit und die Leistung während der erwarteten Lebensdauer des Produkts zu bestätigen, die fortwährende Vertretbarkeit der ermittelten Risiken zu gewährleisten und auf der Grundlage sachdienlicher Belege neu entstehende Risiken zu erkennen.

6. Die klinischen Nachbeobachtung nach dem Inverkehrbringen wird gemäß einer in einem Plan für die klinische Nachbeobachtung nach dem Inverkehrbringen dargelegten Methode durchgeführt.

6.1. Der Plan für die klinische Nachbeobachtung nach dem Inverkehrbringen beschreibt die Methoden und Verfahren für das proaktive Sammeln und Bewerten klinischer Daten, um

a) die Sicherheit und die Leistung des Produkts während seiner erwarteten Lebensdauer zu bestätigen,
b) zuvor unbekannte Nebenwirkungen zu ermitteln und die ermittelten Nebenwirkungen und Kontraindikationen zu überwachen,
c) entstehende Risiken auf der Grundlage empirischer Belege zu ermitteln und zu untersuchen,
d) die fortwährende Vertretbarkeit des Nutzen-Risiko-Verhältnisses gemäß Anhang I Abschnitte 1 und 9 zu gewährleisten und

e) eine mögliche systematische fehlerhafte oder zulassungsüberschreitende Verwendung des Produkts festzustellen, damit überprüft werden kann, ob seine Zweckbestimmung angemessen ist.

6.2. Der Plan für die klinische Nachbeobachtung nach dem Inverkehrbringen beinhaltet mindestens Folgendes:

a) die anzuwendenden allgemeinen Methoden und Verfahren der klinischen Nachbeobachtung nach dem Inverkehrbringen, wie das Zusammenführen erlangter klinischer Erfahrungen, die Einholung des Feedbacks von Anwendern, die Durchsicht wissenschaftlicher Fachliteratur und anderer Quellen klinischer Daten;
b) die anzuwendenden besonderen Methoden und Verfahren der klinischen Nachbeobachtung nach dem Inverkehrbringen, wie die Beurteilung von geeigneten Registern oder Studien über die klinische Nachbeobachtung nach dem Inverkehrbringen;
c) eine Begründung der Eignung der unter den Buchstaben a und b behandelten Methoden und Verfahren;
d) einen Verweis auf die relevanten Teile des Berichts über die klinische Bewertung gemäß Abschnitt 4 sowie auf das Risikomanagement gemäß Anhang I Abschnitt 3;
e) die spezifischen Ziele, die mit der klinischen Nachbeobachtung nach dem Inverkehrbringen abgedeckt werden sollen;
f) eine Bewertung der klinischen Daten zu gleichartigen oder ähnlichen Produkten;
g) Verweise auf alle einschlägigen GS, harmonisierten Normen – wenn sie vom Hersteller angewandt werden – und einschlägigen Leitlinien zur klinischen Nachbeobachtung nach dem Inverkehrbringen und
h) einen detaillierten und hinreichend begründeten Zeitplan für die vom Hersteller im Rahmen der klinischen Nachbeobachtung nach dem Inverkehrbringen durchzuführenden Tätigkeiten (z. B. Analyse der Daten und Berichte zur klinischen Nachbeobachtung nach dem Inverkehrbringen).

7. Der Hersteller analysiert die Feststellungen aus der klinischen Nachbeobachtung nach dem Inverkehrbringen und dokumentiert die Ergebnisse in einem Bewertungsbericht über die klinische Nachbeobachtung nach dem Inverkehrbringen; dieser Bericht ist Bestandteil des klinischen Bewertungsberichts und der technischen Dokumentation.

8. Die Schlussfolgerungen des Bewertungsberichts über die klinische Nachbeobachtung nach dem Inverkehrbringen finden bei der klinischen Bewertung gemäß Artikel 61 und Teil A dieses Anhangs und beim Risikomanagement gemäß Anhang I Abschnitt 3 Berücksichtigung. Wird im Rahmen der klinischen Nachbeobachtung nach dem Inverkehrbringen die Notwendigkeit von Präventiv- und/oder Korrekturmaßnahmen festgestellt, so setzt der Hersteller solche Maßnahmen um.

ANHANG XV
KLINISCHE PRÜFUNGEN

KAPITEL I
ALLGEMEINE ANFORDERUNGEN

1. Ethische Grundsätze

Jeder einzelne Schritt der klinischen Prüfung, angefangen von den ersten Überlegungen über die Notwendigkeit und Berechtigung der Studie bis hin zur Veröffentlichung der Ergebnisse, ist in Übereinstimmung mit den anerkannten ethischen Grundsätzen durchzuführen.

2. Methoden

2.1. Klinische Prüfungen sind nach einem angemessenen Prüfplan durchzuführen, der dem Stand von Wissenschaft und Technik entspricht und so angelegt ist, dass sich die Angaben des Herstellers zur Sicherheit, zur Leistung und zu den Aspekten bezüglich Nutzen-Risiko der Produkte gemäß Artikel 62 Absatz 1 bestätigen oder widerlegen lassen; die klinischen Prüfungen müssen eine angemessene Zahl von Beobachtungen umfassen, damit wissenschaftlich gültige Schlussfolgerungen gezogen werden können. Die Begründung für die Konzeption und die gewählte statistische Methode werden wie in Kapitel II Abschnitt 3.6 dieses Anhangs beschrieben dargestellt.

2.2. Die Vorgehensweise bei der Durchführung der klinischen Prüfungen ist an das zu prüfende Produkt angepasst.

2.3. Die zur Durchführung der klinischen Prüfung angewandten Forschungsmethoden sind an das zu prüfende Produkt angepasst.

2.4. Klinische Prüfungen werden entsprechend dem klinischen Prüfplan von einer ausreichenden Zahl vorgesehener Anwender und in einer klinischen Umgebung durchgeführt, die für die vorgesehenen normalen Verwendungsbedingungen des Produkts bei der Zielpatientenpopulation repräsentativ ist. Die klinischen Prüfungen stehen mit dem Plan für die klinische Bewertung gemäß Anhang XIV Teil A im Einklang.

2.5. Alle einschlägigen technischen und funktionalen Merkmale des Produkts, insbesondere die sicherheitstechnischen und leistungsbezogenen Eigenschaften, und ihre erwarteten klinischen Ergebnisse werden im Rahmen des Prüfungskonzepts in angemessener Weise berücksichtigt. Es wird ein Verzeichnis der technischen und funktionalen Merkmale des Produkts und der damit verbundenen erwarteten klinischen Ergebnisse erstellt.

2.6. Die Endpunkte der klinischen Prüfung beziehen sich auf die Zweckbestimmung, den klinischen Nutzen, die Leistung und die Sicherheit des Produkts. Sie werden mithilfe wissenschaftlich fundierter Methoden festgelegt und bewertet. Der primäre Endpunkt muss produktspezifisch und klinisch relevant sein.

2.7. Die Prüfer haben Zugang zu den technischen und klinischen Daten des Produkts. Die an der Durchführung einer Prüfung beteiligten Mitarbeiter erhalten eine angemessene Einweisung und Schulung in Bezug auf die korrekte Verwendung des Prüfprodukts, den klinischen Prüfplan und die bewährte klinische Praxis. Die Schulungen werden verifiziert und erforderlichenfalls vom Sponsor organisiert und in geeigneter Form dokumentiert.

2.8. Der Bericht über die klinische Prüfung, der von dem Prüfer zu unterzeichnen ist, enthält eine kritische Bewertung aller im Verlauf der klinischen Prüfung gesammelten Daten und auch alle negativen Ergebnisse.

KAPITEL II
MIT DEM ANTRAG AUF GENEHMIGUNG EINER KLINISCHEN PRÜFUNG VORZULEGENDE UNTERLAGEN

Für unter Artikel 62 fallende Prüfprodukte erstellt und übermittelt der Sponsor den Antrag gemäß Artikel 70 und fügt diesem die folgenden Unterlagen bei:

1. Antragsformular

Das Antragsformular ist ordnungsgemäß auszufüllen und enthält folgende Angaben:

1.1. Name, Anschrift und Kontaktdaten des Sponsors und gegebenenfalls seines in der Union niedergelassenen Ansprechpartners oder rechtlichen Vertreters gemäß Artikel 62 Absatz 2;

1.2. falls diese Angaben nicht mit denen in Abschnitt 1.1 identisch sind, Name, Anschrift und Kontaktdaten des Herstellers des Produkts, das einer klinischen Prüfung unterzogen werden soll, und gegebenenfalls seines Bevollmächtigten;

1.3. Bezeichnung der klinischen Prüfung;

1.4. Status des Antrags auf klinische Prüfung (d. h. Erstantrag, Wiedervorlage, wesentliche Änderung);

1.5. Einzelheiten und/oder Bezugnahme auf den Plan für die klinische Bewertung;

1.6. bei einer Wiedervorlage des Antrags für ein Produkt, für das bereits ein Antrag eingereicht wurde, das Datum bzw. die Daten und die Referenznummer bzw. die Referenznummern des vorherigen Antrags oder, im Fall einer wesentlichen Änderung, ein Verweis auf den Originalantrag. Der Sponsor macht alle Änderungen gegenüber dem vorhergehenden Antrag kenntlich und begründet diese; insbesondere gibt er an, ob sie infolge von Schlussfolgerungen vorangegangener Überprüfungen der zuständigen Behörde oder der Ethik-Kommission vorgenommen wurden;

1.7. bei einem Parallelantrag zum Antrag auf eine klinische Prüfung gemäß der Verordnung (EU) Nr. 536/2014 Verweis auf die amtliche Registriernummer der klinischen Prüfung;

1.8. Angabe der Mitgliedstaaten und der Drittländer, in denen die Durchführung der klinischen Prüfung zum Zeitpunkt des Antrags als Teil einer multizentrischen oder multinationalen Studie geplant ist;

1.9. eine kurze Beschreibung des Prüfprodukts, seine Klassifizierung und andere zur Identifizierung des Produkts und der Produktart erforderliche Angaben;

1.10. Angabe, ob zu den Bestandteilen des Produkts ein Arzneimittel, einschließlich eines Derivats aus menschlichem Blut oder Plasma, gehört oder ob es unter Verwendung nicht lebensfähiger Gewebe oder Zellen menschlichen oder tierischen Ursprungs hergestellt wird;

1.11. Zusammenfassung des klinischen Prüfplans einschließlich des Ziels bzw. der Ziele der klinischen Prüfung, der Anzahl und des Geschlechts der Prüfungsteilnehmer, der Kriterien für die Auswahl der Prüfungsteilnehmer, der Angabe, ob es Prüfungsteilnehmer unter 18 Jahren gibt, der Konzeption der Prüfung wie zum Beispiel die Angabe, ob es sich um eine kontrollierte und/oder randomisierte Studie handelt, und der geplanten Anfangs- und Abschlussdaten für die klinische Prüfung;

1.12. gegebenenfalls Informationen zu einem Komparator, seine Klassifizierung und andere zu seiner Identifizierung erforderliche Angaben;

1.13. Nachweise des Sponsors, dass der klinische Prüfer und die Prüfstelle in der Lage sind, die klinische Prüfung gemäß dem klinischen Prüfplan durchzuführen;

1.14. Einzelheiten des voraussichtlichen Beginns und der voraussichtlichen Dauer der Prüfung;

1.15. Einzelheiten zur Identifizierung der Benannten Stelle, falls sie zum Zeitpunkt der Einreichung des Antrags auf eine klinische Prüfung bereits eingebunden ist;

1.16. Bestätigung, dass der Sponsor davon Kenntnis hat, dass die zuständige Behörde die Ethik-Kommission, die den Antrag prüft oder geprüft hat, kontaktieren kann und

1.17. die Bescheinigung gemäß Abschnitt 4.1.

2. Handbuch des Prüfers

Das Handbuch des Prüfers enthält die klinischen und nichtklinischen Angaben zum Prüfprodukt, die für die Prüfung relevant sind und zum Zeitpunkt des Antrags vorliegen. Aktualisierungen des Handbuchs des Prüfers oder andere relevante Informationen, die neu verfügbar sind, sind den Prüfern rechtzeitig mitzuteilen. Das Handbuch des Prüfers ist eindeutig gekennzeichnet und enthält insbesondere die folgenden Informationen:

2.1. Kennzeichnung und Beschreibung des Produkts, einschließlich Informationen zur Zweckbestimmung, Risikoklassifizierung und geltenden Klassifizierungsregel gemäß Anhang VIII, Konzeption und Herstellung des Produkts sowie Verweis auf frühere und ähnliche Generationen des Produkts.

2.2. Herstellerangaben zur Installation, Wartung, Einhaltung von Hygienenormen und Verwendung, einschließlich Lagerungs- und Handhabungsbestimmungen, und – soweit diese Informationen vorliegen – die auf der Kennzeichnung anzubringenden Informationen und die Gebrauchsanweisung, die zusammen mit dem Produkt beim Inverkehrbringen bereitzustellen ist. Des Weiteren Informationen über gegebenenfalls erforderliche einschlägige Schulungen.

2.3. Vorklinische Bewertung auf der Grundlage von Daten aus einschlägigen vorklinischen Tests und Versuchen, insbesondere aus Konstruktionsberechnungen, *In-vitro*-Tests, Ex-vivo-Tests, Tierversuchen, mechanischen oder elektrotechnischen Prüfungen, Zuverlässigkeits-Prüfungen, Sterilisationsvalidierungen, Software-Verifizierungen und Validierungen, Leistungsversuchen, Bewertungen der Biokompatibilität und biologischen Sicherheit, sofern zutreffend.

2.4. Bereits vorliegende klinische Daten, insbesondere

- aus der einschlägigen verfügbaren wissenschaftlichen Fachliteratur zu Sicherheit, Leistung, klinischem Nutzen für die Patienten, Auslegungsmerkmalen und Zweckbestimmung des Produkts und/oder gleichartiger oder ähnlicher Produkte,
- sonstige einschlägige verfügbare klinische Daten zu Sicherheit, Leistung, klinischem Nutzen für die Patienten, Auslegungsmerkmalen und Zweckbestimmung gleichartiger oder ähnlicher Produkte desselben Herstellers, einschließlich der Verweildauer des Produkts auf dem Markt, sowie die Daten aus einer Überprüfung der Leistungs- und Sicherheitsaspekte und des klinischen Nutzens und etwaigen unternommenen Korrekturmaßnahmen.

2.5. Zusammenfassung der Nutzen-Risiko-Analyse und des Risikomanagements, einschließlich Informationen zu bekannten oder vorhersehbaren Risiken, etwaigen unerwünschten Nebenwirkungen, Kontraindikationen und Warnhinweisen.

2.6. Bei Produkten, zu deren Bestandteilen ein Arzneimittel, einschließlich eines Derivats aus menschlichem Blut oder Plasma gehört oder bei Produkten, die unter Verwendung nicht lebensfähiger Gewebe oder Zellen menschlichen oder tierischen Ursprungs oder ihren Derivaten hergestellt werden, detaillierte Informationen zu dem Arzneimittel bzw. den Geweben, den Zellen oder ihren Derivaten sowie zur Erfüllung der relevanten grundlegenden Sicherheits- und Leistungsanforderungen und dem spezifischen Risikomanagement bezüglich des Arzneimittels bzw. der Gewebe oder Zellen oder ihrer Derivate sowie einen Nachweis des durch die Einbeziehung dieser Bestandteile bezüglich des klinischen Nutzens und/oder der Sicherheit des Produkts entstehenden Mehrwerts.

2.7. Ein Verzeichnis, aus dem die Erfüllung der einschlägigen grundlegenden Sicherheits- und Leistungsanforderungen des Anhangs I einschließlich der – vollständig oder in Teilen – angewandten Normen und Spezifikationen im Einzelnen hervorgeht, sowie eine Beschreibung der zur Erfüllung der einschlägigen grundlegenden Sicherheits- und Leistungsanforderungen gewählten Lösungen, soweit diese Normen und Spezifikationen nur zum Teil oder überhaupt nicht erfüllt sind oder gänzlich fehlen.

2.8. Eine detaillierte Beschreibung der im Laufe der klinischen Prüfung angewandten klinischen Verfahren und Diagnostiktests und insbesondere Angaben zu Abweichungen von der üblichen klinischen Praxis.

3. Klinischer Prüfplan

Im klinischen Prüfplan sind die Begründung, Ziele, Konzeption, Methodik, Überwachung, Durchführung, Aufzeichnung und Methode der Analyse für eine klinische Prüfung dargelegt. Der klinische Prüfplan enthält insbesondere die in diesem Anhang aufgeführten Informationen. Wenn ein Teil dieser Informationen in einem gesonderten Dokument eingereicht wird, ist dieses Dokument im klinischen Prüfplan auszuweisen.

3.1. Allgemein

3.1.1. Einmalige Kennnummer der klinischen Prüfung gemäß Artikel 70 Absatz 1.

3.1.2. Angabe des Sponsors – Name, Anschrift und Kontaktdaten des Sponsors und gegebenenfalls seines in der Union niedergelassenen Ansprechpartners oder rechtlichen Vertreters gemäß Artikel 62 Absatz 2.

3.1.3. Informationen zum Hauptprüfer für jede Prüfstelle und zum die Prüfung koordinierenden Prüfer sowie Adressdaten für jede Prüfstelle und Notfall-Kontaktdaten des Hauptprüfers für jede Prüfstelle. Die Rolle, die Verantwortlichkeiten und die Qualifikationen der verschiedenen Arten von Prüfern sind im klinischen Prüfplan anzugeben. 5

3.1.4. Eine kurze Beschreibung der Art der Finanzierung der klinischen Prüfung und eine kurze Beschreibung der Vereinbarung zwischen dem Sponsor und der Prüfstelle.

3.1.5. Allgemeine Übersicht über die klinische Prüfung, in einer von dem betreffenden Mitgliedstaat bestimmten Amtssprache der Union.

3.2. Kennzeichnung und Beschreibung des Produkts, einschließlich der Zweckbestimmung, des Herstellers, der Rückverfolgbarkeit, der Zielgruppe, der mit dem menschlichen Körper in Berührung kommenden Materialien, der mit seiner Verwendung verbundenen medizinischen und chirurgischen Verfahren und der für seine Verwendung erforderlichen Schulung und Erfahrung, der Sichtung der Referenzliteratur, des gegenwärtigen Stands der Technik bei der klinischen Versorgung in dem betreffenden Anwendungsbereich und des angestrebten Nutzens des neuen Produkts.

3.3. Risiken und klinischer Nutzen des zu prüfenden Produkts mit einer Begründung der erwarteten klinischen Ergebnisse im klinischen Prüfplan.

3.4. Beschreibung der Relevanz der klinischen Prüfung im Kontext des Stands der Technik bei der klinischen Praxis.

3.5. Der klinischen Prüfung zugrunde liegende Ziele und Hypothesen.

3.6. Konzeption der klinischen Prüfung mit einem Nachweis ihrer wissenschaftlichen Belastbarkeit und Aussagekraft.

3.6.1. Allgemeine Informationen, wie etwa die Art der Prüfung mit einer Begründung ihrer Wahl, ihrer Endpunkte und ihrer Variablen gemäß dem Plan für die klinische Bewertung.

3.6.2. Informationen zu dem Prüfprodukt, zu etwaigen Komparatoren und anderen Produkten oder medizinische Behandlungen, die in der klinischen Prüfung verwendet werden sollen.

3.6.3. Informationen zu den Prüfungsteilnehmern, Auswahlkriterien, zur Größe der Prüfpopulation, Repräsentativität der Prüfpopulation im Verhältnis zur Zielpopulation und gegebenenfalls Informationen zu schutzbedürftigen Prüfungsteilnehmern wie Kinder, Schwangere und immunschwache oder ältere Prüfungsteilnehmer.

3.6.4. Einzelheiten der Maßnahmen wie Randomisierung, mit denen Verzerrungen so gering wie möglich gehalten werden sollen, und Handhabung potenzieller Verzerrungsfaktoren.

3.6.5. Beschreibung der im Zusammenhang mit der klinischen Prüfung angewandten klinischen Verfahren und diagnostischen Methoden unter besonderer Hervorhebung etwaiger Abweichungen von der üblichen klinischen Praxis.

3.6.6. Überwachungsplan.

3.7. Statistische Erwägungen mit Begründung, gegebenenfalls einschließlich einer Leistungsberechnung für die Stichprobengröße.

3.8. Datenverwaltung.

3.9. Informationen zu etwaigen Änderungen am klinischen Prüfplan.

3.10. Strategie zur Nachverfolgung und Handhabung von Abweichungen vom klinischen Prüfplan in der Prüfstelle und zu Folgemaßnahmen und klares Verbot von Ausnahmeregelungen vom klinischen Prüfplan.

3.11. Rechenschaftspflicht bezüglich des Produkts, insbesondere Kontrolle des Zugangs zum Produkt, Nachbeobachtung des in der klinischen Prüfung verwendeten Produkts und Rückgabe nicht verwendeter, abgelaufener oder schlecht funktionierender Produkte.

3.12. Erklärung über die Einhaltung der anerkannten ethischen Grundsätze für die medizinische Forschung am Menschen und der Grundsätze der guten klinischen Praxis im Bereich der klinischen Prüfungen mit Produkten sowie der geltenden Rechtsvorschriften.

3.13. Beschreibung des Verfahrens zur Einholung der Einwilligung nach Aufklärung.

3.14. Sicherheitsberichterstattung, einschließlich Definitionen für unerwünschte Ereignisse, schwerwiegende unerwünschte Ereignisse und Produktmängel sowie Verfahren und Fristen für die entsprechende Meldung.

3.15. Bedingungen und Verfahren für die Nachbeobachtung der Prüfungsteilnehmer nach Ende, vorübergehender Aussetzung oder vorzeitigem Abbruch einer Prüfung, für die Nachbeobachtung der Prüfungsteilnehmer, die ihre Einwilligung widerrufen haben, und Verfahren für Prüfungsteilnehmer, die zur Nachbeobachtung nicht mehr zur Verfügung stehen. Diese Verfahren umfassen bei implantierbaren Produkten zumindest die Rückverfolgbarkeit.

3.16. Eine Beschreibung der Vorkehrungen für die Betreuung der Prüfungsteilnehmer nach Beendigung ihrer Teilnahme an der klinischen Prüfung, sofern die Person eine solche zusätzliche Betreuung aufgrund der Teilnahme an der klinischen Prüfung benötigt und sofern diese sich von der unterscheidet, die bei dem betreffenden Krankheitszustand üblicherweise zu erwarten wäre.

3.17. Vorgehensweise bei der Erstellung des klinischen Prüfberichts und der Veröffentlichung von Ergebnissen im Einklang mit den rechtlichen Anforderungen und den ethischen Grundsätzen gemäß Kapitel I Abschnitt 1.

3.18. Verzeichnis der technischen und funktionalen Merkmale des Produkts unter besonderer Angabe derjenigen, auf die sich die Prüfung bezieht.

3.19. Bibliographie.

4. Weitere Informationen

4.1. Eine unterzeichnete Erklärung der natürlichen oder juristischen Person, die für die Herstellung des Prüfprodukts verantwortlich ist, dass das betreffende Produkt mit Ausnahme der Punkte, die Gegenstand der klinischen Prüfung sind, den grundlegenden Sicherheits- und Leistungsanforderungen entspricht und dass hinsichtlich dieser Punkte alle Vorsichtsmaßnahmen zum Schutz der Gesundheit und der Sicherheit des Prüfungsteilnehmers getroffen wurden.

4.2. Sofern gemäß den nationalen Rechtsvorschriften erforderlich, das Gutachten bzw. die Gutachten der betroffenen Ethik-Kommission bzw. -Kommissionen in Kopie. Ist gemäß den nationalen Rechtsvorschriften die Vorlage des Gutachtens bzw. der Gutachten der Ethik-Kommission bzw. -Kommissionen zum Zeitpunkt der Übermittlung des Antrags nicht erforderlich, so wird/werden das Gutachten bzw. die Gutachten in Kopie übermittelt, sobald dieses/diese verfügbar ist/sind.

4.3. Nachweis von Versicherungs- oder sonstiger Deckung für Schadensersatz für die Prüfungsteilnehmer im Verletzungsfall gemäß Artikel 69 und den entsprechenden nationalen Rechtsvorschriften.

4.4. Dokumente, die zur Einholung der Einwilligung nach Aufklärung zu verwenden sind, einschließlich der Aufklärungshinweise für Patienten und der schriftlichen Einwilligung nach Aufklärung.

4.5. Beschreibung der Vorkehrungen für die Einhaltung der geltenden Vorschriften zum Schutz und zur Vertraulichkeit personenbezogener Daten, und zwar insbesondere

- der organisatorischen und technischen Maßnahmen, die getroffen werden, um die verarbeiteten Informationen und personenbezogenen Daten vor unbefugtem Zugriff, unbefugter Bekanntgabe, Verbreitung und Veränderung sowie vor Verlust zu schützen,
- eine Beschreibung der Vorkehrungen zur Wahrung der Vertraulichkeit der Aufzeichnungen und personenbezogenen Daten der Prüfungsteilnehmer und
- eine Beschreibung der Maßnahmen, die im Falle eines Verstoßes gegen die Datensicherheitsvorschriften zur Begrenzung möglicher nachteiliger Auswirkungen getroffen werden.

4.6. Der zuständigen Behörde, die einen Antrag überprüft, werden vollständige Angaben zu der verfügbaren technischen Dokumentation, zum Beispiel detaillierte Unterlagen zu Risikoanalyse/-management oder spezifische Testberichte, auf Anfrage vorgelegt.

KAPITEL III
WEITERE PFLICHTEN DES SPONSORS

1. Der Sponsor verpflichtet sich, alle erforderlichen Unterlagen für die zuständigen nationalen Behörden bereitzuhalten, um die Dokumentation gemäß Kapitel II dieses Anhangs zu belegen. Handelt es sich bei dem Sponsor nicht um die natürliche oder juristische Person, die für die Herstellung des Prüfprodukts verantwortlich ist, so kann diese Verpflichtung von dieser Person im Namen des Sponsors erfüllt werden.

2. Der Sponsor muss eine Vereinbarung schließen, mit der sichergestellt wird, dass er durch den Prüfer bzw. die Prüfer zeitnah über sämtliche schwerwiegende unerwünschte Ereignisse oder jedes andere Ereignis gemäß Artikel 80 Absatz 2 in Kenntnis gesetzt wird.

3. Die in diesem Anhang genannte Dokumentation ist über einen Zeitraum von mindestens zehn Jahren nach Beendigung der klinischen Prüfung mit dem betreffenden Produkt oder – falls das Produkt anschließend in Verkehr gebracht wird – mindestens zehn Jahren nach dem Inverkehrbringen des letzten Produkts aufzubewahren. Bei implantierbaren Produkten beträgt dieser Zeitraum mindestens 15 Jahre.

Jeder Mitgliedstaat schreibt vor, dass diese Dokumentation den zuständigen Behörden über den ersten Unterabsatz angegebenen Zeitraum zur Verfügung steht, für den Fall, dass der Sponsor oder sein in diesem Staat niedergelassener Ansprechpartner oder rechtlicher Vertreter gemäß Artikel 62 Absatz 2 vor Ablauf dieser Frist in Konkurs geht oder seine Tätigkeit aufgibt.

4. Der Sponsor benennt einen von der Prüfstelle unabhängigen Monitor, um sicherzustellen, dass die Prüfung im Einklang mit dem klinischen Prüfplan, den Grundsätzen der guten klinischen Praxis und dieser Verordnung durchgeführt wird.

5. Der Sponsor schließt die Nachbeobachtung der Prüfungsteilnehmer ab.

6. Der Sponsor weist – beispielsweise durch interne oder externe Kontrollen – nach, dass die Prüfung im Einklang mit der guten klinischen Praxis durchgeführt wird.

7. Der Sponsor erstellt einen Bericht über die klinische Prüfung, der mindestens Folgendes enthält:

- Deckblatt/Einleitungsseite bzw. Einleitungsseiten mit Angabe des Titels der Prüfung, des Prüfprodukts, der einmaligen Kennnummer, der Nummer des klinischen Prüfplans und Angaben zu den koordinierenden Prüfern und den Hauptprüfern jeder Prüfstelle mit Unterschriften.
- Angaben zum Verfasser und Datum des Berichts.
- Zusammenfassung der Prüfung, die den Titel und den Zweck der Prüfung, eine Beschreibung der Prüfung, des Prüfkonzepts und der angewandten Methoden, die Ergebnisse der Prüfung und die Schlussfolgerung aus der Prüfung umfasst. Datum des Abschlusses der Prüfung und insbesondere genaue Angaben zu Abbrüchen, vorübergehenden Aussetzungen oder Aussetzungen von Prüfungen.
- Beschreibung des Prüfprodukts, insbesondere seiner genau definierten Zweckbestimmung.
- Zusammenfassung des klinischen Prüfplans, der die Ziele, das Konzept, ethische Aspekte, Überwachungs- und Qualitätssicherungsmaßnahmen, Auswahlkriterien, Patientenzielgruppen, die Stichprobengröße, Behandlungspläne, die Dauer der Nachbeobachtung, begleitende Behandlungen, die Statistik einschließlich Hypothese, Berechnung der Stichprobengröße und Analysemethoden sowie eine Begründung umfasst.
- Ergebnisse der klinischen Prüfung, die – mit einer Begründung – die Demografie der Prüfungsteilnehmer, die Ergebnisanalyse in Bezug auf die ausgewählten Endpunkte, Details der Analyse besonderer Untergruppen und die Übereinstimmung mit dem klinischen Prüfplan umfassen sowie das Vorgehen bei fehlenden Daten und Patienten, die aus der klinischen Prüfung ausscheiden oder zur Nachbeobachtung nicht mehr zur Verfügung stehen, abdecken.

- Übersicht über schwerwiegende unerwünschte Ereignisse, unerwünschte Wirkungen des Produkts und Produktmängel sowie über etwaige Korrekturmaßnahmen.
- Diskussion und Gesamtschlussfolgerungen, die Sicherheits- und Leistungsergebnisse, die Bewertung von Risiken und klinischem Nutzen, die Erörterung der klinischen Relevanz gemäß dem Stand des klinischen Wissens, spezielle Vorsichtsmaßnahmen für bestimmte Patientenpopulationen, Folgerungen mit Blick auf das Prüfprodukt und Grenzen der Prüfung umfassen.

ANHANG XVI
VERZEICHNIS DER GRUPPEN VON PRODUKTEN OHNE MEDIZINISCHEN VERWENDUNGSZWECK GEMÄSS ARTIKEL 1 ABSATZ 2

1. Kontaktlinsen oder andere zur Einführung in oder auf das Auge bestimmte Artikel.

2. Produkte, die dazu bestimmt sind, durch chirurgisch-invasive Verfahren zum Zwecke der Modifizierung der Anatomie oder der Fixierung von Körperteilen vollständig oder teilweise in den menschlichen Körper eingeführt zu werden, mit Ausnahme von Tätowierungs- und Piercingprodukten.

3. Stoffe, Kombinationen von Stoffen oder Artikel, die zur Verwendung als Gesichts- oder sonstige Haut- oder Schleimhautfüller durch subkutane, submuköse oder intrakutane Injektion oder andere Arten der Einführung bestimmt sind, mit Ausnahme derjenigen für Tätowierungen,

4. Geräte, die zur Reduzierung, Entfernung oder Zersetzung von Fettgewebe bestimmt sind, wie etwa Geräte zur Liposuktion, Lipolyse oder Lipoplastie.

5. Für die Anwendung am menschlichen Körper bestimmte Geräte, die hochintensive elektromagnetische Strahlung (Infrarotstrahlung, sichtbares Licht, ultraviolette Strahlung) abgeben, kohärente und nichtkohärente Lichtquellen sowie monochromatisches Licht und Licht im Breitbandspektrum eingeschlossen, etwa Laser und mit intensiv gepulstem Licht arbeitende Geräte zum Abtragen der oberen Hautschichten („skin resurfacing"), zur Tattoo- oder Haarentfernung oder zu anderen Formen der Hautbehandlung.

6. Geräte zur transkraniellen Stimulation des Gehirns durch elektrischen Strom oder magnetische oder elektromagnetische Felder zur Änderung der neuronalen Aktivität im Gehirn.

ANHANG XVII ENTSPRECHUNGSTABELLE

Richtlinie 90/385/EWG des Rates	Richtlinie 93/42/EWG des Rates	Vorliegende Verordnung
Artikel 1 Absatz 1	Artikel 1 Absatz 1	Artikel 1 Absatz 1
Artikel 1 Absatz 2	Artikel 1 Absatz 2	Artikel 2
Artikel 1 Absatz 3	Artikel 1 Absatz 3 Unterabsatz 1	Artikel 1 Absatz 9 Unterabsatz 1
–	Artikel 1 Absatz 3 Unterabsatz 2	Artikel 1 Absatz 9 Unterabsatz 2
Artikel 1 Absätze 4 und 4a	Artikel 1 Absätze 4 und 4a	Artikel 1 Absatz 8 Unterabsatz 1
Artikel 1 Absatz 5	Artikel 1 Absatz 7	Artikel 1 Absatz 11
Artikel 1 Absatz 6	Artikel 1 Absatz 5	Artikel 1 Absatz 6
–	Artikel 1 Absatz 6	–
–	Artikel 1 Absatz 8	Artikel 1 Absatz 13
Artikel 2	Artikel 2	Artikel 1 Absatz 13
Artikel 3 Absatz 1	Artikel 3 Absatz 1	Artikel 5 Absatz 2
Artikel 3 Absatz 1	Artikel 3 Absatz 2	Artikel 1 Absatz 12
Artikel 4 Absatz 1	Artikel 4 Absatz 1	Artikel 24
Artikel 4 Absatz 2	Artikel 4 Absatz 2	Artikel 21 Absätze 1 und 2
Artikel 4 Absatz 3	Artikel 4 Absatz 3	Artikel 21 Absatz 3
Artikel 4 Absatz 4	Artikel 4 Absatz 4	Artikel 10 Absatz 11
Artikel 4 Absatz 5 Buchstabe a	Artikel 4 Absatz 5 Unterabsatz 1	Artikel 20 Absatz 6
Artikel 4 Absatz 5 Buchstabe b	Artikel 4 Absatz 5 Unterabsatz 2	–
Artikel 5 Absatz 1	Artikel 5 Absatz 1	Artikel 8 Absatz 1
Artikel 5 Absatz 2	Artikel 5 Absatz 2	Artikel 8 Absatz 2
Artikel 6 Absatz 1	Artikel 5 Absätze 3 und 6	–
Artikel 6 Absatz 2	Artikel 7 Absatz 1	Artikel 114
Artikel 7	Artikel 8	Artikel 94 bis 97

Richtlinie 90/385/EWG des Rates	Richtlinie 93/42/EWG des Rates	Vorliegende Verordnung
–	Artikel 9	Artikel 51
Artikel 8 Absatz 1	Artikel 10 Absatz 1	Artikel 87 Absatz 1 und Artikel 89 Absatz 2
Artikel 8 Absatz 2	Artikel 10 Absatz 2	Artikel 87 Absatz 10 und Artikel 87 Absatz 11 Unterabsatz 1
Artikel 8 Absatz 3	Artikel 10 Absatz 3	Artikel 89 Absatz 7
Artikel 8 Absatz 4	Artikel 10 Absatz 4	Artikel 91
Artikel 9 Absatz 1	Artikel 11 Absatz 1	Artikel 52 Absatz 3
–	Artikel 11 Absatz 2	Artikel 52 Absatz 6
–	Artikel 11 Absatz 3	Artikel 52 Absätze 4 und 5
–	Artikel 11 Absatz 4	–
–	Artikel 11 Absatz 5	Artikel 52 Absatz 7
Artikel 9 Absatz 2	Artikel 11 Absatz 6	Artikel 52 Absatz 8
Artikel 9 Absatz 3	Artikel 11 Absatz 8	Artikel 11 Absatz 3
Artikel 9 Absatz 4	Artikel 11 Absatz 12	Artikel 52 Absatz 12
Artikel 9 Absatz 5	Artikel 11 Absatz 7	–
Artikel 9 Absatz 6	Artikel 11 Absatz 9	Artikel 53 Absatz 1
Artikel 9 Absatz 7	Artikel 11 Absatz 10	Artikel 53 Absatz 4
Artikel 9 Absatz 8	Artikel 11 Absatz 11	Artikel 56 Absatz 2
Artikel 9 Absatz 9	Artikel 11 Absatz 13	Artikel 59
Artikel 9 Absatz 10	Artikel 11 Absatz 14	Artikel 4 Absatz 5 und Artikel 122 Absatz 3
–	Artikel 12	Artikel 22
–	Artikel 12a	Artikel 17
Artikel 9a Absatz 1 erster Spiegelstrich	Artikel 13 Absatz 1 Buchstabe c	–
Artikel 9a Absatz 1 zweiter Spiegelstrich	Artikel 13 Absatz 1 Buchstabe d	Artikel 4 Absatz 1
–	Artikel 13 Absatz 1 Buchstabe a	Artikel 51 Absatz 3 Buchstabe a und Artikel 51 Absatz 6

Richtlinie 90/385/EWG des Rates	Richtlinie 93/42/EWG des Rates	Vorliegende Verordnung
–	Artikel 13 Absatz 1 Buchstabe b	Artikel 53 Absatz 3 Buchstabe b und Artikel 51 Absatz 6
Artikel 10	Artikel 15	Artikel 62 bis 82
Artikel 10a Absatz 1, Artikel 10a Absatz 2 Satz 2 und Artikel 10a Absatz 3	Artikel 14 Absatz 1, Artikel 14 Absatz 2 Satz 2 und Artikel 14 Absatz 3	Artikel 29 Absatz 4, Artikel 30 und 31
Artikel 10a Absatz 2 Satz 1	Artikel 14 Absatz 2 Satz 1	Artikel 11 Absatz 1
Artikel 10b	Artikel 14a	Artikel 33 und 34
Artikel 10c	Artikel 14b	Artikel 98
Artikel 11 Absatz 1	Artikel 16 Absatz 1	Artikel 42 und 43
Artikel 11 Absatz 2	Artikel 16 Absatz 2	Artikel 36
Artikel 11 Absatz 3	Artikel 16 Absatz 3	Artikel 46 Absatz 4
Artikel 11 Absatz 4	Artikel 16 Absatz 4	–
Artikel 11 Absatz 5	Artikel 16 Absatz 5	Artikel 56 Absatz 5
Artikel 11 Absatz 6	Artikel 16 Absatz 6	Artikel 56 Absatz 4
Artikel 11 Absatz 7	Artikel 16 Absatz 7	Artikel 38 Absatz 2 und Artikel 44 Absatz 2
Artikel 12	Artikel 17	Artikel 20
Artikel 13	Artikel 18	Artikel 94 bis 97
Artikel 14	Artikel 19	Artikel 99
Artikel 15	Artikel 20	Artikel 109
Artikel 15a	Artikel 20a	Artikel 102
Artikel 16	Artikel 22	–
Artikel 17	Artikel 23	–
–	Artikel 21	–

Contents

REGULATION (EU) "Medical Devices"

2017/745 of the European Parliament and of the Council of 5 April 2017 on medical devices, amending Directive 2001/83/EC, Regulation (EC) No 178/2002 and Regulation (EC) No 1223/2009 and repealing Council Directives 90/385/EEC and 93/42/EEC. (Veröffentlicht im Amtsblatt der Europäischen Union ABl. Nr. L 117 vom 5. Mai 2017, S. 1, berichtigt durch das Korrigendum 1 im Amtsblatt der Europäischen Union ABl. Nr. L 117 vom 03.05.2019, S. 9, berichtigt durch das Korrigendum 2 im Amtsblatt der Europäischen Union ABl. Nr. L 334 vom 27.12.2019, S. 165, zuletzt geändert durch die Verordnung (EU) 2020/561 des Europäischen Parlaments und des Rates vom 23. April 2020, veröffentlicht im Amtsblatt der Europäischen Union ABl. Nr. L 130 vom 24. April 2020).

THE EUROPEAN PARLIAMENT AND THE COUNCIL OF THE EUROPEAN UNION,

Having regard to the Treaty on the Functioning of the European Union, and in particular Article 114 and

Article 168(4)(c) thereof,

Having regard to the proposal from the European Commission,

After transmission of the draft legislative act to the national parliaments,

Having regard to the opinion of the European Economic and Social Committee[(1)],

After consulting the Committee of the Regions,

Acting in accordance with the ordinary legislative procedure[(2)],

Whereas:

---

(1) Opinion of 14 February 2013 (OJ C 133, 09.05.2013, p. 52).

(2) Position of the European Parliament of 2 April 2014 (not yet published in the Official Journal) and position of the Council at first reading of 7 March 2017 (not yet published in the Official Journal).

(1) Council Directive 90/385/EEC[(1)] and Council Directive 93/42/EEC[(2)] constitute the Union regulatory framework for medical devices, other than *in vitro* diagnostic medical devices. However, a fundamental revision of those Directives is needed to establish a robust, transparent, predictable and sustainable regulatory framework for medical devices which ensures a high level of safety and health whilst supporting innovation.

(2) This Regulation aims to ensure the smooth functioning of the internal market as regards medical devices, taking as a base a high level of protection of health for patients and users, and taking into account the small- and medium-sized enterprises that are active in this sector. At the same time, this Regulation sets high standards of quality and safety for medical devices in order to meet common safety concerns as regards such products. Both objectives are being pursued simultaneously and are inseparably linked whilst one not being secondary to the other. As regards Article 114 of the Treaty on the Functioning of the European Union (TFEU), this Regulation harmonises the rules for the placing on the market and putting into service of medical devices and their accessories on the Union market thus allowing them to benefit from the principle of free movement of goods. As regards Article 168(4)(c) TFEU, this Regulation sets high standards of quality and safety for medical devices by ensuring, among other things, that data generated in clinical investigations are reliable and robust and that the safety of the subjects participating in a clinical investigation is protected.

(3) This Regulation does not seek to harmonise rules relating to the further making available on the market of medical devices after they have already been put into service such as in the context of second-hand sales.

(4) Key elements of the existing regulatory approach, such as the supervision of notified bodies, conformity assessment procedures, clinical investigations and clinical evaluation, vigilance and market surveillance should be significantly reinforced, whilst provisions ensuring transparency and traceability regarding medical devices should be introduced, to improve health and safety.

(5) To the extent possible, guidance developed for medical devices at international level, in particular in the context of the Global Harmonization Task Force (GHTF) and its follow-up initiative, the International Medical Devices Regulators Forum (IMDRF), should be taken into account to promote the global convergence of regulations which contributes to a high level of safety protection worldwide, and to facilitate trade, in particular in the provisions on Unique Device Identification, general safety and performance requirements, technical documenta-

---

(1) Council Directive 90/385/EEC of 20 June 1990 on the approximation of the laws of the Member States relating to active implantable medical devices (OJ L 189, 20.07.1990, p. 17).

(2) Council Directive 93/42/EEC of 14 June 1993 concerning medical devices (OJ L 169, 12.07.1993, p. 1).

tion, classification rules, conformity assessment procedures and clinical investigations.

(6) For historical reasons, active implantable medical devices, covered by Directive 90/385/EEC, and other medical devices, covered by Directive 93/42/EEC, were regulated in two separate legal instruments. In the interest of simplification, both directives, which have been amended several times, should be replaced by a single legislative act applicable to all medical devices other than *in vitro* diagnostic medical devices.

(7) The scope of application of this Regulation should be clearly delimited from other Union harmonisation legislation concerning products, such as *in vitro* diagnostic medical devices, medicinal products, cosmetics and food. Therefore, Regulation (EC) No 178/2002 of the European Parliament and of the Council[(1)] should be amended to exclude medical devices from its scope.

(8) It should be the responsibility of the Member States to decide on a case-by-case basis whether or not a product falls within the scope of this Regulation. In order to ensure consistent qualification decisions in that regard across all Member States, particularly with regard to borderline cases, the Commission should be allowed to, on its own initiative or at the duly substantiated request of a Member State, having consulted the Medical Device Coordination Group ('MDCG'), decide on a case-by-case basis whether or not a specific product, category or group of products falls within the scope of this Regulation. When deliberating on the regulatory status of products in borderline cases involving medicinal products, human tissues and cells, biocidal products or food products, the Commission should ensure an appropriate level of consultation of the European Medicines Agency (EMA), the European Chemicals Agency and the European Food Safety Authority, as relevant.

(9) Since in some cases it is difficult to distinguish between medical devices and cosmetic products, the possibility of taking a Union-wide decision regarding the regulatory status of a product should also be introduced in Regulation (EC) No 1223/2009 of the European Parliament and of the Council[(2)].

(10) Products which combine a medicinal product or substance and a medical device are regulated either under this Regulation or under Directive 2001/83/EC of the European Parliament and of the Council.[(3)] The two legislative acts should ensure appropriate interaction in terms of consultations during pre-market as-

(1) Regulation (EC) No 178/2002 of the European Parliament and of the Council of 28 January 2002 laying down the general principles and requirements of food law, establishing the European Food Safety Authority and laying down procedures in matters of food safety (OJ L 31, 01.02.2002, p. 1).

(2) Regulation (EC) No 1223/2009 of the European Parliament and of the Council of 30 November 2009 on cosmetic products (OJ L 342, 22.12.2009, p. 59).

(3) Directive 2001/83/EC of the European Parliament and of the Council of 6 November 2001 on the Community code relating to medicinal products for human use (OJ L 311, 28.11.2001, p. 67).

sessment, and of exchange of information in the context of vigilance activities involving such combination products. For medicinal products that integrate a medical device part, compliance with the general safety and performance requirements laid down in this Regulation for the device part should be adequately assessed in the context of the marketing authorisation for such medicinal products. Directive 2001/83/EC should therefore be amended.

(11) Union legislation, in particular Regulation (EC) No 1394/2007 of the European Parliament and of the Council[1] and Directive 2004/23/EC of the European Parliament and of the Council[2], is incomplete in respect of certain products manufactured utilising derivatives of tissues or cells of human origin that are non-viable or are rendered non-viable. Such products should come under the scope of this Regulation, provided they comply with the definition of a medical device or are covered by this Regulation.

(12) Certain groups of products for which a manufacturer claims only an aesthetic or another non-medical purpose but which are similar to medical devices in terms of functioning and risks profile should be covered by this Regulation. In order for manufacturers to be able to demonstrate the conformity of such products, the Commission should adopt common specifications at least with regard to application of risk management and, where necessary, clinical evaluation regarding safety. Such common specifications should be developed specifically for a group of products without an intended medical purpose and should not be used for conformity assessment of the analogous devices with a medical purpose. Devices with both a medical and a non-medical intended purpose should fulfil both the requirements applicable to devices with, and to devices without, an intended medical purpose.

(13) As is the case for products that contain viable tissues or cells of human or animal origin, that are explicitly excluded from Directives 90/385/EEC and 93/42/EEC and hence from this Regulation, it should be clarified that products that contain or consist of viable biological materials or viable organisms of another origin in order to achieve or support the intended purpose of those products are not covered by this Regulation either.

(14) The requirements laid down in Directive 2002/98/EC of the European Parliament and of the Council[3] should continue to apply.

(1) Regulation (EC) No 1394/2007 of the European Parliament and of the Council of 13 November 2007 on advanced therapy medicinal products and amending Directive 2001/83/EC and Regulation (EC) No 726/2004 (OJ L 324, 10.12.2007, p. 121).

(2) Directive 2004/23/EC of the European Parliament and of the Council of 31 March 2004 on setting standards of quality and safety for the donation, procurement, testing, processing, preservation, storage and distribution of human tissues and cells (OJ L 102, 07.04.2004, p. 48).

(3) Directive 2002/98/EC of the European Parliament and of the Council of 27 January 2003 setting standards of quality and safety for the collection, testing, processing, storage and distribution of human blood and blood components (OJ L 33, 08.02.2003, p. 30).

(15) There is scientific uncertainty about the risks and benefits of nanomaterials used for devices. In order to ensure a high level of health protection, free movement of goods and legal certainty for manufacturers, it is necessary to introduce a uniform definition for nanomaterials based on Commission Recommendation 2011/696/EU[1], with the necessary flexibility to adapt that definition to scientific and technical progress and subsequent regulatory development at Union and international level. In the design and manufacture of devices, manufacturers should take special care when using nanoparticles for which there is a high or medium potential for internal exposure. Such devices should be subject to the most stringent conformity assessment procedures. In preparation of implementing acts regulating the practical and uniform application of the corresponding requirements laid down in this Regulation, the relevant scientific opinions of the relevant scientific committees should be taken into account.

(16) Safety aspects addressed by Directive 2014/30/EU of the European Parliament and of the Council[2] are an integral part of the general safety and performance requirements laid down in this Regulation for devices. Consequently, this Regulation should be considered a lex specialis in relation to that Directive.

(17) This Regulation should include requirements regarding the design and manufacture of devices emitting ionizing radiation without affecting the application of Council Directive 2013/59/Euratom[3] which pursues other objectives.

(18) This Regulation should include requirements for devices' design, safety and performance characteristics which are developed in such a way as to prevent occupational injuries, including protection from radiation.

(19) It is necessary to clarify that software in its own right, when specifically intended by the manufacturer to be used for one or more of the medical purposes set out in the definition of a medical device, qualifies as a medical device, while software for general purposes, even when used in a healthcare setting, or software intended for life-style and well-being purposes is not a medical device. The qualification of software, either as a device or an accessory, is independent of the software's location or the type of interconnection between the software and a device.

(1) Commission Recommendation 2011/696/EU of 18 October 2011 on the definition of nanomaterial (OJ L 275, 20.10.2011, p. 38).

(2) Directive 2014/30/EU of the European Parliament and of the Council of 26 February 2014 on the harmonisation of the laws of the Member States relating to electromagnetic compatibility (OJ L 96, 29.03.2014. p. 79).

(3) Council Directive 2013/59/Euratom of 5 December 2013 laying down basic safety standards for protection against the dangers arising from exposure to ionising radiation, and repealing Directives 89/618/Euratom, 90/641/Euratom, 96/29/Euratom, 97/43/Euratom and 2003/122/Euratom (OJ L 13, 17.01.2014, p. 1).

(20) The definitions in this Regulation, regarding devices themselves, the making available of devices, economic operators, users and specific processes, the conformity assessment, clinical investigations and clinical evaluations, post-market surveillance, vigilance and market surveillance, standards and other technical specifications, should be aligned with well-established practice in the field at Union and international level in order to enhance legal certainty.

(21) It should be made clear that it is essential that devices offered to persons in the Union by means of information society services within the meaning of Directive (EU) 2015/1535 of the European Parliament and of the Council(1) and devices used in the context of a commercial activity to provide a diagnostic or therapeutic service to persons within the Union comply with the requirements of this Regulation, where the product in question is placed on the market or the service is provided in the Union.

(22) To recognise the important role of standardisation in the field of medical devices, compliance with harmonised standards as defined in Regulation (EU) No 1025/2012 of the European Parliament and of the Council(2) should be a means for manufacturers to demonstrate conformity with the general safety and performance requirements and other legal requirements, such as those relating to quality and risk management, laid down in this Regulation.

(23) Directive 98/79/EC of the European Parliament and of the Council(3) allows the Commission to adopt common technical specifications for specific categories of *in vitro* diagnostic medical devices. In areas where no harmonised standards exist or where they are insufficient, the Commission should be empowered to lay down common specifications which provide a means of complying with the general safety and performance requirements, and the requirements for clinical investigations and clinical evaluation and/or post-market clinical follow-up, laid down in this Regulation.

(24) Common specifications ('CS') should be developed after consulting the relevant stakeholders and taking account of European and international standards.

(25) The rules applicable to devices should be aligned, where appropriate, with the New Legislative Framework for the Marketing of Products, which consists of

---

(1) Directive (EU) 2015/1535 of the European Parliament and of the Council of 9 September 2015 laying down a procedure for the provision of information in the field of technical regulations and of rules on Information Society services (OJ L 241, 17.09.2015, p. 1).

(2) Regulation (EU) No 1025/2012 of the European Parliament and of the Council of 25 October 2012 on European standardisation, amending Council Directives 89/686/EEC and 93/15/EEC and Directives 94/9/EC, 94/25/EC, 95/16/EC, 97/23/EC, 98/34/EC, 2004/22/EC, 2007/23/EC, 2009/23/EC and 2009/105/EC of the European Parliament and of the Council and repealing Council Decision 87/95/EEC and Decision No 1673/2006/EC of the European Parliament and of the Council (OJ L 316, 14.11.2012, p. 12).

(3) Directive 98/79/EC of the European Parliament and of the Council of 27 October 1998 on *in vitro* diagnostic medical devices (OJ L 331, 07.12.1998, p. 1).

Regulation (EC) No 765/2008 of the European Parliament and of the Council[1] and Decision No 768/2008/EC of the European Parliament and of the Council[2].

(26) The rules on Union market surveillance and control of products entering the Union market laid down in Regulation (EC) No 765/2008 apply to devices covered by this Regulation which does not prevent Member States from choosing the competent authorities to carry out those tasks.

(27) It is appropriate to set out clearly the general obligations of the different economic operators, including importers and distributors, building on the New Legislative Framework for the Marketing of Products, without prejudice to the specific obligations laid down in the various parts of this Regulation, to enhance understanding of the requirements laid down in this Regulation and thus to improve regulatory compliance by the relevant operators.

(28) For the purpose of this Regulation, the activities of distributors should be deemed to include acquisition, holding and supplying of devices.

(29) Several of the obligations on manufacturers, such as clinical evaluation or vigilance reporting, that were set out only in the Annexes to Directives 90/385/EEC and 93/42/EEC, should be incorporated into the enacting provisions of this Regulation to facilitate its application.

(30) Health institutions should have the possibility of manufacturing, modifying and using devices in-house and thereby address, on a non-industrial scale, the specific needs of target patient groups which cannot be met at the appropriate level of performance by an equivalent device available on the market. In that context, it is appropriate to provide that certain rules of this Regulation, as regards medical devices manufactured and used only within health institutions, including hospitals as well as institutions, such as laboratories and public health institutes that support the healthcare system and/or address patient needs, but which do not treat or care for patients directly, should not apply, since the aims of this Regulation would still be met in a proportionate manner. It should be noted that the concept of 'health institution' does not cover establishments primarily claiming to pursue health interests or healthy lifestyles, such as gyms, spas, wellness and fitness centres. As a result, the exemption applicable to health institutions does not apply to such establishments.

(31) In view of the fact that natural or legal persons can claim compensation for damage caused by a defective device in accordance with applicable Union and national law, it is appropriate to require manufacturers to have measures in place

(1) Regulation (EC) No 765/2008 of the European Parliament and of the Council of 9 July 2008 setting out the requirements for accreditation and market surveillance relating to the marketing of products and repealing Regulation (EEC) No 339/93 (OJ L 218, 13.08.2008,p. 30).

(2) Decision No 768/2008/EC of the European Parliament and of the Council of 9 July 2008 on a common framework for the marketing of products, and repealing Council Decision 93/465/EEC (OJ L 218, 13.08.2008, p. 82).

to provide sufficient financial coverage in respect of their potential liability under Council Directive 85/374/EEC[1]. Such measures should be proportionate to the risk class, type of device and the size of the enterprise. In this context, it is also appropriate to lay down rules concerning the facilitation, by a competent authority, of the provision of information to persons who may have been injured by a defective device.

(32) To ensure that devices manufactured in series production continue to be in conformity with the requirements of this Regulation and that experience from the use of the devices they manufacture is taken into account for the production process, all manufacturers should have a quality management system and a post-market surveillance system in place which should be proportionate to the risk class and the type of the device in question. In addition, in order to minimize risks or prevent incidents related to devices, manufacturers should establish a system for risk management and a system for reporting of incidents and field safety corrective actions.

(33) The risk management system should be carefully aligned with and ref lected in the clinical evaluation for the device, including the clinical risks to be addressed as part of clinical investigations, clinical evaluation and post-market clinical follow up. The risk management and clinical evaluation processes should be inter-dependent and should be regularly updated.

(34) It should be ensured that supervision and control of the manufacture of devices, and the post-market surveillance and vigilance activities concerning them, are carried out within the manufacturer's organisation by a person responsible for regulatory compliance who fulfils minimum conditions of qualification.

(35) For manufacturers who are not established in the Union, the authorised representative plays a pivotal role in ensuring the compliance of the devices produced by those manufacturers and in serving as their contact person established in the Union. Given that pivotal role, for the purposes of enforcement it is appropriate to make the authorised representative legally liable for defective devices in the event that a manufacturer established outside the Union has not complied with its general obligations. The liability of the authorised representative provided for in this Regulation is without prejudice to the provisions of Directive 85/374/EEC, and accordingly the authorised representative should be jointly and severally liable with the importer and the manufacturer. The tasks of an authorised representative should be defined in a written mandate. Considering the role of authorised representatives, the minimum requirements they should meet should be clearly defined, including the requirement of having available a

(1) Council Directive 85/374/EEC of 25 July 1985 on the approximation of the laws, regulations and administrative provisions of the Member States concerning liability for defective products (OJ L 210, 07.08.1985, p. 29).

person who fulfils minimum conditions of qualification which should be similar to those for a manufacturer's person responsible for regulatory compliance.

(36) To ensure legal certainty in respect of the obligations incumbent on economic operators, it is necessary to clarify when a distributor, importer or other person is to be considered the manufacturer of a device.

(37) Parallel trade in products already placed on the market is a lawful form of trade within the internal market on the basis of Article 34 TFEU subject to the limitations arising from the need for protection of health and safety and from the need for protection of intellectual property rights provided for under Article 36 TFEU. Application of the principle of parallel trade is, however, subject to different interpretations in the Member States. The conditions, in particular the requirements for relabelling and repackaging, should therefore be specified in this Regulation, taking into account the case-law of the Court of Justice[1] in other relevant sectors and existing good practice in the field of medical devices.

(38) The reprocessing and further use of single-use devices should only take place where permitted by national law and while complying with the requirements laid down in this Regulation. The reprocessor of a single-use device should be considered to be the manufacturer of the reprocessed device and should assume the obligations incumbent on manufacturers under this Regulation. Nevertheless, Member States should have the possibility of deciding that the obligations relating to reprocessing and re-use of single-use devices within a health institution or by an external reprocessor acting on its behalf may differ from the obligations on a manufacturer described in this Regulation. In principle, such divergence should only be permitted where reprocessing and reuse of single-use devices within a health institution or by an external reprocessor are compliant with CS that have been adopted, or, in the absence of such CS, with relevant harmonised standards and national provisions. The reprocessing of such devices should ensure an equivalent level of safety and performance to that of the corresponding initial single-use device.

(39) Patients who are implanted with a device should be given clear and easily accessible essential information allowing the implanted device to be identified and other relevant information about the device, including any necessary health risk warnings or precautions to be taken, for example indications as to whether or not it is compatible with certain diagnostic devices or with scanners used for security controls.

(40) Devices should, as a general rule, bear the CE marking to indicate their conformity with this Regulation so that they can move freely within the Union and be put into service in accordance with their intended purpose. Member States should not create obstacles to the placing on the market or putting into service

(1) Judgment of 28 July 2011 in Orifarm and Paranova, joined cases C400/09 and C-207/10, ECLI:EU:C:2011:519.

of devices that comply with the requirements laid down in this Regulation. However, Member States should be allowed to decide whether to restrict the use of any specific type of device in relation to aspects that are not covered by this Regulation.

(41) The traceability of devices by means of a Unique Device Identification system (UDI system) based on international guidance should significantly enhance the effectiveness of the post-market safety-related activities for devices, which is owing to improved incident reporting, targeted field safety corrective actions and better monitoring by competent authorities. It should also help to reduce medical errors and to fight against falsified devices. Use of the UDI system should also improve purchasing and waste disposal policies and stock-management by health institutions and other economic operators and, where possible, be compatible with other authentication systems already in place in those settings.

(42) The UDI system should apply to all devices placed on the market except custom-made devices, and be based on internationally recognised principles including definitions that are compatible with those used by major trade partners. In order for the UDI system to become functional in time for the application of this Regulation, detailed rules should be laid down in this Regulation.

(43) Transparency and adequate access to information, appropriately presented for the intended user, are essential in the public interest, to protect public health, to empower patients and healthcare professionals and to enable them to make informed decisions, to provide a sound basis for regulatory decision-making and to build confidence in the regulatory system.

(44) One key aspect in fulfilling the objectives of this Regulation is the creation of a European database on medical devices (Eudamed) that should integrate different electronic systems to collate and process information regarding devices on the market and the relevant economic operators, certain aspects of conformity assessment, notified bodies, certificates, clinical investigations, vigilance and market surveillance. The objectives of the database are to enhance overall transparency, including through better access to information for the public and healthcare profes sionals, to avoid multiple reporting requirements, to enhance coordination between Member States and to streamline and facilitate the f low of information between economic operators, notified bodies or sponsors and Member States as well as between Member States among themselves and with the Commission. Within the internal market, this can be ensured effectively only at Union level and the Commission should therefore further develop and manage the European databank on medical devices set up by Commission Decision 2010/227/EU[1].

(1) Commission Decision 2010/227/EU of 19 April 2010 on the European Databank for Medical Devices (OJ L 102, 23.04.2010, p. 45).

(45) To facilitate the functioning of Eudamed, an internationally recognised medical device nomenclature should be available free of charge to manufacturers and other natural or legal persons required by this Regulation to use that nomenclature. Furthermore, that nomenclature should be available, where reasonably practicable, free of charge also to other stakeholders.

(46) Eudamed's electronic systems regarding devices on the market, the relevant economic operators and certificates should enable the public to be adequately informed about devices on the Union market. The electronic system on clinical investigations should serve as a tool for the cooperation between Member States and for enabling sponsors to submit, on a voluntary basis, a single application for several Member States and to report serious adverse events, device deficiencies and related updates. The electronic system on vigilance should enable manufac turers to report serious incidents and other reportable events and to support the coordination of the evaluation of such incidents and events by competent authorities. The electronic system regarding market surveillance should be a tool for the exchange of information between competent authorities.

(47) In respect of data collated and processed through the electronic systems of Eudamed, Directive 95/46/EC of the European Parliament and of the Council[(1)] applies to the processing of personal data carried out in the Member States, under the supervision of the Member States' competent authorities, in particular the public independent authorities designated by the Member States. Regulation (EC) No 45/2001 of the European Parliament and of the Council[(2)] applies to the processing of personal data carried out by the Commission within the framework of this Regulation, under the supervision of the European Data Protection Supervisor. In accordance with Regulation (EC) No 45/2001, the Commission should be designated as the controller of Eudamed and its electronic systems.

(48) For implantable devices and for class III devices, manufacturers should summarise the main safety and performance aspects of the device and the outcome of the clinical evaluation in a document that should be publicly available.

(49) The summary of safety and clinical performance for a device should include in particular the place of the device in the context of diagnostic or therapeutic options taking into account the clinical evaluation of that device when compared to the diagnostic or therapeutic alternatives and the specific conditions under which that device and its alternatives can be considered.

---

(1) Directive 95/46/EC of the European Parliament and of the Council of 24 October 1995 on the protection of individuals with regard to the processing of personal data and on the free movement of such data (OJ L 281, 23.11.1995, p. 31).

(2) Regulation (EC) No 45/2001 of the European Parliament and of the Council of 18 December 2000 on the protection of individuals with regard to the processing of personal data by the Community institutions and bodies and on the free movement of such data (OJ L 8, 12.01.2001, p. 1).

(50) The proper functioning of notified bodies is crucial for ensuring a high level of health and safety protection and citizens' confidence in the system. Designation and monitoring of notified bodies by the Member States, in accordance with detailed and strict criteria, should therefore be subject to controls at Union level.

(51) Notified bodies' assessments of manufacturers' technical documentation, in particular documentation on clinical evaluation, should be critically evaluated by the authority responsible for notified bodies. That evaluation should be part of the risk-based approach to the oversight and monitoring activities of notified bodies and should be based on sampling of the relevant documentation.

(52) The position of notified bodies vis-à-vis manufacturers should be strengthened, including with regard to their right and duty to carry out unannounced on-site audits and to conduct physical or laboratory tests on devices to ensure continuous compliance by manufacturers after receipt of the original certification.

(53) To increase transparency with regard to the oversight of notified bodies by national authorities, the authorities responsible for notified bodies should publish information on the national measures governing the assessment, designation and monitoring of notified bodies. In accordance with good administrative practice, this information should be kept up to date by those authorities in particular to ref lect relevant, significant or substantive changes to the procedures in question.

(54) The Member State in which a notified body is established should be responsible for enforcing the requirements of this Regulation with regard to that notified body.

(55) In view, in particular, of the responsibility of Member States for the organisation and delivery of health services and medical care, they should be allowed to lay down additional requirements on notified bodies designated for the conformity assessment of devices and established on their territory as far as issues that are not regulated in this Regulation are concerned. Any such additional requirements laid down should not affect more specific horizontal Union legislation on notified bodies and equal treatment of notified bodies.

(56) For class III implantable devices and class IIb active devices intended to administer and/or remove a medicinal product, notified bodies should, except in certain cases, be obliged to request expert panels to scrutinise their clinical evaluation assessment report. Competent authorities should be informed about devices that have been granted a certificate following a conformity assessment procedure involving an expert panel. The consultation of expert panels in relation to the clinical evaluation should lead to a harmonised evaluation of high-risk medical devices by sharing expertise on clinical aspects and developing CS on categories of devices that have undergone that consultation process.

(57) For class III devices and for certain class IIb devices, a manufacturer should be able to consult voluntarily an expert panel, prior to that manufacturer's clinical

evaluation and/or investigation, on its clinical development strategy and on proposals for clinical investigations.

(58) It is necessary, in particular for the purpose of the conformity assessment procedures, to maintain the division of devices into four product classes in line with international practice. The classification rules, which are based on the vulnerability of the human body, should take into account the potential risks associated with the technical design and manufacture of the devices. To maintain the same level of safety as provided by Directive 90/385/EEC, active implantable devices should be in the highest risk class.

(59) Rules under the old regime applied to invasive devices do not sufficiently take account of the level of invasiveness and potential toxicity of certain devices which are introduced into the human body. In order to obtain a suitable risk-based classification of devices that are composed of substances or of combinations of substances that are absorbed by or locally dispersed in the human body, it is necessary to introduce specific classification rules for such devices. The classification rules should take into account the place where the device performs its action in or on the human body, where it is introduced or applied, and whether a systemic absorption of the substances of which the device is composed, or of the products of metabolism in the human body of those substances occurs.

(60) The conformity assessment procedure for class I devices should be carried out, as a general rule, under the sole responsibility of manufacturers in view of the low level of vulnerability associated with such devices. For class IIa, class IIb and class III devices, an appropriate level of involvement of a notified body should be compulsory.

(61) The conformity assessment procedures for devices should be further strengthened and streamlined whilst the requirements for notified bodies as regards the performance of their assessments should be clearly specified to ensure a level playing field.

(62) It is appropriate that certificates of free sale contain information that makes it possible to use Eudamed in order to obtain information on the device, in particular with regard to whether it is on the market, withdrawn from the market or recalled, and on any certificate on its conformity.

(63) To ensure a high level of safety and performance, demonstration of compliance with the general safety and performance requirements laid down in this Regulation should be based on clinical data that, for class III devices and implantable devices should, as a general rule, be sourced from clinical investigations that have been carried out under the responsibility of a sponsor. It should be possible both for the manufacturer and for another natural or legal person to be the sponsor taking responsibility for the clinical investigation.

(64) The rules on clinical investigations should be in line with well-established international guidance in this field, such as the international standard ISO

14155:2011 on good clinical practice for clinical investigations of medical devices for human subjects, so as to make it easier for the results of clinical investigations conducted in the Union to be accepted as documentation outside the Union and to make it easier for the results of clinical investi gations conducted outside the Union in accordance with international guidelines to be accepted within the Union. In addition, the rules should be in line with the most recent version of the World Medical Association Declaration of Helsinki on Ethical Principles for Medical Research Involving Human Subjects.

(65) It should be left to the Member State where a clinical investigation is to be conducted to determine the appropriate authority to be involved in the assessment of the application to conduct a clinical investigation and to organise the involvement of ethics committees within the timelines for the authorisation of that clinical investi gation as set out in this Regulation. Such decisions are a matter of internal organisation for each Member State. In that context, Member States should ensure the involvement of laypersons, in particular patients or patients' organisations. They should also ensure that the necessary expertise is available.

(66) Where, in the course of a clinical investigation, harm caused to a subject leads to the civil or criminal liability of the investigator or the sponsor being invoked, the conditions for liability in such cases, including issues of causality and the level of damages and sanctions, should remain governed by national law.

(67) An electronic system should be set up at Union level to ensure that every clinical investigation is recorded and reported in a publicly accessible database. To protect the right to the protection of personal data, recognised by Article 8 of the Charter of Fundamental Rights of the European Union ('the Charter'), no personal data of subjects participating in a clinical investigation should be recorded in the electronic system. To ensure synergies with the area of clinical trials on medicinal products, the electronic system on clinical investigations should be in teroperable with the EU database to be set up for clinical trials on medicinal products for human use.

(68) Where a clinical investigation is to be conducted in more than one Member State, the sponsor should have the possibility of submitting a single application in order to reduce administrative burden. In order to allow for resource-sharing and to ensure consistency regarding the assessment of the health and safety-related aspects of the investigational device and of the scientific design of that clinical investigation, the procedure for the assessment of such single application should be coordinated between the Member States under the direction of a coordinating Member State. Such coordinated assessment should not include the assessment of intrinsically national, local and ethical aspects of a clinical investigation, including informed consent. For an initial period of seven years from the date of application of this Regulation, Member States should be able to participate on a voluntary basis in the coordinated assessment. After that period, all Member States should be obliged to participate in the coordinated as-

sessment. The Commission, based on the experience gained from the voluntary coordination between Member States, should draw up a report on the application of the relevant provisions regarding the coordinated assessment procedure. In the event that the findings of the report are negative, the Commission should submit a proposal to extend the period of participation on a voluntary basis in the coordinated assessment procedure.

(69) Sponsors should report certain adverse events and device deficiencies that occur during clinical investigations to the Member States in which those clinical investigations are being conducted. Member States should have the possibility of terminating or suspending the investigations or revoking the authorisation for those investigations, if considered necessary to ensure a high level of protection of the subjects participating in a clinical investigation. Such information should be communicated to the other Member States.

(70) The sponsor of a clinical investigation should submit a summary of results of the clinical investigation that is easily understandable for the intended user together with the clinical investigation report, where applicable, within the timelines laid down in this Regulation. Where it is not possible to submit the summary of the results within the defined timelines for scientific reasons, the sponsor should justify this and specify when the results will be submitted.

(71) This Regulation should cover clinical investigations intended to gather clinical evidence for the purpose of demonstrating conformity of devices and should also lay down basic requirements regarding ethical and scientific assessments for other types of clinical investigations of medical devices.

(72) Incapacitated subjects, minors, pregnant women and breastfeeding women require specific protection measures. However, it should be left to Member States to determine the legally designated representatives of incapacitated subjects and minors.

(73) The principles of replacement, reduction and refinement in the area of animal experimentation laid down in the Directive 2010/63/EU of the European Parliament and of the Council[1] should be observed. In particular, the unnecessary duplication of tests and studies should be avoided.

(74) Manufacturers should play an active role during the post-market phase by systematically and actively gathering information from post-market experience with their devices in order to update their technical documentation and cooperate with the national competent authorities in charge of vigilance and market surveillance activities. To this end, manufacturers should establish a comprehensive post-market surveillance system, set up under their quality management system and based on a post-market surveillance plan. Relevant data and infor-

(1) Directive 2010/63/EU of the European Parliament and of the Council of 22 September 2010 on the protection of animals used for scientific purposes (OJ L 276, 20.10.2010, p. 33).

mation gathered through post-market surveillance, as well as lessons learned from any implemented preventive and/or corrective actions, should be used to update any relevant part of technical documentation, such as those relating to risk assessment and clinical evaluation, and should also serve the purpose of transparency.

(75) In order to better protect health and safety regarding devices on the market, the electronic system on vigilance for devices should be made more effective by creating a central portal at Union level for reporting serious incidents and field safety corrective actions.

(76) Member States should take appropriate measures to raise awareness among healthcare professionals, users and patients about the importance of reporting incidents. Healthcare professionals, users and patients should be encouraged and enabled to report suspected serious incidents at national level using harmonised formats. The national competent authorities should inform manufacturers of any suspected serious incidents and, where a manufacturer confirms that such an incident has occurred, the authorities concerned should ensure that appropriate follow-up action is taken in order to minimise recurrence of such incidents.

(77) The evaluation of reported serious incidents and field safety corrective actions should be conducted at national level but coordination should be ensured where similar incidents have occurred or field safety corrective actions have to be carried out in more than one Member State, with the objective of sharing resources and ensuring consistency regarding the corrective action.

(78) In the context of the investigation of incidents, the competent authorities should take into account, where appropriate, the information provided by and views of relevant stakeholders, including patient and healthcare professionals' organisations and manufacturers' associations.

(79) The reporting of serious adverse events or device deficiencies during clinical investigations and the reporting of serious incidents occurring after a device has been placed on the market should be clearly distinguished to avoid double reporting.

(80) Rules on market surveillance should be included in this Regulation to reinforce the rights and obligations of the national competent authorities, to ensure effective coordination of their market surveillance activities and to clarify the applicable procedures.

(81) Any statistically significant increase in the number or severity of incidents that are not serious or in expected side-effects that could have a significant impact on the benefit-risk analysis and which could lead to unacceptable risks should be reported to the competent authorities in order to permit their assessment and the adoption of appropriate measures.

(82) An expert committee, the Medical Device Coordination Group (MDCG), composed of persons designated by the Member States based on their role and expertise in the field of medical devices including *in vitro* diagnostic medical devices, should be established to fulfil the tasks conferred on it by this Regulation and by Regulation (EU) 2017/746 of the European Parliament and of the Council[(1)], to provide advice to the Commission and to assist the Commission and the Member States in ensuring a harmonised implementation of this Regulation. The MDCG should be able to establish subgroups in order to have access to necessary in-depth technical expertise in the field of medical devices including *in vitro* diagnostic medical devices. When establishing subgroups, appropriate consideration should be given to the possibility of involving existing groups at Union level in the field of medical devices.

(83) Expert panels and expert laboratories should be designated by the Commission on the basis of their up-to-date clinical, scientific or technical expertise, with the aim of providing scientific, technical and clinical assistance to the Commission, the MDCG, manufacturers and notified bodies in relation to the implementation of this Regulation. Moreover, expert panels should fulfil the tasks of providing an opinion on clinical evaluation assessment reports of notified bodies in the case of certain high-risk devices.

(84) Closer coordination between national competent authorities through information exchange and coordinated assessments under the direction of a coordinating authority is essential for ensuring a consistently high level of health and safety protection within the internal market, in particular in the areas of clinical investigations and vigilance. The principle of coordinated exchange and assessment should also apply across other authority activities described in this Regulation, such as the designation of notified bodies and should be encouraged in the area of market surveillance of devices. Joint working, coordination and communication of activities should also lead to more efficient use of resources and expertise at national level.

(85) The Commission should provide scientific, technical and corresponding logistical support to coordinating national authorities and ensure that the regulatory system for devices is effectively and uniformly implemented at Union level based on sound scientific evidence.

(86) The Union and, where appropriate, the Member States should actively participate in international regulatory cooperation in the field of medical devices to facilitate the exchange of safety-related information regarding medical devices and to foster the further development of international regulatory guidelines that

(1) Regulation (EU) 2017/746 of the European Parliament and of the Council of 5 April 2017 on *in vitro* diagnostic medical devices and repealing Directive 98/79/EC and Commission Decision 2010/227/EU (see page 176 of this Official Journal).

promote the adoption in other jurisdictions of regulations that lead to a level of health and safety protection equivalent to that set by this Regulation.

(87) Member States should take all necessary measures to ensure that the provisions of this Regulation are implemented, including by laying down effective, proportionate and dissuasive penalties for their infringement.

(88) Whilst this Regulation should not affect the right of Member States to levy fees for activities at national level, Member States should, in order to ensure transparency, inform the Commission and the other Member States before they decide on the level and structure of such fees. In order to further ensure transparency, the structure and level of the fees should be publicly available on request.

(89) This Regulation respects the fundamental rights and observes the principles recognised in particular by the Charter and in particular human dignity, the integrity of the person, the protection of personal data, the freedom of art and science, the freedom to conduct business and the right to property. This Regulation should be applied by the Member States in accordance with those rights and principles.

(90) The power to adopt delegated acts in accordance with Article 290 TFEU should be delegated to the Commission in order to amend certain non-essential provisions of this Regulation. It is of particular importance that the Commission carry out appropriate consultations during its preparatory work, including at expert level, and that those consultations be conducted in accordance with the principles laid down in the Interinstitutional Agreement of 13 April 2016 on Better Law-Making[(1)]. In particular, to ensure equal participation in the preparation of delegated acts, the European Parliament and the Council receive all documents at the same time as Member States' experts, and their experts systematically have access to meetings of Commission expert groups dealing with preparation of delegated acts.

(91) In order to ensure uniform conditions for the implementation of this Regulation, implementing powers should be conferred on the Commission. Those powers should be exercised in accordance with Regulation (EU) No 182/2011 of the European Parliament and of the Council[(2)].

(92) The advisory procedure should be used for implementing acts that set out the form and presentation of the data elements of manufacturers' summaries of safety and clinical performance, and that establish the model for certificates of free sale, given that such implementing acts are of a procedural nature and do not directly have an impact on health and safety at Union level.

(1) OJ L 123, 12.05.2016, p. 1.

(2) Regulation (EU) No 182/2011 of the European Parliament and of the Council of 16 February 2011 laying down the rules and general principles concerning mechanisms for control by Member States of the Commission's exercise of implementing powers (OJ L 55, 28.02.2011, p. 13).

(93) The Commission should adopt immediately applicable implementing acts where, in duly justified cases relating to the extension to the territory of the Union of a national derogation from the applicable conformity assessment procedures, imperative grounds of urgency so require.

(94) In order to enable it to designate issuing entities, expert panels and expert laboratories, implementing powers should be conferred on the Commission.

(95) To allow economic operators, especially SMEs, notified bodies, Member States and the Commission to adapt to the changes introduced by this Regulation and to ensure its proper application, it is appropriate to provide for a sufficient transitional period for that adaptation and for the organisational arrangements that are to be made. However, certain parts of the Regulation that directly affect Member States and the Commission should be implemented as soon as possible. It is also particularly important that, by the date of application of this Regulation, a sufficient number of notified bodies be designated in accordance with the new requirements so as to avoid any shortage of medical devices on the market. Nonetheless, it is necessary that any designation of a notified body in accordance with the requirements of this Regulation prior to the date of its application be without prejudice to the validity of the designation of those notified bodies under Directives 90/385/EEC and 93/42/EEC and to their capacity to continue issuing valid certificates under those two Directives until the date of application of this Regulation.

(96) In order to ensure a smooth transition to the new rules for registration of devices and of certificates, the obligation to submit the relevant information to the electronic systems set up at Union level pursuant to this Regulation should, in the event that the corresponding IT systems are developed according to plan, only become fully effective from 18 months after the date of application of this Regulation. During this transitional period, certain provisions of Directives 90/385/EEC and 93/42/EEC should remain in force. However, in order to avoid multiple registrations, economic operators and notified bodies who register in the relevant electronic systems set up at Union level pursuant to this Regulation should be considered to be in compliance with the registration requirements adopted by the Member States pursuant to those provisions.

(97) In order to provide for a smooth introduction of the UDI system, the moment of application of the obligation to place the UDI carrier on the label of the device should vary from one to five years after the date of application of this Regulation depending upon the class of the device concerned.

(98) Directives 90/385/EEC and 93/42/EEC should be repealed to ensure that only one set of rules applies to the placing of medical devices on the market and the related aspects covered by this Regulation. Manufacturers' obligations as regards the making available of documentation regarding devices they placed on the market and manufacturers' and Member States' obligations as regards vigilance activities for devices placed on the market pursuant to those Directives

should however continue to apply. While it should be left to Member States to decide how to organise vigilance activities, it is desirable for them to have the possibility of reporting incidents related to devices placed on the market pursuant to the Directives using the same tools as those for reporting on devices placed on the market pursuant to this Regulation. It is furthermore appropriate, in order to ensure a smooth transition from the old regime to the new regime, to provide that Commission Regulation (EU) No 207/2012[(1)] and Commission Regulation (EU) No 722/2012[(2)] should remain in force and continue to apply unless and until repealed by implementing acts adopted by the Commission pursuant to this Regulation.

Decision 2010/227/EU adopted in implementation of those Directives and Directive 98/79/EC should also remain in force and continue to apply until the date when Eudamed becomes fully functional. Conversely, no such maintenance in force is required for Commission Directives 2003/12/EC[(3)] and 2005/50/EC[(4)] and Commission Implementing Regulation (EU) No 920/2013[(5)].

(99) The requirements of this Regulation should be applicable to all devices placed on the market or put into service from the date of application of this Regulation. However, in order to provide for a smooth transition it should be possible, for a limited period of time from that date, for devices to be placed on the market or put into service by virtue of a valid certificate issued pursuant to Directive 90/385/EEC or pursuant to Directive 93/42/EEC.

(100) The European Data Protection Supervisor has given an opinion[(6)] pursuant to Article 28(2) of Regulation (EC) No 45/2001.

(101) Since the objectives of this Regulation, namely to ensure the smooth functioning of the internal market as regards medical devices and to ensure high standards of quality and safety for medical devices, thus ensuring a high level

---

(1) Commission Regulation (EU) No 207/2012 of 9 March 2012 on electronic instructions for use of medical devices (OJ L 72, 10.03.2012, p. 28).

(2) Commission Regulation (EU) No 722/2012 of 8 August 2012 concerning particular requirements as regards the requirements laid down in Council Directives 90/385/EEC and 93/42/EEC with respect to active implantable medical devices and medical devices manufactured utilising tissues of animal origin (OJ L 212, 09.08.2012, p. 3).

(3) Commission Directive 2003/12/EC of 3 February 2003 on the reclassification of breast implants in the framework of Directive 93/42/EEC concerning medical devices (OJ L 28, 04.02.2003, p. 43).

(4) Commission Directive 2005/50/EC of 11 August 2005 on the reclassification of hip, knee and shoulder joint replacements in the framework of Council Directive 93/42/EEC concerning medical devices (OJ L 210, 12.08.2005, p. 41).

(5) Commission Implementing Regulation (EU) No 920/2013 of 24 September 2013 on the designation and the supervision of notified bodies under Council Directive 90/385/EEC on active implantable medical devices and Council Directive 93/42/EEC on medical devices (OJ L 253, 25.09.2013, p. 8).

(6) OJ C 358, 07.12.2013, p. 10.

of protection of health and safety of patients, users and other persons, cannot be sufficiently achieved by the Member States but can rather, by reason of its scale and effects, be better achieved at Union level, the Union may adopt measures, in accordance with the principle of subsidiarity as set out in Article 5 of the Treaty on European Union. In accordance with the principle of proportionality, as set out in that Article, this Regulation does not go beyond what is necessary in order to achieve those objectives,

HAVE ADOPTED THIS REGULATION:

CHAPTER I
SCOPE AND DEFINITIONS

Article 1
Subject matter and scope

1. This Regulation lays down rules concerning the placing on the market, making available on the market or putting into service of medical devices for human use and accessories for such devices in the Union. This Regulation also applies to clinical investigations concerning such medical devices and accessories conducted in the Union.

2. This Regulation shall also apply, as from the date of application of common specifications adopted pursuant to Article 9, to the groups of products without an intended medical purpose that are listed in Annex XVI, taking into account the state of the art, and in particular existing harmonised standards for analogous devices with a medical purpose, based on similar technology. The common specifications for each of the groups of products listed in Annex XVI shall address, at least, application of risk management as set out in Annex I for the group of products in question and, where necessary, clinical evaluation regarding safety.

The necessary common specifications shall be adopted by 26 May 2021. They shall apply as from six months after the date of their entry into force or from 26 May 2021, whichever is the latest.

Notwithstanding Article 122, Member States' measures regarding the qualification of the products covered by Annex XVI as medical devices pursuant to Directive 93/42/EEC shall remain valid until the date of application, as referred to in the first subparagraph, of the relevant common specifications for that group of products.

This Regulation also applies to clinical investigations conducted in the Union concerning the products referred to in the first subparagraph.

3. Devices with both a medical and a non-medical intended purpose shall fulfil cumulatively the requirements applicable to devices with an intended medical purpose and those applicable to devices without an intended medical purpose.

4. For the purposes of this Regulation, medical devices, accessories for medical devices, and products listed in Annex XVI to which this Regulation applies pursuant to paragraph 2 shall hereinafter be referred to as 'devices'.

5. Where justified on account of the similarity between a device with an intended medical purpose placed on the market and a product without an intended medical purpose in respect of their characteristics and risks, the Commission is empowered to adopt delegated acts in accordance with Article 115 to amend the list in Annex XVI, by adding new groups of products, in order to protect the health and safety of users or other persons or other aspects of public health.

6. This Regulation does not apply to:

(a) *in vitro* diagnostic medical devices covered by Regulation (EU) 2017/746;
(b) medicinal products as defined in point 2 of Article 1 of Directive 2001/83/EC. In deciding whether a product falls under Directive 2001/83/EC or under this Regulation, particular account shall be taken of the principal mode of action of the product;
(c) advanced therapy medicinal products covered by Regulation (EC) No 1394/2007;
(d) human blood, blood products, plasma or blood cells of human origin or devices which incorporate, when placed on the market or put into service, such blood products, plasma or cells, except for devices referred to in paragraph 8 of this Article;
(e) cosmetic products covered by Regulation (EC) No 1223/2009;
(f) transplants, tissues or cells of animal origin, or their derivatives, or products containing or consisting of them; however this Regulation does apply to devices manufactured utilising tissues or cells of animal origin, or their derivatives, which are non-viable or are rendered non-viable;
(g) transplants, tissues or cells of human origin, or their derivatives, covered by Directive 2004/23/EC, or products containing or consisting of them; however this Regulation does apply to devices manufactured utilising derivatives of tissues or cells of human origin which are non-viable or are rendered non-viable;
(h) products, other than those referred to in points (d), (f) and (g), that contain or consist of viable biological material or viable organisms, including living micro-organisms, bacteria, fungi or viruses in order to achieve or support the intended purpose of the product;
(i) food covered by Regulation (EC) No 178/2002.

7. Any device which, when placed on the market or put into service, incorporates as an integral part an *in vitro* diagnostic medical device as defined in point 2 of Article 2 of Regulation (EU) 2017/746, shall be governed by this Regulation. The

requirements of Regulation (EU) 2017/746 shall apply to the *in vitro* diagnostic medical device part of the device.

8. Any device which, when placed on the market or put into service, incorporates, as an integral part, a substance which, if used separately, would be considered to be a medicinal product as defined in point 2 of Article 1 of Directive 2001/83/EC, including a medicinal product derived from human blood or human plasma as defined in point 10 of Article 1 of that Directive, and that has an action ancillary to that of the device, shall be assessed and authorised in accordance with this Regulation.

However, if the action of that substance is principal and not ancillary to that of the device, the integral product shall be governed by Directive 2001/83/EC or Regulation (EC) No 726/2004 of the European Parliament and of the Council(1), as applicable. In that case, the relevant general safety and performance requirements set out in Annex I to this Regulation shall apply as far as the safety and performance of the device part are concerned.

9. Any device which is intended to administer a medicinal product as defined in point 2 of Article 1 of Directive 2001/83/EC shall be governed by this Regulation, without prejudice to the provisions of that Directive and of Regulation (EC) No 726/2004 with regard to the medicinal product.

However, if the device intended to administer a medicinal product and the medicinal product are placed on the market in such a way that they form a single integral product which is intended exclusively for use in the given combination and which is not reusable, that single integral product shall be governed by Directive 2001/83/EC or Regulation (EC) No 726/2004, as applicable. In that case, the relevant general safety and performance requirements set out in Annex I to this Regulation shall apply as far as the safety and performance of the device part of the single integral product are concerned.

10. Any device which, when placed on the market or put into service, incorporates, as an integral part, non-viable tissues or cells of human origin or their derivatives that have an action ancillary to that of the device shall be assessed and authorised in accordance with this Regulation. In that case, the provisions for donation, procurement and testing laid down in Directive 2004/23/EC shall apply.

However, if the action of those tissues or cells or their derivatives is principal and not ancillary to that of the device and the product is not governed by Regulation (EC) No 1394/2007, the product shall be governed by Directive 2004/23/EC. In that case, the relevant general safety and performance requirements set out in

(1) Regulation (EC) No 726/2004 of the European Parliament and of the Council of 31 March 2004 laying down Community procedures for the authorisation and supervision of medicinal products for human and veterinary use and establishing a European Medicines Agency (OJ L 136, 30.04.2004, p. 1).

Annex I to this Regulation shall apply as far as the safety and performance of the device part are concerned.

11. This Regulation is specific Union legislation within the meaning of Article 2(3) of Directive 2014/30/EU.

12. Devices that are also machinery within the meaning of point (a) of the second paragraph of Article 2 of Directive 2006/42/EC of the European Parliament and of the Council[(1)] shall, where a hazard relevant under that Directive exists, also meet the essential health and safety requirements set out in Annex I to that Directive to the extent to which those requirements are more specific than the general safety and performance requirements set out in Chapter II of Annex I to this Regulation.

13. This Regulation shall not affect the application of Directive 2013/59/Euratom.

14. This Regulation shall not affect the right of a Member State to restrict the use of any specific type of device in relation to aspects not covered by this Regulation.

15. This Regulation shall not affect national law concerning the organisation, delivery or financing of health services and medical care, such as the requirement that certain devices may only be supplied on a medical prescription, the requirement that only certain health professionals or healthcare institutions may dispense or use certain devices or that their use be accompanied by specific professional counselling.

16. Nothing in this Regulation shall restrict the freedom of the press or the freedom of expression in the media in so far as those freedoms are guaranteed in the Union and in the Member States, in particular under Article 11 of the Charter of Fundamental Rights of the European Union.

Article 2
Definitions

For the purposes of this Regulation, the following definitions apply:

(1) 'medical device' means any instrument, apparatus, appliance, software, implant, reagent, material or other article intended by the manufacturer to be used, alone or in combination, for human beings for one or more of the following specific medical purposes:

- diagnosis, prevention, monitoring, prediction, prognosis, treatment or alleviation of disease,
- diagnosis, monitoring, treatment, alleviation of, or compensation for, an injury or disability,

(1) Directive 2006/42/EC of the European Parliament and of the Council of 17 May 2006 on machinery, and amending Directive 95/16/EC (OJ L 157, 09.06.2006, p. 24).

- investigation, replacement or modification of the anatomy or of a physiological or pathological process or state,
- providing information by means of *in vitro* examination of specimens derived from the human body, including organ, blood and tissue donations,

and which does not achieve its principal intended action by pharmacological, immunological or metabolic means, in or on the human body, but which may be assisted in its function by such means.

The following products shall also be deemed to be medical devices:

- devices for the control or support of conception;
- products specifically intended for the cleaning, disinfection or sterilisation of devices as referred to in Article 1(4) and of those referred to in the first paragraph of this point.

(2) 'accessory for a medical device' means an article which, whilst not being itself a medical device, is intended by its manufacturer to be used together with one or several particular medical device(s) to specifically enable the medical device(s) to be used in accordance with its/their intended purpose(s) or to specifically and directly assist the medical functionality of the medical device(s) in terms of its/their intended purpose(s);

(3) 'custom-made device' means any device specifically made in accordance with a written prescription of any person authorised by national law by virtue of that person's professional qualifications which gives, under that person's re sponsibility, specific design characteristics, and is intended for the sole use of a particular patient exclusively to meet their individual conditions and needs.

However, mass-produced devices which need to be adapted to meet the specific requirements of any professional user and devices which are mass-produced by means of industrial manufacturing processes in accordance with the written prescriptions of any authorised person shall not be considered to be custom-made devices;

(4) 'active device' means any device, the operation of which depends on a source of energy other than that generated by the human body for that purpose, or by gravity, and which acts by changing the density of or converting that energy. Devices intended to transmit energy, substances or other elements between an active device and the patient, without any significant change, shall not be deemed to be active devices.

Software shall also be deemed to be an active device;

(5)'implantable device' means any device, including those that are partially or wholly absorbed, which is intended:

- to be totally introduced into the human body, or
- to replace an epithelial surface or the surface of the eye,

by clinical intervention and which is intended to remain in place after the procedure.

Any device intended to be partially introduced into the human body by clinical intervention and intended to remain in place after the procedure for at least 30 days shall also be deemed to be an implantable device;

(6) 'invasive device' means any device which, in whole or in part, penetrates inside the body, either through a body orifice or through the surface of the body;

(7) 'generic device group' means a set of devices having the same or similar intended purposes or a commonality of technology allowing them to be classified in a generic manner not ref lecting specific characteristics;

(8) 'single-use device' means a device that is intended to be used on one individual during a single procedure;

(9) 'falsified device' means any device with a false presentation of its identity and/or of its source and/or its CE marking certificates or documents relating to CE marking procedures. This definition does not include uninten tional non-compliance and is without prejudice to infringements of intellectual property rights;

(10) 'procedure pack' means a combination of products packaged together and placed on the market with the purpose of being used for a specific medical purpose;

(11) 'system' means a combination of products, either packaged together or not, which are intended to be inter- connected or combined to achieve a specific medical purpose;

(12) 'intended purpose' means the use for which a device is intended according to the data supplied by the manufacturer on the label, in the instructions for use or in promotional or sales materials or statements and as specified by the manufacturer in the clinical evaluation;

(13) 'label' means the written, printed or graphic information appearing either on the device itself, or on the packaging of each unit or on the packaging of multiple devices;

(14) 'instructions for use' means the information provided by the manufacturer to inform the user of a device's intended purpose and proper use and of any precautions to be taken;

(15) 'Unique Device Identifier' ('UDI') means a series of numeric or alphanumeric characters that is created through in ternationally accepted device identification and coding standards and that allows unambiguous identification of specific devices on the market;

(16) 'non-viable' means having no potential for metabolism or multiplication;

(17) 'derivative' means a 'non-cellular substance' extracted from human or animal tissue or cells through a manufacturing process. The final substance used for manufacturing of the device in this case does not contain any cells or tissues;

(18)'nanomaterial' means a natural, incidental or manufactured material containing particles in an unbound state or as an aggregate or as an agglomerate and where, for 50 % or more of the particles in the number size distribution, one or more external dimensions is in the size range 1-100 nm;

Fullerenes, graphene f lakes and single-wall carbon nanotubes with one or more external dimensions below 1 nm shall also be deemed to be nanomaterials;

(19) 'particle', for the purposes of the definition of nanomaterial in point (18), means a minute piece of matter with defined physical boundaries;

(20) 'agglomerate', for the purposes of the definition of nanomaterial in point (18), means a collection of weakly bound particles or aggregates where the resulting external surface area is similar to the sum of the surface areas of the individual components;

(21) 'aggregate', for the purposes of the definition of nanomaterial in point (18), means a particle comprising of strongly bound or fused particles;

(22) 'performance' means the ability of a device to achieve its intended purpose as stated by the manufacturer;

(23) 'risk' means the combination of the probability of occurrence of harm and the severity of that harm;

(24) 'benefit-risk determination' means the analysis of all assessments of benefit and risk of possible relevance for the use of the device for the intended purpose, when used in accordance with the intended purpose given by the manufacturer;

(25) 'compatibility' is the ability of a device, including software, when used together with one or more other devices in accordance with its intended purpose, to:

(a) perform without losing or compromising the ability to perform as intended, and/or
(b) integrate and/or operate without the need for modification or adaption of any part of the combined devices, and/or
(c) be used together without conflict/interference or adverse reaction.

(26) 'interoperability' is the ability of two or more devices, including software, from the same manufacturer or from different manufacturers, to:

(a) exchange information and use the information that has been exchanged for the correct execution of a specified function without changing the content of the data, and/or
(b) communicate with each other, and/or
(c) work together as intended.

(27) 'making available on the market' means any supply of a device, other than an investigational device, for distribution, consumption or use on the Union market in the course of a commercial activity, whether in return for payment or free of charge;

(28) 'placing on the market' means the first making available of a device, other than an investigational device, on the Union market;

(29) 'putting into service' means the stage at which a device, other than an investigational device, has been made available to the final user as being ready for use on the Union market for the first time for its intended purpose;

(30) 'manufacturer' means a natural or legal person who manufactures or fully refurbishes a device or has a device designed, manufactured or fully refurbished, and markets that device under its name or trade mark;

(31) 'fully refurbishing', for the purposes of the definition of manufacturer, means the complete rebuilding of a device already placed on the market or put into service, or the making of a new device from used devices, to bring it into conformity with this Regulation, combined with the assignment of a new lifetime to the refurbished device;

(32) 'authorised representative' means any natural or legal person established within the Union who has received and accepted a written mandate from a manufacturer, located outside the Union, to act on the manufacturer's behalf in relation to specified tasks with regard to the latter's obligations under this Regulation;

(33) 'importer' means any natural or legal person established within the Union that places a device from a third country on the Union market;

(34) 'distributor' means any natural or legal person in the supply chain, other than the manufacturer or the importer, that makes a device available on the market, up until the point of putting into service;

(35) 'economic operator' means a manufacturer, an authorised representative, an importer, a distributor or the person referred to in Article 22(1) and 22(3);

(36) 'health institution' means an organisation the primary purpose of which is the care or treatment of patients or the promotion of public health;

(37) 'user' means any healthcare professional or lay person who uses a device;

(38) 'lay person' means an individual who does not have formal education in a relevant field of healthcare or medical discipline;

(39) 'reprocessing' means a process carried out on a used device in order to allow its safe reuse including cleaning, disinfection, sterilisation and related procedures, as well as testing and restoring the technical and functional safety of the used device;

(40) 'conformity assessment' means the process demonstrating whether the requirements of this Regulation relating to a device have been fulfilled;

(41) 'conformity assessment body' means a body that performs third-party conformity assessment activities including calibration, testing, certification and inspection;

(42) 'notified body' means a conformity assessment body designated in accordance with this Regulation;

(43) 'CE marking of conformity' or 'CE marking' means a marking by which a manufacturer indicates that a device is in conformity with the applicable requirements set out in this Regulation and other applicable Union harmonisation legislation providing for its affixing;

(44) 'clinical evaluation' means a systematic and planned process to continuously generate, collect, analyse and assess the clinical data pertaining to a device in order to verify the safety and performance, including clinical benefits, of the device when used as intended by the manufacturer;

(45) 'clinical investigation' means any systematic investigation involving one or more human subjects, undertaken to assess the safety or performance of a device;

(46) 'investigational device' means a device that is assessed in a clinical investigation;

(47) 'clinical investigation plan' means a document that describes the rationale, objectives, design, methodology, monitoring, statistical considerations, organisation and conduct of a clinical investigation;

(48) 'clinical data' means information concerning safety or performance that is generated from the use of a device and is sourced from the following:

- clinical investigation(s) of the device concerned,
- clinical investigation(s) or other studies reported in scientific literature, of a device for which equivalence to the device in question can be demonstrated,
- reports published in peer reviewed scientific literature on other clinical experience of either the device in question or a device for which equivalence to the device in question can be demonstrated,
- clinically relevant information coming from post-market surveillance, in particular the post-market clinical follow-up;

(49) 'sponsor' means any individual, company, institution or organisation which takes responsibility for the initiation, for the management and setting up of the financing of the clinical investigation;

(50) 'subject' means an individual who participates in a clinical investigation;

(51) 'clinical evidence' means clinical data and clinical evaluation results pertaining to a device of a sufficient amount and quality to allow a qualified assessment

of whether the device is safe and achieves the intended clinical benefit(s), when used as intended by the manufacturer;

(52) 'clinical performance' means the ability of a device, resulting from any direct or indirect medical effects which stem from its technical or functional characteristics, including diagnostic characteristics, to achieve its intended purpose as claimed by the manufacturer, thereby leading to a clinical benefit for patients, when used as intended by the manufacturer;

(53) 'clinical benefit' means the positive impact of a device on the health of an individual, expressed in terms of a meaningful, measurable, patient-relevant clinical outcome(s), including outcome(s) related to diagnosis, or a positive impact on patient management or public health;

(54) 'investigator' means an individual responsible for the conduct of a clinical investigation at a clinical investigation site;

(55) 'informed consent' means a subject's free and voluntary expression of his or her willingness to participate in a particular clinical investigation, after having been informed of all aspects of the clinical investigation that are relevant to the subject's decision to participate or, in the case of minors and of incapacitated subjects, an authoris ation or agreement from their legally designated representative to include them in the clinical investigation;

(56) 'ethics committee' means an independent body established in a Member State in accordance with the law of that Member State and empowered to give opinions for the purposes of this Regulation, taking into account the views of laypersons, in particular patients or patients' organisations;

(57) 'adverse event' means any untoward medical occurrence, unintended disease or injury or any untoward clinical signs, including an abnormal laboratory finding, in subjects, users or other persons, in the context of a clinical investigation, whether or not related to the investigational device;

(58) 'serious adverse event' means any adverse event that led to any of the following:

- (a) death,
- (b) serious deterioration in the health of the subject, that resulted in any of the following:
  - (i) life-threatening illness or injury,
  - (ii) permanent impairment of a body structure or a body unction,
  - (iii) hospitalisation or prolongation of patient hospitalisation,
  - (iv) medical or surgical intervention to prevent life-threatening illness or injury or permanent impairment to a body structure or a body function,
  - (v) chronic disease,
- (c) foetal distress, foetal death or a congenital physical or mental impairment or birth defect;

(59) 'device deficiency' means any inadequacy in the identity, quality, durability, reliability, safety or performance of an investigational device, including malfunction, use errors or inadequacy in information supplied by the manufacturer;

(60) 'post-market surveillance' means all activities carried out by manufacturers in cooperation with other economic operators to institute and keep up to date a systematic procedure to proactively collect and review experience gained from devices they place on the market, make available on the market or put into service for the purpose of identifying any need to immediately apply any necessary corrective or preventive actions;

(61) 'market surveillance' means the activities carried out and measures taken by competent authorities to check and ensure that devices comply with the requirements set out in the relevant Union harmonisation legislation and do not endanger health, safety or any other aspect of public interest protection;

(62) 'recall' means any measure aimed at achieving the return of a device that has already been made available to the end user;

(63) 'withdrawal' means any measure aimed at preventing a device in the supply chain from being further made available on the market;

(64) 'incident' means any malfunction or deterioration in the characteristics or performance of a device made available on the market, including use-error due to ergonomic features, as well as any inadequacy in the information supplied by the manufacturer and any undesirable side-effect;

(65) 'serious incident' means any incident that directly or indirectly led, might have led or might lead to any of the following:

(a) the death of a patient, user or other person,
(b) the temporary or permanent serious deterioration of a patient's, user's or other person's state of health,
(c) a serious public health threat;

(66) 'serious public health threat' means an event which could result in imminent risk of death, serious deterioration in a person's state of health, or serious illness, that may require prompt remedial action, and that may cause significant morbidity or mortality in humans, or that is unusual or unexpected for the given place and time;

(67) 'corrective action' means action taken to eliminate the cause of a potential or actual non-conformity or other undesirable situation;

(68) 'field safety corrective action' means corrective action taken by a manufacturer for technical or medical reasons to prevent or reduce the risk of a serious incident in relation to a device made available on the market;

(69) 'field safety notice' means a communication sent by a manufacturer to users or customers in relation to a field safety corrective action;

(70) 'harmonised standard' means a European standard as defined in point (1)(c) of Article 2 of Regulation (EU) No 1025/2012;

(71) 'common specifications' (CS) means a set of technical and/or clinical requirements, other than a standard, that provides a means of complying with the legal obligations applicable to a device, process or system.

Article 3
Amendment of certain definitions

The Commission is empowered to adopt delegated acts in accordance with Article 115 in order to amend the definition of nanomaterial set out in point (18) and the related definitions in points (19), (20) and (21) of Article 2 in the light of technical and scientific progress and taking into account definitions agreed at Union and international level.

Article 4
Regulatory status of products

1. Without prejudice to Article 2(2) of Directive 2001/83/EC, upon a duly substantiated request of a Member State, the Commission shall, after consulting the Medical Device Coordination Group established under Article 103 of this Regulation ('MDCG'), by means of implementing acts, determine whether or not a specific product, or category or group of products, falls within the definitions of 'medical device' or 'accessory for a medical device'. Those implementing acts shall be adopted in accordance with the examination procedure referred to in Article 114(3) of this Regulation.

2. The Commission may also, on its own initiative, after consulting the MDCG, decide, by means of implementing acts, on the issues referred to in paragraph 1 of this Article. Those implementing acts shall be adopted in accordance with the examination procedure referred to in Article 114(3).

3. The Commission shall ensure that Member States share expertise in the fields of medical devices, *in vitro* diagnostic medical devices, medicinal products, human tissues and cells, cosmetics, biocides, food and, if necessary, other products, in order to determine the appropriate regulatory status of a product, or category or group of products.

4. When deliberating on the possible regulatory status as a device of products involving medicinal products, human tissues and cells, biocides or food products, the Commission shall ensure an appropriate level of consultation of the European Medicines Agency (EMA), the European Chemicals Agency (ECHA) and the European Food Safety Authority (EFSA), as relevant.

CHAPTER II MAKING AVAILABLE ON THE MARKET AND PUTTING INTO SERVICE OF DEVICES, OBLIGATIONS OF ECONOMIC OPERATORS, REPROCESSING, CE MARKING, FREE MOVEMENT

Article 5
Placing on the market and putting into service

1. A device may be placed on the market or put into service only if it complies with this Regulation when duly supplied and properly installed, maintained and used in accordance with its intended purpose.

2. A device shall meet the general safety and performance requirements set out in Annex I which apply to it, taking into account its intended purpose.

3. Demonstration of conformity with the general safety and performance requirements shall include a clinical evaluation in accordance with Article 61.

4. Devices that are manufactured and used within health institutions shall be considered as having been put into service.

5. With the exception of the relevant general safety and performance requirements set out in Annex I, the requirements of this Regulation shall not apply to devices, manufactured and used only within health institutions established in the Union, provided that all of the following conditions are met:

(a) the devices are not transferred to another legal entity,
(b) manufacture and use of the devices occur under appropriate quality management systems,
(c) the health institution justifies in its documentation that the target patient group's specific needs cannot be met, or cannot be met at the appropriate level of performance by an equivalent device available on the market,
(d) the health institution provides information upon request on the use of such devices to its competent authority, which shall include a justification of their manufacturing, modification and use;
(e) the health institution draws up a declaration which it shall make publicly available, including:
   (i) the name and address of the manufacturing health institution;
   (ii) the details necessary to identify the devices;
   (iii) a declaration that the devices meet the general safety and performance requirements set out in Annex I to this Regulation and, where applicable, information on which requirements are not fully met with a reasoned justifi cation therefor,

(f) the health institution draws up documentation that makes it possible to have an understanding of the manufacturing facility, the manufacturing process, the design and performance data of the devices, including the intended purpose, and that is sufficiently detailed to enable the competent authority to ascertain that the general safety and performance requirements set out in Annex I to this Regulation are met;
(g) the health institution takes all necessary measures to ensure that all devices are manufactured in accordance with the documentation referred to in point (f), and
(h) the health institution reviews experience gained from clinical use of the devices and takes all necessary corrective actions.

Member States may require that such health institutions submit to the competent authority any further relevant information about such devices which have been manufactured and used on their territory. Member States shall retain the right to restrict the manufacture and the use of any specific type of such devices and shall be permitted access to inspect the activities of the health institutions.

This paragraph shall not apply to devices that are manufactured on an industrial scale.

6. In order to ensure the uniform application of Annex I, the Commission may adopt implementing acts to the extent necessary to resolve issues of divergent interpretation and of practical application. Those implementing acts shall be adopted in accordance with the examination procedure referred to in Article 114(3).

Article 6
Distance sales

1. A device offered by means of information society services, as defined in point (b) of Article 1(1) of

Directive (EU) 2015/1535, to a natural or legal person established in the Union shall comply with this Regulation.

2. Without prejudice to national law regarding the exercise of the medical profession, a device that is not placed on the market but used in the context of a commercial activity, whether in return for payment or free of charge, for the provision of a diagnostic or therapeutic service offered by means of information society services as defined in point (b) of Article 1(1) of Directive (EU) 2015/1535 or by other means of communication, directly or through intermediaries, to a natural or legal person established in the Union shall comply with this Regulation.

3. Upon request by a competent authority, any natural or legal person offering a device in accordance with paragraph 1 or providing a service in accordance with paragraph 2 shall make available a copy of the EU declaration of conformity of the device concerned.

4. A Member State may, on grounds of protection of public health, require a provider of information society services, as defined in point (b) of Article 1(1) of Directive (EU) 2015/1535, to cease its activity.

Article 7
Claims

In the labelling, instructions for use, making available, putting into service and advertising of devices, it shall be prohibited to use text, names, trade marks, pictures and figurative or other signs that may mislead the user or the patient with regard to the device's intended purpose, safety and performance by:

(a) ascribing functions and properties to the device which the device does not have;
(b) creating a false impression regarding treatment or diagnosis, functions or properties which the device does not have;
(c) failing to inform the user or the patient of a likely risk associated with the use of the device in line with its intended purpose;
(d) suggesting uses for the device other than those stated to form part of the intended purpose for which the conformity assessment was carried out.

Article 8
Use of harmonised standards

1. Devices that are in conformity with the relevant harmonised standards, or the relevant parts of those standards, the references of which have been published in the Official Journal of the European Union, shall be presumed to be in conformity with the requirements of this Regulation covered by those standards or parts thereof.

The first subparagraph shall also apply to system or process requirements to be fulfilled in accordance with this Regulation by economic operators or sponsors, including those relating to quality management systems, risk management, post-market surveillance systems, clinical investigations, clinical evaluation or post-market clinical follow-up ('PMCF').

References in this Regulation to harmonised standards shall be understood as meaning harmonised standards the references of which have been published in the Official Journal of the European Union.

2. References in this Regulation to harmonised standards shall also include the monographs of the European Pharma copoeia adopted in accordance with the Convention on the Elaboration of a European Pharmacopoeia, in particular on surgical sutures and on interaction between medicinal products and materials used in devices containing such medicinal products, provided that references to those monographs have been published in the Official Journal of the European Union.

Article 9
Common specifications

1. Without prejudice to Article 1(2) and 17(5) and the deadline laid down in those provisions, where no harmonised standards exist or where relevant harmonised standards are not sufficient, or where there is a need to address public health concerns, the Commission, after having consulted the MDCG, may, by means of implementing acts, adopt common specifications (CS) in respect of the general safety and performance requirements set out in Annex I, the technical documentation set out in Annexes II and III, the clinical evaluation and post-market clinical follow-up set out in Annex XIV or the requirements regarding clinical investigation set out in Annex XV. Those implementing acts shall be adopted in accordance with the examination procedure referred to in Article 114(3).

2. Devices that are in conformity with the CS referred to in paragraph 1 shall be presumed to be in conformity with the requirements of this Regulation covered by those CS or the relevant parts of those CS.

3. Manufacturers shall comply with the CS referred to in paragraph 1 unless they can duly justify that they have adopted solutions that ensure a level of safety and performance that is at least equivalent thereto.

4. Notwithstanding paragraph 3, manufacturers of products listed in Annex XVI shall comply with the relevant CS for those products.

Article 10
General obligations of manufacturers

1. When placing their devices on the market or putting them into service, manufacturers shall ensure that they have been designed and manufactured in accordance with the requirements of this Regulation.

2. Manufacturers shall establish, document, implement and maintain a system for risk management as described in Section 3 of Annex I.

3. Manufacturers shall conduct a clinical evaluation in accordance with the requirements set out in Article 61 and Annex XIV, including a PMCF.

4. Manufacturers of devices other than custom-made devices shall draw up and keep up to date technical documen tation for those devices. The technical documentation shall be such as to allow the conformity of the device with the requirements of this Regulation to be assessed. The technical documentation shall include the elements set out in Annexes II and III.

The Commission is empowered to adopt delegated acts in accordance with Article 115 amending, in the light of technical progress, the Annexes II and III.

5. Manufacturers of custom-made devices shall draw up, keep up to date and keep available for competent authorities documentation in accordance with Section 2 of Annex XIII.

6. Where compliance with the applicable requirements has been demonstrated following the applicable conformity assessment procedure, manufacturers of devices, other than custom-made or investigational devices, shall draw up an EU declaration of conformity in accordance with Article 19, and affix the CE marking of conformity in accordance with Article 20.

7. Manufacturers shall comply with the obligations relating to the UDI system referred to in Article 27 and with the registration obligations referred to in Articles 29 and 31.

8. Manufacturers shall keep the technical documentation, the EU declaration of conformity and, if applicable, a copy of any relevant certificate, including any amendments and supplements, issued in accordance with Article 56, available for the competent authorities for a period of at least 10 years after the last device covered by the EU declaration of conformity has been placed on the market. In the case of implantable devices, the period shall be at least 15 years after the last device has been placed on the market.

Upon request by a competent authority, the manufacturer shall, as indicated therein, provide that technical documentation in its entirety or a summary thereof.

A manufacturer with a registered place of business outside the Union shall, in order to allow its authorised representative to fulfil the tasks mentioned in Article 11(3), ensure that the authorised representative has the necessary documentation permanently available.

9. Manufacturers shall ensure that procedures are in place to keep series production in conformity with the requirements of this Regulation. Changes in device design or characteristics and changes in the harmonised standards or CS by reference to which the conformity of a device is declared shall be adequately taken into account in a timely manner. Manufacturers of devices, other than investigational devices, shall establish, document, implement, maintain, keep up to date and continually improve a quality management system that shall ensure compliance with this Regulation in the most effective manner and in a manner that is proportionate to the risk class and the type of device.

The quality management system shall cover all parts and elements of a manufacturer's organisation dealing with the quality of processes, procedures and devices. It shall govern the structure, responsibilities, procedures, processes and management resources required to implement the principles and actions necessary to achieve compliance with the provisions of this Regulation.

The quality management system shall address at least the following aspects:

(a) a strategy for regulatory compliance, including compliance with conformity assessment procedures and procedures for management of modifications to the devices covered by the system;

(b) identification of applicable general safety and performance requirements and exploration of options to address those requirements;
(c) responsibility of the management;
(d) resource management, including selection and control of suppliers and sub-contractors;
(e) risk management as set out in in Section 3 of Annex I;
(f) clinical evaluation in accordance with Article 61 and Annex XIV, including PMCF;
(g) product realisation, including planning, design, development, production and service provision;
(h) verification of the UDI assignments made in accordance with Article 27(3) to all relevant devices and ensuring consistency and validity of information provided in accordance with Article 29;
(i) setting-up, implementation and maintenance of a post-market surveillance system, in accordance with Article 83;
(j) handling communication with competent authorities, notified bodies, other economic operators, customers and/or other stakeholders;
(k) processes for reporting of serious incidents and field safety corrective actions in the context of vigilance;
(l) management of corrective and preventive actions and verification of their effectiveness;
(m) processes for monitoring and measurement of output, data analysis and product improvement.

10. Manufacturers of devices shall implement and keep up to date the post-market surveillance system in accordance with Article 83.

11. Manufacturers shall ensure that the device is accompanied by the information set out in Section 23 of Annex I in an official Union language(s) determined by the Member State in which the device is made available to the user or patient. The particulars on the label shall be indelible, easily legible and clearly comprehensible to the intended user or patient.

12. Manufacturers who consider or have reason to believe that a device which they have placed on the market or put into service is not in conformity with this Regulation shall immediately take the necessary corrective action to bring that device into conformity, to withdraw it or to recall it, as appropriate. They shall inform the distributors of the device in question and, where applicable, the authorised representative and importers accordingly.

Where the device presents a serious risk, manufacturers shall immediately inform the competent authorities of the Member States in which they made the device available and, where applicable, the notified body that issued a certificate for the device in accordance with Article 56, in particular, of the non-compliance and of any corrective action taken.

13. Manufacturers shall have a system for recording and reporting of incidents and field safety corrective actions as described in Articles 87 and 88.

14. Manufacturers shall, upon request by a competent authority, provide it with all the information and documen tation necessary to demonstrate the conformity of the device, in an official Union language determined by the Member State concerned. The competent authority of the Member State in which the manufacturer has its registered place of business may require that the manufacturer provide samples of the device free of charge or, where that is impracticable, grant access to the device. Manufacturers shall cooperate with a competent authority, at its request, on any corrective action taken to eliminate or, if that is not possible, mitigate the risks posed by devices which they have placed on the market or put into service.

If the manufacturer fails to cooperate or the information and documentation provided is incomplete or incorrect, the competent authority may, in order to ensure the protection of public health and patient safety, take all appropriate measures to prohibit or restrict the device's being made available on its national market, to withdraw the device from that market or to recall it until the manufacturer cooperates or provides complete and correct information.

If a competent authority considers or has reason to believe that a device has caused damage, it shall, upon request, facilitate the provision of the information and documentation referred to in the first subparagraph to the potentially injured patient or user and, as appropriate, the patient's or user's successor in title, the patient's or user's health insurance company or other third parties affected by the damage caused to the patient or user, without prejudice to data protection rules and, unless there is an overriding public interest in disclosure, without prejudice to the protection of intellectual property rights.

The competent authority need not comply with the obligation laid down in the third subparagraph where disclosure of the information and documentation referred to in the first subparagraph is ordinarily dealt with in the context of legal proceedings.

15. Where manufacturers have their devices designed or manufactured by another legal or natural person the information on the identity of that person shall be part of the information to be submitted in accordance with Article 29(4).

16. Natural or legal persons may claim compensation for damage caused by a defective device in accordance with applicable Union and national law.

Manufacturers shall, in a manner that is proportionate to the risk class, type of device and the size of the enterprise, have measures in place to provide sufficient financial coverage in respect of their potential liability under Directive 85/374/EEC, without prejudice to more protective measures under national law.

Article 11
Authorised representative

1. Where the manufacturer of a device is not established in a Member State, the device may only be placed on the Union market if the manufacturer designates a sole authorised representative.

2. The designation shall constitute the authorised representative's mandate, it shall be valid only when accepted in writing by the authorised representative and shall be effective at least for all devices of the same generic device group.

3. The authorised representative shall perform the tasks specified in the mandate agreed between it and the manufacturer. The authorised representative shall provide a copy of the mandate to the competent authority, upon request.

The mandate shall require, and the manufacturer shall enable, the authorised representative to perform at least the following tasks in relation to the devices that it covers:

(a) verify that the EU declaration of conformity and technical documentation have been drawn up and, where applicable, that an appropriate conformity assessment procedure has been carried out by the manufacturer;
(b) keep available a copy of the technical documentation, the EU declaration of conformity and, if applicable, a copy of the relevant certificate, including any amendments and supplements, issued in accordance with Article 56, at the disposal of competent authorities for the period referred to in Article 10(8);
(c) comply with the registration obligations laid down in Article 31 and verify that the manufacturer has complied with the registration obligations laid down in Articles 27 and 29;
(d) in response to a request from a competent authority, provide that competent authority with all the information and documentation necessary to demonstrate the conformity of a device, in an official Union language determined by the Member State concerned;
(e) forward to the manufacturer any request by a competent authority of the Member State in which the authorised rep resentative has its registered place of business for samples, or access to a device and verify that the competent authority receives the samples or is given access to the device;
(f) cooperate with the competent authorities on any preventive or corrective action taken to eliminate or, if that is not possible, mitigate the risks posed by devices;
(g) immediately inform the manufacturer about complaints and reports from healthcare professionals, patients and users about suspected incidents related to a device for which they have been designated;
(h) terminate the mandate if the manufacturer acts contrary to its obligations under this Regulation.

4. The mandate referred to in paragraph 3 of this Article shall not delegate the manufacturer's obligations laid down in Article 10(1), (2), (3), (4), (6), (7), (9), (10), (11) and (12).

5. Without prejudice to paragraph 4 of this Article, where the manufacturer is not established in a Member State and has not complied with the obligations laid down in Article 10, the authorised representative shall be legally liable for defective devices on the same basis as, and jointly and severally with, the manufacturer.

6. An authorised representative who terminates its mandate on the ground referred to in point (h) of paragraph 3 shall immediately inform the competent authority of the Member State in which it is established and, where applicable, the notified body that was involved in the conformity assessment for the device of the termination of the mandate and the reasons therefor.

7. Any reference in this Regulation to the competent authority of the Member State in which the manufacturer has its registered place of business shall be understood as a reference to the competent authority of the Member State in which the authorised representative, designated by a manufacturer referred to in paragraph 1, has its registered place of business.

Article 12
Change of authorised representative

The detailed arrangements for a change of authorised representative shall be clearly defined in an agreement between the manufacturer, where practicable the outgoing authorised representative, and the incoming authorised representative. That agreement shall address at least the following aspects:

(a) the date of termination of the mandate of the outgoing authorised representative and date of beginning of the mandate of the incoming authorised representative;
(b) the date until which the outgoing authorised representative may be indicated in the information supplied by the manufacturer, including any promotional material;
(c) the transfer of documents, including confidentiality aspects and property rights;
(d) the obligation of the outgoing authorised representative after the end of the mandate to forward to the manufacturer or incoming authorised representative any complaints or reports from healthcare professionals, patients or users about suspected incidents related to a device for which it had been designated as authorised rep resentative.

Article 13
General obligations of importers

1. Importers shall place on the Union market only devices that are in conformity with this Regulation.

2. In order to place a device on the market, importers shall verify that:

(a) the device has been CE marked and that the EU declaration of conformity of the device has been drawn up;
(b) a manufacturer is identified and that an authorised representative in accordance with Article 11 has been designated by the manufacturer;
(c) the device is labelled in accordance with this Regulation and accompanied by the required instructions for use;
(d) where applicable, a UDI has been assigned by the manufacturer in accordance with Article 27.

Where an importer considers or has reason to believe that a device is not in conformity with the requirements of this Regulation, it shall not place the device on the market until it has been brought into conformity and shall inform the manufacturer and the manufacturer's authorised representative. Where the importer considers or has reason to believe that the device presents a serious risk or is a falsified device, it shall also inform the competent authority of the Member State in which the importer is established.

3. Importers shall indicate on the device or on its packaging or in a document accompanying the device their name, registered trade name or registered trade mark, their registered place of business and the address at which they can be contacted, so that their location can be established. They shall ensure that any additional label does not obscure any information on the label provided by the manufacturer.

4. Importers shall verify that the device is registered in the electronic system in accordance with Article 29. Importers shall add their details to the registration in accordance with Article 31.

5. Importers shall ensure that, while a device is under their responsibility, storage or transport conditions do not jeopardise its compliance with the general safety and performance requirements set out in Annex I and shall comply with the conditions set by the manufacturer, where available.

6. Importers shall keep a register of complaints, of non-conforming devices and of recalls and withdrawals, and provide the manufacturer, authorised representative and distributors with any information requested by them, in order to allow them to investigate complaints.

7. Importers who consider or have reason to believe that a device which they have placed on the market is not in conformity with this Regulation shall immediately inform the manufacturer and its authorised representative. Importers shall

co-operate with the manufacturer, the manufacturer's authorised representative and the competent authorities to ensure that the necessary corrective action to bring that device into conformity, to withdraw or recall it is taken. Where the device presents a serious risk, they shall also immediately inform the competent authorities of the Member States in which they made the device available and, if applicable, the notified body that issued a certificate in accordance with Article 56 for the device in question, giving details, in particular, of the non-compliance and of any corrective action taken.

8. Importers who have received complaints or reports from healthcare professionals, patients or users about suspected incidents related to a device which they have placed on the market shall immediately forward this information to the manufacturer and its authorised representative.

9. Importers shall, for the period referred to in Article 10(8), keep a copy of the EU declaration of conformity and, if applicable, a copy of any relevant certificate, including any amendments and supplements, issued in accordance with Article 56.

10. Importers shall cooperate with competent authorities, at the latters' request, on any action taken to eliminate or, if that is not possible, mitigate the risks posed by devices which they have placed on the market. Importers, upon request by a competent authority of the Member State in which the importer has its registered place of business, shall provide samples of the device free of charge or, where that is impracticable, grant access to the device.

Article 14
General obligations of distributors

1. When making a device available on the market, distributors shall, in the context of their activities, act with due care in relation to the requirements applicable.

2. Before making a device available on the market, distributors shall verify that all of the following requirements are met:

(a) the device has been CE marked and that the EU declaration of conformity of the device has been drawn up;
(b) the device is accompanied by the information to be supplied by the manufacturer in accordance with Article 10(11);
(c) for imported devices, the importer has complied with the requirements set out in Article 13(3);
(d) that, where applicable, a UDI has been assigned by the manufacturer.

In order to meet the requirements referred to in points (a), (b) and (d) of the first subparagraph the distributor may apply a sampling method that is representative of the devices supplied by that distributor.

Where a distributor considers or has reason to believe that a device is not in conformity with the requirements of this Regulation, it shall not make the device available on the market until it has been brought into conformity, and shall inform the manufacturer and, where applicable, the manufacturer's authorised representative, and the importer. Where the distributor considers or has reason to believe that the device presents a serious risk or is a falsified device, it shall also inform the competent authority of the Member State in which it is established.

3. Distributors shall ensure that, while the device is under their responsibility, storage or transport conditions comply with the conditions set by the manufacturer.

4. Distributors that consider or have reason to believe that a device which they have made available on the market is not in conformity with this Regulation shall immediately inform the manufacturer and, where applicable, the manufac turer's authorised representative and the importer. Distributors shall co-operate with the manufacturer and, where applicable, the manufacturer's authorised representative, and the importer, and with competent authorities to ensure that the necessary corrective action to bring that device into conformity, to withdraw or to recall it, as appropriate, is taken. Where the distributor considers or has reason to believe that the device presents a serious risk, it shall also immediately inform the competent authorities of the Member States in which it made the device available, giving details, in particular, of the non-compliance and of any corrective action taken.

5. Distributors that have received complaints or reports from healthcare professionals, patients or users about suspected incidents related to a device they have made available, shall immediately forward this information to the manufacturer and, where applicable, the manufacturer's authorised representative, and the importer. They shall keep a register of complaints, of non-conforming devices and of recalls and withdrawals, and keep the manufacturer and, where available, the authorised representative and the importer informed of such monitoring and provide them with any information upon their request.

6. Distributors shall, upon request by a competent authority, provide it with all the information and documentation that is at their disposal and is necessary to demonstrate the conformity of a device.

Distributors shall be considered to have fulfilled the obligation referred to in the first subparagraph when the manufacturer or, where applicable, the authorised representative for the device in question provides the required information. Distributors shall cooperate with competent authorities, at their request, on any action taken to eliminate the risks posed by devices which they have made available on the market. Distributors, upon request by a competent authority, shall provide free samples of the device or, where that is impracticable, grant access to the device.

Article 15
Person responsible for regulatory compliance

1. Manufacturers shall have available within their organisation at least one person responsible for regulatory compliance who possesses the requisite expertise in the field of medical devices. The requisite expertise shall be demonstrated by either of the following qualifications:

(a) a diploma, certificate or other evidence of formal qualification, awarded on completion of a university degree or of a course of study recognised as equivalent by the Member State concerned, in law, medicine, pharmacy, engineering or another relevant scientific discipline, and at least one year of professional experience in regulatory affairs or in quality management systems relating to medical devices;
(b) four years of professional experience in regulatory affairs or in quality management systems relating to medical devices.

Without prejudice to national provisions regarding professional qualifications, manufacturers of custom-made devices may demonstrate the requisite expertise referred to in the first subparagraph by having at least two years of professional experience within a relevant field of manufacturing.

2. Micro and small enterprises within the meaning of Commission Recommendation 2003/361/EC[1] shall not be required to have the person responsible for regulatory compliance within their organisation but shall have such person permanently and continuously at their disposal.

3. The person responsible for regulatory compliance shall at least be responsible for ensuring that:

(a) the conformity of the devices is appropriately checked, in accordance with the quality management system under which the devices are manufactured, before a device is released;
(b) the technical documentation and the EU declaration of conformity are drawn up and kept up-to-date;
(c) the post-market surveillance obligations are complied with in accordance with Article 10(10);
(d) the reporting obligations referred to in Articles 87 to 91 are fulfilled;
(e) in the case of investigational devices, the statement referred to in Section 4.1 of Chapter II of Annex XV is issued.

4. If a number of persons are jointly responsible for regulatory compliance in accordance with paragraphs 1, 2 and 3, their respective areas of responsibility shall be stipulated in writing.

(1) Commission Recommendation 2003/361/C of 6 May 2003 concerning the definition of micro, small and medium-sized enterprises (OJ L 124, 20.05.2003, p. 36).

5. The person responsible for regulatory compliance shall suffer no disadvantage within the manufacturer's organisation in relation to the proper fulfilment of his or her duties, regardless of whether or not they are employees of the organisation.

6. Authorised representatives shall have permanently and continuously at their disposal at least one person responsible for regulatory compliance who possesses the requisite expertise regarding the regulatory requirements for medical devices in the Union. The requisite expertise shall be demonstrated by either of the following qualifications:

(a) a diploma, certificate or other evidence of formal qualification, awarded on completion of a university degree or of a course of study recognised as equivalent by the Member State concerned, in law, medicine, pharmacy, engineering or another relevant scientific discipline, and at least one year of professional experience in regulatory affairs or in quality management systems relating to medical devices;
(b) four years of professional experience in regulatory affairs or in quality management systems relating to medical devices.

Article 16
Cases in which obligations of manufacturers apply to importers, distributors or other persons

1. A distributor, importer or other natural or legal person shall assume the obligations incumbent on manufacturers if it does any of the following:

(a) makes available on the market a device under its name, registered trade name or registered trade mark, except in cases where a distributor or importer enters into an agreement with a manufacturer whereby the manufacturer is identified as such on the label and is responsible for meeting the requirements placed on manufacturers in this Regulation;
(b) changes the intended purpose of a device already placed on the market or put into service;
(c) modifies a device already placed on the market or put into service in such a way that compliance with the applicable requirements may be affected.

The first subparagraph shall not apply to any person who, while not considered a manufacturer as defined in point (30) of Article 2, assembles or adapts for an individual patient a device already on the market without changing its intended purpose.

2. For the purposes of point (c) of paragraph 1, the following shall not be considered to be a modification of a device that could affect its compliance with the applicable requirements:

(a) provision, including translation, of the information supplied by the manufacturer, in accordance with Section 23 of Annex I, relating to a device already

placed on the market and of further information which is necessary in order to market the device in the relevant Member State;
(b) changes to the outer packaging of a device already placed on the market, including a change of pack size, if the repackaging is necessary in order to market the device in the relevant Member State and if it is carried out in such conditions that the original condition of the device cannot be affected by it. In the case of devices placed on the market in sterile condition, it shall be presumed that the original condition of the device is adversely affected if the packaging that is necessary for maintaining the sterile condition is opened, damaged or otherwise negatively affected by the repackaging.

3. A distributor or importer that carries out any of the activities mentioned in points (a) and (b) of paragraph 2 shall indicate on the device or, where that is impracticable, on its packaging or in a document accompanying the device, the activity carried out together with its name, registered trade name or registered trade mark, registered place of business and the address at which it can be contacted, so that its location can be established.

Distributors and importers shall ensure that they have in place a quality management system that includes procedures which ensure that the translation of information is accurate and up-to-date, and that the activities mentioned in points (a) and (b) of paragraph 2 are performed by a means and under conditions that preserve the original condition of the device and that the packaging of the repackaged device is not defective, of poor quality or untidy. The quality management system shall cover, inter alia, procedures ensuring that the distributor or importer is informed of any corrective action taken by the manufacturer in relation to the device in question in order to respond to safety issues or to bring it into conformity with this Regulation.

4. At least 28 days prior to making the relabelled or repackaged device available on the market, distributors or importers carrying out any of the activities mentioned in points (a) and (b) of paragraph 2 shall inform the manufacturer and the competent authority of the Member State in which they plan to make the device available of the intention to make the relabelled or repackaged device available and, upon request, shall provide the manufacturer and the competent authority with a sample or mock-up of the relabelled or repackaged device, including any translated label and instructions for use. Within the same period of 28 days, the distributor or importer shall submit to the competent authority a certificate, issued by a notified body designated for the type of devices that are subject to activities mentioned in points (a) and (b) of paragraph 2, attesting that the quality management system of the distributer or importer complies with the requirements laid down in paragraph 3.

Article 17
Single-use devices and their reprocessing

1. Reprocessing and further use of single-use devices may only take place where permitted by national law and only in accordance with this Article.

2. Any natural or legal person who reprocesses a single-use device to make it suitable for further use within the Union shall be considered to be the manufacturer of the reprocessed device and shall assume the obligations incumbent on manufacturers laid down in this Regulation, which include obligations relating to the traceability of the reprocessed device in accordance with Chapter III of this Regulation. The reprocessor of the device shall be considered to be a producer for the purpose of Article 3(1) of Directive 85/374/EEC.

3. By way of derogation from paragraph 2, as regards single-use devices that are reprocessed and used within a health institution, Member States may decide not to apply all of the rules relating to manufacturers' obligations laid down in this Regulation provided that they ensure that:

(a) the safety and performance of the reprocessed device is equivalent to that of the original device and the requirements in points (a), (b), (d), (e), (f), (g) and (h) of Article 5(5) are complied with;
(b) the reprocessing is performed in accordance with CS detailing the requirements concerning:
  - risk management, including the analysis of the construction and material, related properties of the device (reverse engineering) and procedures to detect changes in the design of the original device as well as of its planned application after reprocessing,
  - the validation of procedures for the entire process, including cleaning steps,
  - the product release and performance testing,
  - the quality management system,
  - the reporting of incidents involving devices that have been reprocessed, and
  - the traceability of reprocessed devices.

Member States shall encourage, and may require, health institutions to provide information to patients on the use of reprocessed devices within the health institution and, where appropriate, any other relevant information on the reprocessed devices that patients are treated with.

Member States shall notify the Commission and the other Member States of the national provisions introduced pursuant to this paragraph and the grounds for introducing them. The Commission shall keep the information publicly available.

4. Member States may choose to apply the provisions referred to in paragraph 3 also as regards single-use devices that are reprocessed by an external reprocessor at the request of a health institution, provided that the reprocessed device in

its entirety is returned to that health institution and the external reprocessor complies with the requirements referred to in points (a) and (b) of paragraph 3.

5. The Commission shall adopt, in accordance with Article 9(1), the necessary CS referred to in point (b) of paragraph 3 by 26 May 2021. Those CS shall be consistent with the latest scientific evidence and shall address the application of the general requirements on safety and performance laid down in in this Regulation. In the event that those CS are not adopted by 26 May 2021, reprocessing shall be performed in accordance with any relevant harmonised standards and national provisions that cover the aspects outlined in point (b) of paragraph 3. Compliance with CS or, in the absence of CS, with any relevant harmonised standards and national provisions, shall be certified by a notified body.

6. Only single-use devices that have been placed on the market in accordance with this Regulation, or prior to 26 May 2021 in accordance with Directive 93/42/EEC, may be reprocessed.

7. Only reprocessing of single-use devices that is considered safe according to the latest scientific evidence may be carried out.

8. The name and address of the legal or natural person referred to in paragraph 2 and the other relevant information referred to in Section 23 of Annex I shall be indicated on the label and, where applicable, in the instructions for use of the reprocessed device.

The name and address of the manufacturer of the original single-use device shall no longer appear on the label, but shall be mentioned in the instructions for use of the reprocessed device.

9. A Member State that permits reprocessing of single-use devices may maintain or introduce national provisions that are stricter than those laid down in this Regulation and which restrict or prohibit, within its territory, the following:

(a) the reprocessing of single-use devices and the transfer of single-use devices to another Member State or to a third country with a view to their reprocessing;
(b) the making available or further use of reprocessed single-use devices.

Member States shall notify the Commission and the other Member States of those national provisions. The Commission shall make such information publicly available.

10. The Commission shall by 27 May 2024 draw up a report on the operation of this Article and submit it to the European Parliament and to the Council. On the basis of that report, the Commission shall, if appropriate, make proposals for amendments to this Regulation.

Article 18
Implant card and information to be supplied to the patient with an implanted device

1. The manufacturer of an implantable device shall provide together with the device the following:

(a) information allowing the identification of the device, including the device name, serial number, lot number, the UDI, the device model, as well as the name, address and the website of the manufacturer;
(b) any warnings, precautions or measures to be taken by the patient or a healthcare professional with regard to reciprocal interference with reasonably foreseeable external influences, medical examinations or environmental conditions;
(c) any information about the expected lifetime of the device and any necessary follow-up;
(d) any other information to ensure safe use of the device by the patient, including the information in point (u) of Section 23.4 of Annex I.

The information referred to in the first subparagraph shall be provided, for the purpose of making it available to the particular patient who has been implanted with the device, by any means that allow rapid access to that information and shall be stated in the language(s) determined by the concerned Member State. The information shall be written in a way that is readily understood by a lay person and shall be updated where appropriate. Updates of the information shall be made available to the patient via the website mentioned in point (a) of the first subparagraph.

In addition, the manufacturer shall provide the information referred to in point (a) of the first subparagraph on an implant card delivered with the device.

2. Member States shall require health institutions to make the information referred to in paragraph 1 available, by any means that allow rapid access to that information, to any patients who have been implanted with the device, together with the implant card, which shall bear their identity.

3. The following implants shall be exempted from the obligations laid down in this Article: sutures, staples, dental fillings, dental braces, tooth crowns, screws, wedges, plates, wires, pins, clips and connectors. The Commission is empowered to adopt delegated acts in accordance with Article 115 to amend this list by adding other types of implants to it or by removing implants therefrom.

Article 19
EU declaration of conformity

1. The EU declaration of conformity shall state that the requirements specified in this Regulation have been fulfilled in relation to the device that is covered. The manufacturer shall continuously update the EU declaration of conformity. The EU

declaration of conformity shall, as a minimum, contain the information set out in Annex IV and shall be translated into an official Union language or languages required by the Member State(s) in which the device is made available.

2. Where, concerning aspects not covered by this Regulation, devices are subject to other Union legislation which also requires an EU declaration of conformity by the manufacturer that fulfilment of the requirements of that legislation has been demonstrated, a single EU declaration of conformity shall be drawn up in respect of all Union acts applicable to the device. The declaration shall contain all the information required for identification of the Union legislation to which the declaration relates.

3. By drawing up the EU declaration of conformity, the manufacturer shall assume responsibility for compliance with the requirements of this Regulation and all other Union legislation applicable to the device.

4. The Commission is empowered to adopt delegated acts in accordance with Article 115 amending the minimum content of the EU declaration of conformity set out in Annex IV in the light of technical progress.

Article 20
CE marking of conformity

1. Devices, other than custom-made or investigational devices, considered to be in conformity with the requirements of this Regulation shall bear the CE marking of conformity, as presented in Annex V.

2. The CE marking shall be subject to the general principles set out in Article 30 of Regulation (EC) No 765/2008.

3. The CE marking shall be affixed visibly, legibly and indelibly to the device or its sterile packaging. Where such affixing is not possible or not warranted on account of the nature of the device, the CE marking shall be affixed to the packaging. The CE marking shall also appear in any instructions for use and on any sales packaging.

4. The CE marking shall be affixed before the device is placed on the market. It may be followed by a pictogram or any other mark indicating a special risk or use.

5. Where applicable, the CE marking shall be followed by the identification number of the notified body responsible for the conformity assessment procedures set out in Article 52. The identification number shall also be indicated in any promotional material which mentions that a device fulfils the requirements for CE marking.

6. Where devices are subject to other Union legislation which also provides for the affixing of the CE marking, the

CE marking shall indicate that the devices also fulfil the requirements of that other legislation.

Article 21
Devices for special purposes

1. Member States shall not create obstacles to:

(a) investigational devices being supplied to an investigator for the purpose of a clinical investigation if they meet the conditions laid down in Articles 62 to 80 and Article 82, in the implementing acts adopted pursuant to Article 81 and in Annex XV;
(b) custom-made devices being made available on the market if Article 52(8) and Annex XIII have been complied with. The devices referred to in the first subparagraph shall not bear the CE marking, with the exception of the devices referred to in Article 74.

2. Custom-made devices shall be accompanied by the statement referred to in Section 1 of Annex XIII, which shall be made available to the particular patient or user identified by name, an acronym or a numerical code.

Member States may require that the manufacturer of a custom-made device submit to the competent authority a list of such devices which have been made available in their territory.

3. At trade fairs, exhibitions, demonstrations or similar events, Member States shall not create obstacles to the showing of devices which do not comply with this Regulation, provided a visible sign clearly indicates that such devices are intended for presentation or demonstration purposes only and cannot be made available until they have been brought into compliance with this Regulation.

Article 22
Systems and procedure packs

1. Natural or legal persons shall draw up a statement if they combine devices bearing a CE marking with the following other devices or products, in a manner that is compatible with the intended purpose of the devices or other products and within the limits of use specified by their manufacturers, in order to place them on the market as a system or procedure pack:

(a) other devices bearing the CE marking;
(b) *in vitro* diagnostic medical devices bearing the CE marking in conformity with Regulation (EU) 2017/746;
(c) other products which are in conformity with legislation that applies to those products only where they are used within a medical procedure or their presence in the system or procedure pack is otherwise justified.

2. In the statement made pursuant to paragraph 1, the natural or legal person concerned shall declare that:

(a) they verified the mutual compatibility of the devices and, if applicable other products, in accordance with the manufacturers' instructions and have carried out their activities in accordance with those instructions;

(b) they packaged the system or procedure pack and supplied relevant information to users incorporating the information to be supplied by the manufacturers of the devices or other products which have been put together;

(c) the activity of combining devices and, if applicable, other products as a system or procedure pack was subject to appropriate methods of internal monitoring, verification and validation.

3. Any natural or legal person who sterilises systems or procedure packs referred to in paragraph 1 for the purpose of placing them on the market shall, at their choice, apply one of the procedures set out in Annex IX or the procedure set out in Part A of Annex XI. The application of those procedures and the involvement of the notified body shall be limited to the aspects of the procedure relating to ensuring sterility until the sterile packaging is opened or damaged. The natural or legal person shall draw up a statement declaring that sterilisation has been carried out in accordance with the manufacturer's instructions.

4. Where the system or procedure pack incorporates devices which do not bear the CE marking or where the chosen combination of devices is not compatible in view of their original intended purpose, or where the sterilisation has not been carried out in accordance with the manufacturer's instructions, the system or procedure pack shall be treated as a device in its own right and shall be subject to the relevant conformity assessment procedure pursuant to Article 52. The natural or legal person shall assume the obligations incumbent on manufacturers.

5. The systems or procedure packs referred to in paragraph 1 of this Article shall not themselves bear an additional CE marking but they shall bear the name, registered trade name or registered trade mark of the person referred to in paragraphs 1 and 3 of this Article as well as the address at which that person can be contacted, so that the person's location can be established. Systems or procedure packs shall be accompanied by the information referred to in Section 23 of Annex I. The statement referred to in paragraph 2 of this Article shall be kept at the disposal of the competent authorities, after the system or procedure pack has been put together, for the period that is applicable under Article 10(8) to the devices that have been combined. Where those periods differ, the longest period shall apply.

Article 23
Parts and components

1. Any natural or legal person who makes available on the market an item specifically intended to replace an identical or similar integral part or component of a device that is defective or worn in order to maintain or restore the function of the device without changing its performance or safety characteristics or its intended

purpose, shall ensure that the item does not adversely affect the safety and performance of the device. Supporting evidence shall be kept available for the competent authorities of the Member States.

2. An item that is intended specifically to replace a part or component of a device and that significantly changes the performance or safety characteristics or the intended purpose of the device shall be considered to be a device and shall meet the requirements laid down in this Regulation.

Article 24
Free movement

Except where otherwise provided for in this Regulation, Member States shall not refuse, prohibit or restrict the making available on the market or putting into service within their territory of devices which comply with the requirements of this Regulation.

CHAPTER III
IDENTIFICATION AND TRACEABILITY OF DEVICES, REGISTRATION OF DEVICES AND OF ECONOMIC OPERATORS, SUMMARY OF SAFETY AND CLINICAL PERFORMANCE, EUROPEAN DATABASE ON MEDICAL DEVICES

Article 25
Identification within the supply chain

1. Distributors and importers shall co-operate with manufacturers or authorised representatives to achieve an appropriate level of traceability of devices.

2. Economic operators shall be able to identify the following to the competent authority, for the period referred to in Article 10(8):

(a) any economic operator to whom they have directly supplied a device;
(b) any economic operator who has directly supplied them with a device;
(c) any health institution or healthcare professional to which they have directly supplied a device.

Article 26
Medical devices nomenclature

To facilitate the functioning of the European database on medical devices ('Eudamed') as referred to in Article 33, the Commission shall ensure that an internationally recognised medical devices nomenclature is available free of charge to manufacturers and other natural or legal persons required by this Regulation to use that nomenclature. The Commission shall also endeavour to ensure that that nomenclature is available to other stakeholders free of charge, where reasonably practicable.

Article 27
Unique Device Identification system

1. The Unique Device Identification system ('UDI system') described in Part C of Annex VI shall allow the identifi cation and facilitate the traceability of devices, other than custom-made and investigational devices, and shall consist of the following:

(a) production of a UDI that comprises the following:
   (i) a UDI device identifier ('UDI-DI') specific to a manufacturer and a device, providing access to the information laid down in Part B of Annex VI;
   (ii) a UDI production identifier ('UDI-PI') that identifies the unit of device production and if applicable the packaged devices, as specified in Part C of Annex VI;
(b) placing of the UDI on the label of the device or on its packaging;
(c) storage of the UDI by economic operators, health institutions and healthcare professionals, in accordance with the conditions laid down in paragraphs 8 and 9 of this Article respectively;
(d) establishment of an electronic system for Unique Device Identification ('UDI database') in accordance with Article 28.

2. The Commission shall, by means of implementing acts, designate one or several entities to operate a system for assignment of UDIs pursuant to this Regulation ('issuing entity'). That entity or those entities shall satisfy all of the following criteria:

(a) the entity is an organisation with legal personality;
(b) its system for the assignment of UDIs is adequate to identify a device throughout its distribution and use in accordance with the requirements of this Regulation;
(c) its system for the assignment of UDIs conforms to the relevant international standards;
(d) the entity gives access to its system for the assignment of UDIs to all interested users in accordance with a set of predetermined and transparent terms and conditions;
(e) the entity undertakes to do the following:
   (i) operate its system for the assignment of UDIs for at least 10 years after its designation;
   (ii) make available to the Commission and to the Member States, upon request, information concerning its system for the assignment of UDIs;
   (iii) remain in compliance with the criteria for designation and the terms of designation.

When designating issuing entities, the Commission shall endeavour to ensure that UDI carriers, as defined in Part C of Annex VI, are universally readable regardless of the system used by the issuing entity, with a view to minimising financial and administrative burdens for economic operators and health institutions.

3. Before placing a device, other than a custom-made device, on the market, the manufacturer shall assign to the device and, if applicable, to all higher levels of packaging, a UDI created in compliance with the rules of the issuing entity designated by the Commission in accordance with paragraph 2.

Before a device, other than a custom-made or investigational device, is placed on the market the manufacturer shall ensure that the information referred to in Part B of Annex VI of the device in question are correctly submitted and transferred to the UDI database referred to in Article 28.

4. UDI carriers shall be placed on the label of the device and on all higher levels of packaging. Higher levels of packaging shall not be understood to include shipping containers.

5. The UDI shall be used for reporting serious incidents and field safety corrective actions in accordance with Article 87.

6. The Basic UDI-DI, as defined in Part C of Annex VI, of the device shall appear on the EU declaration of conformity referred to in Article 19.

7. As part of the technical documentation referred to in Annex II, the manufacturer shall keep up-to-date a list of all UDIs that it has assigned.

8. Economic operators shall store and keep, preferably by electronic means, the UDI of the devices which they have supplied or with which they have been supplied, if those devices belong to:

- class III implantable devices;
- the devices, categories or groups of devices determined by a measure referred to in point (a) of paragraph 11.

9. Health institutions shall store and keep preferably by electronic means the UDI of the devices which they have supplied or with which they have been supplied, if those devices belong to class III implantable devices.

For devices other than class III implantable devices, Member States shall encourage, and may require, health institutions to store and keep, preferably by electronic means, the UDI of the devices with which they have been supplied.

Member States shall encourage, and may require, healthcare professionals to store and keep preferably by electronic means, the UDI of the devices with which they have been supplied with.

10. The Commission is empowered to adopt delegated acts in accordance with Article 115:

(a) amending the list of information set out in Part B of Annex VI in the light of technical progress; and
(b) amending Annex VI in the light of international developments and technical progress in the field of Unique Device Identification.

11. The Commission may, by means of implementing acts, specify the detailed arrangements and the procedural aspects for the UDI system with a view to ensuring its harmonised application in relation to any of the following:

(a) determining the devices, categories or groups of devices to which the obligation laid down in paragraph 8 is to apply;
(b) specifying the data to be included in the UDI-PI of specific devices or device groups;

The implementing acts referred to in the first subparagraph shall be adopted in accordance with the examination procedure referred to in Article 114(3).

12. When adopting the measures referred to in paragraph 11, the Commission shall take into account all of the following:

(a) confidentiality and data protection as referred to in Articles 109 and 110 respectively;
(b) the risk-based approach;
(c) the cost-effectiveness of the measures;
(d) the convergence of UDI systems developed at international level;
(e) the need to avoid duplications in the UDI system;
(f) the needs of the healthcare systems of the Member States, and where possible, compatibility with other medical device identification systems that are used by stakeholders.

Article 28
UDI database

1. The Commission, after consulting the MDCG shall set up and manage a UDI database to validate, collate, process and make available to the public the information mentioned in Part B of Annex VI.

2. When designing the UDI database, the Commission shall take into account the general principles set out in Section 5 of Part C of Annex VI. The UDI database shall be designed in particular such that no UDI-PIs and no commercially confidential product information can be included therein.

3. The core data elements to be provided to the UDI database, referred to in Part B of Annex VI, shall be accessible to the public free of charge.

4. The technical design of the UDI database shall ensure maximum accessibility to information stored therein, including multi-user access and automatic uploads and downloads of that information. The Commission shall provide for technical

and administrative support to manufacturers and other users of the UDI database.

Article 29
Registration of devices

1. Before placing a device, other than a custom-made device, on the market, the manufacturer shall, in accordance with the rules of the issuing entity referred to in Article 27(2), assign a Basic UDI-DI as defined in Part C of Annex VI to the device and shall provide it to the UDI database together with the other core data elements referred to in Part B of Annex VI related to that device.

2. Before placing on the market a system or procedure pack pursuant to Article 22(1) and (3), that is not a custom- made device, the natural or legal person responsible shall assign to the system or procedure pack, in compliance with the rules of the issuing entity, a Basic UDI-DI and shall provide it to the UDI database together with the other core data elements referred to in Part B of Annex VI related to that system or procedure pack.

3. For devices that are the subject of a conformity assessment as referred to in Article 52(3) and in the second and third subparagraphs of Article 52(4), the assignment of a Basic UDI-DI referred to in paragraph 1 of this Article shall be done before the manufacturer applies to a notified body for that assessment.

For the devices referred to in the first subparagraph, the notified body shall include a reference to the Basic UDI-DI on the certificate issued in accordance with point (a) of Section 4 of Chapter I of Annex XII and confirm in Eudamed that the information referred to in Section 2.2 of Part A of Annex VI is correct. After the issuing of the relevant certificate and before placing the device on the market, the manufacturer shall provide the Basic UDI-DI to the UDI database together with the other core data elements referred to in Part B of Annex VI related to that device.

4. Before placing a device on the market, other than a custom-made device, the manufacturer shall enter or if, already provided, verify in Eudamed the information referred to in Section 2 of Part A of Annex VI, with the exception of Section 2.2 thereof, and shall thereafter keep the information updated.

Article 30
Electronic system for registration of economic operators

1. The Commission, after consulting the MDCG, shall set up and manage an electronic system to create the single registration number referred to in Article 31(2) and to collate and process information that is necessary and propor tionate to identify the manufacturer and, where applicable, the authorised representative and the importer. The details regarding the information to be provided to that

electronic system by the economic operators are laid down in Section 1 of Part A of Annex VI.

2. Member States may maintain or introduce national provisions on registration of distributors of devices which have been made available on their territory.

3. Within two weeks of placing a device, other than a custom-made device, on the market, importers shall verify that the manufacturer or authorised representative has provided to the electronic system the information referred to in paragraph 1.

Where applicable, importers shall inform the relevant authorised representative or manufacturer if the information referred to in paragraph 1 is not included or is incorrect. Importers shall add their details to the relevant entry/entries.

Article 31
Registration of manufacturers, authorised representatives and importers

1. Before placing a device, other than a custom-made device, on the market, manufacturers, authorised representatives and importers shall, in order to register, submit to the electronic system referred to in Article 30 the information referred to in Section 1 of Part A of Annex VI, provided that they have not already registered in accordance with this Article. In cases where the conformity assessment procedure requires the involvement of a notified body pursuant to Article 52, the information referred to in Section 1 of Part A of Annex VI shall be provided to that electronic system before applying to the notified body.

2. After having verified the data entered pursuant to paragraph 1, the competent authority shall obtain a single registration number ('SRN') from the electronic system referred to in Article 30 and issue it to the manufacturer, the authorised representative or the importer.

3. The manufacturer shall use the SRN when applying to a notified body for conformity assessment and for accessing Eudamed in order to fulfil its obligations under Article 29.

4. Within one week of any change occurring in relation to the information referred to in paragraph 1 of this Article, the economic operator shall update the data in the electronic system referred to in Article 30.

5. Not later than one year after submission of the information in accordance with paragraph 1, and every second year thereafter, the economic operator shall confirm the accuracy of the data. In the event of a failure to do so within six months of those deadlines, any Member State may take appropriate corrective measures within its territory until that economic operator complies with that obligation.

6. Without prejudice to the economic operator's responsibility for the data, the competent authority shall verify the confirmed data referred to in Section 1 of Part A of Annex VI.

7. The data entered pursuant to paragraph 1 of this Article in the electronic system referred to in Article 30 shall be accessible to the public.

8. The competent authority may use the data to charge the manufacturer, the authorised representative or the importer a fee pursuant to Article 111.

Article 32
Summary of safety and clinical performance

1. For implantable devices and for class III devices, other than custom-made or investigational devices, the manufacturer shall draw up a summary of safety and clinical performance.

The summary of safety and clinical performance shall be written in a way that is clear to the intended user and, if relevant, to the patient and shall be made available to the public via Eudamed.

The draft of the summary of safety and clinical performance shall be part of the documentation to be submitted to the notified body involved in the conformity assessment pursuant to Article 52 and shall be validated by that body. After its validation, the notified body shall upload the summary to Eudamed. The manufacturer shall mention on the label or instructions for use where the summary is available.

2. The summary of safety and clinical performance shall include at least the following aspects:

(a) the identification of the device and the manufacturer, including the Basic UDI-DI and, if already issued, the SRN;
(b) the intended purpose of the device and any indications, contraindications and target populations;
(c) a description of the device, including a reference to previous generation(s) or variants if such exist, and a description of the differences, as well as, where relevant, a description of any accessories, other devices and products, which are intended to be used in combination with the device;
(d) possible diagnostic or therapeutic alternatives;
(e) reference to any harmonised standards and CS applied;
(f) the summary of clinical evaluation as referred to in Annex XIV, and relevant information on post-market clinical follow-up;
(g) suggested profile and training for users;
(h) information on any residual risks and any undesirable effects, warnings and precautions.

3. The Commission may, by means of implementing acts, set out the form and the presentation of the data elements to be included in the summary of safety and clinical performance. Those implementing acts shall be adopted in accordance with the advisory procedure referred to in Article 114(2).

Article 33
European database on medical devices

1. The Commission, after consultingthe MDCG, shall set up, maintain and manage the European database on medical devices ('Eudamed') for the following purposes:

(a) to enable the public to be adequately informed about devices placed on the market, the corresponding certificates issued by notified bodies and about the relevant economic operators;
(b) to enable unique identification of devices within the internal market and to facilitate their traceability;
(c) to enable the public to be adequately informed about clinical investigations and to enable sponsors of clinical investi gations to comply with obligations under Articles 62 to 80, Article 82, and any acts adopted pursuant to Article 81;
(d) to enable manufacturers to comply with the information obligations laid down in Articles 87 to 90 or in any acts adopted pursuant to Article 91;
(e) to enable the competent authorities of the Member States and the Commission to carry out their tasks relating to this Regulation on a well-informed basis and to enhance the cooperation between them.

2. Eudamed shall include the following electronic systems:

(a) the electronic system for registration of devices referred to in Article 29(4);
(b) the UDI-database referred to in Article 28;
(c) the electronic system on registration of economic operators referred to in Article 30;
(d) the electronic system on notified bodies and on certificates referred to in Article 57;
(e) the electronic system on clinical investigations referred to in Article 73;
(f) the electronic system on vigilance and post-market surveillance referred to in Article 92; (g) the electronic system on market surveillance referred to in Article 100.

3. When designing Eudamed the Commission shall give due consideration to compatibility with national databases and national web-interfaces to allow for import and export of data.

4. The data shall be entered into Eudamed by the Member States, notified bodies, economic operators and sponsors as specified in the provisions on the electronic systems referred to in paragraph 2. The Commission shall provide for technical and administrative support to users of Eudamed.

5. All the information collated and processed by Eudamed shall be accessible to the Member States and to the Commission. The information shall be accessible to notified bodies, economic operators, sponsors and the public to the extent specified in the provisions on the electronic systems referred to in paragraph 2.

The Commission shall ensure that public parts of Eudamed are presented in a user-friendly and easily-searchable format.

6. Eudamed shall contain personal data only insofar as necessary for the electronic systems referred to in paragraph 2 of this Article to collate and process information in accordance with this Regulation. Personal data shall be kept in a form which permits identification of data subjects for periods no longer than those referred to in Article 10(8).

7. The Commission and the Member States shall ensure that data subjects may effectively exercise their rights to information, of access, to rectification and to object in accordance with Regulation (EC) No 45/2001 and Directive 95/46/EC, respectively. They shall also ensure that data subjects may effectively exercise the right of access to data relating to them, and the right to have inaccurate or incomplete data corrected and erased. Within their respective responsibilities, the Commission and the Member States shall ensure that inaccurate and unlawfully processed data are deleted, in accordance with the applicable legislation. Corrections and deletions shall be carried out as soon as possible, but no later than 60 days after a request is made by a data subject.

8. The Commission shall, by means of implementing acts, lay down the detailed arrangements necessary for the setting up and maintenance of Eudamed. Those implementing acts shall be adopted in accordance with the examination procedure referred to in Article 114(3). When adopting those implementing acts, the Commission shall ensure that, as far as possible, the system is developed in such a way as to avoid having to enter the same information twice within the same module or in different modules of the system.

9. In relation to its responsibilities under this Article and the processing of personal data involved therein, the Commission shall be considered to be the controller of Eudamed and its electronic systems.

Article 34
Functionality of Eudamed

1. The Commission shall, in collaboration with the MDCG, draw up the functional specifications for Eudamed. The Commission shall draw up a plan for the implementation of those specifications by 26 May 2018. That plan shall seek to ensure that Eudamed is fully functional at a date that allows the Commission to publish the notice referred to in paragraph 3 of this Article by 25 March 2021 and that all other relevant deadlines laid down in Article 123 of this Regulation and in Article 113 of Regulation (EU) 2017/746 are met.

2. The Commission shall, on the basis of an independent audit report, inform the MDCG when it has verified that Eudamed has achieved full functionality and Eudamed meets the functional specifications drawn up pursuant to paragraph 1.

3. The Commission shall, after consultation with the MDCG and when it is satisfied that the conditions referred to in paragraph 2 have been fulfilled, publish a notice to that effect in the Official Journal of the European Union.

CHAPTER IV
NOTIFIED BODIES

Article 35
Authorities responsible for notified bodies

1. Any Member State that intends to designate a conformity assessment body as a notified body, or has designated a notified body, to carry out conformity assessment activities under this Regulation shall appoint an authority ('authority responsible for notified bodies'), which may consist of separate constituent entities under national law and shall be responsible for setting up and carrying out the necessary procedures for the assessment, designation and notification of conformity assessment bodies and for the monitoring of notified bodies, including subcontractors and subsidiaries of those bodies.

2. The authority responsible for notified bodies shall be established, organised and operated so as to safeguard the objectivity and impartiality of its activities and to avoid any conflicts of interests with conformity assessment bodies.

3. The authority responsible for notified bodies shall be organised in a manner such that each decision relating to designation or notification is taken by personnel different from those who carried out the assessment.

4. The authority responsible for notified bodies shall not perform any activities that notified bodies perform on a commercial or competitive basis.

5. The authority responsible for notified bodies shall safeguard the confidential aspects of the information it obtains. However, it shall exchange information on notified bodies with other Member States, the Commission and, when required, with other regulatory authorities.

6. The authority responsible for notified bodies shall have a sufficient number of competent personnel permanently available for the proper performance of its tasks.

Where the authority responsible for notified bodies is a different authority from the national competent authority for medical devices, it shall ensure that the national authority responsible for medical devices is consulted on relevant matters.

7. Member States shall make publicly available general information on their measures governing the assessment, designation and notification of conformity assessment bodies and for the monitoring of notified bodies, and on changes which have a significant impact on such tasks.

8. The authority responsible for notified bodies shall participate in the peer-review activities provided for in Article 48.

Article 36
Requirements relating to notified bodies

1. Notified bodies shall fulfil the tasks for which they are designated in accordance with this Regulation. They shall satisfy the organisational and general requirements and the quality management, resource and process requirements that are necessary to fulfil those tasks. In particular, notified bodies shall comply with Annex VII.

In order to meet the requirements referred to in the first subparagraph, notified bodies shall have permanent availability of sufficient administrative, technical and scientific personnel in accordance with Section 3.1.1 of Annex VII and personnel with relevant clinical expertise in accordance with Section 3.2.4 of Annex VII, where possible employed by the notified body itself.

The personnel referred to in Sections 3.2.3 and 3.2.7 of Annex VII shall be employed by the notified body itself and shall not be external experts or subcontractors.

2. Notified bodies shall make available and submit upon request all relevant documentation, including the manufacturer's documentation, to the authority responsible for notified bodies to allow it to conduct its assessment, designation, notification, monitoring and surveillance activities and to facilitate the assessment outlined in this Chapter.

3. In order to ensure the uniform application of the requirements set out in Annex VII, the Commission may adopt implementing acts, to the extent necessary to resolve issues of divergent interpretation and of practical application. Those implementing acts shall be adopted in accordance with the examination procedure referred to in Article 114(3).

Article 37
Subsidiaries and subcontracting

1. Where a notified body subcontracts specific tasks connected with conformity assessment or has recourse to a subsidiary for specific tasks connected with conformity assessment, it shall verify that the subcontractor or the subsidiary meets the applicable requirements set out in Annex VII and shall inform the authority responsible for notified bodies accordingly.

2. Notified bodies shall take full responsibility for the tasks performed on their behalf by subcontractors or subsidiaries.

3. Notified bodies shall make publicly available a list of their subsidiaries.

4. Conformity assessment activities may be subcontracted or carried out by a subsidiary provided that the legal or natural person that applied for conformity assessment has been informed accordingly.

5. Notified bodies shall keep at the disposal of the authority responsible for notified bodies all relevant documents concerning the verification of the qualifications of the subcontractor or the subsidiary and the work carried out by them under this Regulation.

Article 38
Application by conformity assessment bodies for designation

1. Conformity assessment bodies shall submit an application for designation to the authority responsible for notified bodies.

2. The application shall specify the conformity assessment activities as defined in this Regulation, and the types of devices for which the body is applying to be designated, and shall be supported by documentation demonstrating compliance with Annex VII.

In respect of the organisational and general requirements and the quality management requirements set out in Sections 1 and 2 of Annex VII, a valid accreditation certificate and the corresponding evaluation report delivered by a national accreditation body in accordance with Regulation (EC) No 765/2008 may be submitted and shall be taken into consideration during the assessment described in Article 39. However, the applicant shall make available all the documentation referred to in the first subparagraph to demonstrate compliance with those requirements upon request.

3. The notified body shall update the documentation referred to in paragraph 2 whenever relevant changes occur, in order to enable the authority responsible for notified bodies to monitor and verify continuous compliance with all the requirements set out in Annex VII.

Article 39
Assessment of the application

1. The authority responsible for notified bodies shall within 30 days check that the application referred to in Article 38 is complete and shall request the applicant to provide any missing information. Once the application is complete that authority shall send it to the Commission.

The authority responsible for notified bodies shall review the application and supporting documentation in accordance with its own procedures and shall draw up a preliminary assessment report.

2. The authority responsible for notified bodies shall submit the preliminary assessment report to the Commission which shall immediately transmit it to the MDCG.

3. Within 14 days of the submission referred to in paragraph 2 of this Article, the Commission, in conjunction with the MDCG, shall appoint a joint assessment team made up of three experts, unless the specific circumstances require a different number of experts, chosen from the list referred to in Article 40(2). One of the experts shall be a representa tive of the Commission who shall coordinate the activities of the joint assessment team. The other two experts shall come from Member States other than the one in which the applicant conformity assessment body is established.

The joint assessment team shall be comprised of experts who are competent to assess the conformity assessment activities and the types of devices which are the subject of the application or, in particular when the assessment procedure is initiated in accordance with Article 47(3), to ensure that the specific concern can be appropriately assessed.

4. Within 90 days of its appointment, the joint assessment team shall review the documentation submitted with the application in accordance with Article 38. The joint assessment team may provide feedback to, or require clarification from, the authority responsible for notified bodies on the application and on the planned on-site assessment.

The authority responsible for notified bodies together with the joint assessment team shall plan and conduct an on-site assessment of the applicant conformity assessment body and, where relevant, of any subsidiary or subcontractor, located inside or outside the Union, to be involved in the conformity assessment process.

The on-site assessment of the applicant body shall be led by the authority responsible for notified bodies.

5. Findings regarding non-compliance of an applicant conformity assessment body with the requirements set out in Annex VII shall be raised during the assessment process and discussed between the authority responsible for notified bodies and the joint assessment team with a view to reaching consensus and resolving any diverging opinions, with respect to the assessment of the application.

At the end of the on-site assessment, the authority responsible for notified bodies shall list for the applicant conformity assessment body the non-compliances resulting from the assessment and summarise the assessment by the joint assessment team.

Within a specified timeframe, the applicant conformity assessment body shall submit to the national authority a corrective and preventive action plan to address the non-compliances.

6. The joint assessment team shall document any remaining diverging opinions with respect to the assessment within 30 days of completion of the on-site assessment and send them to the authority responsible for notified bodies.

7. The authority responsible for notified bodies shall following receipt of a corrective and preventive action plan from the applicant body assess whether non-compliances identified during the assessment have been appropriately addressed. This plan shall indicate the root cause of the identified non-compliances and shall include a timeframe for implementation of the actions therein.

The authority responsible for notified bodies shall having confirmed the corrective and preventive action plan forward it and its opinion thereon to the joint assessment team. The joint assessment team may request of the authority responsible for notified bodies further clarification and modifications.

The authority responsible for notified bodies shall draw up its final assessment report which shall include:

- the result of the assessment,
- confirmation that the corrective and preventive actions have been appropriately addressed and, where required, implemented,
- any remaining diverging opinion with the joint assessment team, and, where applicable,
- the recommended scope of designation.

8. The authority responsible for notified bodies shall submit its final assessment report and, if applicable, the draft designation to the Commission, the MDCG and the joint assessment team.

9. The joint assessment team shall provide a final opinion regarding the assessment report prepared by the authority responsible for notified bodies and, if applicable, the draft designation within 21 days of receipt of those documents to the Commission, which shall immediately submit that final opinion to the MDCG. Within 42 days of receipt of the opinion of the joint assessment team, the MDCG shall issue a recommendation with regard to the draft designation, which the authority responsible for notified bodies shall duly take into consideration for its decision on the designation of the notified body.

10. The Commission may, by means of implementing acts, adopt measures setting out the detailed arrangements specifying procedures and reports for the application for designation referred to in Article 38 and the assessment of the application set out in this Article. Those implementing acts shall be adopted in accordance with the examination procedure referred to in Article 114(3).

Article 40
Nomination of experts for joint assessment of applications for notification

1. The Member States and the Commission shall nominate experts qualified in the assessment of conformity assessment bodies in the field of medical devices to participate in the activities referred to in Articles 39 and 48.

2. The Commission shall maintain a list of the experts nominated pursuant to paragraph 1 of this Article, together with information on their specific field of

competence and expertise. That list shall be made available to Member States competent authorities through the electronic system referred to in Article 57.

Article 41
Language requirements

All documents required pursuant to Articles 38 and 39 shall be drawn up in a language or languages which shall be determined by the Member State concerned.

Member States, in applying the first paragraph, shall consider accepting and using a commonly understood language in the medical field, for all or part of the documentation concerned.

The Commission shall provide translations of the documentation pursuant to Articles 38 and 39, or parts thereof into an official Union language, such as is necessary for that documentation to be readily understood by the joint assessment team appointed in accordance with Article 39(3).

Article 42
Designation and notification procedure

1. Member States may only designate conformity assessment bodies for which the assessment pursuant to Article 39 was completed and which comply with Annex VII.

2. Member States shall notify the Commission and the other Member States of the conformity assessment bodies they have designated, using the electronic notification tool within the database of notified bodies developed and managed by the Commission (NANDO).

3. The notification shall clearly specify, using the codes referred to in paragraph 13 of this Article, the scope of the designation indicating the conformity assessment activities as defined in this Regulation and the types of devices which the notified body is authorised to assess and, without prejudice to Article 44, any conditions associated with the designation.

4. The notification shall be accompanied by the final assessment report of the authority responsible for notified bodies, the final opinion of the joint assessment team referred to in Article 39(9) and the recommendation of the MDCG. Where the notifying Member State does not follow the recommendation of the MDCG, it shall provide a duly substantiated justification.

5. The notifying Member State shall, without prejudice to Article 44, inform the Commission and the other Member States of any conditions associated with the designation and provide documentary evidence regarding the arrangements in place to ensure that the notified body will be monitored regularly and will continue to satisfy the requirements set out in Annex VII.

6. Within 28 days of the notification referred to in paragraph 2, a Member State or the Commission may raise written objections, setting out its arguments, with regard either to the notified body or to its monitoring by the authority responsible for notified bodies. Where no objection is raised, the Commission shall publish in NANDO the notification within 42 days of its having been notified as referred to in paragraph 2.

7. When a Member State or the Commission raises objections in accordance with paragraph 6, the Commission shall bring the matter before the MDCG within 10 days of the expiry of the period referred to in paragraph 6. After consulting the parties involved, the MDCG shall give its opinion at the latest within 40 days of the matter having been brought before it. Where the MDCG is of the opinion that the notification can be accepted, the Commission shall publish in NANDO the notification within 14 days.

8. Where the MDCG, after having been consulted in accordance with paragraph 7, confirms the existing objection or raises another objection, the notifying Member State shall provide a written response to the MDCG opinion within 40 days of its receipt. The response shall address the objections raised in the opinion, and set out the reasons for the notifying Member State's decision to designate or not designate the conformity assessment body.

9. Where the notifying Member State decides to uphold its decision to designate the conformity assessment body, having given its reasons in accordance with paragraph 8, the Commission shall publish in NANDO the notification within 14 days of being informed thereof.

10. When publishing the notification in NANDO, the Commission shall also add to the electronic system referred to in Article 57 the information relating to the notification of the notified body along with the documents mentioned in paragraph 4 of this Article and the opinion and responses referred to in paragraphs 7 and 8 of this Article.

11. The designation shall become valid the day after the notification is published in NANDO. The published notification shall state the scope of lawful conformity assessment activity of the notified body.

12. The conformity assessment body concerned may perform the activities of a notified body only after the designation has become valid in accordance with paragraph 11.

13. The Commission shall by 26 November 2017, by means of implementing acts, draw up a list of codes and corresponding types of devices for the purpose of specifying the scope of the designation of notified bodies. Those implementing acts shall be adopted in accordance with the examination procedure referred to in Article 114(3). The Commission, after consulting the MDCG, may update this list based, inter alia, on information arising from the coordination activities described in Article 48.

Article 43
Identification number and list of notified bodies

1. The Commission shall assign an identification number to each notified body for which the notification becomes valid in accordance with Article 42(11). It shall assign a single identification number even when the body is notified under several Union acts. If they are successfully designated in accordance with this Regulation, bodies notified pursuant to Directives 90/385/EEC and 93/42/EEC shall retain the identification number assigned to them pursuant to those Directives.

2. The Commission shall make the list of the bodies notified under this Regulation, including the identification numbers that have been assigned to them and the conformity assessment activities as defined in this Regulation and the types of devices for which they have been notified, accessible to the public in NANDO. It shall also make this list available on the electronic system referred to in Article 57. The Commission shall ensure that the list is kept up to date.

Article 44
Monitoring and re-assessment of notified bodies

1. Notified bodies shall, without delay, and at the latest within 15 days, inform the authority responsible for notified bodies of relevant changes which may affect their compliance with the requirements set out in Annex VII or their ability to conduct the conformity assessment activities relating to the devices for which they have been designated.

2. The authorities responsible for notified bodies shall monitor the notified bodies established on their territory and their subsidiaries and subcontractors to ensure ongoing compliance with the requirements and the fulfilment of its obligations set out in this Regulation. Notified bodies shall, upon request by their authority responsible for notified bodies, supply all relevant information and documents, required to enable the authority, the Commission and other Member States to verify compliance.

3. Where the Commission or the authority of a Member State submits a request to a notified body established on the territory of another Member State relating to a conformity assessment carried out by that notified body, it shall send a copy of that request to the authority responsible for notified bodies of that other Member State. The notified body concerned shall respond without delay and within 15 days at the latest to the request. The authority responsible for notified bodies of the Member State in which the body is established shall ensure that requests submitted by authorities of any other Member State or by the Commission are resolved by the notified body unless there is a legitimate reason for not doing so in which case the matter may be referred to the MDCG.

4. At least once a year, the authorities responsible for notified bodies shall re-assess whether the notified bodies established on their respective territory and,

where appropriate, the subsidiaries and subcontractors under the responsibility of those notified bodies still satisfy the requirements and fulfill their obligations set out in Annex VII. That review shall include an on-site audit of each notified body and, where necessary, of its subsidiaries and subcontractors.

The authority responsible for notified bodies shall conduct its monitoring and assessment activities according to an annual assessment plan to ensure that It can effectively monitor the continued compliance of the notified body with the requirements of this Regulation. That plan shall provide a reasoned schedule for the frequency of assessment of the notified body and, in particular, associated subsidiaries and subcontractors. The authority shall submit its annual plan for monitoring or assessment for each notified body for which it is responsible to the MDCG and to the Commission.

5. The monitoring of notified bodies by the authority responsible for notified bodies shall include observed audits of notified body personnel, including where necessary any personnel from subsidiaries and subcontractors, as that personnel is in the process of conducting quality management system assessments at a manufacturer's facility.

6. The monitoring of notified bodies conducted by the authority responsible for notified bodies shall consider data arising from market surveillance, vigilance and post-market surveillance to help guide its activities.

The authority responsible for notified bodies shall provide for a systematic follow-up of complaints and other information, including from other Member States, which may indicate non-fulfilment of the obligations by a notified body or its deviation from common or best practice.

7. The authority responsible for notified bodies may in addition to regular monitoring or on-site assessments conduct short-notice, unannounced or 'for-cause' reviews if needed to address a particular issue or to verify compliance.

8. The authority responsible for notified bodies shall review the assessments by notified bodies of manufacturers' technical documentation, in particular the clinical evaluation documentation as further outlined in Article 45.

9. The authority responsible for notified bodies shall document and record any findings regarding non-compliance of the notified body with the requirements set out in Annex VII and shall monitor the timely implementation of corrective and preventive actions.

10. Three years after notification of a notified body, and again every fourth year thereafter, a complete re-assessment to determine whether the notified body still satisfies the requirements set out in Annex VII shall be conducted by the authority responsible for notified bodies of the Member State in which the body is established and by a joint assessment team appointed for the purpose of the procedure described in Articles 38 and 39.

11. The Commission is empowered to adopt delegated acts in accordance with Article 115 in order to amend paragraph 10 to modify the frequency at which the complete re-assessment referred to in that paragraph is to be carried out.

12. The Member States shall report to the Commission and to the MDCG, at least once a year, on their monitoring and on-site assessment activities regarding notified bodies and, where applicable, subsidiaries and subcontractors. The report shall provide details of the outcome of those activities, including activities pursuant to paragraph 7, and shall be treated as confidential by the MDCG and the Commission; however it shall contain a summary which shall be made publicly available.

The summary of the report shall be uploaded to the electronic system referred to in Article 57.

Article 45
Review of notified body assessment of technical documentation and clinical evaluation documentation

1. The authority responsible for notified bodies, as part of its ongoing monitoring of notified bodies, shall review an appropriate number of notified body assessments of manufacturers' technical documentation, in particular the clinical evaluation documentation as referred to in points (c) and (d) of Section 6.1 of Annex II to verify the conclusions drawn by the notified body based on the information presented by the manufacturer. The reviews by the authority responsible for notified bodies shall be conducted both off-site and on-site.

2. The sampling of files to be reviewed in accordance with paragraph 1 shall be planned and representative of the types and risk of devices certified by the notified body, in particular high-risk devices, and be appropriately justified and documented in a sampling plan, which shall be made available by the authority responsible for notified bodies to the MDCG upon request.

3. The authority responsible for notified bodies shall review whether the assessment by the notified body was conducted appropriately and shall check the procedures used, associated documentation and the conclusions drawn by the notified body. Such checking shall include the technical documentation and clinical evaluation documentation of the manufacturer upon which the notified body has based its assessment. Such reviews shall be conducted utilising CS.

4. Those reviews shall also form part of the re-assessment of notified bodies in accordance with Article 44(10) and the joint assessment activities referred to in Article 47(3). The reviews shall be conducted utilising appropriate expertise.

5. Based on the reports of the reviews and assessments by the authority responsible for notified bodies or joint assessment teams, on input from the market surveillance, vigilance and post-market surveillance activities described in

Chapter VII, on the continuous monitoring of technical progress, or on the identification of concerns and emerging issues concerning the safety and performance of devices, the MDCG may recommend that the sampling, carried out under this Article, cover a greater or lesser proportion of the technical documentation and clinical evaluation documentation assessed by a notified body.

6. The Commission may, by means of implementing acts, adopt measures setting out the detailed arrangements, associated documents for, and coordination of, the review of assessments of technical documentation and clinical evaluation documentation, as referred to in this Article. Those implementing acts shall be adopted in accordance with the examination procedure referred to in Article 114(3).

Article 46
Changes to designations and notifications

1. The authority responsible for notified bodies shall notify the Commission and the other Member States of any relevant changes to the designation of a notified body.

The procedures described in Article 39 and in Article 42 shall apply to extensions of the scope of the designation.

For changes to the designation other than extensions of its scope, the procedures laid down in the following paragraphs shall apply.

2. The Commission shall immediately publish the amended notification in NANDO. The Commission shall immediately enter information on the changes to the designation of the notified body in the electronic system referred to in Article 57.

3. Where a notified body decides to cease its conformity assessment activities it shall inform the authority responsible for notified bodies and the manufacturers concerned as soon as possible and in the case of a planned cessation one year before ceasing its activities. The certificates may remain valid for a temporary period of nine months after cessation of the notified body's activities on condition that another notified body has confirmed in writing that it will assume responsibilities for the devices covered by those certificates. The new notified body shall complete a full assessment of the devices affected by the end of that period before issuing new certificates for those devices. Where the notified body has ceased its activity, the authority responsible for notified bodies shall withdraw the designation.

4. Where a authority responsible for notified bodies has ascertained that a notified body no longer meets the requirements set out in Annex VII, or that it is failing to fulfil its obligations or has not implemented the necessary corrective measures, the authority shall suspend, restrict, or fully or partially withdraw the designation, depending on the seriousness of the failure to meet those requirements

or fulfil those obligations. A suspension shall not exceed a period of one year, renewable once for the same period.

The authority responsible for notified bodies shall immediately inform the Commission and the other Member States of any suspension, restriction or withdrawal of a designation.

5. Where its designation has been suspended, restricted, or fully or partially withdrawn, the notified body shall inform the manufacturers concerned at the latest within 10 days.

6. In the event of restriction, suspension or withdrawal of a designation, the authority responsible for notified bodies shall take appropriate steps to ensure that the files of the notified body concerned are kept and make them available to authorities in other Member States responsible for notified bodies and to authorities responsible for market surveillance at their request.

7. In the event of restriction, suspension or withdrawal of a designation, the authority responsible for notified bodies shall:

(a) assess the impact on the certificates issued by the notified body;
(b) submit a report on its findings to the Commission and the other Member States within three months of having notified the changes to the designation;
(c) require the notified body to suspend or withdraw, within a reasonable period of time determined by the authority, any certificates which were unduly issued to ensure the safety of devices on the market;
(d) enter into the electronic system referred to in Article 57 information in relation to certificates of which it has required their suspension or withdrawal;
(e) inform the competent authority for medical devices of the Member State in which the manufacturer has its registered place of business through the electronic system referred to in Article 57 of the certificates for which it has required suspension or withdrawal. That competent authority shall take the appropriate measures, where necessary to avoid a potential risk to the health or safety of patients, users or others.

8. With the exception of certificates unduly issued, and where a designation has been suspended or restricted, the certificates shall remain valid in the following circumstances:

(a) the authority responsible for notified bodies has confirmed, within one month of the suspension or restriction, that there is no safety issue in relation to certificates affected by the suspension or restriction, and the authority responsible for notified bodies has outlined a timeline and actions anticipated to remedy the suspension or restriction; or
(b) the authority responsible for notified bodies has confirmed that no certificates relevant to the suspension will be issued, amended or re-issued during the course of the suspension or restriction, and states whether the notified body has the capability of continuing to monitor and remain responsible for

existing certificates issued for the period of the suspension or restriction. In the event that the authority responsible for notified bodies determines that the notified body does not have the capability to support existing certificates issued, the manufacturer shall provide, to the competent authority for medical devices of the Member State in which the manufacturer of the device covered by the certificate has its registered place of business, within three months of the suspension or restriction, a written confirmation that another qualified notified body is temporarily assuming the functions of the notified body to monitor and remain responsible for the certificates during the period of suspension or restriction.

9. With the exception of certificates unduly issued, and where a designation has been withdrawn, the certificates shall remain valid for a period of nine months in the following circumstances:

(a) where the competent authority for medical devices of the Member State in which the manufacturer of the device covered by the certificate has its registered place of business has confirmed that there is no safety issue associated with the devices in question; and
(b) another notified body has confirmed in writing that it will assume immediate responsibilities for those devices and will have completed assessment of them within twelve months of the withdrawal of the designation.

In the circumstances referred to in the first subparagraph, the competent authority for medical devices of the Member State in which the manufacturer of the device covered by the certificate has its place of business may extend the provisional validity of the certificates for further periods of three months, which altogether shall not exceed twelve months.

The authority or the notified body assuming the functions of the notified body affected by the change of designation shall immediately inform the Commission, the other Member States and the other notified bodies thereof.

Article 47
Challenge to the competence of notified bodies

1. The Commission, in conjunction with the MDCG, shall investigate all cases where concerns have been brought to its attention regarding the continued fulfilment by a notified body, or of one or more of its subsidiaries or subcon tractors, of the requirements set out in Annex VII or the obligations to which they are subject. It shall ensure that the relevant authority responsible for notified bodies is informed and is given an opportunity to investigate those concerns.

2. The notifying Member State shall provide the Commission, on request, with all information regarding the designation of the notified body concerned.

3. The Commission, in conjunction with the MDCG, may initiate, as applicable, the assessment procedure described in Article 39(3) and (4), where there is re-

asonable concern about the ongoing compliance of a notified body or a subsidiary or subcontractor of the notified body with the requirements set out in Annex VII and where the investi gation by the authority responsible for notified bodies is not deemed to have fully addressed the concerns or upon request of the authority responsible for notified bodies. The reporting and outcome of that assessment shall follow the principles of Article 39. Alternatively, depending on the severity of the issue, the Commission, in conjunction with the MDCG, may request that the authority responsible for notified bodies allow the participation of up to two experts from the list established pursuant to Article 40 in an on-site assessment as part of the planned monitoring and assessment activities in accordance with Article 44 and as outlined in the annual assessment plan described in Article 44(4).

4. Where the Commission ascertains that a notified body no longer meets the requirements for its designation, it shall inform the notifying Member State accordingly and request it to take the necessary corrective measures, including the suspension, restriction or withdrawal of the designation if necessary.

Where the Member State fails to take the necessary corrective measures, the Commission may, by means of implementing acts, suspend, restrict or withdraw the designation. Those implementing acts shall be adopted in accordance with the examination procedure referred to in Article 114(3). It shall notify the Member State concerned of its decision and update NANDO and the electronic system referred to in Article 57.

5. The Commission shall ensure that all confidential information obtained in the course of its investigations is treated accordingly.

Article 48
Peer review and exchange of experience between authorities responsible for notified bodies

1. The Commission shall provide for the organisation of exchange of experience and coordination of administrative practice between the authorities responsible for notified bodies. Such exchange shall cover elements including:

(a) development of best practice documents relating to the activities of the authorities responsible for notified bodies;
(b) development of guidance documents for notified bodies in relation to the implementation of this Regulation;
(c) training and qualification of the experts referred to in Article 40;
(d) monitoring of trends relating to changes to notified body designations and notifications and trends in certificate withdrawals and transfers between notified bodies;
(e) monitoring of the application and applicability of scope codes referred to in Article 42(13); (f) development of a mechanism for peer reviews between authorities and the Commission;

(f) methods of communication to the public on the monitoring and surveillance activities of authorities and the Commission on notified bodies.

2. The authorities responsible for notified bodies shall participate in a peer review every third year through the mechanism developed pursuant to paragraph 1 of this Article. Such reviews shall normally be conducted in parallel with the on-site joint assessments described in Article 39. Alternatively, an authority may make the choice of having such reviews take place as part of its monitoring activities referred to in Article 44.

3. The Commission shall participate in the organisation and provide support to the implementation of the peer review mechanism.

4. The Commission shall compile an annual summary report of the peer review activities, which shall be made publicly available.

5. The Commission may, by means of implementing acts, adopt measures setting out the detailed arrangements and related documents for the peer review mechanism and training and qualification as referred to in paragraph 1 of this Article. Those implementing acts shall be adopted in accordance with the examination procedure referred to in Article 114(3).

Article 49
Coordination of notified bodies

The Commission shall ensure that appropriate coordination and cooperation between notified bodies is put in place and operated in the form of a coordination group of notified bodies in the field of medical devices, including *in vitro* diagnostic medical devices. This group shall meet on a regular basis and at least annually.

The bodies notified under this Regulation shall participate in the work of that group.

The Commission may establish the specific arrangements for the functioning of the coordination group of notified bodies.

Article 50
List of standard fees

Notified bodies shall establish lists of their standard fees for the conformity assessment activities that they carry out and shall make those lists publicly available.

CHAPTER V
CLASSIFICATION AND CONFORMITY ASSESSMENT

SECTION 1
Classification

Article 51
Classification of devices

1. Devices shall be divided into classes I, IIa, IIb and III, taking into account the intended purpose of the devices and their inherent risks. Classification shall be carried out in accordance with Annex VIII.

2. Any dispute between the manufacturer and the notified body concerned, arising from the application of Annex VIII, shall be referred for a decision to the competent authority of the Member State in which the manufacturer has its registered place of business. In cases where the manufacturer has no registered place of business in the Union and has not yet designated an authorised representative, the matter shall be referred to the competent authority of the Member State in which the authorised representative referred to in the last indent of point (b) of the second paragraph of Section 2.2 of Annex IX has its registered place of business. Where the notified body concerned is established in a Member State other than that of the manufacturer, the competent authority shall adopt its decision after consultation with the competent authority of the Member State that designated the notified body.

The competent authority of the Member State in which the manufacturer has its registered place of business shall notify the MDCG and the Commission of its decision. The decision shall be made available upon request.

3. At the request of a Member State the Commission shall after consulting the MDCG, decide, by means of implementing acts, on the following:

(a) application of Annex VIII to a given device, or category or group of devices, with a view to determining the classification of such devices;
(b) that a device, or category or group of devices, shall for reasons of public health based on new scientific evidence, or based on any information which becomes available in the course of the vigilance and market surveillance activities be reclassified, by way of derogation from Annex VIII.

4. The Commission may also, on its own initiative and after consulting the MDCG, decide, by means of implementing acts, on the issues referred to in points (a) and (b) of paragraph 3.

5. In order to ensure the uniform application of Annex VIII, and taking account of the relevant scientific opinions of the relevant scientific committees, the Com-

mission may adopt implementing acts to the extent necessary to resolve issues of divergent interpretation and of practical application.

6. The implementing acts referred to in paragraphs 3, 4 and 5 of this Article shall be adopted in accordance with the examination procedure referred to in Article 114(3).

SECTION 2
Conformity assessment

Article 52
Conformity assessment procedures

1. Prior to placing a device on the market, manufacturers shall undertake an assessment of the conformity of that device, in accordance with the applicable conformity assessment procedures set out in Annexes IX to XI.

2. Prior to putting into service a device that is not placed on the market, manufacturers shall undertake an assessment of the conformity of that device, in accordance with the applicable conformity assessment procedures set out in Annexes IX to XI.

3. Manufacturers of class III devices, other than custom-made or investigational devices, shall be subject to a conformity assessment as specified in Annex IX. Alternatively, the manufacturer may choose to apply a conformity assessment as specified in Annex X coupled with a conformity assessment as specified in Annex XI.

4. Manufacturers of class IIb devices, other than custom-made or investigational devices, shall be subject to a conformity assessment as specified in Chapters I and III of Annex IX, and including an assessment of the technical documentation as specified in Section 4 of that Annex of at least one representative device per generic device group.

However, for class IIb implantable devices, except sutures, staples, dental fillings, dental braces, tooth crowns, screws, wedges, plates, wires, pins, clips and connectors, the assessment of the technical documentation as specified in Section 4 of Annex IX shall apply for every device.

Alternatively, the manufacturer may choose to apply a conformity assessment based on type examination as specified in Annex X coupled with a conformity assessment based on product conformity verification as specified in Annex XI.

5. Where justified in view of well-established technologies, similar to those used in the exempted devices listed in the second subparagraph of paragraph 4 of this Article, being used in other class IIb implantable devices, or where justified in order to protect the health and safety of patients, users or other persons or other aspects of public health, the Commission is empowered to adopt delegated acts

in accordance with Article 115 to amend that list by adding other types of class IIb implantable devices to that list or removing devices therefrom.

6. Manufacturers of class IIa devices, other than custom-made or investigational devices, shall be subject to a conformity assessment as specified in Chapters I and III of Annex IX, and including an assessment of the technical documentation as specified in Section 4 of that Annex of at least one representative device for each category of devices.

Alternatively, the manufacturer may choose to draw up the technical documentation set out in Annexes II and III coupled with a conformity assessment as specified in Section 10 or Section 18 of Annex XI. The assessment of the technical documentation shall apply for at least one representative device for each category of devices.

7. Manufacturers of class I devices, other than custom-made or investigational devices, shall declare the conformity of their products by issuing the EU declaration of conformity referred to in Article 19 after drawing up the technical documentation set out in Annexes II and III. If those devices are placed on the market in sterile condition, have a measuring function or are reusable surgical instruments, the manufacturer shall apply the procedures set out in Chapters I and III of Annex IX, or in Part A of Annex XI. However, the involvement of the notified body in those procedures shall be limited:

(a) in the case of devices placed on the market in sterile condition, to the aspects relating to establishing, securing and maintaining sterile conditions;
(b) in the case of devices with a measuring function, to the aspects relating to the conformity of the devices with the metrological requirements;
(c) in the case of reusable surgical instruments, to the aspects relating to the reuse of the device, in particular cleaning, disinfection, sterilization, maintenance and functional testing and the related instructions for use.

8. Manufacturers of custom-made devices shall follow the procedure set out in Annex XIII and draw up the statement set out in Section 1 of that Annex before placing such devices on the market.

In addition to the procedure applicable pursuant to the first subparagraph, manufacturers of class III custom-made implantable devices shall be subject to the conformity assessment as specified in Chapter I of Annex IX. Alternatively, the manufacturer may choose to apply a conformity assessment as specified in Part A of Annex XI.

9. In addition to the procedures applicable pursuant to paragraph 3, 4, 6, or 7 of this Article, in the case of devices referred to in the first subparagraph of Article 1(8), the procedure specified in Section 5.2 of Annex IX or Section 6 of Annex X, as applicable, shall also apply.

10. In addition to the procedures applicable pursuant to paragraph 3, 4, 6, or 7 of this Article, in the case of devices that are covered by this Regulation in accor-

dance with point (f) or (g) of Article 1(6) and with the first subparagraph of Article 1(10), the procedure specified in Section 5.3 of Annex IX or Section 6 of Annex X, as applicable, shall also apply.

11. In addition to the procedures applicable pursuant to paragraph 3, 4, 6, or 7, in the case of devices that are composed of substances or of combinations of substances that are intended to be introduced into the human body via a body orifice or applied to the skin and that are absorbed by or locally dispersed in the human body, the procedure specified in Section 5.4 of Annex IX or Section 6 of Annex X, as applicable, shall also apply.

12. The Member State in which the notified body is established may require that all or certain documents, including the technical documentation, audit, assessment and inspection reports, relating to the procedures referred to in paragraphs 1 to 7 and 9 to 11 be made available in an official Union language(s) determined by that Member State. In the absence of such requirement, those documents shall be available in any official Union language acceptable to the notified body.

13. Investigational devices shall be subject to the requirements set out in Articles 62 to 81.

14. The Commission may, by means of implementing acts, specify detailed arrangements and procedural aspects with a view to ensuring the harmonised application of the conformity assessment procedures by the notified bodies for any of the following aspects:

(a) the frequency and the sampling basis of the assessment of the technical documentation on a representative basis as set out in the third paragraph of Section 2.3 and in Section 3.5 of Annex IX in the case of class IIa and class IIb devices, and in Section 10.2 of Annex XI in the case of class IIa devices;
(b) the minimum frequency of unannounced on-site audits and sample tests to be conducted by notified bodies in accordance with Section 3.4 of Annex IX, taking into account the risk-class and the type of device;
(c) the physical, laboratory or other tests to be carried out by notified bodies in the context of sample tests, assessment of the technical documentation and type examination in accordance with Sections 3.4 and 4.3 of Annex IX, Section 3 of Annex X and Section 15 of Annex XI.

The implementing acts referred to in the first subparagraph shall be adopted in accordance with the examination procedure referred to in Article 114(3).

Article 53
Involvement of notified bodies in conformity assessment procedures

1. Where the conformity assessment procedure requires the involvement of a notified body, the manufacturer may apply to a notified body of its choice, provided that the chosen notified body is designated for conformity assessment activities related to the types of devices concerned. The manufacturer may not

lodge an application in parallel with another notified body for the same conformity assessment procedure.

2. The notified body concerned shall, by means of the electronic system referred to in Article 57, inform the other notified bodies of any manufacturer that withdraws its application prior to the notified body's decision regarding the conformity assessment.

3. When applying to a notified body under paragraph 1, manufacturers shall declare whether they have withdrawn an application with another notified body prior to the decision of that notified body and provide information about any previous application for the same conformity assessment that has been refused by another notified body.

4. The notified body may require any information or data from the manufacturer, which is necessary in order to properly conduct the chosen conformity assessment procedure.

5. Notified bodies and the personnel of notified bodies shall carry out their conformity assessment activities with the highest degree of professional integrity and the requisite technical and scientific competence in the specific field and shall be free from all pressures and inducements, particularly financial, which might inf luence their judgement or the results of their conformity assessment activities, especially as regards persons or groups with an interest in the results of those activities.

Article 54
Clinical evaluation consultation procedure for certain class III and class IIb devices

1. In addition to the procedures applicable pursuant to Article 52, a notified body shall also follow the procedure regarding clinical evaluation consultation as specified in Section 5.1 of Annex IX or as referred to in Section 6 of Annex X, as applicable, when performing a conformity assessment of the following devices:

(a) class III implantable devices, and
(b) class IIb active devices intended to administer and/or remove a medicinal product, as referred to in Section 6.4 of Annex VIII (Rule 12).

2. The procedure referred to in paragraph 1 shall not be required for the devices referred to therein:

(a) in the case of renewal of a certificate issued under this Regulation;
(b) where the device has been designed by modifying a device already marketed by the same manufacturer for the same intended purpose, provided that the manufacturer has demonstrated to the satisfaction of the notified body that the modifications do not adversely affect the benefit-risk ratio of the device; or

(c) where the principles of the clinical evaluation of the device type or category have been addressed in a CS referred to in Article 9 and the notified body confirms that the clinical evaluation of the manufacturer for this device is in compliance with the relevant CS for clinical evaluation of that kind of device.

3. The notified body shall notify the competent authorities, the authority responsible for notified bodies and the Commission through the electronic system referred to in Article 57 of whether or not the procedure referred to in paragraph 1 of this Article is to be applied. That notification shall be accompanied by the clinical evaluation assessment report.

4. The Commission shall draw up an annual overview of devices which have been subject to the procedure specified in Section 5.1 of Annex IX and referred to in Section 6 of Annex X. The annual overview shall include the notifications in accordance with paragraph 3 of this Article and point (e) of Section 5.1 of Annex IX and a listing of the cases where the notified body did not follow the advice from the expert panel. The Commission shall submit this overview to the European Parliament, to the Council and to the MDCG.

5. The Commission shall by 27 May 2025 draw up a report on the operation of this Article and submit it to the European Parliament and to the Council. The report shall take into account the annual overviews and any available relevant recommendations from the MDCG. On the basis of that report the Commission shall, if appropriate, make proposals for amendments to this Regulation.

Article 55
Mechanism for scrutiny of conformity assessments of certain class III and class IIb devices

1. A notified body shall notify the competent authorities of certificates it has granted to devices for which the conformity assessment has been performed pursuant to Article 54(1). Such notification shall take place through the electronic system referred to in Article 57 and shall include the summary of safety and clinical performance pursuant to Article 32, the assessment report by the notified body, the instructions for use referred to in Section 23.4 of Annex I, and, where applicable, the scientific opinion of the expert panels referred to in Section 5.1 of Annex IX or Section 6 of Annex X, as applicable. In the case of divergent views between the notified body and the expert panels, a full justifi cation shall also be included.

2. A competent authority and, where applicable, the Commission may, based on reasonable concerns apply further procedures in accordance with Article 44, 45, 46, 47 or 94 and, where deemed necessary, take appropriate measures in accordance with Articles 95 and 97.

3. The MDCG and, where applicable, the Commission, may, based on reasonable concerns, request scientific advice from the expert panels in relation to the safety and performance of any device.

Article 56
Certificates of conformity

1. The certificates issued by the notified bodies in accordance with Annexes IX, X and XI shall be in an official Union language determined by the Member State in which the notified body is established or otherwise in an official Union language acceptable to the notified body. The minimum content of the certificates shall be as set out in Annex XII.

2. The certificates shall be valid for the period they indicate, which shall not exceed five years. On application by the manufacturer, the validity of the certificate may be extended for further periods, each not exceeding five years, based on a re-assessment in accordance with the applicable conformity assessment procedures. Any supplement to a certificate shall remain valid as long as the certificate which it supplements is valid.

3. Notified bodies may impose restrictions to the intended purpose of a device to certain groups of patients or require manufacturers to undertake specific PMCF studies pursuant to Part B of Annex XIV.

4. Where a notified body finds that the requirements of this Regulation are no longer met by the manufacturer, it shall, taking account of the principle of proportionality, suspend or withdraw the certificate issued or impose any restrictions on it unless compliance with such requirements is ensured by appropriate corrective action taken by the manufacturer within an appropriate deadline set by the notified body. The notified body shall give the reasons for its decision.

5. The notified body shall enter in the electronic system referred to in Article 57 any information regarding certificates issued, including amendments and supplements thereto, and regarding suspended, reinstated, withdrawn or refused certificates and restrictions imposed on certificates. Such information shall be accessible to the public.

6. In the light of technical progress, the Commission is empowered to adopt delegated acts in accordance with Article 115 amending the minimum content of the certificates set out in Annex XII.

Article 57
Electronic system on notified bodies and on certificates of conformity

1. The Commission, after consulting the MDCG, shall set up and manage an electronic system to collate and process the following information:

(a) the list of subsidiaries referred to in Article 37(3);
(b) the list of experts referred to in Article 40(2);
(c) the information relating to the notification referred to in Article 42(10) and the amended notifications referred to in Article 46(2);
(d) the list of notified bodies referred to in Article 43(2);
(e) the summary of the report referred to in Article 44(12);

(f) the notifications for conformity assessments and certificates referred to in Articles 54(3) and 55(1);
(g) withdrawal or refusals of applications for the certificates as referred to in Article 53(2) and Section 4.3 of Annex VII;
(h) the information regarding certificates referred to in Article 56(5);
(i) the summary of safety and clinical performance referred to in Article 32.

2. The information collated and processed by the electronic system shall be accessible to the competent authorities of the Member States, to the Commission, where appropriate to the notified bodies and where provided elsewhere in this regulation or in Regulation (EU) 2017/746 to the public.

Article 58
Voluntary change of notified body

1. In cases where a manufacturer terminates its contract with a notified body and enters into a contract with another notified body in respect of the conformity assessment of the same device, the detailed arrangements for the change of notified body shall be clearly defined in an agreement between the manufacturer, the incoming notified body and, where practicable the outgoing notified body. That agreement shall cover at least the following aspects:
(a) the date on which the certificates issued by the outgoing notified body become invalid;
(b) the date until which the identification number of the outgoing notified body may be indicated in the information supplied by the manufacturer, including any promotional material;
(c) the transfer of documents, including confidentiality aspects and property rights;
(d) the date after which the conformity assessment tasks of the outgoing notified body is assigned to the incoming notified body;
(e) the last serial number or lot number for which the outgoing notified body is responsible.

2. The outgoing notified body shall withdraw the certificates it has issued for the device concerned on the date on which they become invalid.

Article 59
Derogation from the conformity assessment procedures

1. By way of derogation from Article 52 of this Regulation or, for the period from 24 April 2020 to 25 May 2021, by way of derogation from Article 9(1) and (2) of Directive 90/385/EEC or from Article 11(1) to (6) of Directive 93/42/EEC, any competent authority may authorise, on a duly justified request, the placing on the market or putting into service within the territory of the Member State concerned, of a specific device for which the applicable procedures referred to in

those Articles have not been carried out but use of which is in the interest of public health or patient safety or health.

2. The Member State shall inform the Commission and the other Member States of any decision to authorise the placing on the market or putting into service of a device in accordance with paragraph 1 where such authorisation is granted for use other than for a single patient.

The Member State may inform the Commission and the other Member States of any authorisation granted in accordance with Article 9(9) of Directive 90/385/EEC or Article 11(13) of Directive 93/42/EEC before 24 April 2020.

3. Following a notification pursuant to paragraph 2 of this Article, the Commission, in exceptional cases relating to public health or patient safety or health, may, by means of implementing acts, extend for a limited period of time the validity of an authorisation granted by a Member State in accordance with paragraph 1 of this Article or, when granted before 24 April 2020, in accordance with Article 9(9) of Directive 90/385/EEC or Article 11(13) of Directive 93/42/EEC to the territory of the Union and set the conditions under which the device may be placed on the market or put into service. Those implementing acts shall be adopted in accordance with the examination procedure referred to in Article 114(3).

On duly justified imperative grounds of urgency relating to the health and safety of humans, the Commission shall adopt immediately applicable implementing acts in accordance with the procedure referred to in Article 114(4).

Article 60
Certificate of free sale

1. For the purpose of export and upon request by a manufacturer or an authorised representative, the Member State in which the manufacturer or the authorised representative has its registered place of business shall issue a certificate of free sale declaring that the manufacturer or the authorised representative, as applicable, has its registered place of business on its territory and that the device in question bearing the CE marking in accordance with this Regulation may be marketed in the Union. The certificate of free sale shall set out the Basic UDI-DI of the device as provided to the UDI database under Article 29. Where a notified body has issued a certificate pursuant to Article 56, the certificate of free sale shall set out the unique number identifying the certificate issued by the notified body, as referred to in Section 3 of Chapter II of Annex XII.

2. The Commission may, by means of implementing acts, establish a model for certificates of free sale, taking into account international practice as regards the use of certificates of free sale. Those implementing acts shall be adopted in accordance with the advisory procedure referred to in Article 114(2).

CHAPTER VI
CLINICAL EVALUATION AND CLINICAL INVESTIGATIONS

Article 61
Clinical evaluation

1. Confirmation of conformity with relevant general safety and performance requirements set out in Annex I under the normal conditions of the intended use of the device, and the evaluation of the undesirable side-effects and of the acceptability of the benefit-risk- ratio referred to in Sections 1 and 8 of Annex I, shall be based on clinical data providing sufficient clinical evidence, including where applicable relevant data as referred to in Annex III.

The manufacturer shall specify and justify the level of clinical evidence necessary to demonstrate conformity with the relevant general safety and performance requirements. That level of clinical evidence shall be appropriate in view of the characteristics of the device and its intended purpose.

To that end, manufacturers shall plan, conduct and document a clinical evaluation in accordance with this Article and Part A of Annex XIV.

2. For all class III devices and for the class IIb devices referred to in point (b) of Article 54(1), the manufacturer may, prior to its clinical evaluation and/or investigation, consult an expert panel as referred to in Article 106, with the aim of reviewing the manufacturer's intended clinical development strategy and proposals for clinical investigation. The manufacturer shall give due consideration to the views expressed by the expert panel. Such consideration shall be documented in the clinical evaluation report referred to in paragraph 12 of this Article.

The manufacturer may not invoke any rights to the views expressed by the expert panel with regard to any future conformity assessment procedure.

3. A clinical evaluation shall follow a defined and methodologically sound procedure based on the following:

(a) a critical evaluation of the relevant scientific literature currently available relating to the safety, performance, design characteristics and intended purpose of the device, where the following conditions are satisfied:
   - it is demonstrated that the device subject to clinical evaluation for the intended purpose is equivalent to the device to which the data relate, in accordance with Section 3 of Annex XIV, and
   - the data adequately demonstrate compliance with the relevant general safety and performance requirements;

(b) a critical evaluation of the results of all available clinical investigations, taking duly into consideration whether the investigations were performed under Articles 62 to 80, any acts adopted pursuant to Article 81, and Annex XV; and
(c) a consideration of currently available alternative treatment options for that purpose, if any.

4. In the case of implantable devices and class III devices, clinical investigations shall be performed, except if:

- the device has been designed by modifications of a device already marketed by the same manufacturer,
- the modified device has been demonstrated by the manufacturer to be equivalent to the marketed device, in accordance with Section 3 of Annex XIV and this demonstration has been endorsed by the notified body, and
- the clinical evaluation of the marketed device is sufficient to demonstrate conformity of the modified device with the relevant safety and performance requirements.

In this case, the notified body shall check that the PMCF plan is appropriate and includes post market studies to demonstrate the safety and performance of the device.

In addition, clinical investigations need not be performed in the cases referred to in paragraph 6.

5. A manufacturer of a device demonstrated to be equivalent to an already marketed device not manufactured by him, may also rely on paragraph 4 in order not to perform a clinical investigation provided that the following conditions are fulfilled in addition to what is required in that paragraph:

- the two manufacturers have a contract in place that explicitly allows the manufacturer of the second device full access to the technical documentation on an ongoing basis, and
- the original clinical evaluation has been performed in compliance with the requirements of this Regulation,

and the manufacturer of the second device provides clear evidence thereof to the notified body.

6. The requirement to perform clinical investigations pursuant to paragraph 4 shall not apply to implantable devices and class III devices:

(a) which have been lawfully placed on the market or put into service in accordance with Directive 90/385/EEC or Directive 93/42/EEC and for which the clinical evaluation:
   - is based on sufficient clinical data, and
   - is in compliance with the relevant product-specific CS for the clinical evaluation of that kind of device, where such a CS is available; or

(b) that are sutures, staples, dental fillings, dental braces, tooth crowns, screws, wedges, plates, wires, pins, clips or connectors for which the clinical evaluation is based on sufficient clinical data and is in compliance with the relevant product-specific CS, where such a CS is available.

7. Cases in which paragraph 4 is not applied by virtue of paragraph 6 shall be justified in the clinical evaluation report by the manufacturer and in the clinical evaluation assessment report by the notified body.

8. Where justified in view of well-established technologies, similar to those used in the exempted devices listed in point (b) of paragraph 6 of this Article, being used in other devices, or where justified in order to protect the health and safety of patients, users or other persons or other aspects of public health, the Commission is empowered to adopt delegated acts in accordance with Article 115 to amend the list of exempted devices referred to in the second subparagraph of Article 52(4) and in point (b) of paragraph 6 of this Article, by adding other types of implantable or class III devices to that list or removing devices therefrom.

9. In the case of the products without an intended medical purpose listed in Annex XVI, the requirement to demonstrate a clinical benefit in accordance with this Chapter and Annexes XIV and XV shall be understood as a requirement to demonstrate the performance of the device. Clinical evaluations of those products shall be based on relevant data concerning safety, including data from post-market surveillance, PMCF, and, where applicable, specific clinical investigation. Clinical investigations shall be performed for those products unless reliance on existing clinical data from an analogous medical device is duly justified.

10. Without prejudice to paragraph 4, where the demonstration of conformity with general safety and performance requirements based on clinical data is not deemed appropriate, adequate justification for any such exception shall be given based on the results of the manufacturer's risk management and on consideration of the specifics of the interaction between the device and the human body, the clinical performance intended and the claims of the manufacturer. In such a case, the manufacturer shall duly substantiate in the technical documentation referred to in Annex II why it considers a demonstration of conformity with general safety and performance requirements that is based on the results of non-clinical testing methods alone, including performance evaluation, bench testing and pre- clinical evaluation, to be adequate.

11. The clinical evaluation and its documentation shall be updated throughout the life cycle of the device concerned with clinical data obtained from the implementation of the manufacturer's PMCF plan in accordance with Part B of Annex XIV and the post-market surveillance plan referred to in Article 84.

For class III devices and implantable devices, the PMCF evaluation report and, if indicated, the summary of safety and clinical performance referred to in Article 32 shall be updated at least annually with such data.

12. The clinical evaluation, its results and the clinical evidence erived from it shall be documented in a clinical evaluation report as referred to in Section 4 of Annex XIV, which, except for custom-made devices, shall be part of the technical documentation referred to in Annex II relating to the device concerned.

13. Where necessary to ensure the uniform application of Annex XIV, the Commission may, having due regard to technical and scientific progress, adopt implementing acts to the extent necessary to resolve issues of divergent interpret ation and of practical application. Those implementing acts shall be adopted in accordance with the examination procedure referred to in Article 114(3).

Article 62
General requirements regarding clinical investigations conducted to demonstrate conformity of devices

1. Clinical investigations shall be designed, authorised, conducted, recorded and reported in accordance with the provisions of this Article and of Articles 63 to 80, the acts adopted pursuant to Article 81, and Annex XV, where carried out as part of the clinical evaluation for conformity assessment purposes, for one or more of the following purposes:

(c) to establish and verify that, under normal conditions of use, a device is designed, manufactured and packaged in such a way that it is suitable for one or more of the specific purposes listed in point (1) of Article 2, and achieves the performance intended as specified by its manufacturer;

(d) to establish and verify the clinical benefits of a device as specified by its manufacturer;

(e) to establish and verify the clinical safety of the device and to determine any undesirable side-effects, under normal conditions of use of the device, and assess whether they constitute acceptable risks when weighed against the benefits to be achieved by the device.

2. Where the sponsor of a clinical investigation is not established in the Union, that sponsor shall ensure that a natural or legal person is established in the Union as its legal representative. Such legal representative shall be responsible for ensuring compliance with the sponsor's obligations pursuant to this Regulation, and shall be the addressee for all communications with the sponsor provided for in this Regulation. Any communication with that legal representative shall be deemed to be a communication with the sponsor.

Member States may choose not to apply the first subparagraph to clinical investigations to be conducted solely on their territory, or on their territory and the territory of a third country, provided that they ensure that the sponsor establishes at least a contact person on their territory in respect of that clinical investigation who shall be the addressee for all communications with the sponsor provided for in this Regulation.

3. Clinical investigations shall be designed and conducted in such a way that the rights, safety, dignity and well-being of the subjects participating in a clinical investigation are protected and prevail over all other interests and the clinical data generated are scientifically valid, reliable and robust.

Clinical investigations shall be subject to scientific and ethical review. The ethical review shall be performed by an ethics committee in accordance with national law. Member States shall ensure that the procedures for review by ethics committees are compatible with the procedures set out in this Regulation for the assessment of the application for authorisation of a clinical investigation. At least one lay person shall participate in the ethical review.

4. A clinical investigation as referred to in paragraph 1 may be conducted only where all of the following conditions are met:

(a) the clinical investigation is the subject of an authorisation by the Member State(s) in which the clinical investigation is to be conducted, in accordance with this Regulation, unless otherwise stated;
(b) an ethics committee, set up in accordance with national law, has not issued a negative opinion in relation to the clinical investigation, which is valid for that entire Member State under its national law;
(c) the sponsor, or its legal representative or a contact person pursuant to paragraph 2, is established in the Union;
(d) vulnerable populations and subjects are appropriately protected in accordance with Articles 64 to 68;
(e) the anticipated benefits to the subjects or to public health justify the foreseeable risks and inconveniences and compliance with this condition is constantly monitored;
(f) the subject or, where the subject is not able to give informed consent, his or her legally designated representative has given informed consent in accordance with Article 63;
(g) the subject or, where the subject is not able to give informed consent, his or her legally designated representative, has been provided with the contact details of an entity where further information can be received in case of need;
(h) the rights of the subject to physical and mental integrity, to privacy and to the protection of the data concerning him or her in accordance with Directive 95/46/EC are safeguarded;
(i) the clinical investigation has been designed to involve as little pain, discomfort, fear and any other foreseeable risk as possible for the subjects, and both the risk threshold and the degree of distress are specifically defined in the clinical investigation plan and constantly monitored;
(j) the medical care provided to the subjects is the responsibility of an appropriately qualified medical doctor or, where appropriate, a qualified dental practitioner or any other person entitled by national law to provide the relevant patient care under clinical investigation conditions;

(k) no undue influence, including that of a financial nature, is exerted on the subject, or, where applicable, on his or her legally designated representatives, to participate in the clinical investigation;
(l) the investigational device(s) in question conform(s) to the applicable general safety and performance requirements set out in Annex I apart from the aspects covered by the clinical investigation and that, with regard to those aspects, every precaution has been taken to protect the health and safety of the subjects. This includes, where appropriate, technical and biological safety testing and pre-clinical evaluation, as well as provisions in the field of occupational safety and accident prevention, taking into consideration the state of the art;
(m) the requirements of Annex XV are fulfilled.

5. Any subject, or, where the subject is not able to give informed consent, his or her legally designated representative, may, without any resulting detriment and without having to provide any justification, withdraw from the clinical investigation at any time by revoking his or her informed consent. Without prejudice to Directive 95/46/EC, the withdrawal of the informed consent shall not affect the activities already carried out and the use of data obtained based on informed consent before its withdrawal.

6. The investigator shall be a person exercising a profession which is recognised in the Member State concerned as qualifying for the role of investigator on account of having the necessary scientific knowledge and experience in patient care. Other personnel involved in conducting a clinical investigation shall be suitably qualified, by education, training or experience in the relevant medical field and in clinical research methodology, to perform their tasks.

7. The facilities where the clinical investigation is to be conducted shall be suitable for the clinical investigation and shall be similar to the facilities where the device is intended to be used.

Article 63
Informed consent

1. Informed consent shall be written, dated and signed by the person performing the interview referred to in point (c) of paragraph 2, and by the subject or, where the subject is not able to give informed consent, his or her legally designated representative after having been duly informed in accordance with paragraph 2. Where the subject is unable to write, consent may be given and recorded through appropriate alternative means in the presence of at least one impartial witness. In that case, the witness shall sign and date the informed consent document. The subject or, where the subject is not able to give informed consent, his or her legally designated representative shall be provided with a copy of the document or the record, as appropriate, by which informed consent has been given. The informed consent shall be documented. Adequate time shall be given

for the subject or his or her legally designated representative to consider his or her decision to participate in the clinical investigation.

2. Information given to the subject or, where the subject is not able to give informed consent, his or her legally designated representative for the purposes of obtaining his or her informed consent shall:

(a) enable the subject or his or her legally designated representative to understand:
    (i) the nature, objectives, benefits, implications, risks and inconveniences of the clinical investigations;
    (ii) the subject's rights and guarantees regarding his or her protection, in particular his or her right to refuse to participate in and the right to withdraw from the clinical investigation at any time without any resulting detriment and without having to provide any justification;
    (iii) the conditions under which the clinical investigations is to be conducted, including the expected duration of the subject's participation in the clinical investigation; and
    (iv) the possible treatment alternatives, including the follow-up measures if the participation of the subject in the clinical investigation is discontinued;
(b) be kept comprehensive, concise, clear, relevant, and understandable to the subject or his or her legally designated representative;
(c) be provided in a prior interview with a member of the investigating team who is appropriately qualified under national law;
(d) include information about the applicable damage compensation system referred to in Article 69; and
(e) include the Union-wide unique single identification number of the clinical investigation referred to in Article 70(1) and information about the availability of the clinical investigation results in accordance with paragraph 6 of this Article.

3. The information referred to in paragraph 2 shall be prepared in writing and be available to the subject or, where the subject is not able to give informed consent, his or her legally designated representative.

4. In the interview referred to in point (c) of paragraph 2, special attention shall be paid to the information needs of specific patient populations and of individual subjects, as well as to the methods used to give the information.

5. In the interview referred to in point (c) of paragraph 2, it shall be verified that the subject has understood the information.

6. The subject shall be informed that a clinical investigation report and a summary presented in terms understandable to the intended user will be made available pursuant to Article 77(5) in the electronic system on clinical investigations referred to in Article 73 irrespective of the outcome of the clinical investigation, and shall be informed, to the extent possible, when they have become available.

7. This Regulation is without prejudice to national law requiring that, in addition to the informed consent given by the legally designated representative, a minor who is capable of forming an opinion and assessing the information given to him or her, shall also assent in order to participate in a clinical investigation.

Article 64
Clinical investigations on incapacitated subjects

1. In the case of incapacitated subjects who have not given, or have not refused to give, informed consent before the onset of their incapacity, a clinical investigation may be conducted only where, in addition to the conditions set out in Article 62(4), all of the following conditions are met:

(a) the informed consent of their legally designated representative has been obtained;
(b) the incapacitated subjects have received the information referred to in Article 63(2) in a way that is adequate in view of their capacity to understand it;
(c) the explicit wish of an incapacitated subject who is capable of forming an opinion and assessing the information referred to in Article 63(2) to refuse participation in, or to withdraw from, the clinical investigation at any time, is respected by the investigator;
(d) no incentives or financial inducements are given to subjects or their legally designated representatives, except for compensation for expenses and loss of earnings directly related to the participation in the clinical investigation;
(e) the clinical investigation is essential with respect to incapacitated subjects and data of comparable validity cannot be obtained in clinical investigations on persons able to give informed consent, or by other research methods;
(f) the clinical investigation relates directly to a medical condition from which the subject suffers;
(g) there are scientific grounds for expecting that participation in the clinical investigation will produce a direct benefit to the incapacitated subject outweighing the risks and burdens involved.

2. The subject shall as far as possible take part in the informed consent procedure.

Article 65
Clinical investigations on minors

A clinical investigation on minors may be conducted only where, in addition to the conditions set out in Article 62(4), all of the following conditions are met:

(a) the informed consent of their legally designated representative has been obtained;
(b) the minors have received the information referred to in Article 63(2) in a way adapted to their age and mental maturity and from investigators or members

of the investigating team who are trained or experienced in working with children;

(c) the explicit wish of a minor who is capable of forming an opinion and assessing the information referred to in Article 63(2) to refuse participation in, or to withdraw from, the clinical investigation at any time, is respected by the investigator;

(d) no incentives or financial inducements are given to the subject or his or her legally designated representative except for compensation for expenses and loss of earnings directly related to the participation in the clinical investigation;

(e) the clinical investigation is intended to investigate treatments for a medical condition that only occurs in minors or the clinical investigation is essential with respect to minors to validate data obtained in clinical investigations on persons able to give informed consent or by other research methods;

(f) the clinical investigation either relates directly to a medical condition from which the minor concerned suffers or is of such a nature that it can only be carried out on minors;

(g) there are scientific grounds for expecting that participation in the clinical investigation will produce a direct benefit to the minor subject outweighing the risks and burdens involved;

(h) the minor shall take part in the informed consent procedure in a way adapted to his or her age and mental maturity;

(i) if during a clinical investigation the minor reaches the age of legal competence to give informed consent as defined in national law, his or her express informed consent shall be obtained before that subject can continue to participate in the clinical investigation.

Article 66
Clinical investigations on pregnant or breastfeeding women

A clinical investigation on pregnant or breastfeeding women may be conducted only where, in addition to the conditions set out in Article 62(4), all of the following conditions are met:

(a) the clinical investigation has the potential to produce a direct benefit for the pregnant or breastfeeding woman concerned, or her embryo, foetus or child after birth, outweighing the risks and burdens involved;

(b) where research is undertaken on breastfeeding women, particular care is taken to avoid any adverse impact on the health of the child;

(c) no incentives or financial inducements are given to the subject except for compensation for expenses and loss of earnings directly related to the participation in the clinical investigation.

Article 67
Additional national measures

Member States may maintain additional measures regarding persons performing mandatory military service, persons deprived of liberty, persons who, due to a judicial decision, cannot take part in clinical investigations, or persons in residential care institutions.

Article 68
Clinical investigations in emergency situations

1. By way of derogation from point (f) of Article 62(4), from points (a) and (b) of Article 64(1) and from points (a) and (b) of Article 65, informed consent to participate in a clinical investigation may be obtained, and information on the clinical investigation may be given, after the decision to include the subject in the clinical investigation, provided that that decision is taken at the time of the first intervention on the subject, in accordance with the clinical investigation plan for that clinical investigation and that all of the following conditions are fulfilled:

(a) due to the urgency of the situation, caused by a sudden life-threatening or other sudden serious medical condition, the subject is unable to provide prior informed consent and to receive prior information on the clinical investigation;
(b) there are scientific grounds to expect that participation of the subject in the clinical investigation will have the potential to produce a direct clinically relevant benefit for the subject resulting in a measurable health-related improvement alleviating the suffering and/or improving the health of the subject, or in the diagnosis of its condition;
(c) it is not possible within the therapeutic window to supply all prior information to and obtain prior informed consent from his or her legally designated representative;
(d) the investigator certifies that he or she is not aware of any objections to participate in the clinical investigation previously expressed by the subject;
(e) the clinical investigation relates directly to the subject's medical condition because of which it is not possible within the therapeutic window to obtain prior informed consent from the subject or from his or her legally designated rep resentative and to supply prior information, and the clinical investigation is of such a nature that it may be conducted exclusively in emergency situations;
(f) the clinical investigation poses a minimal risk to, and imposes a minimal burden on, the subject in comparison with the standard treatment of the subject's condition.

2. Following an intervention pursuant to paragraph 1 of this Article, informed consent in accordance with Article 63 shall be sought to continue the participa-

tion of the subject in the clinical investigation, and information on the clinical investigation shall be given, in accordance with the following requirements:

(a) regarding incapacitated subjects and minors, the informed consent shall be sought by the investigator from his or her legally designated representative without undue delay and the information referred to in Article 63(2) shall be given as soon as possible to the subject and to his or her legally designated representative;

(b) regarding other subjects, the informed consent shall be sought by the investigator without undue delay from the subject or his or her legally designated representative, whichever can be done sooner, and the information referred to in Article 63(2) shall be given as soon as possible to the subject or his or her legally designated representative, as applicable.

For the purposes of point (b) where informed consent has been obtained from the legally designated representative, informed consent to continue the participation in the clinical investigation shall be obtained from the subject as soon as he or she is capable of giving informed consent.

3. If the subject or, where applicable, his or her legally designated representative does not give consent, he or she shall be informed of the right to object to the use of data obtained from the clinical investigation.

Article 69
Damage compensation

1. Member States shall ensure that systems for compensation for any damage suffered by a subject resulting from par ticipation in a clinical investigation conducted on their territory are in place in the form of insurance, a guarantee, or a similar arrangement that is equivalent as regards its purpose and which is appropriate to the nature and the extent of the risk.

2. The sponsor and the investigator shall make use of the system referred to in paragraph 1 in the form appropriate for the Member State in which the clinical investigation is conducted.

Article 70
Application for clinical investigations

1. The sponsor of a clinical investigation shall submit an application to the Member State(s) in which the clinical investigation is to be conducted (referred to for the purposes of this Article as 'Member State concerned') accompanied by the documentation referred to in Chapter II of Annex XV.

The application shall be submitted by means of the electronic system referred to in Article 73, which shall generate a Union-wide unique single identification number for the clinical investigation, which shall be used for all relevant communication in relation to that clinical investigation. Within 10 days of it receiving the application, the Member State concerned shall notify the sponsor as to whether the clinical investigation falls within the scope of this Regulation and as to whether the application dossier is complete in accordance with Chapter II of Annex XV.

2. Within one week of any change occurring in relation to the documentation referred to in Chapter II of Annex XV, the sponsor shall update the relevant data in the electronic system referred to in Article 73 and make that change to the documentation clearly identifiable. The Member State concerned shall be notified of the update by means of that electronic system.

3. Where the Member State concerned finds that the clinical investigation applied for does not fall within the scope of this Regulation or that the application dossier is not complete, it shall inform the sponsor thereof and shall set a time limit of maximum 10 days for the sponsor to comment or to complete the application by means of the electronic system referred to in Article 73. The Member State concerned may extend this period by a maximum of 20 days where appropriate.

Where the sponsor has not provided comments nor completed the application within the time limit referred to in the first subparagraph, the application shall be deemed to have lapsed. Where the sponsor considers the application does fall under the scope of this Regulation and/or is complete but the Member State concerned does not, the application shall be considered to have been rejected. The Member State concerned shall provide for an appeal procedure in respect of such refusal.

The Member State concerned shall notify the sponsor within five days of receipt of the comments or of the requested additional information, whether the clinical investigation is considered as falling within the scope of this Regulation and the application is complete.

4. The Member State concerned may also extend the period referred to in paragraph 1 and 3 each by a further five days.

5. For the purposes of this Chapter, the date on which the sponsor is notified in accordance with paragraph 1 or 3 shall be the validation date of the application. Where the sponsor is not notified, the validation date shall be the last day of the periods referred to in paragraphs 1, 3 and 4 respectively.

6. During the period when the application is being assessed, the Member State may request additional information from the sponsor. The expiry of the period laid down in point (b) of paragraph 7 shall be suspended from the date of the first request until such time as the additional information has been received.

7. The sponsor may start the clinical investigation in the following circumstances:

(a) in the case of investigational class I devices or in the case of non-invasive class IIa and class IIb devices, unless otherwise stated by national law, immediately after the validation date of the application pursuant to paragraph 5, and provided that a negative opinion which is valid for the entire Member State, under national law, has not been issued by an ethics committee in the Member State concerned in respect of the clinical investigation;

(b) in the case of investigational devices, other than those referred to in point (a), as soon as the Member State concerned has notified the sponsor of its authorisation, and provided that a negative opinion which is valid for the entire Member State, under national law, has not been issued by an ethics committee in the Member State concerned in respect of the clinical investigation. The Member State shall notify the sponsor of the authorisation within 45 days of the validation date referred to in paragraph 5. The Member State may extend this period by a further 20 days for the purpose of consulting with experts.

8. The Commission is empowered to adopt delegated acts in accordance with Article 115 amending, in the light of technical progress and global regulatory developments, the requirements laid down in Chapter II of Annex XV.

9. In order to ensure the uniform application of the requirements laid down in Chapter II of Annex XV, the Commission may adopt implementing acts to the extent necessary to resolve issues of divergent interpretation and of practical application. Those implementing acts shall be adopted in accordance with the examination procedure referred to in Article 114(3).

Article 71
Assessment by Member States

1. Member States shall ensure that the persons validating and assessing the application, or deciding on it, do not have conflicts of interest, are independent of the sponsor, the investigators involved and of natural or legal persons financing the clinical investigation, as well as free of any other undue influence.

2. Member States shall ensure that the assessment is done jointly by an appropriate number of persons who collectively have the necessary qualifications and experience.

3. Member States shall assess whether the clinical investigation is designed in such a way that potential remaining risks to subjects or third persons, after risk minimization, are justified, when weighed against the clinical benefits to be expected. They shall, while taking into account applicable CS or harmonised standards, examine in particular:

(a) the demonstration of compliance of the investigational device(s) with the applicable general safety and performance requirements, apart from the aspects covered by the clinical investigation, and whether, with regard to those aspects, every precaution has been taken to protect the health and safety of the subjects. This includes, where appropriate, assurance of technical and biological safety testing and pre-clinical evaluation;

(b) whether the risk-minimisation solutions employed by the sponsor are described in harmonised standards and, in those cases where the sponsor does not use harmonised standards, whether the risk-minimisation solutions provide a level of protection that is equivalent to that provided by harmonised standards;
(c) whether the measures planned for the safe installation, putting into service and maintenance of the investigational device are adequate;
(d) the reliability and robustness of the data generated in the clinical investigation, taking account of statistical approaches, design of the investigation and methodological aspects, including sample size, comparator and endpoints;
(e) whether the requirements of Annex XV are met;
(f) in the case of devices for sterile use, evidence of the validation of the manufacturer's sterilisation procedures or information on the reconditioning and sterilisation procedures which have to be conducted by the investigation site;
(g) the demonstration of the safety, quality and usefulness of any components of animal or human origin or of substances, which may be considered medicinal products in accordance with Directive 2001/83/EC.

4. Member States shall refuse the authorisation of the clinical investigation if:

(a) the application dossier submitted pursuant to Article 70(1) remains incomplete;
(b) the device or the submitted documents, especially the investigation plan and the investigator's brochure, do not correspond to the state of scientific knowledge, and the clinical investigation, in particular, is not suitable for providing evidence for the safety, performance characteristics or benefit of the device on subjects or patients,
(c) the requirements of Article 62 are not met, or
(d) any assessment under paragraph 3 is negative.

Member States shall provide for an appeal procedure in respect of a refusal pursuant to the first subparagraph.

Article 72
Conduct of a clinical investigation

1. The sponsor and the investigator shall ensure that the clinical investigation is conducted in accordance with the approved clinical investigation plan.

2. In order to verify that the rights, safety and well-being of subjects are protected, that the reported data are reliable and robust, and that the conduct of the clinical investigation is in compliance with the requirements of this Regulation, the sponsor shall ensure adequate monitoring of the conduct of a clinical investigation. The extent and nature of the monitoring shall be determined by the sponsor on the basis of an assessment that takes into consideration all characteristics of the clinical investigation including the following:

(a) the objective and methodology of the clinical investigation; and
(b) the degree of deviation of the intervention from normal clinical practice.

3. All clinical investigation information shall be recorded, processed, handled, and stored by the sponsor or investigator, as applicable, in such a way that it can be accurately reported, interpreted and verified while the confiden tiality of records and the personal data of the subjects remain protected in accordance with the applicable law on personal data protection.

4. Appropriate technical and organisational measures shall be implemented to protect information and personal data processed against unauthorised or unlawful access, disclosure, dissemination, alteration, or destruction or accidental loss, in particular where the processing involves transmission over a network.

5. Member States shall inspect, at an appropriate level, investigation site(s) to check that clinical investigations are conducted in accordance with the requirements of this Regulation and with the approved investigation plan.

6. The sponsor shall establish a procedure for emergency situations which enables the immediate identification and, where necessary, an immediate recall of the devices used in the investigation.

Article 73
Electronic system on clinical investigations

1. The Commission shall, in collaboration with the Member States, set up, manage and maintain an electronic system:

(a) to create the single identification numbers for clinical investigations referred to in Article 70(1);
(b) to be used as an entry point for the submission of all applications or notifications for clinical investigations referred to in Articles 70, 74, 75 and 78 and for all other submission of data, or processing of data in this context;
(c) for the exchange of information relating to clinical investigations in accordance with this Regulation between the Member States and between them and the Commission including the exchange of information referred to in Articles 70 and 76;
(d) for information to be provided by the sponsor in accordance with Article 77, including the clinical investigation report and its summary as required in paragraph 5 of that Article;
(e) for reporting on serious adverse events and device deficiencies and related updates referred to in Article 80.

2. When setting up the electronic system referred in paragraph 1 of this Article, the Commission shall ensure that it is interoperable with the EU database for clinical trials on medicinal products for human use set up in accordance with Article 81 of Regulation (EU) No 536/2014 of the European Parliament and of

the Council[(1)] as concerns combined clinical investigations of devices with a clinical trial under that Regulation.

3. The information referred to in point (c) of paragraph 1 shall only be accessible to the Member States and the Commission. The information referred to in the other points of that paragraph shall be accessible to the public, unless, for all or parts of that information, confidentiality of the information is justified on any of the following grounds:

(a) protection of personal data in accordance with Regulation (EC) No 45/2001;
(b) protection of commercially confidential information, especially in the investigators brochure, in particular through taking into account the status of the conformity assessment for the device, unless there is an overriding public interest in disclosure;
(c) effective supervision of the conduct of the clinical investigation by the Member State(s) concerned.

4. No personal data of subjects shall be publicly available.

5. The user interface of the electronic system referred to in paragraph 1 shall be available in all official languages of the Union.

Article 74
Clinical investigations regarding devices bearing the CE marking

1. Where a clinical investigation is to be conducted to further assess, within the scope of its intended purpose, a device which already bears the CE marking in accordance with Article 20(1), ('PMCF investigation'), and where the investigation would involve submitting subjects to procedures additional to those performed under the normal conditions of use of the device and those additional procedures are invasive or burdensome, the sponsor shall notify the Member States concerned at least 30 days prior to its commencement by means of the electronic system referred to in Article 73. The sponsor shall include the documentation referred to in Chapter II of Annex XV as part of the notification. Points (b) to (k) and (m) of Article 62(4), Articles 75, 76 and 77, and Articles 80(5) and (6), and the relevant provisions of Annex XV shall apply to PMCF investigations.

2. Where a clinical investigation is to be conducted to assess, outside the scope of its intended purpose, a device which already bears the CE marking in accordance with Article 20(1), Articles 62 to 81 shall apply.

(1) Regulation (EU) No 536/2014 of the European Parliament and of the Council of 16 April 2014 on clinical trials on medicinal products for human use, and repealing Directive 2001/20/EC (OJ L 158, 27.05.2014, p. 1).

Article 75
Substantial modifications to clinical investigations

1. If a sponsor intends to introduce modifications to a clinical investigation that are likely to have a substantial impact on the safety, health or rights of the subjects or on the robustness or reliability of the clinical data generated by the investigation, it shall notify, within one week, by means of the electronic system referred to in Article 73 the Member State(s) in which the clinical investigation is being or is to be conducted of the reasons for and the nature of those modifications. The sponsor shall include an updated version of the relevant documentation referred to in Chapter II of Annex XV as part of the notification. Changes to the relevant documentation shall be clearly identifiable.

2. The Member State shall assess any substantial modification to the clinical investigation in accordance with the procedure laid down in Article 71.

3. The sponsor may implement the modifications referred to in paragraph 1 at the earliest 38 days after the notification referred to in that paragraph, unless:

(a) the Member State in which the clinical investigation is being or is to be conducted has notified the sponsor of its refusal based on the grounds referred to in Article 71(4) or on considerations of public health, subject and user safety or health, of public policy, or
(b) an ethics committee in that Member State has issued a negative opinion in relation to the substantial modification to the clinical investigation, which, in accordance with national law, is valid for that entire Member State.

4. The Member State(s) concerned may extend the period referred to in paragraph 3 by a further seven days, for the purpose of consulting with experts.

Article 76
Corrective measures to be taken by Member States and information exchange between Member States

1. Where a Member State in which a clinical investigation is being or is to be conducted has grounds for considering that the requirements set out in this Regulation are not met, it may take at least any of the following measures on its territory:

(a) revoke the authorisation for the clinical investigation;
(b) suspend or terminate the clinical investigation;
(c) require the sponsor to modify any aspect of the clinical investigation.

2. Before the Member State concerned takes any of the measures referred to in paragraph 1 it shall, except where immediate action is required, ask the sponsor or the investigator or both for their opinion. That opinion shall be delivered within seven days.

3. Where a Member State has taken a measure referred to in paragraph 1 of this Article or has refused a clinical investigation, or has been notified by the sponsor of the early termination of a clinical investigation on safety grounds, that Member State shall communicate the corresponding decision and the grounds therefor to all Member States and the Commission by means of the electronic system referred to in Article 73.

4. Where an application is withdrawn by the sponsor prior to a decision by a Member State, that information shall be made available through the electronic system referred to in Article 73 to all Member States and the Commission.

Article 77
Information from the sponsor at the end of a clinical investigation or in the event of a temporary halt or early termination

1. If the sponsor has temporarily halted a clinical investigation or has terminated a clinical investigation early, it shall inform within 15 days the Member State in which that clinical investigation has been temporarily halted or terminated early, through the electronic system referred to in Article 73, of the temporary halt or early termination, providing a justification. In the event that the sponsor has temporarily halted or terminated early the clinical investigation on safety grounds, it shall inform all Member States in which that clinical investigation is being conducted thereof within 24 hours.

2. The end of a clinical investigation shall be deemed to coincide with the last visit of the last subject unless another point in time for such end is set out in the clinical investigation plan.

3. The sponsor shall notify each Member State in which a clinical investigation was being conducted of the end of that clinical investigation in that Member State. That notification shall be made within 15 days of the end of the clinical investigation in relation to that Member State.

4. If an investigation is conducted in more than one Member State, the sponsor shall notify all Member States in which that clinical investigation was conducted of the end of the clinical investigation in all Member States. That notification shall be made within 15 days of that end of the clinical investigation.

5. Irrespective of the outcome of the clinical investigation, within one year of the end of the clinical investigation or within three months of the early termination or temporary halt, the sponsor shall submit to the Member States in which a clinical investigation was conducted a clinical investigation report as referred to in Section 2.8 of Chapter I and Section 7 of Chapter III of Annex XV.

The clinical investigation report shall be accompanied by a summary presented in terms that are easily understandable to the intended user. Both the report and summary shall be submitted by the sponsor by means of the electronic system referred to in Article 73.

Where, for scientific reasons, it is not possible to submit the clinical investigation report within one year of the end of the investigation, it shall be submitted as soon as it is available. In such case, the clinical investigation plan referred to in Section 3 of Chapter II of Annex XV shall specify when the results of the clinical investigation are going to be available, together with a justification.

6. The Commission shall issue guidellnes regarding the content and structure of the summary of the clinical investigation report.

In addition, the Commission may issue guidelines for the formatting and sharing of raw data, for cases where the sponsor decides to share raw data on a voluntary basis. Those guidelines may take as a basis and adapt, where possible, existing guidelines for sharing of raw data in the field of clinical investigations.

7. The summary and the clinical investigation report referred to in paragraph 5 of this Article shall become publicly accessible through the electronic system referred to in Article 73, at the latest when the device is registered in accordance with Article 29 and before it is placed on the market. In cases of early termination or temporary halt, the summary and the report shall become publicly accessible immediately after submission.

If the device is not registered in accordance with Article 29 within one year of the summary and the report having been entered into the electronic system pursuant to paragraph 5 of this Article, they shall become publicly accessible at that point in time.

Article 78
Coordinated assessment procedure for clinical investigation

1. By means of the electronic system referred to in Article 73, the sponsor of a clinical investigation to be conducted in more than one Member State may submit, for the purpose of Article 70, a single application that, upon receipt, is transmitted electronically to all Member States in which the clinical investigation is to be conducted.

2. The sponsor shall propose in the single application referred to in paragraph 1 that one of the Member States in which the clinical investigation is to be conducted acts as coordinating Member State. The Member States in which the clinical investigation is to be conducted shall, within six days of submission of the application, agree on one of them taking the role of the coordinating Member State. If they do not agree on a coordinating Member State, the coordinating Member State proposed by the sponsor shall assume that role.

3. Under the direction of the coordinating Member State referred to in paragraph 2, the Member States concerned shall coordinate their assessment of the application, in particular of the documentation referred to in Chapter II of Annex XV.

However, the completeness of the documentation referred to in Sections 1.13, 3.1.3, 4.2, 4.3 and 4.4 of Chapter II of

Annex XV shall be assessed separately by each Member State concerned in accordance with Article 70(1) to (5).

4. With regard to documentation other than that referred to in the second subparagraph of paragraph 3, the coordinating Member State shall:

(a) within six days of receipt of the single application, notify the sponsor that it is the coordinating Member State ('notification date');
(b) for the purpose of the validation of the application, take into account any considerations submitted within seven days of the notification date by any Member State concerned;
(c) within 10 days of the notification date, assess whether the clinical investigation falls within the scope of this Regulation and whether the application is complete, and shall notify the sponsor accordingly. Article 70(1) and (3) to (5) shall apply to the coordinating Member State in relation to that assessment;
(d) establish the results of its assessment in a draft assessment report to be transmitted within 26 days of the validation date to the Member States concerned. By day 38 after the validation date, the other Member States concerned shall transmit their comments and proposals on the draft assessment report and the underlying application to the coordinating Member State which shall take due account of those comments and proposals in its finalisation of the final assessment report, to be transmitted within 45 days of the validation date to the sponsor and the other Member States concerned.

The final assessment report shall be taken into account by all Member States concerned when deciding on the sponsor's application in accordance with Article 70(7).

5. As regards the assessment of the documentation referred to in the second subparagraph of paragraph 3, each Member State concerned may request, on a single occasion, additional information from the sponsor. The sponsor shall submit the requested additional information within the period set by the Member State concerned, which shall not exceed 12 days from the receipt of the request. The expiry of the last deadline pursuant to point (d) of paragraph 4 shall be suspended from the date of the request until such time as the additional information has been received.

6. For class IIb and class III devices, the coordinating Member State may also extend the periods referred to in paragraph 4 by a further 50 days, for the purpose of consulting with experts.

7. The Commission may, by means of implementing acts, further specify the procedures and timescales for coordinated assessments to be taken into account by Member States concerned when deciding on the sponsor's application. Such implementing acts may also set out the procedures and timescales for coordinated assessment in the case of substantial modifications pursuant to paragraph 12 of this Article, in the case of reporting of adverse events pursuant to

Article 80(4) and in the case of clinical investigations of combination products between medical devices and medicinal products, where the latter are under a concurrent coordinated assessment of a clinical trial under Regulation (EU) No 536/2014. Those implementing acts shall be adopted in accordance with the examination procedure referred to in Article 114(3).

8. Where the conclusion of the coordinating Member State concerning the area of coordinated assessment is that the conduct of the clinical investigation is acceptable or acceptable subject to compliance with specific conditions, that conclusion shall be deemed to be the conclusion of all Member States concerned.

Notwithstanding the first subparagraph, a Member State concerned may only disagree with the conclusion of the coordinating Member State concerning the area of coordinated assessment on the following grounds:

(a) when it considers that participation in the clinical investigation would lead to a subject receiving treatment inferior to that received in normal clinical practice in that Member State concerned;
(b) infringement of national law; or
(c) considerations as regards subject safety and data reliability and robustness submitted under point (d) of paragraph 4.

Where one of the Member States concerned disagrees with the conclusion on the basis of the second subparagraph of this paragraph, it shall communicate its disagreement, together with a detailed justification, through the electronic system referred to in Article 73, to the Commission, to all other Member States concerned and to the sponsor.

9. Where the conclusion of the coordinating Member State concerning the area of coordinated assessment is that the clinical investigation is not acceptable, that conclusion shall be deemed to be the conclusion of all Member States concerned.

10. A Member State concerned shall refuse to authorise a clinical investigation if it disagrees with the conclusion of the coordinating Member State as regards any of the grounds referred to in the second subparagraph of paragraph 8, or if it finds, on duly justified grounds, that the aspects addressed in Sections 1.13, 3.1.3, 4.2, 4.3 and 4.4 of Chapter II of Annex XV are not complied with, or where an ethics committee has issued a negative opinion in relation to that clinical investigation, which is valid, in accordance with national law, for that entire Member State. That Member State shall provide for an appeal procedure in respect of such refusal.

11. Each Member State concerned shall notify the sponsor through the electronic system referred to in Article 73 as to whether the clinical investigation is authorised, whether it is authorised subject to conditions, or whether authoris ation has been refused. Notification shall be done by way of one single decision

within five days of the transmission, pursuant to point (d) of paragraph 4, by the coordinating Member State of the final assessment report. Where an author isation of a clinical investigation is subject to conditions, those conditions may only be such that, by their nature, they cannot be fulfilled at the time of that authorisation.

12. Any substantial modifications as referred to in Article 75 shall be notified to the Member States concerned by means of the electronic system referred to in Article 73. Any assessment as to whether there are grounds for disagreement as referred to in the second subparagraph of paragraph 8 of this Article shall be carried out under the direction of the coordinating Member State, except for substantial modifications concerning Sections 1.13, 3.1.3, 4.2, 4.3 and 4.4 of Chapter II of Annex XV, which shall be assessed separately by each Member State concerned.

13. The Commission shall provide administrative support to the coordinating Member State in the accomplishment of its tasks under this Chapter.

14. The procedure set out in this Article shall, until 25 May 2027, be applied only by those of the Member States in which the clinical investigation is to be conducted which have agreed to apply it. From 26 May 2027, all Member States shall be required to apply that procedure.

Article 79
Review of coordinated assessment procedure

By 27 May 2026, the Commission shall submit to the European Parliament and to the Council a report on experience gained from the application of Article 78 and, if necessary, propose a review of Article 78(14) and point (h) of Article 123(3).

Article 80
Recording and reporting of adverse events that occur during clinical investigations

1. The sponsor shall fully record all of the following:

(a) any adverse event of a type identified in the clinical investigation plan as being critical to the evaluation of the results of that clinical investigation;
(b) any serious adverse event;
(c) any device deficiency that might have led to a serious adverse event if appropriate action had not been taken, intervention had not occurred, or circumstances had been less fortunate;
(d) any new findings in relation to any event referred to in points (a) to (c).

2. The sponsor shall report, without delay to all Member States in which the clinical investigation is being conducted, all of the following by means of the electronic system referred to in Article 73:

(a) any serious adverse event that has a causal relationship with the investigational device, the comparator or the investigation procedure or where such causal relationship is reasonably possible;
(b) any device deficiency that might have led to a serious adverse event if appropriate action had not been taken, intervention had not occurred, or circumstances had been less fortunate;
(c) any new findings in relation to any event referred to in points (a) and (b).

The period for reporting shall take account of the severity of the event. Where necessary to ensure timely reporting, the sponsor may submit an initial report that is incomplete followed up by a complete report.

Upon request by any Member State in which the clinical investigation is being conducted, the sponsor shall provide all information referred to in paragraph 1.

3. The sponsor shall also report to the Member States in which the clinical investigation is being conducted any event referred to in paragraph 2 of this Article that occurred in third countries in which a clinical investigation is performed under the same clinical investigation plan as the one applying to a clinical investigation covered by this Regulation by means of the electronic system referred to in Article 73.

4. In the case of a clinical investigation for which the sponsor has used the single application referred to in Article 78, the sponsor shall report any event as referred to in paragraph 2 of this Article by means of the electronic system referred to in Article 73. Upon receipt, this report shall be transmitted electronically to all Member States in which the clinical investigation is being conducted.

Under the direction of the coordinating Member State referred to in Article 78(2), the Member States shall coordinate their assessment of serious adverse events and device deficiencies to determine whether to modify, suspend or terminate the clinical investigation or whether to revoke the authorisation for that clinical investigation.

This paragraph shall not affect the rights of the other Member States to perform their own evaluation and to adopt measures in accordance with this Regulation in order to ensure the protection of public health and patient safety. The coordinating Member State and the Commission shall be kept informed of the outcome of any such evaluation and the adoption of any such measures.

5. In the case of PMCF investigations referred to in Article 74(1), the provisions on vigilance laid down in Articles 87 to 90 and in the acts adopted pursuant to Article 91 shall apply instead of this Article.

6. Notwithstanding paragraph 5, this Article shall apply where a causal relationship between the serious adverse event and the preceding investigational procedure has been established.

Article 81
Implementing acts

The Commission may, by means of implementing acts, establish the detailed arrangements and procedural aspects necessary for the implementation of this Chapter as regards the following:

(a) harmonised electronic forms for the application for clinical investigations and their assessment as referred to in Articles 70 and 78, taking into account specific categories or groups of devices;
(b) the functioning of the electronic system referred to in Article 73;
(c) harmonised electronic forms for the notification of PMCF investigations as referred to in Article 74(1), and of substantial modifications as referred to in Article 75;
(d) the exchange of information between Member States as referred to in Article 76;
(e) harmonised electronic forms for the reporting of serious adverse events and device deficiencies as referred to in Article 80;
(f) the timelines for the reporting of serious adverse events and device deficiencies, taking into account the severity of the event to be reported as referred to in Article 80;
(g) uniform application of the requirements regarding the clinical evidence or data needed to demonstrate compliance with the general safety and performance requirements set out in Annex I.

The implementing acts referred to in the first paragraph shall be adopted in accordance with the examination procedure referred to in Article 114(3).

Article 82
Requirements regarding other clinical investigations

1. Clinical investigations, not performed pursuant to any of the purposes listed in Article 62(1), shall comply with the provisions of Article 62 (2) and (3), points (b), (c), (d), (f), (h), and (l) of Article 62(4) and Article 62(6).

2. In order to protect the rights, safety, dignity and well-being of subjects and the scientific and ethical integrity of clinical investigations not performed for any of the purposes listed in Article 62(1), each Member State shall define any additional requirements for such investigations, as appropriate for each Member State concerned.

CHAPTER VII POST-MARKET SURVEILLANCE, VIGILANCE AND MARKET SURVEILLANCE

SECTION 1 Post-market surveillance

Article 83 Post-market surveillance system of the manufacturer

1. For each device, manufacturers shall plan, establish, document, implement, maintain and update a post-market surveillance system in a manner that is proportionate to the risk class and appropriate for the type of device. That system shall be an integral part of the manufacturer's quality management system referred to in Article 10(9).

2. The post-market surveillance system shall be suited to actively and systematically gathering, recording and analysing relevant data on the quality, performance and safety of a device throughout its entire lifetime, and to drawing the necessary conclusions and to determining, implementing and monitoring any preventive and corrective actions.

3. Data gathered by the manufacturer's post-market surveillance system shall in particular be used:

(a) to update the benefit-risk determination and to improve the risk management as referred to in Chapter I of Annex I;
(b) to update the design and manufacturing information, the instructions for use and the labelling;
(c) to update the clinical evaluation;
(d) to update the summary of safety and clinical performance referred to in Article 32;
(e) for the identification of needs for preventive, corrective or field safety corrective action;
(f) for the identification of options to improve the usability, performance and safety of the device;
(g) when relevant, to contribute to the post-market surveillance of other devices; and
(h) to detect and report trends in accordance with Article 88. The technical documentation shall be updated accordingly.

4. If, in the course of the post-market surveillance, a need for preventive or corrective action or both is identified, the manufacturer shall implement the appropriate measures and inform the competent authorities concerned and, where applicable, the notified body. Where a serious incident is identified or a field safety

corrective action is implemented, it shall be reported in accordance with Article 87.

Article 84
Post-market surveillance plan

The post-market surveillance system referred to in Article 83 shall be based on a post-market surveillance plan, the requirements for which are set out in Section 1 of Annex III. For devices other than custom-made devices, the post- market surveillance plan shall be part of the technical documentation specified in Annex II.

Article 85
Post-market surveillance report

Manufacturers of class I devices shall prepare a post-market surveillance report summarising the results and conclusions of the analyses of the post-market surveillance data gathered as a result of the post-market surveillance plan referred to in Article 84 together with a rationale and description of any preventive and corrective actions taken. The report shall be updated when necessary and made available to the competent authority upon request.

Article 86
Periodic safety update report

1. Manufacturers of class IIa, class IIb and class III devices shall prepare a periodic safety update report ('PSUR') for each device and where relevant for each category or group of devices summarising the results and conclusions of the analyses of the post-market surveillance data gathered as a result of the post-market surveillance plan referred to in Article 84 together with a rationale and description of any preventive and corrective actions taken. Throughout the lifetime of the device concerned, that PSUR shall set out:

(a) the conclusions of the benefit-risk determination;
(b) the main findings of the PMCF; and
(c) the volume of sales of the device and an estimate evaluation of the size and other characteristics of the population using the device and, where practicable, the usage frequency of the device.

Manufacturers of class IIb and class III devices shall update the PSUR at least annually. That PSUR shall, except in the case of custom-made devices, be part of the technical documentation as specified in Annexes II and III.

Manufacturers of class IIa devices shall update the PSUR when necessary and at least every two years. That PSUR shall, except in the case of custom-made devices, be part of the technical documentation as specified in Annexes II and III.

For custom-made devices, the PSUR shall be part of the documentation referred to in Section 2 of Annex XIII.

2. For class III devices or implantable devices, manufacturers shall submit PSURs by means of the electronic system referred to in Article 92 to the notified body involved in the conformity assessment in accordance with Article 52. The notified body shall review the report and add its evaluation to that electronic system with details of any action taken. Such PSURs and the evaluation by the notified body shall be made available to competent authorities through that electronic system.

3. For devices other than those referred to in paragraph 2, manufacturers shall make PSURs available to the notified body involved in the conformity assessment and, upon request, to competent authorities.

SECTION 2
Vigilance

Article 87
Reporting of serious incidents and field safety corrective actions

1. Manufacturers of devices made available on the Union market, other than investigational devices, shall report, to the relevant competent authorities, in accordance with Articles 92(5) and (7), the following:

(a) any serious incident involving devices made available on the Union market, except expected side-effects which are clearly documented in the product information and quantified in the technical documentation and are subject to trend reporting pursuant to Article 88;

(b) any field safety corrective action in respect of devices made available on the Union market, including any field safety corrective action undertaken in a third country in relation to a device which is also legally made available on the Union market, if the reason for the field safety corrective action is not limited to the device made available in the third country.

The reports referred to in the first subparagraph shall be submitted through the electronic system referred to in Article 92.

2. As a general rule, the period for the reporting referred to in paragraph 1 shall take account of the severity of the serious incident.

3. Manufacturers shall report any serious incident as referred to in point (a) of paragraph 1 immediately after they have established the causal relationship between that incident and their device or that such causal relationship is reasonably possible and not later than 15 days after they become aware of the incident.

4. Notwithstanding paragraph 3, in the event of a serious public health threat the report referred to in paragraph 1 shall be provided immediately, and not later than 2 days after the manufacturer becomes aware of that threat.

5. Notwithstanding paragraph 3, in the event of death or an unanticipated serious deterioration in a person's state of health the report shall be provided immediately after the manufacturer has established or as soon as it suspects a causal relationship between the device and the serious incident but not later than 10 days after the date on which the manufacturer becomes aware of the serious incident.

6. Where necessary to ensure timely reporting, the manufacturer may submit an initial report that is incomplete followed up by a complete report.

7. If, after becoming aware of a potentially reportable incident, the manufacturer is uncertain about whether the incident is reportable, it shall nevertheless submit a report within the timeframe required in accordance with paragraphs 2 to 5.

8. Except in cases of urgency in which the manufacturer needs to undertake field safety corrective action immediately, the manufacturer shall, without undue delay, report the field safety corrective action referred to in point (b) of paragraph 1 in advance of the field safety corrective action being undertaken.

9. For similar serious incidents that occur with the same device or device type and for which the root cause has been identified or a field safety corrective action implemented or where the incidents are common and well documented, the manufacturer may provide periodic summary reports instead of individual serious incident reports, on condition that the coordinating competent authority referred to in Article 89(9), in consultation with the competent authorities referred to in point (a) of Article 92(8), has agreed with the manufacturer on the format, content and frequency of the periodic summary reporting. Where a single competent authority is referred to in points (a) and (b) of Article 92(8), the manufacturer may provide periodic summary reports following agreement with that competent authority.

10. The Member States shall take appropriate measures such as organising targeted information campaigns, to encourage and enable healthcare professionals, users and patients to report to the competent authorities suspected serious incidents referred to in point (a) of paragraph 1.

The competent authorities shall record centrally at national level reports they receive from healthcare professionals, users and patients.

11. Where a competent authority of a Member State obtains such reports on suspected serious incidents referred to in point (a) of paragraph 1 from healthcare professionals, users or patients, it shall take the necessary steps to ensure that the manufacturer of the device concerned is informed of the suspected serious incident without delay.

Where the manufacturer of the device concerned considers that the incident is a serious incident, it shall provide a report in accordance with paragraphs 1 to 5 of this Article on that serious incident to the competent authority of the Member

State in which that serious incident occurred and shall take the appropriate follow-up action in accordance with Article 89.

Where the manufacturer of the device concerned considers that the incident is not a serious incident or is an expected undesirable side-effect, which will be covered by trend reporting in accordance with Article 88, it shall provide an explanatory statement. If the competent authority does not agree with the conclusion of the explanatory statement, it may require the manufacturer to provide a report in accordance with paragraphs 1 to 5 of this Article and require it to ensure that appropriate follow-up action is taken in accordance with Article 89.

Article 88
Trend reporting

1. Manufacturers shall report, by means of the electronic system referred to in Article 92, any statistically significant increase in the frequency or severity of incidents that are not serious incidents or that are expected undesirable side- effects that could have a significant impact on the benefit-risk analysis referred to in Sections 1 and 8 of Annex I and which have led or may lead to risks to the health or safety of patients, users or other persons that are unacceptable when weighed against the intended benefits. The significant increase shall be established in comparison to the foreseeable frequency or severity of such incidents in respect of the device, or category or group of devices, in question during a specific period as specified in the technical documentation and product information.

The manufacturer shall specify how to manage the incidents referred to in the first subparagraph and the methodology used for determining any statistically significant increase in the frequency or severity of such incidents, as well as the observation period, in the post-market surveillance plan referred to in Article 84.

2. The competent authorities may conduct their own assessments on the trend reports referred to in paragraph 1 and require the manufacturer to adopt appropriate measures in accordance with this Regulation in order to ensure the protection of public health and patient safety. Each competent authority shall inform the Commission, the other competent authorities and the notified body that issued the certificate, of the results of such assessment and of the adoption of such measures.

Article 89
Analysis of serious incidents and field safety corrective actions

1. Following the reporting of a serious incident pursuant to Article 87(1), the manufacturer shall, without delay, perform the necessary investigations in relation to the serious incident and the devices concerned. This shall include a risk assessment of the incident and field safety corrective action taking into account criteria as referred to in paragraph 3 of this Article as appropriate.

The manufacturer shall co-operate with the competent authorities and where relevant with the notified body concerned during the investigations referred to in the first subparagraph and shall not perform any investigation which involves altering the device or a sample of the batch concerned in a way which may affect any subsequent evaluation of the causes of the incident, prior to informing the competent authorities of such action.

2. Member States shall take the necessary steps to ensure that any information regarding a serious incident that has occurred within their territory, or a field safety corrective action that has been or is to be undertaken within their territory, and that is brought to their knowledge in accordance with Article 87 is evaluated centrally at national level by their competent authority, if possible together with the manufacturer, and, where relevant, the notified body concerned.

3. In the context of the evaluation referred to in paragraph 2, the competent authority shall evaluate the risks arising from the reported serious incident and evaluate any related field safety corrective actions, taking into account the protection of public health and criteria such as causality, detectability and probability of recurrence of the problem, frequency of use of the device, probability of occurrence of direct or indirect harm, the severity of that harm, the clinical benefit of the device, intended and potential users, and population affected. The competent authority shall also evaluate the adequacy of the field safety corrective action envisaged or undertaken by the manufacturer and the need for, and kind of, any other corrective action, in particular taking into account the principle of inherent safety contained in Annex I.

Upon request by the national competent authority, manufacturers shall provide all documents necessary for the risk assessment.

4. The competent authority shall monitor the manufacturer's investigation of a serious incident. Where necessary, a competent authority may intervene in a manufacturer's investigation or initiate an independent investigation.

5. The manufacturer shall provide a final report to the competent authority setting out its findings from the investi gation by means of the electronic system referred to in Article 92. The report shall set out conclusions and where relevant indicate corrective actions to be taken.

6. In the case of devices referred to in the first subparagraph of Article 1(8) and where the serious incident or field safety corrective action may be related to a substance which, if used separately, would be considered to be a medicinal product, the evaluating competent authority or the coordinating competent authority referred to in paragraph 9 of this Article shall, inform the national competent authority or the EMA, depending on which issued the scientific opinion on that substance under Article 52(9), of that serious incident or field safety corrective action.

In the case of devices covered by this Regulation in accordance with point (g) of Article 1(6) and where the serious incident or field safety corrective action may be related to the derivatives of tissues or cells of human origin utilised for the manufacture of the device, and in the case of devices falling under this Regulation pursuant to Article 1(10), the competent authority or the coordinating competent authority referred to in paragraph 9 of this Article shall inform the competent authority for human tissues and cells that was consulted by the notified body in accordance with Article 52(10).

7. After carrying out the evaluation in accordance with paragraph 3 of this Article, the evaluating competent authority shall, through the electronic system referred to in Article 92, inform, without delay, the other competent authorities of the corrective action taken or envisaged by the manufacturer or required of it to minimise the risk of recurrence of the serious incident, including information on the underlying events and the outcome of its assessment.

8. The manufacturer shall ensure that information about the field safety corrective action taken is brought without delay to the attention of users of the device in question by means of a field safety notice. The field safety notice shall be edited in an official Union language or languages determined by the Member State in which the field safety corrective action is taken. Except in cases of urgency, the content of the draft field safety notice shall be submitted to the evaluating competent authority or, in the cases referred to in paragraph 9, to the coordinating competent authority to allow it to make comments. Unless duly justified by the situation of the individual Member State, the content of the field safety notice shall be consistent in all Member States.

The field safety notice shall allow the correct identification of the device or devices involved, in particular by including the relevant UDIs, and the correct identification, in particular, by including the SRN, if already issued, of the manufacturer that has undertaken the field safety corrective action. The field safety notice shall explain, in a clear manner, without understating the level of risk, the reasons for the field safety corrective action with reference to the device malfunction and associated risks for patients, users or other persons, and shall clearly indicate all the actions to be taken by users.

The manufacturer shall enter the field safety notice in the electronic system referred to in Article 92 through which that notice shall be accessible to the public.

9. The competent authorities shall actively participate in a procedure in order to coordinate their assessments referred to in paragraph 3 in the following cases:

(a) where there is concern regarding a particular serious incident or cluster of serious incidents relating to the same device or type of device of the same manufacturer in more than one Member State;
(b) where the appropriateness of a field safety corrective action that is proposed by a manufacturer in more than one Member State is in question.

That coordinated procedure shall cover the following:

- designation of a coordinating competent authority on a case by case basis, when required;
- defining the coordinated assessment process, including the tasks and responsibilities of the coordinating competent authority and the involvement of other competent authorities.

Unless otherwise agreed between the competent authorities, the coordinating competent authority shall be the competent authority of the Member State in which the manufacturer has its registered place of business.

The coordinating competent authority shall, through the electronic system referred to in Article 92, inform the manufacturer, the other competent authorities and the Commission that it has assumed the role of coordinating authority.

10. The designation of a coordinating competent authority shall not affect the rights of the other competent authorities to perform their own assessment and to adopt measures in accordance with this Regulation in order to ensure the protection of public health and patient safety. The coordinating competent authority and the Commission shall be kept informed of the outcome of any such assessment and the adoption of any such measures.

11. The Commission shall provide administrative support to the coordinating competent authority in the accomplishment of its tasks under this Chapter.

Article 90
Analysis of vigilance data

The Commission shall, in collaboration with the Member States, put in place systems and processes to actively monitor the data available in the electronic system referred to in Article 92, in order to identify trends, patterns or signals in the data that may reveal new risks or safety concerns.

Where a previously unknown risk is identified or the frequency of an anticipated risk significantly and adversely changes the benefit-risk determination, the competent authority or, where appropriate, the coordinating competent authority shall inform the manufacturer, or where applicable the authorised representative, which shall then take the necessary corrective actions.

Article 91
Implementing acts

The Commission may, by means of implementing acts, and after consultation of the MDCG, adopt the detailed arrangements and procedural aspects necessary for the implementation of Articles 85 to 90 and 92 as regards the following:

(a) the typology of serious incidents and field safety corrective actions in relation to specific devices, or categories or groups of devices;

(b) the reporting of serious incidents and field safety corrective actions and field safety notices, and the provision of periodic summary reports, post-market surveillance reports, PSURs and trend reports by manufacturers as referred to in Articles 85, 86, 87, 88 and 89 respectively;
(c) standard structured forms for electronic and non-electronic reporting, including a minimum data set for reporting of suspected serious incidents by healthcare professionals, users and patients;
(d) timelines for the reporting of field safety corrective actions, and for the provision by manufacturers of periodic summary reports and trend reports, taking into account the severity of the incident to be reported as referred to in Article 87;
(e) harmonised forms for the exchange of information between competent authorities as referred to in Article 89;
(f) procedures for the designation of a coordinating competent authority; the coordinated evaluation process, including tasks and responsibilities of the coordinating competent authority and involvement of other competent authorities in this process.

The implementing acts referred to in the first paragraph shall be adopted in accordance with the examination procedure referred to in Article 114(3).

Article 92
Electronic system on vigilance and on post-market surveillance

1. The Commission shall, in collaboration with the Member States, set up and manage an electronic system to collate and process the following information:
(a) the reports by manufacturers on serious incidents and field safety corrective actions referred to in Article 87(1) and Article 89(5);
(b) the periodic summary reports by manufacturers referred to in Article 87(9);
(c) the reports by manufacturers on trends referred to in Article 88;
(d) the PSURs referred to in Article 86;
(e) the field safety notices by manufacturers referred to in Article 89(8);
(f) the information to be exchanged between the competent authorities of the Member States and between them and the Commission in accordance with Article 89(7) and (9).

That electronic system shall include relevant links to the UDI database.

2. The information referred to in paragraph 1 of this Article shall be made available through the electronic system to the competent authorities of the Member States and to the Commission. The notified bodies shall also have access to that information to the extent that it relates to devices for which they issued a certificate in accordance with Article 53.

3. The Commission shall ensure that healthcare professionals and the public have appropriate levels of access to the electronic system referred to in paragraph 1.

4. On the basis of arrangements between the Commission and competent authorities of third countries or internat ional organisations, the Commission may grant those competent authorities or international organisations access to the electronic system referred to in paragraph 1 at the appropriate level. Those arrangements shall be based on reciprocity and make provision for confidentiality and data protection equivalent to those applicable in the Union.

5. The reports on serious incidents referred to in point (a) of Article 87(1) shall be automatically transmitted, upon receipt, via the electronic system referred to in paragraph 1 of this Article, to the competent authority of the Member State in which the incident occurred.

6. The trend reports referred to in Article 88(1) shall be automatically transmitted upon receipt via the electronic system referred to in paragraph 1 of this Article to the competent authorities of the Member State in which the incidents occurred.

7. The reports on field safety corrective actions referred to in point (b) of Article 87(1) shall be automatically transmitted upon receipt via the electronic system referred to in paragraph 1 of this Article to the competent authorities of the following Member States:

(a) the Member States in which the field safety corrective action is being or is to be undertaken;
(b) the Member State in which the manufacturer has its registered place of business.

8. The periodic summary reports referred to in Article 87(9) shall be automatically transmitted upon receipt via the electronic system referred to in paragraph 1 of this Article to the competent authority of:

(a) the Member State or Member States participating in the coordination procedure in accordance with Article 89(9) and which have agreed on the periodic summary report;
(b) the Member State in which the manufacturer has its registered place of business.

9. The information referred to in paragraphs 5 to 8 of this Article shall be automatically transmitted, upon receipt, through the electronic system referred to in paragraph 1 of this Article, to the notified body that issued the certificate for the device in question in accordance with Article 56.

SECTION 3
Market surveillance

Article 93
Market surveillance activities

1. The competent authorities shall perform appropriate checks on the conformity characteristics and performance of devices including, where appropriate, a review of documentation and physical or laboratory checks on the basis of adequate samples. The competent authorities shall, in particular, take account of established principles regarding risk assessment and risk management, vigilance data and complaints.

2. The competent authorities shall draw up annual surveillance activity plans and allocate a sufficient number of material and competent human resources in order to carry out those activities taking into account the European market surveillance programme developed by the MDCG pursuant to Article 105 and local circumstances.

3. In order to fulfil the obligations laid down in paragraph 1, the competent authorities:

(a) may require economic operators to, inter alia, make available the documentation and information necessary for the purpose of carrying out the authorities' activities and, where justified, to provide the necessary samples of devices or access to devices free of charge; and
(b) shall carry out both announced and, if necessary, unannounced inspections of the premises of economic operators, as well as suppliers and/or subcontractors, and, where necessary, at the facilities of professional users.

4. The competent authorities shall prepare an annual summary of the results of their surveillance activities and make it accessible to other competent authorities by means of the electronic system referred to in Article 100.

5. The competent authorities may confiscate, destroy or otherwise render inoperable devices that present an unacceptable risk or falsified devices where they deem it necessary to do so in the interests of the protection of public health.

6. Following each inspection carried out for the purposes referred to in paragraph 1, the competent authority shall draw up a report on the findings of the inspection that concern compliance with the legal and technical requirements applicable under this Regulation. The report shall set out any corrective actions needed.

7. The competent authority which carried out the inspection shall communicate the content of the report referred to in paragraph 6 of this Article to the economic operator that has been the subject of the inspection. Before adopting the final report, the competent authority shall give that economic operator the opportu-

nity to submit comments. That final inspection report shall be entered in the electronic system provided for in Article 100.

8. The Member States shall review and assess the functioning of their market surveillance activities. Such reviews and assessments shall be carried out at least every four years and the results thereof shall be communicated to the other Member States and the Commission. Each Member State shall make a summary of the results accessible to the public by means of the electronic system referred to in Article 100.

9. The competent authorities of the Member States shall coordinate their market surveillance activities, cooperate with each other and share with each other and with the Commission the results thereof, to provide for a harmonised and high level of market surveillance in all Member States.

Where appropriate, the competent authorities of the Member States shall agree on work-sharing, joint market surveillance activities and specialisation.

10. Where more than one authority in a Member State is responsible for market surveillance and external border controls, those authorities shall cooperate with each other, by sharing information relevant to their role and functions.

11. Where appropriate, the competent authorities of the Member States shall cooperate with the competent authorities of third countries with a view to exchanging information and technical support and promoting activities relating to market surveillance.

Article 94
Evaluation of devices suspected of presenting an unacceptable risk or other non-compliance

Where the competent authorities of a Member State, based on data obtained by vigilance or market surveillance activities or on other information, have reason to believe that a device:

(a) may present an unacceptable risk to the health or safety of patients, users or other persons, or to other aspects of the protection of public health; or
(b) otherwise does not comply with the requirements laid down in this Regulation,

they shall carry out an evaluation of the device concerned covering all requirements laid down in this Regulation relating to the risk presented by the device, or to any other non-compliance of the device.

The relevant economic operators shall cooperate with the competent authorities.

Article 95
Procedure for dealing with devices presenting an unacceptable risk to health and safety

1. Where, having performed an evaluation pursuant to Article 94, the competent authorities find that the device presents an unacceptable risk to the health or safety of patients, users or other persons, or to other aspects of the protection of public health, they shall without delay require the manufacturer of the devices concerned, its authorised representative and all other relevant economic operators to take all appropriate and duly justified corrective action to bring the device into compliance with the requirements of this Regulation relating to the risk presented by the device and, in a manner that is proportionate to the nature of the risk, to restrict the making available of the device on the market, to subject the making available of the device to specific requirements, to withdraw the device from the market, or to recall it, within a reasonable period that is clearly defined and communicated to the relevant economic operator.

2. The competent authorities shall, without delay, notify the Commission, the other Member States and, where a certificate has been issued in accordance with Article 56 for the device concerned, the notified body that issued that certificate, of the results of the evaluation and of the actions which they have required the economic operators to take, by means of the electronic system referred to in Article 100.

3. The economic operators as referred to in paragraph 1 shall, without delay, ensure that all appropriate corrective action is taken throughout the Union in respect of all the devices concerned that they have made available on the market.

4. Where the economic operator as referred to in paragraph 1 does not take adequate corrective action within the period referred to in paragraph 1, the competent authorities shall take all appropriate measures to prohibit or restrict the making available of the device on their national market, to withdraw the device from that market or to recall it.

The competent authorities shall notify the Commission, the other Member States and the notified body referred to in paragraph 2 of this Article, without delay, of those measures, by means of the electronic system referred to in Article 100.

5. The notification referred to in paragraph 4 shall include all available details, in particular the data necessary for the identification and tracing of the non-compliant device, the origin of the device, the nature of and the reasons for the non-compliance alleged and the risk involved, the nature and duration of the national measures taken and the arguments put forward by the relevant economic operator.

6. Member States other than the Member State initiating the procedure shall, without delay, inform the Commission and the other Member States, by means of the electronic system referred to in Article 100, of any additional relevant in-

formation at their disposal relating to the non-compliance of the device concerned and of any measures adopted by them in relation to the device concerned.

In the event of disagreement with the notified national measure, they shall, without delay, inform the Commission and the other Member States of their objections, by means of the electronic system referred to in Article 100.

7. Where, within two months of receipt of the notification referred to in paragraph 4, no objection has been raised by either a Member State or the Commission in respect of any measures taken by a Member State, those measures shall be deemed to be justified.

In that case, all Member States shall ensure that corresponding appropriate restrictive or prohibitive measures, including withdrawing, recalling or limiting the availability of the device on their national market, are taken without delay in respect of the device concerned.

Article 96
Procedure for evaluating national measures at Union level

1. Where, within two months of receipt of the notification referred to in Article 95(4), objections are raised by a Member State against a measure taken by another Member State, or where the Commission considers the measure to be contrary to Union law, the Commission shall, after consulting the competent authorities concerned and, where necessary, the economic operators concerned, evaluate that national measure. On the basis of the results of that evaluation, the Commission may decide, by means of implementing acts, whether or not the national measure is justified. Those implementing acts shall be adopted in accordance with the examination procedure referred to in Article 114(3).

2. Where the Commission considers the national measure to be justified as referred to in paragraph 1 of this Article, the second subparagraph of Article 95(7) shall apply. If the Commission considers the national measure to be unjustified, the Member State concerned shall withdraw the measure.

Where the Commission does not adopt a decision pursuant to paragraph 1 of this Article within eight months of receipt of the notification referred to in Article 95(4), the national measure shall be considered to be justified.

3. Where a Member State or the Commission considers that the risk to health and safety emanating from a device cannot be mitigated satisfactorily by means of measures taken by the Member State or Member States concerned, the Commission, at the request of a Member State or on its own initiative, may take, by means of implementing acts, the necessary and duly justified measures to ensure the protection of health and safety, including measures restricting or prohibiting the placing on the market and putting into service of the device concerned. Those implementing acts shall be adopted in accordance with the examination procedure referred to in Article 114(3).

Article 97
Other non-compliance

1. Where, having performed an evaluation pursuant to Article 94, the competent authorities of a Member State find that a device does not comply with the requirements laid down in this Regulation but does not present an unacceptable risk to the health or safety of patients, users or other persons, or to other aspects of the protection of public health, they shall require the relevant economic operator to bring the non-compliance concerned to an end within a reasonable period that is clearly defined and communicated to the economic operator and that is proportionate to the non- compliance.

2. Where the economic operator does not bring the non-compliance to an end within the period referred to in paragraph 1 of this Article, the Member State concerned shall, without delay, take all appropriate measures to restrict or prohibit the product being made available on the market or to ensure that it is recalled or withdrawn from the market. That Member State shall inform the Commission and the other Member States, without delay, of those measures, by means of the electronic system referred to in Article 100.

3. In order to ensure the uniform application of this Article, the Commission may, by means of implementing acts, specify appropriate measures to be taken by competent authorities to address given types of non-compliance. Those implementing acts shall be adopted in accordance with the examination procedure referred to in Article 114(3).

Article 98
Preventive health protection measures

1. Where a Member State, after having performed an evaluation which indicates a potential risk related to a device or a specific category or group of devices, considers that, in order to protect the health and safety of patients, users or other persons or other aspects of public health, the making available on the market or putting into service of a device or a specific category or group of devices should be prohibited, restricted or made subject to particular requirements or that such device or category or group of devices should be withdrawn from the market or recalled, it may take any necessary and justified measures.

2. The Member State referred to in paragraph 1 shall immediately notify the Commission and all other Member States, giving the reasons for its decision, by means of the electronic system referred to in Article 100.

3. The Commission, in consultation with the MDCG and, where necessary, the economic operators concerned, shall assess the national measures taken. The Commission may decide, by means of implementing acts, whether the national measures are justified or not. In the absence of a Commission decision within six months of their notification, the national measures shall be considered to be jus-

tified. Those implementing acts shall be adopted in accordance with the examination procedure referred to in Article 114(3).

4. Where the assessment referred to in paragraph 3 of this Article demonstrates that the making available on the market or putting into service of a device, specific category or group of devices should be prohibited, restricted or made subject to particular requirements or that such device or category or group of devices should be withdrawn from the market or recalled in all Member States in order to protect the health and safety of patients, users or other persons or other aspects of public health, the Commission may adopt implementing acts to take the necessary and duly justified measures. Those implementing acts shall be adopted in accordance with the examination procedure referred to in Article 114(3).

Article 99
Good administrative practice

1. Any measure adopted by the competent authorities of the Member States pursuant to Articles 95 to 98 shall state the exact grounds on which it is based. Where such a measure is addressed to a specific economic operator, the competent authority shall notify without delay the economic operator concerned of that measure, and shall at the same time inform that economic operator of the remedies available under the law or the administrative practice of the Member State concerned and of the time limits to which such remedies are subject. Where the measure is of general ap plicability, it shall be appropriately published.

2. Except in cases where immediate action is necessary for reasons of unacceptable risk to human health or safety, the economic operator concerned shall be given the opportunity to make submissions to the competent authority within an appropriate period of time that is clearly defined before any measure is adopted.

Where action has been taken without the economic operator having had the opportunity to make submissions as referred to in the first subparagraph, it shall be given the opportunity to make submissions as soon as possible and the action taken shall be reviewed promptly thereafter.

3. Any measure adopted shall be immediately withdrawn or amended upon the economic operator's demonstrating that it has taken effective corrective action and that the device is in compliance with the requirements of this Regulation.

4. Where a measure adopted pursuant to Articles 95 to 98 concerns a device for which a notified body has been involved in the conformity assessment, the competent authorities shall by means of the electronic system referred to in Article 100 inform the relevant notified body and the authority responsible for the notified body of the measure taken.

Article 100
Electronic system on market surveillance

1. The Commission, in collaboration with the Member States, shall set up and manage an electronic system to collate and process the following information:
(a) summaries of the results of the surveillance activities referred to in Article 93(4); (b) the final inspection report referred to in Article 93(7);
(b) information in relation to devices presenting an unacceptable risk to health and safety as referred to in Article 95(2), (4) and (6);
(c) information in relation to non-compliance of products as referred to in Article 97(2);
(d) information in relation to the preventive health protection measures referred to in Article 98(2);
(e) summaries of the results of the reviews and assessments of the market surveillance activities of the Member States referred to in 93(8).

2. The information referred to in paragraph 1 of this Article shall be immediately transmitted through the electronic system to all competent authorities concerned and, where applicable, to the notified body that issued a certificate in accordance with Article 56 for the device concerned and be accessible to the Member States and to the Commission.

3. Information exchanged between Member States shall not be made public where to do so might impair market surveillance activities and co-operation between Member States.

CHAPTER VIII
COOPERATION BETWEEN MEMBER STATES, MEDICAL DEVICE COORDINATION GROUP, EXPERT LABORATORIES, EXPERT PANELS AND DEVICE REGISTERS

Article 101
Competent authorities

The Member States shall designate the competent authority or authorities responsible for the implementation of this Regulation. They shall entrust their authorities with the powers, resources, equipment and knowledge necessary for the proper performance of their tasks pursuant to this Regulation. The Member States shall communicate the names and contact details of the competent authorities to the Commission which shall publish a list of competent authorities.

Article 102
Cooperation

1. The competent authorities of the Member States shall cooperate with each other and with the Commission. The Commission shall provide for the organisation of exchanges of information necessary to enable this Regulation to be applied uniformly.

2. Member States shall, with the support of the Commission, participate, where appropriate, in initiatives developed at international level with the aim of ensuring cooperation between regulatory authorities in the field of medical devices.

Article 103
Medical Device Coordination Group

1. A Medical Device Coordination Group ('MDCG') is hereby established.

2. Each Member State shall appoint to the MDCG, for a three-year term which may be renewed, one member and one alternate each with expertise in the field of medical devices, and one member and one alternate with expertise in the field of *in vitro* diagnostic medical devices. A Member State may choose to appoint only one member and one alternate, each with expertise in both fields.

The members of the MDCG shall be chosen for their competence and experience in the field of medical devices and *in vitro* diagnostic medical devices. They shall represent the competent authorities of the Member States. The names and affiliation of members shall be made public by the Commission.

The alternates shall represent and vote for the members in their absence.

3. The MDCG shall meet at regular intervals and, where the situation requires, upon request by the Commission or a Member State. The meetings shall be attended either by the members appointed for their role and expertise in the field of medical devices, or by the members appointed for their expertise in the field of *in vitro* diagnostic medical devices, or by the members appointed for their expertise in both fields, or their alternates, as appropriate.

4. The MDCG shall use its best endeavours to reach consensus. If such consensus cannot be reached, the MDCG shall decide by a majority of its members. Members with diverging positions may request that their positions and the grounds on which they are based be recorded in the MDCG's position.

5. The MDCG shall be chaired by a representative of the Commission. The chair shall not take part in votes of the MDCG.

6. The MDCG may invite, on a case-by-case basis, experts and other third parties to attend meetings or provide written contributions.

7. The MDCG may establish standing or temporary sub-groups. Where appropriate, organisations representing the interests of the medical device industry,

healthcare professionals, laboratories, patients and consumers at Union level shall be invited to such sub-groups in the capacity of observers.

8. The MDCG shall establish its rules of procedure which shall, in particular, lay down procedures for the following:

- the adoption of opinions or recommendations or other positions, including in cases of urgency;
- the delegation of tasks to reporting and co-reporting members;
- the implementation of Article 107 regarding conflict of interests;
- the functioning of sub-groups.

9. The MDCG shall have the tasks laid down in Article 105 of this Regulation and Article 99 of Regulation (EU) 2017/746.

Article 104
Support by the Commission

The Commission shall support the functioning of the cooperation between national competent authorities. It shall, in particular, provide for the organisation of exchanges of experience between the competent authorities and provide technical, scientific and logistic support to the MDCG and its sub-groups. It shall organise the meetings of the MDCG and its sub-groups, participate in those meetings and ensure the appropriate follow-up.

Article 105
Tasks of the MDCG

Under this Regulation, the MDCG shall have the following tasks:

(a) to contribute to the assessment of applicant conformity assessment bodies and notified bodies pursuant to the provisions set out in Chapter IV;
(b) to advise the Commission, at its request, in matters concerning the coordination group of notified bodies as established pursuant to Article 49;
(c) to contribute to the development of guidance aimed at ensuring effective and harmonised implementation of this Regulation, in particular regarding the designation and monitoring of notified bodies, application of the general safety and performance requirements and conduct of clinical evaluations and investigations by manufacturers, assessment by notified bodies and vigilance activities;
(d) to contribute to the continuous monitoring of technical progress and assessment of whether the general safety and performance requirements laid down in this Regulation and Regulation (EU) 2017/746 are adequate to ensure safety and performance of devices, and thereby contribute to identifying whether there is a need to amend Annex I to this Regulation;

(e) to contribute to the development of device standards, of CS and of scientific guidelines, including product specific guidelines, on clinical investigation of certain devices in particular implantable devices and class III devices;
(f) to assist the competent authorities of the Member States in their coordination activities in particular in the fields of classification and the determination of the regulatory status of devices, clinical investigations, vigilance and market surveillance including the development and maintenance of a framework for a European market surveillance programme with the objective of achieving efficiency and harmonisation of market surveillance in the Union, in accordance with Article 93;
(g) to provide advice, either on its own initiative or at request of the Commission, in the assessment of any issue related to the implementation of this Regulation;
(h) to contribute to harmonised administrative practice with regard to devices in the Member States.

Article 106
Provision of scientific, technical and clinical opinions and advice

1. The Commission shall, by means of implementing acts and in consultation with the MDCG, make provision for expert panels to be designated for the assessment of the clinical evaluation in relevant medical fields as referred to in paragraph 9 of this Article and to provide views in accordance with Article 48(6) of Regulation (EU) 2017/746 on the performance evaluation of certain *in vitro* diagnostic medical devices and, where necessary, for categories or groups of devices, or for specific hazards relating to categories or groups of devices, observing the principles of highest scientific competence, impartiality, independence and transparency. The same principles shall apply where the Commission decides to appoint expert laboratories in accordance with paragraph 7 of this Article.

2. Expert panels and expert laboratories may be designated in areas where the Commission, in consultation with the MDCG, has identified a need for the provision of consistent scientific, technical and/or clinical advice or laboratory expertise in relation to the implementation of this Regulation. Expert panels and expert laboratories may be appointed on a standing or temporary basis.

3. Expert panels shall consist of advisors appointed by the Commission on the basis of up-to-date clinical, scientific or technical expertise in the field and with a geographical distribution that ref lects the diversity of scientific and clinical approaches in the Union. The Commission shall determine the number of members of each panel in accordance with the requisite needs.

The members of expert panels shall perform their tasks with impartiality and objectivity. They shall neither seek nor take instructions from notified bodies or manufacturers. Each member shall draw up a declaration of interests, which shall be made publicly available.

The Commission shall establish systems and procedures to actively manage and prevent potential conflicts of interest.

4. Expert panels shall take into account relevant information provided by stakeholders including patients' organisations and healthcare professionals when preparing their scientific opinions.

5. The Commission, following consultation with the MDCG, may appoint advisors to expert panels following publication in the Official Journal of the European Union and on the Commission website following a call for expressions of interest. Depending on the type of task and the need for specific expertise, advisors may be appointed to the expert panels for a maximum period of three years and their appointment may be renewed.

6. The Commission, following consultation with the MDCG, may include advisors on a central list of available experts who, whilst not being formally appointed to a panel, are available to provide advice and to support the work of the expert panel as needed. That list shall be published on the Commission website.

7. The Commission may, by means of implementing acts and following consultation with the MDCG, designate expert laboratories, on the basis of their expertise in:

- physico-chemical characterisation, or
- microbiological, biocompatibility, mechanical, electrical, electronic or non-clinical biological and toxicological testing of specific devices, categories or groups of devices.

The Commission shall only designate expert laboratories for which a Member State or the Joint Research Centre has submitted an application for designation.

8. Expert laboratories shall satisfy the following criteria:

(a) have adequate and appropriately qualified staff with adequate knowledge and experience in the field of the devices for which they are designated;
(b) possess the necessary equipment to carry out the tasks assigned to them;
(c) have the necessary knowledge of international standards and best practices;
(d) have an appropriate administrative organisation and structure;
(d) ensure that their staff observe the confidentiality of information and data obtained in carrying out their tasks.

9. Expert panels appointed for clinical evaluation in relevant medical fields shall fulfil the tasks provided for in Article 54(1) and Article 61(2) and Section 5.1 of Annex IX or Section 6 of Annex X, as applicable.

10. Expert panels and expert laboratories may have the following tasks, depending on the requisite needs:

(a) to provide scientific, technical and clinical assistance to the Commission and the MDCG in relation to the implementation of this Regulation;

(b) to contribute to the development and maintenance of appropriate guidance and CS for: clinical investigations,
   - clinical evaluation and PMCF,
   - performance studies,
   - performance evaluation and post-market performance follow-up,
   - physico-chemical characterisation, and
   - microbiological, biocompatibility, mechanical, electrical, electronic or non-clinical toxicological testing

   for specific devices, or a category or group of devices, or for specific hazards related to a category or group of devices;
(c) to develop and review clinical evaluation guidance and performance evaluation guidance for performance of conformity assessment in line with the state of the art with regard to clinical evaluation, performance evaluation, physico-chemical characterisation, and microbiological, biocompatibility, mechanical, electrical, electronic or non- clinical toxicological testing;
(d) to contribute to the development of standards at international level, ensuring that such standards ref lect the state of the art;
(e) to provide opinions in response to consultations by manufacturers in accordance with Article 61(2), notified bodies and Member States in accordance with paragraphs 11 to 13 of this Article.
(f) to contribute to identification of concerns and emerging issues on the safety and performance of medical devices;
(g) to provide views in accordance with Article 48(4) of Regulation (EU) 2017/746 on the performance evaluation of certain *in vitro* diagnostic medical devices.

11. The Commission, shall facilitate the access of Member States and notified bodies and manufacturers to advice provided by expert panels and expert laboratories concerning, inter alia, the criteria for an appropriate data set for assessment of the conformity of a device, in particular with regard to the clinical data required for clinical evaluation, with regard to physico-chemical characterisation, and with regard to microbiological, biocompatibility, mechanical, electrical, electronic and non-clinical toxicological testing.

12. When adopting its scientific opinion in accordance with paragraph 9, the members of the expert panels shall use their best endeavours to reach consensus. If consensus cannot be reached, the expert panels shall decide by a majority of their members, and the scientific opinion shall mention the divergent positions and the grounds on which they are base

The Commission shall publish the scientific opinion and advice delivered in accordance with paragraphs 9 and 11 of this Article, ensuring consideration of aspects of confidentiality as set out in Article 109. The clinical evaluation guidance referred to in point (c) of paragraph 10 shall be published following consultation with the MDCG.

13. The Commission may require manufacturers and notified bodies to pay fees for the advice provided by expert panels and expert laboratories. The structure and the level of fees as well as the scale and structure of recoverable costs shall be adopted by the Commission by means of implementing acts, taking into account the objectives of the adequate implementation of this Regulation, protection of health and safety, support of innovation and cost-effectiveness and the necessity to achieve active participation in the expert panels. Those implementing acts shall be adopted in accordance with the examination procedure referred to in Article 114(3).

14. The fees payable to the Commission in accordance with the procedure under paragraph 13 of this Article shall be set in a transparent manner and on the basis of the costs for the services provided. The fees payable shall be reduced in the case of a clinical evaluation consultation procedure initiated in accordance with point (c) of Section 5.1 of Annex IX involving a manufacturer who is a micro, small or medium-sized enterprise within the meaning of Recommendation 2003/361/EC.

15. The Commission is empowered to adopt delegated acts in accordance with Article 115 to amend the tasks of expert panels and expert laboratories referred to in paragraph 10 of this Article.

Article 107
Conflict of interests

1. Members of the MDCG, its sub-groups, and members of expert panels and expert laboratories shall not have financial or other interests in the medical device industry which could affect their impartiality. They shall undertake to act in the public interest and in an independent manner. They shall declare any direct or indirect interests they may have in the medical device industry and update that declaration whenever a relevant change occurs. The declaration of interests shall be made publicly available on the Commission website. This Article shall not apply to the representatives of stakeholder organisations participating in the sub-groups of the MDCG.

2. Experts and other third parties invited by the MDCG on a case-by-case basis shall declare any interests they may have in the issue in question.

Article 108
Device registers and databanks

The Commission and the Member States shall take all appropriate measures to encourage the establishment of registers and databanks for specific types of devices setting common principles to collect comparable information. Such registers and databanks shall contribute to the independent evaluation of the long-term safety and performance of devices, or the traceability of implantable devices, or all of such characteristics.

CHAPTER IX
CONFIDENTIALITY, DATA PROTECTION, FUNDING AND PENALTIES

Article 109
Confidentiality

1. Unless otherwise provided for in this Regulation and without prejudice to existing national provisions and practices in the Member States on confidentiality, all parties involved in the application of this Regulation shall respect the confidentiality of information and data obtained in carrying out their tasks in order to protect the following:

(a) personal data, in accordance with Article 110;
(b) commercially confidential information and trade secrets of a natural or legal person, including intellectual property rights; unless disclosure is in the public interest;
(c) the effective implementation of this Regulation, in particular for the purpose of inspections, investigations or audits.

2. Without prejudice to paragraph 1, information exchanged on a confidential basis between competent authorities and between competent authorities and the Commission shall not be disclosed without the prior agreement of the originating authority.

3. Paragraphs 1 and 2 shall not affect the rights and obligations of the Commission, Member States and notified bodies with regard to exchange of information and the dissemination of warnings, nor the obligations of the persons concerned to provide information under criminal law.

4. The Commission and Member States may exchange confidential information with regulatory authorities of third countries with which they have concluded bilateral or multilateral confidentiality arrangements.

Article 110
Data protection

1. Member States shall apply Directive 95/46/EC to the processing of personal data carried out in the Member States pursuant to this Regulation.

2. Regulation (EC) No 45/2001 shall apply to the processing of personal data carried out by the Commission pursuant to this Regulation.

Article 111
Levying of fees

1. This Regulation shall be without prejudice to the possibility for Member States to levy fees for the activities set out in this Regulation, provided that the level of the fees is set in a transparent manner and on the basis of cost-recovery principles.

2. Member States shall inform the Commission and the other Member States at least three months before the structure and level of fees is to be adopted. The structure and level of fees shall be made publicly available on request.

Article 112
Funding of activities related to designation and monitoring of notified bodies

The costs associated with joint assessment activities shall be covered by the Commission. The Commission shall, by means of implementing acts, lay down the scale and structure of recoverable costs and other necessary implementing rules. Those implementing acts shall be adopted in accordance with the examination procedure referred to in Article 114(3).

Article 113
Penalties

The Member States shall lay down the rules on penalties applicable for infringement of the provisions of this Regulation and shall take all measures necessary to ensure that they are implemented. The penalties provided for shall be effective, proportionate, and dissuasive. The Member States shall notify the Commission of those rules and of those measures by 25 February 2021 and shall notify it, without delay, of any subsequent amendment affecting them.

CHAPTER X
FINAL PROVISIONS

Article 114
Committee procedure

1. The Commission shall be assisted by a Committee on Medical Devices. That Committee shall be a committee within the meaning of Regulation (EU) No 182/2011.

2. Where reference is made to this paragraph, Article 4 of Regulation (EU) No 182/2011 shall apply.

3. Where reference is made to this paragraph, Article 5 of Regulation (EU) No 182/2011 shall apply.

Where the committee delivers no opinion, the Commission shall not adopt the draft implementing act and the third subparagraph of Article 5(4) of Regulation (EU) No 182/2011 shall apply.

4. Where reference is made to this paragraph, Article 8 of Regulation (EU) No 182/2011, in conjunction with

Article 4 or 5 thereof, as appropriate, shall apply.

Article 115
Exercise of the delegation

1. The power to adopt delegated acts is conferred on the Commission subject to the conditions laid down in this Article.

2. The power to adopt delegated acts referred to in Articles 1(5), 3, 10(4), 18(3), 19(4), 27(10), 44(11), 52(5), 56(6), 61(8), 70(8) and 106(15) shall be conferred on the Commission for a period of five years from 25 May 2017. The Commission shall draw up a report in respect of the delegation of power not later than nine months before the end of the five-year period. The delegation of power shall be tacitly extended for periods of an identical duration, unless the European Parliament or the Council opposes such extension not later than three months before the end of each period.

3. The delegation of power referred to in Articles 1(5), 3, 10(4), 18(3), 19(4), 27(10), 44(11), 52(5), 56(6), 61(8), 70(8) and 106(15) may be revoked at any time by the European Parliament or by the Council. A decision to revoke shall put an end to the delegation of the power specified in that decision. It shall take effect the day following the publication of the decision in the Official Journal of the European Union or at a later date specified therein. It shall not affect the validity of any delegated acts already in force.

4. Before adopting a delegated act, the Commission shall consult experts designated by each Member State in accordance with the principles laid down in the Interinstitutional Agreement of 13 April 2016 on Better Law-Making.

5. As soon as it adopts a delegated act, the Commission shall notify it simultaneously to the European Parliament and to the Council.

6. A delegated act adopted pursuant to Articles 1(5), 3, 10(4), 18(3), 19(4), 27(10), 44(11), 52(5), 56(6), 61(8), 70(8) and 106(15) shall enter into force only if no objection has been expressed either by the European Parliament or by the Council within a period of three months of notification of that act to the European Parliament and the Council or if, before the expiry of that period, the European Parliament and the Council have both informed the Commission that they will not ob-

ject. That period shall be extended by three months at the initiative of the European Parliament or of the Council.

Article 116
Separate delegated acts for different delegated powers

The Commission shall adopt a separate delegated act in respect of each power delegated to it pursuant to this Regulation.

Article 117
Amendment to Directive 2001/83/EC

In Annex I to Directive 2001/83/EC, point 12 of Section 3.2. is replaced by the following:

'(12) Where, in accordance with the second subparagraph of Article 1(8) or the second subparagraph of Article 1(9) of Regulation (EU) 2017/745 of the European Parliament and of the Council (*), a product is governed by this Directive, the marketing authorisation dossier shall include, where available, the results of the assessment of the conformity of the device part with the relevant general safety and performance requirements set out in Annex I to that Regulation contained in the manufacturer's EU declaration of conformity or the relevant certificate issued by a notified body allowing the manufacturer to affix a CE marking to the medical device.

If the dossier does not include the results of the conformity assessment referred to in the first subparagraph and where for the conformity assessment of the device, if used separately, the involvement of a notified body is required in accordance with Regulation (EU) 2017/745, the authority shall require the applicant to provide an opinion on the conformity of the device part with the relevant general safety and performance requirements set out in Annex I to that Regulation issued by a notified body designated in accordance with that Regulation for the type of device in question.

(*) Regulation (EU) 2017/745 of the European Parliament and of the Council of 5 April 2017 on medical devices, amending Directive 2001/83/EC, Regulation (EC) No 178/2002 and Regulation (EC) No 1223/2009 and repealing Council Directives 90/385/EEC and 93/42/EEC (OJ L 117, 05.05.2017, p. 1).'.

Article 118
Amendment to Regulation (EC) No 178/2002

In the third paragraph of Article 2 of Regulation (EC) No 178/2002, the following point is added:

'(i) medical devices within the meaning of Regulation (EU) 2017/745 of the European Parliament and of the Council (*).

(*) Regulation (EU) 2017/745 of the European Parliament and of the Council of 5 April 2017 on medical devices, amending Directive 2001/83/EC, Regulation (EC) No 178/2002 and Regulation (EC) No 1223/2009 and repealing Council Directives 90/385/EEC and 93/42/EEC (OJ L 117, 05.05.2017, p. 1).'.

Article 119
Amendment to Regulation (EC) No 1223/2009

In Article 2 of Regulation (EC) No 1223/2009, the following paragraph is added:

'4. The Commission may, at the request of a Member State or on its own initiative, adopt the necessary measures to determine whether or not a specific product or group of products falls within the definition 'cosmetic product'. Those measures shall be adopted in accordance with the regulatory procedure referred to in Article 32(2).'.

Article 120
Transitional provisions

1. From 26 May 2021, any publication of a notification in respect of a notified body in accordance with Directives 90/385/EEC and 93/42/EEC shall become void.

2. Certificates issued by notified bodies in accordance with Directives 90/385/EEC and 93/42/EEC prior to 25 May 2017 shall remain valid until the end of the period indicated on the certificate, except for certificates issued in accordance with Annex 4 to Directive 90/385/EEC or Annex IV to Directive 93/42/EEC which shall become void at the latest on 27 May 2022.

Certificates issued by notified bodies in accordance with Directives 90/385/EEC and 93/42/EEC from 25 May 2017 shall remain valid until the end of the period indicated on the certificate, which shall not exceed five years from its issuance. They shall however become void at the latest on 27 May 2024.

3. By way of derogation from Article 5 of this Regulation, a device which is a class I device pursuant to Directive 93/42/EEC, for which the declaration of conformity was drawn up prior to 26 May 2020 and for which the conformity assessment procedure pursuant to this regulation requires the involvement of a notified body, or which has a certificate that was issued in accordance with Directive 90/385/EEC or Directive 93/42/EEC and which is valid by virtue of paragraph 2 of this Article may be placed on the market or put into service until 26 May 2024, provided that from 26 May 2021 it continues to comply with either of those Directives, and provided there are no significant changes in the design and intended purpose. However, the requirements of this Regulation relating to post-market surveillance, market surveillance, vigilance, registration of economic operators and of devices shall apply in place of the corresponding requirements in those Directives.

Without prejudice to Chapter IV and paragraph 1 of this Article, the notified body that issued the certificate referred to in the first subparagraph shall continue to be responsible for the appropriate surveillance in respect of all of the applicable requirements relating to the devices it has certified.

4. Devices lawfully placed on the market pursuant to Directives 90/385/EEC and 93/42/EEC prior to 26 May 2021, and devices placed on the market from 26 May 2021 pursuant to paragraph 3 of this Article, may continue to be made available on the market or put into service until 26 May 2025.

5. By way of derogation from Directives 90/385/EEC and 93/42/EEC, devices which comply with this Regulation may be placed on the market prior to 26 May 2021.

6. By way of derogation from Directives 90/385/EEC and 93/42/EEC, conformity assessment bodies which comply with this Regulation may be designated and notified prior to 26 May 2021. Notified bodies which are designated and notified in accordance with this Regulation may carry out the conformity assessment procedures laid down in this Regulation and issue certificates in accordance with this Regulation prior to 26 May 2021.

7. As regards devices subject to the consultation procedure laid down in Article 54, paragraph 5 of this Article shall apply provided that the necessary appointments to the MDCG and expert panels have been made.

8. By way of derogation from Article 10a and point (a) of Article 10b(1) and Article 11(5) of Directive 90/385/EEC and Article 14(1) and (2) and points (a) and (b) of Article 14a(1) and Article 16(5) of Directive 93/42/EEC, manufacturers, authorised representatives, importers and notified bodies which, during the period starting on the later of the dates referred to point (d) of Article 123(3) and ending 18 months later, comply with Article 29(4), 31(1) and 56(5) of this Regulation shall be considered to comply with the laws and regulations adopted by Member States in accordance with, respectively, Article 10a of Directive 90/385/EEC or Article 14(1) and (2) of Directive 93/42/EEC and with, respectively, point (a) of Article 10b(1) of Directive 90/385/EEC or points (a) and (b) of Article 14a(1) of Directive 93/42/EEC and with, respectively, Article 11(5) of Directive 90/385/EEC or Article 16(5) of Directive 93/42/EEC, as specified in Decision 2010/227/EU.

9. Authorisations granted by the competent authorities of the Member States in accordance with Article 9(9) of Directive 90/385/EEC or Article 11(13) of Directive 93/42/EEC shall keep the validity indicated in the authorisation.

10. Devices falling within the scope of this Regulation in accordance with point (g) of Article 1(6) which have been legally placed on the market or put into service in accordance with the rules in force in the Member States prior to 26 May 2021 may continue to be placed on the market and put into service in the Member States concerned.

11. Clinical investigations which have started to be conducted in accordance with Article 10 of Directive 90/385/EEC or Article 15 of Directive 93/42/EEC prior to 26 May 2021 may continue to be conducted. As of 26 May 2021, however, the reporting of serious adverse events and device deficiencies shall be carried out in accordance with this Regulation.

12. Until the Commission has designated, pursuant to Article 27(2), issuing entities, GS1, HIBCC and ICCBBA shall be considered to be designated issuing entities.

Article 121
Evaluation

By 27 May 2027, the Commission shall assess the application of this Regulation and produce an evaluation report on the progress towards achievement of the objectives contained herein including an assessment of the resources required to implement this Regulation. Special attention shall be given to the traceability of medical devices through the storage, pursuant to Article 27, of the UDI by economic operators, health institutions and health professionals.

Article 122
Repeal

Without prejudice to Articles 120(3) and (4) of this Regulation, and without prejudice to the obligations of the Member States and manufacturers as regards vigilance and to the obligations of manufacturers as regards the making available of documentation, under Directives 90/385/EEC and 93/42/EEC, those Directives are repealed with effect from 26 May 2021, with the exception of:

- Articles 8 and 10, points (b) and (c) of Article 10b(1), Article 10b(2) and Article 10b(3) of Directive 90/385/EEC, and the obligations relating to vigilance and clinical investigations provided for in the corresponding Annexes, which are repealed with effect from the later of the dates referred to in point (d) of Article 123(3) of this Regulation;
- Article 10a, point (a) of Article 10b(1) and Article 11(5) of Directive 90/385/EEC, and the obligations relating to registration of devices and economic operators, and to certificate notifications, provided for in the corresponding Annexes, which are repealed with effect from 18 months after the later of the dates referred to in point (d) of Article 123(3) of this Regulation;
- Article 10, points (c) and (d) of Article 14a(1), Article 14a(2), Article 14a(3) and Article 15 of Directive 93/42/EEC, and the obligations relating to vigilance and clinical investigations provided for in the corresponding Annexes, which are repealed with effect from the later of the dates referred to in point (d) of Article 123(3) of this Regulation;
- Article 14(1) and (2), points (a) and (b) of Article 14a(1) and Article 16(5) of Directive 93/42/EEC, and the obligations relating to registration of devices and economic operators, and to certificate notifications, provided for in the

corresponding Annexes, which are repealed with effect from 18 months after the later of the dates referred to in point (d) of Article 123(3) of this Regulation; and

- Article 9(9) of Directive 90/385/EEC and Article 11(13) of Directive 93/42/EEC, which are repealed with effect from 24 April 2020.

As regards the devices referred to in Article 120 (3) and (4) of this Regulation, the Directives referred to in the first paragraph shall continue to apply until 27 May 2025 to the extent necessary for the application of those paragraphs.

Notwithstanding the first paragraph, Regulations (EU) No 207/2012 and (EU) No 722/2012 shall remain in force and continue to apply unless and until repealed by implementing acts adopted by the Commission pursuant to this Regulation.

References to the repealed Directives shall be understood as references to this Regulation and shall be read in accordance with the correlation table laid down in Annex XVII to this Regulation.

Article 123
Entry into force and date of application

1. This Regulation shall enter into force on the twentieth day following that of its publication in the Official Journal of the European Union.

2. It shall apply from 26 May 2021.

3. By way of derogation from paragraph 2:

(a) Articles 35 to 50 shall apply from 26 November 2017. However, from that date until 26 May 2021, the obligations on notified bodies pursuant to Articles 35 to 50 shall apply only to those bodies which submit an application for designation in accordance with Article 38;
(b) Articles 101 and 103 shall apply from 26 November 2017;
(c) Article 102 shall apply from 26 May 2018;
(d) without prejudice to the obligations on the Commission pursuant to Article 34, where, due to circumstances that could not reasonably have been foreseen when drafting the plan referred to in Article 34(1), Eudamed is not fully functional on 26 May 2021, the obligations and requirements that relate to Eudamed shall apply from the date corresponding to six months after the date of publication of the notice referred to in Article 34(3). The provisions referred to in the preceding sentence are:
   - Article 29,
   - Article 31,
   - Article 32,
   - Article 33(4),
   - the second sentence of Article 40(2),
   - Article 42(10),
   - Article 43(2),

- the second subparagraph of Article 44(12),
- points (d) and (e) of Article 46(7),
- Article 53(2),
- Article 54(3),
- Article 55(1),
- Articles 70 to 77,
- paragraphs 1 to 13 of Article 78,
- Articles 79 to 82,
- Article 86(2),
- Articles 87 and 88,
- Article 89(5) and (7), and the third subparagraph of Article 89(8),
- Article 90,
- Article 93(4), (7) and (8),
- Article 95(2) and (4),
- the last sentence of Article 97(2),
- Article 99(4),
- the second sentence of the first subparagraph of Article 120(3).

Until Eudamed is fully functional, the corresponding provisions of Directives 90/385/EEC and 93/42/EEC shall continue to apply for the purpose of meeting the obligations laid down in the provisions listed in the first paragraph of this point regarding exchange of information including, and in particular, information regarding vigilance reporting, clinical investigations, registration of devices and economic operators, and certificate notifications.

(e) Article 29(4) and Article 56(5) shall apply from 18 months after the later of the dates referred to in point (d);

(f) for implantable devices and for class III devices Article 27(4) shall apply from 26 May 2021. For class IIa and class IIb devices Article 27(4) shall apply from 26 May 2023. For class I devices Article 27(4) shall apply from 26 May 2025;

(g) with regard to reusable devices that are required to bear the UDI carrier on the device itself, Article 27(4) shall apply to:
  (i) implantable devices and class III devices from 26 May 2023;
  (ii) class IIa and class IIb devices from 26 May 2025;
  (iii) class I devices from 26 May 2027;

(h) The procedure set out in Article 78 shall apply from 26 May 2027, without prejudice to Article 78(14);

(i) Article 120(12) shall apply from 26 May 2019.

(j) Article 59 shall apply from 24 April 2020.

This Regulation shall be binding in its entirety and directly applicable in all Member States. Done at Strasbourg, 5 April 2017.

For the European Parliament
The President A. TAJANI

For the Council
The President I. BORG

ANNEXES

I General safety and performance requirements
II Technical documentation
III Technical documentation on post-market surveillance
IV EU declaration of conformity
V CE marking of conformity
VI Information to be submitted upon the registration of devices and economic operators in accordance with Articles 29(4) and 31; core data elements to be provided to the UDI database together with the UDI-DI in accordance with Articles 28 and 29;and the UDI system
VII Requirements to be met by notified bodies
VIII Classification rules
IX Conformity assessment based on a quality management system and assessment of the technical documentation
X Conformity assessment based on type examination
XI Conformity assessment based on product conformity verification
XII Certificates issued by a notified body
XIII Procedure for custom-made devices
XIV Clinical evaluation and post-market clinical follow-up
XV Clinical investigations
XVI List of groups of products without an intended medical purpose referred to in Article 1(2)
XVII Correlation table

ANNEX I GENERAL SAFETY AND PERFORMANCE REQUIREMENTS

CHAPTER I GENERAL REQUIREMENTS

1. Devices shall achieve the performance intended by their manufacturer and shall be designed and manufactured in such a way that, during normal conditions of use, they are suitable for their intended purpose. They shall be safe and effective and shall not compromise the clinical condition or the safety of patients, or the safety and health of users or, where applicable, other persons, provided that any risks which may be associated with their use constitute acceptable risks when weighed against the benefits to the patient and are compatible with a high level of protection of health and safety, taking into account the generally acknowledged state of the art.

2. The requirement in this Annex to reduce risks as far as possible means the reduction of risks as far as possible without adversely affecting the benefit-risk ratio.

3. Manufacturers shall establish, implement, document and maintain a risk management system.

Risk management shall be understood as a continuous iterative process throughout the entire lifecycle of a device, requiring regular systematic updating. In carrying out risk management manufacturers shall:

(a) establish and document a risk management plan for each device;
(b) identify and analyse the known and foreseeable hazards associated with each device;
(c) estimate and evaluate the risks associated with, and occurring during, the intended use and during reasonably foreseeable misuse;
(d) eliminate or control the risks referred to in point (c) in accordance with the requirements of Section 4;
(e) evaluate the impact of information from the production phase and, in particular, from the post-market surveillance system, on hazards and the frequency of occurrence thereof, on estimates of their associated risks, as well as on the overall risk, benefit-risk ratio and risk acceptability; and
(f) based on the evaluation of the impact of the information referred to in point (e), if necessary amend control measures in line with the requirements of Section 4.

4. Risk control measures adopted by manufacturers for the design and manufacture of the devices shall conform to safety principles, taking account of the generally acknowledged state of the art. To reduce risks, Manufac turers shall

manage risks so that the residual risk associated with each hazard as well as the overall residual risk is judged acceptable. In selecting the most appropriate solutions, manufacturers shall, in the following order of priority:

(a) eliminate or reduce risks as far as possible through safe design and manufacture;
(b) where appropriate, take adequate protection measures, including alarms if necessary, in relation to risks that cannot be eliminated; and
(c) provide information for safety (warnings/precautions/contra-indications) and, where appropriate, training to users.

Manufacturers shall inform users of any residual risks.

5. In eliminating or reducing risks related to use error, the manufacturer shall:

(a) reduce as far as possible the risks related to the ergonomic features of the device and the environment in which the device is intended to be used (design for patient safety), and
(b) give consideration to the technical knowledge, experience, education, training and use environment, where applicable, and the medical and physical conditions of intended users (design for lay, professional, disabled or other users).

6. The characteristics and performance of a device shall not be adversely affected to such a degree that the health or safety of the patient or the user and, where applicable, of other persons are compromised during the lifetime of the device, as indicated by the manufacturer, when the device is subjected to the stresses which can occur during normal conditions of use and has been properly maintained in accordance with the manufacturer's instructions.

7. Devices shall be designed, manufactured and packaged in such a way that their characteristics and performance during their intended use are not adversely affected during transport and storage, for example, through f luctuations of temperature and humidity, taking account of the instructions and information provided by the manufacturer.

8. All known and foreseeable risks, and any undesirable side-effects, shall be minimised and be acceptable when weighed against the evaluated benefits to the patient and/or user arising from the achieved performance of the device during normal conditions of use.

9. For the devices referred to in Annex XVI, the general safety requirements set out in Sections 1 and 8 shall be understood to mean that the device, when used under the conditions and for the purposes intended, does not present a risk at all or presents a risk that is no more than the maximum acceptable risk related to the product's use which is consistent with a high level of protection for the safety and health of persons.

CHAPTER II
REQUIREMENTS REGARDING DESIGN AND MANUFACTURE

10. Chemical, physical and biological properties

10.1. Devices shall be designed and manufactured in such a way as to ensure that the characteristics and performance requirements referred to in Chapter I are fulfilled. Particular attention shall be paid to:

(a) the choice of materials and substances used, particularly as regards toxicity and, where relevant, f lammability;
(b) the compatibility between the materials and substances used and biological tissues, cells and body f luids, taking account of the intended purpose of the device and, where relevant, absorption, distribution, metabolism and excretion;
(c) the compatibility between the different parts of a device which consists of more than one implantable part; (d) the impact of processes on material properties;
(d) where appropriate, the results of biophysical or modelling research the validity of which has been demonstrated beforehand;
(e) the mechanical properties of the materials used, ref lecting, where appropriate, matters such as strength, ductility, fracture resistance, wear resistance and fatigue resistance;
(f) surface properties; and
(g) the confirmation that the device meets any defined chemical and/or physical specifications.

10.2. Devices shall be designed, manufactured and packaged in such a way as to minimise the risk posed by contaminants and residues to patients, taking account of the intended purpose of the device, and to the persons involved in the transport, storage and use of the devices. Particular attention shall be paid to tissues exposed to those contaminants and residues and to the duration and frequency of exposure.

10.3. Devices shall be designed and manufactured in such a way that they can be used safely with the materials and substances, including gases, with which they enter into contact during their intended use; if the devices are intended to administer medicinal products they shall be designed and manufactured in such a way as to be compatible with the medicinal products concerned in accordance with the provisions and restrictions governing those medicinal products and that the performance of both the medicinal products and of the devices is maintained in accordance with their respective indications and intended use.

10.4. Substances

10.4.1. Design and manufacture of devices

Devices shall be designed and manufactured in such a way as to reduce as far as possible the risks posed by substances or particles, including wear debris, degradation products and processing residues, that may be released from the device.

Devices, or those parts thereof or those materials used therein that:

- are invasive and come into direct contact with the human body,
- (re)administer medicines, body liquids or other substances, including gases, to/from the body, or
- transport or store such medicines, body f luids or substances, including gases, to be (re)administered to the body,

shall only contain the following substances in a concentration that is above 0,1 % weight by weight (w/w) where justified pursuant to Section 10.4.2:

(a) substances which are carcinogenic, mutagenic or toxic to reproduction ('CMR'), of category 1A or 1B, in accordance with Part 3 of Annex VI to Regulation (EC) No 1272/2008 of the European Parliament and of the Council[(1)], or

(b) substances having endocrine-disrupting properties for which there is scientific evidence of probable serious effects to human health and which are identified either in accordance with the procedure set out in Article 59 of Regulation (EC) No 1907/2006 of the European Parliament and of the Council[(2)] or, once a delegated act has been adopted by the Commission pursuant to the first subparagraph of Article 5(3) of Regulation (EU) No 528/2012 of the European Parliament and the Council[(3)], in accordance with the criteria that are relevant to human health amongst the criteria established therein.

10.4.2. Justification regarding the presence of CMR and/or endocrine-disrupting substances

The justification for the presence of such substances shall be based upon:

(a) an analysis and estimation of potential patient or user exposure to the substance;

(b) an analysis of possible alternative substances, materials or designs, including, where available, information about independent research, peer-reviewed studies, scientific opinions from relevant scientific committees and an analysis of the availability of such alternatives;

(1) Regulation (EC) No 1272/2008 of the European Parliament and of the Council of 16 December 2008 on classification, labelling and packaging of substances and mixtures, amending and repealing Directives 67/548/EEC and 1999/45/EC, and amending Regulation (EC) No 1907/2006 (OJ L 353, 31.12.2008, p. 1).

(2) Regulation (EC) No 1907/2006 of the European Parliament and of the Council of 18 December 2006 concerning the Registration, Evaluation, Authorisation and Restriction of Chemicals (-REACH) (OJ L 396, 30.12.2006, p. 1).

(3) Regulation (EU) No 528/2012 of the European Parliament and the Council of 22 May 2012 concerning the making available on the market of and use of biocidal products (OJ L 167, 27.06.2012, p. 1).

(c) argumentation as to why possible substance and/ or material substitutes, if available, or design changes, if feasible, are inappropriate in relation to maintaining the functionality, performance and the benefit-risk ratios of the product; including taking into account if the intended use of such devices includes treatment of children or treatment of pregnant or breastfeeding women or treatment of other patient groups considered particularly vulnerable to such substances and/or materials; and
(d) where applicable and available, the latest relevant scientific committee guidelines in accordance with Sections 10.4.3. and 10.4.4.

10.4.3. Guidelines on phthalates

For the purposes of Section 10.4., the Commission shall, as soon as possible and by 26 May 2018, provide the relevant scientific committee with a mandate to prepare guidelines that shall be ready before 26 May 2020. The mandate for the committee shall encompass at least a benefit-risk assessment of the presence of phthalates which belong to either of the groups of substances referred to in points (a) and (b) of Section 10.4.1. The benefit-risk assessment shall take into account the intended purpose and context of the use of the device, as well as any available alternative substances and alternative materials, designs or medical treatments. When deemed appropriate on the basis of the latest scientific evidence, but at least every five years, the guidelines shall be updated.

10.4.4. Guidelines on other CMR and endocrine-disrupting substances

Subsequently, the Commission shall mandate the relevant scientific committee to prepare guidelines as referred to in Section 10.4.3. also for other substances referred to in points (a) and (b) of Section 10.4.1., where appropriate.

10.4.5. Labelling

Where devices, parts thereof or materials used therein as referred to in Section 10.4.1. contain substances referred to in points (a) or (b) of Section 10.4.1. in a concentration above 0,1 % weight by weight (w/w), the presence of those substances shall be labelled on the device itself and/or on the packaging for each unit or, where appropriate, on the sales packaging, with the list of such substances. If the intended use of such devices includes treatment of children or treatment of pregnant or breastfeeding women or treatment of other patient groups considered particularly vulnerable to such substances and/or materials, information on residual risks for those patient groups and, if applicable, on appropriate precautionary measures shall be given in the instructions for use.

10.5. Devices shall be designed and manufactured in such a way as to reduce as far as possible the risks posed by the unintentional ingress of substances into the device taking into account the device and the nature of the environment in which it is intended to be used.

10.6. Devices shall be designed and manufactured in such a way as to reduce as far as possible the risks linked to the size and the properties of particles which are or can be released into the patient's or user's body, unless they come into contact with intact skin only. Special attention shall be given to nanomaterials.

11. Infection and microbial contamination

11.1. Devices and their manufacturing processes shall be designed in such a way as to eliminate or to reduce as far as possible the risk of infection to patients, users and, where applicable, other persons. The design shall:

(a) reduce as far as possible and appropriate the risks from unintended cuts and pricks, such as needle stick injuries,
(b) allow easy and safe handling,
(c) reduce as far as possible any microbial leakage from the device and/or microbial exposure during use, and
(d) prevent microbial contamination of the device or its content such as specimens or fluids.

11.2. Where necessary devices shall be designed to facilitate their safe cleaning, disinfection, and/or re-sterilisation.

11.3. Devices labelled as having a specific microbial state shall be designed, manufactured and packaged to ensure that they remain in that state when placed on the market and remain so under the transport and storage conditions specified by the manufacturer.

11.4. Devices delivered in a sterile state shall be designed, manufactured and packaged in accordance with appropriate procedures, to ensure that they are sterile when placed on the market and that, unless the packaging which is intended to maintain their sterile condition is damaged, they remain sterile, under the transport and storage conditions specified by the manufacturer, until that packaging is opened at the point of use. It shall be ensured that the integrity of that packaging is clearly evident to the final user.

11.5. Devices labelled as sterile shall be processed, manufactured, packaged and, sterilised by means of appropriate, validated methods.

11.6. Devices intended to be sterilised shall be manufactured and packaged in appropriate and controlled conditions and facilities.

11.7. Packaging systems for non-sterile devices shall maintain the integrity and cleanliness of the product and, where the devices are to be sterilised prior to use, minimise the risk of microbial contamination; the packaging system shall be suitable taking account of the method of sterilisation indicated by the manufacturer.

11.8. The labelling of the device shall distinguish between identical or similar devices placed on the market in both a sterile and a non-sterile condition additional to the symbol used to indicate that devices are sterile.

12. Devices incorporating a substance considered to be a medicinal product and devices that are composed of substances or of combinations of substances that are absorbed by or locally dispersed in the human body.

12.1. In the case of devices referred to in the first subparagraph of Article 1(8), the quality, safety and usefulness of the substance which, if used separately, would be considered to be a medicinal product within the meaning of point (2) of Article 1 of Directive 2001/83/EC, shall be verified by analogy with the methods specified in Annex I to Directive 2001/83/EC, as required by the applicable conformity assessment procedure under this Regulation.

12.2. Devices that are composed of substances or of combinations of substances that are intended to be introduced into the human body, and that are absorbed by or locally dispersed in the human body shall comply, where applicable and in a manner limited to the aspects not covered by this Regulation, with the relevant requirements laid down in Annex I to Directive 2001/83/EC for the evaluation of absorption, distribution, metabolism, excretion, local tolerance, toxicity, interaction with other devices, medicinal products or other substances and potential for adverse reactions, as required by the applicable conformity assessment procedure under this Regulation.

13. Devices incorporating materials of biological origin

13.1. For devices manufactured utilising derivatives of tissues or cells of human origin which are non-viable or are rendered non-viable covered by this Regulation in accordance with point (g) of Article 1(6), the following shall apply:

(a) donation, procurement and testing of the tissues and cells shall be done in accordance with Directive 2004/23/EC;

(b) processing, preservation and any other handling of those tissues and cells or their derivatives shall be carried out so as to provide safety for patients, users and, where applicable, other persons. In particular, safety with regard to viruses and other transmissible agents shall be addressed by appropriate methods of sourcing and by implementation of validated methods of elimination or inactivation in the course of the manufacturing process;

(c) the traceability system for those devices shall be complementary and compatible with the traceability and data protection requirements laid down in Directive 2004/23/EC and in Directive 2002/98/EC.

13.2. For devices manufactured utilising tissues or cells of animal origin, or their derivatives, which are non-viable or rendered non-viable the following shall apply:

(a) where feasible taking into account the animal species, tissues and cells of animal origin, or their derivatives, shall originate from animals that have been subjected to veterinary controls that are adapted to the intended use of the tissues. Information on the geographical origin of the animals shall be retained by manufacturers;

(b) sourcing, processing, preservation, testing and handling of tissues, cells and substances of animal origin, or their derivatives, shall be carried out so as to provide safety for patients, users and, where applicable, other persons. In particular safety with regard to viruses and other transmissible agents shall be addressed by implementation of validated methods of elimination or viral inactivation in the course of the manufacturing process, except when the use of such methods would lead to unacceptable degradation compromising the clinical benefit of the device;
(c) in the case of devices manufactured utilising tissues or cells of animal origin, or their derivatives, as referred to in Regulation (EU) No 722/2012 the particular requirements laid down in that Regulation shall apply.

13.3. For devices manufactured utilising non-viable biological substances other than those referred to in Sections 13.1 and 13.2, the processing, preservation, testing and handling of those substances shall be carried out so as to provide safety for patients, users and, where applicable, other persons, including in the waste disposal chain. In particular, safety with regard to viruses and other transmissible agents shall be addressed by appropriate methods of sourcing and by implementation of validated methods of elimination or inactivation in the course of the manufacturing process.

14. Construction of devices and interaction with their environment

14.1. If the device is intended for use in combination with other devices or equipment the whole combination, including the connection system shall be safe and shall not impair the specified performance of the devices. Any restrictions on use applying to such combinations shall be indicated on the label and/or in the instructions for use. Connections which the user has to handle, such as f luid, gas transfer, electrical or mechanical coupling, shall be designed and constructed in such a way as to minimise all possible risks, such as misconnection.

14.2. Devices shall be designed and manufactured in such a way as to remove or reduce as far as possible:

(a) the risk of injury, in connection with their physical features, including the volume/pressure ratio, dimensional and where appropriate ergonomic features;
(b) risks connected with reasonably foreseeable external inf luences or environmental conditions, such as magnetic fields, external electrical and electromagnetic effects, electrostatic discharge, radiation associated with diagnostic or therapeutic procedures, pressure, humidity, temperature, variations in pressure and acceleration or radio signal interferences;
(c) the risks associated with the use of the device when it comes into contact with materials, liquids, and substances, including gases, to which it is exposed during normal conditions of use;
(d) the risks associated with the possible negative interaction between software and the IT environment within which it operates and interacts;
(e) the risks of accidental ingress of substances into the device;

(f) the risks of reciprocal interference with other devices normally used in the investigations or for the treatment given; and
(g) risks arising where maintenance or calibration are not possible (as with implants), from ageing of materials used or loss of accuracy of any measuring or control mechanism.

14.3. Devices shall be designed and manufactured in such a way as to minimise the risks of fire or explosion during normal use and in single fault condition. Particular attention shall be paid to devices the intended use of which includes exposure to or use in association with flammable or explosive substances or substances which could cause combustion.

14.4. Devices shall be designed and manufactured in such a way that adjustment, calibration, and maintenance can be done safely and effectively.

14.5. Devices that are intended to be operated together with other devices or products shall be designed and manufactured in such a way that the interoperability and compatibility are reliable and safe.

14.6 Any measurement, monitoring or display scale shall be designed and manufactured in line with ergonomic principles, taking account of the intended purpose, users and the environmental conditions in which the devices are intended to be used.

14.7. Devices shall be designed and manufactured in such a way as to facilitate their safe disposal and the safe disposal of related waste substances by the user, patient or other person. To that end, manufacturers shall identify and test procedures and measures as a result of which their devices can be safely disposed after use. Such procedures shall be described in the instructions for use.

15. Devices with a diagnostic or measuring function

15.1. Diagnostic devices and devices with a measuring function, shall be designed and manufactured in such a way as to provide sufficient accuracy, precision and stability for their intended purpose, based on appropriate scientific and technical methods. The limits of accuracy shall be indicated by the manufacturer.

15.2. The measurements made by devices with a measuring function shall be expressed in legal units conforming to the provisions of Council Directive 80/181/EEC[(1)].

16. Protection against radiation

16.1. General

(a) Devices shall be designed, manufactured and packaged in such a way that exposure of patients, users and other persons to radiation is reduced as far

(1) Council Directive 80/181/EEC of 20 December 1979 on the approximation of the laws of the Member States relating to units of measurement and on the repeal of Directive 71/354/EEC (OJ L 39, 15.02.1980, p. 40).

as possible, and in a manner that is compatible with the intended purpose, whilst not restricting the application of appropriate specified levels for therapeutic and diagnostic purposes.

(b) The operating instructions for devices emitting hazardous or potentially hazardous radiation shall contain detailed information as to the nature of the emitted radiation, the means of protecting the patient and the user, and on ways of avoiding misuse and of reducing the risks inherent to installation as far as possible and appropriate. Information regarding the acceptance and performance testing, the acceptance criteria, and the maintenance procedure shall also be specified.

16.2. Intended radiation

(a) Where devices are designed to emit hazardous, or potentially hazardous, levels of ionizing and/or non- ionizing radiation necessary for a specific medical purpose the benefit of which is considered to outweigh the risks inherent to the emission, it shall be possible for the user to control the emissions. Such devices shall be designed and manufactured to ensure reproducibility of relevant variable parameters within an acceptable tolerance.

(b) Where devices are intended to emit hazardous, or potentially hazardous, ionizing and/or non-ionizing radiation, they shall be fitted, where possible, with visual displays and/or audible warnings of such emissions.

16.3. Devices shall be designed and manufactured in such a way that exposure of patients, users and other persons to the emission of unintended, stray or scattered radiation is reduced as far as possible. Where possible and appropriate, methods shall be selected which reduce the exposure to radiation of patients, users and other persons who may be affected.

16.4. Ionising radiation

(a) Devices intended to emit ionizing radiation shall be designed and manufactured taking into account the requirements of the Directive 2013/59/Euratom laying down basic safety standards for protection against the dangers arising from exposure to ionising radiation.

(b) Devices intended to emit ionising radiation shall be designed and manufactured in such a way as to ensure that, where possible, taking into account the intended use, the quantity, geometry and quality of the radiation emitted can be varied and controlled, and, if possible, monitored during treatment.

(c) Devices emitting ionising radiation intended for diagnostic radiology shall be designed and manufactured in such a way as to achieve an image and/or output quality that are appropriate to the intended medical purpose whilst minimising radiation exposure of the patient and user.

(d) Devices that emit ionising radiation and are intended for therapeutic radiology shall be designed and manufactured in such a way as to enable reliable monitoring and control of the delivered dose, the beam type, energy and, where appropriate, the quality of radiation.

17. Electronic programmable systems — devices that incorporate electronic programmable systems and software that are devices in themselves

17.1. Devices that incorporate electronic programmable systems, including software, or software that are devices in themselves, shall be designed to ensure repeatability, reliability and performance in line with their intended use. In the event of a single fault condition, appropriate means shall be adopted to eliminate or reduce as far as possible consequent risks or impairment of performance.

17.2. For devices that incorporate software or for software that are devices in themselves, the software shall be developed and manufactured in accordance with the state of the art taking into account the principles of development life cycle, risk management, including information security, verification and validation.

17.3. Software referred to in this Section that is intended to be used in combination with mobile computing platforms shall be designed and manufactured taking into account the specific features of the mobile platform (e.g. size and contrast ratio of the screen) and the external factors related to their use (varying environment as regards level of light or noise).

17.4. Manufacturers shall set out minimum requirements concerning hardware, IT networks characteristics and IT security measures, including protection against unauthorised access, necessary to run the software as intended.

18. Active devices and devices connected to them

18.1. For non-implantable active devices, in the event of a single fault condition, appropriate means shall be adopted to eliminate or reduce as far as possible consequent risks.

18.2. Devices where the safety of the patient depends on an internal power supply shall be equipped with a means of determining the state of the power supply and an appropriate warning or indication for when the capacity of the power supply becomes critical. If necessary, such warning or indication shall be given prior to the power supply becoming critical.

18.3. Devices where the safety of the patient depends on an external power supply shall include an alarm system to signal any power failure.

18.4. Devices intended to monitor one or more clinical parameters of a patient shall be equipped with appropriate alarm systems to alert the user of situations which could lead to death or severe deterioration of the patient's state of health.

18.5. Devices shall be designed and manufactured in such a way as to reduce as far as possible the risks of creating electromagnetic interference which could impair the operation of the device in question or other devices or equipment in the intended environment.

18.6. Devices shall be designed and manufactured in such a way as to provide a level of intrinsic immunity to electromagnetic interference such that is adequate to enable them to operate as intended.

18.7. Devices shall be designed and manufactured in such a way as to avoid, as far as possible, the risk of accidental electric shocks to the patient, user or any other person, both during normal use of the device and in the event of a single fault condition in the device, provided the device is installed and maintained as indicated by the manufacturer.

18.8. Devices shall be designed and manufactured in such a way as to protect, as far as possible, against unauthorised access that could hamper the device from functioning as intended.

19. Particular requirements for active implantable devices

19.1. Active implantable devices shall be designed and manufactured in such a way as to remove or minimize as far as possible:

(a) risks connected with the use of energy sources with particular reference, where electricity is used, to insulation, leakage currents and overheating of the devices,
(b) risks connected with medical treatment, in particular those resulting from the use of defibrillators or high- frequency surgical equipment, and
(c) risks which may arise where maintenance and calibration are impossible, including:
  - excessive increase of leakage currents,
  - ageing of the materials used,
  - excess heat generated by the device,
  - decreased accuracy of any measuring or control mechanism.

19.2. Active implantable devices shall be designed and manufactured in such a way as to ensure

- if applicable, the compatibility of the devices with the substances they are intended to administer, and
- the reliability of the source of energy.

19.3. Active implantable devices and, if appropriate, their component parts shall be identifiable to allow any necessary measure to be taken following the discovery of a potential risk in connection with the devices or their component parts.

19.4. Active implantable devices shall bear a code by which they and their manufacturer can be unequivocally identified (particularly with regard to the type of device and its year of manufacture); it shall be possible to read this code, if necessary, without the need for a surgical operation.

20. Protection against mechanical and thermal risks

20.1. Devices shall be designed and manufactured in such a way as to protect patients and users against mechanical risks connected with, for example, resistance to movement, instability and moving parts.

20.2. Devices shall be designed and manufactured in such a way as to reduce to the lowest possible level the risks arising from vibration generated by the devices, taking account of technical progress and of the means available for limiting vibrations, particularly at source, unless the vibrations are part of the specified performance.

20.3. Devices shall be designed and manufactured in such a way as to reduce to the lowest possible level the risks arising from the noise emitted, taking account of technical progress and of the means available to reduce noise, particularly at source, unless the noise emitted is part of the specified performance.

20.4. Terminals and connectors to the electricity, gas or hydraulic and pneumatic energy supplies which the user or other person has to handle, shall be designed and constructed in such a way as to minimise all possible risks.

20.5. Errors likely to be made when fitting or refitting certain parts which could be a source of risk shall be made impossible by the design and construction of such parts or, failing this, by information given on the parts themselves and/or their housings.

The same information shall be given on moving parts and/or their housings where the direction of movement needs to be known in order to avoid a risk.

20.6. Accessible parts of devices (excluding the parts or areas intended to supply heat or reach given temperatures) and their surroundings shall not attain potentially dangerous temperatures under normal conditions of use.

21. Protection against the risks posed to the patient or user by devices supplying energy or substances

21.1. Devices for supplying the patient with energy or substances shall be designed and constructed in such a way that the amount to be delivered can be set and maintained accurately enough to ensure the safety of the patient and of the user.

21.2. Devices shall be fitted with the means of preventing and/or indicating any inadequacies in the amount of energy delivered or substances delivered which could pose a danger. Devices shall incorporate suitable means to prevent, as far as possible, the accidental release of dangerous levels of energy or substances from an energy and/or substance source.

21.3. The function of the controls and indicators shall be clearly specified on the devices. Where a device bears instructions required for its operation or indicates operating or adjustment parameters by means of a visual system, such information shall be understandable to the user and, as appropriate, the patient.

22. Protection against the risks posed by medical devices intended by the manufacturer for use by lay persons

22.1. Devices for use by lay persons shall be designed and manufactured in such a way that they perform appropriately for their intended purpose taking into account the skills and the means available to lay persons and the influence resulting from variation that can be reasonably anticipated in the lay person's technique and environment. The information and instructions provided by the manufacturer shall be easy for the lay person to understand and apply.

22.2. Devices for use by lay persons shall be designed and manufactured in such a way as to:

- ensure that the device can be used safely and accurately by the intended user at all stages of the procedure, if necessary after appropriate training and/or information,
- reduce, as far as possible and appropriate, the risk from unintended cuts and pricks such as needle stick injuries, and
- reduce as far as possible the risk of error by the intended user in the handling of the device and, if applicable, in the interpretation of the results.

22.3. Devices for use by lay persons shall, where appropriate, include a procedure by which the lay person:

- can verify that, at the time of use, the device will perform as intended by the manufacturer, and
- if applicable, is warned if the device has failed to provide a valid result.

CHAPTER III
REQUIREMENTS REGARDING THE INFORMATION SUPPLIED WITH THE DEVICE

23. Label and instructions for use

23.1. General requirements regarding the information supplied by the manufacturer

Each device shall be accompanied by the information needed to identify the device and its manufacturer, and by any safety and performance information relevant to the user, or any other person, as appropriate. Such information may appear on the device itself, on the packaging or in the instructions for use, and shall, if the manufacturer has a website, be made available and kept up to date on the website, taking into account the following:

(a) The medium, format, content, legibility, and location of the label and instructions for use shall be appropriate to the particular device, its intended purpose and the technical knowledge, experience, education or training of the intended user(s). In particular, instructions for use shall be written in terms readily understood by the intended user and, where appropriate, supplemented with drawings and diagrams.

(b) The information required on the label shall be provided on the device itself. If this is not practicable or appropriate, some or all of the information may appear on the packaging for each unit, and/or on the packaging of multiple devices.

(c) Labels shall be provided in a human-readable format and may be supplemented by machine-readable information, such as radio-frequency identification ('RFID') or bar codes.

(d) Instructions for use shall be provided together with devices. By way of exception, instructions for use shall not be required for class I and class IIa devices if such devices can be used safely without any such instructions and unless otherwise provided for elsewhere in this Section.

(e) Where multiple devices are supplied to a single user and/or location, a single copy of the instructions for use may be provided if so agreed by the purchaser who in any case may request further copies to be provided free of charge.

(f) Instructions for use may be provided to the user in non-paper format (e.g. electronic) to the extent, and only under the conditions, set out in Regulation (EU) No 207/2012 or in any subsequent implementing rules adopted pursuant to this Regulation.

(g) Residual risks which are required to be communicated to the user and/or other person shall be included as limitations, contra-indications, precautions or warnings in the information supplied by the manufacturer.

(h) Where appropriate, the information supplied by the manufacturer shall take the form of internationally recognised symbols. Any symbol or identification colour used shall conform to the harmonised standards or CS. In areas for which no harmonised standards or CS exist, the symbols and colours shall be described in the documentation supplied with the device.

23.2. Information on the label

The label shall bear all of the following particulars:

(a) the name or trade name of the device;

(b) the details strictly necessary for a user to identify the device, the contents of the packaging and, where it is not obvious for the user, the intended purpose of the device;

(c) the name, registered trade name or registered trade mark of the manufacturer and the address of its registered place of business;

(d) if the manufacturer has its registered place of business outside the Union, the name of the authorised representative and address of the registered place of business of the authorised representative;

(e) where applicable, an indication that the device contains or incorporates:

- a medicinal substance, including a human blood or plasma derivative, or

- tissues or cells, or their derivatives, of human origin, or
- tissues or cells of animal origin, or their derivatives, as referred to in Regulation (EU) No 722/2012;

(f) where applicable, information labelled in accordance with Section 10.4.5.;
(g) the lot number or the serial number of the device preceded by the words LOT NUMBER or SERIAL NUMBER or an equivalent symbol, as appropriate;
(h) the UDI carrier referred to in Article 27(4) and Part C of Annex VI;
(i) an unambiguous indication of t the time limit for using or implanting the device safely, expressed at least in terms of year and month, where this is relevant;
(j) where there is no indication of the date until when it may be used safely, the date of manufacture. This date of manufacture may be included as part of the lot number or serial number, provided the date is clearly identifiable;
(k) an indication of any special storage and/or handling condition that applies;
(l) if the device is supplied sterile, an indication of its sterile state and the sterilisation method;
(m) warnings or precautions to be taken that need to be brought to the immediate attention of the user of the device, and to any other person. This information may be kept to a minimum in which case more detailed information shall appear in the instructions for use, taking into account the intended users;
(n) if the device is intended for single use, an indication of that fact. A manufacturer's indication of single use shall be consistent across the Union;
(o) if the device is a single-use device that has been reprocessed, an indication of that fact, the number of reprocessing cycles already performed, and any limitation as regards the number of reprocessing cycles;
(p) if the device is custom-made, the words 'custom-made device';
(q) an indication that the device is a medical device. If the device is intended for clinical investigation only, the words 'exclusively for clinical investigation';
(r) in the case of devices that are composed of substances or of combinations of substances that are intended to be introduced into the human body via a body orifice or applied to the skin and that are absorbed by or locally dispersed in the human body, the overall qualitative composition of the device and quantitative information on the main constituent or constituents responsible for achieving the principal intended action;
(s) for active implantable devices, the serial number, and for other implantable devices, the serial number or the lot number.

23.3. Information on the packaging which maintains the sterile condition of a device ('sterile packaging')

The following particulars shall appear on the sterile packaging:

(a) an indication permitting the sterile packaging to be recognised as such,
(b) a declaration that the device is in a sterile condition,
(c) the method of sterilisation,

(d) the name and address of the manufacturer, (e) a description of the device,
(e) if the device is intended for clinical investigations, the words 'exclusively for clinical investigations',
(f) if the device is custom-made, the words 'custom-made device',
(g) the month and year of manufacture,
(h) an unambiguous indication of the time limit for using or implanting the device safely expressed at least in terms of year and month, and
(i) an instruction to check the instructions for use for what to do if the sterile packaging is damaged or unintentionally opened before use.

23.4. Information in the instructions for use

The instructions for use shall contain all of the following particulars:

(a) the particulars referred to in points (a), (c), (e), (f), (k), (l), (n) and (r) of Section 23.2;
(b) the device's intended purpose with a clear specification of indications, contra-indications, the patient target group or groups, and of the intended users, as appropriate;
(c) where applicable, a specification of the clinical benefits to be expected.
(d) where applicable, links to the summary of safety and clinical performance referred to in Article 32;
(e) the performance characteristics of the device;
(f) where applicable, information allowing the healthcare professional to verify if the device is suitable and select the corresponding software and accessories;
(g) any residual risks, contra-indications and any undesirable side-effects, including information to be conveyed to the patient in this regard;
(h) specifications the user requires to use the device appropriately, e.g. if the device has a measuring function, the degree of accuracy claimed for it;
(i) details of any preparatory treatment or handling of the device before it is ready for use or during its use, such as sterilisation, final assembly, calibration, etc., including the levels of disinfection required to ensure patient safety and all available methods for achieving those levels of disinfection;
(j) any requirements for special facilities, or special training, or particular qualifications of the device user and/or other persons;
(k) the information needed to verify whether the device is properly installed and is ready to perform safely and as intended by the manufacturer, together with, where relevant:
  - details of the nature, and frequency, of preventive and regular maintenance, and of any preparatory cleaning or disinfection,
  - identification of any consumable components and how to replace them,
  - information on any necessary calibration to ensure that the device operates properly and safely during its intended lifetime, and

- methods for eliminating the risks encountered by persons involved in installing, calibrating or servicing devices;

(l) if the device is supplied sterile, instructions in the event of the sterile packaging being damaged or unintentionally opened before use;

(m) if the device is supplied non-sterile with the intention that it is sterilised before use, the appropriate instructions for sterilisation;

(n) if the device is reusable, information on the appropriate processes for allowing reuse, including cleaning, disinfection, packaging and, where appropriate, the validated method of re-sterilisation appropriate to the Member State or Member States in which the device has been placed on the market. Information shall be provided to identify when the device should no longer be reused, e.g. signs of material degradation or the maximum number of allowable reuses;

(o) an indication, if appropriate, that a device can be reused only if it is reconditioned under the responsibility of the manufacturer to comply with the general safety and performance requirements;

(p) if the device bears an indication that it is for single use, information on known characteristics and technical factors known to the manufacturer that could pose a risk if the device were to be re-used. This information shall be based on a specific section of the manufacturer's risk management documentation, where such characteristics and technical factors shall be addressed in detail. If in accordance with point (d) of Section 23.1. no instructions for use are required, this information shall be made available to the user upon request;

(q) for devices intended for use together with other devices and/or general purpose equipment:
- information to identify such devices or equipment, in order to obtain a safe combination, and/or
- information on any known restrictions to combinations of devices and equipment;

(r) if the device emits radiation for medical purposes:
- detailed information as to the nature, type and where appropriate, the intensity and distribution of the emitted radiation,
- the means of protecting the patient, user, or other person from unintended radiation during use of the device;

(s) information that allows the user and/or patient to be informed of any warnings, precautions, contra- indications, measures to be taken and limitations of use regarding the device. That information shall, where relevant, allow the user to brief the patient about any warnings, precautions, contra-indications, measures to be taken and limitations of use regarding the device. The information shall cover, where appropriate:
- warnings, precautions and/or measures to be taken in the event of malfunction of the device or changes in its performance that may affect safety,

- warnings, precautions and/or measures to be taken as regards the exposure to reasonably foreseeable external inf luences or environmental conditions, such as magnetic fields, external electrical and electro magnetic effects, electrostatic discharge, radiation associated with diagnostic or therapeutic procedures, pressure, humidity, or temperature,
- warnings, precautions and/or measures to be taken as regards the risks of interference posed by the reasonably foreseeable presence of the device during specific diagnostic investigations, evaluations, or therapeutic treatment or other procedures such as electromagnetic interference emitted by the device affecting other equipment,
- if the device is intended to administer medicinal products, tissues or cells of human or animal origin, or their derivatives, or biological substances, any limitations or incompatibility in the choice of substances to be delivered,
- warnings, precautions and/or limitations related to the medicinal substance or biological material that is incorporated into the device as an integral part of the device; and
- precautions related to materials incorporated into the device that contain or consist of CMR substances or endocrine-disrupting substances, or that could result in sensitisation or an allergic reaction by the patient or user;

(t) in the case of devices that are composed of substances or of combinations of substances that are intended to be introduced into the human body and that are absorbed by or locally dispersed in the human body, warnings and precautions, where appropriate, related to the general profile of interaction of the device and its products of metabolism with other devices, medicinal products and other substances as well as contra- indications, undesirable side-effects and risks relating to overdose;

(u) in the case of implantable devices, the overall qualitative and quantitative information on the materials and substances to which patients can be exposed;

(v) warnings or precautions to be taken in order to facilitate the safe disposal of the device, its accessories and the consumables used with it, if any. This information shall cover, where appropriate:
- infection or microbial hazards such as explants, needles or surgical equipment contaminated with potentially infectious substances of human origin, and
- physical hazards such as from sharps.

If in accordance with the point (d) of Section 23.1 no instructions for use are required, this information shall be made available to the user upon request;

(w) for devices intended for use by lay persons, the circumstances in which the user should consult a healthcare professional;

(x) for the devices covered by this Regulation pursuant to Article 1(2), information regarding the absence of a clinical benefit and the risks related to use of the device;
(y) date of issue of the instructions for use or, if they have been revised, date of issue and identifier of the latest revision of the instructions for use;
(z) a notice to the user and/or patient that any serious incident that has occurred in relation to the device should be reported to the manufacturer and the competent authority of the Member State in which the user and/or patient is established;
(aa) information to be supplied to the patient with an implanted device in accordance with Article 18;
(ab) for devices that incorporate electronic programmable systems, including software, or software that are devices in themselves, minimum requirements concerning hardware, IT networks characteristics and IT security measures, including protection against unauthorised access, necessary to run the software as intended.

ANNEX II
TECHNICAL DOCUMENTATION

The technical documentation and, if applicable, the summary thereof to be drawn up by the manufacturer shall be presented in a clear, organised, readily searchable and unambiguous manner and shall include in particular the elements listed in this Annex.

1. DEVICE DESCRIPTION AND SPECIFICATION, INCLUDING VARIANTS AND ACCESSORIES

1.1. Device description and specification

(a) product or trade name and a general description of the device including its intended purpose and intended users;
(b) the Basic UDI-DI as referred to in Part C of Annex VI assigned by the manufacturer to the device in question, as soon as identification of this device becomes based on a UDI system, or otherwise a clear identification by means of product code, catalogue number or other unambiguous reference allowing traceability;
(c) the intended patient population and medical conditions to be diagnosed, treated and/or monitored and other considerations such as patient selection criteria, indications, contra-indications, warnings;
(d) principles of operation of the device and its mode of action, scientifically demonstrated if necessary;
(e) the rationale for the qualification of the product as a device;
(f) the risk class of the device and the justification for the classification rule(s) applied in accordance with Annex VIII;
(g) an explanation of any novel features;
(h) a description of the accessories for a device, other devices and other products that are not devices, which are intended to be used in combination with it;
(i) a description or complete list of the various configurations/variants of the device that are intended to be made available on the market;
(j) a general description of the key functional elements, e.g. its parts/components (including software if appropriate), its formulation, its composition, its functionality and, where relevant, its qualitative and quantitative composition. Where appropriate, this shall include labelled pictorial representations (e.g. diagrams, photographs, and drawings), clearly indicating key parts/components, including sufficient explanation to understand the drawings and diagrams;
(k) a description of the raw materials incorporated into key functional elements and those making either direct contact with the human body or indirect contact with the body, e.g., during extracorporeal circulation of body f luids;

(l) technical specifications, such as features, dimensions and performance attributes, of the device and any variants/configurations and accessories that would typically appear in the product specification made available to the user, for example in brochures, catalogues and similar publications.

1.2. Reference to previous and similar generations of the device

(a) an overview of the previous generation or generations of the device produced by the manufacturer, where such devices exist;
(b) an overview of identified similar devices available on the Union or international markets, where such devices exist.

2. INFORMATION TO BE SUPPLIED BY THE MANUFACTURER

A complete set of:

- the label or labels on the device and on its packaging, such as single unit packaging, sales packaging, transport packaging in case of specific management conditions, in the languages accepted in the Member States where the device is envisaged to be sold; and
- the instructions for use in the languages accepted in the Member States where the device is envisaged to be sold.

3. DESIGN AND MANUFACTURING INFORMATION

(a) information to allow the design stages applied to the device to be understood;
(b) complete information and specifications, including the manufacturing processes and their validation, their adjuvants, the continuous monitoring and the final product testing. Data shall be fully included in the technical documentation;
(c) identification of all sites, including suppliers and sub-contractors, where design and manufacturing activities are performed.

4. GENERAL SAFETY AND PERFORMANCE REQUIREMENTS

The documentation shall contain information for the demonstration of conformity with the general safety and performance requirements set out in Annex I that are applicable to the device taking into account its intended purpose, and shall include a justification, validation and verification of the solutions adopted to meet those requirements. The demonstration of conformity shall include:

(a) the general safety and performance requirements that apply to the device and an explanation as to why others do not apply;
(b) the method or methods used to demonstrate conformity with each applicable general safety and performance requirement;
(c) the harmonised standards, CS or other solutions applied; and

(d) the precise identity of the controlled documents offering evidence of conformity with each harmonised standard, CS or other method applied to demonstrate conformity with the general safety and performance requirements. The information referred to under this point shall incorporate a cross-reference to the location of such evidence within the full technical documentation and, if applicable, the summary technical documentation.

5. BENEFIT-RISK ANALYSIS AND RISK MANAGEMENT

The documentation shall contain information on:

(a) the benefit-risk analysis referred to in Sections 1 and 8 of Annex I, and
(b) the solutions adopted and the results of the risk management referred to in Section 3 of Annex I.

6. PRODUCT VERIFICATION AND VALIDATION

The documentation shall contain the results and critical analyses of all verifications and validation tests and/or studies undertaken to demonstrate conformity of the device with the requirements of this Regulation and in particular the applicable general safety and performance requirements.

6.1. Pre-clinical and clinical data

(a) results of tests, such as engineering, laboratory, simulated use and animal tests, and evaluation of published literature applicable to the device, taking into account its intended purpose, or to similar devices, regarding the pre-clinical safety of the device and its conformity with the specifications;
(b) detailed information regarding test design, complete test or study protocols, methods of data analysis, in addition to data summaries and test conclusions regarding in particular:
   - the biocompatibility of the device including the identification of all materials in direct or indirect contact with the patient or user;
   - physical, chemical and microbiological characterisation;
   - electrical safety and electromagnetic compatibility;
   - software verification and validation (describing the software design and development process and evidence of the validation of the software, as used in the finished device. This information shall typically include the summary results of all verification, validation and testing performed both in-house and in a simulated or actual user environment prior to final release. It shall also address all of the different hardware config urations and, where applicable, operating systems identified in the information supplied by the manufacturer);
   - stability, including shelf life; and
   - performance and safety.

Where applicable, conformity with the provisions of Directive 2004/10/EC of the European Parliament and of the Council[1] shall be demonstrated.
Where no new testing has been undertaken, the documentation shall incorporate a rationale for that decision. An example of such a rationale would be that biocompatibility testing on identical materials was conducted when those materials were incorporated in a previous version of the device that has been legally placed on the market or put into service;

(c) the clinical evaluation report and its updates and the clinical evaluation plan referred to in Article 61(12) and Part A of Annex XIV;
(d) the PMCF plan and PMCF evaluation report referred to in Part B of Annex XIV or a justification why a PMCF is not applicable.

6.2. Additional information required in specific cases

(a) Where a device incorporates, as an integral part, a substance which, if used separately, may be considered to be a medicinal product within the meaning of point 2 of Article 1 of Directive 2001/83/EC, including a medicinal product derived from human blood or human plasma, as referred to in the first subparagraph of Article 1(8), a statement indicating this fact. In this case, the documentation shall identify the source of that substance and contain the data of the tests conducted to assess its safety, quality and usefulness, taking account of the intended purpose of the device.
(b) Where a device is manufactured utilising tissues or cells of human or animal origin, or their derivatives, and is covered by this Regulation in accordance with points (f) and (g) of Article 1(6, and where a device incorporates, as an integral part, tissues or cells of human origin or their derivatives that have an action ancillary to that of the device and is covered by this Regulation in accordance with the first subparagraph of Article 1(10), a statement indicating this fact. In such a case, the documentation shall identify all materials of human or animal origin used and provide detailed information concerning the conformity with Sections 13.1. or 13.2., respectively, of Annex I.
(c) In the case of devices that are composed of substances or combinations of substances that are intended to be introduced into the human body and that are absorbed by or locally dispersed in the human body, detailed information, including test design, complete test or study protocols, methods of data analysis, and data summaries and test conclusions, regarding studies in relation to:
  - absorption, distribution, metabolism and excretion;
  - possible interactions of those substances, or of their products of metabolism in the human body, with other devices, medicinal products or other

(1) Directive 2004/10/EC of the European Parliament and of the Council of 11 February 2004 on the harmonisation of laws, regulations and administrative provisions relating to the application of the principles of good laboratory practice and the verification of their applications for tests on chemical substances (OJ L 50, 20.02.2004, p. 44).

substances, considering the target population, and its associated medical conditions;
- local tolerance; and
- toxicity, including single-dose toxicity, repeat-dose toxicity, genotoxicity, carcinogenicity and reproductive and developmental toxicity, as applicable depending on the level and nature of exposure to the device.

In the absence of such studies, a justification shall be provided.

(d) In the case of devices containing CMR or endocrine-disrupting substances referred to in Section 10.4.1 of Annex I, the justification referred to in Section 10.4.2 of that Annex.

(e) In the case of devices placed on the market in a sterile or defined microbiological condition, a description of the environmental conditions for the relevant manufacturing steps. In the case of devices placed on the market in a sterile condition, a description of the methods used, including the validation reports, with respect to packaging, sterilisation and maintenance of sterility. The validation report shall address bioburden testing, pyrogen testing and, if applicable, testing for sterilant residues.

(f) In the case of devices placed on the market with a measuring function, a description of the methods used in order to ensure the accuracy as given in the specifications.

(g) If the device is to be connected to other device(s) in order to operate as intended, a description of this combination/configuration including proof that it conforms to the general safety and performance requirements when connected to any such device(s) having regard to the characteristics specified by the manufacturer.

ANNEX III
TECHNICAL DOCUMENTATION ON POST-MARKET SURVEILLANCE

The technical documentation on post-market surveillance to be drawn up by the manufacturer in accordance with Articles 83 to 86 shall be presented in a clear, organised, readily searchable and unambiguous manner and shall include in particular the elements described in this Annex.

1. The post-market surveillance plan drawn up in accordance with Article 84.

The manufacturer shall prove in a post-market surveillance plan that it complies with the obligation referred to in Article 83.

(a) The post-market surveillance plan shall address the collection and utilization of available information, in particular:
   - information concerning serious incidents, including information from PSURs, and field safety corrective actions;
   - records referring to non-serious incidents and data on any undesirable side-effects;
   - information from trend reporting;
   - relevant specialist or technical literature, databases and/or registers;
   - information, including feedbacks and complaints, provided by users, distributors and importers; and
   - publicly available information about similar medical devices.

(b) The post-market surveillance plan shall cover at least:
   - a proactive and systematic process to collect any information referred to in point (a). The process shall allow a correct characterisation of the performance of the devices and shall also allow a comparison to be made between the device and similar products available on the market;
   - effective and appropriate methods and processes to assess the collected data;
   - suitable indicators and threshold values that shall be used in the continuous reassessment of the benefit- risk analysis and of the risk management as referred to in Section 3 of Annex I;
   - effective and appropriate methods and tools to investigate complaints and analyse market-related experience collected in the field;
   - methods and protocols to manage the incidents subject to the trend report as provided for in Article 88, including the methods and protocols to be used to establish any statistically significant increase in the frequency or severity of incidents as well as the observation period;
   - methods and protocols to communicate effectively with competent authorities, notified bodies, economic operators and users;
   - reference to procedures to fulfil the manufacturers obligations laid down in Articles 83, 84 and 86;

- systematic procedures to identify and initiate appropriate measures including corrective actions;
- effective tools to trace and identify devices for which corrective actions might be necessary; and
- a PMCF plan as referred to in Part B of Annex XIV, or a justification as to why a PMCF is not applicable.

2. The PSUR referred to in Article 86 and the post-market surveillance report referred to in Article 85.

ANNEX IV
EU DECLARATION OF CONFORMITY

The EU declaration of conformity shall contain all of the following information:

1. Name, registered trade name or registered trade mark and, if already issued, SRN as referred to in Article 31 of the manufacturer, and, if applicable, its authorised representative, and the address of their registered place of business where they can be contacted and their location be established;

2. A statement that the EU declaration of conformity is issued under the sole responsibility of the manufacturer;

3. The Basic UDI-DI as referred to in Part C of Annex VI;

4. Product and trade name, product code, catalogue number or other unambiguous reference allowing identification and traceability of the device covered by the EU declaration of conformity, such as a photograph, where appropriate, as well as its intended purpose. Except for the product or trade name, the information allowing identifi cation and traceability may be provided by the Basic UDI-DI referred to in point 3;

5. Risk class of the device in accordance with the rules set out in Annex VIII;

6. A statement that the device that is covered by the present declaration is in conformity with this Regulation and, if applicable, with any other relevant Union legislation that provides for the issuing of an EU declaration of conformity;

7. References to any CS used and in relation to which conformity is declared;

8. Where applicable, the name and identification number of the notified body, a description of the conformity assessment procedure performed and identification of the certificate or certificates issued;

9. Where applicable, additional information;

10. Place and date of issue of the declaration, name and function of the person who signed it as well as an indication for, and on behalf of whom, that person signed, signature.

ANNEX V
CE MARKING OF CONFORMITY

1. The CE marking shall consist of the initials 'CE' taking the following form:

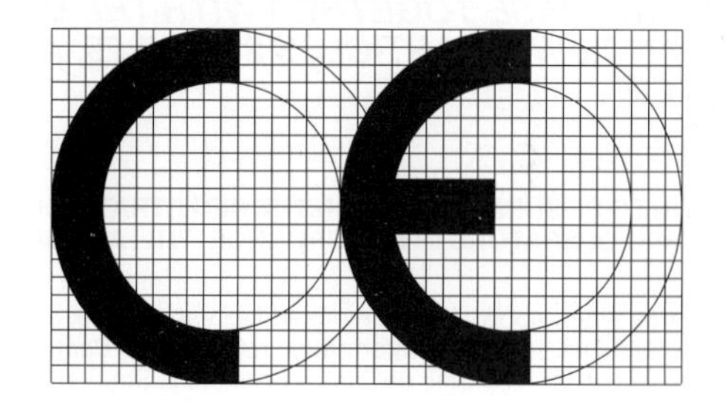

2. If the CE marking is reduced or enlarged, the proportions given in the above graduated drawing shall be respected.

3. The various components of the CE marking shall have substantially the same vertical dimension, which may not be less than 5 mm. This minimum dimension may be waived for small-scale devices.

ANNEX VI INFORMATION TO BE SUBMITTED UPON THE REGISTRATION OF DEVICES AND ECONOMIC OPERATORS IN ACCORDANCE WITH ARTICLES 29(4) AND 31, CORE DATA ELEMENTS TO BE PROVIDED TO THE UDI DATABASE TOGETHER WITH THE UDI-DI IN ACCORDANCE WITH ARTICLES 28 AND 29, AND THE UDI SYSTEM

PART A INFORMATION TO BE SUBMITTED UPON THE REGISTRATION OF DEVICES AND ECONOMIC OPERATORS IN ACCORDANCE WITH ARTICLES 29(4) AND 31

Manufacturers or, when applicable, authorised representatives, and, when applicable, importers shall submit the information referred to in Section 1 and shall ensure that the information on their devices referred to in Section 2 is complete, correct and updated by the relevant party.

1. Information relating to the economic operator

1.1. type of economic operator(manufacturer, authorised representative, or importer),

1.2. name, address and contact details of the economic operator,

1.3. where submission of information is carried out by another person on behalf of any of the economic operators mentioned under Section 1.1, the name, address and contact details of that person,

1.4. name address and contact details of the person or persons responsible for regulatory compliance referred to in Article 15.

2. Information relating to the device

2.1. Basic UDI-DI,

2.2. type, number and expiry date of the certificate issued by the notified body and the name or identification number of that notified body and the link to the information that appears on the certificate and was entered by the notified body in the electronic system on notified bodies and certificates,

2.3. Member State in which the device is to or has been placed on the market in the Union,

2.4. in the case of class IIa, class IIb or class III devices: Member States where the device is or is to be made available,

2.5. risk class of the device,

2.6. reprocessed single-use device (y/n),

2.7. presence of a substance which, if used separately, may be considered to be a medicinal product and name of that substance,

2.8. presence of a substance which, if used separately, may be considered to be a medicinal product derived from human blood or human plasma and name of this substance,

2.9. presence of tissues or cells of human origin, or their derivatives (y/n),

2.10. presence of tissues or cells of animal origin, or their derivatives, as referred to in Regulation (EU) No 722/2012 (y/n),

2.11. where applicable, the single identification number of the clinical investigation or investigations conducted in relation to the device or a link to the clinical investigation registration in the electronic system on clinical investigations,

2.12. in the case of devices listed in Annex XVI, specification as to whether the intended purpose of the device is other than a medical purpose,

2.13. in the case of devices designed and manufactured by another legal or natural person as referred in Article 10(15), the name, address and contact details of that legal or natural person,

2.14. in the case of class III or implantable devices, the summary of safety and clinical performance,

2.15. status of the device (on the market, no longer placed on the market, recalled, field safety corrective action initiated).

PART B
CORE DATA ELEMENTS TO BE PROVIDED TO THE UDI DATABASE TOGETHER WITH THE UDI-DI IN ACCORDANCE WITH ARTICLES 28 AND 29

The manufacturer shall provide to the UDI database the UDI-DI and all of the following information relating to the manufacturer and the device:

1. quantity per package configuration,

2. the Basic UDI-DI as referred to in Article 29 and any additional UDI-DIs,

3. the manner in which production of the device is controlled (expiry date or manufacturing date, lot number, serial number),

4. if applicable, the unit of use UDI-DI (where a UDI is not labelled on the device at the level of its unit of use, a 'unit of use' DI shall be assigned so as to associate the use of a device with a patient),

5. name and address of the manufacturer (as indicated on the label),

6. the SRN issued in accordance with Article 31(2),

7. if applicable, name and address of the authorised representative (as indicated on the label),

8. the medical device nomenclature code as provided for in Article 26,

9. risk class of the device,

10. if applicable, name or trade name,

11. if applicable, device model, reference, or catalogue number,

12. if applicable, clinical size (including volume, length, gauge, diameter),

13. additional product description (optional),

14. if applicable, storage and/or handling conditions (as indicated on the label or in the instructions for use),

15. if applicable, additional trade names of the device,

16. labelled as a single-use device (y/n),

17. if applicable, the maximum number of reuses,

18. device labelled sterile (y/n),

19. need for sterilisation before use (y/n),

20. containing latex (y/n),

21. where applicable, information labelled in accordance with Section 10.4.5 of Annex I,

22. URL for additional information, such as electronic instructions for use (optional),

23. if applicable, critical warnings or contra-indications,

24. status of the device (on the market, no longer placed on the market, recalled, field safety corrective action initiated).

PART C
THE UDI SYSTEM

1. Definitions

Automatic identification and data capture ('AIDC')

AIDC is a technology used to automatically capture data. AIDC technologies include bar codes, smart cards, biometrics and RFID.

Basic UDI-DI

The Basic UDI-DI is the primary identifier of a device model. It is the DI assigned at the level of the device unit of use. It is the main key for records in the UDI database and is referenced in relevant certificates and EU declarations of conformity.

Unit of Use DI

The Unit of Use DI serves to associate the use of a device with a patient in instances in which a UDI is not labelled on the individual device at the level of its unit of use, for example in the event of several units of the same device being packaged together.

Configurable device

A configurable device is a device that consists of several components which can be assembled by the manufacturer in multiple configurations. Those individual components may be devices in themselves.

Configurable devices include computed tomography (CT) systems, ultrasound systems, anaesthesia systems, physiological Monitoring systems, radiology information systems (RIS).

Configuration

Configuration is a combination of items of equipment, as specified by the manufacturer, that operate together as a device to achieve an intended purpose. The combination of items may be modified, adjusted or customized to meet specific needs.

Configurations include inter alia:

- gantries, tubes, tables, consoles and other items of equipment that can be configured/combined to deliver an intended function in computed tomography.
- ventilators, breathing circuits, vaporizers combined to deliver an intended function in anaesthesia.

UDI-DI

The UDI-DI is a unique numeric or alphanumeric code specific to a model of device and that is also used as the 'access key' to information stored in a UDI database.

Human Readable Interpretation ('HRI')

HRI is a legible interpretation of the data characters encoded in the UDI carrier.

Packaging levels

Packaging levels means the various levels of device packaging that contain a defined quantity of devices, such as a carton or case.

UDI-PI

The UDI-PI is a numeric or alphanumeric code that identifies the unit of device production.

The different types of UDI-PIs include serial number, lot number, software identification and manufacturing or expiry date or both types of date.

Radio Frequency Identification RFID

RFID is a technology that uses communication through the use of radio waves to exchange data between a reader and an electronic tag attached to an object, for the purpose of identification.

Shipping containers

A shipping container is a container in relation to which traceability is controlled by a process specific to logistics systems.

Unique Device Identifier ('UDI')

The UDI is a series of numeric or alphanumeric characters that is created through a globally accepted device identification and coding standard. It allows the unambiguous identification of a specific device on the market. The UDI is comprised of the UDI-DI and the UDI-PI.

The word 'Unique' does not imply serialisation of individual production units.

UDI carrier

The UDI carrier is the means of conveying the UDI by using AIDC and, if applicable, its HRI. UDI carriers include, inter alia, ID/linear bar code, 2D/Matrix bar code, RFID.

2. General requirements

2.1. The affixing of the UDI is an additional requirement — it does not replace any other marking or labelling requirements laid down in Annex I to this Regulation.

2.2. The manufacturer shall assign and maintain unique UDIs for its devices.

2.3. Only the manufacturer may place the UDI on the device or its packaging.

2.4. Only coding standards provided by issuing entities designated by the Commission pursuant to Article 27(2) may be used.

3. The UDI

3.1. A UDI shall be assigned to the device itself or its packaging. Higher levels of packaging shall have their own UDI.

3.2. Shipping containers shall be exempted from the requirement in Section 3.1. By way of example, a UDI shall not be required on a logistics unit; where a healthcare provider orders multiple devices using the UDI or model number of individual devices and the manufacturer places those devices in a container for shipping or to protect the individually packaged devices, the container (logistics unit) shall not be subject to UDI requirements.

3.3. The UDI shall contain two parts: a UDI-DI and a UDI-PI.

3.4. The UDI-DI shall be unique at each level of device packaging.

3.5. If a lot number, serial number, software identification or expiry date appears on the label, it shall be part of the UDI-PI. If there is also a manufacturing date on the label, it does not need to be included in the UDI-PI. If there is only a manufacturing date on the label, this shall be used as the UDI-PI.

3.6. Each component that is considered to be a device and is commercially available on its own shall be assigned a separate UDI unless the components are part of a configurable device that is marked with its own UDI.

3.7. Systems and procedure packs as referred to in Article 22 shall be assigned and bear their own UDI.

3.8. The manufacturer shall assign the UDI to a device following the relevant coding standard.

3.9. A new UDI-DI shall be required whenever there is a change that could lead to misidentification of the device and/or ambiguity in its traceability; in particular, any change of one of the following UDI database data elements shall require a new UDI-DI:

(a) name or trade name,
(b) device version or model, (c) labelled as single use,
(c) packaged sterile,
(d) need for sterilization before use,
(e) quantity of devices provided in a package,
(f) critical warnings or contra-indications: e.g. containing latex or DEHP.

3.10. Manufacturers that repackage and/or relabel devices, with their own label shall retain a record of the original device manufacturer's UDI.

4. UDI carrier

4.1. The UDI carrier (AIDC and HRI representation of the UDI) shall be placed on the label or on the device itself and on all higher levels of device packaging. Higher levels do not include shipping containers.

4.2. In the event of there being significant space constraints on the unit of use packaging, the UDI carrier may be placed on the next higher packaging level.

4.3. For single-use devices of classes I and IIa packaged and labelled individually, the UDI carrier shall not be required to appear on the packaging but it shall appear on a higher level of packaging, e.g. a carton containing several individually packaged devices. However, when the healthcare provider is not expected to have access, in cases such as in home healthcare settings, to the higher level of device packaging, the UDI shall be placed on the packaging of the individual device.

4.4. For devices exclusively intended for retail point of sale the UDI-PIs in AIDC shall not be required to appear on the point of sale packaging.

4.5. When AIDC carriers other than the UDI carrier are part of the product labelling, the UDI carrier shall be readily identifiable.

4.6. If linear bar codes are used, the UDI-DI and UDI-PI may be concatenated or non-concatenated in two or more bar codes. All parts and elements of the linear bar code shall be distinguishable and identifiable.

4.7. If there are significant constraints limiting the use of both AIDC and HRI on the label, only the AIDC format shall be required to appear on the label. For devices intended to be used outside healthcare facilities, such as devices for home care, the HRI shall however appear on the label even if this results in there being no space for the AIDC.

4.8. The HRI format shall follow the rules of the UDI code-issuing entity.

4.9. If the manufacturer is using RFID technology, a linear or 2D bar code in line with the standard provided by the issuing entities shall also be provided on the label.

4.10. Devices that are reusable shall bear a UDI carrier on the device itself. The UDI carrier for reusable devices that require cleaning, disinfection, sterilisation or refurbishing between patient uses shall be permanent and readable after each process performed to make the device ready for the subsequent use throughout the intended lifetime of the device. The requirement of this Section shall not apply to devices in the following circumstances:

(a) any type of direct marking would interfere with the safety or performance of the device;
(b) the device cannot be directly marked because it is not technologically feasible.

4.11. The UDI carrier shall be readable during normal use and throughout the intended lifetime of the device.

4.12. If the UDI carrier is readily readable or, in the case of AIDC, scannable, through the device's packaging, the placing of the UDI carrier on the packaging shall not be required.

4.13. In the case of single finished devices made up of multiple parts that must be assembled before their first use, it shall be sufficient to place the UDI carrier on only one part of each device.

4.14. The UDI carrier shall be placed in a manner such that the AIDC can be accessed during normal operation or storage.

4.15. Bar code carriers that include both a UDI-DI and a UDI-PI may also include essential data for the device to operate or other data.

5. General principles of the UDI database

5.1. The UDI database shall support the use of all core UDI database data elements referred to in Part B of this Annex.

5.2. Manufacturers shall be responsible for the initial submission and updates of the identifying information and other device data elements in the UDI database.

5.3. Appropriate methods/procedures for validation of the data provided shall be implemented.

5.4. Manufacturers shall periodically verify the correctness of all of the data relevant to devices they have placed on the market, except for devices that are no longer available on the market.

5.5. The presence of the device UDI-DI in the UDI database shall not be assumed to mean that the device is in conformity with this Regulation.

5.6. The database shall allow for the linking of all the packaging levels of the device.

5.7. The data for new UDI-DIs shall be available at the time the device is placed on the market.

5.8. Manufacturers shall update the relevant UDI database record within 30 days of a change being made to an element, which does not require a new UDI-DI.

5.9. Internationally-accepted standards for data submission and updates shall, wherever possible, be used by the UDI database.

5.10. The user interface of the UDI database shall be available in all official languages of the Union. The use of free- text fields shall, however, be minimized in order to reduce translations.

5.11. Data relating to devices that are no longer available on the market shall be retained in the UDI database.

6. Rules for specific device types

6.1. Implantable devices:

6.1.1. Implantable devices shall, at their lowest level of packaging ('unit packs'), be identified, or marked using AIDC, with a UDI (UDI-DI + UDI-PI);

6.1.2. The UDI-PI shall have at least the following characteristics:

(a) the serial number for active implantable devices,
(b) the serial number or lot number for other implantable devices.

6.1.3. The UDI of the implantable device shall be identifiable prior to implantation.

6.2. Reusable devices requiring cleaning, disinfection, sterilisation or refurbishing between uses

6.2.1. The UDI of such devices shall be placed on the device and be readable after each procedure to make the device ready for the next use.

6.2.2. The UDI-PI characteristics such as the lot or serial number shall be defined by the manufacturer.

6.3. Systems and procedure packs as referred to in Article 22

6.3.1. The natural or legal person referred to in Article 22 shall be responsible for identifying the system or procedure pack with a UDI including both UDI-DI and UDI-PI.

6.3.2. Device contents of system or procedure packs shall bear a UDI carrier on their packaging or on the device itself.

Exemptions:

(a) individual single-use disposable devices, the uses of which are generally known to the persons by whom they are intended to be used, which are contained within a system or procedure pack, and which are not intended for individual use outside the context of the system or procedure pack, shall not be required to bear their own UDI carrier;
(b) devices that are exempted from bearing a UDI carrier on the relevant level of packaging shall not be required to bear a UDI carrier when included within a system or procedure pack.

6.3.3. Placement of the UDI carrier on systems or procedure packs

(a) The system or procedure pack UDI carrier shall as a general rule be affixed to the outside of the packaging.
(b) The UDI carrier shall be readable, or, in the case of AIDC, scannable, whether placed on the outside of the packaging of the system or procedure pack or inside transparent packaging.

6.4. Configurable devices:

6.4.1. A UDI shall be assigned to the configurable device in its entirety and shall be called the configurable device UDI.

6.4.2. The configurable device UDI-DI shall be assigned to groups of configurations, not per configuration within the group. A group of configurations is defined as the collection of possible configurations for a given device as described in the technical documentation.

6.4.3. A configurable device UDI-PI shall be assigned to each individual configurable device.

6.4.4. The carrier of the configurable device UDI shall be placed on the assembly that is most unlikely to be exchanged during the lifetime of the system and shall be identified as the configurable device UDI.

6.4.5. Each component that is considered a device and is commercially available on its own shall be assigned a separate UDI.

6.5. Device Software

6.5.1. UDI assignment Criteria

The UDI shall be assigned at the system level of the software. Only software which is commercially available on its own and software which constitutes a device in itself shall be subject to that requirement.

The software identification shall be considered to be the manufacturing control mechanism and shall be displayed in the UDI-PI.

6.5.2. A new UDI-DI shall be required whenever there is a modification that changes:

(a) the original performance;
(b) the safety or the intended use of the software;
(c) interpretation of data.

Such modifications include new or modified algorithms, database structures, operating platform, architecture or new user interfaces or new channels for interoperability.

6.5.3. Minor software revisions shall require a new UDI-PI and not a new UDI-DI.

Minor software revisions are generally associated with bug fixes, usability enhancements that are not for safety purposes, security patches or operating efficiency.

Minor software revisions shall be identified by a manufacturer-specific form of identification.

6.5.4. UDI placement criteria for software

(a) where the software is delivered on a physical medium, e.g. CD or DVD, each packaging level shall bear the human readable and AIDC representation of the complete UDI. The UDI that is applied to the physical medium containing the software and its packaging shall be identical to the UDI assigned to the system level software;
(b) the UDI shall be provided on a readily accessible screen for the user in an easily-readable plain-text format, such as an 'about' file, or included on the start-up screen;
(c) software lacking a user interface such as middleware for image conversion, shall be capable of transmitting the UDI through an application programming interface (API);
(d) only the human readable portion of the UDI shall be required in electronic displays of the software. The marking of UDI using AIDC shall not be required in the electronic displays, such as 'about' menu, splash screen etc.;
(e) the human readable format of the UDI for the software shall include the Application Identifiers (AI) for the standard used by the issuing entities, so as to assist the user in identifying the UDI and determining which standard is being used to create the UDI.

ANNEX VII
REQUIREMENTS TO BE MET BY NOTIFIED BODIES

1. ORGANISATIONAL AND GENERAL REQUIREMENTS

1.1. Legal status and organisational structure

1.1.1. Each notified body shall be established under the national law of a Member State, or under the law of a third country with which the Union has concluded an agreement in this respect. Its legal personality and status shall be fully documented. Such documentation shall include information about ownership and the legal or natural persons exercising control over the notified body.

1.1.2. If the notified body is a legal entity that is part of a larger organisation, the activities of that organisation as well as its organisational structure and governance, and the relationship with the notified body shall be clearly documented. In such cases, the requirements of Section 1.2 are applicable to both the notified body and the organisation to which it belongs.

1.1.3. If a notified body wholly or partly owns legal entities established in a Member State or in a third country or is owned by another legal entity, the activities and responsibilities of those entities, as well as their legal and operational relationships with the notified body, shall be clearly defined and documented. Personnel of those entities performing conformity assessment activities under this Regulation shall be subject to the applicable requirements of this Regulation.

1.1.4. The organisational structure, allocation of responsibilities, reporting lines and operation of the notified body shall be such that they ensure that there is confidence in the performance by the notified body and in the results of the conformity assessment activities it conducts.

1.1.5. The notified body shall clearly document its organisational structure and the functions, responsibilities and authority of its top-level management and of other personnel who may have an influence upon the performance by the notified body and upon the results of its conformity assessment activities.

1.1.6. The notified body shall identify the persons in top-level management that have overall authority and responsibility for each of the following:

- the provision of adequate resources for conformity assessment activities;
- the development of procedures and policies for the operation of the notified body;
- the supervision of implementation of the procedures, policies and quality management systems of the notified body;
- the supervision of the notified body's finances;

- the activities and decisions taken by the notified body, including contractual agreements;
- the delegation of authority to personnel and/or committees, where necessary, for the performance of defined activities;
- the interaction with the authority responsible for notified bodies and the obligations regarding communications with other competent authorities, the Commission and other notified bodies.

1.2. Independence and impartiality

1.2.1. The notified body shall be a third-party body that is independent of the manufacturer of the device in relation to which it performs conformity assessment activities. The notified body shall also be independent of any other economic operator having an interest in the device as well as of any competitors of the manufacturer. This does not preclude the notified body from carrying out conformity assessment activities for competing manufacturers.

1.2.2. The notified body shall be organised and operated so as to safeguard the independence, objectivity and impartiality of its activities. The notified body shall document and implement a structure and procedures for safeguarding impartiality and for promoting and applying the principles of impartiality throughout its organisation, personnel and assessment activities. Such procedures shall provide for the identification, investigation and resolution of any case in which a conflict of interest may arise, including involvement in consultancy services in the field of devices prior to taking up employment with the notified body. The investigation, outcome and its resolution shall be documented.

1.2.3. The notified body, its top-level management and the personnel responsible for carrying out the conformity assessment tasks shall not:

(a) be the designer, manufacturer, supplier, installer, purchaser, owner or maintainer of devices which they assess, nor the authorised representative of any of those parties. Such restriction shall not preclude the purchase and use of assessed devices that are necessary for the operations of the notified body and the conduct of the conformity assessment, or the use of such devices for personal purposes;

(b) be involved in the design, manufacture or construction, marketing, installation and use, or maintenance of the devices for which they are designated, nor represent the parties engaged in those activities;

(c) engage in any activity that may conflict with their independence of judgement or integrity in relation to conformity assessment activities for which they are designated;

(d) offer or provide any service which may jeopardise the confidence in their independence, impartiality or objectivity. In particular, they shall not offer or provide consultancy services to the manufacturer, its authorised representative, a supplier or a commercial competitor as regards the design, construction, marketing or maintenance of devices or processes under assessment, and

(e) be linked to any organisation which itself provides consultancy services as referred to in point (d). Such restriction does not preclude general training activities that are not client specific and that relate to regulation of devices or to related standards.

1.2.4. Involvement in consultancy services in the field of devices prior to taking up employment with a notified body shall be fully documented at the time of employment and potential conflicts of interest shall be monitored and resolved in accordance with this Annex. Personnel who were formerly employed by a specific client, or provided consultancy services in the field of devices to that specific client prior to taking up employment with a notified body, shall not be assigned for conformity assessment activities for that specific client or companies belonging to the same group for a period of three years.

1.2.5. The impartiality of notified bodies, of their top-level management and of the assessment personnel shall be guaranteed. The level of the remuneration of the top-level management and assessment personnel of a notified body and subcontractors, involved in assessment activities shall not depend on the results of the assessments. Notified bodies shall make publicly available the declarations of interest of their top-level management.

1.2.6. If a notified body is owned by a public entity or institution, independence and absence of any conflict of interest shall be ensured and documented between, on the one hand, the authority responsible for notified bodies and/or the competent authority and, on the other hand, the notified body.

1.2.7. The notified body shall ensure and document that the activities of its subsidiaries or subcontractors, or of any associated body, including the activities of its owners do not affect its independence, impartiality or the objectivity of its conformity assessment activities.

1.2.8. The notified body shall operate in accordance with a set of consistent, fair and reasonable terms and conditions, taking into account the interests of small and medium-sized enterprises as defined in Recommendation 2003/361/EC in relation to fees.

1.2.9. The requirements laid down in this Section in no way preclude exchanges of technical information and regulatory guidance between a notified body and a manufacturer applying for conformity assessment.

1.3. Confidentiality

1.3.1. The notified body shall have documented procedures in place ensuring that its personnel, committees, subsidiaries, subcontractors, and any associated body or personnel of external bodies respect the confidentiality of the information which comes into its possession during the performance of conformity assessment activities, except when disclosure is required by law.

1.3.2. The personnel of a notified body shall observe professional secrecy in carrying out their tasks under this Regulation or any provision of national law giving effect to it, except in relation to the authorities responsible for notified bodies, competent authorities for medical devices in the Member States or the Commission. Proprietary rights shall be protected. The notified body shall have documented procedures in place in respect of the requirements of this Section.

1.4. Liability

1.4.1. The notified body shall take out appropriate liability insurance for its conformity assessment activities, unless liability is assumed by the Member State in question in accordance with national law or that Member State is directly responsible for the conformity assessment.

1.4.2. The scope and overall financial value of the liability insurance shall correspond to the level and geographic scope of activities of the notified body and be commensurate with the risk profile of the devices certified by the notified body. The liability insurance shall cover cases where the notified body may be obliged to withdraw, restrict or suspend certificates.

1.5. Financial requirements

The notified body shall have at its disposal the financial resources required to conduct its conformity assessment activities within its scope of designation and related business operations. It shall document and provide evidence of its financial capacity and its long-term economic viability, taking into account, where relevant, any specific circumstances during an initial start-up phase.

1.6. Participation in coordination activities

1.6.1. The notified body shall participate in, or ensure that its assessment personnel is informed of, any relevant stan dardisation activities and in the activities of the notified body coordination group referred to in Article 49 and that its assessment and decision-making personnel are informed of all relevant legislation, guidance and best practice documents adopted in the framework of this Regulation.

1.6.2. The notified body shall take into consideration guidance and best practice documents.

2. QUALITY MANAGEMENT REQUIREMENTS

2.1. The notified body shall establish, document, implement, maintain and operate a quality management system that is appropriate to the nature, area and scale of its conformity assessment activities and is capable of supporting and demonstrating the consistent fulfilment of the requirements of this Regulation.

2.2. The quality management system of the notified body shall address at least the following:

- management system structure and documentation, including policies and objectives for its activities;
- policies for assignment of activities and responsibilities to personnel;
- assessment and decision-making processes in accordance with the tasks, responsibilities and role of the notified body's personnel and top-level management;
- the planning, conduct, evaluation and, if necessary, adaptation of its conformity assessment procedures;
- control of documents;
- control of records;
- management reviews;
- internal audits;
- corrective and preventive actions;
- complaints and appeals; and
- continuous training.

Where documents are used in various languages, the notified body shall ensure and control that they have the same content.

2.3. The top-level management of the notified body shall ensure that the quality management system is fully understood, implemented and maintained throughout the notified body organisation including subsidiaries and subcontractors involved in conformity assessment activities pursuant to this Regulation.

2.4. The notified body shall require all personnel to formally commit themselves by a signature or equivalent to comply with the procedures defined by the notified body. That commitment shall cover aspects relating to confidentiality and to independence from commercial and other interests, and any existing or prior association with clients. The personnel shall be required to complete written statements indicating their compliance with confidentiality, independence and impartiality principles.

3. RESOURCE REQUIREMENTS

3.1. General

3.1.1. Notified bodies shall be capable of carrying out all the tasks falling to them under this Regulation with the highest degree of professional integrity and the requisite competence in the specific field, whether those tasks are carried out by notified bodies themselves or on their behalf and under their responsibility.

In particular, notified bodies shall have the necessary personnel and possess or have access to all equipment, facilities and competence needed to perform properly the technical, scientific and administrative tasks entailed in the conformity assessment activities in relation to which they have been designated.

Such requirement presupposes at all times and for each conformity assessment procedure and each type of devices in relation to which they have been designated, that the notified body has permanent availability of sufficient administrative, technical and scientific personnel who possess experience and knowledge relating to the relevant devices and the corresponding technologies. Such personnel shall be in sufficient numbers to ensure that the notified body in question can perform the conformity assessment tasks, including the assessment of the medical functionality, clinical evaluations and the performance and safety of devices, for which it has been designated, having regard to the requirements of this Regulation, in particular, those set out in Annex I.

A notified body's cumulative competences shall be such as to enable it to assess the types of devices for which it is designated. The notified body shall have sufficient internal competence to critically evaluate assessments conducted by external expertise. Tasks which a notified body is precluded from subcontracting are set out in Section 4.1.

Personnel involved in the management of the operation of a notified body's conformity assessment activities for devices shall have appropriate knowledge to set up and operate a system for the selection of assessment and verification staff, for verification of their competence, for authorisation and allocation of their tasks, for organisation of their initial and ongoing training and for the assignment of their duties and the monitoring of those staff, in order to ensure that personnel who carry out and perform assessment and verification operations are competent to fulfil the tasks required of them.

The notified body shall identify at least one individual within its top-level management as having overall responsibility for all conformity assessment activities in relation to devices.

3.1.2. The notified body shall ensure that personnel involved in conformity assessment activities maintain their qualifi cation and expertise by implementing a system for exchange of experience and a continuous training and education programme.

3.1.3. The notified body shall clearly document the extent and limits of duties and responsibilities and the level of auth orisation of the personnel, including any subcontractors and external experts, involved in conformity assessment activities and inform those personnel accordingly.

3.2. Qualification criteria in relation to personnel

3.2.1. The Notified Body shall establish and document qualification criteria and procedures for selection and authoris ation of persons involved in conformity assessment activities, including as regards knowledge, experience and other competence required, and the required initial and ongoing training. The qualification criteria shall address the various functions within the conformity assessment process, such as auditing, product evaluation or testing, technical documentation review and decision-making, as well as the devices, technologies and areas, such as biocompatibility, sterilisation, tissues and cells of human and animal origin and clinical evaluation, covered by the scope of designation.

3.2.2. The qualification criteria referred to in Section 3.2.1 shall refer to the scope of a notified body's designation in accordance with the scope description used by the Member State for the notification referred to in Article 42(3), providing a sufficient level of detail for the required qualification within the subdivisions of the scope description.

Specific qualification criteria shall be defined at least for the assessment of:

- the pre-clinical evaluation,
- clinical evaluation,
- tissues and cells of human and animal origin,
- functional safety,
- software,
- packaging,
- devices that incorporate as an integral part a medicinal product,
- devices that are composed of substances or of combinations of substances that are absorbed by or locally dispersed in the human body and
- the different types of sterilisation processes.

3.2.3. The personnel responsible for establishing qualification criteria and for authorising other personnel to perform specific conformity assessment activities shall be employed by the notified body itself and shall not be external experts or subcontracted. They shall have proven knowledge and experience in all of the following:

- Union devices legislation and relevant guidance documents;
- the conformity assessment procedures provided for in this Regulation;
- a broad base of knowledge of device technologies and the design and manufacture of devices;
- the notified body's quality management system, related procedures and the required qualification criteria;
- training relevant to personnel involved in conformity assessment activities in relation to devices;
- adequate experience in conformity assessments under this Regulation or previously applicable law within a notified body.

3.2.4. The notified body shall have permanent availability of personnel with relevant clinical expertise and where possible such personnel shall be employed by the notified body itself. Such personnel shall be integrated throughout the notified body's assessment and decision-making process in order to:

- identify when specialist input is required for the assessment of the clinical evaluation conducted by the manufacturer and identify appropriately qualified experts;

- appropriately train external clinical experts in the relevant requirements of this Regulation, CS, guidance and harmonised standards and ensure that the external clinical experts are fully aware of the context and implications of their assessment and the advice they provide;
- be able to review and scientifically challenge the clinical data contained within the clinical evaluation, and any associated clinical investigations, and appropriately guide external clinical experts in the assessment of the clinical evaluation presented by the manufacturer;
- be able to scientifically evaluate and, if necessary, challenge the clinical evaluation presented, and the results of the external clinical experts' assessment of the manufacturer's clinical evaluation;
- be able to ascertain the comparability and consistency of the assessments of clinical evaluations conducted by clinical experts;
- be able to make an assessment of the manufacturer's clinical evaluation and a clinical judgement of the opinion provided by any external expert and make a recommendation to the notified body's decision maker; and
- be able to draw up records and reports demonstrating that the relevant conformity assessment activities have been appropriately carried out.

3.2.5. The personnel responsible for carrying out product-related reviews (product reviewers), such as technical documentation reviews or type examination, including aspects such as clinical evaluation, biological safety, sterilisation and software validation, shall have all of the following proven qualifications:

- successful completion of a university or a technical college degree or equivalent qualification in relevant studies, e.g. medicine, pharmacy, engineering or other relevant sciences;
- four years' professional experience in the field of healthcare products or related activities, such as in manufac turing, auditing or research, of which two years shall be in the design, manufacture, testing or use of the device or technology to be assessed or related to the scientific aspects to be assessed;
- knowledge of device legislation, including the general safety and performance requirements set out in Annex I;
- appropriate knowledge and experience of relevant harmonised standards, CS and guidance documents;
- appropriate knowledge and experience of risk management and related device standards and guidance documents;
- appropriate knowledge and experience of clinical evaluation;
- appropriate knowledge of the devices which they are assessing;
- appropriate knowledge and experience of the conformity assessment procedures laid down in Annexes IX to XI, in particular of the aspects of those procedures for which they are responsible, and adequate authoris ation for carrying out those assessments;
- the ability to draw up records and reports demonstrating that the relevant conformity assessment activities have been appropriately carried out.

3.2.6. The personnel responsible for carrying out audits of the manufacturer's quality management system (site auditors) shall have all of the following proven qualifications:

- successful completion of a university or a technical college degree or equivalent qualification in relevant studies, such as medicine, pharmacy, engineering or other relevant sciences;
- four years' professional experience in the field of healthcare products or related activities, such as in manufacturing, auditing or research, of which two years shall be in the area of quality management;
- appropriate knowledge of devices legislation as well as related harmonised standards, CS and guidance documents;
- appropriate knowledge and experience of risk management and related device standards and guidance documents;
- appropriate knowledge of quality management systems and related standards and guidance documents;
- appropriate knowledge and experience of the conformity assessment procedures laid down in Annexes IX to XI, in particular of the aspects of those procedures for which they are responsible, and adequate authoris ation for carrying out those audits;
- training in auditing techniques enabling them to challenge quality management systems;
- the ability to draw up records and reports demonstrating that the relevant conformity assessment activities have been appropriately carried out.

3.2.7. The personnel with overall responsibility for final reviews and decision-making on certification shall be employed by the notified body itself and shall not be external experts or be subcontracted. Those personnel shall, as a group, have proven knowledge and comprehensive experience of all of the following:

- devices legislation and relevant guidance documents;
- the device conformity assessments relevant to this Regulation;
- the types of qualifications, experience and expertise relevant to device conformity assessment;
- a broad base of knowledge of device technologies, including sufficient experience of conformity assessment of devices being reviewed for certification, the device industry and the design and manufacture of devices;
- the notified body's quality management system, related procedures and the required qualifications for personnel involved;
- the ability to draw up records and reports demonstrating that the conformity assessment activities have been appropriately carried out.

3.3. Documentation of qualification, training and authorisation of personnel

3.3.1. The notified body shall have a procedure in place to fully document the qualification of each member of personnel involved in conformity assessment activities and the satisfaction of the qualification criteria referred to in Section

3.2. Where in exceptional circumstances the fulfilment of the qualification criteria set out in Section 3.2. cannot be fully demonstrated, the notified body shall justify to the authority responsible for notified bodies the authorisation of those members of personnel to carry out specific conformity assessment activities.

3.3.2. For all of its personnel referred to in Sections 3.2.3 to 3.2.7, the notified body shall establish and maintain up to date:

- a matrix detailing the authorisations and responsibilities of the personnel in respect of conformity assessment activities; and
- records attesting to the required knowledge and experience for the conformity assessment activity for which they are authorised. The records shall contain a rationale for defining the scope of the responsibilities for each of the assessment personnel and records of the conformity assessment activities carried out by each of them.

3.4. Subcontractors and external experts

3.4.1. Notified bodies may, without prejudice to Section 3.2, subcontract certain clearly defined component parts of a conformity assessment activity.

The subcontracting of the auditing of quality management systems or of product related reviews as a whole shall not be permitted; nevertheless parts of those activities may be conducted by subcontractors and external auditors and experts working on behalf of the notified body. The notified body in question shall retain full responsibility for being able to produce appropriate evidence of the competence of subcontractors and experts to fulfil their specific tasks, for making a decision based on a subcontractor's assessment and for the work conducted by subcontractors and experts on its behalf.

The following activities may not be subcontracted by notified bodies:

- review of the qualifications and monitoring of the performance of external experts;
- auditing and certification activities where the subcontracting in question is to auditing or certification organisations;
- allocation of work to external experts for specific conformity assessment activities; and
- final review and decision making functions.

3.4.2. Where a notified body subcontracts certain conformity assessment activities either to an organisation or an individual, it shall have a policy describing the conditions under which subcontracting may take place, and shall ensure that:

- the subcontractor meets the relevant requirements of this Annex;
- subcontractors and external experts do not further subcontract work to organisations or personnel; and
- the natural or legal person that applied for conformity assessment has been informed of the requirements referred to in the first and second indent.

Any subcontracting or consultation of external personnel shall be properly documented, shall not involve any intermediaries and shall be subject to a written agreement covering, among other things, confidentiality and conflicts of interest. The notified body in question shall take full responsibility for the tasks performed by subcontractors.

3.4.3. Where subcontractors or external experts are used in the context of a conformity assessment, in particular regarding novel, invasive and implantable devices or technologies, the notified body in question shall have internal competence in each product area for which it is designated that is adequate for the purpose of leading the overall conformity assessment, verifying the appropriateness and validity of expert opinions and making decisions on certification.

3.5. Monitoring of competences, training and exchange of experience

3.5.1. The notified body shall establish procedures for the initial evaluation and on-going monitoring of the competence, conformity assessment activities and performance of all internal and external personnel, and subcontractors, involved in conformity assessment activities.

3.5.2. Notified bodies shall review at regular intervals, the competence of their personnel, identify training needs and draw up a training plan to maintain the required level of qualification and knowledge of individual personnel. That review shall at a minimum, verify that personnel:

- are aware of Union and national law in force on devices, relevant harmonised standards, CS, guidance documents and the results of the coordination activities referred to in Section 1.6; and
- take part in the internal exchange of experience and the continuous training and education programme referred to in Section 3.1.2.

4. PROCESS REQUIREMENTS

4.1. General

The notified body shall have in place documented processes and sufficiently detailed procedures for the conduct of each conformity assessment activity for which it is designated, comprising the individual steps from pre- application activities up to decision making and surveillance and taking into account, when necessary, the respective specificities of the devices.

The requirements laid down in Sections 4.3, 4.4, 4.7 and 4.8 shall be fulfilled as part of the internal activities of notified bodies and shall not be subcontracted.

4.2. Notified body quotations and pre-application activities

The notified body shall:

(a) publish a publicly available description of the application procedure by which manufacturers can obtain certification from it. That description shall include which languages are acceptable for submission of documentation and for any related correspondence;

(b) have documented procedures relating to, and documented details about, fees charged for specific conformity assessment activities and any other financial conditions relating to notified bodies' assessment activities for devices;

(c) have documented procedures in relation to advertising of their conformity assessment services. Those procedures shall ensure that advertising or promotional activities in no way imply or are capable of leading to an inference that their conformity assessment will offer manufacturers earlier market access or be quicker, easier or less stringent than that of other notified bodies;

(d) have documented procedures requiring the review of pre-application information, including the preliminary verification that the product is covered by this Regulation and its classification, prior to issuing any quotation to the manufacturer relating to a specific conformity assessment; and

(e) ensure that all contracts relating to the conformity assessment activities covered by this Regulation are concluded directly between the manufacturer and the notified body and not with any other organisation.

4.3. Application review and contract

The notified body shall require a formal application signed by a manufacturer or an authorised representative containing all of the information and the manufacturer's declarations required by the relevant conformity assessment as referred to in Annexes IX to XI.

The contract between a notified body and a manufacturer shall take the form of a written agreement signed by both parties. It shall be kept by the notified body. This contract shall have clear terms and conditions and contain obligations that enable the notified body to act as required under this Regulation, including an obligation on the manufacturer to inform the notified body of vigilance reports, the right of the notified body to suspend, restrict or withdraw certificates issued and the duty of the notified body to fulfil its information obligations.

The notified body shall have documented procedures to review applications, addressing:

(a) the completeness of those applications with respect to the requirements of the relevant conformity assessment procedure, as referred to in the corresponding Annex, under which approval has been sought,

(b) the verification of the qualification of products covered by those applications as devices and their respective classifications,

(c) whether the conformity assessment procedures chosen by the applicant are applicable to the device in question under this Regulation,

(d) the ability of the notified body to assess the application based on its designation, and

(e) the availability of sufficient and appropriate resources.

The outcome of each review of an application shall be documented. Refusals or withdrawals of applications shall be notified to the electronic system referred to in Article 57 and shall be accessible to other notified bodies.

4.4. Allocation of resources

The notified body shall have documented procedures to ensure that all conformity assessment activities are conducted by appropriately authorised and qualified personnel who are sufficiently experienced in the evaluation of the devices, systems and processes and related documentation that are subject to conformity assessment.

For each application, the notified body shall determine the resources needed and identify one individual responsible for ensuring that the assessment of that application is conducted in accordance with the relevant procedures and for ensuring that the appropriate resources including personnel are utilised for each of the tasks of the assessment. The allocation of tasks required to be carried out as part of the conformity assessment and any changes subsequently made to this allocation shall be documented.

4.5. Conformity assessment activities

4.5.1. General

The notified body and its personnel shall carry out the conformity assessment activities with the highest degree of professional integrity and the requisite technical and scientific competence in the specific fields.

The notified body shall have expertise, facilities and documented procedures that are sufficient to effectively conduct the conformity assessment activities for which the notified body in question is designated, taking account of the relevant requirements set out in Annexes IX to XI, and in particular all of the following requirements:

- appropriately plan the conduct of each individual project,
- ensure that the composition of the assessment teams is such that there is sufficient experience in relation to the technology concerned, and that there is continuous objectivity and independence, and to provide for rotation of the members of the assessment team at appropriate intervals,
- specify the rationale for fixing time limits for completion of conformity assessment activities,
- assess the manufacturer's technical documentation and the solutions adopted to meet the requirements laid down in Annex I,
- review the manufacturer's procedures and documentation relating to the evaluation of pre-clinical aspects,
- review the manufacturer's procedures and documentation relating to clinical evaluation,
- address the interface between the manufacturer's risk management process and its appraisal and analysis of the pre-clinical and clinical evaluation and to

evaluate their relevance for the demonstration of conformity with the relevant requirements in Annex I,
- carry out the specific procedures referred to in Sections 5.2 to 5.4 of Annex IX,
- in the case of class IIa or class IIb devices, assess the technical documentation of devices selected on a representative basis,
- plan and periodically carry out appropriate surveillance audits and assessments, carry out or request certain tests to verify the proper functioning of the quality management system and to perform unannounced on site audits,
- relating to the sampling of devices, verify that the manufactured device is in conformity with the technical documentation; such requirements shall define the relevant sampling criteria and testing procedure prior to sampling,
- evaluate and verify a manufacturer's compliance with relevant Annexes.

The notified body shall, where relevant, take into consideration available CS, guidance and best practice documents and harmonised standards, even if the manufacturer does not claim to be in compliance.

4.5.2. Quality management system auditing

(a) As part of the assessment of the quality management system, a notified body shall prior to an audit and in accordance with its documented procedures:
  - assess the documentation submitted in accordance with the relevant conformity assessment Annex, and draw up an audit programme which clearly identifies the number and sequence of activities required to demonstrate complete coverage of a manufacturer's quality management system and to determine whether it meets the requirements of this Regulation,
  - identify links between, and allocation of responsibilities among, the various manufacturing sites, and identify relevant suppliers and/or subcontractors of the manufacturer, and consider the need to specifically audit any of those suppliers or subcontractors or both,
  - clearly define, for each audit identified in the audit programme, the objectives, criteria and scope of the audit, and draw up an audit plan that adequately addresses and takes account of the specific requirements for the devices, technologies and processes involved,
  - draw up and keep up to date, for class IIa and class IIb devices, a sampling plan for the assessment of technical documentation as referred to in Annexes II and III covering the range of such devices covered by the manufacturer's application. That plan shall ensure that the entire range of devices covered by the certificate is sampled over the period of validity of the certificate, and
  - select and assign appropriately qualified and authorised personnel for conducting the individual audits. The respective roles, responsibilities and authorities of the team members shall be clearly defined and documented.

(b) Based on the audit programme it has drawn up, the notified body shall, in accordance with its documented procedures:
- audit the manufacturer's quality management system, in order to verify that the quality management system ensures that the devices covered conform to the relevant provisions of this Regulation which apply to devices at every stage, from design through final quality control to ongoing surveillance, and shall determine whether the requirements of this Regulation are met,
- based on relevant technical documentation and in order to determine whether the manufacturer meets the requirements referred to in the relevant conformity assessment Annex, review and audit the manufacturer's processes and subsystems, in particular for:
  - design and development,
  - production and process controls,
  - product documentation,
  - purchasing controls including verification of purchased devices,
  - corrective and preventive actions, including for post-market surveillance, and
  - PMCF,

  and review and audit requirements and provisions adopted by the manufacturer, including those in relation to fulfilling the general safety and performance requirements set out in Annex I.

  The documentation shall be sampled in such a manner as to ref lect the risks associated with the intended use of the device, the complexity of the manufacturing technologies, the range and classes of devices produced and any available post-market surveillance information,
- if not already covered by the audit programme, audit the control of processes on the premises of the manufacturer's suppliers, when the conformity of finished devices is significantly influenced by the activity of suppliers and, in particular when the manufacturer cannot demonstrate sufficient control over its suppliers,
- conduct assessments of the technical documentation based on its sampling plan and taking account of Sections 4.5.4. and 4.5.5. for pre-clinical and clinical evaluations, and
- the notified body shall ensure that audit findings are appropriately and consistently classified in accordance with the requirements of this Regulation and with relevant standards, or with best practice documents developed or adopted by the MDCG.

4.5.3. Product verification

Assessment of the technical documentation

For assessment of the technical documentation conducted in accordance with Chapter II of Annex IX, notified bodies shall have sufficient expertise, facilities and documented procedures for:

- the allocation of appropriately qualified and authorised personnel for the examination of individual aspects such as use of the device, biocompatibility, clinical evaluation, risk management, and sterilisation, and
- the assessment of conformity of the design with this Regulation, and for taking account of Sections 4.5.4. to 4.5.6. That assessment shall include examination of the implementation by manufacturers of incoming, in- process and final checks and the results thereof. If further tests or other evidence is required for the assessment of conformity with the requirements of this Regulation, the notified body in question shall carry out adequate physical or laboratory tests in relation to the device or request the manufacturer to carry out such tests.

Type-examinations

The notified body shall have documented procedures, sufficient expertise and facilities for the type-examination of devices in accordance with Annex X including the capacity to:

- examine and assess the technical documentation taking account of Sections 4.5.4. to 4.5.6., and verify that the type has been manufactured in conformity with that documentation;
- establish a test plan identifying all relevant and critical parameters which need to be tested by the notified body or under its responsibility;
- document its rationale for the selection of those parameters;
- carry out the appropriate examinations and tests in order to verify that the solutions adopted by the manufacturer meet the general safety and performance requirements set out in Annex I. Such examinations and tests shall include all tests necessary to verify that the manufacturer has in fact applied the relevant standards it has opted to use;
- agree with the applicant as to where the necessary tests will be performed if they are not to be carried out directly by the notified body; and
- assume full responsibility for test results. Test reports submitted by the manufacturer shall only be taken into account if they have been issued by conformity assessment bodies which are competent and independent of the manufacturer.

Verification by examination and testing of every product

The notified body shall:

(a) have documented procedures, sufficient expertise and facilities for the verification by examination and testing of every product in accordance with Part B of Annex XI;
(b) establish a test plan identifying all relevant and critical parameters which need to be tested by the notified body or under its responsibility in order to:
  - verify, for class IIb devices, the conformity of the device with the type described in the EU type-examination certificate and with the requirements of this Regulation which apply to those devices,
  - confirm, for class IIa devices, the conformity with the technical documentation referred to in Annexes II and III and with the requirements of this Regulation which apply to those devices;
(c) document its rationale for the selection of the parameters referred to in point (b);
(d) have documented procedures to carry out the appropriate assessments and tests in order to verify the conformity of the device with the requirements of this Regulation by examining and testing every product as specified in Section 15 of Annex XI;
(e) have documented procedures providing for the reaching of an agreement with the applicant concerning when and where necessary tests that are not to be carried out by the notified body itself are to be performed; and
(f) assume full responsibility for test results in accordance with documented procedures; test reports submitted by the manufacturer shall only be taken into account if they have been issued by conformity assessment bodies which are competent and independent of the manufacturer.

4.5.4. Pre-clinical evaluation assessment

The notified body shall have documented procedures in place for the review of the manufacturer's procedures and documentation relating to the evaluation of pre-clinical aspects. The notified body shall examine, validate and verify that the manufacturer's procedures and documentation adequately address:

(a) the planning, conduct, assessment, reporting and, where appropriate, updating of the pre-clinical evaluation, in particular of
  - the scientific pre-clinical literature search, and
  - the pre-clinical testing, for example laboratory testing, simulated use testing, computer modelling, the use of animal models,
(b) the nature and duration of body contact and the specific associated biological risks,
(c) the interface with the risk management process, and
(d) the appraisal and analysis of the available pre-clinical data and its relevance with regard to demonstrating conformity with the relevant requirements in Annex I.

The notified body's assessment of pre-clinical evaluation procedures and documentation shall address the results of literature searches and all validation, verification and testing performed and conclusions drawn, and shall typically include considering the use of alternative materials and substances and take account of the packaging, stability, including shelf life, of the finished device. Where no new testing has been undertaken by a manufacturer or where there are deviations from procedures, the notified body in question shall critically examine the justifi cation presented by the manufacturer.

4.5.5. Clinical evaluation assessment

The notified body shall have documented procedures in place relating to the assessment of a manufacturer's procedures and documentation relating to clinical evaluation both for initial conformity assessment and on an ongoing basis. The notified body shall examine, validate and verify that manufacturers' procedures and documen tation adequately address:

- the planning, conduct, assessment, reporting and updating of the clinical evaluation as referred to in Annex XIV,
- post-market surveillance and PMCF,
- the interface with the risk management process,
- the appraisal and analysis of the available data and its relevance with regard to demonstrating conformity with the relevant requirements in Annex I, and
- the conclusions drawn with regard to the clinical evidence and drawing up of the clinical evaluation report.

These procedures referred to in the first paragraph shall take into consideration available CS, guidance and best practice documents.

The notified body's assessment of clinical evaluations as referred to in Annex XIV shall cover:

- the intended use specified by the manufacturer and claims for the device defined by it,
- the planning of the clinical evaluation,
- the methodology for the literature search,
- relevant documentation from the literature search,
- the clinical investigation,
- validity of equivalence claimed in relation to other devices, the demonstration of equivalence, the suitability and conclusions data from equivalent and similar devices,
- post-market surveillance and PMCF,
- the clinical evaluation report, and
- justifications in relation to non-performance of clinical investigations or PMCF.

In relation to clinical data from clinical investigations included within the clinical evaluation, the notified body in question shall ensure that the conclusions drawn by the manufacturer are valid in the light of the approved clinical investigation plan.

The notified body shall ensure that the clinical evaluation adequately addresses the relevant safety and performance requirements provided for in Annex I, that it is appropriately aligned with the risk management requirements, that it is conducted in accordance with Annex XIV and that it is appropriately ref lected in the information provided relating to the device.

4.5.6. Specific Procedures

The notified body shall have documented procedures, sufficient expertise and facilities for the procedures referred to in Sections 5 and 6 of Annex IX, Section 6 of Annex X and Section 16 of Annex XI, for which they are designated.

In the case of devices manufactured utilising tissues or cells of animal origin or their derivatives, such as from TSE susceptible species, as referred to in Regulation (EU) No 722/2012, the notified body shall have documented procedures in place that fulfil the requirements laid down in that Regulation, including for the preparation of a summary evaluation report for the relevant competent authority.

4.6. Reporting

The notified body shall:

- ensure that all steps of the conformity assessment are documented so that the conclusions of the assessment are clear and demonstrate compliance with the requirements of this Regulation and can represent objective evidence of such compliance to persons that are not themselves involved in the assessment, for example personnel in designating authorities,
- ensure that records that are sufficient to provide a discernible audit trail are available for quality management system audits,
- clearly document the conclusions of its assessment of clinical evaluation in a clinical evaluation assessment report, and
- for each specific project, provide a detailed report which shall be based on a standard format containing a minimum set of elements determined by the MDCG.

The report of the notified body shall:

- clearly document the outcome of its assessment and draw clear conclusions from the verification of the manufacturer's conformity with the requirements of this Regulation,
- make a recommendation for a final review and for a final decision to be taken by the notified body; this recommendation shall be signed off by the member of personnel responsible in the notified body, and
- be provided to the manufacturer in question.

4.7. Final review

The notified body shall prior to making a final decision:

- ensure that the personnel assigned for the final review and decision-making on specific projects are appropriately authorised and are different from the personnel who have conducted the assessments,
- verify that the report or reports and supporting documentation needed for decision making, including concerning resolution of non-conformities noted during assessment, are complete and sufficient with respect to the scope of the application, and
- verify whether there are any unresolved non-conformities preventing issuance of a certificate.

4.8. Decisions and Certifications

The notified body shall have documented procedures for decision-making including as regards the allocation of responsibilities for the issuance, suspension, restriction and withdrawal of certificates. Those procedures shall include the notification requirements laid down in Chapter V of this Regulation. The procedures shall allow the notified body in question to:

- decide, based on the assessment documentation and additional information available, whether the requirements of this Regulation are fulfilled,
- decide, based on the results of its assessment of the clinical evaluation and risk management, whether the post-market surveillance plan, including the PMCF plan, is adequate,
- decide on specific milestones for further review by the notified body of the up to date clinical evaluation,
- decide whether specific conditions or provisions need to be defined for the certification,
- decide, based on the novelty, risk classification, clinical evaluation and conclusions from the risk analysis of the device, on a period of certification not exceeding five years,
- clearly document decision making and approval steps including approval by signature of the members of personnel responsible,
- clearly document responsibilities and mechanisms for communication of decisions, in particular, where the final signatory of a certificate differs from the decision maker or decision makers or does not fulfil the requirements laid down in Section 3.2.7,
- issue a certificate or certificates in accordance with the minimum requirements laid down in Annex XII for a period of validity not exceeding five years and shall indicate whether there are specific conditions or limitations associated with the certification,
- issue a certificate or certificates for the applicant alone and shall not issue certificates covering multiple entities, and

- ensure that the manufacturer is notified of the outcome of the assessment and the resultant decision and that they are entered into the electronic system referred to in Article 57.

4.9. Changes and modifications

The notified body shall have documented procedures and contractual arrangements with manufacturers in place relating to the manufacturers' information obligations and the assessment of changes to:

- the approved quality management system or systems or to the product-range covered,
- the approved design of a device,
- the intended use of or claims made for the device,
- the approved type of a device, and
- any substance incorporated in or utilised for the manufacturing of a device and being subject to the specific procedures in accordance with Section 4.5.6.

The procedures and contractual arrangements referred to in the first paragraph shall include measures for checking the significance of the changes referred to in the first paragraph.

In accordance with its documented procedures, the notified body in question shall:

- ensure that manufacturers submit for prior approval plans for changes as referred to in the first paragraph and relevant information relating to such changes,
- assess the changes proposed and verify whether, after these changes, the quality management system, or the design of a device or type of a device, still meets the requirements of this Regulation, and
- notify the manufacturer of its decision and provide a report or as applicable a supplementary report, which shall contain the justified conclusions of its assessment.

4.10. Surveillance activities and post-certification monitoring

The notified body shall have documented procedures:

- defining how and when surveillance activities of manufacturers are to be conducted. Those procedures shall include arrangements for unannounced on-site audits of manufacturers and, where applicable, subcontractors and suppliers carrying out product tests and the monitoring of compliance with any conditions binding manufacturers and associated with certification decisions, such as updates to clinical data at defined intervals,
- for screening relevant sources of scientific and clinical data and post-market information relating to the scope of their designation. Such information shall

be taken into account in the planning and conduct of surveillance activities, and
- to review vigilance data to which they have access under Article 92(2) in order to estimate its impact, if any, on the validity of existing certificates. The results of the evaluation and any decisions taken shall be thoroughly documented.

The notified body in question shall, upon receipt of information about vigilance cases from a manufacturer or competent authorities, decide which of the following options to apply:

- not to take action on the basis that the vigilance case is clearly not related to the certification granted,
- observe the manufacturer's and competent authority's activities and the results of the manufacturer's investi gation so as to determine whether the certification granted is at risk or whether adequate corrective action has been taken,
- perform extraordinary surveillance measures, such as document reviews, short-notice or unannounced audits and product testing, where it is likely that the certification granted is at risk,
- increase the frequency of surveillance audits,
- review specific products or processes on the occasion of the next audit of the manufacturer, or
- take any other relevant measure.

In relation to surveillance audits of manufacturers, the notified body shall have documented procedures to:

- conduct surveillance audits of the manufacturer on at least an annual basis which shall be planned and conducted in line with the relevant requirements in Section 4.5,
- ensure adequate assessment of the manufacturer's documentation on, and application of the provisions on, vigilance, the post-market surveillance, and PMCF,
- sample and test devices and technical documentation, during audits, according to pre-defined sampling criteria and testing procedures to ensure that the manufacturer continuously applies the approved quality management system,
- ensure that the manufacturer complies with the documentation and information obligations laid down in the relevant Annexes and that its procedures take into account best practices in the implementation of quality management systems,
- ensure that the manufacturer does not use quality management system or device approvals in a misleading manner,
- gather sufficient information to determine if the quality management system continues to comply with the requirements of this Regulation,

- ask the manufacturer, if non-conformities are detected, for corrections, corrective actions and, where applicable, preventive actions, and
- where necessary, impose specific restrictions on the relevant certificate, or suspend or withdraw it.

The notified body shall, if listed as part of the conditions for certification:

- conduct an in-depth review of the clinical evaluation as most recently updated by the manufacturer based on the manufacturer's post-market surveillance, on its PMCF and on clinical literature relevant to the condition being treated with the device or on clinical literature relevant to similar devices,
- clearly document the outcome of the in-depth review and address any specific concerns to the manufacturer or impose any specific conditions on it, and
- ensure that the clinical evaluation as most recently updated, is appropriately ref lected in the instructions for use and, where applicable, the summary of safety and performance.

4.11. Re-certification

The notified body shall have documented procedures in place relating to the re-certification reviews and the renewal of certificates. Re-certification of approved quality management systems or EU technical documentation assessment certificates or EU type-examination certificates shall occur at least every five years.

The notified body shall have documented procedures relating to renewals of EU technical documentation assessment certificates and EU type-examination certificates and those procedures shall require the manufacturer in question to submit a summary of changes and scientific findings for the device, including:

(a) all changes to the originally approved device, including changes not yet notified,
(b) experience gained from post-market surveillance,
(c) experience from risk management,
(d) experience from updating the proof of compliance with the general safety and performance requirements set out in Annex I,
(e) experience from reviews of the clinical evaluation, including the results of any clinical investigations and PMCF,
(f) changes to the requirements, to components of the device or to the scientific or regulatory environment,
(g) changes to applied or new harmonised standards, CS or equivalent documents, and
(h) changes in medical, scientific and technical knowledge, such as:
   - new treatments,
   - changes in test methods,
   - new scientific findings on materials and components, including findings on their biocompatibility,

- experience from studies on comparable devices,
- data from registers and registries,
- experience from clinical investigations with comparable devices.

The notified body shall have documented procedures to assess the information referred to in the second paragraph and shall pay particular attention to clinical data from post-market surveillance and PMCF activities undertaken since the previous certification or re-certification, including appropriate updates to manufacturers' clinical evaluation reports.

For the decision on re-certification, the notified body in question shall use the same methods and principles as for the initial certification decision. If necessary, separate forms shall be established for re-certification taking into account the steps taken for certification such as application and application review.

ANNEX VIII
CLASSIFICATION RULES

CHAPTER I
DEFINITIONS SPECIFIC TO CLASSIFICATION RULES

1. DURATION OF USE

1.1. 'Transient' means normally intended for continuous use for less than 60 minutes.

1.2. 'Short term' means normally intended for continuous use for between 60 minutes and 30 days.

1.3. 'Long term' means normally intended for continuous use for more than 30 days.

2. INVASIVE AND ACTIVE DEVICES

2.1. 'Body orifice' means any natural opening in the body, as well as the external surface of the eyeball, or any permanent artificial opening, such as a stoma.

2.2. 'Surgically invasive device' means:

(a) an invasive device which penetrates inside the body through the surface of the body, including through mucous membranes of body orifices with the aid or in the context of a surgical operation; and

(b) a device which produces penetration other than through a body orifice.

2.3. 'Reusable surgical instrument' means an instrument intended for surgical use in cutting, drilling, sawing, scratching, scraping, clamping, retracting, clipping or similar procedures, without a connection to an active device and which is intended by the manufacturer to be reused after appropriate procedures such as cleaning, disinfection and sterilisation have been carried out.

2.4. 'Active therapeutic device' means any active device used, whether alone or in combination with other devices, to support, modify, replace or restore biological functions or structures with a view to treatment or alleviation of an illness, injury or disability.

2.5. 'Active device intended for diagnosis and monitoring' means any active device used, whether alone or in combination with other devices, to supply information for detecting, diagnosing, monitoring or treating physio logical conditions, states of health, illnesses or congenital deformities.

2.6. 'Central circulatory system' means the following blood vessels: arteriae pulmonales, aorta ascendens, arcus aortae, aorta descendens to the bifurcatio aortae, arteriae coronariae, arteria carotis communis, arteria carotis externa, arteria carotis interna, arteriae cerebrales, truncus brachiocephalicus, venae cordis, venae pulmonales, vena cava superior and vena cava inferior.

2.7. 'Central nervous system' means the brain, meninges and spinal cord.

2.8. 'Injured skin or mucous membrane' means an area of skin or a mucous membrane presenting a pathological change or change following disease or a wound.

CHAPTER II
IMPLEMENTING RULES

3.1. Application of the classification rules shall be governed by the intended purpose of the devices.

3.2. If the device in question is intended to be used in combination with another device, the classification rules shall apply separately to each of the devices. Accessories for a medical device shall be classified in their own right separately from the device with which they are used.

3.3. Software, which drives a device or influences the use of a device, shall fall within the same class as the device.

If the software is independent of any other device, it shall be classified in its own right.

3.4. If the device is not intended to be used solely or principally in a specific part of the body, it shall be considered and classified on the basis of the most critical specified use.

3.5. If several rules, or if, within the same rule, several sub-rules, apply to the same device based on the device's intended purpose, the strictest rule and sub-rule resulting in the higher classification shall apply.

3.6. In calculating the duration referred to in Section 1, continuous use shall mean:

(a) the entire duration of use of the same device without regard to temporary interruption of use during a procedure or temporary removal for purposes such as cleaning or disinfection of the device. Whether the interruption of use or the removal is temporary shall be established in relation to the duration of the use prior to and after the period when the use is interrupted or the device removed; and
(b) the accumulated use of a device that is intended by the manufacturer to be replaced immediately with another of the same type.

3.7. A device is considered to allow direct diagnosis when it provides the diagnosis of the disease or condition in question by itself or when it provides decisive information for the diagnosis.

CHAPTER III
CLASSIFICATION RULES

4. NON-INVASIVE DEVICES

4.1. Rule 1

All non-invasive devices are classified as class I, unless one of the rules set out hereinafter applies.

4.2. Rule 2

All non-invasive devices intended for channelling or storing blood, body liquids, cells or tissues, liquids or gases for the purpose of eventual infusion, administration or introduction into the body are classified as class IIa:

- if they may be connected to a class IIa, class IIb or class III active device; or
- if they are intended for use for channelling or storing blood or other body liquids or for storing organs, parts of organs or body cells and tissues, except for blood bags; blood bags are classified as class IIb.

In all other cases, such devices are classified as class I.

4.3. Rule 3

All non-invasive devices intended for modifying the biological or chemical composition of human tissues or cells, blood, other body liquids or other liquids intended for implantation or administration into the body are classified as class IIb, unless the treatment for which the device is used consists of filtration, centrifugation or exchanges of gas, heat, in which case they are classified as class IIa.

All non-invasive devices consisting of a substance or a mixture of substances intended to be used *in vitro* in direct contact with human cells, tissues or organs taken from the human body or used *in vitro* with human embryos before their implantation or administration into the body are classified as class III.

4.4. Rule 4

All non-invasive devices which come into contact with injured skin or mucous membrane are classified as:

- class I if they are intended to be used as a mechanical barrier, for compression or for absorption of exudates;
- class IIb if they are intended to be used principally for injuries to skin which have breached the dermis or mucous membrane and can only heal by secondary intent;
- class IIa if they are principally intended to manage the micro-environment of injured skin or mucous membrane; and
- class IIa in all other cases.

This rule applies also to the invasive devices that come into contact with injured mucous membrane.

5. INVASIVE DEVICES

5.1. Rule 5

All invasive devices with respect to body orifices, other than surgically invasive devices, which are not intended for connection to an active device or which are intended for connection to a class I active device are classified as:

- class I if they are intended for transient use;
- class IIa if they are intended for short-term use, except if they are used in the oral cavity as far as the pharynx, in an ear canal up to the ear drum or in the nasal cavity, in which case they are classified as class I; and
- class IIb if they are intended for long-term use, except if they are used in the oral cavity as far as the pharynx, in an ear canal up to the ear drum or in the nasal cavity and are not liable to be absorbed by the mucous membrane, in which case they are classified as class IIa.

All invasive devices with respect to body orifices, other than surgically invasive devices, intended for connection to a class IIa, class IIb or class III active device, are classified as class IIa.

5.2. Rule 6

All surgically invasive devices intended for transient use are classified as class IIa unless they:

- are intended specifically to control, diagnose, monitor or correct a defect of the heart or of the central circulatory system through direct contact with those parts of the body, in which case they are classified as class III;
- are reusable surgical instruments, in which case they are classified as class I;
- are intended specifically for use in direct contact with the heart or central circulatory system or the central nervous system, in which case they are classified as class III;
- are intended to supply energy in the form of ionising radiation in which case they are classified as class IIb;
- have a biological effect or are wholly or mainly absorbed in which case they are classified as class IIb; or
- are intended to administer medicinal products by means of a delivery system, if such administration of a medicinal product is done in a manner that is potentially hazardous taking account of the mode of application, in which case they are classified as class IIb.

5.3. Rule 7

All surgically invasive devices intended for short-term use are classified as class IIa unless they:

- are intended specifically to control, diagnose, monitor or correct a defect of the heart or of the central circulatory system through direct contact with those parts of the body, in which case they are classified as class III;

- are intended specifically for use in direct contact with the heart or central circulatory system or the central nervous system, in which case they are classified as class III;
- are intended to supply energy in the form of ionizing radiation in which case they are classified as class IIb;
- have a biological effect or are wholly or mainly absorbed in which case they are classified as class III;
- are intended to undergo chemical change in the body in which case they are classified as class IIb, except if the devices are placed in the teeth; or
- are intended to administer medicines, in which case they are classified as class IIb.

5.4. Rule 8

All implantable devices and long-term surgically invasive devices are classified as class IIb unless they:

- are intended to be placed in the teeth, in which case they are classified as class IIa;
- are intended to be used in direct contact with the heart, the central circulatory system or the central nervous system, in which case they are classified as class III;
- have a biological effect or are wholly or mainly absorbed, in which case they are classified as class III;
- are intended to undergo chemical change in the body in which case they are classified as class III, except if the devices are placed in the teeth;
- are intended to administer medicinal products, in which case they are classified as class III;
- are active implantable devices or their accessories, in which cases they are classified as class III;
- are breast implants or surgical meshes, in which cases they are classified as class III;
- are total or partial joint replacements, in which case they are classified as class III, with the exception of ancillary components such as screws, wedges, plates and instruments; or
- are spinal disc replacement implants or are implantable devices that come into contact with the spinal column, in which case they are classified as class III with the exception of components such as screws, wedges, plates and instruments.

6. ACTIVE DEVICES

6.1. Rule 9

All active therapeutic devices intended to administer or exchange energy are classified as class IIa unless their characteristics are such that they may administer energy to or exchange energy with the human body in a potentially hazardous way, taking account of the nature, the density and site of application of the energy, in which case they are classified as class IIb.

All active devices intended to control or monitor the performance of active therapeutic class IIb devices, or intended directly to inf luence the performance of such devices are classified as class IIb.

All active devices intended to emit ionizing radiation for therapeutic purposes, including devices which control or monitor such devices, or which directly inf luence their performance, are classified as class IIb.

All active devices that are intended for controlling, monitoring or directly inf luencing the performance of active implantable devices are classified as class III.

6.2. Rule 10

Active devices intended for diagnosis and monitoring are classified as class IIa:

- if they are intended to supply energy which will be absorbed by the human body, except for devices intended to illuminate the patient's body, in the visible spectrum, in which case they are classified as class I;
- if they are intended to image in vivo distribution of radiopharmaceuticals; or
- if they are intended to allow direct diagnosis or monitoring of vital physiological processes, unless they are specifically intended for monitoring of vital physiological parameters and the nature of variations of those parameters is such that it could result in immediate danger to the patient, for instance variations in cardiac performance, respiration, activity of the central nervous system, or they are intended for diagnosis in clinical situations where the patient is in immediate danger, in which cases they are classified as class IIb.

Active devices intended to emit ionizing radiation and intended for diagnostic or therapeutic radiology, including interventional radiology devices and devices which control or monitor such devices, or which directly inf luence their performance, are classified as class IIb.

6.3. Rule 11

Software intended to provide information which is used to take decisions with diagnosis or therapeutic purposes is classified as class IIa, except if such decisions have an impact that may cause:

- death or an irreversible deterioration of a person's state of health, in which case it is in class III; or
- a serious deterioration of a person's state of health or a surgical intervention, in which case it is classified as class IIb.

Software intended to monitor physiological processes is classified as class IIa, except if it is intended for monitoring of vital physiological parameters, where the nature of variations of those parameters is such that it could result in immediate danger to the patient, in which case it is classified as class IIb.

All other software is classified as class I.

6.4. Rule 12

All active devices intended to administer and/or remove medicinal products, body liquids or other substances to or from the body are classified as class IIa, unless this is done in a manner that is potentially hazardous, taking account of the nature of the substances involved, of the part of the body concerned and of the mode of application in which case they are classified as class IIb.

6.5. Rule 13

All other active devices are classified as class I.

7. SPECIAL RULES

7.1. Rule 14

All devices incorporating, as an integral part, a substance which, if used separately, can be considered to be a medicinal product, as defined in point 2 of Article 1 of Directive 2001/83/EC, including a medicinal product derived from human blood or human plasma, as defined in point 10 of Article 1 of that Directive, and that has an action ancillary to that of the devices, are classified as class III.

7.2. Rule 15

All devices used for contraception or prevention of the transmission of sexually transmitted diseases are classified as class IIb, unless they are implantable or long term invasive devices, in which case they are classified as class III.

7.3. Rule 16

All devices intended specifically to be used for disinfecting, cleaning, rinsing or, where appropriate, hydrating contact lenses are classified as class IIb.

All devices intended specifically to be used for disinfecting or sterilising medical devices are classified as class IIa, unless they are disinfecting solutions or washer-disinfectors intended specifically to be used for disinfecting invasive devices, as the end point of processing, in which case they are classified as class IIb.

This rule does not apply to devices that are intended to clean devices other than contact lenses by means of physical action only.

7.4. Rule 17

Devices specifically intended for recording of diagnostic images generated by X-ray radiation are classified as class IIa.

7.5. Rule 18

All devices manufactured utilising tissues or cells of human or animal origin, or their derivatives, which are non- viable or rendered non-viable, are classified as class III, unless such devices are manufactured utilising tissues or cells of animal origin, or their derivatives, which are non-viable or rendered non-viable and are devices intended to come into contact with intact skin only.

7.6. Rule 19

All devices incorporating or consisting of nanomaterial are classified as:

- class III if they present a high or medium potential for internal exposure;
- class IIb if they present a low potential for internal exposure; and
- class IIa if they present a negligible potential for internal exposure.

7.7. Rule 20

All invasive devices with respect to body orifices, other than surgically invasive devices, which are intended to administer medicinal products by inhalation are classified as class IIa, unless their mode of action has an essential impact on the efficacy and safety of the administered medicinal product or they are intended to treat life- threatening conditions, in which case they are classified as class IIb.

7.8. Rule 21

Devices that are composed of substances or of combinations of substances that are intended to be introduced into the human body via a body orifice or applied to the skin and that are absorbed by or locally dispersed in the human body are classified as:

- class III if they, or their products of metabolism, are systemically absorbed by the human body in order to achieve the intended purpose;
- class III if they achieve their intended purpose in the stomach or lower gastro-intestinal tract and they, or their products of metabolism, are systemically absorbed by the human body;
- class IIa if they are applied to the skin or if they are applied in the nasal or oral cavity as far as the pharynx, and achieve their intended purpose on those cavities; and
- class IIb in all other cases.

7.9. Rule 22

Active therapeutic devices with an integrated or incorporated diagnostic function which significantly determines the patient management by the device, such as closed loop systems or automated external defibrillators, are classified as class III.

ANNEX IX CONFORMITY ASSESSMENT BASED ON A QUALITY MANAGEMENT SYSTEM AND ON ASSESSMENT OF TECHNICAL DOCUMENTATION

CHAPTER I QUALITY MANAGEMENT SYSTEM

1. The manufacturer shall establish, document and implement a quality management system as described in Article 10(9) and maintain its effectiveness throughout the life cycle of the devices concerned. The manufacturer shall ensure the application of the quality management system as specified in Section 2 and shall be subject to audit, as laid down in Sections 2.3 and 2.4, and to surveillance as specified in Section 3.

2. Quality management system assessment

2.1. The manufacturer shall lodge an application for assessment of its quality management system with a notified body. The application shall include:

- the name of the manufacturer and address of its registered place of business and any additional manufactur ing site covered by the quality management system, and, if the manufacturer's application is lodged by its authorised representative, the name of the authorised representative and the address of the authorised representative's registered place of business,
- all relevant information on the device or group of devices covered by the quality management system,
- a written declaration that no application has been lodged with any other notified body for the same device- related quality management system, or information about any previous application for the same device- related quality management system,
- a draft of an EU declaration of conformity in accordance with Article 19 and Annex IV for the device model covered by the conformity assessment procedure,
- the documentation on the manufacturer's quality management system,
- a documented description of the procedures in place to fulfil the obligations arising from the quality management system and required under this Regulation and the undertaking by the manufacturer in question to apply those procedures,
- a description of the procedures in place to ensure that the quality management system remains adequate and effective, and the undertaking by the manufacturer to apply those procedures,
- the documentation on the manufacturer's post-market surveillance system and, where applicable, on the PMCF plan, and the procedures put in place

to ensure compliance with the obligations resulting from the provisions on vigilance set out in Articles 87 to 92,

- a description of the procedures in place to keep up to date the post-market surveillance system, and, where applicable, the PMCF plan, and the procedures ensuring compliance with the obligations resulting from the provisions on vigilance set out in Articles 87 to 92, as well as the undertaking by the manufacturer to apply those procedures,
- documentation on the clinical evaluation plan, and
- a description of the procedures in place to keep up to date the clinical evaluation plan, taking into account the state of the art.

2.2. Implementation of the quality management system shall ensure compliance with this Regulation. All the elements, requirements and provisions adopted by the manufacturer for its quality management system shall be documented in a systematic and orderly manner in the form of a quality manual and written policies and procedures such as quality programmes, quality plans and quality records.

Moreover, the documentation to be submitted for the assessment of the quality management system shall include an adequate description of, in particular:

(a) the manufacturer's quality objectives;
(b) the organisation of the business and in particular:
  - the organisational structures with the assignment of staff responsibilities in relation to critical procedures, the responsibilities of the managerial staff and their organisational authority,
  - the methods of monitoring whether the operation of the quality management system is efficient and in particular the ability of that system to achieve the desired design and device quality, including control of devices which fail to conform,
  - where the design, manufacture and/or final verification and testing of the devices, or parts of any of those processes, is carried out by another party, the methods of monitoring the efficient operation of the quality management system and in particular the type and extent of control applied to the other party, and
  - where the manufacturer does not have a registered place of business in a Member State, the draft mandate for the designation of an authorised representative and a letter of intention from the authorised representative to accept the mandate;
(c) the procedures and techniques for monitoring, verifying, validating and controlling the design of the devices and the corresponding documentation as well as the data and records arising from those procedures and techniques. Those procedures and techniques shall specifically cover:
  - the strategy for regulatory compliance, including processes for identification of relevant legal requirements, qualification, classification, handling of

equivalence, choice of and compliance with conformity assessment procedures,
- identification of applicable general safety and performance requirements and solutions to fulfil those requirements, taking applicable CS and, where opted for, harmonised standards or other adequate solutions into account,
- risk management as referred to in Section 3 of Annex I,
- the clinical evaluation, pursuant to Article 61 and Annex XIV, including post-market clinical follow-up,
- solutions for fulfilling the applicable specific requirements regarding design and construction, including appropriate pre-clinical evaluation, in particular the requirements of Chapter II of Annex I,
- solutions for fulfilling the applicable specific requirements regarding the information to be supplied with the device, in particular the requirements of Chapter III of Annex I,
- the device identification procedures drawn up and kept up to date from drawings, specifications or other relevant documents at every stage of manufacture, and
- management of design or quality management system changes; and

(d) the verification and quality assurance techniques at the manufacturing stage and in particular the processes and procedures which are to be used, particularly as regards sterilisation and the relevant documents; and

(e) the appropriate tests and trials which are to be carried out before, during and after manufacture, the frequency with which they are to take place, and the test equipment to be used; it shall be possible to trace back adequately the calibration of that test equipment.

In addition, the manufacturer shall grant the notified body access to the technical documentation referred to in Annexes II and III.

2.3. Audit

The notified body shall audit the quality management system to determine whether it meets the requirements referred to in Section 2.2. Where the manufacturer uses a harmonised standard or CS related to a quality management system, the notified body shall assess conformity with those standards or CS. The notified body shall assume that a quality management system which satisfies the relevant harmonised standards or CS conforms to the requirements covered by those standards or CS, unless it duly substantiates not doing so.

The audit team of the notified body shall include at least one member with past experience of assessments of the technology concerned in accordance with Sections 4.3. to 4.5. of Annex VII. In circumstances where such experience is not immediately obvious or applicable, the notified body shall provide a documented rationale for the composition of that team. The assessment procedure shall include an audit on the manufacturer's premises and, if appropriate, on the premises of the manufacturer's suppliers and/or subcontractors to verify the manufac turing and other relevant processes.

Moreover, in the case of class IIa and class IIb devices, the quality management system assessment shall be accompanied by the assessment of technical documentation for devices selected on a representative basis as specified in Section 4. In choosing representative samples, the notified body shall take into account the published guidance developed by the MDCG pursuant to Article 105 and in particular the novelty of the technology, similarities in design, technology, manufacturing and sterilisation methods, the intended purpose and the results of any previous relevant assessments such as with regard to physical, chemical, biological or clinical properties, that have been carried out in accordance with this Regulation. The notified body in question shall document its rationale for the samples taken.

If the quality management system conforms to the relevant provisions of this Regulation, the notified body shall issue an EU quality management system certificate. The notified body shall notify the manufacturer of its decision to issue the certificate. The decision shall contain the conclusions of the audit and a reasoned report.

2.4. The manufacturer in question shall inform the notified body which approved the quality management system of any plan for substantial changes to the quality management system, or the device-range covered. The notified body shall assess the changes proposed, determine the need for additional audits and verify whether after those changes the quality management system still meets the requirements referred to in Section 2.2. It shall notify the manufacturer of its decision which shall contain the conclusions of the assessment, and where applicable, conclusions of additional audits. The approval of any substantial change to the quality management system or the device-range covered shall take the form of a supplement to the EU quality management system certificate.

3. Surveillance assessment

3.1. The aim of surveillance is to ensure that the manufacturer duly fulfils the obligations arising from the approved quality management system.

3.2. The manufacturer shall give authorisation to the notified body to carry out all the necessary audits, including on- site audits, and supply it with all relevant information, in particular:

- the documentation on its quality management system,
- documentation on any findings and conclusions resulting from the application of the post-market surveillance plan, including the PMCF plan, for a representative sample of devices, and of the provisions on vigilance set out in Articles 87 to 92,
- the data stipulated in the part of the quality management system relating to design, such as the results of analyses, calculations, tests and the solutions

adopted regarding the risk-management as referred to in Section 4 of Annex I, and

- the data stipulated in the part of the quality management system relating to manufacture, such as quality control reports and test data, calibration data, and records on the qualifications of the personnel concerned.

3.3. Notified bodies shall periodically, at least once every 12 months, carry out appropriate audits and assessments to make sure that the manufacturer in question applies the approved quality management system and the post- market surveillance plan. Those audits and assessments shall include audits on the premises of the manufacturer and, if appropriate, of the manufacturer's suppliers and/or subcontractors. At the time of such on-site audits, the notified body shall, where necessary, carry out or ask for tests in order to check that the quality management system is working properly. It shall provide the manufacturer with a surveillance audit report and, if a test has been carried out, with a test report.

3.4. The notified body shall randomly perform at least once every five years unannounced audits on the site of the manufacturer and, where appropriate, of the manufacturer's suppliers and/or subcontractors, which may be combined with the periodic surveillance assessment referred to in Section 3.3. or be performed in addition to that surveillance assessment. The notified body shall establish a plan for such unannounced on-site audits but shall not disclose it to the manufacturer.

Within the context of such unannounced on-site audits, the notified body shall test an adequate sample of the devices produced or an adequate sample from the manufacturing process to verify that the manufactured device is in conformity with the technical documentation, with the exception of the devices referred to in the second subparagraph of Article 52(8). Prior to unannounced on-site audits, the notified body shall specify the relevant sampling criteria and testing procedure.

Instead of, or in addition to, sampling referred to in the second paragraph, the notified body shall take samples of devices from the market to verify that the manufactured device is in conformity with the technical documen tation, with the exception of the devices referred to in the second subparagraph of Article 52(8). Prior to the sampling, the notified body in question shall specify the relevant sampling criteria and testing procedure.

The notified body shall provide the manufacturer in question with an on-site audit report which shall include, if applicable, the result of the sample test.

3.5. In the case of class IIa and class IIb devices, the surveillance assessment shall also include an assessment of the technical documentation as specified in Section 4 for the device or devices concerned on the basis of further representative samples chosen in accordance with the rationale documented by the notified body in accordance with the third paragraph of Section 2.3.

In the case of class III devices, the surveillance assessment shall also include a test of the approved parts and/or materials that are essential for the integrity of the device, including, where appropriate, a check that the quantities of produced or purchased parts and/or materials correspond to the quantities of finished devices.

3.6. The notified body shall ensure that the composition of the assessment team is such that there is sufficient experience with the evaluation of the devices, systems and processes concerned, continuous objectivity and neutrality; this shall include a rotation of the members of the assessment team at appropriate intervals. As a general rule, a lead auditor shall neither lead nor attend audits for more than three consecutive years in respect of the same manufacturer.

3.7. If the notified body finds a divergence between the sample taken from the devices produced or from the market and the specifications laid down in the technical documentation or the approved design, it shall suspend or withdraw the relevant certificate or impose restrictions on it.

CHAPTER II
ASSESSMENT OF THE TECHNICAL DOCUMENTATION

4. Assessment of the technical documentation applicable to class III devices and to the class IIb devices referred to in the second subparagraph of Article 52(4)

4.1. In addition to the obligations laid down in Section 2, the manufacturer shall lodge with the notified body an application for assessment of the technical documentation relating to the device which it plans to place on the market or put into service and which is covered by the quality management system referred to in Section 2.

4.2. The application shall describe the design, manufacture and performance of the device in question. It shall include the technical documentation as referred to in Annexes II and III.

4.3. The notified body shall assess the technical documentation using staff with proven knowledge and experience regarding the technology concerned and its clinical application. The notified body may require the application to be completed by having further tests carried out or requesting further evidence to be provided to allow assessment of conformity with the relevant requirements of the Regulation. The notified body shall carry out adequate physical or laboratory tests in relation to the device or request the manufacturer to carry out such tests.

4.4. The notified body shall review the clinical evidence presented by the manufacturer in the clinical evaluation report and the related clinical evaluation that was conducted. The notified body shall employ device reviewers with sufficient clinical expertise and, if necessary, use external clinical experts with direct and current experience relating to the device in question or the clinical condition in which it is utilised, for the purposes of that review.

4.5. The notified body shall, in circumstances in which the clinical evidence is based partly or totally on data from devices which are claimed to be equivalent to the device under assessment, assess the suitability of using such data, taking into account factors such as new indications and innovation. The notified body shall clearly document its conclusions on the claimed equivalence, and on the relevance and adequacy of the data for demonstrating conformity. For any characteristic of the device claimed as innovative by the manufacturer or for new indications, the notified body shall assess to what extent specific claims are supported by specific pre-clinical and clinical data and risk analysis.

4.6. The notified body shall verify that the clinical evidence and the clinical evaluation are adequate and shall verify the conclusions drawn by the manufacturer on the conformity with the relevant general safety and performance requirements. That verification shall include consideration of the adequacy of the benefit-risk determination, the risk management, the instructions for use, the user training and the manufacturer's post-market surveillance plan, and include a review of the need for, and the adequacy of, the PMCF plan proposed, where applicable.

4.7. Based on its assessment of the clinical evidence, the notified body shall consider the clinical evaluation and the benefit-risk determination, and whether specific milestones need to be defined to allow the notified body to review updates to the clinical evidence that result from post-market surveillance and PMCF data.

4.8. The notified body shall clearly document the outcome of its assessment in the clinical evaluation assessment report.

4.9. The notified body shall provide the manufacturer with a report on the technical documentation assessment, including a clinical evaluation assessment report. If the device conforms to the relevant provisions of this Regulation, the notified body shall issue an EU technical documentation assessment certificate. The certificate shall contain the conclusions of the technical documentation assessment, the conditions of the certificate's validity, the data needed for identification of the approved design, and, where appropriate, a description of the intended purpose of the device.

4.10. Changes to the approved device shall require approval from the notified body which issued the EU technical documentation assessment certificate where such changes could affect the safety and performance of the device or the conditions prescribed for use of the device. Where the manufacturer plans to introduce any of the above- mentioned changes it shall inform the notified body which issued the EU technical documentation assessment certificate thereof. The notified body shall assess the planned changes and decide whether the planned changes require a new conformity assessment in accordance with Article 52 or whether they could be addressed by means of a supplement to the EU technical documentation assessment certificate. In the latter case, the notified body shall assess the changes, notify the manufacturer of its decision and, where the changes are approved, provide it with a supplement to the EU technical documentation assessment certificate.

5. Specific additional procedures

5.1. Assessment procedure for certain class III and class IIb devices

(a) For class III implantable devices, and for class IIb active devices intended to administer and/or remove a medicinal product as referred to in Section 6.4. of Annex VIII (Rule 12), the notified body shall, having verified the quality of clinical data supporting the clinical evaluation report of the manufacturer referred to in Article 61(12), prepare a clinical evaluation assessment report which sets out its conclusions concerning the clinical evidence provided by the manufacturer, in particular concerning the benefit-risk determination, the consistency of that evidence with the intended purpose, including the medical indication or indications and the PMCF plan referred to in Article 10(3) and Part B of Annex XIV.
The notified body shall transmit its clinical evaluation assessment report, along with the manufacturer's clinical evaluation documentation, referred to in points (c) and (d) of Section 6.1 of Annex II, to the Commission.
The Commission shall immediately transmit those documents to the relevant expert panel referred to in Article 106.
(b) The notified body may be requested to present its conclusions as referred to in point (a) to the expert panel concerned.
(c) The expert panel shall decide, under the supervision of the Commission, on the basis of all of the following criteria:
  (i) the novelty of the device or of the related clinical procedure involved, and the possible major clinical or health impact thereof;
  (ii) a significantly adverse change in the benefit-risk profile of a specific category or group of devices due to scientifically valid health concerns in respect of components or source material or in respect of the impact on health in the case of failure of the device;
  (iii) a significantly increased rate of serious incidents reported in accordance with Article 87 in respect of a specific category or group of devices,

whether to provide a scientific opinion on the clinical evaluation assessment report of the notified body based on the clinical evidence provided by the manufacturer, in particular concerning the benefit-risk deter mination, the consistency of that evidence with the medical indication or indications and the PMCF plan. That scientific opinion shall be provided within a period of 60 days, starting on the day of receipt of the documents from the Commission as referred to in point (a). The reasons for the decision to provide a scientific opinion on the basis of the criteria in points (i), (ii) and (iii) shall be included in the scientific opinion. Where the information submitted is not sufficient for the expert panel to reach a conclusion, this shall be stated in the scientific opinion.

(d) The expert panel may decide, under the supervision of the Commission, on the basis of the criteria laid down in point (c) not to provide a scientific opinion, in which case it shall inform the notified body as soon as possible and in any event within 21 days of receipt of the documents as referred to in point (a) from the Commission. The expert panel shall within that time limit provide the notified body and the Commission with the reasons for its decision, whereupon the notified body may proceed with the certification procedure of that device.

(e) The expert panel shall within 21 days of receipt of the documents from the Commission notify the Commission, through Eudamed whether it intends to provide a scientific opinion, pursuant to point (c), or whether it intends not to provide a scientific opinion, pursuant to point (d).

(f) Where no opinion has been delivered within a period of 60 days, the notified body may proceed with the certification procedure of the device in question.

(g) The notified body shall give due consideration to the views expressed in the scientific opinion of the expert panel. Where the expert panel finds that the level of clinical evidence is not sufficient or otherwise gives rise to serious concerns about the benefit-risk determination, the consistency of that evidence with the intended purpose, including the medical indication(s), and with the PMCF plan, the notified body shall, if necessary, advise the manufacturer to restrict the intended purpose of the device to certain groups of patients or certain medical indications and/or to impose a limit on the duration of validity of the certificate, to undertake specific PMCF studies, to adapt the instructions for use or the summary of safety and performance, or to impose other restrictions in its conformity assessment report, as appropriate. The notified body shall provide a full justification where it has not followed the advice of the expert panel in its conformity assessment report and the Commission shall without prejudice to Article 109 make both the scientific opinion of the expert panel and the written justification provided by the notified body publicly available via Eudamed.

(h) The Commission, after consultation with the Member States and relevant scientific experts shall provide guidance for expert panels for consistent interpretation of the criteria in point (c) before 26 May 2021.

5.2. Procedure in the case of devices incorporating a medicinal substance

(a) Where a device incorporates, as an integral part, a substance which, if used separately, may be considered to be a medicinal product within the meaning of point 2 of Article 1 of Directive 2001/83/EC, including a medicinal product derived from human blood or human plasma and that has an action ancillary to that of the device, the quality, safety and usefulness of the substance shall be verified by analogy with the methods specified in Annex I to Directive 2001/83/EC.

(b) Before issuing an EU technical documentation assessment certificate, the notified body shall, having verified the usefulness of the substance as part of the device and taking account of the intended purpose of the device, seek a scientific opinion from one of the competent authorities designated by the Member States in accordance with Directive 2001/83/EC or from the EMA, either of which to be referred to in this Section as 'the medicinal products authority consulted' depending on which has been consulted under this point, on the quality and safety of the substance including the benefit or risk of the incorporation of the substance into the device. Where the device incorporates a human blood or plasma derivative or a substance that, if used separately, may be considered to be a medicinal product falling exclusively within the scope of the Annex to Regulation (EC) No 726/2004, the notified body shall seek the opinion of the EMA.

(c) When issuing its opinion, the medicinal products authority consulted shall take into account the manufactur ing process and the data relating to the usefulness of incorporation of the substance into the device as determined by the notified body.

(d) The medicinal products authority consulted shall provide its opinion to the notified body within 210 days of receipt of all the necessary documentation.

(e) The scientific opinion of the medicinal products authority consulted, and any possible update of that opinion, shall be included in the documentation of the notified body concerning the device. The notified body shall give due consideration to the views expressed in the scientific opinion when making its decision. The notified body shall not deliver the certificate if the scientific opinion is unfavourable and shall convey its final decision to the medicinal products authority consulted.

(f) Before any change is made with respect to an ancillary substance incorporated in a device, in particular related to its manufacturing process, the manufacturer shall inform the notified body of the changes. That notified body shall seek the opinion of the medicinal products authority consulted, in order to confirm that the quality and safety of the ancillary substance remain unchanged. The medicinal products authority consulted shall take into account the data relating to the usefulness of incorporation of the substance into the device as determined by the notified body, in order to ensure that the changes have no negative impact on the risk or benefit previously established concerning the incorporation of the substance into the device. The medicinal products authority consulted shall provide its opinion within 60 days after receipt of all the necessary documentation regarding the changes. The notified body shall not deliver the supplement to the EU technical documentation assessment certificate if the scientific opinion provided by the medicinal products authority consulted is unfavourable. The notified body shall convey its final decision to the medicinal products authority consulted.

(g) Where the medicinal products authority consulted obtains information on the ancillary substance, which could have an impact on the risk or benefit previously established concerning the incorporation of the substance into the device, it shall advise the notified body as to whether this information has an impact on the risk or benefit previously established concerning the incorporation of the substance into the device. The notified body shall take that advice into account in reconsidering its assessment of the conformity assessment procedure.

5.3. Procedure in the case of devices manufactured utilising, or incorporating, tissues or cells of human or animal origin, or their derivatives, that are non-viable or rendered non-viable

5.3.1. Tissues or cells of human origin or their derivatives

(a) For devices manufactured utilising derivatives of tissues or cells of human origin that are covered by this Regulation in accordance with point (g) of Article 1(6) and for devices that incorporate, as an integral part, tissues or cells of human origin, or their derivatives, covered by Directive 2004/23/EC, that have an action ancillary to that of the device, the notified body shall, prior to issuing an EU technical documentation assessment certificate, seek a scientific opinion from one of the competent authorities designated by the Member States in accordance with Directive 2004/23/EC ('human tissues and cells competent authority') on the aspects relating to the donation, procurement and testing of tissues or cells of human origin or their derivatives. The notified body shall submit a summary of the preliminary conformity assessment which provides, among other things, information about the non-viability of the human tissues or cells in question, their donation, procurement and testing and the risk or benefit of the incorporation of the tissues or cells of human origin or their derivatives into the device.

(b) Within 120 days of receipt of all the necessary documentation, the human tissues and cells competent authority shall provide to the notified body its opinion.

(c) The scientific opinion of the human tissues and cells competent authority, and any possible update, shall be included in the documentation of the notified body concerning the device. The notified body shall give due consideration to the views expressed in the scientific opinion of the human tissues and cells competent authority when making its decision. The notified body shall not deliver the certificate if that scientific opinion is unfavourable. It shall convey its final decision to the human tissues and cells competent authority concerned.

(d) Before any change is made with respect to non-viable tissues or cells of human origin or their derivatives incorporated in a device, in particular relating to their donation, testing or procurement, the manufacturer shall inform the notified body of the intended changes. The notified body shall consult the authority that was involved in the initial consultation, in order to confirm that the quality and safety of the tissues or cells of human origin or their derivatives incorporated in the device are maintained. The human tissues and cells competent authority concerned shall take into account the data relating to the usefulness of incorporation of the tissues or cells of human origin or their derivatives into the device as determined by the notified body, in order to ensure that the changes have no negative impact on the established benefit-risk ratio of the addition of the tissues or cells of human origin or their derivatives in the device. It shall provide its opinion within 60 days of receipt of all the necessary documentation regarding the intended changes. The notified body shall not deliver a supplement to the EU technical documentation assessment certificate if the scientific opinion is unfavourable and shall convey its final decision to the human tissues and cells competent authority concerned.

5.3.2. Tissues or cells of animal origin or their derivatives

In the case of devices manufactured utilising animal tissue which is rendered non-viable or utilising non-viable products derived from animal tissue, as referred to in Regulation (EU) No 722/2012, the notified body shall apply the relevant requirements laid down in that Regulation.

5.4. Procedure in the case of devices that are composed of substances or of combinations of substances that are absorbed by or locally dispersed in the human body

(a) The quality and safety of devices that are composed of substances or of combinations of substances that are intended to be introduced into the human body via a body orifice or applied to the skin and that are absorbed by, or locally dispersed in, the human body, shall be verified where applicable and only in respect of the requirements not covered by this Regulation, in accordance with the relevant requirements laid down in Annex I to Directive 2001/83/EC for the evaluation of absorption, distribution, metabolism, excretion, local tolerance, toxicity, interaction with other devices, medicinal products or other substances and potential for adverse reactions.

(b) In addition, for devices, or their products of metabolism, that are systemically absorbed by the human body in order to achieve their intended purpose, the notified body shall seek a scientific opinion from one of the competent authorities designated by the Member States in accordance with Directive 2001/83/EC or from the EMA, either of which to be referred to in this Section as 'the medicinal products authority consulted' depending on which has been consulted under this point, on the compliance of the device with the relevant requirements laid down in Annex I to Directive 2001/83/EC.

(c) The opinion of the medicinal products authority consulted shall be drawn up within 150 days of receipt of all the necessary documentation.
(d) The scientific opinion of the medicinal products authority consulted, and any possible update, shall be included in the documentation of the notified body concerning the device. The notified body shall give due consideration to the views expressed in the scientific opinion when making its decision and shall convey its final decision to the medicinal products authority consulted.

6. Batch verification in the case of devices incorporating, as an integral part, a medicinal substance which, if used separately, would be considered to be a medicinal product derived from human blood or human plasma as referred to in Article 1(8)

Upon completing the manufacture of each batch of devices that incorporate, as an integral part, a medicinal substance which, if used separately, would be considered to be a medicinal product derived from human blood or human plasma as referred to in the first subparagraph of Article 1(8), the manufacturer shall inform the notified body of the release of the batch of devices and send it the official certificate concerning the release of the batch of human blood or plasma derivative used in the device, issued by a Member State laboratory or a laboratory designated for that purpose by a Member State in accordance with Article 114(2) of Directive 2001/83/EC.

CHAPTER III
ADMINISTRATIVE PROVISIONS

7. The manufacturer or, where the manufacturer does not have a registered place of business in a Member State, its authorised representative shall, for a period ending no sooner than 10 years, and in the case of implantable devices no sooner than 15 years, after the last device has been placed on the market, keep at the disposal of the competent authorities:

- the EU declaration of conformity,
- the documentation referred to in the fifth indent of Section 2.1 and in particular the data and records arising from the procedures referred to in point (c) of the second paragraph of Section 2.2,
- information on the changes referred to in Section 2.4,
- the documentation referred to in Section 4.2, and
- the decisions and reports from the notified body as referred to in this Annex.

8. Each Member State shall require that the documentation referred to in Section 7 is kept at the disposal of competent authorities for the period indicated in that Section in case a manufacturer, or its authorised represen tative, established within its territory goes bankrupt or ceases its business activity prior to the end of that period.

ANNEX X
CONFORMITY ASSESSMENT BASED ON TYPE-EXAMINATION

1. EU type-examination is the procedure whereby a notified body ascertains and certifies that a device, including its technical documentation and relevant life cycle processes and a corresponding representative sample of the device production envisaged, fulfils the relevant provisions of this Regulation.

2. Application

The manufacturer shall lodge an application for assessment with a notified body. The application shall include:

- the name of the manufacturer and address of the registered place of business of the manufacturer and, if the application is lodged by the authorised representative, the name of the authorised representative and the address of its registered place of business,
- the technical documentation referred to in Annexes II and III. The applicant shall make a representative sample of the device production envisaged ('type') available to the notified body. The notified body may request other samples as necessary, and
- a written declaration that no application has been lodged with any other notified body for the same type, or information about any previous application for the same type that was refused by another notified body or was withdrawn by the manufacturer or its authorised representative before that other notified body made its final assessment.

3. Assessment

The notified body shall:

(a) examine the application by using staff with proven knowledge and experience regarding the technology concerned and its clinical application. The notified body may require the application to be completed by having further tests carried out or requesting further evidence to be provided to allow assessment of conformity with the relevant requirements of this Regulation. The notified body shall carry out adequate physical or laboratory tests in relation to the device or request the manufacturer to carry out such tests;

(b) examine and assess the technical documentation for conformity with the requirements of this Regulation that are applicable to the device and verify that the type has been manufactured in conformity with that documen tation; it shall also record the items designed in conformity with the applicable standards referred to in Article 8 or with applicable CS, and record the items not designed on the basis of the relevant standards referred to in Article 8 or of the relevant CS;

(c) review the clinical evidence presented by the manufacturer in the clinical evaluation report in accordance with Section 4 of Annex XIV. The notified body shall employ device reviewers with sufficient clinical expertise and, if necessary, use external clinical experts with direct and current experience relating to the device in question or to the clinical condition in which it is utilised, for the purposes of that review;
(d) in circumstances in which the clinical evidence is based partly or totally on data from devices which are claimed to be similar or equivalent to the device under assessment, assess the suitability of using such data, taking into account factors such as new indications and innovation. The notified body shall clearly document its conclusions on the claimed equivalence, and on the relevance and adequacy of the data for demonstrating conformity;
(e) clearly document the outcome of its assessment in a pre-clinical and clinical evaluation assessment report as part of the EU type examination report referred to in point (i);
(f) carry out or arrange for the appropriate assessments and the physical or laboratory tests necessary to verify whether the solutions adopted by the manufacturer meet the general safety and performance requirements laid down in this Regulation, in the event that the standards referred to in Article 8 or the CS have not been applied. Where the device has to be connected to another device or devices in order to operate as intended, proof shall be provided that it conforms to the general safety and performance requirements when connected to any such device or devices having the characteristics specified by the manufacturer;
(g) carry out or arrange for the appropriate assessments and the physical or laboratory tests necessary to verify whether, in the event that the manufacturer has chosen to apply the relevant harmonised standards, those standards have actually been applied;
(h) agree with the applicant on the place where the necessary assessments and tests are to be carried out; and
(i) draw up an EU type-examination report on the results of the assessments and tests carried out under points (a) to (g).

4. Certificate

If the type conforms to this Regulation, the notified body shall issue an EU type-examination certificate. The certificate shall contain the name and address of the manufacturer, the conclusions of the type examination assessment, the conditions of the certificate's validity and the data needed for identification of the type approved. The certificate shall be drawn up in accordance with Annex XII. The relevant parts of the documentation shall be annexed to the certificate and a copy kept by the notified body.

5. Changes to the type

5.1. The applicant shall inform the notified body which issued the EU type-examination certificate of any planned change to the approved type or of its intended purpose and conditions of use.

5.2. Changes to the approved device including limitations of its intended purpose and conditions of use shall require approval from the notified body which issued the EU type-examination certificate where such changes may affect conformity with the general safety and performance requirements or with the conditions prescribed for use of the product. The notified body shall examine the planned changes, notify the manufacturer of its decision and provide him with a supplement to the EU type-examination report. The approval of any change to the approved type shall take the form of a supplement to the EU type-examination certificate.

5.3. Changes to the intended purpose and conditions of use of the approved device, with the exception of limitations of the intended purpose and conditions of use, shall necessitate a new application for a conformity assessment.

6. Specific additional procedures

Section 5 of Annex IX shall apply with the proviso that any reference to an EU technical documentation assessment certificate shall be understood as a reference to an EU type-examination certificate.

7. Administrative provisions

The manufacturer or, where the manufacturer does not have a registered place of business in a Member State, its authorised representative shall, for a period ending no sooner than 10 years, and in the case of implantable devices no sooner than 15 years, after the last device has been placed on the market, keep at the disposal of the competent authorities:

- the documentation referred to in the second indent of Section 2,
- information on the changes referred to in Section 5, and
- copies of EU type-examination certificates, scientific opinions and reports and their additions/supplements. Section 8 of Annex IX shall apply.

ANNEX XI CONFORMITY ASSESSMENT BASED ON PRODUCT CONFORMITY VERIFICATION

1. The objective of the conformity assessment based on product conformity verification is to ensure that devices conform to the type for which an EU type-examination certificate has been issued, and that they meet the provisions of this Regulation which apply to them.

2. Where an EU type-examination certificate has been issued in accordance with Annex X, the manufacturer may either apply the procedure set out in Part A (production quality assurance) or the procedure set out in Part B (product verification) of this Annex.

3. By way of derogation from Sections 1 and 2 above, the procedures in this Annex coupled with the drawing up of technical documentation as set out in Annexes II and III may also be applied by manufacturers of class IIa devices.

PART A PRODUCTION QUALITY ASSURANCE

4. The manufacturer shall ensure that the quality management system approved for the manufacture of the devices concerned is implemented, shall carry out a final verification, as specified in Section 6, and shall be subject to the surveillance referred to in Section 7.

5. When the manufacturer fulfils the obligations laid down in Section 4, it shall draw up and keep an EU declaration of conformity in accordance with Article 19 and Annex IV for the device covered by the conformity assessment procedure. By issuing an EU declaration of conformity, the manufacturer shall be deemed to ensure and to declare that the device concerned conforms to the type described in the EU type-examination certificate and meets the requirements of this Regulation which apply to the device.

6. Quality management system

6.1. The manufacturer shall lodge an application for assessment of its quality management system with a notified body. The application shall include:

- all elements listed in Section 2.1 of Annex IX,
- the technical documentation referred to in Annexes II and III for the types approved, and
- a copy of the EU type-examination certificates referred to in Section 4 of Annex X; if the EU type- examination certificates have been issued by the same notified body with which the application is lodged, a reference to the technical documentation and its updates and the certificates issued shall also be included in the application.

6.2. Implementation of the quality management system shall be such as to ensure that there is compliance with the type described in the EU type-examination certificate and with the provisions of this Regulation which apply to the devices at each stage. All the elements, requirements and provisions adopted by the manufacturer for its quality management system shall be documented in a systematic and orderly manner in the form of a quality manual and written policies and procedures, such as quality programmes, quality plans and quality records.

That documentation shall, in particular, include an adequate description of all elements listed in points (a), (b), (d) and (e) of Section 2.2 of Annex IX.

6.3. The first and second paragraph of Section 2.3 of Annex IX shall apply.

If the quality management system is such that it ensures that the devices conform to the type described in the EU type-examination certificate and that it conforms to the relevant provisions of this Regulation, the notified body shall issue an EU quality assurance certificate. The notified body shall notify the manufacturer of its decision to issue the certificate. That decision shall contain the conclusions of the notified body's audit and a reasoned assessment.

6.4. Section 2.4 of Annex IX shall apply.

7. Surveillance

Section 3.1, the first, second and fourth indents of Section 3.2, Sections 3.3, 3.4, 3.6 and 3.7 of Annex IX shall apply.

In the case of class III devices, surveillance shall also include a check that the quantities of produced or purchased raw material or crucial components approved for the type and correspond to the quantities of finished devices.

8. Batch verification in the case of devices incorporating, as an integral part, a medicinal substance which, if used separately, would be considered to be a medicinal product derived from human blood or human plasma referred to in Article 1(8).

Upon completing the manufacture of each batch of devices that incorporate, as an integral part, a medicinal substance which, if used separately, would be considered to be a medicinal product derived from human blood or human plasma referred to in the first subparagraph of Article 1(8), the manufacturer shall inform the notified body of the release of the batch of devices and send it the official certificate concerning the release of the batch of human blood or plasma derivative used in the device, issued by a Member State laboratory or a laboratory designated for that purpose by a Member State in accordance with Article 114(2) of Directive 2001/83/EC.

9. Administrative provisions

The manufacturer or, where the manufacturer does not have a registered place of business in a Member State, its authorised representative shall, for a period ending no sooner than 10 years, and in the case of implantable devices no sooner than 15 years, after the last device has been placed on the market, keep at the disposal of the competent authorities:

- the EU declaration of conformity,
- the documentation referred to in the fifth indent of Section 2.1 of Annex IX,
- the documentation referred to in the eighth indent of Section 2.1 of Annex IX, including the EU type- examination certificate referred to in Annex X,
- information on the changes referred to in Section 2.4 of Annex IX, and
- the decisions and reports from the notified body as referred to in Sections 2.3, 3.3 and 3.4 of Annex IX. Section 8 of Annex IX shall apply.

10. Application to class IIa devices

10.1. By way of derogation from Section 5, by virtue of the EU declaration of conformity the manufacturer shall be deemed to ensure and to declare that the class IIa devices in question are manufactured in conformity with the technical documentation referred to in Annexes II and III and meet the requirements of this Regulation which apply to them.

10.2. For class IIa devices the notified body shall assess, as part of the assessment referred to in Section 6.3, whether the technical documentation as referred to in Annexes II and III for the devices selected on a representative basis is compliant with this Regulation.

In choosing a representative sample or samples of devices, the notified body shall take into account the novelty of the technology, similarities in design, technology, manufacturing and sterilisation methods, the intended use and the results of any previous relevant assessments (e.g. with regard to physical, chemical, biological or clinical properties) that have been carried out in accordance with this Regulation. The notified body shall document its rationale for the sample or samples of devices taken.

10.3. Where the assessment under Section 10.2. confirms that the class IIa devices in question conform to the technical documentation referred to in Annexes II and III and meet the requirements of this Regulation which apply to them, the notified body shall issue a certificate pursuant to this Part of this Annex.

10.4. Samples additional to those taken for the initial conformity assessment of devices shall be assessed by the notified body as part of the surveillance assessment referred to in Section 7.

10.5. By way of derogation from Section 6, the manufacturer or its authorised representative shall, for a period ending no sooner than 10 years after the last device has been placed on the market, keep at the disposal of the competent authorities:

- the EU declaration of conformity,
- the technical documentation referred to in Annexes II and III, and

- the certificate referred to in Section 10.3. Section 8 of Annex IX shall apply.

PART B
PRODUCT VERIFICATION

11. Product verification shall be understood to be the procedure whereby after examination of every manufactured device, the manufacturer, by issuing an EU declaration of conformity in accordance with Article 19 and Annex IV, shall be deemed to ensure and to declare that the devices which have been subject to the procedure set out in Sections 14 and 15 conform to the type described in the EU type-examination certificate and meet the requirements of this Regulation which apply to them.

12. The manufacturer shall take all the measures necessary to ensure that the manufacturing process produces devices which conform to the type described in the EU type-examination certificate and to the requirements of the Regulation which apply to them. Prior to the start of manufacture, the manufacturer shall prepare documents defining the manufacturing process, in particular as regards sterilisation where necessary, together with all routine, pre-established procedures to be implemented to ensure homogeneous production and, where appropriate, conformity of the devices with the type described in the EU type-examination certificate and with the requirements of this Regulation which apply to them.

In addition, for devices placed on the market in a sterile condition, and only for those aspects of the manufactur ing process designed to secure and maintain sterility, the manufacturer shall apply the provisions of Sections 6 and 7.

13. The manufacturer shall undertake to institute and keep up to date a post-market surveillance plan, including a PMCF plan, and the procedures ensuring compliance with the obligations of the manufacturer resulting from the provisions on vigilance and post-market surveillance system set out in Chapter VII.

14. The notified body shall carry out the appropriate examinations and tests in order to verify the conformity of the device with the requirements of the Regulation by examining and testing every product as specified in Section 15.

The examinations and tests referred to in the first paragraph of this Section shall not apply to aspects of the manufacturing process designed to secure sterility.

15. Verification by examination and testing of every product

15.1. Every device shall be examined individually and the appropriate physical or laboratory tests as defined in the relevant standard or standards referred to in Article 8, or equivalent tests and assessments, shall be carried out in order to verify, where appropriate, the conformity of the devices with the type described in the EU type- examination certificate and with the requirements of this Regulation which apply to them.

15.2. The notified body shall affix, or have affixed, its identification number to each approved device and shall draw up an EU product verification certificate relating to the tests and assessments carried out.

16. Batch verification in the case of devices incorporating, as an integral part, a medicinal substance which, if used separately, would be considered to be a medicinal product derived from human blood or human plasma referred to in Article 1(8).

Upon completing the manufacture of each batch of devices that incorporate, as an integral part, a medicinal substance which, if used separately, would be considered to be a medicinal product derived from human blood or human plasma referred to in the first subparagraph of Article 1(8), the manufacturer shall inform the notified body of the release of the batch of devices and send it the official certificate concerning the release of the batch of human blood or plasma derivative used in the device, issued by a Member State laboratory or a laboratory designated for that purpose by a Member State in accordance with Article 114(2) of Directive 2001/83/EC.

17. Administrative provisions

The manufacturer or its authorised representative shall, for a period ending no sooner than 10 years, and in the case of implantable devices no sooner than 15 years, after the last device has been placed on the market, keep at the disposal of the competent authorities:

- the EU declaration of conformity,
- the documentation referred to in Section 12,
- the certificate referred to in Section 15.2, and
- the EU type-examination certificate referred to in Annex X. Section 8 of Annex IX shall apply.

18. Application to class IIa devices

18.1. By way of derogation from Section 11, by virtue of the EU declaration of conformity the manufacturer shall be deemed to ensure and to declare that the class IIa devices in question are manufactured in conformity with the technical documentation referred to in Annexes II and III and meet the requirements of this Regulation which apply to them.

18.2. The verification conducted by the notified body in accordance with Section 14 is intended to confirm the conformity of the class IIa devices in question with the technical documentation referred to in Annexes II and III and with the requirements of this Regulation which apply to them.

18.3. If the verification referred to in Section 18.2 confirms that the class IIa devices in question conform to the technical documentation referred to in Annexes II and III and meet the requirements of this Regulation which apply to them, the notified body shall issue a certificate pursuant to this Part of this Annex.

18.4. By way of derogation from Section 17, the manufacturer or its authorised representative shall, for a period ending no sooner than 10 years after the last device has been placed on the market, keep at the disposal of the competent authorities:

- the EU declaration of conformity,
- the technical documentation referred to in Annexes II and III, and
- the certificate referred to in Section 18.3. Section 8 of Annex IX shall apply.

ANNEX XII CERTIFICATES ISSUED BY A NOTIFIED BODY

CHAPTER I GENERAL REQUIREMENTS

1. Certificates shall be drawn up in one of the official languages of the Union.

2. Each certificate shall refer to only one conformity assessment procedure.

3. Certificates shall only be issued to one manufacturer. The name and address of the manufacturer included in the certificate shall be the same as that registered in the electronic system referred to in Article 30.

4. The scope of the certificates shall unambiguously identify the device or devices covered:

(a) EU technical documentation assessment certificates, EU type-examination certificates and EU product verification certificates shall include a clear identification, including the name, model and type, of the device or devices, the intended purpose, as included by the manufacturer in the instructions for use and in relation to which the device has been assessed in the conformity assessment procedure, risk classification and the Basic UDI-DI as referred to in Article 27(6);

(b) EU quality management system certificates and EU quality assurance certificates shall include the identification of the devices or groups of devices, the risk classification, and, for class IIb devices, the intended purpose.

5. The notified body shall be able to demonstrate on request, which (individual) devices are covered by the certificate.

The notified body shall set up a system that enables the determination of the devices, including their classification, covered by the certificate.

6. Certificates shall contain, if applicable, a note that, for the placing on the market of the device or devices it covers, another certificate issued in accordance with this Regulation is required.

7. EU quality management system certificates and EU quality assurance certificates for class I devices for which the involvement of a notified body is required pursuant to Article 52(7) shall include a statement that the audit by the notified body of the quality management system was limited to the aspects required under that paragraph.

8. Where a certificate is supplemented, modified or re-issued, the new certificate shall contain a reference to the preceding certificate and its date of issue with identification of the changes.

CHAPTER II
MINIMUM CONTENT OF THE CERTIFICATES

1. name, address and identification number of the notified body;

2. name and address of the manufacturer and, if applicable, of the authorised representative;

3. unique number identifying the certificate;

4. if already issued, the SRN of the manufacturer referred to in to Article 31(2);

5. date of issue;

6. date of expiry;

7. data needed for the unambiguous identification of the device or devices where applicable as specified in Section 4 of Part I;

8. if applicable, reference to any previous certificate as specified in Section 8 of Chapter I;

9. reference to this Regulation and the relevant Annex in accordance with which the conformity assessment has been carried out;

10. examinations and tests performed, e.g. reference to relevant CS, harmonised standards, test reports and audit report(s);

11. if applicable, reference to the relevant parts of the technical documentation or other certificates required for the placing on the market of the device or devices covered;

12. if applicable, information about the surveillance by the notified body;

13. conclusions of the notified body's conformity assessment with regard to the relevant Annex;

14. conditions for or limitations to the validity of the certificate;

15. legally binding signature of the notified body in accordance with the applicable national law.

ANNEX XIII
PROCEDURE FOR CUSTOM-MADE DEVICES

1. For custom-made devices, the manufacturer or its authorised representative shall draw up a statement containing all of the following information:

- the name and address of the manufacturer, and of all manufacturing sites,
- if applicable, the name and address of the authorised representative,
- data allowing identification of the device in question,
- a statement that the device is intended for exclusive use by a particular patient or user, identified by name, an acronym or a numerical code,
- the name of the person who made out the prescription and who is authorised by national law by virtue of their professional qualifications to do so, and, where applicable, the name of the health institution concerned,
- the specific characteristics of the product as indicated by the prescription,
- a statement that the device in question conforms to the general safety and performance requirements set out in Annex I and, where applicable, indicating which general safety and performance requirements have not been fully met, together with the grounds,
- where applicable, an indication that the device contains or incorporates a medicinal substance, including a human blood or plasma derivative, or tissues or cells of human origin, or of animal origin as referred to in Regulation (EU) No 722/2012.

2. The manufacturer shall undertake to keep available for the competent national authorities documentation that indicates its manufacturing site or sites and allows an understanding to be formed of the design, manufacture and performance of the device, including the expected performance, so as to allow assessment of conformity with the requirements of this Regulation.

3. The manufacturer shall take all the measures necessary to ensure that the manufacturing process produces devices which are manufactured in accordance with the documentation referred to in Section 2.

4. The statement referred to in the introductory part of Section 1 shall be kept for a period of at least 10 years after the device has been placed on the market. In the case of implantable devices, the period shall be at least 15 years.

Section 8 of Annex IX shall apply.

5. The manufacturer shall review and document experience gained in the post-production phase, including from PMCF as referred to in Part B of Annex XIV, and implement appropriate means to apply any necessary corrective action, In that context, it shall report in accordance with Article 87(1) to the competent authorities any serious incidents or field safety corrective actions or both as soon as it learns of them.

ANNEX XIV
CLINICAL EVALUATION AND POST-MARKET CLINICAL FOLLOW-UP

PART A
CLINICAL EVALUATION

1. To plan, continuously conduct and document a clinical evaluation, manufacturers shall:

(a) establish and update a clinical evaluation plan, which shall include at least:
- an identification of the general safety and performance requirements that require support from relevant clinical data;
- a specification of the intended purpose of the device;
- a clear specification of intended target groups with clear indications and contra-indications;
- a detailed description of intended clinical benefits to patients with relevant and specified clinical outcome parameters;
- a specification of methods to be used for examination of qualitative and quantitative aspects of clinical safety with clear reference to the determination of residual risks and side-effects;
- an indicative list and specification of parameters to be used to determine, based on the state of the art in medicine, the acceptability of the benefit-risk ratio for the various indications and for the intended purpose or purposes of the device;
- an indication how benefit-risk issues relating to specific components such as use of pharmaceutical, non- viable animal or human tissues, are to be addressed; and
- a clinical development plan indicating progression from exploratory investigations, such as first-in-man studies, feasibility and pilot studies, to confirmatory investigations, such as pivotal clinical investigations, and a PMCF as referred to in Part B of this Annex with an indication of milestones and a description of potential acceptance criteria;

(b) identify available clinical data relevant to the device and its intended purpose and any gaps in clinical evidence through a systematic scientific literature review;

(c) appraise all relevant clinical data by evaluating their suitability for establishing the safety and performance of the device;

(d) generate, through properly designed clinical investigations in accordance with the clinical development plan, any new or additional clinical data necessary to address outstanding issues; and

(e) analyse all relevant clinical data in order to reach conclusions about the safety and clinical performance of the device including its clinical benefits.

2. The clinical evaluation shall be thorough and objective, and take into account both favourable and unfavourable data. Its depth and extent shall be proportionate and appropriate to the nature, classification, intended purpose and risks of the device in question, as well as to the manufacturer's claims in respect of the device.

3. A clinical evaluation may be based on clinical data relating to a device for which equivalence to the device in question can be demonstrated. The following technical, biological and clinical characteristics shall be taken into consideration for the demonstration of equivalence:

- Technical: the device is of similar design; is used under similar conditions of use; has similar specifications and properties including physicochemical properties such as intensity of energy, tensile strength, viscosity, surface characteristics, wavelength and software algorithms; uses similar deployment methods, where relevant; has similar principles of operation and critical performance requirements;
- Biological: the device uses the same materials or substances in contact with the same human tissues or body f luids for a similar kind and duration of contact and similar release characteristics of substances, including degradation products and leachables;
- Clinical: the device is used for the same clinical condition or purpose, including similar severity and stage of disease, at the same site in the body, in a similar population, including as regards age, anatomy and physiology; has the same kind of user; has similar relevant critical performance in view of the expected clinical effect for a specific intended purpose.

The characteristics listed in the first paragraph shall be similar to the extent that there would be no clinically significant difference in the safety and clinical performance of the device. Considerations of equivalence shall be based on proper scientific justification. It shall be clearly demonstrated that manufacturers have sufficient levels of access to the data relating to devices with which they are claiming equivalence in order to justify their claims of equivalence.

4. The results of the clinical evaluation and the clinical evidence on which it is based shall be documented in a clinical evaluation report which shall support the assessment of the conformity of the device.

The clinical evidence together with non-clinical data generated from non-clinical testing methods and other relevant documentation shall allow the manufacturer to demonstrate conformity with the general safety and performance requirements and shall be part of the technical documentation for the device in question.

Both favourable and unfavourable data considered in the clinical evaluation shall be included in the technical documentation.

PART B
POST-MARKET CLINICAL FOLLOW-UP

5. PMCF shall be understood to be a continuous process that updates the clinical evaluation referred to in Article 61 and Part A of this Annex and shall be addressed in the manufacturer's post-market surveillance plan. When conducting PMCF, the manufacturer shall proactively collect and evaluate clinical data from the use in or on humans of a device which bears the CE marking and is placed on the market or put into service within its intended purpose as referred to in the relevant conformity assessment procedure, with the aim of confirming the safety and performance throughout the expected lifetime of the device, of ensuring the continued acceptability of identified risks and of detecting emerging risks on the basis of factual evidence.

6. PMCF shall be performed pursuant to a documented method laid down in a PMCF plan.

6.1. The PMCF plan shall specify the methods and procedures for proactively collecting and evaluating clinical data with the aim of:

(a) confirming the safety and performance of the device throughout its expected lifetime,
(b) identifying previously unknown side-effects and monitoring the identified side-effects and contraindications, (c) identifying and analysing emergent risks on the basis of factual evidence,
(c) ensuring the continued acceptability of the benefit-risk ratio referred to in Sections 1 and 9 of Annex I, and
(d) identifying possible systematic misuse or off-label use of the device, with a view to verifying that the intended purpose is correct.

6.2. The PMCF plan shall include at least:

(a) the general methods and procedures of the PMCF to be applied, such as gathering of clinical experience gained, feedback from users, screening of scientific literature and of other sources of clinical data;
(b) the specific methods and procedures of PMCF to be applied, such as evaluation of suitable registers or PMCF studies;
(c) a rationale for the appropriateness of the methods and procedures referred to in points (a) and (b);
(d) a reference to the relevant parts of the clinical evaluation report referred to in Section 4 and to the risk management referred to in Section 3 of Annex I;
(e) the specific objectives to be addressed by the PMCF;
(f) an evaluation of the clinical data relating to equivalent or similar devices;
(g) reference to any relevant CS, harmonised standards when used by the manufacturer, and relevant guidance on PMCF; and
(h) a detailed and adequately justified time schedule for PMCF activities (e.g. analysis of PMCF data and reporting) to be undertaken by the manufacturer.

7. The manufacturer shall analyse the findings of the PMCF and document the results in a PMCF evaluation report that shall be part of the clinical evaluation report and the technical documentation.

8. The conclusions of the PMCF evaluation report shall be taken into account for the clinical evaluation referred to in Article 61 and Part A of this Annex and in the risk management referred to in Section 3 of Annex I. If, through the PMCF, the need for preventive and/or corrective measures has been identified, the manufacturer shall implement them.

ANNEX XV
CLINICAL INVESTIGATIONS

CHAPTER I
GENERAL REQUIREMENTS

1. Ethical principles

Each step in the clinical investigation, from the initial consideration of the need for and justification of the study to the publication of the results, shall be carried out in accordance with recognised ethical principles.

2. Methods

2.1. Clinical investigations shall be performed on the basis of an appropriate plan of investigation ref lecting the latest scientific and technical knowledge and defined in such a way as to confirm or refute the manufacturer's claims regarding the safety, performance and aspects relating to benefit-risk of devices as referred to in Article 62(1); the clinical investigations shall include an adequate number of observations to guarantee the scientific validity of the conclusions. The rationale for the design and chosen statistical methodology shall be presented as further described in Section 3.6 of Chapter II of this Annex.

2.2. The procedures used to perform the clinical investigation shall be appropriate to the device under investigation.

2.3. The research methodologies used to perform the clinical investigation shall be appropriate to the device under investigation.

2.4. Clinical investigations shall be performed in accordance with the clinical investigation plan by a sufficient number of intended users and in a clinical environment that is representative of the intended normal conditions of use of the device in the target patient population. Clinical investigations shall be in line with the clinical evaluation plan as referred to in Part A of Annex XIV.

2.5. All the appropriate technical and functional features of the device, in particular those involving safety and performance, and their expected clinical outcomes shall be appropriately addressed in the investigational design. A list of the technical and functional features of the device and the related expected clinical outcomes shall be provided.

2.6. The endpoints of the clinical investigation shall address the intended purpose, clinical benefits, performance and safety of the device. The endpoints shall be determined and assessed using scientifically valid methodologies. The primary endpoint shall be appropriate to the device and clinically relevant.

2.7. Investigators shall have access to the technical and clinical data regarding the device. Personnel involved in the conduct of an investigation shall be adequately instructed and trained in the proper use of the investigational device, and as regards the clinical investigation plan and good clinical practice. This training shall be verified and where necessary arranged by the sponsor and documented appropriately.

2.8. The clinical investigation report, signed by the investigator, shall contain a critical evaluation of all the data collected during the clinical investigation, and shall include any negative findings.

CHAPTER II
DOCUMENTATION REGARDING THE APPLICATION FOR CLINICAL INVESTIGATION

For investigational devices covered by Article 62, the sponsor shall draw up and submit the application in accordance with Article 70 accompanied by the following documents:

1. Application form

The application form shall be duly filled in, containing information regarding:

1.1. name, address and contact details of the sponsor and, if applicable, name, address and contact details of its contact person or legal representative in accordance with Article 62(2) established in the Union;

1.2. if different from those in Section 1.1, name, address and contact details of the manufacturer of the device intended for clinical investigation and, if applicable, of its authorised representative;

1.3. title of the clinical investigation;

1.4. status of the clinical investigation application (i. e. first submission, resubmission, significant amendment);

1.5. details and/or reference to the clinical evaluation plan;

1.6. If the application is a resubmission with regard to a device for which an application has been already submitted, the date or dates and reference number or numbers of the earlier application or in the case of significant amendment, reference to the original application. The sponsor shall identify all of the changes from the previous application together with a rationale for those changes, in particular, whether any changes have been made to address conclusions of previous competent authority or ethics committee reviews;

1.7. if the application is submitted in parallel with an application for a clinical trial in accordance with Regulation (EU) No 536/2014, reference to the official registration number of the clinical trial;

1.8. identification of the Member States and third countries in which the clinical investigation is to be conducted as part of a multicentre or multinational study at the time of application;

1.9. a brief description of the investigational device, its classification and other information necessary for the identification of the device and device type;

1.10. information as to whether the device incorporates a medicinal substance, including a human blood or plasma derivative or whether it is manufactured utilising non-viable tissues or cells of human or animal origin, or their derivatives;

1.11. summary of the clinical investigation plan including the objective or objectives of the clinical investigation, the number and gender of subjects, criteria for subject selection, whether there are subjects under 18 years of age, design of the investigation such as controlled and/or randomised studies, planned dates of commencement and of completion of the clinical investigation;

1.12. if applicable, information regarding a comparator device, its classification and other information necessary for the identification of the comparator device;

1.13. evidence from the sponsor that the clinical investigator and the investigational site are capable of conducting the clinical investigation in accordance with the clinical investigation plan;

1.14. details of the anticipated start date and duration of the investigation;

1.15. details to identify the notified body, if already involved at the stage of application for a clinical investigation;

1.16. confirmation that the sponsor is aware that the competent authority may contact the ethics committee that is assessing or has assessed the application; and

1.17. the statement referred to in Section 4.1.

2. Investigator's Brochure

The investigator's brochure (IB) shall contain the clinical and non-clinical information on the investigational device that is relevant for the investigation and available at the time of application. Any updates to the IB or other relevant information that is newly available shall be brought to the attention of the investigators in a timely manner. The IB shall be clearly identified and contain in particular the following information:

2.1. Identification and description of the device, including information on the intended purpose, the risk classifi cation and applicable classification rule pursuant to Annex VIII, design and manufacturing of the device and reference to previous and similar generations of the device.

2.2. Manufacturer's instructions for installation, maintenance, maintaining hygiene standards and for use, including storage and handling requirements, as well as, to the extent that such information is available, information to be placed on the label, and instructions for use to be provided with the device when placed on the market. In addition, information relating to any relevant training required.

2.3. Pre-clinical evaluation based on relevant pre-clinical testing and experimental data, in particular regarding in- design calculations, *in vitro* tests, ex vivo tests, animal tests, mechanical or electrical tests, reliability tests, sterili sation validation, software verification and validation, performance tests, evaluation of biocompatibility and biological safety, as applicable.

2.4. Existing clinical data, in particular:

- from relevant scientific literature available relating to the safety, performance, clinical benefits to patients, design characteristics and intended purpose of the device and/or of equivalent or similar devices;
- other relevant clinical data available relating to the safety, performance, clinical benefits to patients, design characteristics and intended purpose of equivalent or similar devices of the same manufacturer, including length of time on the market and a review of performance, clinical benefit and safety-related issues and any corrective actions taken.

2.5. Summary of the benefit-risk analysis and the risk management, including information regarding known or foreseeable risks, any undesirable side-effects, contraindications and warnings.

2.6. In the case of devices that incorporate a medicinal substance, including a human blood or plasma derivative or devices manufactured utilising non-viable tissues or cells of human or animal origin, or their derivatives, detailed information on the medicinal substance or on the tissues, cells or their derivatives, and on the compliance with the relevant general safety and performance requirements and the specific risk management in relation to the substance or tissues, cells or their derivatives, as well as evidence for the added value of incorporation of such constituents in relation to the clinical benefit and/or safety of the device.

2.7. A list detailing the fulfilment of the relevant general safety and performance requirements set out in Annex I, including the standards and CS applied, in full or in part, as well as a description of the solutions for fulfilling the relevant general safety and performance requirements, in so far as those standards and CS have not or have only been partly fulfilled or are lacking.

2.8. A detailed description of the clinical procedures and diagnostic tests used in the course of the clinical investigation and in particular information on any deviation from normal clinical practice.

3. Clinical Investigation Plan

The clinical investigation plan (CIP) shall set out the rationale, objectives, design methodology, monitoring, conduct, record-keeping and the method of analysis for the clinical investigation. It shall contain in particular the information as laid down in this Annex. If part of this information is submitted in a separate document, it shall be referenced in the CIP.

3.1. General

3.1.1. Single identification number of the clinical investigation, as referred to in Article 70(1).

3.1.2. Identification of the sponsor — name, address and contact details of the sponsor and, where applicable, the name, address and contact details of the sponsor's contact person or legal representative in accordance with Article 62(2) established in the Union.

3.1.3. Information on the principal investigator at each investigational site, the coordinating investigator for the investigation, the address details for each investigational site and the emergency contact details for the principal investigator at each site. The roles, responsibilities and qualifications of the various kinds of investigators shall be specified in the CIP.

3.1.4. A brief description of how the clinical investigation is financed and a brief description of the agreement between the sponsor and the site.

3.1.5. Overall synopsis of the clinical investigation, in an official Union language determined by the Member State concerned.

3.2. Identification and description of the device, including its intended purpose, its manufacturer, its traceability, the target population, materials coming into contact with the human body, the medical or surgical procedures involved in its use and the necessary training and experience for its use, background literature review, the current state of the art in clinical care in the relevant field of application and the proposed benefits of the new device.

3.3. Risks and clinical benefits of the device to be examined, with justification of the corresponding expected clinical outcomes in the clinical investigation plan.

3.4. Description of the relevance of the clinical investigation in the context of the state of the art of clinical practice.

3.5. Objectives and hypotheses of the clinical investigation.

3.6. Design of the clinical investigation with evidence of its scientific robustness and validity.

3.6.1. General information such as type of investigation with rationale for choosing it, for its endpoints and for its variables as set out in the clinical evaluation plan.

3.6.2. Information on the investigational device, on any comparator and on any other device or medication to be used in the clinical investigation.

3.6.3. Information on subjects, selection criteria, size of investigation population, representativeness of investigation population in relation to target population and, if applicable, information on vulnerable subjects involved such as children, pregnant women, immuno-compromised or, elderly subjects.

3.6.4. Details of measures to be taken to minimise bias, such as randomisation, and management of potential confounding factors.

3.6.5. Description of the clinical procedures and diagnostic methods relating to the clinical investigation and in particular highlighting any deviation from normal clinical practice.

3.6.6. Monitoring plan.

3.7. Statistical considerations, with justification, including a power calculation for the sample size, if applicable.

3.8. Data management.

3.9. Information about any amendments to the CIP.

3.10. Policy regarding follow-up and management of any deviations from the CIP at the investigational site and clear prohibition of use of waivers from the CIP.

3.11. Accountability regarding the device, in particular control of access to the device, follow-up in relation to the device used in the clinical investigation and the return of unused, expired or malfunctioning devices.

3.12. Statement of compliance with the recognised ethical principles for medical research involving humans, and the principles of good clinical practice in the field of clinical investigations of devices, as well as with the applicable regulatory requirements.

3.13. Description of the Informed consent process.

3.14. Safety reporting, including definitions of adverse events and serious adverse events, device deficiencies, procedures and timelines for reporting.

3.15. Criteria and procedures for follow-up of subjects following the end, temporary halt or early termination of an investigation, for follow-up of subjects who have withdrawn their consent and procedures for subjects lost to follow-up. Such procedures shall for implantable devices, cover as a minimum traceability.

3.16. A description of the arrangements for taking care of the subjects after their participation in the clinical investi gation has ended, where such additional care is necessary because of the subjects' participation in the clinical investigation and where it differs from that normally expected for the medical condition in question.

3.17. Policy as regards the establishment of the clinical investigation report and publication of results in accordance with the legal requirements and the ethical principles referred to in Section 1 of Chapter I.

3.18. List of the technical and functional features of the device, with specific mention of those covered by the investigation.

3.19. Bibliography.

4. Other information

4.1. A signed statement by the natural or legal person responsible for the manufacture of the investigational device that the device in question conforms to the general safety and performance requirements apart from the aspects covered by the clinical investigation and that, with regard to those aspects, every precaution has been taken to protect the health and safety of the subject.

4.2. Where applicable according to national law, copy of the opinion or opinions of the ethics committee or committees concerned. Where according to national law the opinion or opinions of the ethics committee or committees is not required at the time of the submission of the application, a copy of the opinion or opinions shall be submitted as soon as available.

4.3. Proof of insurance cover or indemnification of subjects in case of injury, pursuant to Article 69 and the corresponding national law.

4.4. Documents to be used to obtain informed consent, including the patient information sheet and the informed consent document.

4.5. Description of the arrangements to comply with the applicable rules on the protection and confidentiality of personal data, in particular:

- organisational and technical arrangements that will be implemented to avoid unauthorised access, disclosure, dissemination, alteration or loss of information and personal data processed;
- a description of measures that will be implemented to ensure confidentiality of records and personal data of subjects; and
- a description of measures that will be implemented in case of a data security breach in order to mitigate the possible adverse effects.

4.6. Full details of the available technical documentation, for example detailed risk analysis/management documen tation or specific test reports, shall, upon request, be submitted to the competent authority reviewing an application.

CHAPTER III
OTHER OBLIGATIONS OF THE SPONSOR

1. The sponsor shall undertake to keep available for the competent national authorities any documentation necessary to provide evidence for the documentation referred to in Chapter II of this Annex. If the sponsor is not the natural or legal person responsible for the manufacture of the investigational device, that obligation may be fulfilled by that person on behalf of the sponsor.

2. The Sponsor shall have an agreement in place to ensure that any serious adverse events or any other event as referred to in Article 80(2) are reported by the investigator or investigators to the sponsor in a timely manner.

3. The documentation mentioned in this Annex shall be kept for a period of at least 10 years after the clinical investigation with the device in question has en-

ded, or, in the event that the device is subsequently placed on the market, at least 10 years after the last device has been placed on the market. In the case of implantable devices, the period shall be at least 15 years.

Each Member State shall require that this documentation is kept at the disposal of the competent authorities for the period referred to in the first subparagraph in case the sponsor, or its contact person or legal representative as referred to in Article 62(2) established within its territory, goes bankrupt or ceases its activity prior to the end of this period.

4. The Sponsor shall appoint a monitor that is independent from the investigational site to ensure that the investigation is conducted in accordance with the CIP, the principles of good clinical practice and this Regulation.

5. The Sponsor shall complete the follow-up of investigation subjects.

6. The Sponsor shall provide evidence that the investigation is being conducted in line with good clinical practice, for instance through internal or external inspection.

7. The Sponsor shall prepare a clinical investigation report which includes at least the following:

- Cover/introductory page or pages indicating the title of the investigation, the investigational device, the single identification number, the CIP number and the details with signatures of the coordinating investigators and the principal investigators from each investigational site.
- Details of the author and date of the report.
- A summary of the investigation covering the title, purpose of the investigation, description of the investigation, investigational design and methods used, the results of the investigation and conclusion of the investigation. The completion date of the investigation, and in particular details of early termination, temporary halts or suspensions of investigations.
- Investigational device description, in particular clearly defined intended purpose.
- A summary of the clinical investigation plan covering objectives, design, ethical aspects, monitoring and quality measures, selection criteria, target patient populations, sample size, treatment schedules, follow-up duration, concomitant treatments, statistical plan, including hypothesis, sample size calculation and analysis methods, as well as a justification.
- Results of the clinical investigation covering, with rationale and justification, subject demographics, analysis of results related to chosen endpoints, details of subgroup analysis, as well as compliance with the CIP, and covering follow-up of missing data and of patients withdrawing from the clinical investigation, or lost to follow-up.
- Summary of serious adverse events, adverse device effects, device deficiencies and any relevant corrective actions.

- Discussion and overall conclusions covering safety and performance results, assessment of risks and clinical benefits, discussion of clinical relevance in accordance with clinical state of the art, any specific precautions for specific patient populations, implications for the investigational device, limitations of the investigation.

ANNEX XVI
LIST OF GROUPS OF PRODUCTS WITHOUT AN INTENDED MEDICAL PURPOSE REFERRED TO IN ARTICLE 1(2)

1. Contact lenses or other items intended to be introduced into or onto the eye.

2. Products intended to be totally or partially introduced into the human body through surgically invasive means for the purpose of modifying the anatomy or fixation of body parts with the exception of tattooing products and piercings.

3. Substances, combinations of substances, or items intended to be used for facial or other dermal or mucous membrane filling by subcutaneous, submucous or intradermal injection or other introduction, excluding those for tattooing.

4. Equipment intended to be used to reduce, remove or destroy adipose tissue, such as equipment for liposuction, lipolysis or lipoplasty.

5. High intensity electromagnetic radiation (e.g. infra-red, visible light and ultra-violet) emitting equipment intended for use on the human body, including coherent and non-coherent sources, monochromatic and broad spectrum, such as lasers and intense pulsed light equipment, for skin resurfacing, tattoo or hair removal or other skin treatment.

6. Equipment intended for brain stimulation that apply electrical currents or magnetic or electromagnetic fields that penetrate the cranium to modify neuronal activity in the brain.

ANNEX XVII
CORRELATION TABLE

Council Directive 90/385/EEC	Council Directive 93/42/EEC	This Regulation
Article 1(1)	Article 1(1)	Article 1(1)
Article 1(2)	Article 1(2)	Article 2
Article 1(3)	Article 1(3) first subparagraph	Article 1(9) first subparagraph
—	Article 1(3) second subparagraph	Article 1(9) second subparagraph
Article 1(4) and (4a)	Article 1(4) and (4a)	Article 1(8) first subparagraph
Article 1(5)	Article 1(7)	Article 1(11)
Article 1(6)	Article 1(5)	Article 1(6)
—	Article 1(6)	—
—	Article 1(8)	Article 1(13)
Article 2	Article 2	Article 5(1)
Article 3 first paragraph	Article 3 first paragraph	Article 5(2)
Article 3 second paragraph	Article 3 second paragraph	Article 1(12)
Article 4(1)	Article 4(1)	Article 24
Article 4(2)	Article 4(2)	Article 21(1) and (2)
Article 4(3)	Article 4(3)	Article 21(3)
Article 4(4)	Article 4(4)	Article 10(11)
Article 4(5)(a)	Article 4(5) first subparagraph	Article 20(6)
Article 4(5)(b)	Article 4(5) second subparagraph	—
Article 5(1)	Article 5(1)	Article 8(1)
Article 5(2)	Article 5(2)	Article 8(2)
Article 6(1)	Articles 5(3) and 6	—
Article 6(2)	Article 7(1)	Article 114
Article 7	Article 8	Articles 94 to 97
—	Article 9	Article 51
Article 8(1)	Article 10(1)	Articles 87(1) and 89 (2)

Council Directive 90/385/EEC	Council Directive 93/42/EEC	This Regulation
Article 8(2)	Article 10(2)	Article 87(10) and Article 87(11) first subparagraph
Article 8(3)	Article 10(3)	Article 89(7)
Article 8(4)	Article 10(4)	Article 91
Article 9(1)	Article 11(1)	Article 52(3)
—	Article 11(2)	Article 52(6)
—	Article 11(3)	Article 52(4) and (5)
—	Article 11(4)	—
—	Article 11(5)	Article 52(7)
Article 9(2)	Article 11 (6)	Article 52(8)
Article 9(3)	Article 11(8)	Article 11(3)
Article 9(4)	Article 11(12)	Article 52(12)
Article 9(5)	Article 11(7)	—
Article 9(6)	Article 11(9)	Article 53(1)
Article 9(7)	Article 11(10)	Article 53(4)
Article 9(8)	Article 11(11)	Article 56(2)
Article 9(9)	Article 11(13)	Article 59
Article 9(10)	Article 11(14)	Article 4(5) and Article 122 third paragraph
—	Article 12	Article 22
—	Article 12a	Article 17
Article 9a(1) first indent	Article 13(1)(c)	—
Article 9a(1) second indent	Article 13(1)(d)	Article 4(1)
—	Article 13(1)(a)	Article 51(3)(a) and Article 51(6)
—	Article 13(1)(b)	Article 51(3)(b) and Article 51(6)
Article 10	Article 15	Articles 62 to 82
Article 10a(1), second sentence of Article 10a(2) and Article 10a(3)	Article 14(1), second sentence of Article 14(2) and Article 14(3)	Articles 29(4), 30 and 31

Council Directive 90/385/ EEC	Council Directive 93/42/EEC	This Regulation
Article 10a(2), first sentence	Article 14(2) first sentence	Article 11(1)
Article 10b	Article 14a	Articles 33 and 34
Article 10c	Article 14b	Article 98
Article 11(1)	Article 16(1)	Articles 42 and 43
Article 11(2)	Article 16(2)	Article 36
Article 11(3)	Article 16(3)	Article 46(4)
Article 11(4)	Article 16(4)	—
Article 11(5)	Article 16(5)	Article 56(5)
Article 11(6)	Article 16(6)	Article 56(4)
Article 11(7)	Article 16(7)	Articles 38(2) and 44(2)
Article 12	Article 17	Article 20
Article 13	Article 18	Articles 94 to 97
Article 14	Article 19	Article 99
Article 15	Article 20	Article 109
Article 15a	Article 20a	Article 102
Article 16	Article 22	—
Article 17	Article 23	—
—	Article 21	—

Fachwörterbuch

von Rolf-Dieter Böckmann und Horst Frankenberger

In dem Fachwörterbuch werden wichtige Fachbegriffe, die im Zusammenhang mit dem Medizinprodukterecht von Bedeutung sind, zusammengefasst und zum großen Teil erläutert. Zugrunde gelegt werden dabei Definitionen und Begriffsbestimmungen aus amtlichen und nichtamtlichen Regelungen. Zu jedem Begriff wird eine englische und französische Übersetzung angegeben.[1]

Hinweise:
Dieses Glossar erhebt keinen Anspruch auf Vollständigkeit.
{Fachbegriff} verweist auf einen weiteren Fachbegriff, der mit dem erläuterten Fachbegriff in unmittelbarem oder mittelbarem Zusammenhang steht.
[Quelle] enthält die in der angegebenen Quelle zu findende Begriffsbestimmung.
EN: *expression* bedeutet die englische Übersetzung des Fachbegriffs.
FR: *expression* bedeutet die französische Übersetzung des Fachbegriffs.
In Klammern gesetzte Übersetzungen bedeuten, dass es sich um inoffizielle Übersetzungen handelt.
Das Glossar berücksichtigt Begriffe

- des Medizinproduktegesetzes (MPG), in der Fassung der Bekanntmachung vom 7. August 2002 (BGBl. I S. 3146), zuletzt durch Artikel 16 des Dritten Pflegestärkungsgesetzes vom 23. Dezember 2016 (BGBl. I S. 3191, 3215) geändert;
- der zum MPG gehörenden nationalen Verordnungen;
- der Verordnung (EU) Nr. 2017/745 über Medizinprodukte;
- der Verordnung (EU) Nr. 2017/746 über In-vitro-Diagnostika;
- der Richtlinie 90/385/EWG über aktive implantierbare medizinische Geräte in der ab 21. März 2010 anzuwendenden Fassung;
- der Richtlinie 93/42/EWG über Medizinprodukte in der ab 21. März 2010 anzuwendenden Fassung;

1 Das Fachwörterbuch wurde in Teilen von Nadine Benad, Hans-Joachim Lau und Thomas Pleiss überarbeitet.

- der Richtlinie 98/79/EG über In-vitro-Diagnostika in der ab 1. Juli 2012 anzuwendenden Fassung;
- der Richtlinie 2003/12/EG zur Neuklassifizierung von Brustimplantaten im Rahmen der Richtlinie 93/42/EWG;
- der Richtlinie 2005/50/EG zur Neuklassifizierung von Gelenkersatz für Hüfte, Knie und Schulter im Rahmen der RL 93/42/EWG;
- der Verordnung (EU) Nr. 722/2012 über besondere Anforderungen betreffend die in der RL 90/385/EWG bzw. RL 93/42/EWG des Rates festgelegte Anforderungen an unter Verwendung von Gewebe tierischen Ursprungs hergestellte aktive implantierbare medizinische Geräte und Medizinprodukte;
- der Durchführungsverordnung (EU) Nr. 920/2013 der Kommission über die Benennung und Beaufsichtigung benannter Stellen gemäß der RL 90/385/EWG des Rates über aktive implantierbare medizinische Geräte und der RL 93/42/EWG des Rates über Medizinprodukte;
- Empfehlung der Kommission 2013/473/EU zu den Audits und Bewertungen, die von benannten Stellen im Bereich der Medizinprodukte durchgeführt werden und
- der Verordnung (EG) Nr. 765/2008 über die Vorschriften für die Akkreditierung und Marktüberwachung im Zusammenhang mit der Vermarktung von Produkten.

Dieses Fachwörterbuch ist auch enthalten in

Benad / Lau / Pleiss

Praxis Medizinprodukterecht digital

Leitfaden zur Umsetzung der nationalen und internationalen Vorschriften
Fortsetzungswerk, TÜV Media GmbH, Köln
ISBN 978-3-7406-0279-6
(Grundwerk inklusive jeweils letzter Aktualisierung)

In dem Fachwörterbuch werden u. a. folgende Abkürzungen verwendet:

ABl.	Amtsblatt der Europäischen Union
AED	Automatischer Externer Defibrillator
AEUV	Vertrag über die Arbeitsweise der Europäischen Union
AGMP	Arbeitsgruppe Medizinprodukte der Bundesländer
AG MPG	Arbeitsgruppe MPG der Industriefachverbände
AIMDD	RL 90/385/EWG über aktive implantierbare medizinische Geräte
AkkStelleG	Akkreditierungsstellengesetz
AM-GCP	Arzneimittel – Good Clinical Practice
AMG	Arzneimittelgesetz
AMS	Arbeitsschutzmanagementsystem
BfArM	Bundesinstitut für Arzneimittel und Medizinprodukte
BGV	Berufsgenossenschaftliche Vorschriften
BKostV-MPG	Medizinprodukte-Gebührenverordnung
BMG	Bundesministerium für Gesundheit
BMWi	Bundesministerium für Wirtschaft und Energie
BOB	Bundesoberbehörde
CAPA	Corrective Actions and Preventive Actions
CEN	European Committee for Standardization
CENELEC	European Committee for Electrotechnical Standardization
CFR	Code of Federal Regulations (USA)
CIP	Clinical Investigation Plan
DAkkS	Deutsche Akkreditierungsstelle GmbH
DGUV	Deutsche Gesetzliche Unfallversicherung (Spitzenverband)
DIN	Deutsches Institut für Normung
e-ABl.	Elektronisches Amtsblatt der Europäischen Union
EDMS	European Diagnostic Market Statistics
EMA	European Medicines Agency
EMV	Elektromagnetische Verträglichkeit
EN	englische Übersetzung eines Fachbegriffs
EN	European Standard (in einer Norenbezeichnng)

ESOs	European Standard Organiizations
ETSI	European Telecommunications Standards Institute
EU	Europäische Union
EWR	Europäischer Wirtschaftsraum
FDA	Food and Drug Administration (USA)
FR	französische Übersetzung eines Fachbegriffs
GCP	Good Clinical Practice
GCP-V	Verordnung über die Anwendung der Guten Klinischen Praxis bei der Durchführung von klinischen Prüfungen mit Arzneimitteln zur Anwendung am Menschen
GMDN	Global Medical Device Nomenclature
IKT	Informations- und Kommunikationstechnologie
IVDD	RL 98/79/EG über In-vitro-Diagnostika
IVDR	In-vitro-Diagnostic Regulation (Verordnung (EU) Nr. 2017/746)
i.V.m.	in Verbindung mit
KAN	Kommission Arbeitsschutz und Normung
LMKM	Leitfaden zu messtechnischen Kontrollen von Medizinprodukten mit Messfunktion
LSTK	Leitfaden für Sicherheitstechnische Kontrollen
MDD	RL 93/42/EWG über Medizinprodukte
MDEG	Medical Devices Experts Group
MedGV	Medizingeräteverordnung
MDR	Medical Devices Regulation (Verordnung (EU) Nr. 2017/745)
MHRA	Medicines and Healthcare Products Regulatory Agency
MPAV	Medizinprodukte-Abgabeverordnung
MPBetreibV	Medizinprodukte-Betreiberverordnung
MPG	Medizinproduktegesetz
MPKPV	Medizinprodukte-Klinische Prüfungsverordnung
MPSV	Medizinprodukte-Sicherheitsplanverordnung
MPV	Medizinprodukte-Verordnung
MTA	Medizinisch-technische Assistentin, Medizinisch-technischer Assistent
MTK	messtechnische Kontrolle(n)

MVZ	Medizinische Versorgungszentren
NANDO	New Approach Notified and Designated Organisations
NBOG	Notified Body Operations Group
OEM	Original Equipment Manufacturer
OTC	Over the Counter
PEI	Paul-Ehrlich-Institut
PLM	Privat Label Manufacturer
POCT	Point of Care Testing
ProdSG	Produktsicherheitsgesetz
PSA	Persönliche Schutzausrüstung
PTB	Physikalisch-Technische Bundesanstalt
QM-System	Qualitätsmanagement-System
RiliBÄK	Richtlinie der Bundesärztekammer zur Qualitätssicherung quantitativer labormedizinischer Untersuchungen
RKI	Robert Koch-Institut
RL	Europäische Richtlinie(n)
SaMD	Software as a Medical Device
STK	sicherheitstechnische Kontrolle(n)
UDI	Unique Device Identification
UMDNS	Universal Medical Device Nomenclature System
UVV	Unfallverhütungsvorschrift
VdS	VdS Schadenverhütung GmbH
vfdb	Vereinigung zur Förderung des Deutschen Brandschutzes e. V.
ZLG	Zentralstelle der Länder für Gesundheitsschutz bei Arzneimitteln und Medizinprodukten

A

Abgetötet

EN: *Non-viable*

FR: *Non viable*

Verordnung (EU) Nr. 722/2012 Artikel 2 lit. d): «*abgetötet: ohne die Fähigkeit, einen Stoffwechsel aufrechtzuerhalten oder sich fortzupflanzen*»

Abweichung

EN: *Nonconformity*

FR: *Non-conformité*

{CAPA}

DIN EN ISO 9000 [DIN EN ISO 9000 (11.2015): Qualitätsmanagementsysteme – Grundlagen und Begriffe (ISO 9000:2015); Deutsche und Englische Fassung EN ISO 9000:2015; Beuth Verlag, Berlin]: «*Nichterfüllung einer Anforderung*»

Abweichungen, die beispielsweise bei einem Audit festgestellt werden, sind objektiv bewertbar und damit verifizierbar, da in der Norm festgelegte Anforderungen an das QM-System nachweisbar nicht erfüllt sind. Abweichungen sind im Rahmen der im QM-System festgelegten Korrektur- und Vorbeugemaßnahmen (CAPA) zu bearbeiten.

Agglomerat

EN: *Agglomerate*

FR: *Agglomérat*

Artikel 2 Nr. 20 MDR: «*„Agglomerat" im Sinne der Definition von Nanomaterialien in Nummer 18 bezeichnet eine Ansammlung schwach gebundener Partikel oder Aggregate, in der die resultierende Oberfläche ähnlich der Summe der Oberflächen der einzelnen Komponenten ist*»

Aggregat

EN: *Aggregate*

FR: *Agrégat*

Artikel 2 Nr. 21 MDR: «*„Aggregat" im Sinne der Definition von Nanomaterialien in Nummer 18 bezeichnet ein Partikel aus fest gebundenen oder verschmolzenen Partikeln*»

AGMP

EN: Working group medical devices of the Länder, AGMP

FR: *Groupe de travail dispositifs medicaux des Länder, AGMP*

{Arbeitsgruppe Medizinprodukte der Bundesländer}

AG MPG

EN: Working group of professional industry associations: Medical Devices Act, MPG, AG MPG

FR: *Groupe de travail des associations professionnelles des industries: Loi sur les dispositifs médicaux, MPG, AG MPG*

{Arbeitsgruppe MPG der Industriefachverbände}

Akkreditieren

EN: *Accredit*

FR: *Accréditer*

{Deutsche Akkreditierungsstelle}

Das Wort «akkreditieren» leitet sich aus dem Lateinischen «accredere» in der Bedeutung von «Glauben schenken, Vertrauen haben“ ab.

Im regulatorischen Sprachgebrauch bedeutet «akkreditieren» die fachliche Kompetenz von einer unabhängigen dritten Stelle (in Deutschland: DAkkS) bestätigen zu lassen. Die global anerkannten Kriterien des Akkreditierens sind in DIN EN ISO/IEC 17011 festgelegt [DIN EN ISO/IEC 17011 (03.2018): Konformitätsbewertung – Allgemeine Anforderungen an Akkreditierungsstellen, die Konformitätsbewertungsstellen akkreditieren (ISO/IEC 17011:2017); Deutsche und Englische Fassung EN ISO/IEC 17011:2017; Beuth Verlag, Berlin].

Akkreditierung

EN: *Accreditation*

FR: *Accréditation*

{Notifizierung einer Benannten Stelle}

Artikel 2 Nr. 10 Verordnung (EG) Nr. 765/2008 [Verordnung (EG) Nr. 765/2008 des Europäischen Parlaments und des Rates vom 9. Juli 2008 über die Vorschriften für die Akkreditierung und Marktüberwachung im Zusammenhang mit der Vermarktung von Produkten und zur Aufhebung der Verordnung (EWG) Nr. 339/93 des Rates (ABl. Nr. L 218 vom 13.08.2008, S. 30)]: «*Akkreditierung: Bestätigung durch eine nationale Akkreditierungsstelle, dass eine Konformitätsbewertungsstelle die in harmonisierten Normen festgelegten Anforderungen und gegebe-*

nenfalls zusätzliche Anforderungen, einschließlich solcher in relevanten sektoralen Akkreditierungssystemen, erfüllt, um eine spezielle Konformitätsbewertungstätigkeit durchzuführen»

§ 1 Abs. 1 AkkStelleG [Gesetz über die Akkreditierungsstelle (Akkreditierungsstellengesetz – AkkStelleG) vom 31. Juli 2009 (BGBl. I S. 2625), *www.gesetze-im-internet.de/bundesrecht/akkstelleg/gesamt.pdf*]: «*Die Akkreditierung wird als hoheitliche Aufgabe des Bundes durch die Akkreditierungsstelle durchgeführt. Diese ist nationale Akkreditierungsstelle im Sinne der Verordnung (EG) Nr. 765/2008 des Europäischen Parlaments und des Rates vom 9. Juli 2008 über die Anforderungen an Akkreditierung und Marktüberwachung bei der Vermarktung von Produkten und zur Aufhebung der Verordnung (EWG) Nr. 339/93 (ABl. L 218 vom 13.08.2008, S. 30) und für Akkreditierungen nach Artikel 3 der Verordnung (EG) Nr. 765/2008 zuständig»*

Die Verordnung (EG) Nr. 765/2008 «Vorschriften für die Akkreditierung und Marktüberwachung im Zusammenhang mit der Vermarktung von Produkten [...]" vom 9. Juli 2008 [Verordnung (EG) Nr. 765/2008 des Europäischen Parlaments und des Rates vom 9. Juli 2008 über die Vorschriften für die Akkreditierung und Marktüberwachung im Zusammenhang mit der Vermarktung von Produkten und zur Aufhebung der Verordnung (EWG) Nr. 339/93 des Rates (ABl. Nr. L 218 vom 13.08.2008, S. 30)] regelt die Organisation und Durchführung der Akkreditierung von Konformitätsbewertungsstellen, die Konformitätsbewertungstätigkeiten durchführen. Durch das AkkStelleG wird ein gesetzlicher Rahmen für die Organisation des bislang zersplitterten Akkreditierungswesens in Deutschland geschaffen.

Die EG-Verordnung und damit das AkkStelleG legen fest, dass in der Bundesrepublik nur die Nationale Akkreditierungsstelle DAkkS den Akkreditierungsprozess durchführen kann.

Der Akkreditierungsprozess umfasst vier Phasen:

- Antragsphase,
- Begutachtungsphase,
- Akkreditierungsphase,
- Überwachungsphase.

Akkreditierte Konformitätsbewertungsstellen im geregelten Bereich sind beispielsweise Benannte Stellen, die für die Zertifizierung von Herstellern von Medizinprodukten von der Nationalen Akkreditierungsstelle DAkkS akkreditiert werden. Der DAkkS obliegt nicht das Recht zur Benennung und Notifizierung von Benannten Stellen gemäß AIMDD, MDD und IVDD.

Akkreditierungsbereich

EN: Scope of accreditation

FR: *Champ d'accréditation*

{Deutsche Akkreditierungsstelle; Nationale Akkreditierungsstelle}

DIN EN ISO/IEC 17011 [DAkkS: Festlegungen für die Anwendung der DIN EN ISO/IEC 17065 bei der Akkreditierung von Stellen, die Produkte, Prozesse und Dienstleistungen zertifizieren, 71 SD 0.013, Revision: 1.1, Stand: 4. Dezember 2014, *www.dakks.de/sites/default/*files/71_sd_0_013_anwendung_17065_2014 1204_v1.1.pdf]: «*Akkreditierungsbereich: Bestimmte Konformitätsbewertungstätigkeiten, die für die Akkreditierung beantragt oder erteilt wurden*»

Akkreditierungsstelle

EN: Accreditation body

FR: *Organisme d'accréditation*

{Deutsche Akkreditierungsstelle; Nationale Akkreditierungsstelle}

Durchführungsverordnung (EU) Nr. 920/2013 Artikel 1 lit. d) [Durchführungsverordnung (EU) Nr. 920/2013 der Kommission vom 24. September 2013 über die Benennung und Beaufsichtigung benannter Stellen gemäß der Richtlinie 90/385/EWG des Rates über aktive implantierbare medizinische Geräte und der Richtlinie 93/42/EWG des Rates über Medizinprodukte (ABl. L 253 vom 25. September 2013, S. 8)]: «*Akkreditierungsstelle bezeichnet die einzige Stelle in einem Mitgliedstaat, die gemäß Artikel 2 Absatz 10 der Verordnung (EG) Nr. 765/2008 im Auftrag dieses Staates Akkreditierungen durchführt*»

Akkreditierungsstellengesetz

EN: Accreditation body act, AkkStelleG

FR: *Loi sur l'organisme d'accréditation, AkkStelleG*

Das Akkreditierungsstellengesetz (AkkStelleG) [Gesetz über die Akkreditierungsstelle vom 31. Juli 2009 (BGBl. I S. 2625), *www.gesetze-im-internet.de/bundesrecht/akkstelleg/gesamt.pdf*] basiert auf der Verordnung (EG) Nr. 765/2008 [Verordnung (EG) Nr. 765/2008 des Europäischen Parlaments und des Rates vom 9. Juli 2008 über die Vorschriften für die Akkreditierung und Marktüberwachung im Zusammenhang mit der Vermarktung von Produkten und zur Aufhebung der Verordnung (EWG) Nr. 339/93 des Rates (ABl. Nr. L 218 vom 13.08.2008, S. 30)] und ist am 1. August 2009 in Kraft getreten. Die Aufgaben der nationalen Akkreditierungsstelle ergeben sich aus § 2 AkkStelleG:

«*(1) Die Akkreditierungsstelle führt auf schriftlichen Antrag einer Konformitätsbeshy;wertungsstelle Akkreditierungsverfahren gemäß Artikel 5 der Verord-*

nung(EG) Nr. 765/2008 durch. Sie wendet bei derAkkreditierung die nach § 5 Absatz 3 bekannt gemachten Regeln an.

(2) Die Akkreditierungsstelle führt ein Verzeichnis der akkreditierten Konformitätsbewertungsstellen mit Angabe des fachlichen Umfangs und hält es auf dem neuesten Stand.

(3) Die Akkreditierungsstelle soll bei Begutachtungstätigkeiten das bei anderen Behörden vorhandene Fachwissen heranziehen. Die Akkreditierungsstelle lässt Begutachtungen für die in § 1 Absatz 2 Satz 2 genannten Bereiche von den die Befugnis erteilenden Behörden ausführen. Die Akkreditierungsstelle kann sich bei der Durchführung der Überwachung der akkreditierten Konformitätsbewertungsstellen der die Befugnis erteilenden Behörden bedienen»

Dem Staatsvertrag der ZLG vom 07. April 2013 ist zu entnehmen:

«Die ZLG vollzieht im Bereich der Medizinprodukte die Aufgaben der Länder im Dritten Abschnitt des Gesetzes über Medizinprodukte (MPG) vom 02. August 1994 in der Neufassung vom 07. August 2002 (BGBl. I S. 3147) und die Aufgaben der Befugnis erteilenden Behörde im Gesetz über die Akkreditierungsstelle (AkkStelleG) vom 31. Juli 2009 (BGBl. I S. 2625) in den jeweils geltenden Fassungen»

Akkreditierungsverordnung

EN: Regulation on accreditation

FR: *Règlement sur l'accréditation*

{EG-Verordnung Nr. 765/2008}

Aktives diagnostisches Medizinprodukt

EN: Active device for diagnosis

FR: *Dispositif actif destiné au diagnostic*

Anhang IX Nr. 1.6 MDD: «*Aktives Medizinprodukt, das entweder getrennt oder in Verbindung mit anderen Medizinprodukten eingesetzt wird und dazu bestimmt ist, Informationen für die Erkennung, Diagnose, Überwachung oder Behandlung von physiologischen Zuständen, Gesundheitszuständen, Krankheitszuständen oder angeborenen Missbildungen zu liefern*»

Aktives implantierbares medizinisches Gerät

EN: Active implantable medical device

FR: *Dispositif médical implantable actif*

{Aktives implantierbares Medizinprodukt, Aktives medizinisches Gerät, Aktives Produkt, Medizinisches Gerät}

Artikel 1 Abs. 2 Nr. c) AIMDD: «*Aktives implantierbares medizinisches Gerät: jedes aktive medizinische Gerät, das dafür ausgelegt ist, ganz oder teilweise durch einen chirurgischen oder medizinischen Eingriff in den menschlichen Körper oder durch einen medizinischen Eingriff in eine natürliche Körperöffnung eingeführt zu werden und dazu bestimmt ist, nach dem Eingriff dort zu verbleiben*»

In der zuerst erarbeiteten AIMDD wird der englischsprachige Begriff «*medical device*» noch als «*medizinisches Gerät*» übersetzt. Mit der nachfolgenden MDD wird die inzwischen gebräuchliche Übersetzung «*Medizinprodukt*» eingeführt. Dieser Begriff wird im MPG benutzt.

Aktives implantierbares Medizinprodukt

EN: Active implantable medical device

FR: *Dispositif medical implantable actif*

{Aktives implantierbares medizinisches Gerät, Aktives medizinisches Gerät, Aktives Medizinprodukt, Aktives Produkt, Medizinisches Gerät, Medizinprodukt}

Artikel 1 Abs. 2 Nr. c) AIMDD: «*Aktives implantierbares medizinisches Gerät: jedes aktive medizinische Gerät, das dafür ausgelegt ist, ganz oder teilweise durch einen chirurgischen oder medizinischen Eingriff in den menschlichen Körper oder durch einen medizinischen Eingriff in eine natürliche Körperöffnung eingeführt zu werden und dazu bestimmt ist, nach dem Eingriff dort zu verbleiben*»

Diese Definition ist in Verbindung mit den ebenfalls in der AIMDD gegebenen Definitionen für «*aktives medizinisches Gerät*» und «*medizinisches Gerät*» zu sehen.

Für die Zuordnung eines Zubehörteils mit medizinischer Zweckbestimmung zu der AIMDD oder zu der MDD ist die Definition des Begriffs «medizinisches Gerät“ der AIMDD von entscheidender Bedeutung.

Diese Definition «*medizinisches Gerät*» der AIMDD ist im MPG nicht wiedergegeben. Somit wird im MPG nicht gefordert, dass ein Zubehörteil, das zum einwandfreien Funktionieren des aktiven implantierbaren medizinischen Geräts erforderlich ist, der AIMDD zuzuordnen ist. Hier wird jedem Hersteller empfohlen, für seine Entscheidungen die Texte der AIMDD zugrunde zu legen.

Aktives medizinisches Gerät

EN: Active medical device

FR: *Dispositif médical actif*

{Aktives Medizinprodukt, Aktives Produkt}

Artikel 1 Nr. b) AIMDD: «*Aktives medizinisches Gerät: jedes medizinische Gerät, dessen Betrieb auf eine elektrische Energiequelle oder eine andere Energiequelle als die unmittelbar durch den menschlichen Körper oder die Schwerkraft erzeugte Energie angewiesen ist»*

Dieser Begriff wird im MPG nicht verwendet. Es wird der mit der MDD neu definierte und ins Deutsche übersetzte Begriff «*aktives Medizinprodukt*» verwendet.

Aktives Medizinprodukt

EN: Active medical device

FR: *Dispositif médical actif*

{Aktives medizinisches Gerät, Aktives Produkt}

Anhang IX Nr. 1.4 MDD: «*Medizinprodukt, dessen Betrieb von einer Stromquelle oder einer anderen Energiequelle (mit Ausnahme der direkt vom menschlichen Körper oder durch die Schwerkraft erzeugten Energie) abhängig ist und das aufgrund der Umwandlung dieser Energie wirkt. Ein Produkt, das zur Übertragung von Energie, Stoffen oder Parametern zwischen einem aktiven Medizinprodukt und dem Patienten eingesetzt wird, ohne dass dabei eine wesentliche Veränderung von Energie, Stoffen oder Parametern eintritt, wird nicht als aktives Medizinprodukt angesehen. Eigenständige Software gilt als aktives Medizinprodukt*»

Ein aktives Medizinprodukt ist somit jedes Medizinprodukt, dessen Betrieb auf eine elektrische Energiequelle oder eine andere Energiequelle – mit Ausnahme der direkt vom menschlichen Körper (durch Muskelkraft) oder durch die Schwerkraft erzeugten Energie – abhängig ist.

In der MDD wird in der Definition «*Aktives Medizinprodukt*» im Anhang IX Nr. 1.4 MDD klargestellt, dass eigenständige Software mit einer Zweckbestimmung gemäß Artikel 1 Abs. 2 lit. a) MDD ebenfalls als aktives Medizinprodukt gilt, da Software ohne Hardware nicht anwendbar ist.

Ein Produkt, das zur Übertragung von Energie, Stoffen oder Parametern zwischen einem aktiven Medizinprodukt und dem Patienten eingesetzt wird, ohne dass dabei eine wesentliche Veränderung von Energie, Stoffen oder Parametern eintritt, wird nicht als aktives Medizinprodukt angesehen (z. B. Überleitungssystem bei Infusionspumpen, Spritze bei Infusionsspritzenpumpen).

Der in diesem Zusammenhang entscheidende Begriff «*wesentliche Veränderung*» ist dahin gehend zu interpretieren, dass beispielsweise Energieverluste durch Leitungs- oder Strömungswiderstände (EKG-Leitung, Beatmungsschlauch) nicht als wesentliche Änderung anzusehen sind.

Aktives Produkt

EN: *Active device*

FR: *Dispositif sur mesure*

{Aktives medizinisches Gerät, Aktives Medizinprodukt}

Artikel 2 Nr. 4 MDR:
«„aktives Produkt" bezeichnet ein Produkt, dessen Betrieb von einer Energiequelle mit Ausnahme der für diesen Zweck durch den menschlichen Körper oder durch die Schwerkraft erzeugten Energie abhängig ist und das mittels Änderung der Dichte oder Umwandlung dieser Energie wirkt. Ein Produkt, das zur Übertragung von Energie, Stoffen oder anderen Elementen zwischen einem aktiven Produkt und dem Patienten eingesetzt wird, ohne dass dabei eine wesentliche Veränderung von Energie, Stoffen oder Parametern eintritt, gilt nicht als aktives Produkt. Software gilt ebenfalls als aktives Produkt»

Aktives therapeutisches Medizinprodukt

EN: *Active therapeutical device*

FR: *Dispositif actif thérapeutique*

Anhang IX Nr. 1.5 MDD:
«Aktives therapeutisches Medizinprodukt: Aktives Medizinprodukt, das entweder getrennt oder in Verbindung mit anderen Medizinprodukten eingesetzt wird und dazu bestimmt ist, biologische Funktionen oder Strukturen im Zusammenhang mit der Behandlung oder Linderung einer Krankheit, Verwundung oder Behinderung zu erhalten, zu verändern, zu ersetzen oder wiederherzustellen»

Allgemein anerkannte Regel der Technik

EN: *Widely recognised code of practice; Widely recognised state of the art*

FR: *Code de pratique largement reconnu; État de la technique largement reconnu*

{Anerkannte Regel der Technik, Fachkreise}

Der Begriff «*allgemein anerkannte Regel der Technik*» ist weder im MPG noch in den zugehörigen nationalen Verordnungen definiert, obwohl sich Anforderungen darauf beziehen. Aus der Begründung zu § 3 des Entwurfes des Gesetzes über technische Arbeitsmittel von 1967 (Bundestagsdrucksache V/834) lässt sich – zumindest indirekt – eine begriffliche Klärung ableiten:

«Die hier in Betracht kommenden Regeln der Technik sind dann allgemein anerkannt, wenn die Fachleute, die sie anzuwenden haben, davon überzeugt sind, dass die betreffenden Regeln den sicherheitstechnischen Anforderungen entsprechen. Es genügt nicht, dass bloß im Fachschrifttum die Ansicht vertreten

oder in Fachschulen die Ansicht gelehrt wird, die Regel entspreche den technischen Erfordernissen. Die technische Regel muss in der Fachpraxis erprobt und bewährt sein. Es ist unerheblich, ob einzelne Fachleute oder eine kleine Gruppe von Fachleuten die Regel nicht anerkennen oder überhaupt nicht kennen. Maßgebend ist die Durchschnittsmeinung, die sich in Fachkreisen gebildet hat»

Es besteht kein direkter Sachzusammenhang zwischen den allgemein anerkannten Regeln der Technik und den schriftlich fixierten technischen Normen des Regelwerks (z. B. DIN-Normen). Schriftlich fixierte technische Normen und allgemein anerkannte Regeln der Technik sind von der Sache her nicht zwingend identisch. Dem BGH Urteil vom 14.05.1998 (VII ZR 184/97) IBR 1998, 376 ist folgende Feststellung zu entnehmen:

«Die DIN-Normen sind keine Rechtsnormen, sondern private technische Regelungen mit Empfehlungscharakter. Sie können die anerkannten Regeln der Technik wiedergeben oder hinter diesen zurückbleiben»

Folgt man den Erläuterungen in «Arbeitsschutz Lexikon von A-Z“ [Arbeitsschutz Lexikon von A – Z, *www.bfga.de/arbeitsschutz-lexikon-von-a-bis-z/fachbegriffe-a-b/all-gemeine-regeln-technik-fachbegriff/*], so wird der oben angesprochene Sachverhalt wie folgt dargestellt:

«Unter den allgemein anerkannten Regeln versteht man technische Regeln oder Verfahrensweisen, die wissenschaftlich fundiert und in der Praxis allgemein bekannt sind und sich aufgrund der damit gemachten Erfahrungen bewährt haben. Als allgemeine anerkannte Regeln der Technik können unter anderem Normen (z. B. DIN-Normen), Richtlinien (z. B. VDI-Richtlinien) oder auch Unfallverhütungsvorschriften (z. B. DGUV-Vorschriften) gelten»

AMS

EN: *Occupational health and safety management system*

FR: *Système de gestion de la santé et sécurité*

{Arbeitsschutzmanagementsystem}

Amtsblatt der Europäischen Union

EN: *Official Journal of the European Union*

FR: *Journal officiel de l'Union européenne*

Im Amtsblatt der Europäischen Union (ABl.) werden das gesamte EU-Recht (Reihe L) sowie andere offizielle Dokumente der Organe, Einrichtungen und sonstigen Stellen der EU (Reihe C und Beilagen) veröffentlicht. Es erscheint täglich von Dienstag bis Samstag in den Amtssprachen der EU und liegt in verschiedenen Formaten vor. Seit dem 1. Juli 2013 ist die elektronische Ausgabe des Amtsblatts (E-ABl.) verbindlich und entfaltet Rechtswirkung.

Das Amtsblatt ist in allen EU-Amtssprachen verfügbar, und zwar ab dem Beitrittsdatum des jeweiligen EU-Landes (außer für Irisch und Maltesisch).

Amts- und Arbeitssprachen der Europäischen Union

EN: *Official and working languages of the European Union*

FR: *Langues officielles et de travail des institutions de l'Union européenne*

Eine Amtssprache ist die Sprache eines Staates, die in der Gesetzgebung, an Gerichten, in der Verwaltung und an Bildungseinrichtungen verwendet wird. In der Europäischen Union (EU) gelten aktuell die 24 Amtssprachen Bulgarisch, Dänisch, Deutsch, Englisch, Estnisch, Finnisch, Französisch, Griechisch, Irisch/Gälisch, Italienisch, Kroatisch, Lettisch, Litauisch, Maltesisch, Niederländisch, Polnisch, Portugiesisch, Rumänisch, Schwedisch, Slowakisch, Slowenisch, Spanisch, Tschechisch und Ungarisch. Parlamentsdebatten und wichtigen Dokumente in der EU müssen in die 24 Amtssprachen übersetzt werden, damit alle EU-Bürger in ihrer Muttersprache am politischen Prozess teilnehmen können. [Siehe auch *http://www.bpb.de/nachschlagen/lexika/pocket-europa/16629/amtssprachen-der-eu*]

In einem mehrsprachigen Staatenverbund wie der EU ist eine Übersetzung aller Arbeitsunterlagen und inoffiziellen Dokumente aus Kosten- und Effizienzgründen nicht sachgerecht. Daher werden in der internen Kommunikation der EU-Organe bestimmte Arbeitssprachen verwendet. Diese sind Deutsch, Englisch und Französisch.

Analyseleistung

EN: *Analytical performance*

FR: *Performances analytiques*

Artikel 2 Nr. 40 IVDR: *«„Analyseleistung" bezeichnet die Fähigkeit eines Produkts, einen bestimmten Analyten korrekt nachzuweisen oder zu messen»*

Analyt

EN: *Analyte*

FR: *Analyte*

Teil A Nr. 3 RiliBÄK [Richtlinie der Bundesärztekammer zur Qualitätssicherung labormedizinischer Untersuchungen, s. Kap. B0401, 4]: *«Die bei der Analyse zu bestimmende Komponente»*

Analytische Sensitivität

EN: *Analytical sensitivity*

FR: *Sensibilité analytique*

Gemeinsame technische Spezifikationen für In-vitro-Diagnostika, Anhang Nr. 2 [Entscheidung der Kommission 2009/886/EG vom 27. November 2009 zur Änderung der Entscheidung 2002/364/EG über Gemeinsame Technische Spezifikationen für In-vitro-Diagnostika (ABl. L 318 vom 4. Dezember 2009, S. 25)]: *«Die analytische Sensitivität kann als Nachweisgrenze definiert werden, d. h. die kleinste Menge des Zielmarkers, die sich genau nachweisen lässt»*

Der Begriff *«analytische Sensitivität»* wird im Anhang I Abschnitt A Nr. 3 IVDD im Zusammenhang mit den vom Hersteller anzugebenden Leistungsparametern genannt.

Die analytische Sensitivität ist weitgehend gleichbedeutend mit der analytischen Nachweisgrenze und bezeichnet die kleinste noch detektierbare Menge oder Konzentration eines Analyten.

Analytische Spezifität

EN: *Analytical specificity*

FR: *Spécificité analytique*

Gemeinsame technische Spezifikationen für In-vitro-Diagnostika, Anhang Nr. 2 [Entscheidung der Kommission 2009/886/EG vom 27. November 2009 zur Änderung der Entscheidung 2002/364/EG über Gemeinsame Technische Spezifikationen für In-vitro-Diagnostika (ABl. L 318 vom 4. Dezember 2009, S. 25)]: *«Die analytische Spezifität gibt an, in welchem Maße sich mit dem Verfahren ausschließlich der Zielmarker nachweisen lässt»*

Der Begriff *«analytische Spezifität»* wird im Anhang I Abschnitt A Nr. 3 IVDD im Zusammenhang mit den vom Hersteller anzugebenden Leistungsparametern genannt.

Unter analytischer Spezifität wird die Fähigkeit eines Tests verstanden, möglichst nur den interessierenden Analyten zu erfassen. Einschränkungen (Kreuzreaktivität, Interferenzen) werden in der Regel qualitativ oder unter Angabe von Grenzwerten in der Packungsbeilage angegeben.

Anerkannte Regel der Technik

EN: *Recognised code of practice; Recognised state of the art*

FR: *Code de pratique reconnu; état de la technique reconnu*

{Allgemein anerkannte Regel der Technik, Fachkreise}

Artikel 3 Nr. 19 Verordnung (EG) Nr. 352/2009 [Verordnung (EG) Nr. 352/2009 der Kommission vom 24. April 2009 über die Festlegung einer gemeinsamen Sicherheitsmethode für die Evaluierung und Bewertung von Risiken gemäß Artikel 6 Absatz 3 Buchstabe a der Richtlinie 2004/49/EG des Europäischen Parlaments und des Rates [redaktionelle Ergänzung: über Eisenbahnsicherheit] (ABl. L 108 vom 29. April 2009, S. 4)]: «*anerkannte Regeln der Technik: die schriftlich festgelegte Regeln, die bei ordnungsgemäßer Anwendung dazu dienen können, eine oder mehrere spezifische Gefährdungen zu kontrollieren*»

Die «*anerkannte Regel der Technik*» ist ausschließlich eine schriftlich festgelegte Regel und folglich eine Untermenge der «*allgemein anerkannten Regel der Technik*», die die Durchschnittsmeinung der Fachkreise repräsentiert.

Anforderung

EN: *Requirement*

FR: *Exigence*

{Konformität, Regulatorische Anforderungen}

DIN EN ISO 9000 [DIN EN ISO 9000 (11.2015): Qualitätsmanagementsysteme – Grundlagen und Begriffe (ISO 9000:2015); Deutsche und Englische Fassung EN ISO 9000:2015; Beuth Verlag, Berlin]: «*Erfordernis oder Erwartung, das oder die festgelegt, üblicherweise vorausgesetzt oder verpflichtend ist*»

Anforderungen können von

- einer Organisation (z. B.: Hersteller, Betreiber, Normenorganisation),
- Behörden (z. B.: EU, FDA, BMG, Landesbehörden)

festgelegt werden. Von Behörden festgelegte Anforderungen entsprechen «*regulatorischen Anforderungen*».

Spezifische Anforderungen werden beispielsweise festgelegt für:

- Medizinprodukte (Grundlegende Anforderungen),
- Qualitätssysteme (z. B.: DIN EN ISO 13485: Medizinprodukte – Qualitätsmanagementsysteme – Anforderungen für regulatorische Zwecke).

Der Nachweis der Erfüllung von Anforderungen ist mit dem Begriff «*Konformität*» belegt. Festgelegte Anforderungen müssen dokumentiert sein.

Anforderungen an Prüfer für sicherheitstechnische Kontrollen

EN: *Requirements for test operator performing technical safety controls, STK*

FR: *Exigences pourles Opérateurs d'essai en point de vue de contrôles de sécurité, STK*

{Prüfer für sicherheitstechnische Kontrollen}

Anforderung, regulatorisch

EN: *Regulatry requirement*

FR: *Exigence réglementaire*

{Regulatorische Anforderung}

Anlage 1-Medizinprodukt

EN: *Medical device listed in appendix 1*

FR: *Dispositif médical – appendice 1*

{Beauftragte Person, Befugte Person, Betreiber, Einweisung}

In der Anlage 1 MPBetreibV (zu § 10 Abs. 1 und 2, § 11 Abs. 1 und § 12 Abs. 1) werden folgende nichtimplantierbare aktive Medizinprodukte aufgeführt:

1. Nichtimplantierbare aktive Medizinprodukte zur

1.1 Erzeugung und Anwendung elektrischer Energie zur unmittelbaren Beeinflussung der Funktion von Nerven und/oder Muskeln beziehungsweise der Herztätigkeit einschließlich Defibrillatoren,
1.2 intrakardialen Messung elektrischer Größen oder Messung anderer Größen unter Verwendung elektrisch betriebener Messsonden in Blutgefäßen beziehungsweise an freigelegten Blutgefäßen,
1.3 Erzeugung und Anwendung jeglicher Energie zur unmittelbaren Koagulation, Gewebezerstörung oder Zertrümmerung von Ablagerungen in Organen,
1.4 unmittelbaren Einbringung von Substanzen und Flüssigkeiten in den Blutkreislauf unter potentiellem Druckaufbau, wobei die Substanzen und Flüssigkeiten auch aufbereitete oder speziell behandelte körpereigene sein können, deren Einbringen mit einer Entnahmefunktion direkt gekoppelt ist,
1.5 maschinellen Beatmung mit oder ohne Anästhesie,
1.6 Diagnose mit bildgebenden Verfahren nach dem Prinzip der Kernspinresonanz,
1.7 Therapie mit Druckkammern,
1.8 Therapie mittels Hypothermie

und

2. Säuglingsinkubatoren sowie
3. externe aktive Komponenten aktiver Implantate.
   - Beispiele zu Anlage 1 Nr. 1.1 MPBetreibV:
     Defibrillator (extern), Geräte zur elektrischen Stimulation von Nerven und Muskeln für Diagnose und Therapie (z. B. TENS-Gerät, Elektromyograf), Blasenstimulator.
   - Beispiele zu Anlage 1 Nr. 1.2 MPBetreibV:
     Invasiv/intrakardial messendes Blutdruckmessgerät, invasives/intra-

kardiales EKG-Gerät, Herzkatheter-Messplatz, HZV-/HMV-Messgerät, Gerät zur intraaortalen Ballon-Pulsation.

- Beispiele zu Anlage 1 Nr. 1.3 MPBetreibV:
  HF-Chirurgiegerät, Laser-Chirurgiegerät, Ultraschall-Chirurgiegerät, Photo-/Laserkoagulator, ophthalmologischer Laser, Kryochirurgiegerät, Ablationsgerät, Glühkauter, Impulsgerät zur Lithotripsie, Dermatom, Wasserstrahlschneidgerät, elektrische/pneumatische Knochensäge, Hyperthermiegerät, Röntgentherapiegerät.
- Beispiele zu Anlage 1 Nr. 1.4 MPBetreibV:
  Infusionspumpe, Infusionsspritzenpumpe, Perfusionspumpe, Blutpumpe, Hämodialysegerät, Hämofiltrationsgerät, Hochdruck-Injektionspumpe, Herz-Lungen-Maschine.
- Beispiele zu Anlage 1 Nr. 1.5 MPBetreibV:
  Anästhesie-Beatmungsgerät, Notfall-Beatmungsgerät, Transport-Beatmungsgerät, Beatmungsgerät für die Akutmedizin, Beatmungsgerät für neonatale und pädiatrische Patienten, Gerät zur Heimbeatmung.
- Beispiel zu Anlage 1 Nr. 1.6 MPBetreibV:
  Kernspintomograf.
- Beispiel zu Anlage 1 Nr. 1.7 MPBetreibV:
  Druckkammer für die hyperbare Sauerstofftherapie.
- Beispiel zu Anlage 1 Nr. 1.8 MPBetreibV:
  Hypothermiegerät.
- Beispiele zu Anlage 1 Nr. 2 MPBetreibV:
  Inkubator für Früh- und Neugeborene, Transportinkubator für Früh- und Neugeborene.
- Beispiele zu Anlage 1 Nr. 3 MPBetreibV:
  Schrittmacher-Programmiergerät, Geräte zur Aktivierung und Kontrolle von aktiven Implantaten, externe Antriebs-/Leistungskomponenten für aktive Implantate, externe Geräte zur Aktivierung und Kontrolle sowie Antriebs- und Leistungskomponenten von implantierten Defibrillatoren.

Ein Anhaltspunkt für die Zuordnung eines Medizinprodukts zur Anlage 1 MPBetreibV ist einer Liste zu entnehmen, die nach ihrem Entstehungsort in der Fachöffentlichkeit auch *„Hamburger Liste“* genannt wird. (s. Kap. 05210, 3) Diese Liste erhebt keinen Anspruch auf Vollständigkeit und ist rechtlich nicht verbindlich. Entscheidend für die Zugehörigkeit zur Anlage 1 MPBetreibV ist, ob das Produkt nach seiner vom Hersteller festgelegten Zweckbestimmung unter eine der Gruppen der Anlage 1 MPBetreibV fällt.

Bei diesen Medizinprodukten – mit Ausnahme der Medizinprodukte zur klinischen Prüfung, Medizinprodukte zur Leistungsbewertungsprüfung und Medizinprodukte, die ausschließlich in eigener Verantwortung für persönliche Zwecke erworben und angewendet werden (vgl. Kap. B0204, § 1 Abs. 2 MPBetreibV) – sind spezielle Vorschriften beim Betreiben und Anwenden zu beachten. Gefordert werden u. a. folgende zu dokumentierende Tätigkeiten:

- Vom Hersteller oder der vom Hersteller «Befugten Person»:
  - Funktionsprüfung am Betriebsort,
  - Einweisung der vom Betreiber «Beauftragten Person» anhand der Gebrauchsanweisung.
- Vom Betreiber:
  - Benennung des «Beauftragten für Medizinproduktesicherheit»,
  - Benennung der «Beauftragten Person»,
  - Einweisung der Anwender durch den Hersteller, durch eine vom Hersteller hierzu «Befugten Person» oder durch die «Beauftragten Person» unter Berücksichtigung der Gebrauchsanweisung,
  - STK,
  - Medizinproduktebuch,
  - Bestandsverzeichnis,
  - Aufbewahrung der Gebrauchsanweisungen und der Medizinproduktebücher.

Anlage 2-Medizinprodukt

EN: *Medical device listed in appendix 2*

FR: *Dispositif médical – appendice 2*

{Medizinprodukt mit Messfunktion, Messtechnische Kontrolle}

In der Anlage 2 MPBetreibV (zu § 12 Abs. 1 und § 14 Abs. 1) werden folgende Medizinprodukte mit Messfunktion aufgeführt:

1. Medizinprodukte, die messtechnischen Kontrollen nach § 14 Absatz 1 Satz 1 unterliegen

1.1 Medizinprodukte zur Bestimmung der Hörfähigkeit (Ton- und Sprachaudiometer)

1.2 Medizinprodukte zur Bestimmung von Körpertemperaturen (mit Ausnahme von Quecksilberglasthermometern mit Maximumvorrichtung)

1.2.1 medizinische Elektrothermometer
1.2.2 mit austauschbaren Temperaturfühlern
1.2.3 Infrarot-Strahlungsthermometer

1.3 Messgeräte zur nichtinvasiven Blutdruckmessung

1.4 Medizinprodukte zur Bestimmung des Augeninnendrucks (Augentonometer)

1.5 Therapiedosimeter bei der Behandlung von Patienten von außen

1.2.1 mit Photonenstrahlung im Energiebereich bis 1,33 MeV
- allgemein
- mit geeigneter Kontrollvorrichtung, wenn der Betreiber in jedem Messbereich des Dosimeters mindestens halbjährliche Kontrollmessungen

ausführt, ihre Ergebnisse aufzeichnet und die bestehenden Anforderungen erfüllt werden

1.2.2 mit Photonenstrahlung im Energiebereich ab 1,33 MeV und mit Elektronenstrahlung aus Beschleunigern mit messtechnischer Kontrolle in Form von Vergleichsmessungen

1.2.3 mit Photonenstrahlung aus Co-60-Bestrahlungsanlagen wahlweise nach 1.5.1 oder 1.5.2

1.6 Diagnostikdosimeter zur Durchführung von Mess- und Prüfaufgaben, sofern sie nicht § 2 Abs. 1 Nr. 3 oder 4 der Eichordnung unterliegen

1.7 Tretkurbelergometer zur definierten physikalischen und reproduzierbaren Belastung von Patienten

2. Ausnahmen von messtechnischen Kontrollen
Abweichend von 1.5.1 unterliegen keiner messtechnischen Kontrolle Therapiedosimeter, die nach jeder Einwirkung, die die Richtigkeit der Messung beeinflussen kann, sowie mindestens alle zwei Jahre in den verwendeten Messbereichen kalibriert und die Ergebnisse aufgezeichnet werden. Die Kalibrierung muss von fachkundigen Personen, die vom Betreiber bestimmt sind, mit einem Therapiedosimeter durchgeführt werden, dessen Richtigkeit entsprechend § 11 Abs. 2 sichergestellt worden ist und das bei der die Therapie durchführenden Stelle ständig verfügbar ist.

3. Messtechnische Kontrollen in Form von Vergleichsmessungen

3.1 Luftimpuls-Tonometer (1.4) werden nicht auf ein nationales Normal, sondern auf ein klinisch geprüftes Referenzgerät gleicher Bauart zurückgeführt. Für diesen Vergleich dürfen nur von einem nationalen Metrologieinstitut geprüfte Verfahren und Transfernormale verwendet werden.

3.2 Vergleichsmessungen nach 1.5.2 werden von einer durch die zuständige Behörde beauftragten Messstelle durchgeführt.

Bei diesen Medizinprodukten sind spezielle Vorschriften beim Betreiben und Anwenden zu beachten. Gefordert werden vom Betreiber u. a. folgende zu dokumentierende Tätigkeiten:

- Medizinproduktebuch,
- MTK,
- Bestandsverzeichnis bei Vorliegen von aktiven Medizinprodukten mit Messfunktion.

Anlage 3-Medizinprodukt

EN: *Medical device listed in appendix* 3

FR: *Dispositif médical – appendice* 3

{Implantierbares Medizinprodukt}

In § 15 Abs. 1 und 2 MPBetreibV werden besondere Pflichten bei implantierbaren Medizinprodukten festgelegt. Anlage 3 MPBetreibV benennt die implantierbaren Medizinprodukte, bei denen diese besonderen Pflichten anzuwenden sind:

1. Aktive implantierbare Medizinprodukte
2. Nachfolgende implantierbare Produkte:

2.1 Herzklappen
2.2 Nicht resorbierbare Gefäßprothesen und -stützen
2.3 Gelenkersatz für Hüfte und Knie
2.4 Wirbelkörperersatzsysteme und Bandscheibenprothesen
2.5 Brustimplantate

Bei diesen implantierbaren Medizinprodukten sind besondere Dokumentationspflichten zu beachten:

- Die für die Implantation verantwortliche Person hat dem Patienten unverzüglich nach der Implantation folgende Dokumente auszuhändigen:
  - eine schriftliche Information mit Verhaltensanweisungen beim Umgang mit dem Medizinprodukt, Maßnahmen bei einem Vorkommnis und Hinweise zu erforderlichen Kontrolluntersuchungen;
  - einen Implantatpass, der alle wesentlichen Informationen über den Patienten, das implantierte Medizinprodukt und die Implantation enthält.

  Der Betreiber der Einrichtung, in der die Implantation dieser Medizinprodukte erfolgte, hat die Dokumentation über die implantierten Medizinprodukte so vorzunehmen, dass für den Fall eines Vorkommnisses der betroffene Personenkreis innerhalb von drei Werktagen ermittelt werden kann. Diese Dokumentation ist 20 Jahre aufzubewahren und danach unverzüglich zu vernichten.
  Die Krankenkasse ist verpflichtet, die Daten des Patienten dem Betreiber der Einrichtung, in der die Implantation erfolgte, zur Verfügung zu stellen, wenn nur so eine Kontaktaufnahme mit dem Patienten erreicht werden kann.

Anwender

EN: *User*

FR: *Utilisateur*

{Anwendung, Bediener, Dienstanweisung Medizinprodukte, professioneller Anwender}

DIN EN ISO 9000 [DIN EN ISO 9000 (11.2015): Qualitätsmanagementsysteme – Grundlagen und Begriffe (ISO 9000:2015); Deutsche und Englische Fassung EN ISO 9000:2015; Beuth Verlag, Berlin]: «*Erfordernis oder Erwartung, das oder die festgelegt, üblicherweise vorausgesetzt oder verpflichtend ist*»

§ 2 Abs. 3 MPBetreibV: «*Anwender ist, wer ein Medizinprodukt im Anwendungsbereich dieser Verordnung am Patienten einsetzt*»

Artikel 2 Nr. 37 MDR: «*„Anwender“ bezeichnet jeden Angehörigen der Gesundheitsberufe oder Laien, der ein Medizinprodukt anwendet*»

Artikel 2 Nr. 30 IVDR: «*„Anwender“ bezeichnet jeden Angehörigen der Gesundheitsberufe oder Laien, der ein Produkt anwendet*»

Empfehlung der DGAI [Deutsche Gesellschaft für Anästhesiologie und Intensivmedizin e. V., Berufsverband Deutscher Anästhesisten e. V.: Entschließungen, Empfehlungen-Vereinbarungen, 5. Auflage, Kapitel VII. Technische Sicherheit und Arbeitsschutz, Empfehlungen der DGAI zur Medizinprodukte-Betreiber verordnung, S. 507-511, *www.dgai.de/publikationen/vereinbarungen#vii__technische_sicherheit_und_arbeitsschutz*]: «*Anwender ist derjenige, der das Medizinprodukt tatsächlich anwendet und bedient. Der Anwender hat bei der Bedienung oder dem Einsatz eines Medizinprodukts dafür zu sorgen, dass Patienten, Mitarbeiter und Dritte nicht gefährdet werden. In der Regel werden Betreiber, Medizinprodukte-Verantwortlicher, Medizinprodukte-Beauftragter und Anwender unterschiedliche Personen sein. In kleinen Betrieben können die Verantwortlichkeiten aber auch kumulieren. So wird in einer Einzelpraxis der Anwender in Personalunion zugleich auch Betreiber, Medizinprodukte-Verantwortlicher und -Beauftragter sein*»

Ein Anwender ist jede in einer Gesundheitseinrichtung, Rettungsorganisation, Pflegeeinrichtung tätige Person, die – im Gegensatz zum Bediener – ein Medizinprodukt eigenverantwortlich am Patienten einsetzt entsprechend der Zweckbestimmung des Herstellers/Eigenherstellers und der vom Hersteller/Eigenhersteller vorgegebenen Anwendungsbeschränkungen.

Jeder Anwender, der bei der Erledigung von dienstlichen Aufgaben mit Medizinprodukten zu tun hat, ist verpflichtet, die für seinen Verantwortungsbereich und sein Aufgabengebiet maßgeblichen Bestimmungen von MPG, MPBetreibV und MPSV einschließlich der diese Bestimmungen ergänzenden Arbeitsschutz- und Unfallverhütungsvorschriften zu beachten.

Diese sind zum Teil mit Straf- und Bußgeldvorschriften belegt.

Anwender können sowohl der Arzt oder Zahnarzt, als auch das medizinische Fach- und Pflegepersonal oder die Hilfskräfte sein. Patienten, die Medizinprodukte beispielsweise zur Blutzuckermessung, Fiebermessung, Blutdruckmessung ausschließlich in eigener Verantwortung für persönliche Zwecke erwerben und an sich anwenden, unterliegen nicht den Vorschriften der Medizinprodukte-Betreiberverordnung.

Mit anderen Worten: Die Anforderungen an den Anwender von Medizinprodukten im MPG und in MPBetreibV gelten nicht für einen Patienten, wenn dieser als Laie ein Medizinprodukt an sich selbst einsetzt. Wenn jedoch der Patient sein Medizinprodukt an Angehörige oder im Rahmen der Nachbarschaftshilfe an Dritte (unentgeltlich) weitergibt, so ist diese Ausnahmeregelung von § 1 Abs. 2 Nr. 3

MPBetreibV nicht mehr anwendbar. Die Vorschriften der MPBetreibV sind vollumfänglich zu beachten.

Anmerkung: Werden im Gefahrenbereich eines Medizinprodukts, das der Patient an sich selbst anwendet, Arbeitnehmer (z. B. Haushaltshilfe, Mitarbeiter eines Pflegedienstes) beschäftigt, so sind die einschlägigen Arbeitsschutz- und Unfallverhütungsvorschriften zu beachten.

Anwender ist aber keinesfalls, wer unter ständiger Aufsicht (z. B. während der Ausbildung oder Einweisung) oder Leitung eines Anderen ein Gerät ausschließlich bedient.

Die Pflichten eines Anwenders sollten im Rahmen einer Dienstanweisung nachvollziehbar festgelegt werden.

Anwenderfehler

EN: *User error*

FR: *Erreurcommise parl'utilisateur*

Anwenderfehler sind Fehler, die schwerpunktmäßig durch den Anwender des Medizinprodukts verursacht werden. Zu Anwenderfehlern zählen beispielsweise folgende Fehler:

- Anwenden des Medizinprodukts
  - mit einer vom Anwender absichtlich blockierten Sicherheitsvorrichtung des Medizinprodukts [Aktionsbündnis Patientensicherheit (Hrsg).: Patientensicherheit durch Prävention medizinproduktassoziierter Risiken – Für Anwender, Betreiber und Gesetzgeber – Teil 1: Aktive Medizinprodukte, insbesondere medizintechnische Geräte in Krankenhäusern. Berlin, Juni 2014, *www.aps-ev.de*/fileadmin/fuerRedakteur/PDFs/Handlungsempfehlungen/MPAR/APS_Handlungsempfehlungen_2014_WEB_lang.PDF],
  - außerhalb der Zweckbestimmung des Herstellers/Eigenherstellers,
  - außerhalb der vom Hersteller/Eigenhersteller vorgegebenen Anwendungsbeschränkungen,
  - ohne Durchführung des vom Hersteller/Eigenhersteller vorgeschriebenen Funktionstests.

Anwenderfehler stellen eine Gefahr dar, die mit der Anwendung von Medizinprodukten verbunden ist, beispielsweise durch Anwenden eines Medizinprodukts durch Personen, die die erforderliche Ausbildung oder Kenntnis und Erfahrung nicht besitzen. Bei Medizinprodukten der Anlage 1 MPBetreibV schreibt der Gesetzgeber zur Vermeidung von Anwenderfehlern die Einweisung vor.

Anwenderfehler unterliegen nicht der Meldepflicht an das BfArM/PEI.

Anwendersicherheit

EN: *User safety*

FR: *Sécurité des utilisateurs*

{Patientensicherheit}

Zweck des MPG ist nach § 1 MPG u. a., den Verkehr mit Medizinprodukten zu regeln und dadurch für die Sicherheit der Medizinprodukte sowie für die Gesundheit und den erforderlichen Schutz der Patienten, Anwender und Dritter zu sorgen.

Anwendung

EN: *Use*

FR: *Utilisation*

{Off-Label-Use, Verwendung}

Der Begriff «*Anwenden*» lässt sich indirekt aus der MPBetreibV ableiten. Die Anwendung eines Medizinprodukts umfasst somit den Einsatz eines Medizinprodukts am Patienten entsprechend der Zweckbestimmung einschließlich der klinisch zu behandelnden Patientengruppe(n) und der Anwendungsbeschränkungen des Herstellers/Eigenherstellers oder auch für einen anderen medizinischen Verwendungszweck (Off-Label-Use).

Anwendungsbereich

EN: *Scope*

FR: *Champ d'application*

{Verwendungsfertiges Produkt}

Der Anwendungsbereich einer Rechtsvorschrift beschreibt,

- für welche Personen (persönlicher Anwendungsbereich),
- für welche Produkte (produktbezogener Anwendungsbereich),
- für welche Tätigkeiten oder Aktivitäten (sachlicher Anwendungsbereich) oder
- für welchen Zeitraum (zeitlicher Anwendungsbereich)

die betreffende Regelung gilt – einschließlich etwaiger Ausnahmen. Die Vorschriften sind nur im Rahmen des definierten Anwendungsbereichs anwendbar.

Der Anwendungsbereich des MPG ist in § 2 Nr. 1 MPG produktbezogen festgelegt. Das Gesetz gilt für Medizinprodukte und deren Zubehör und legt fest, auf welche Produkte, die ebenfalls unter die Definition eines Medizinprodukts subsumiert werden könnten, das Gesetz keine Anwendung findet. Ergänzend hinzuweisen ist, dass der Anwendungsbereich des MPG nicht auf das «*verwendungsfertige Medizinprodukt*» bezogen ist.

Der sachliche Anwendungsbereich des MPG ergibt sich aus den einzelnen Regelungen. Er umfasst im Wesentlichen die Voraussetzungen für das Inverkehrbringen und die Inbetriebnahme; das Gesetz, enthält aber auch Regelungen zu Phasen des Produktlebenszyklus, die dem Inverkehrbringen und der Inbetriebnahme vor- und nachgelagert sind (z. B. klinische Prüfung, Betreiben und Anwenden, Marktüberwachung).

In den auf dem MPG basierenden nationalen Verordnungen ist überwiegend auch der sachliche Anwendungsbereich definiert; lediglich die Medizinprodukte-Abgabeverordnung enthält keine ausdrückliche Regelung zum Anwendungsbereich.

Mit dem Gesetz zur Änderung medizinprodukterechtlicher und anderer Vorschriften vom 14. Juni 2007 wurde der sachliche Anwendungsbereich des MPG ergänzt um das Anwenden, Betreiben und Instandhalten von Produkten, die vom Hersteller nicht als Medizinprodukte in den Verkehr gebracht wurden, aber mit einer Zweckbestimmung eingesetzt werden, die der Zweckbestimmung eines Medizinprodukts dem Sinn nach entsprechen und der Anlage 1 oder 2 MPBetreibV zuzuordnen wären. Diese Produkte gelten als Medizinprodukte im Sinne des MPG.

Anwendungsbereich der MPBetreibV

EN: (*Scope of the Ordinance on Operators of Medical Devices), MPBetreibV*

FR: (*Champ d'application de la Ordonnance fédérale relative aux exploitants des dispositifs medicaux), MPBetreibV*

§ 1 MPBetreibV regelt den Anwendungsbereich der MPBetreibV: sie gilt für das Betreiben und Anwenden von Medizinprodukten im Sinne des MPG einschließlich der damit zusammenhängenden Tätigkeiten, wie beispielsweise, das Errichten, das Bereithalten, die Instandhaltung, die Aufbereitung, die sicherheitstechnische Kontrolle, die messtechnische Kontrolle.

§ 1 Abs. 2 MPBetreibV enthält als Ausnahmeregelung, dass die MPBetreibV nicht gilt für Medizinprodukte

- zur klinischen Prüfung,
- zur Leistungsbewertungsprüfung oder
- die in ausschließlich eigener Verantwortung für persönliche Zwecke erworben und angewendet werden.

In diesem Zusammenhang ist ergänzend darauf hinzuweisen, dass in § 1 Abs. 3 MPBetreibV ausdrücklich festgestellt wird, dass die Vorschriften des Arbeitsschutzes einschließlich entsprechender Rechtsvorschriften, die aufgrund des Arbeitsschutzgesetzes erlassen wurden, sowie die Unfallverhütungsvorschriften neben den Vorschriften der MPBetreibV zu beachten sind.

Anwendungsbereich des MPG

EN: *Scope of the Medical Devices Act, MPG*

FR: *Champ d'application de la loi sur les dispositifs médicaux, MPG*

§ 2 MPG regelt den Anwendungsbereich des MPG, trifft Abgrenzungen zwischen Medizinprodukten und anderen Produkten und enthält Festlegungen, für welche Produkte das MPG keine Anwendung findet.

Anwendungsbereich der MPKPV

EN: (*Scope of the Ordinance on Clinical Investigations with Medical Devices*), *MPKPV*

FR: (*Champ d'application de la Ordonnance fédérale relative aux investigations cliniques des dispositifs medicaux*), *MPKPV*

§ 1 MPKPV regelt den Anwendungsbereich: Die MPKPV gilt für klinische Prüfungen und genehmigungspflichtige Leistungsbewertungsprüfungen gemäß den §§ 20 bis 24 MPG. Sie ist nicht anzuwenden bei Leistungsbewertungsprüfungen, bei denen eine nicht chirurgisch-invasive Probenahme aus der Mundhöhle erfolgt.

Anwendungsbereich der MPSV

EN: (*Scope of Medical Devices Safety Plan Ordinance*), *MPSV*

FR: (*Champ d'application de la Ordonnance fédérale relative au plan de sécurite des dispositifs médicaux*), *MPSV*

§ 1 MPSV regelt den Anwendungsbereich der MPSV. Es werden Verfahren zur Erfassung, Bewertung und Abwehr von Risiken im Verkehr oder in Betrieb befindlicher Medizinprodukte festgelegt.

Anwendungsbereich der MPV

EN: (*Scope of the Ordinance on Medical Devices*), *MPV*

FR: (*Champ d'application de la Ordonnance fédérale relative aux dispositifs médicaux*), *MPV*

§ 1 MPV regelt den Anwendungsbereich der MPV: sie gilt für die Bewertung und Feststellung der Übereinstimmung mit den Grundlegenden Anforderungen gemäß § 7 MPG (Konformitätsbewertung), die Sonderverfahren für Systeme und Behandlungseinheiten und die Änderung der Klassifizierung von Medizinprodukten durch Rechtsakte der Kommission der Europäischen Gemeinschaften.

Anwendungsbeschränkung

EN: *Use restriction*

FR: *Restriction d'utilisation*

{Verwendungszweck, Zweckbestimmung}

Anwendungsbeschränkungen für Medizinprodukte, Systeme und Behandlungseinheiten werden als «*Ergänzung*» zur Zweckbestimmung vom Hersteller/Eigenhersteller festgelegt im Hinblick auf:

- Anwendung der Produkte nur innerhalb der angegebenen Zweckbestimmungen;
- Anwendung nur bei Personen mit einem Körpergewicht < x kg;
- nur zur einmaligen Verwendung;
- Anwendung der Produkte nur, wenn das Verfalldatum noch nicht abgelaufen ist;
- für die Anwendung der Produkte ist ein ausreichendes Seh- und Hörvermögen des geschulten Anwenders Voraussetzung zur Erkennung der visuellen und akustischen Alarmsignale;
- Einsatz der Produkte nur unter den in der Gebrauchsanweisung aufgeführten Umgebungsbedingungen (z. B. Umgebungstemperatur -10°C bis 35°C);
- kein Betrieb in explosionsgefährdeten Bereichen;
- kein Betrieb in hyperbaren Kammern;
- kein Betrieb in Rettungsfahrzeugen/Rettungshubschraubern;
- kein Betrieb bei der Kernspintomografie;
- kein Betrieb von Mobiltelefonen innerhalb einer Entfernung von 10 Metern zur Medizinprodukt-Kombination;
- kein Betrieb eines Medizinprodukts (z. B. Insulinpumpe) in unmittelbarer Nähe eines (implantierten) Defibrillators.

Diese beispielhaft genannten Anwendungsbeschränkungen erheben keinen Anspruch auf Vollständigkeit und sind nach Maßgabe eines konkreten Medizinprodukts vom Hersteller/Eigenhersteller vorzunehmen.

Anwendungsbeschränkungen können sich auch auf die Anwendung bei vom Hersteller/Eigenhersteller spezifizierten Patientenkollektiven beziehen. Eine Anwendungsbeschränkung kann beispielsweise dahin gehend bestehen, dass ein Medizinprodukt nicht für die Anwendung bei Früh- und Neugeborenen vom Hersteller/Eigenhersteller vorgesehen ist.

Anwendungsdauer

EN: *Duration*

FR: *Durée*

{Anhang IX Abschnitt I Nr. 1.1 MDD}

Im Zusammenhang mit den von Herstellern/Eigenherstellern zu berücksichtigenden Klassifizierungsregeln der MDD wird im Anhang IX Abschnitt I Nr. 1.1 MDD hinsichtlich der Anwendungsdauer folgende Unterscheidung vorgenommen:

- Vorübergehend
  Unter normalen Bedingungen für eine ununterbrochene Anwendung über einen Zeitraum von weniger als 60 Minuten bestimmt.
- Kurzzeitig
  Unter normalen Bedingungen für eine ununterbrochene Anwendung über einen Zeitraum von bis zu 30 Tagen bestimmt.
- Langzeitig
  Unter normalen Bedingungen für eine ununterbrochene Anwendung über einen Zeitraum von mehr als 30 Tagen bestimmt.

Der Begriff «*ununterbrochene Anwendung*» wird im Anhang IX Abschnitt II Nr. 2.6 MDD konkretisiert. Danach gilt auch eine Anwendung als nicht unterbrochen, wenn das Produkt durch dasselbe oder ein identisches Medizinprodukt ersetzt wird und die Anwendung unverzüglich fortgeführt wird.

Anwendungsfehler

EN: *Use error*

FR: *Erreur d'utilisation*

Anwendungsfehler sind Fehler, «*die im Zusammenhang mit der Anwendung eines Medizinprodukts stehen und bei denen die Ursachen für ein unerwünschtes Ereignis nicht allein beim Anwender liegen*» [Aktionsbündnis Patientensicherheit (Hrsg).: Patientensicherheit durch Prävention medizinproduktassoziierter Risiken – Für Anwender, Betreiber und Gesetzgeber – Teil 1: Aktive Medizinprodukte, insbesondere medizintechnische Geräte in Krankenhäusern. Berlin, Juni 2014]

Anwendungsfehler werden schwerpunktmäßig durch das Medizinprodukt verursacht. Nach DIN EN 60601-1-6 [DIN EN 60601-1-6 (02.2016); VDE 0750-1-6 (02.2016): Medizinische elektrische Geräte – Teil 1-6: Allgemeine Festlegungen für die Sicherheit einschließlich der wesentlichen Leistungsmerkmale – Ergänzungsnorm: Gebrauchstauglichkeit (IEC 60601-1-6:2010 + A1:2013); Deutsche Fassung EN 60601-1-6:2010 + A1:2015; Beuth Verlag, Berlin] ist der Anwendungsfehler eine Handlung oder die Unterlassung einer Handlung, die eine andere Reaktion des Medizinprodukts auslöst als dies vom Hersteller beabsichtigt oder vom Anwender erwartet wurde. Zu Anwendungsfehlern zählen beispielsweise folgende Fehler:

- nicht gebrauchstauglich entwickeltes Medizinprodukt (z. B.: Anschlussverbindungen sind nicht eindeutig und können vertauscht werden,
- Funktionsstörung des Medizinprodukts während der Anwendung,
- nicht spezifikationsgemäße Funktionsänderungen eines Medizinprodukts.

Anwendungsfehler sind gemäß MPSV sowohl vom Hersteller als auch vom Anwender an das BfArM/PEI meldepflichtig. Anwendungsfehler, die auf Problemen der Gebrauchstauglichkeit beruhen und zu einem Vorkommnis führen, müssen gemeldet werden. «*Die Unterscheidung, ob es sich bei einem unerwünschten Ereignis um einen Anwendungsfehler oder einen Anwenderfehler handelt, kann schwierig sein und ist manchmal umstritten*»

Anwendungsort

EN: *Site of application*

FR: *Site d'application*

{Invasive Anwendung, Nichtinvasive Anwendung}

Im Zusammenhang mit den Klassifizierungsregeln der MDD wird im Anhang IX Abschnitt I Nr. 1.2 MDD hinsichtlich des Anwendungsorts folgende Unterscheidung vorgenommen:

- nichtinvasive Anwendung,
- invasive Anwendung,
- chirurgisch-invasive Anwendung,
- Implantation.

Ergänzt wird der Anwendungsort noch durch die Festlegungen in Anhang IX Abschnitt I Nr. 1.7 und 1.8 MDD:

- Anwendung im zentralen Kreislaufsystem,
- Anwendung am zentralen Nervensystem.

Anwendungsregeln

EN: *Implementing rules*

FR: *Règles d'application*

{Klassifizierung von Medizinprodukten}

1. Anwendungsregeln zur Klassifizierung

Diese Anwendungsregeln beziehen sich ausschließlich auf Medizinprodukte der MDD und sind bei jeder Klassifizierung von einem Hersteller anzuwenden.

Anhang IX Abschnitt II Nr. 2 MDD:

« 2.1 Die Anwendung der Klassifizierungsregeln richtet sich nach der Zweckbestimmung der Produkte.

2.2 Wenn ein Produkt dazu bestimmt ist, in Verbindung mit einem anderen Produkt angewendet zu werden, werden die Klassifizierungsregeln auf jedes Produkt gesondert angewendet. Zubehör wird unabhängig von dem Produkt, mit dem es verwendet wird, klassifiziert.

2.3 Software, die ein Produkt steuert oder dessen Anwendung beeinflusst, wird automatisch derselben Klasse zugerechnet wie das Produkt.

2.4 Wenn ein Produkt nicht dazu bestimmt ist, ausschließlich oder hauptsächlich an einem bestimmten Teil des Körpers angewandt zu werden, muss es nach der spezifizierten Anwendung eingeordnet werden, die das höchste Gefährdungspotential beinhaltet.

2.5 Wenn unter Berücksichtigung der vom Hersteller angegebenen Leistungen auf ein und dasselbe Produkt mehrere Regeln anwendbar sind, so gilt die strengste Regel, so dass das Produkt in die jeweils höchste Klasse eingestuft wird.

2.6 Bei der Berechnung der Anwendungsdauer bedeutet ununterbrochene Anwendung eine tatsächliche ununterbrochene Anwendung des Produkts gemäß seiner Zweckbestimmung. Wird die Anwendung eines Produkts unterbrochen, um das Produkt unverzüglich durch dasselbe oder ein identisches Produkt zu ersetzen, gilt dies als Fortführung der ununterbrochenen Anwendung des Produkts»

2. Anwendungsregeln zur sachgerechten Handhabung von Medizinprodukten

Diese Anwendungsregeln sind der Gebrauchsanweisung und sonstigen sicherheitsbezogenen Informationen des Herstellers zu entnehmen.

Anwendungsregeln sind ebenfalls zu entnehmen aus DIN VDE 0753 «*Anwendungsregeln*»: DIN VDE 0753-4; VDE 0753-4 «*Anwendungsregeln zum sicheren Betrieb/ Gebrauch von Medizinprodukten in der extrakorporalen Nierenersatztherapie*» [DIN VDE 0753 Teile 4 (05.2009): Anwendungsregeln zum sicheren Betrieb/Gebrauch von Medizinprodukten in der extrakorporalen Nierener-satztherapie; Beuth Verlag, Berlin].

Diese Anwendungsregeln beschreiben technische Anforderungen, die mit dem Einsatz von Geräten zur Hämodialyse, Hämofiltration und Hämodiafiltration verbunden sind. Ihre Beachtung ist für den sicheren, zulässigen und sachgerechten Gebrauch erforderlich.

Anwendungsverbot

EN: *Refuse of use*

FR: *Refus d'utilisation*

§ 14 Satz 2 MPG belegt Medizinprodukte mit Mängeln, durch die Patienten, Beschäftigte oder Dritte gefährdet werden können, mit einem Anwendungsverbot. Nach § 40 Abs. 1 MPG kann das Missachten des Anwendungsverbots mit einer Freiheitsstrafe bis zu drei Jahren oder einer Geldstrafe geahndet werden.

Anzeigepflicht

EN: *Obligation to notify*

FR: *Obligation de déclarer; Obligation de notifier*

{DIMDI-Verordnung, Meldepflicht}

Der Gesetzgeber legt fest, wer welche Informationen anzuzeigen hat. Diese Anzeigen werden beim DIMDI mit Hilfe des zentralen Erfassungssystems online entgegengenommen, im datenbankgestützten Informationssystem über Medizinprodukte gespeichert und stehen allen interessierten Stellen (z. B. den Bundesministerien und den BOB, Landesbehörden, Ethikkommissionen nach Landesrecht) zur weiteren Nutzung zur Verfügung.

1. Allgemeine Anzeigepflicht nach § 25 Abs. 1 und 2 MPG und § 30 Abs. 2 MPG für Medizinprodukte (außer In-vitro-Diagnostika)

Anzeigepflichtig sind:

- der Verantwortliche für das erstmalige Inverkehrbringen nach § 5 MPG mit Sitz in Deutschland (Hersteller oder sein Bevollmächtigter, Einführer);
- der Verantwortliche für das Zusammensetzen von Systemen oder Behandlungseinheiten nach § 10 Abs. 1 und 2 MPG mit Sitz in Deutschland;
- Betriebe oder Einrichtungen mit Sitz in Deutschland, die Medizinprodukte nach § 8 MPBetreibV ausschließlich für andere aufbereiten oder sterilisieren;
- Betriebe oder Einrichtungen mit Sitz in Deutschland, die Systeme oder Behandlungseinheiten nach § 10 Abs. 3 MPG sterilisieren.

Folgende Informationen hat der Anzeigepflichtige anzuzeigen (Anlage 1 DIMDIV):

- Angaben zum Medizinprodukt, die erstmalig in den Verkehr gebracht werden sollen (z. B. Klassenzuordnung bei sonstigen Medizinprodukten, Verwendung von Gewebe tierischen Ursprungs bei der Herstellung);
- Angaben zu den Medizinprodukten die hygienisch aufbereitet werden sollen (semikritische oder kritische Medizinprodukte und deren Gruppenzuordnung) und das entsprechend verwendete Sterilisationsverfahren;

- Name und Kontaktdaten des Sicherheitsbeauftragten für Medizinprodukte nach § 30 Abs. 2 MPG.

2. Allgemeine Anzeigepflicht nach § 25 Abs. 3 MPG und § 30 Abs. 2 MPG für In-vitro-Diagnostika

Anzeigepflichtig sind:

- der Verantwortliche für das erstmalige Inverkehrbringen nach § 5 MPG mit Sitz in Deutschland (Hersteller oder sein Bevollmächtigter, Einführer);
- der Verantwortliche für das Zusammensetzen von Systemen oder Behandlungseinheiten nach § 10 Abs. 1 und 2 MPG mit Sitz in Deutschland;
- Betriebe oder Einrichtungen mit Sitz in Deutschland, die Medizinprodukte nach § 8 MPBetreibV ausschließlich für andere aufbereiten oder sterilisieren;
- Betriebe oder Einrichtungen mit Sitz in Deutschland, die Systeme oder Behandlungseinheiten nach § 10 Abs. 3 MPG sterilisieren.

Folgende Informationen hat der Anzeigepflichtige anzuzeigen (Anlage 2 DIMDIV):

- Angaben zum In-vitro-Diagnostikum, das erstmalig in den Verkehr gebracht werden soll (z. B. Produkt der Liste A bzw. Liste B nach Anhang II der IVDD, Produkt zur Eigenanwendung, Neues In-vitro-Diagnostikum im Sinne von § 3 Nr. 6 MPG);
- ergänzende Angaben zu In-vitro-Diagnostika zur Eigenanwendung.
- Angaben zu den Medizinprodukten die hygienisch aufbereitet werden sollen (semikritische oder kritische Medizinprodukte und deren Gruppenzuordnung) und das entsprechend verwendete Sterilisationsverfahren;
- Name und Kontaktdaten des Sicherheitsbeauftragten für Medizinprodukte nach § 30 Abs. 2 MPG.

Anzeigepflichtiger

EN: *Person responsible to notify*

FR: *Personne responsable de la déclaration; Personne responsable de la notification*

«Anzeigepflichtig für Medizinprodukte und In-vitro-Diagnostika nach § 25 MPG ist der Hersteller, sein deutscher Bevollmächtigter oder Einführer, der Verantwortliche für das Zusammensetzen von Systemen oder Behandlungseinheiten sowie Betriebe oder Einrichtungen, die Medizin-Produkte aufbereiten oder sterilisieren. Anzeigepflichtig für klinische Prüfungen/Leistungsbewertungsprüfungen ist der Auftraggeber bzw. Sponsor» [*www.dimdi.de/dynamic/de/glossar/*]

App

EN: *App*

FR: *Appli*

{Eigenständige Software, Health-App, Medical-App, Software}

Der Begriff «*App*» ist eine Abkürzung für «*application software*» (Anwendungssoftware). Dieses Software-Programm hat keine systemtechnische Funktionalität, ist also nicht notwendig, dass das System läuft, sondern führt verschiedene Zusatzfunktionen aus.

Eine App ist eine eigenständige Software. Sie ist nicht Teil eines Produkts.

Mit anderen Worten: Eine App ist nicht in einem Produkt integriert.

Im Bereich des Gesundheitswesens kommen Gesundheits-Apps (Health-Apps, Medical-Apps, Wellness-App) zur Anwendung.

Apparat

EN: *Apparatus*

FR: *Appareil*

§ 3 Nr. 1 MPG: «*Medizinprodukte sind alle einzeln oder miteinander verbunden verwendete [...], Apparate, [...], die vom Hersteller zur Anwendung für Menschen mittels ihrer Funktion zum Zwecke [...] zu dienen bestimmt sind und deren bestimmungsgemäße Hauptwirkung im oder am menschlichen Körper weder durch pharmakologisch oder immunologisch wirkende Mittel noch durch Metabolismus erreicht wird, deren Wirkungsweise aber durch solche Mittel unterstützt werden kann*»

Gemäß Duden ist unter einem «*Apparat*» ein aus mehreren Bauelementen zusammengesetztes technisches Gerät zu verstehen, das bestimmte Funktionen erfüllt. In der Praxis wird zwischen «*Apparat*» und «*Gerät*» nicht unterschieden. Beispiele für Apparate/Geräte sind:

- Narkoseapparat (Narkosegerät),
- Röntgenapparat (Röntgengerät),
- Orthodontischer Apparat (orthodontisches Gerät),
- Infusionspumpe,
- Infusionsspritzenpumpe,
- Ultraschallgerät,
- Beatmungsgerät,
- Herz-Lungen-Maschine,
- Hochfrequenz-Chirurgiegerät,
- Dialysegerät,
- etc.

Äquivalentes Medizinprodukt

EN: *Equivalentmedicaldevice*

FR: *Dispositif médical équivalent*

{Klinische Bewertung, Klinische Daten, Konformitätsbewertungsverfahren}

Wird ein neues Medizinprodukt entwickelt, das der AIMDD oder der MDD zuzuordnen ist, so ist im Rahmen des Konformitätsbewertungsverfahrens u. a. eine klinische Bewertung durchzuführen. Die klinische Bewertung dieses Medizinprodukts ist anhand von klinischen Daten durchzuführen.

Diese klinischen Daten können gemäß § 3 Nr. 25 MPG aus Folgenden Quellen stammen:

- einer klinischen Prüfung des betreffenden Medizinprodukts oder
- klinischen Prüfungen oder sonstiger in der wissenschaftlichen Fachliteratur wiedergegebenen Studien über ein ähnliches Produkt, dessen Gleichartigkeit mit dem betreffenden Medizinprodukt nachgewiesen werden kann, oder
- veröffentlichten oder unveröffentlichten Berichten über sonstige klinische Erfahrungen entweder mit dem betreffenden Medizinprodukt oder einem ähnlichen Produkt, dessen Gleichartigkeit mit dem betreffenden Medizinprodukt nachgewiesen werden kann.

Die klinischen Daten müssen folglich nicht notwendigerweise von dem klinisch zu bewertenden Medizinprodukt stammen.

Hinzuweisen ist, dass weder in den Medizinprodukte-Richtlinien noch im MPG angegeben wird, was unter dem Begriff «*Nachweis der Gleichartigkeit*» mit dem betreffenden Medizinprodukt zu verstehen ist. Hilfestellung leistet hierzu die nicht rechtsverbindliche Leitlinie MEDDEV 2.7/1 Rev. 4, Dieses Dokument legt folgende Definition fest: «*Equivalent device: a device for which equivalence to the device in question can be demonstrated*»

MEDDEV 2.7.1 Rev. 4 enthält zusätzliche, strengere Anforderungen an den Nachweis eines äquivalenten Medizinprodukts.

Gemäß § 3 Nr. 25 MPG sind ebenfalls klinische Daten von nachweisbar gleichartigen (äquivalenten) Medizinprodukten zulässig, die ordnungsgemäß in den Verkehr gebracht wurden. Zum Nachweis der Gleichartigkeit (Äquivalenz) des Medizinprodukts sind die Anforderungen des Anhangs A1 der Leitlinie MEDDEV 2.7/1 Rev. 4 zugrunde zu legen, und im Hinblick auf ihre Äquivalenz des Medizinprodukts zu bewerten. Die Anforderungen umfassen den Nachweis von klinischen, technischen und biologischen Eigenschaften, die im Anhang A1 aufgeführt sind.

- Klinische Eigenschaften:
  Sowohl das klinisch zu bewertende als auch das äquivalente Medizinprodukt muss

  - unter den gleichen klinischen Bedingungen zur Anwendung kommen,
  - nachweisbar den gleichen Verwendungszweck haben,
  - an der gleichen Körperstelle zur Anwendung kommen,
  - bei einem ähnlichen Patientenkollektiv zur Anwendung kommen (beispielsweise im Hinblick auf Alter, Geschlecht, Anatomie, Physiologie),
  - keine voraussehbaren signifikanten Abweichungen der Leistung erwarten lassen.
- Technische Eigenschaften wie Ähnlichkeit in Konstruktion, Funktionsweise, Leistung, Sicherheit, Materialien, Energie und ggf. weitere anwendbare Produkteigenschaften:
  Hinsichtlich ihrer technischen Eigenschaften sind sie zu vergleichen. Diese Eigenschaften sollten soweit ähnlich sein, dass keine klinisch signifikanten Unterschiede im Hinblick auf Leistung und Sicherheit des Medizinprodukts nachweisbar sind.
- Biologische Eigenschaften: bei äquivalenten Medizinprodukten ist der Nachweis zu führen, dass gleiche Materialien oder Substanzen in Kontakt mit den gleichen menschlichen Geweben oder Körperflüssigkeiten sind. Mögliche Ausnahmen werden in MEDDEV 2.7/1 Rev. 4 aufgeführt.

Zum Nachweis, dass ein äquivalentes Medizinprodukt vorliegt, ist in MEDDEV 2.7/1 Rev. 4 festgelegt, dass sich der Äquivalenznachweis jeweils nur auf ein einziges Medizinprodukt beziehen darf. Bezieht man sich in dem Äquivalenznachweis auf mehrere Medizinprodukte, so ist für jedes dieser Medizinprodukte nachzuweisen, dass sowohl die geforderten klinischen als auch die technischen und biologischen Eigenschaften erfüllt werden.

Es ist absehbar, dass zum Nachweis der Erfüllung der weiteren in Anhang A1 aufgeführten Bedingungen in vielen Fällen eine klinische Prüfung erforderlich sein wird.

Arbeitsgruppe Medizinprodukte der Bundesländer

EN: *Working group medical devices of the Länder, AGMP*

FR: *Groupe de travail dispositifs médicaux des Länder, AGMP*

«Im Jahre 2001 beschlossen die Gesundheits- und die Arbeitsministerkonferenz, ein Gremium einzurichten, das sich mit Problemen des Vollzugs des Medizinprodukterechts beschäftigt und hier insbesondere eine Koordination der Zusammenarbeit der Länder herbeiführen soll. Auf der Grundlage der gleichlautenden Beschlüsse der beiden Ministerkonferenzen konstituierte sich am 7. Januar 2002 in Bonn die Arbeitsgruppe Medizinprodukte (AGMP). Ihr gehören die mit den einschlägigen Fachaufgaben betrauten Referenten der Länder an. Sie berichtet an die Arbeitsgruppe der Arbeitsgemeinschaft der Obersten Landesgesundheitsbehörden (AOLG) und ist diesem Gremium rechenschaftspflichtig» [Kurzportrait der AGMP unter *www.zlg.de/medizinprodukte/gremien/agmp.html*].

Die AGMP hat bislang Verfahrensanweisungen und einen Leitfaden erarbeitet. Die AGMP-Verfahrensanweisungen beziehen sich auf folgende Überwachungen durch die Behörden der Länder:

- Überwachung des erstmaligen Inverkehrbringens von Medizinprodukten,
- Überwachung klinischer Prüfungen und Leistungsbewertungsprüfungen,
- Überwachung nach der Medizinprodukte-Betreiberverordnung (ausgenommen hygienische Aufbereitung von Medizinprodukten),
- Hygienische Aufbereitung von Medizinprodukten.

Die AGMP hat den Leitfaden «*Einstufung und Klassifizierungsfragen von Medizinprodukten*» erarbeitet.

Arbeitsgruppe MPG der Industriefachverbände

EN: *Working group of professional industry associations: Medical Devices Act, MPG, AG MPG*

FR: *Groupe de travail des associations professionnelles des industries: Loi sur les dispositifs médicaux, MPG, AG MPG*

{Verbände der Medizinprodukte-Industrie}

Die Arbeitsgruppe MPG der Industriefachverbände (AG MPG) ist seit 1996 eine nationale Arbeitsgruppe der Fachverbände, die die Medizinprodukteindustrie in Deutschland vertreten:

- Bundesverband der Arzneimittelhersteller e. V., BAH,
- Bundesverband der pharmazeutischen Industrie e. V., BPI,
- Bundesverband Medizintechnologie e. V., BVMed,
- Deutscher Industrieverband für optische, medizinische und mechatronische Technologien e. V., SPECTARIS,
- Verband der Deutschen Dental-Industrie e. V., VDDI,
- Verband der Diagnostica-Industrie e. V., VDGH,
- ZVEI – Zentralverband Elektrotechnik- und Elektronikindustrie e. V., Fachverband Elektromedizinische Technik

Ziel der AG MPG ist es, «*gemeinsame Positionen zur Anwendung des deutschen Medizinproduktegesetzes (MPG) auf der Grundlage des europäischen Medizinprodukterechts (AIMDD, MDD, IVDD) zu erarbeiten. Als Plattform der Verbände hat die Arbeitsgruppe unter anderem Positionen zur Bedeutung der CE-Kennzeichnung von Medizinprodukten, zur Meldepflicht von Anwendern bei Vorkommnissen und zu unangekündigten Audits durch Benannte Stellen erarbeitet. Die Verbände wollen auf diese Weise zum einheitlichen Vollzug des MPG und zu gleichen Anforderungen an alle Unternehmen der Branche in der EU beitragen*» [Geimeinsame Pressenotiz der Arbeitsgruppe MPG der Industriefachverbände (AG MPG) vom 25. Oktober 2016]

Ansprechpartner der AG MPG ist jeder Fachverband.

Arbeitsschutzmanagementsystem

EN: *Occupational health and safety management system*

FR: *Système de gestion de la santé et sécurité*

Das Arbeitsschutzmanagementsystem (AMS) soll Unternehmen in prozesshafter Weise dazu dienen, in ihren Betrieben Arbeitsunfälle, arbeitsbedingte Verletzungen und Erkrankunen zu vermeiden sowie generell die Gesundheit der Beschäftigten am Arbeitsplatz zu schützen [Arbeitsschutz Lexikon von A – Z, Beratungsgesellschaft für Arbeits- und Gesundheitsschutz: *www.bfga.de/arbeitsschutz-lexikon-von-a-bis-z/fachbegriffe-a-b/ams-fachbegriff/*].

Auf der Ebene der Organisation soll das AMS alle Angehörigen der Organisation motivieren, sich aktiv an einer systematischen Durchführung des Arbeitsschutzes zu beteiligen.

Es zielt auf

- die Einhaltung der Arbeitsschutzvorschriften,
- das systematische Ineinandergreifen der Elemente des AMS der Organisation,
- die kontinuierliche Verbesserung der Arbeitsschutzleistung und
- die Integration von Sicherheit und Gesundheitsschutz in die Abläufe der Organisation, auf eine Weise, die gewährleistet, dass sie gleichzeitig einen Beitrag zur Verbesserung der Wirtschaftlichkeit leisten können.

Arbeitsschutzvorschrift

EN: *Workplace safety rules*

FR: *Règles de sécurité au travail*

{Arbeitsschutzmanagementsystem, Unfallverhütungsvorschrift}

Arbeitsschutzvorschriften sind Vorschriften/Bestimmungen/Grundsätze, die Maßnahmen sicherheitstechnischer und/oder organisatorischer Art zum Schutz der Beschäftigten beinhalten, z. B.:

- Arbeitsschutzgesetz (Gesetz über die Durchführung von Maßnahmen des Arbeitsschutzes zur Verbesserung der Sicherheit und des Gesundheitsschutzes der Beschäftigten bei der Arbeit),
  Arbeitssicherheitsgesetz (Gesetz über Betriebsärzte, Sicherheitsingenieure und andere Fachkräfte für Arbeitssicherheit),
  Bundes-Immissionsschutzgesetz (Gesetz zum Schutz vor schädlichen Umwelteinwirkungen durch Luftverunreinigungen, Geräusche, Erschütterungen und ähnliche Vorgänge),
  Produktsicherheitsgesetz (Gesetz über die Bereitstellung von Produkten auf dem Markt),
  Chemikaliengesetz (Gesetz zum Schutz vor gefährlichen Stoffen),

Betriebsverfassungsgesetz,
Atomgesetz (Gesetz über die friedliche Verwendung der Kernenergie und den Schutz gegen ihre Gefahren) etc.,

- Arbeitsstättenverordnung, Technische Regeln für Arbeitsstätten (Die Technischen Regeln für Arbeitsstätten (ASR) konkretisieren die Anforderungen der Arbeitsstättenverordnung),
- Betriebssicherheitsverordnung (Verordnung über Sicherheit und Gesundheitsschutz bei der Bereitstellung von Arbeitsmitteln und deren Benutzung bei der Arbeit, über Sicherheit beim Betrieb überwachungsbedürftiger Anlagen und über die Organisation des betrieblichen Arbeitsschutzes),
Betriebssicherheitsverordnung (Verordnung über Sicherheit und Gesundheitsschutz bei der Bereitstellung von Arbeitsmitteln und deren Benutzung bei der Arbeit, über Sicherheit beim Betrieb überwachungsbedürftiger Anlagen und über die Organisation des betrieblichen Arbeitsschutzes),
Druckluftverordnung (Verordnung über Arbeiten in Druckluft),
Strahlenschutzverordnung (Verordnung über den Schutz vor Schäden durch ionisierende Strahlen),
Röntgenverordnung (Verordnung über den Schutz vor Schäden durch Röntgenstrahlen),
Gefahrstoffverordnung (Verordnung zum Schutz vor Gefahrstoffen),
PSA-Benutzungsverordnung (Verordnung über Sicherheit und Gesundheitsschutz bei der Benutzung persönlicher Schutzausrüstungen bei der Arbeit),
Bildschirmarbeitsverordnung (Verordnung über Sicherheit und Gesundheitsschutz bei der Arbeit an Bildschirmgeräten), etc.,
- Technische Regeln für Betriebssicherheit (TRBS),
- Vorschriften der Deutschen Gesetzlichen Unfallversicherung – DGUV:
Unfallverhütungsvorschriften – BGV/GUV-V,
Berufsgenossenschaftliche Regeln – BGR/GUV-R,
Berufsgenossenschaftliche Grundsätze – BGG/GUV-G, etc.,
- Normen: DIN-Normen, VDI-/VdS-/vfdb-Richtlinien, etc...

Arzneimittel

EN: *Medicinal product*

FR: *Médicament*

§ 2 Abs. 1 AMG: «*Arzneimittel sind Stoffe oder Zubereitungen aus Stoffen,*

1. *die zur Anwendung im oder am menschlichen oder tierischen Körper bestimmt sind und als Mittel mit Eigenschaften zur Heilung oder Linderung oder zur Verhütung menschlicher oder tierischer Krankheiten oder krankhafter Beschwerden bestimmt sind*

oder

2. *die im oder am menschlichen oder tierischen Körper angewendet oder einem Menschen oder einem Tier verabreicht werden können, um entweder*
   a) *die physiologischen Funktionen durch eine pharmakologische, immunologische oder metabolische Wirkung wiederherzustellen, zu korrigieren oder zu beeinflussen*

   oder

   b) *eine medizinische Diagnose zu erstellen*»

Arzneimittel fallen unter die RL 2001/83/EG, die mit dem AMG in nationales Recht umgesetzt wird.

Vereinfacht ausgedrückt handelt es sich bei Arzneimitteln um Stoffe oder Zubereitungen aus Stoffen mit medizinischer Zweckbestimmung (Heilung, Linderung oder Verhütung von Krankheiten; Wiederherstellung, Besserung oder Beeinflussung physiologischer Funktionen; medizinische Diagnose), die zur Anwendung im oder am menschlichen oder tierischen Körper bestimmt sind. Definitionsgemäß wirken Arzneimittel pharmakologisch, immunologisch oder metabolisch.

Abgrenzung zu Medizinprodukten

§ 2 Abs. 3 Nr. 7 AMG legt fest, dass Arzneimittel nicht Medizinprodukte und Zubehör für Medizinprodukte im Sinne des § 3 des MPG sind.

Medizinprodukte sind daher abzugrenzen von den Arzneimitteln. Grundlage hierfür sind die MDD (Begriffsbestimmung Medizinprodukt) und RL 2001/83/EG (Begriffsbestimmung Arzneimittel).

Entscheidend bei der Abgrenzungsfrage ist die hauptsächliche Wirkungsweise. Gemäß Artikel 1, (2) a MDD wird bei Medizinprodukten die

«[...] *bestimmungsgemäße Hauptwirkung im oder am menschlichen Körper weder durch pharmakologisch oder immunologisch wirkende Mittel noch durch Metabolismus erreicht [...], deren Wirkungsweise aber durch solche Mittel unterstützt werden kann*»

Die bestimmungsgemäße Hauptwirkung ergibt sich aus der vom Hersteller angegebenen Zweckbestimmung und dem Mechanismus, wie diese erreicht wird. Aufgrund der physikalischen, technischen oder physiko-chemischen Wirkungsweise fallen Produkte wie Knochenzement, Zahnfüllungsmaterialien, Nahtmaterialien, Blutbeutel mit Stabilisatoren unter das MPG.

Nach der RL 2001/83/EG ist in Zweifelsfällen ein Produkt, das sowohl unter die Arzneimitteldefinition als auch unter Definition einer anderen gemeinschaftsrechtlich geregelten Produktkategorie fällt, als Arzneimittel zu behandeln.

Abgrenzungen zwischen Arzneimitteln und Medizinprodukten werden auf europäischer Ebene von der von der Europäischen Kommission einberufenen Expertengruppe «*Medical Devices Expert Group on Borderline and Classification*» vorgenommen. Die Ergebnisse dieser Expertengruppe werden in unregelmäßigen

Abständen in dem «*Manual on Borderline and Classification in the Community Regulatory Framework for Medical Devices*" veröffentlicht. Hilfreich zur Abgrenzung ist ebenfalls die europäische Leitlinie MEDDEV 2.1/3 Rev. 3 (12.2009) .

Asepsis

EN: *Asepsis*

FR: *Asepsie*

«Asepsis ist die Gesamtheit der Maßnahmen zur Erzielung von Keimfreiheit, d. h. zur Verhütung des Eindringens bzw. Einschleppens von Erregern in den Organismus bei Operationen, bei der Frühgeburtenaufzucht und bei Herstellung und Abfüllung von nicht sterilisierbaren Arzneimitteln» [*www.gesundheit.de/lexika/medizin-lexikon/asepsis*]

Die Aufbereitung von Medizinprodukten dient der Asepsis.

Assistierte Reproduktionstechnik – Medizinprodukte

EN: *Assisted reproduction technique (ART) – medical devices*

FR: *Technique d'assistance médicale à la procréation (AMP) – dispositifs médicaux*

{In-vitro-Fertilisation/assistierte Reproduktionstechnik – Medizinprodukte}

Audit

EN: *Audit*

FR: *Audit*

{Unangekündigtes Audit}

Der Begriff „*auditieren*" kommt aus dem Bereich des Qualitätsmanagements und entspricht im Grunde dem Begriff „*prüfen*" oder „*inspizieren*".

In Anlehnung an DIN EN ISO 9000 [DIN EN ISO 9000 (11.2015): Qualitätsmanagementsysteme – Grundlagen und Begriffe (ISO 9000:2015); Deutsche und Englische Fassung EN ISO 9000:2015; Beuth Verlag, Berlin] ist unter einem Audit folgendes zu verstehen: *«Ein systematischer, unabhängiger und dokumentierter Prozess zum Erlangen von objektiven Nachweisen und zu deren objektiver Auswertung, um zu bestimmen, inwieweit Auditkriterien erfüllt sind»*

- „*Systematisch*" bedeutet in diesem Zusammenhang, dass die Überprüfung beispielsweise anhand von Prozessbeschreibungen oder Checklisten erfolgt.
- „*Unabhängig*" setzt beispielsweise voraus, dass ein Auditor nicht seinen eigenen Wirkungsbereich im Unternehmen überprüft.

- *„Dokumentiert“* beinhaltet, dass die Ergebnisse schriftlich festgehalten werden, und auch dargelegt wird, wie der Auditor zu den Ergebnissen gekommen ist.

Die Ergebnisse werden im Auditbericht niedergeschrieben. Die Auditnachweise stellen den beim Audit aufgenommenen Ist-Zustand dar. Dieser Ist-Zustand kann durch Überprüfungen von Dokumenten, Stichproben, Beobachtungen, Befragungen, usw. erhoben werden.

1. QM-System des Herstellers

Bei einem Hersteller von Medizinprodukten bezieht sich der Begriff «*Audit*» auf die Überprüfung des QM-Systems des Herstellers. Es wird überprüft, ob dieses QM-System die regulatorischen Anforderungen erfüllt.

Nach DIN EN ISO 19011 [DIN EN ISO 19011 (10.2018): Leitfaden zur Auditierung von Managementsystemen (ISO 19011:2018); Deutsche und Englische Fassung EN ISO 19011:2018, Beuth Verlag, Berlin] ist zu unterscheiden zwischen:

- ***«Internes Audit (First-Party-Audit)»***
  Ein internes Audit wird in der Regel von einem Auditor durchgeführt, der Mitarbeiter des Herstellers ist oder von einem Auditor, der im Auftrag des Herstellers handelt. Das interne Audit umfasst im Rahmen eines Auditprogramms die Überprüfung des vollständigen QM-Systems. Interne Audits dienen ebenfalls der Informationsgewinnung zur Verbesserung des QM-Systems. Interne Audits sind beispielsweise auch notwendige Voraussetzung für Hersteller von Medizinprodukten der Klasse I zur Abgabe einer EG-Konformitätserklärung.
- ***«Externes Audit – Lieferantenaudit (Second-Party-Audit)»***
  Nach DIN EN ISO 9000 ist ein Lieferant «*ein Hersteller, eine Vertriebseinrichtung, ein Einzelhändler, ein Dienstleister oder ein Monteur, der dem Kunden ein Produkt bereitstellt*». Lieferantenaudits dienen der Auswahl und Bewertung eines Lieferanten im Hinblick auf das QM-System.
- ***«Externes Audit – Zertifizierungsaudit (Third-Party-Audit)»***
  Ein Zertifizierungsaudit umfasst die Überprüfung des vollständigen QM-Systems (vollständiges Audit). Nach einem erfolgreich durchgeführten Zertifizierungsaudit durch eine Benannte Stelle erhält der Hersteller ein Audit-Zertifikat, das eine zeitlich befristete Gültigkeitsdauer hat. Zur Verlängerung der Gültigkeitsdauer hat der Hersteller ein Rezertifizierungsaudit zu beantragen.

Für jedes dieser Audits können folgende Typen von Audits zur Anwendung kommen:

- ***«Vollständiges Audit (Full Audit)»***
  Ein vollständiges Audit (Audit des gesamten QM-Systems) ist eine Überprüfung aller zutreffenden Subsysteme des QM-Systems auf Einhaltung der regulatorischen Anforderungen. Basis des QM-Systems ist in der EWR die harmonisierte Norm EN ISO 13485 [DIN EN ISO 13485 (08.2016): Medizinproduk-

te – Qualitätsmanagementsysteme – Anforderungen für regulatorische Zwecke (ISO 13485:2016); Deutsche Fassung EN ISO 13485:2016, Beuth Verlag, Berlin], Vollständige Audits werden in der Regel bei Zertifizierungsaudits durchgeführt. Die Benannte Stelle prüft, ob das QM-System den regulatorischen Anforderungen entspricht und ob das QM-System ordnungsgemäß angewendet wird.

- ***«Teil-Audit (Partial Audit)»***
  In einem Teil-Audit werden ausgewählte Subsysteme oder spezielle Anforderungen von Subsystemen des QM-Systems auf Einhaltung der regulatorischen Anforderungen überprüft. Teil-Audits werden in der Regel von der Benannten Stelle bei Überwachungsaudits oder bei speziellen Audits durchgeführt.
- ***«Überwachungsaudit (Surveillance Audit)»***
  Überwachungsaudits werden nach einem Zertifizierungs- bzw. Rezertifizierungsaudit durchgeführt. Im Rahmen von periodisch wiederkehrenden Überwachungsaudits hat die Benannte Stelle zu prüfen, ob das genehmigte QM-System ordnungsgemäß angewendet wird und ob die festgelegten Maßnahmen wirksam sind. Dies erfolgt in aller Regel durch Teil-Audits. Ausgewählte Subsysteme des QM-Systems werden überprüft.
- ***«Sonderaudit (Special Audit)»***
  Sonderaudits können erforderlich werden, wenn beispielsweise folgende Sachverhalte vorliegen:
  1. Äußere Faktoren wie z. B.:
     - Marktüberwachungsdaten zu Medizinprodukten weisen auf Mängel im QM-System hin
     - wesentliche sicherheitsrelevante Informationen werden der Benannten Stelle bekannt
  2. Änderungen im bzw. Einfluss auf das QM-System wie z. B.:
     - neuer Eigentümer
     - Ausweitung der Entwicklungs- und/oder Fertigungsüberwachung
     - Hinzufügen eines weiteren Subsystems zu dem QM-System
     - Zusammenlegen von Entwicklungs- und/oder Fertigungsstellen
     - neue Entwicklungs- und/oder Fertigungsstellen
     - wesentliche Veränderungen in Spezialprozessen (z. B. Änderung des Sterilisationsverfahrens)
     - wesentliche personelle Veränderungen, die einen Einfluss auf die Wirksamkeit des QM-Systems und/oder die Einhaltung regulatorischer Anforderungen haben
  3. Produktbezogene Änderungen wie z. B.:
     - neue Produkte
     - Hinzufügen einer neuen Medizinprodukte-Kategorie zum Anwendungsbereich des QM-Systems (z. B. hinzufügen von Produkten der Magnet-Resonanz Bildgebung zu einer bereits existierenden Produktgruppe von Ultraschallgeräten zur Bildgebung)

4. Änderungen des QM-Systems und produktbezogene Änderungen wie z. B.:
   - regulatorische Änderungen
   - Änderungen in harmonisierten Normen
   - Marktüberwachung

- ***«Kombiniertes Audit (Combined Audit)»***
  Kombinierte Audits werden durchgeführt, wenn das QM-System des Herstellers bei einem Audit gegen mehrere regulatorische Anforderungen überprüft und bewertet wird. (z. B. EN ISO 13485 und 21 CFR Part 820) oder wenn zwei oder mehrere Managementsysteme (z. B. QM-System und Umweltsystem) in einem Audit überprüft werden).
- ***«Gemeinsames Audit (Joint Audit)»***
  Gemeinsame Audits werden durchgeführt, wenn zwei oder mehrere Audit-Organisationen das QM-System des Herstellers bei einem Audit gleichzeitig gegen die identischen regulatorischen Anforderungen überprüfen und bewerten.

Eine Auswahl der zurzeit zur Verfügung stehenden Leitlinien umfasst [*www.imdrf.org/documents/documents.asp*]:

- IMDRF/MDSAP WG/N3 FINAL:2016: Requirements for Medical Device Auditing Organizations for Regulatory Authority Recognition (Edition 2) ; International Medical Device Regulators Forum (IMDRF), September 30, 2016;
- IMDRF/MDSAP WG/N8 FINAL: 2015: Requirements for Medical Device Auditing Organizations for Regulatory Authority Recognition ; International Medical Device Regulators Forum (IMDRF), March 24, 2016;
- IMDRF/MDSAP WG/N24 FINAL: 2015: Medical Device Regulatory Audit Reports ; International Medical Device Regulators Forum (IMDRF), October 2, 2015;
- IMDRF/MDSAP WG/N11FINAL:2014: Medical Device Single Audit Program (MDSAP) Assessment and Decision Process for the Recognition of an Auditing Organization ; International Medical Device Regulators Forum (IMDRF), September 18, 2014;
- IMDRF/WG/N3 FINAL:2013: Requirements for Medical Device Auditing Organizations for Regulatory Authority Recognition: International Medical Device Regulators Forum (IMDRF), December 9, 2013;
- IMDRF/WG/N4 FINAL:2013: Competence and Training Requirements for Auditing Organizations: International Medical Device Regulators Forum (IMDRF), December 9, 2013;
- IMDRF/WG/N5 Final:2013: Regulatory Authority Assessment Method for the Recognition and Monitoring of Medical Device Auditing Organizations: International Medical Device Regulators Forum (IMDRF), December 9, 2013;
- IMDRF/WG/N6 FINAL:2013: Regulatory Authority Assessor Competence and Training Requirements: International Medical Device Regulators Forum (IMDRF), December 9, 2013;

- GHTF/SG4/N28 R4:2008: Guidelines for Regulatory Auditing of Quality Management Systems of Medical Device Manufacturers – Part 1: General Requirements: The Global Harmonization Task Force (GHTF), August 27, 2008;
- GHTF/SG4/N30:2010: Guidelines for Regulatory Auditing of Quality Management Systems of Medical Device Manufacturers – Part 2: Regulatory Auditing Strategy: The Global Harmonization Task Force (GHTF), August 27, 2010;
- GHTF/SG4/N83:2010: Guidelines for Regulatory Auditing of Quality Management Systems of Medical Device Manufacturers – Part 4: Multiple Site Auditing: The Global Harmonization Task Force (GHTF), August 27, 2010;

2. Klinische Prüfung/Leistungsbewertungsprüfung

Der Begriff «*Audit*» kommt auch im Zusammenhang mit klinischen Prüfungen mit Medizinprodukten/Leistungsbewertungsprüfungen mit In-vitro-Diagnostika zur Anwendung [ICH Topic E 6 (R2), Dezember 2016: Guideline for Good Clinical Practice. European Medicines Agency EMEA, *www.ema.europa.eu/docs/en_GB/document_library/Scientific*_gui-deline/2009/09/WC500002874.pdf].

In dem Audit wird festgestellt, ob die überprüften in Zusammenhang mit der klinischen Prüfung/Leistungsbewertungsprüfungen stehenden Aktivitäten gemäß dem klinischen Prüfplan, dem Handbuch des klinischen Prüfers, den Verfahrensanweisungen des Sponsors, den GCP-Anforderungen sowie den gesetzlichen Vorschriften durchgeführt wurden.

Zu überprüfen ist auch, ob die Daten entsprechend den Anforderungen dokumentiert und ausgewertet wurden. Von besonderer Bedeutung sind die Meldungen beispielsweise von «schwerwiegenden unerwünschten Ereignissen" an die zuständige BOB.

Auditplan

EN: *Audit plan*

FR: *Plan d'audit*

{Audit, Unangekündigtes Audit}

DIN EN ISO 19011 [DIN EN ISO 19011 (10.2018): Leitfaden zur Auditierung von Managementsystemen (ISO 19011:2018); Deutsche und Englische Fassung EN ISO 19011:2018, Beuth Verlag, Berlin]: «*Auditplan: Beschreibung der Tätigkeiten und Vorkehrungen für ein Audit*».

Der Auditplan hat zum Ziel, die Planung und Koordinierung der Aktivitäten für ein Audit zu erleichtern. Er wird in der Regel – nicht bei unangekündigten Audits – im Vorwege dem zu auditierenden Unternehmen mitgeteilt und ist von diesem zu akzeptieren. Der Auditplan sollte flexibel aufgebaut werden, um Änderungen zuzulassen, die aufgrund der während des Audits gewonnenen Informationen erforderlich werden.

Der Auditplan sollte u. a. auch beinhalten:

- Auditumfang und Ziele,
- Auditkriterien und alle Referenzdokumente,
- Identifizierung der zu auditierenden Organisation,
- Identifizierung der Audit-Teammitglieder,
- Sprache, in der das Audit durchgeführt wird,
- Datum und Ort, an dem das Audit durchgeführt wird,
- geplante Zeit und Dauer für jede größere Auditaktivität,
- Termine der Sitzungen, einschließlich aller erforderlichen täglichen Briefings, die mit dem Management des auditierten Unternehmens erforderlich sind,
- Datum der Übersendung des Audit-Berichts.

Die Auditplan sollte u. a. auch berücksichtigen:

- die Art des durchzuführenden Audits,
- Informationen, die sich aus einer vorab durchgeführten Überprüfung der QM-System Dokumentation ergeben haben, falls zutreffend.

Im Falle von Überwachungs- oder besonderen Audits können darüber hinaus erforderlich sein:

- Informationen aus früheren QM-System Audits,
- verfügbare Informationen aus der Marktüberwachung.

Auditprogramm

EN: *Audit programme*

FR: *Programme d'audit*

DIN EN ISO 19011 [DIN EN ISO 19011 (10.2018): Leitfaden zur Auditierung von Managementsystemen (ISO 19011:2018); Deutsche und Englische Fassung EN ISO 19011:2018, Beuth Verlag, Berlin]:
«Festlegungen für einen Satz von einem oder mehreren Audits, die für einen bestimmten Zeitraum geplant werden und auf einen spezifischen Zweck ausgerichtet sind»

Legt man zugrunde, dass das Zertifikat, das ein Hersteller nach einem erfolgreich abgeschlossenen Zertifizierungsaudit erhält, eine zeitlich begrenzte Gültigkeit hat (z. B. drei Jahre), so sollte das Auditprogramm für den Zweck einer erfolgreichen Rezertifizierung ausgerichtet sein und den Zeitraum bis zur Rezertifizierung abdecken.

Audit unter Beobachtung

EN: *Observed audit*

FR: *Audit supervisé*

{Audit}

Durchführungsverordnung (EU) Nr. 920/2013 Artikel 1 lit. i):
«Audit unter Beobachtung bezeichnet die Begutachtung der Leistung des Auditteams einer benannten Stelle in den Räumlichkeiten des Kunden dieser Stelle durch eine benennende Behörde»

Aufbereitung

EN: *Reprocessing*

FR: *Retraitement*

Artikel 2 Nr. 39 MDR: *«„Aufbereitung“ bezeichnet ein Verfahren, dem ein gebrauchtes Produkt unterzogen wird, damit es sicher wiederverwendet werden kann; zu diesen Verfahren gehören Reinigung, Desinfektion, Sterilisation und ähnliche Verfahren sowie Prüfungen und Wiederherstellung der technischen und funktionellen Sicherheit des gebrauchten Produkts»*

Aufbereitung von Medizinprodukten

EN: *Reprocessing of medical devices*

FR: *Retraitement des dispositifs médicaux*

§ 3 Nr. 14 MPG: *«Die Aufbereitung von bestimmungsgemäß keimarm oder steril zur Anwendung kommenden Medizinprodukten ist die nach deren Inbetriebnahme zum Zwecke der erneuten Anwendung durchgeführte Reinigung, Desinfektion und Sterilisation einschließlich der damit zusammenhängenden Arbeitsschritte sowie die Prüfung und Wiederherstellung der technisch-funktionellen Sicherheit»*

Von Bedeutung ist, dass im § 8 Abs. 2 MPBetreibV folgendes festgelegt ist:

«Eine ordnungsgemäße Aufbereitung [...] wird vermutet, wenn die gemeinsame Empfehlung der Kommission für Krankenhaushygiene und Infektionsprävention am Robert Koch-Institut und des Bundesinstituts für Arzneimittel und Medizinprodukte zu den Anforderungen an die Hygiene bei der Aufbereitung von Medizinprodukten beachtet wird» [*www.rki.de/DE/Content/Infekt/Krankenhaushygiene/Kommission/Downloads/Medprod_Rili_2012.pdf?__blob=publicationFile*]

Die Aufbereitung von Medizinprodukten umfasst in Deutschland

- die Aufbereitung von Medizinprodukten, die gemäß Herstellerangaben mehrfach aufbereitet werden können;

- die Aufbereitung von Medizinprodukten, die gemäß Herstellerangaben zur einmaligen Verwendung (Anwendung) bestimmt sind.

Folgende Empfehlungen zur Aufbereitung von Medizinprodukten sind beispielsweise im Bundesgesundheitsblatt veröffentlicht:

- Anforderungen an die Hygiene bei der Aufbereitung von Medizinprodukten – Empfehlung der Kommission für Krankenhaushygiene und Infektionsprävention (KRINKO) beim Robert Koch-Institut (RKI) und des Bundesinstitutes für Arzneimittel und Medizinprodukte (BfArM), s. Kap. B0401.
- Anforderungen an die Hygiene bei der Aufbereitung flexibler Endoskope und endoskopischen Zusatzinstrumentariums – Empfehlung der Kommission für Krankenhaushygiene und Infektionsprävention beim Robert Koch-Institut (RKI) [Anforderungen an die Hygiene bei der Aufbereitung flexibler Endoskope und endoskopischen Zusatzinstrumentariums – Empfehlung der Kommission für Krankenhaushygiene und Infektionsprävention beim Robert Koch- Institut (RKI) Bundesgesundheitsblatt, Gesundheitsforschung, Gesundheits schutz 45 (2002); S. 395–411, Springer Verlag].
- Hygienisch-mikrobiologische Überprüfung von flexiblen Endoskopen nach ihrer Aufbereitung [Hygienisch-mikrobiologische Überprüfung von flexiblen Endoskopen nach ihrer Aufbereitung; Deutsche Gesellschaft für Krankenhaushygiene; Hyg Med 35 (2010); Nr. 3].

Aus der RKI-Richtlinie zur Aufbereitung von Medizinprodukten ergibt sich, dass eine Aufbereitung in der Regel folgende Einzelschritte umfasst:

a) das sachgerechte Vorbereiten (Vorbehandeln, Sammeln, Vorreinigen und gegebenenfalls Zerlegen der angewendeten Medizinprodukte und deren zügigen, sicher umschlossenen und Beschädigungen vermeidenden Transport zum Ort der Aufbereitung,
b) die Reinigung, ggf. Zwischenspülung, Desinfektion, Spülung und Trocknung,
c) die Prüfung auf Sauberkeit und Unversehrtheit (z. B. Korrosion, Materialbeschaffenheit), gegebenenfalls Wiederholung von Schritt b) und die Identifikation, z. B. zum Zwecke der Entscheidung über eine erneute Aufbereitung bei deren zahlenmäßiger Begrenzung,
d) die Pflege und Instandsetzung,
e) die Funktionsprüfung

und, je nach Erfordernis,

f) die Kennzeichnung, sowie
g) das Verpacken und
h) die Sterilisation.

In der Empfehlung der Kommission für Krankenhaushygiene und Infektionsprävention wird gefordert, dass nach einer Aufbereitung – die «*für die Sicherheit und Funktionstüchtigkeit wesentlichen konstruktiven und funktionellen Merkmale*» zu prüfen sind, soweit sie durch die Aufbereitung beeinflusst werden können.

Die Aufbereitung endet mit der dokumentierten Freigabe des Medizinprodukts zur Anwendung. Die Einhaltung der Anforderungen an die Hygiene bei der Aufbereitung von Medizinprodukten erfordert praktisch ein QM-System, für die Aufbereitung von Medizinprodukten mit besonders hohen Anforderungen an die Aufbereitung («*kritisch C*») ist eine Zertifizierung des QM-Systems gemäß § 8 Abs. 3 MPBetreibV durch eine von der zuständigen Behörde anerkannte Stelle vorgeschrieben.

Hinzuweisen ist auf die Verfahrensanweisung «*Hygienische Aufbereitung von Medizinprodukten*» der AGMP [*www.zlg.de/medizinprodukte/dokumente/agmp-verfahrensanweisungen.html*] zur Überwachung gemäß § 26 MPG von Einrichtungen, die Medizinprodukte gemäß § 8 MPG aufbereiten oder vor der erstmaligen Anwendung desinfizieren oder sterilisieren. Diese Anweisung beschreibt Arbeitsschritte, Verantwortlichkeiten, Informations- und Dokumentationspflichten mit dem Ziel einer einheitlichen und strukturierten Vorgehensweise bei der Überwachung der Aufbereitung von Medizinprodukten.

Wer vorsätzlich oder fahrlässig ein Medizinprodukt aufbereitet oder ohne ein zertifiziertes Qualitätsmanagementsystem ein Medizinprodukt der Kategorie „*kritisch C*" aufbereitet, begeht nach § 17 Nr. 5 bzw. Nr. 6 MPBetreibV eine Ordnungswidrigkeit, die mit einer Geldbuße bis zu 30.000 € geahndet werden kann.

Aufbewahrungsfrist – Dokumente

EN: *Storage period – documents*

FR: *Période de conservation – documents*

Der Gesetzgeber legt fest, dass gewisse Dokumente für eine jeweils festgelegte Frist aufzubewahren sind. Die Aufbewahrungspflicht obliegt sowohl dem Hersteller und dessen Bevollmächtigtem als auch Betreibern von Medizinprodukten und Sponsoren klinischer Prüfungen/Leistungsbewertungsprüfungen.

1. Aufbewahrungsfrist für Dokumente zu aktiven implantierbaren Medizinprodukten (AIMDD)

- **Anhang 2 AIMDD: EG-Konformitätserklärung (Vollständiges Qualitätssicherungssystem)**

Der Hersteller oder sein Bevollmächtigter halten während mindestens 15 Jahren nach der Herstellung des letzten Produkts für die nationalen Behörden folgende Unterlagen bereit:

1.1 Konformitätserklärung

1.2 Dokumentation gemäß Abschnitt 3.1, zweiter Gedankenstrich (QM-System) insbesondere die in Abschnitt 3.2, Abs. 2 genannte Dokumentation, Angaben und Aufzeichnungen gemäß (Nachweis der Übereinstimmung der Produkte mit den Bestimmungen des MPG)

1.3 Dokumentation der Änderungen gemäß Abschnitt 3.4

1.4 Auslegungsdokumentation des Produkts gemäß Abschnitt 4.2

1.5 Entscheidungen und Berichte der Benannten Stelle gemäß Abschnitt 3.4, 4.3, 5.3 und 5.4

- **Anhang 3 (EG-Baumusterprüfung)**

1.6 Der Hersteller oder sein Bevollmächtigter bewahrt zusammen mit den technischen Unterlagen eine Kopie der EG-Baumusterprüfbescheinigung und ihrer Ergänzungen für mindestens 15 Jahre ab dem Zeitpunkt der Herstellung des letzten Produkts auf.

- **Anhang 6 (Erklärung zu Geräten für besondere Zwecke) (Sonderanfertigung, Eigenherstellung (gemäß § 12 MPG), klinische Prüfung)**

1.7 Der Hersteller oder sein Bevollmächtigter hält für mindestens für mindestens 15 Jahre nach der Herstellung des letzten Produkts für die nationalen Behörden die in den Erklärungen im Sinne des Anhangs 6 (§ 12 MPG) aufgeführten Angaben bereit.

2. Aufbewahrungsfrist für Dokumente zu In-vitro-Diagnostika (IVDD)

2.1 Der Hersteller muss die Konformitätserklärung, die technische Dokumentation gemäß den Anhängen III bis VIII der IVDD sowie die Entscheidungen, Berichte und Bescheinigungen der Benannten Stellen aufbewahren und sie den zuständigen Behörden in einem Zeitraum von fünf Jahren nach Herstellung des letzten Produkts auf Anfrage zur Prüfung vorlegen. (§ 5 Abs. 5 MPV)

2.2 In-vitro-Diagnostika aus Eigenherstellung: Erklärung und Dokumentation sind mindestens fünf Jahre aufzubewahren. (§ 5 Abs. 6 MPV)

2.3 Der Sponsor der Leistungsbewertungsprüfung muss die Dokumentation nach Nummer 3 des Anhangs VIII der IVDD mindestens fünf Jahre nach Beendigung der Prüfung aufbewahren (§ 12 (3) MPG).

3. Aufbewahrungsfrist für Dokumente zu sonstigen Medizinprodukten (MDD)

- **Anhang II EG-Konformitätserklärung (Vollständiges Qualitätssicherungssystem)**

Der Hersteller oder sein Bevollmächtigter hält für mindestens fünf Jahre, im Fall von implantierbaren Produkten für mindestens 15 Jahre, ab der Herstellung des letzten Produkts für die nationalen Behörden folgende Unterlagen bereit:

3.1 Konformitätserklärung

3.2 Dokumentation gemäß Abschnitt 3.1, vierter Gedankenstrich (Antrag auf Bewertung des QM-Systems bei der Benannten Stelle) und Dokumentation, Angaben und Aufzeichnungen gemäß Abschnitt 3.2, Abs. 2 (Nachweis der Übereinstimmung der Produkte mit den Bestimmungen des MPG)

3.3 Dokumentation der Änderungen gemäß Abschnitt 3.4

3.4 Auslegungsdokumentation des Produkts gemäß Abschnitt 4.2

3.5 Entscheidungen und Berichte der Benannten Stelle gemäß Abschnittst, 4.3, 4.4 und 5.4

- **Anhang III (EG-Baumusterprüfung)**

3.6 Der Hersteller oder sein Bevollmächtigter bewahrt zusammen mit den technischen Unterlagen eine Kopie der EG-Baumusterprüfbescheinigung und ihrer Ergänzungen für mindestens fünf Jahre ab dem Zeitpunkt der Herstellung des letzten Produkts auf. Bei implantierten Produkten beträgt dieser Zeitraum mindestens 15 Jahre ab der Herstellung des Produkts.

- **Anhang IV (EG-Prüfung)**

Der Hersteller oder sein Bevollmächtigter hält für mindestens fünf Jahre, im Fall von implantierbaren Produkten für mindestens 15 Jahre nach der Herstellung des letzten Produkts für die nationalen Behörden folgende Unterlagen bereit:

3.7 Konformitätserklärung

3.8 Dokumentation gemäß Abschnitt 2 (Dokumentation der Herstellungsverfahren (einschließlich Sterilisation – falls zutreffend) zum Nachweis der Übereinstimmung mit dem in der EG-Baumusterprüfbescheinigung beschriebenen Baumusters sowie mit den Anforderungen des MPG.

3.9 Erklärungen gemäß Abschnitt 5.2 und 6.4 (Konformitätserklärung der Benannten Stelle über vorgenommene Prüfungen)

3.10 ggf. Baumusterprüfbescheinigung gemäß Anhang III

- **Anhang V EG-Konformitätserklärung (Qualitätssicherung Produktion)**

Der Hersteller oder sein Bevollmächtigter hält für mindestens fünf Jahre, im Fall von implantierbaren Produkten für mindestens 15 Jahre nach der Herstellung des letzten Produkts für die nationalen Behörden folgende Unterlagen bereit:

3.11 Konformitätserklärung

3.12 Dokumentation gemäß Abschnitt 3.1, vierter Gedankenstrich (Dokumentation über das Qualitätssicherungssystem)

3.13 Dokumentation zu Änderungen des Qualitätssicherungssystems gemäß Abschnitt 3.4

3.14 falls zutreffend: Dokumentation gemäß Abschnitt 3.1, siebter Gedankenstrich (Dokumentation über genehmigte Baumuster und Kopie der EG-Baumusterprüfbescheinigung)

3.15 Entscheidungen und Berichte der Benannten Stelle gemäß Abschnitt 4.3 und 4.4 (Auditbericht der Benannten Stelle)

- **Anhang VI EG-Konformitätserklärung (Qualitätssicherung Produkt)**

Der Hersteller oder sein Bevollmächtigter hält für mindestens fünf Jahre, im Fall von implantierbaren Produkten für mindestens 15 Jahre nach der Herstellung des letzten Produkts für die nationalen Behörden folgende Unterlagen bereit:

3.16 Konformitätserklärung

3.17 falls zutreffend: Dokumentation gemäß Abschnitt 3.1, siebter Gedankenstrich (Dokumentation über genehmigte Baumuster und Kopie der EG-Baumusterprüfbescheinigung)

3.18 Dokumentation zu Änderungen des Qualitätssicherungssystems gemäß Abschnitt 3.4

3.19 Entscheidungen und Berichte der Benannten Stelle gemäß Abschnitt 4.3 und 4.4 (Auditbericht der Benannten Stelle)

- **Anhang VII EG-Konformitätserklärung**

Der Hersteller oder sein Bevollmächtigter hält für mindestens fünf Jahre, im Fall von implantierbaren Produkten für mindestens 15 Jahre nach der Herstellung des letzten Produkts für die nationalen Behörden folgende Unterlagen bereit:

3.20 Konformitätserklärung (Herstellerselbsterklärung – ohne Hinzuziehung einer Benannten Stelle) einschließlich der technischen Dokumentation, aus der hervorgeht, dass das Produkt den Anforderungen des MPG entspricht. Des Weiteren muss eine Dokumentation zur Marktüberwachung, Meldewesen und Aufbewahrung der Dokumente vorliegen

- **Anhang VIII Erklärung zu Produkten für besondere Zwecke**

(Sonderanfertigung, Eigenherstellung (gemäß § 12 MPG), klinische Prüfung)

3.21 Der Hersteller oder sein Bevollmächtigter hält für mindestens fünf Jahre, im Fall von implantierbaren Produkten für mindestens 15 Jahre nach der Herstellung des letzten Produkts für die nationalen Behörden die in den Erklärungen im Sinne des Anhangs VIII (§ 12 MPG) aufgeführten Angaben bereit.

3.22 Der Eigenhersteller hat die Erklärung und die Dokumentation mindestens für fünf Jahre, im Fall von implantierbaren Produkten mindestens für 15 Jahre aufzubewahren (§ 4 Abs. 4 MPV).

3.23 Erklärung, die die Aufbereitung nach einem geeigneten validierten Verfahren bestätigt: Die Erklärung im Hinblick auf die Sterilisation und die Aufrechterhaltung der Funktionsfähigkeit dieser Produkte ist mindestens 15 Jahre aufzubewahren (§ 10 Abs. 3 Satz 2 MPG)

- **§ 15 MPBetreibV: Besondere Pflichten bei implantierbaren Medizinprodukten**

3.24 Nach Abschluss der Implantation sind dem Patienten Dokumente auszuhändigen. Der Betreiber hat gemäß § 10 (2) MPBetreibV die Aufzeichnungen, aus denen der Patient innerhalb von drei Werktagen ermittelt werden kann, für die Dauer von 20 Jahren nach der Implantation aufzubewahren.

- **§ 9 MPBetreibV: Qualitätssicherung in medizinischen Laboratorien**

3.25 Die Unterlagen über das eingerichtete Qualitätssicherungssystem sind für die Dauer von fünf Jahren aufzubewahren, sofern auf Grund anderer Vorschriften keine längere Aufbewahrungsfrist vorgeschrieben ist.

- **§ 11 MPBetreibV: STK**

3.26 Derjenige, der eine STK durchführt, hat über die STK ein Protokoll anzufertigen, das der Betreiber zumindest bis zur nächsten STK aufzubewahren hat.

- **§ 12 MPBetreibV: Aufbewahrung [...] der Medizinproduktebücher**

3.27 Nach der Außerbetriebnahme des Medizinprodukts ist das Medizinproduktebuch noch fünf Jahre aufzubewahren.

- **§ 14 MPBetreibV: MTK**

3.28 Derjenige, der eine MTK durchführt, hat über die MTK ein Protokoll anzufertigen, das der Betreiber zumindest bis zur nächsten MTK aufzubewahren hat.

- **§ 15 MPBetreibV: Besondere Pflichten bei implantierbaren Medizinprodukten**

3.29 Die Aufzeichnungen sind für die Dauer von 20 Jahren nach der Implantation aufzubewahren.

- **§ 10 MPKPV: Durchführung der klinischen Prüfung [...]**

3.30 Der Sponsor hat dafür Sorge zu tragen, dass die Prüfbögen für die zuständigen Behörden zehn Jahre nach Beendigung oder Abbruch der Prüfung bereitgehalten werden. Andere Vorschriften zur Aufbewahrung von medizinischen Unterlagen bleiben unberührt.

Aufklärung

EN: *Informed consent*

FR: *Consentement éclairé*

{Einwilligung nach Aufklärung}

Auftraggeber klinische Prüfung/ Leistungsbewertungsprüfung

EN: *Contracting entity clinical investigation/performance evaluation studies*

FR: *Donneurd'ordre pourune investigation clinique/une étude d'évaluation des performances*

{Sponsor}

Auftraggeber Medizinprodukteberater

EN: *Contracting entity – medical devices consultant*

FR: *Donneurd'ordre – Consultant spécialisé en dispositifs médicaux*

{Ausbildung Medizinprodukteberater, Fachkreise, Medizinprodukteberater}

Auftraggeber eines Medizinprodukteberaters kann sein

- jede Person/Unternehmung, die Medizinprodukte in den Verkehr bringt, z. B.:
  - Hersteller,
  - Bevollmächtigter des Herstellers,
  - Fachhändler,
  - Einführer;
- jede Person/Unternehmung, die ausschließlich Fachkreise berufsmäßig berät bzw. in die sachgerechte Handhabung einweist, ohne gleichzeitig ein Medizinprodukt in den Verkehr zu bringen, z. B.:
  - Sachverständige,
  - Dienstleister, die u. a. Anwender in die sachgerechte Handhabung von Medizinprodukten einweisen,
  - selbstständige Fachberater.

Vom Auftraggeber des Medizinprodukteberaters wird ausschließlich gefordert, für eine regelmäßige Schulung des Medizinprodukteberaters zu sorgen.

Der Gesetzgeber bindet die Tätigkeit eines Medizinprodukteberaters nicht ausdrücklich an den Vorgang des Inverkehrbringens von Medizinprodukten. Maßgeblich ist, dass der Auftraggeber den Medizinprodukteberater beauftragt, berufsmäßig Fachkreise fachlich zu informieren und/oder in die sachgerechte Handhabung von Medizinprodukten einzuweisen – unabhängig von einer entgeltlichen oder unentgeltlichen Abgabe von Medizinprodukten an andere. Bei der Mehrzahl der Medizinprodukteberater handelt es sich u. a. um die Außendienstmitarbeiter von Herstellern, Fachhändlern und sonstigen Vertreibern.

Ausbildung Medizinprodukteberater

EN: *Education medical devices Consultant*

FR: *Formation consultant spécialisé en dispositifs médicaux*

{Fachkreise, Medizinprodukteberater, Qualifikation Medizinprodukteberater}

Die aufgaben- und produktbezogene Schulung zur Erlangung der erforderlichen Sachkenntnis eines Medizinprodukteberaters ist nicht geregelt. Aus den verbindlich festgelegten Aufgaben eines Medizinprodukteberaters ergeben sich jedoch folgende zwei Ausbildungsschwerpunkte:

- allgemeine, nicht produktbezogenen Grundlagen, wie beispielsweise
  - anwendungsspezifische, medizinische, medizintechnische Grundlagen des Umfelds, in dem das Medizinprodukt zur Anwendung/Verwendung kommt;
  - gegebenenfalls allgemeine, nicht produktspezifische Grundlagen über die Funktionsweise der Medizinprodukte;
- Grundlagen des Medizinprodukterechts, insbesondere im Hinblick auf die sich daraus ergebenden Pflichten des Medizinprodukteberaters und des Anwenders (z. B. Bedeutung der CE-Kennzeichnung, Bedeutung der Zweckbestimmung, Einbeziehung des Anwenders in den Schutz vor Risiken);
- Vermittlung von didaktischen Grundlagen («*train the trainer*»), falls die Einweisung des Anwenders mit zu den Aufgaben des Medizinprodukteberaters gehört.
- produktspezifische Kenntnisse, wie beispielsweise
  - Zweckbestimmung des Medizinprodukts;
  - Indikation und Kontraindikation zur Anwendung/Verwendung des Medizinprodukts;
  - Funktionsweise, Nebenwirkungen, wechselseitige Beeinflussung mit anderen Medizinprodukten;
  - Zusammenbau, Inbetriebnahme, Funktionsprüfung, Handhabung des aktiven Medizinprodukts;
  - Kombinationsmöglichkeiten mit anderen Medizinprodukten (z. B. mit Zubehör, Einmalartikel insbesondere auch von anderen Herstellern);
  - Reinigung, Desinfektion, Sterilisation vor der Anwendung/Verwendung insbesondere auch bei wiederverwendbaren Medizinprodukten;
  - Art der aufzunehmenden Mitteilungen aus den Fachkreisen im Hinblick auf ihre Relevanz für den Hersteller des Medizinprodukts, wie beispielsweise Fehlfunktionen, technische Mängel, Verfälschungen des Therapie- oder Diagnoseergebnisses (z. B. Querempfindlichkeit bei medizinischen Messgeräten, Medikamentenaufnahme durch Kunststoffe, Medikamentenbeeinflussung durch Strahlentherapie);

- organisatorische Maßnahmen im Hinblick auf Form der Übermittlung und entsprechende Ansprechpartner (Informationsweg) für die Mitteilungen aus den Fachkreisen.

Die Verpflichtung zur aufgaben- und produktbezogenen Schulung eines Medizinprodukteberaters obliegt dem Auftraggeber des Medizinprodukteberaters (z. B. Hersteller, Fachhändler, Bevollmächtigter). Als Grundlage für diese Schulung können die BVMed-Richtlinien dienen [BVMed-Richtlinien zum Nachweis der Qualifikation zum Medizinprodukteberater.Teil 1 – Basismodul: Grundwissen/Rechtliche Grundlagen/Aufgaben/Pflichten (Stand: Juni 2015). Teil 2 – Aufbaumodul: Unternehmensinternes Ausbildungs-/Schulungskonzept (Stand: April 2011).].

Ausgangsmaterial

EN: *Base material*

FR: *Materiau de base*

Verordnung (EU) Nr. 722/2012 Artikel 2 lit. j): «*Rohstoffe oder andere Erzeugnisse tierischen Ursprungs, aus denen bzw. mit deren Hilfe [...] Medizinprodukte, einschließlich aktive implantierbare medizinische Geräte, die unter Verwendung von abgetötetem tierischen Gewebe oder von abgetöteten Erzeugnissen, die aus tierischem Gewebe gewonnen wurden, [...] hergestellt werden*»

Ausrüstung

EN: *Equipment*

FR: *Équipement*

Teil A Nr. 3 RiliBÄK: «*Ausrüstung umfasst u. a. Geräte, Reagenzien, Kontrollproben, Referenzmaterialien, Verbrauchsgüter und Analysensysteme*»

Ausstellen von Medizinprodukten

EN: *Display of medical devices*

FR: *Exposition des dispositifs médicaux*

§ 3 Nr. 13 MPG: «*Ausstellen ist das Aufstellen oder Vorführen von Medizinprodukten zum Zwecke der Werbung*»

Notwendige Voraussetzung für das Ausstellen eines Medizinprodukts gemäß MPG ist ein real vorhandenes Medizinprodukt, das aufgestellt und vorgeführt werden kann. Dieses Medizinprodukt muss nicht mit der CE-Kennzeichnung versehen sein, wenn auf einem Schild explizit darauf hingewiesen wird, dass dieses Medizinprodukt nicht die Anforderungen des MPG erfüllt. An ausgestellten In-vitro-Diagnostika Geräten, die die Anforderungen des MPG nicht erfüllen, dürfen keine Proben untersucht werden, die von Besuchern der Ausstellung stammen.

Autorisierung

EN: *Authorization*

FR: *Autorisation*

{Befugte Person, Benennung}

Autorisierung ist die – hoheitliche oder privatrechtliche – Ermächtigung zur Wahrnehmung bestimmter Aufgaben. Sie setzt voraus, dass sich die autorisierende Stelle von der grundsätzlichen Befähigung der zu autorisierenden Person zur ordnungsgemäßen Wahrnehmung der Aufgaben vergewissert.

Ein Beispiel im öffentlich-rechtlichen Bereich stellt die Autorisierung Benannter Stellen (Benennung) dar:

«*Benannte Stellen sind staatlich autorisierte Stellen, die – abhängig von der Risikoklasse der Medizinprodukte – Prüfungen und Bewertungen im Rahmen der vom Hersteller durchzuführenden Konformitätsbewertung durchführen und deren Korrektheit nach einheitlichen Bewertungsmaßstäben bescheinigen*» [*www.dimdi.de/dynamic/de/medizinprodukte/institutionen/benannte-stellen/index.html*]

Im privatrechtlichen Bereich ist beispielsweise die in der MPBetreibV genannte «*Befugte Person*» vom Hersteller zur Durchführung der Funktionsprüfung am Betriebsort und/oder Ersteinweisung gemäß § 10 MPBetreibV («*erstmalige Inbetriebnahme*») zu autorisieren. Die Autorisierung sollte schriftlich erfolgen mit genauer Bezeichnung der Aufgaben.

Es ist vom Gesetzgeber nicht ausgeschlossen, dass ein Hersteller auch einen Mitarbeiter eines Betreibers – z. B. einen Mitarbeiter der Medizintechnik – autorisiert, die Aufgaben der «*Befugten Person*» – ggf. auch teilweise – wahrzunehmen.

Es empfiehlt sich für die Autorisierung, jedes Medizinprodukt und die diesem Medizinprodukt zugeordneten Tätigkeiten eindeutig festzulegen. Die Autorisierung kann auch zeitlich begrenzt werden.

B

Beauftragte Person

EN: *Responsible person*

FR: *Délégué*

{Anlage 1-Medizinprodukt, Beauftragung, Befugte Person, Betreiber, Medizinproduktebeauftragter, Medizinprodukteverantwortlicher}

Empfehlung der DGAI [Deutsche Gesellschaft für Anästhesiologie und Intensivmedizin e. V., Berufsverband Deutscher Anästhesisten e. V.: Entschließungen, Empfehlungen-Vereinbarungen, 5. Auflage, Kapitel VII. Technische Sicherheit und Arbeitsschutz, Empfehlungen der DGAI zur Medizinprodukte-Betreiberverordnung, S. 507-511]:
«*Diese Funktion ist im Gesetzes- und Verordnungstext nicht vorgesehen. Zur praktischen Umsetzung der Pflichtaufgaben aus der MPBetreibV wird dem Medizinprodukte-Verantwortlichen empfohlen, anwendernah einen oder mehrere Medizinprodukte-Beauftragte zu benennen. In Anlehnung an die Pflichten des Anwenders sollte der Medizinprodukte-Beauftragte die Rahmenbedingungen für die sichere Anwendung organisieren und überwachen und als Bindeglied zwischen Anwender und Medizinprodukte-Verantwortlichem bzw. Betreiber fungieren*» [*www.dgai.de/publikationen/vereinbarungen#vii__technische_sicherheit_und_arbeitsschutz*]

Die «*Beauftragte Person*» ist eine vom Betreiber – auf Vorschlag des Medizinprodukteverantwortlichen – benannte, entsprechend befähigte Person (Arzt, Pflegekraft, Laborant, MTA, Medizintechniker, etc.), die die in § 10 MPBetreibV festgelegten Aufgaben wahrnimmt.

Die MPBetreibV enthält die Verpflichtung an den Betreiber, dass die der Anlage 1 MPBetreibV zuzuordnenden Medizinprodukte nur von Personen angewendet werden dürfen, wenn sie durch den Hersteller oder durch eine vom Betreiber «*Beauftragte Person*» eingewiesen worden sind (§ 10 Abs. 2 MPBetreibV).

Diese vom Betreiber «*Beauftragte Person*» ist wiederum vom Hersteller oder einer vom Hersteller «*Befugten Person*» zum Zeitpunkt der «*erstmaligen Inbetriebnahme*» anhand der Gebrauchsanweisung sowie beigefügter sicherheitsbezogener Informationen und Instandhaltungshinweisen in die sachgerechte Anwendung und den Betrieb des Medizinprodukts sowie in die zulässigen Verbindungen mit anderen Medizinprodukten, Gegenständen und Zubehör einzuweisen (§ 10 Abs. 1 Nr. 2 MPBetreibV).

Mit dieser Regelung unterbindet der Verordnungsgeber das «*Schneeballprinzip*» der Einweisungen nach der nicht mehr gültigen MedGV. Er legt unmissverständlich fest, dass neben dem Hersteller ausschließlich die vom Betreiber «*Beauftragte Person*» die Einweisung der Anwender durchführen darf [siehe Böckmann,

R.-D.: Die «*beauftragte Person*» kündigt, was nun? mt-Medizintechnik 119 (1999), Nr. 4, S. 125; Obermayer, A.: Wer ist «die vom Betreiber beauftragte Person»? mt-Medizintechnik 121 (2001), Nr. 1, S. 17; Böckmann, R.-D.: Anforderungen an die Ausbildung der Einweisenden. mt-Medizintechnik 121 (2001), Nr. 1, S. 1].

Der Begriff «*Beauftragte Person*» schließt nicht aus, dass der Betreiber für ein Medizinprodukt auch mehrere Personen beauftragen kann, an der Einweisung durch den Hersteller oder eine vom Hersteller hierzu befugte Person teilzunehmen. Im Gegenteil: die Beauftragung mehrerer Personen für ein und dasselbe Medizinprodukt hat den Vorteil, dass diese Personen sich gegenseitig vertreten können oder mit der Kündigung einer beauftragten Person noch andere beauftragte Personen die Einweisung der Anwender durchführen können.

Die Beauftragung sollte schriftlich erfolgen mit genauer Bezeichnung der Aufgaben.

Wird die vom Betreiber «*Beauftragte Person*» nicht vom Hersteller oder von einer vom Hersteller befugten Person an Hand der Gebrauchsanweisung in die sachgerechte Handhabung und Betrieb des Medizinprodukts eingewiesen, so stellt dieses nach § 17 Nr. 1 MPBetreibV eine Ordnungswidrigkeit dar, die mit einer Geldbuße bis zu 30.000 € geahndet werden kann.

Beauftragte Person für Einweisungen

EN: *Responsible Person for the Instruction of medical devices*

FR: *Délégué de l'instruction des dispositifs médicaux*

{Beauftragte Person}

Beauftragte Person für Medizinproduktesicherheit

EN: *Responsible person for the safety of medical devices*

FR: *Délégué de la sécurité des dispositifs médicaux*

{Beauftragter für Medizinproduktesicherheit}

Beauftragter für Medizinproduktesicherheit

EN: *Responsible person for safety of medical devices*

FR: *Délégué de la sécurité des dispositifs médicaux*

{Beauftragung, Gesundheitseinrichtung, Medizinprodukte-Sicherheitsplanverordnung, Sicherheitsbeauftragter für Medizinprodukte}

Der Beauftragte für Medizinproduktesicherheit ist eine vom Betreiber einer Gesundheitseinrichtung mit regelmäßig mehr als 20 Beschäftigten bestimmte Person mit medizinischer, naturwissenschaftlicher, pflegerischer, pharmazeutischer oder technischer Ausbildung (Arzt, Pflegekraft, Laborant, MTA, Medizintechniker, etc.). Ausdrücklich wird in § 6 Abs. 1 MPBetreibV als weitere Qualifikation gefordert, dass diese Person sachkundig und zuverlässig sein muss.

Legt man die Definition „*Gesundheitseinrichtung*" gemäß § 2 Nr. 4 MPBetreibV zugrunde, so ist für «*jede Einrichtung, Stelle oder Institution, einschließlich Rehabilitations- und Pflegeeinrichtungen, in der Medizinprodukte durch medizinisches Personal, Personen der Pflegeberufe oder sonstige dazu befugte Personen berufsmäßig betrieben oder angewendet werden*» und die regelmäßig mehr als 20 Beschäftigte hat, eine Person erforderlich, die die Aufgaben des «*Beauftragten für Medizinproduktesicherheit*» wahrnimmt.

Die E-Mail-Adresse der Stelle des Beauftragten für Medizinproduktesicherheit – nicht die E-Mail-Adresse der Person, die diese Position ausübt – ist auf der Internetseite der Gesundheitseinrichtung bekannt zu machen. Dadurch wird sichergestellt, dass trotz Wechsel in der Person die Information im Internet aktuell bleibt.

Die Aufgaben des Beauftragten für Medizinproduktesicherheit ergeben sich aus § 6 Abs. 2 MPBetreibV und basieren auf den Verpflichtungen:

- der Meldepflicht bei Vorkommnissen mit Medizinprodukten, die im § 3 MPSV Anwendern und Betreibern auferlegt werden,
- der Mitwirkung nach § 16 MPSV bei Rückrufen und korrektiven Maßnahmen des Verantwortlichen nach § 5 MPG.

Der Beauftragte für Medizinproduktesicherheit soll als zentrale Stelle in der Gesundheitseinrichtung die folgenden Aufgaben für den Betreiber wahrnehmen:

- Kontaktstelle für Behörden, Hersteller und Vertreiber im Zusammenhang mit Meldungen über Risiken von Medizinprodukten einschließlich der Umsetzung von notwendigen korrektiven Maßnahmen;
- Koordinierungsstelle für interne Prozesse der Gesundheitseinrichtung zur Erfüllung der Melde- und Mitwirkungspflichten der Anwender und des Betreibers (beispielsweise gegenüber dem BfArM), die sich aus der Medizinprodukte-Sicherheitsplanverordnung ergeben;
- Koordinierungsstelle bei der Umsetzung korrektiver Maßnahmen und Rückrufmaßnahmen des Verantwortlichen nach § 5 MPG in der Gesundheitseinrichtung.

Folgende Aufgaben des Beauftragten für Medizinproduktesicherheit lassen sich hieraus beispielsweise ableiten:

- Prüfung der Sicherheitsinformationen der Hersteller und der BOB über Risiken von Medizinprodukten, die in der Gesundheitseinrichtung zur Anwendung kommen,
- selektive Information der betroffenen Anwender,
- ggf. Vorschläge zu sich daraus ergebenden ergänzenden Schulungsmaßnahmen,
- Sicherstellung von Medizinprodukten, die an Vorkommnissen beteiligt sind.

Der Beauftragte für Medizinproduktesicherheit darf bei der Erfüllung der ihm übertragenen Aufgaben nicht behindert und wegen der Erfüllung der Aufgaben nicht benachteiligt werden.

Darüber hinaus enthält die MPBetreibV keine organisatorischen Angaben über die Stelle des Beauftragten für Medizinproduktesicherheit. Somit ist es dem Betreiber der Gesundheitseinrichtung überlassen, wie er diese Stelle in seiner Organisation umsetzt. Es ist durchaus denkbar, dass der Beauftragte für Medizinproduktesicherheit weitere Aufgaben innerhalb der Gesundheitseinrichtung wahrnehmen kann, wie beispielsweise die Aufgaben als beauftragte Person, Leiter der Medizintechnik.

Der «*Beauftragte für Medizinproduktesicherheit*» darf nicht verwechselt werden mit dem «*Sicherheitsbeauftragten für Medizinprodukte*» nach § 30 MPG, der vom Verantwortlichen nach § 5 Satz 1 und 2 MPG (z. B. Hersteller, Bevollmächtigter) bestimmt wird, um dort bekannt gewordene Meldungen über Risiken bei Medizinprodukten zu sammeln, zu bewerten und die notwendigen Maßnahmen zu koordinieren.

Beide Personen werden in der Praxis zusammenarbeiten, wobei z. B. der Beauftragte für Medizinprodukterisiken beim Betreiber aufgetretene Risiken bei Medizinprodukten dem Sicherheitsbeauftragten für Medizinprodukte des Verantwortlichen nach § 5 MPG mitteilt und umgekehrt der Sicherheitsbeauftragte für Medizinprodukte die vom Verantwortlichen nach § 5 MPG festgelegten korrektiven Maßnahmen dem Beauftragten für Medizinproduktesicherheit übermittelt, der dann deren Umsetzung in der Gesundheitseinrichtung koordiniert.

Wer vorsätzlich oder fahrlässig keinen Beauftragten für Medizinproduktesicherheit bestimmt oder die E-Mail-Adresse des Beauftragten für Medizinproduktesicherheit nicht auf der Internetseite der Gesundheitseinrichtung bekannt macht, begeht nach § 17 Nr. 2 und 3 MPBetreibV eine Ordnungswidrigkeit, die mit einer Geldbuße bis zu 30.000 € geahndet werden kann.

Beauftragung

EN: *Assignment*

FR: *Délégation*

{Beauftragte Person, Beauftragter für Medizinproduktesicherheit, Beauftragung Medizinprodukteberater}

Eine Beauftragung – im Sinne von jemandem einen Auftrag erteilen – ist keine Anweisung an die betreffende Person. Die Beauftragung setzt vielmehr das gegenseitige Einverständnis voraus [Nöthlichs, M.: Sicherheitsvorschriften für Medizinprodukte. Ergänzbarer Kommentar zum Medizinproduktegesetz und zur Medizingeräteverordnung, Stand 2016. Erich Schmidt Verlag, Berlin], Aus diesem Grund sollten die mit der Beauftragung verbundenen Aufgaben vom Betreiber konkret schriftlich formuliert werden und die Person, die diese Aufgaben übernimmt, sollte ebenfalls schriftlich ihr Einverständnis zur Übernahme des Auftrags/der Beauftragung erklären. Vor der Einverständniserklärung sind der zu beauftragenden Person die mit der Beauftragung verbundenen Rechte und Pflichten schriftlich zu erläutern.

Beides – Beauftragung zur Durchführung konkreter Aufgaben (z. B. Anwendereinweisung für das Medizinprodukt ... in der Klinik/der Abteilung ..., Teilnahme an der Einweisung nach § 10 Abs. 1 Nr. 2 MPBetreibV durch den Hersteller/die befugte Person für die Medizinprodukte des Herstellers ... und des Typs ...) und Einverständniserklärung der zu beauftragenden Person – sind beispielsweise in der Personalakte des Mitarbeiters zu dokumentieren.

Beauftragung Medizinprodukteberater

EN: *Assignment as medical devices consultant*

FR: *Délégation comme consultant spécialisé en dispositifs médicaux*

{Auftraggeber Medizinprodukteberater, Beauftragung, Fachkreise, Inverkehrbringen, Medizinprodukteberater}

Die Beauftragung des Medizinprodukteberaters erfolgt durch den Auftraggeber. Der Auftraggeber hat dem Medizinprodukteberater folgende regulatorischen Aufgaben gemäß § 31 MPG zu übertragen:

- Einweisung in die sachgerechte Handhabung von Medizinprodukten und
- schriftliche Aufzeichnung von persönlichen oder telefonischen Mitteilungen/ Informationen der Fachkreise über Medizinprodukte und deren unverzügliche Weiterleitung an den Verantwortlichen nach § 5 MPG oder den Sicherheitsbeauftragten für Medizinprodukte des Herstellers.

Die Beauftragung, die einen unmissverständlichen Hinweis im Hinblick auf rechtliche Konsequenzen bei Verstoß gegen die Pflichten eines Medizinprodukteberaters enthalten sollte, sollte schriftlich erfolgen. Die Beauftragung sollte auch den Ansprechpartner und den Informationsweg für die schriftlichen Mitteilungen deutlich festlegen.

Aufgabe des Auftraggebers ist es, für eine regelmäßige Schulung des Medizinprodukteberaters zu sorgen.

Beauftragung

EN: *Assignment as safety officer for medical devices*

FR: *Délégation comme responsable affecté à la sécurité des dispositifs médicaux*

{Beauftragung, Sicherheitsbeauftragter für Medizinprodukte; Verantwortlicher für das erstmalige Inverkehrbringen}

§ 30 MPG verpflichtet den Verantwortlichen nach § 5 MPG für das erstmalige Inverkehrbringen mit Sitz in Deutschland zur Beauftragung eines Sicherheitsbeauftragten für Medizinprodukte.

Name und Anschrift des Sicherheitsbeauftragten für Medizinprodukte sind der zuständigen Behörde unverzüglich mitzuteilen. Aus diesem Grund kann es sinnvoll sein, auch einen stellvertretenden Sicherheitsbeauftragten für Medizinprodukte der zuständigen Behörde zu benennen, um auch bei unvorhersehbaren Veränderungen jederzeit handlungsfähig zu bleiben.

In diesem Zusammenhang ist darauf hinzuweisen, dass es sich um eine «*Beauftragung*» des Sicherheitsbeauftragten für Medizinprodukte handelt mit der Konsequenz, dass eine einseitige Benennung durch z. B. den Hersteller nicht wirksam ist. Eine Beauftragung setzt eine beiderseitige Zustimmung – Beauftragender und Beauftragter – voraus [Nöthlichs, M.: Sicherheitsvorschriften für Medizinprodukte. Ergänzbarer Kommentar zum Medizinproduktegesetz und zur Medizingeräteverordnung, Stand 2016. Erich Schmidt Verlag, Berlin]. Die Beauftragung sollte schriftlich erfolgen mit genauer Bezeichnung der Aufgaben.

Die Verpflichtung zur Beauftragung gilt nicht für Händler, Großhändler, Fachhändler, etc., die die Voraussetzungen eines Herstellers oder eines Verantwortlichen für das erstmalige Inverkehrbringen nicht erfüllen. Diese Feststellung schließt keinesfalls aus, dass ein Fachhändler unter bestimmten Voraussetzungen beispielsweise Hersteller im Sinne des MPG sein kann.

Das MPG fordert nicht, dass der Sicherheitsbeauftragte für Medizinprodukte ausschließlich die Aufgaben und Pflichten des MPG wahrnimmt. Somit ist es durchaus zulässig, dass der Sicherheitsbeauftragte für Medizinprodukte auch andere Aufgaben innerhalb des Unternehmens wahrnehmen kann, wie beispielsweise Sicherheitsingenieur, Mitarbeiter im Qualitätswesen.

Darüber hinaus ist im MPG nicht festgelegt, dass der Sicherheitsbeauftragte für Medizinprodukte Mitarbeiter im Unternehmen sein muss. Somit könnte ein Unternehmen sich auch der Dienstleistung eines Dritten bedienen, um der rechtlichen Verpflichtung nachzukommen.

Für Medizinprodukte aus Eigenherstellung ist kein Sicherheitsbeauftragter für Medizinprodukte erforderlich, da ausschließlich der Verantwortliche nach § 5 Satz 1 und 2 MPG mit Sitz in Deutschland diese Verpflichtung hat.

Beauftragung zur hygienischen Aufbereitung von Medizinprodukten

EN: *Assignment for hygienic reprocessing of medical devices*

FR: *Délégation pour le retraitement hygiénique des dispositifs médicaux*

{Aufbereitung von Medizinprodukten, Betreiber}

§ 8 Abs. 4 MPBetreibV: «*Der Betreiber darf mit der Aufbereitung nur Personen, Betriebe oder Einrichtungen beauftragen, die selbst oder deren Beschäftigte, die*

die Aufbereitung durchführen, die Voraussetzungen nach § 5 hinsichtlich der Aufbereitung des jeweiligen Medizinproduktes erfüllen. Sofern die beauftragte Person oder die Beschäftigten des beauftragten Betriebs oder der beauftragten Einrichtung nicht über eine nach § 5 erforderliche Ausbildung verfügen, kann für den Nachweis der aktuellen Kenntnis die Teilnahme an fachspezifischen Fortbildungsmaßnahmen berücksichtigt werden. [...]»

Nach § 8 Abs. 4 MPBetreibV i. V. m. § 5 Abs. 1 MPBetreibV ist der Betreiber verpflichtet, nur Personen, Betriebe oder Einrichtungen mit der hygienischen Aufbereitung von Medizinprodukten zu beauftragen, die über

- die erforderliche Sachkenntnis hinsichtlich der Aufbereitung des jeweiligen Medizinprodukts verfügen und
- die erforderlichen Mittel zur sachgerechten hygienischen Aufbereitung des jeweiligen Medizinprodukts besitzen.

Aus § 8 Abs. 4 Satz 2 MPBetreibV ergibt sich, dass auch aktuelle Kenntnisse zur fachgerechten Aufbereitung von Medizinprodukten berücksichtigt werden können, die durch die Teilnahme an fachspezifischen Fortbildungsmaßnahmen nachgewiesen werden. Diese Ergänzung in der MPBetreibV ermöglicht z. B. in Arztpraxen/Zahnarztpraxen eine hygienische Aufbereitung von Instrumenten in der Praxis durch Fortbildung entsprechend qualifizierte Mitarbeiter.

Ab dem 1. Januar 2020 kann nach § 5 Abs. 2 MPBetreibV die Erfüllung der in § 5 Abs. 1 MPBetreibV festgelegten besonderen Anforderungen an den Aufbereiter von Medizinprodukten durch die Vorlage eines entsprechenden Zertifikats einer anerkannten Stelle nachgewiesen werden.

Wer vorsätzlich oder fahrlässig eine Person, einen Betrieb oder eine Einrichtung mit der Aufbereitung von Medizinprodukten beauftragt, die/der nicht über die in § 8 Abs. 1 Satz 1 MPBetreibV i. V. m. § 5 Abs. 1 MPBetreibV geforderte Qualifikation verfügt, begeht nach § 17 Nr. 4 MPBetreibV eine Ordnungswidrigkeit, die mit einer Geldbuße bis zu 30.000 € geahndet werden kann.

Beauftragung zur Instandhaltung von Medizinprodukten

EN: *Assignment for maintenance of medical devices*

FR: *Délégation pour la maintenace des dispositifs médicaux*

{Betreiber, Instandhaltung}

§ 7 Abs. 2 MPBetreibV: «*Der Betreiber darf mit der Instandhaltung nur Personen, Betriebe oder Einrichtungen beauftragen, die selbst oder deren Beschäftigte, die die Instandhaltung durchführen, die Voraussetzung nach § 5 hinsichtlich der Instandhaltung des jeweiligen Medizinprodukts erfüllen*»

Nach § 7 Abs. 2 MPBetreibV ist der Betreiber verpflichtet, nur Personen, Betriebe oder Einrichtungen mit Instandhaltungsmaßnahmen zu beauftragen, die über

- die erforderliche Sachkenntnis verfügen (§ 5 Abs. 1 Nr. 1 MPBetreibV) und
- die geforderten Mittel zur ordnungsgemäßen Ausführung der Instandhaltung besitzen (§ 5 Abs. 1 Nr. 3 MPBetreibV.

Im Detail geht die MPBetreibV nicht auf die genannten Anforderungen an den Instandhalter ein. Lediglich im § 5 Abs. 1 MPBetreibV wird darauf verwiesen, dass die Voraussetzungen dann erfüllt sind, wenn

- die mit der Instandhaltung beauftragten Person auf Grund ihrer Ausbildung und einschlägigen beruflichen Tätigkeit über die erforderlichen Sachkenntnisse für die Instandhaltung des jeweiligen Medizinproduktes verfügt und in der Lage ist, die Instandhaltungsmaßnahme nach Art und Umfang ordnungsgemäß und nachvollziehbar durchzuführen, (persönliche Qualifikation des Instandhalters),
- das mit der Instandhaltung beauftragte Unternehmen oder die beauftragte Einrichtung die zur ordnungsgemäßen und nachvollziehbaren Durchführung der Instandhaltung erforderlichen
  - Räume (räumliche Voraussetzung: Beschaffenheit, Größe, Ausstattung und Einrichtung) sowie
  - die erforderlichen Geräte und sonstigen Arbeitsmittel (gerätetechnische Voraussetzung)

zur Verfügung stellt.

Allgemein ergibt sich der Beurteilungsmaßstab für die geforderten Qualifikationskriterien sowohl für die Personen als auch die Betriebe und Einrichtungen aus dem Ziel, das mit den durchzuführenden Instandhaltungsmaßnahmen erreicht werden soll. Jeder Instandhaltung liegt dabei der Gedanke zugrunde, dem Anwender ein Medizinprodukt zur Verfügung zu stellen, das über diejenigen technischen Eigenschaften verfügt, die der Hersteller dem Gerät «mit auf den Weg gegeben" hat – die Instandhaltungsmaßnahmen sollen den sicheren und ordnungsgemäßen Betrieb der Medizinprodukte fortwährend gewährleisten (vgl. Kap. B0204, § 7 Abs. 1 Satz 1 MPBetreibV). Dabei sind zeitlich bedingte Veränderungen z. B. durch Verschleiß oder Alterung entsprechend mit zu berücksichtigen.

Je nach Art, Umfang und Tiefe der durchzuführenden technischen Instandhaltungsmaßnahmen können die Tätigkeiten einem Facharbeiter, einem Techniker, einem Diplom-Ingenieur oder einem Informatiker bzw. Software-/IT-Spezialisten übertragen werden.

- Die Anforderungen nach aktuellen Kenntnissen gelten im Normalfall dann als erfüllt, wenn die Person die für die durchzuführende Tätigkeit und die für das jeweils instand zu haltende Medizinprodukt erforderliche Wissen nachweist, welches beispielsweise durch betriebliche Ausbildung, Fachlehrgänge beim Hersteller, etc. erworben sein kann. Eine bestimmte Form des Kenntniserwerbs ist jedoch nicht vorgeschrieben.

Der Nachweis der erforderlichen Kenntnis eines Instandhalters dürfte bei einem Mitarbeiter des Herstellers vom Betreiber implizit unterstellt werden, da ein Mitarbeiter des Hersteller-Kundendienstes im ureigenen Interesse des Herstellers auf das entsprechende Gerät geschult sein wird.

Die Frage des Nachweises ist jedoch von besonderem Interesse sowohl bei eigenen Mitarbeitern als auch bei externen Dienstleistungsunternehmen, da der Betreiber nach § 7 Abs. 2 MPBetreibV einerseits nur qualifizierte Personen mit der Instandhaltung beauftragen darf, andererseits aber selbstverantwortlich entscheiden muss, ob die Voraussetzungen nach § 5 Abs. 1 Nr. 1 MPBetreibV bei der zu beauftragenden Person vorliegen.

- Die Anforderungen nach einer einschlägigen beruflichen Tätigkeit gelten dann als erfüllt, wenn der Instandhalter im Normalfall über eine zweijährige Erfahrung mit dem Betrieb, in der Instandhaltung oder mit der Prüfung von Medizinprodukten verfügt.

Die zweijährige Berufserfahrung ist insbesondere deshalb zu fordern, da nach einer Instandhaltungsmaßnahme die für die Sicherheit und Funktionstüchtigkeit des Medizinproduktes wesentlichen konstruktiven und funktionellen Merkmale zu prüfen sind (vgl. Kap. B0204, § 7 Abs. 3 MPBetreibV). Bei der Beurteilung dieses Prüfergebnisses sind die Besonderheiten des medizinischen Einsatzgebiets mit einzubeziehen, um die Bedeutung von sicherheitstechnischen und funktionellen Mängeln bei Medizinprodukten besser einschätzen zu können.

Daraus lässt sich sicherlich berechtigt ableiten, dass bei einer fachspezifischen Ausbildung – Studium der Biomedizinischen Technik oder Medizintechniker-Ausbildung – die Länge der beruflichen Erfahrung durchaus reduziert werden kann, während sie bei berufsfremder Ausbildung unter Umständen auch noch als nicht ausreichend einzustufen ist. Letztlich ist bei der Bewertung der beruflichen Erfahrung das Verständnis für die Problematik einer medizinischen Anwendung maßgeblich.

Ab dem 1. Januar 2020 kann nach § 5 Abs. 2 MPBetreibV die Erfüllung der besonderen Anforderungen an den Instandhalter von Medizinprodukten durch die Vorlage eines entsprechenden Zertifikats einer anerkannten Stelle nachgewiesen werden.

Darüber hinaus ist von jedem Instandhalter zu fordern, dass er sowohl die zutreffenden Anforderungen des MPG und der MPBetreibV als auch die allgemein anerkannten Regeln der Technik soweit beherrscht, wie es seine Tätigkeit erfordert. In diesem Zusammenhang sei ausdrücklich auf DIN EN 62353; VDE 0751-1 [DIN EN 62353; VDE 0751-1 (10.2015): Medizinische elektrische Geräte – Wiederholungsprüfungen und Prüfungen nach Instandsetzung von medizinischen elektrischen Geräten (IEC 62353:2014); Deutsche Fassung EN 62353:2014; Beuth Verlag, Berlin] verwiesen, in der die Verantwortung des Instandhalters deutlich hervorgehoben wird und allgemeine Anforderungen enthalten sind, die die Grundlage jeder qualifizierten, sachgerechten Instandhaltung darstellen.

Wer vorsätzlich oder fahrlässig eine Person, einen Betrieb oder eine Einrichtung mit der Instandhaltung von Medizinprodukten beauftragt, die/der nicht über die in § 7 Abs. 2 MPBetreibV i. V. m. § 5 Abs. 1 MPBetreibV geforderte Qualifikation verfügt, begeht nach § 17 Nr. 4 MPBetreibV eine Ordnungswidrigkeit, die mit einer Geldbuße bis zu 30.000 € geahndet werden kann.

Beauftragung zur Validierung des Aufbereitungsprozesses

EN: *Assignment for Validation of the hygienic reprocessing*

FR: *Délégation pour la Validation de procès de retraitement hygiénique*

{Aufbereitung von Medizinprodukten, Betreiber}

§ 8 Abs. 4 MPBetreibV: «[...] *Die Validierung und Leistungsbeurteilung des Aufbereitungsprozesses muss im Auftrag des Betreibers durch qualifizierte Fachkräfte, die die Voraussetzungen nach § 5 hinsichtlich der Validierung derartiger Prozesse erfüllen, erfolgen*»

Der Betreiber muss nach § 8 Abs. 4 letzter Satz MPBetreibV die Validierung und Leistungsbeurteilung des Aufbereitungsprozesses an qualifizierte Fachkräfte in Auftrag geben, die die Anforderungen von § 5 Abs. 1 MPBetreibV erfüllen. Ab dem 1. Januar 2020 kann nach § 5 Abs. 2 MPBetreibV die Erfüllung der in § 5 Abs. 1 MPBetreibV festgelegten besonderen Anforderungen an die Person, die die Validierung des Aufbereitungsprozesses vornimmt, durch die Vorlage eines entsprechenden Zertifikats einer anerkannten Stelle nachgewiesen werden.

Die Ausnahmeregelung, dass auch die aktuellen Kenntnisse durch die Teilnahme an fachspezifischen Fortbildungsmaßnahmen berücksichtigt werden können, ist für die Validierung des Aufbereitungsprozesses nicht vorgesehen.

Wer vorsätzlich oder fahrlässig eine Fachkraft mit der Validierung und der Leistungsbeurteilung des Aufbereitungsprozesses beauftragt, die nicht über die in § 8 Abs. 4 letzter Satz MPBetreibV i. V. m. § 5 Abs. 1 MPBetreibV geforderte Qualifikation verfügt, begeht nach § 17 Nr. 4 MPBetreibV eine Ordnungswidrigkeit, die mit einer Geldbuße bis zu 30.000 € geahndet werden kann.

Bediener

EN: *Operator*

FR: *Opérateur*

DIN EN 60601-1 [DIN EN 60601-1 (12-2013); VDE 0750-1 (12-2013): Medizinische elektrische Geräte – Teil 1: Allgemeine Festlegungen für die Sicherheit einschließlich der wesentlichen Leistungsmerkmale (IEC 60601-1:2005 + Cor. :2006

+ Cor. :2007 + A1:2012); Deutsche Fassung EN 60601-1:2006 + Cor. :2010 + A1:2013), Beuth Verlag, Berlin]: «3.73 Bediener: Person, die Geräte handhabt»

Zu dem Bediener eines Medizinprodukts zählt nicht nur ärztliches oder pflegerisches Personal, sondern auch der Laie.

Befugte Person

EN: *Authorized person*

FR: *Personne autorisée*

{Anlage 1-Medizinprodukt, Autorisierung, Beauftragte Person, Medizinproduktebeauftragter}

Der Begriff «Befugte Person» kommt sowohl in der MPBetreibV als auch gemäß MDD in der harmonisierten Norm DIN EN ISO 7396-1 [DIN EN ISO 7396-1 (09.2016): Rohrleitungssysteme für medizinische Gase – Teil 1: Rohrleitungssysteme für medizinische Druckgase und Vakuum (ISO 7396-1:2016); Deutsche Fassung EN ISO 7396-1:2016); Beuth Verlag, Berlin] zur Anwendung. Beiden Begriffen ist gemeinsam, dass eine Befugte Person schriftlich ernannt sein sollte. Die Befugnis erteilende Person sollte sich vor der Übertragung der Befugnis von dem ausreichenden Wissen zu dem jeweiligen Medizinprodukt sowie eine geeignete Ausbildung und Erfahrung sowie von einer geeigneten Ausbildung und Erfahrung der Person überzeugen.

1. Befugte Person gemäß MPBetreibV

Person, die im Einvernehmen mit dem Hersteller die Funktionsprüfung vor der «*erstmaligen Inbetriebnahme*» eines Anlage 1-Medizinprodukts durchführt und/oder die «*Beauftragten Personen*» für dieses Medizinprodukt anhand der Gebrauchsanweisung sowie beigefügter sicherheitsbezogener Informationen und Instandhaltungshinweisen in die sachgerechte Handhabung, Anwendung und den Betrieb des Medizinprodukts sowie in die zulässigen Verbindungen mit anderen Medizinprodukten, Gegenständen und Zubehör einweist.

Die MPBetreibV hat den Personenkreis erweitert, der berechtigt ist, ein Anlage 1-Medizinprodukt erstmalig in Betrieb zu nehmen und/oder die «*Beauftragten Personen*» einzuweisen. Neben dem Hersteller wird der «*Befugten Person*» das Recht für diese Aufgaben zugestanden. Die «*Befugte Person*» muss zu diesem Zweck vom Hersteller für die Durchführung der erstmaligen Inbetriebnahme autorisiert sein, da sie im Einvernehmen mit dem Hersteller handelt.

«*Befugte Personen*» können Mitarbeiter aus dem Fachhandel, aber auch Mitarbeiter des Betreibers sein.

2. Befugte Person gemäß DIN EN ISO 7396-1

Diese Befugte Person hat die Aufgabe, den täglichen Betrieb einer zentralen Versorgungsanlage für medizinische Gase sicherzustellen. Es obliegt der die Befugnis erteilenden Person, die Aufgaben der Befugten Person auch auf Teilbereiche der zentralen Gasversorgungsanlage zu beschränken. Detaillierte Aufgabenstellungen für diese Befugte Person sind DIN EN ISO 7396-1 zu entnehmen.

Befund

EN: *Medical report*

FR: *Rapport medical*

Teil A Nr. 3 RiliBÄK: «*Befunde sind ärztlich bewertete Untersuchungsergebnisse*»

Behandlungseinheit

EN: *Procedure pack*

FR: *Nécessaire*

Artikel 2 Nr. 10 MDR: «*„Behandlungseinheit" bezeichnet eine Kombination von zusammen verpackten und in Verkehr gebrachten Produkten, die zur Verwendung für einen spezifischen medizinischen Zweck bestimmt sind*»

Behindertenhilfe

EN: *Aids for handicapped persons*

FR: *Aides aux personnes handicapées*

Medizinprodukte sind abzugrenzen von den Behindertenhilfen zur allgemeinen Unterstützung von Behinderten im täglichen Alltag.

Nach MEDDEV 2.1/1 vom April 1994 kommt es bei dieser Abgrenzungsfrage entscheidend auf den direkten Bezug zwischen dem Produkt und einer konkret betroffenen Person an. So sind beispielsweise akustische Signaleinrichtungen bei Verkehrsampeln, behindertengerechte Toiletten, Rampen und Hebeeinrichtungen für Rollstuhlfahrer keine Medizinprodukte, während Rollstühle oder Gehhilfen zur Linderung oder Kompensation der Behinderung bei einer konkret betroffenen Person unter das MPG fallen.

Behinderung

EN: *Handicap*

FR: *Handicap*

{Krankheit}

Behörde

EN: *Authority*

FR: *Autorité*

{Zuständige Behörde}

Benannte Person

EN: *Person appointed*

FR: *Personne désignée*

{Beauftragung}

Die Benannte Person ist weder ein Begriff des MPG noch der MPBetreibV. Eine Benannte Person ist erforderlich für den täglichen Betrieb einer zentralen Gasversorgungsanlage. Gemäß der harmonisierten Norm DIN EN ISO 7396-1 [DIN EN ISO 7396-1 (09.2016): Rohrleitungssysteme für medizinische Gase – Teil 1: Rohrleitungssysteme für medizinische Druckgase und Vakuum (ISO 7396-1:2016); Deutsche Fassung EN ISO 7396-1:2016); Beuth Verlag, Berlin] (nach MDD) sollte sie eine geeignet ausgebildete Person sein, der die Verantwortlichkeit für die Durchführung bestimmter Arbeitsgänge an einer zentralen Gasversorgungsanlage für medizinische Gase übertragen werden kann (z. B. Auswechseln von Gasflaschen am Gasflaschenanschlusssystem der zentralen Gasversorgungsanlage, Prüfung von Alarmsystemen usw.). Der Benannten Person sind die durchzuführenden Aufgaben schriftlich zu übertragen.

Benannte Stelle

EN: *Notified body*

FR: *Organisme notifié*

{Benennung, Benennende Behörde für Medizinprodukte in Deutschland, NANDO-Informationssystem, Notifizierung einer Benannten Stelle}

§ 3 Nr. 20 MPG: «*Benannte Stelle ist eine für die Durchführung von Prüfungen und Erteilung von Bescheinigungen im Zusammenhang mit Konformitätsbewertungsverfahren nach Maßgabe der Rechtsverordnung nach § 37 Abs. 1 vorgesehene Stelle, die der Kommission der Europäischen Union und den Vertragsstaaten des Abkommens über den Europäischen Wirtschaftsraum von einem Vertragsstaat des Abkommens über den Europäischen Wirtschaftsraum benannt worden ist*»

Artikel 2 Nr. 42 MDR / Artikel 2 Nr. 34 IVDR: «„*Benannte Stelle*“ *bezeichnet eine Konformitätsbewertungsstelle, die gemäß dieser Verordnung benannt wurde*»

Stellen, die von einem anderen Vertragsstaat des Abkommens über den EWR benannt wurden, sind ebenfalls Benannte Stellen im vorstehenden Sinne (vgl. Kap. B0101, § 15 Abs. 3 MPG).

«Benannte Stellen sind staatlich autorisierte Stellen, die – abhängig von der Risikoklasse der Medizinprodukte – Prüfungen und Bewertungen im Rahmen der vom Hersteller durchzuführenden Konformitätsbewertung durchführen und deren Korrektheit nach einheitlichen Bewertungsmaßstäben bescheinigen. Hersteller können sich an eine Benannte Stelle ihrer Wahl wenden, die für das entsprechende Verfahren und die betreffende Produktkategorie benannt ist. Die Zentralstelle der Länder für Gesundheitsschutz bei Arzneimitteln und Medizinprodukten (ZLG) ist für die Benennung und Überwachung der Benannten Stellen in Deutschland verantwortlich» [*www.dimdi.de/dynamic/de/medizinprodukte/institutionen/benannte-stellen/*]

Benannte Stellen erhalten von der Europäischen Kommission eine vierstellige Kennziffer. Ein von der Europäischen Kommission herausgegebenes Verzeichnis aller „Benannten Stellen" für die verschiedenen Richtlinien sowie weitere Informationen dazu sind in dem Informationssystem NANDO (New Approach Notified and Designated Organisations, *ec.europa.eu/growth/tools-databases/nando/*) zu finden

Voraussetzungen für die Benennung als Benannte Stelle ist, dass die Befähigung zur Wahrnehmung der Aufgaben durch diese Stelle nachgewiesen wird (§ 15 MPG). Einzuhaltende Mindestkriterien sind festgelegt in:

- Anhang 8 AIMDD,
- Anhang XI MDD und
- Anhang IX IVDD.

Die Notifizierung der Benannten Stellen für Produkte der AIMDD, MDD und IVDD an die Kommission und die Vertragsstaaten des Abkommens über den EWR erfolgt über die benennende Behörde für Medizinprodukte für Deutschland – ZLG.

Eine Übersicht der deutschen Benannten Stellen im Bereich Medizinprodukte mit ihren jeweiligen Aufgaben und ihrer Kennnummer werden gemäß § 15 (4) MPG auf der Internetseite der ZLG bekannt gemacht: *www.zlg.de/medizinprodukte/dokumente/stellenlaboratorien/benannte-stellen.html*

Benennende Behörde für Medizinprodukte für Deutschland

EN: *Designating authority for medical devices concerning Germany*

FR: *Autorité de désignation pour dispositifs médicaux concernant l'Allemagne*

ZLG Staatsvertrag [Abkommen über die Zentralstelle der Länder für Gesundheitsschutz bei Arzneimitteln und Medizinprodukten (konsolidierte Fassung): *www.zlg.de/zlg/staatsvertrag.html*]:
«Die ZLG vollzieht im Bereich der Medizinprodukte die Aufgaben der Länder im

dritten Abschnitt des Gesetzes über Medizinprodukte (MPG) vom 02. August 1994 in der Neufassung vom 07. August 2002 (BGBl. I S. 3147) und die Aufgaben der Befugnis erteilenden Behörde im Gesetz über die Akkreditierungsstelle (AkkStelleG) vom 31. Juli 2009 (BGBl. I S. 2625) in den jeweils geltenden Fassungen. Der ZLG obliegen insbesondere folgende Aufgaben:

1. *Benennung und Überwachung der Benannten Stellen,*
2. *Bekanntmachung der deutschen Benannten Stellen,*
3. *Anerkennung und Überwachung von Prüflaboratorien,*
4. *Benennung und Überwachung von Konformitätsbewertungsstellen für Drittstaaten,*
5. *Rücknahme, Widerruf und Ruhen der Benennung und Anerkennung,*
6. *Anordnungen zur Beseitigung festgestellter oder zur Verhütung künftiger Verstöße,*
7. *Begutachtung und Überwachung im Rahmen von Akkreditierungsverfahren,*
8. *Mitwirkung im Akkreditierungsausschuss*»

Benennung

EN: *Designation*

FR: *Désignation*

{Benennende Behörde für Medizinprodukte für Deutschland}

DIN EN ISO/IEC 17000 [DIN EN ISO/IEC 17000 (03-2005): Konformitätsbewertung – Begriffe und allgemeine Grundlagen (ISO/IEC 17000:2004); Dreisprachige Fassung EN ISO/IEC 17000:2004; Beuth Verlag, Berlin]: «*Hoheitliche Ermächtigung einer Konformitätsbewertungsstelle, festgelegte Konformitätsbewertungstätigkeiten durchzuführen*»

Für eine einheitliche Vorgehensweise bei der Benennung und Überwachung von Benannten Stellen ist das von den Mitgliedstaaten erarbeitete und von der Europäischen Kommission herausgegebene MEDDEV Dokument 2.10/2 Rev. 1: «*Designation and Monitoring of Notified Bodies within the Framework of EC-Directives on Medical Devices*" und das «Handbuch für benennende Behörden» [*www.nbog.eu/app/download/421837/da_handbook_de.pdf*], das von der NBOG erarbeitet wurde, zu beachten.

In Deutschland sind diese Forderungen in dem Regelwerk der ZLG „*Regeln für die Benennung*" [*www.zlg.de/medizinprodukte/dokumente/allgemeines-regelwerk.html*] umgesetzt.

Benutzungsfehler

EN: *Usage error*

FR: *Erreur d'utilisation*

DIN EN ISO 14971 [DIN EN ISO 14971 (04.2013): Medizinprodukte – Anwendung des Risikomanagements auf Medizinprodukte (ISO 14971:2007, korrigierte Fassung 2007-10-01); Deutsche Fassung EN ISO 14971:2012; Beuth Verlag, Berlin]: *«Handlung oder Unterlassung einer Handlung, die eine andere Reaktion eines Medizinprodukts bewirkt, als vom Hersteller beabsichtigt oder vom Anwender (Benutzer) erwartet.*

Anmerkung 1: Benutzungsfehler umfassen Aufmerksamkeitsfehler, Erinnerungsfehler und Verwechslungen.

Anmerkung 2: Siehe auch IEC 62366: –, Anhang B und D.1.3.

*Anmerkung 3: Eine unerwartete physiologische Reaktion des Patienten wird nicht als Teil der Benutzungsfehler betrachtet. [*IEC 62366: Begriff 2.12 (in Vorbereitung)*]* »

Es ist darauf hinzuweisen, dass Benutzungsfehler auch Fehler umfassen können, die aufgrund einer im Arbeitsablauf üblichen Stresssituation (z. B. OP, Intensivstation, Rettungsdienst) auftreten können (z. B. Aufmerksamkeitsfehler, Verwechslungen).

Bereitstellung auf dem Markt

EN: *Making available on the market*

FR: *Mise à disposition sur le marché*

{Inverkehrbringen}

§ 2 Nr. 4 ProdSG:
«Bereitstellung auf dem Markt: Jede entgeltliche oder unentgeltliche Abgabe eines Produkts zum Vertrieb, Verbrauch oder zur Verwendung auf dem Markt der Europäischen Union im Rahmen einer Geschäftstätigkeit»

Artikel 2 Nr. 27 MDR:
«„Bereitstellung auf dem Markt" bezeichnet jede entgeltliche oder unentgeltliche Abgabe eines Produkts, mit Ausnahme von Prüfprodukten, zum Vertrieb, zum Verbrauch oder zur Verwendung auf dem Unionsmarkt im Rahmen einer gewerblichen Tätigkeit»

Artikel 2 Nr. 20 MDR:
«„Bereitstellung auf dem Markt" bezeichnet jede entgeltliche oder unentgeltliche Abgabe eines Produkts, mit Ausnahme von Produkten für Leistungsstudien, zum Vertrieb, zum Verbrauch oder zur Verwendung auf dem Unionsmarkt im Rahmen einer gewerblichen Tätigkeit»

«Der neue Rechtsrahmen hat die Ausrichtung der EU-Rechtsvorschriften im Verhältnis zum Marktzugang verändert. Früher war der Wortlaut der Harmonisierungsvorschriften der Union auf den Begriff des „Inverkehrbringens" fokussiert, einen herkömmlichen Begriff des freien Warenverkehrs, der die erstmalige Bereitstellung eines Produkts auf dem Markt der EU bezeichnet. Im neuen Rechtsrahmen wird unter Berücksichtigung des Binnenmarkts der Schwerpunkt auf die Bereitstellung eines Produkts gelegt, wodurch das Geschehen nach der erstmaligen Bereitstellung eines Produkts größere Bedeutung erlangt. Dies entspricht auch der Logik, Marktüberwachungsbestimmungen der EU zu erlassen. Die Einführung des Begriffs der Bereitstellung erleichtert die Rückverfolgung nichtkonformer Produkte zum Hersteller. Dabei ist zu beachten, dass die Konformität in Bezug auf die rechtlichen Anforderungen bewertet wird, die zum Zeitpunkt der erstmaligen Bereitstellung galten» [Blue Guide 2016 – „Leitfaden für die Umsetzung der Produktvorschriften der EU 2016 (‚Blue Guide')", Europäische Kommission: *http://ec.europa.eu/DocsRoom/documents/18027*]

Bericht

EN: *Report*

FR: *Rapport*

Teil A Nr. 3 RiliBÄK:
«Zusammenfassende Darstellung von Untersuchungsergebnissen»

Beschaffung von Medizinprodukten

EN: *Procurement of medical devices*

FR: *Acquisition de dispositifs médicaux*

{Dienstanweisung Medizinprodukte, Einkauf von Medizinprodukten}

Die Abfrage der angesprochenen Punkte ist nur möglich, wenn die Beschaffungsabteilung bzw. der Einkauf in den kompletten klinikinternen Medizinprodukte-Prozess eingebunden sind.

1. Beschaffung von Medizinprodukten ohne Informationstechnologie

Unter Beschaffung wird im weitesten Sinn der Betriebswirtschaftslehre sowohl der Einkauf als auch die Beschaffungslogistik verstanden. Bei der Beschaffung von Medizinprodukten ist darauf hinzuweisen, dass das Vergaberecht einzuhalten ist. Dies betrifft sowohl Krankenhäuser in öffentlicher Trägerschaft als auch Krankenhäuser in privater Trägerschaft, wenn sie mit Fördermitteln arbeiten.

Der Begriff „*Beschaffungslogistik*" als Teil der Beschaffung und der Logistik bezeichnet den Prozess des Wareneinkaufs bis zum Transport des Materials in das Warenlager, der aktiven Medizinprodukte zur Medizintechnik ggf. auch zum Anwender der Medizinprodukte. Dies beinhaltet auch Dienstleistungen, die in der

MPBetreibV gefordert werden, z. B. Einweisung in Medizinprodukte der Anlage 1 MPBetreibV.

Mit der Beschaffung eines Medizinprodukts wird u. a. die Grundlage für einen wirtschaftlichen Betrieb des Medizinprodukts – Betriebskosten einschließlich Folge- und Entsorgungskosten – geschaffen. Eine notwendige Voraussetzung ist, dass die geplante Nutzung mit der Zweckbestimmung übereinstimmen muss.

Aus diesem Grund ist es wichtig, dass vor der Beschaffung eines Medizinprodukts und der zum Betrieb des Medizinprodukts erforderlichen Dienstleistung Klarheit darüber besteht, welchen Anforderungen des MPG und der MPBetreibV das Produkt entsprechen muss. Beispielhaft werden folgende Punkte aufgeführt:

- Zweckbestimmung/Verwendungszweck des Medizinprodukts;
- Entspricht das zu beschaffende Medizinprodukt der beabsichtigten Anwendung?
- Kompatibilität mit anderen Medizinprodukten (§ 6 Abs. 1 MPG, § 4 Abs. 4 MPBetreibV);
- Ist das zu beschaffende Medizinprodukt kompatibel zu folgenden in der Gesundheitseinrichtung vorhandenen Medizinprodukten [...]?
- Abfrage, ob für das zu beschaffende Medizinprodukt STK/MTK erforderlich sind. Wenn ja:

- Umfang und Fristen von STK und
- Umfang und Fristen von MTK;

- Festlegung der Anzahl der benötigten Gebrauchsanweisungen für das/die zu beschaffenden Medizinprodukt(e);
- Festlegung, ob eine Gebrauchsanweisung als elektronisches Dokument zu liefern ist, z. B. um jedem Anwender über Intranet die Gebrauchsanweisung zur Verfügung stellen zu können;
- Festlegung, ob eine Einweisung von Anwendern durch den Hersteller/Lieferanten gesetzlich (Medizinprodukt der Anlage 1 MPBetreibV) vorgeschrieben ist. Nach Klärung der Frage, ist für den Beschaffungsauftrag festzulegen, wie viele Anwender (Ärzte, Pflegekräfte, Medizintechniker) einzuweisen sind, Angabe der Zahl der für den Auftrag erforderlichen Einweisungen;
- Ebenso Festlegung, wie viele Anwender durch Hersteller/Lieferanten einzuweisen sind, für Medizinprodukte, die nicht der Anlage 1 MPBetreibV zuzuordnen sind, für die der Betreiber eine Einweisung für erforderlich hält;
- Beauftragung zur «*erstmaligen Inbetriebnahme*» (Funktionsprüfung und ggf. Einweisung der vom Betreiber Beauftragten Person(en)) von aktiven Medizinprodukten der Anlage 1 MPBetreibV (§ 5 Abs. 1 Nr. 1 und 2 MPBetreibV) durch den Hersteller oder einer hierzu befugten Person.

Empfehlenswert ist vor der Beschaffung eines Medizinprodukts die Klärung folgender Punkte – falls zutreffend:

- Angaben zur Instandhaltung und zu Werkzeugen/Messmitteln/Software, die für Instandhaltung einschließlich STK, MTK erforderlich sind – einschließlich der Angaben zur Aufbereitung von Medizinprodukten;
- Angaben zu den Kosten pro Technikerstunde;
- Angaben zur Entfernung zum nächsten Servicestützpunkt;
- Angaben zu möglichen Wartungsverträgen und deren Inhalten;
- Angaben zu Wartungskits, die ein Hersteller für Medizinprodukte vorschreiben kann, die z. B. in festen Zyklen vom Betreiber [Medizintechnik, Anwender] oder vom Hersteller am Produkt zu wechseln sind/durchzuführen sind.

Hinweis: Der Betreiber darf ein Medizinprodukt, das der Anlage 1 MPBetreibV zuzuordnen ist, nur betreiben, wenn die Beauftragte Person durch den Hersteller oder die Befugte Person anhand der Gebrauchsanweisung eingewiesen wurde. Die Einweisung der Beauftragten Person ist entweder im Lieferumfang enthalten oder muss vom Betreiber zusätzlich in Auftrag gegeben werden.

2. Beschaffung von In-vitro-Diagnostika ohne Informationstechnologie

Bei der Beschaffung von In-vitro-Diagnostik sind zusätzlich alle Fragen zu Forderungen der RiliBÄK zu stellen, wie z. B. Kosten und Verfügbarkeit von Kontrollmaterial, Anbindung an eine zentrale Management- bzw. Überwachungssoftware.

3. Beschaffung von implantierbaren Medizinprodukten

Auf der Grundlage von § 15 MPBetreibV ist bei der Beschaffung von implantierbaren Medizinprodukten durch die Beschaffungsabteilung/den Einkauf sicherzustellen, dass die vom Verordnungsgeber geforderten Daten mit den implantierbaren Medizinprodukten geliefert werden:

- Patienteninformation mit Sicherheitshinweisen und
- notwendigen Kontrolluntersuchungen,
- Implantat Pass mit Patientennamen, Art, Typ, Seriennummer und
- Hersteller des Implantats.

Dies ist eine notwendige Voraussetzung zum Führen des geforderten Implantate-Registers.

4. Beschaffung von Medizinprodukten mit Informationstechnologie (IT)

Bei der Beschaffung von Medizinprodukten mit IT sind zusätzlich Fragen zu stellen, die im Zusammenhang mit der Integration des Medizinprodukts in die vorhandene Informationsstruktur/das IT-Netzwerk stehen. Ursachen für neu entstandene Gefährdungssituationen sind z. B. [DIN EN 60601-1 (12-2013); VDE 0750-1 (12-2013): Medizinische elektrische Geräte – Teil 1: Allgemeine Festlegungen für die Sicherheit einschließlich der wesentlichen Leistungsmerkmale (IEC 60601-1:2005 + Cor. :2006 + Cor. :2007 + A1:2012); Deutsche Fassung EN 60601-1:2006 + Cor. :2010 + A1:2013), Beuth Verlag, Berlin]:

- Datenverlust,
- ungeeigneter Datenaustausch,
- Datenkorruption,
- ungeeignete zeitliche Datenzuordnung,
- unerwarteter Datenempfang,
- unbefugter Zugang zu Daten.

Risiken können dabei nicht nur durch die Integration des Medizinprodukts in ein IT-Netzwerk bestehen, sondern sich beispielsweise auch ergeben durch DIN EN 60601-1 [hierzu auch *Kaiser, J.*: Was ist bei der Beschaffung von Medizinprodukten zur Integration in IT-Netzwerke zu beachten? Vortrag auf dem FFM-Seminar „Beschaffung von Medizinprodukten und Laborsystemen einschließlich der Integration dieser Produkte in IT-Netzwerke“, Tübingen 2013.]:

- Änderung an der Konfiguration des IT-Netzwerks;
- Anschließen zusätzlicher Elemente/weiterer Medizinprodukte anderer Hersteller an das IT-Netzwerk;
- Entfernen von IT-Elementen aus dem IT-Netzwerk;
- „*Update*“ oder „*Upgrade*“ von Hardware, die mit dem IT-Netzwerk verbunden ist (z. B. Router, Drucker, Datenmonitor, Patienten-Überwachungsmonitor, Medizinprodukt);
- „*Update*“ oder „*Upgrade*“ von Software, die im IT-Netzwerk zur Einsatz kommt (z. B. Betriebssystem, Virensoftware).

Die Sicherheit des Medizinprodukts wird vom Hersteller des Medizinprodukts durch die Einhaltung aller zutreffenden Grundlegenden Anforderungen im Rahmen der Konformitätsbewertung bestätigt. Risiken, die sich durch die Integration des Medizinprodukts in ein medizinisches IT-Netzwerk ergeben können, sind dabei nicht Gegenstand der Konformitätsbewertung. Diese zusätzlich bestehenden Risiken sind zu analysieren. Das Ergebnis sollte in einem Fragebogen zusammengetragen werden, der von dem Hersteller des zu beschaffenden Medizinprodukts/der IT-Netzwerkkomponente zu beantworten ist. Dieser Fragebogen sollte Gegenstand der Ausschreibung sein, wobei der beantwortete Fragebogen vom Anbieter zu unterschreiben ist.

Bei der Erarbeitung des Fragebogens kann hilfreich sein:

- die Beachtung der Anforderungen von DIN EN 80001-1 [DIN EN 80001-1; VDE 0756-1 (11.2011): Anwendung des Risikomanagements für IT-Netzwerke, die Medizinprodukte beinhalten – Teil 1: Aufgaben, Verantwortlichkeiten und Aktivitäten (IEC 80001-1:2010); Deutsche Fassung EN 80001-1:2011; Beuth Verlag, Berlin], die insbesondere auf die Risiken und deren Vermeidung eingeht,

die bei der Integration von Medizinprodukten in ein medizinisches IT-Netzwerk entstehen,
- der Anhang H.7 von DIN EN 60601-1, in dem mögliche Ursachen von Gefährdungssituationen im Zusammenhang mit IT-Netzwerken benannt werden.

Im Folgenden werden Fragen gelistet, die vor der Beschaffung von Medizinprodukten mit IT zu klären sind. Diese Liste erhebt keinen Anspruch auf Vollständigkeit und berücksichtigt u. a. die in DIN EN 60601-1 und DIN EN 80001-1 genannten Fragen/Problemfelder/Empfehlungen:

- Nennung/Festlegung der Nutzung des IT-Netzwerks durch den Betreiber.
- Warum soll das Medizinprodukt in das IT-Netzwerk eingebunden werden?
- Über welche Spezifikationen/Merkmale/Konfiguration muss das IT-Netzwerk verfügen, in das das Medizinprodukt eingebunden werden soll?
- Kann das Medizinprodukt mit Hilfe eines Netzwerkanschlusses an das IT-Netzwerk angeschlossen werden und erfüllt dieser Netzwerkanschluss die vom Hersteller des Medizinprodukts festgelegten Anwendungsbeschränkungen?
- Sollen Alarmmeldungen des Medizinprodukts über das IT-Netzwerk abgesetzt/verteilt werden?
- Welche Konsequenzen für die Sicherheit des Patienten ergeben sich bei Ausfall/Blockade des IT-Netzwerks?
- Welche Risiken entstehen durch den Anschluss des Medizinprodukts an das IT-Netzwerk im Hinblick auf Datensicherheit, Datenschutz und Systemsicherheit?
- Welche Anforderungen stellt die Software des Medizinprodukts an das Betriebssystem des IT-Netzwerks (z. B. Betriebssystem xyz, Version nnn?
- Ist die Software des Medizinprodukts auf dem vorhandenen IT-Betriebssystem (z. B. Windows) lauffähig?
- Wie werden Updates/Upgrades der Software des Medizinprodukts/des IT-Netzwerks eingespielt, z. B.:
  - sofort nach Erscheinung, durch den Hersteller des Medizinprodukts (auch bei Betriebssystem-Aktualisierungen),
  - nach Prüfung durch das Qualitätsmanagement für IT-Systeme des Betreibers oder
  - niemals, da eine Einspielung von Updates/Upgrades grundsätzlich durch den Hersteller des Medizinprodukts untersagt ist?
- Wird eine Virensoftware im IT-Netzwerk eingesetzt? Wenn ja, wie soll mit der Aktualisierung der Virensignaturen umgegangen werden, damit wichtige Informationen (z. B. Alarmweiterleitung) nicht blockiert werden?
- Ist die Software des Medizinprodukts anfällig gegen Infektionen mit Schadsoftware des IT-Netzwerks? Wenn ja,

  - wie kann das Medizinprodukt dagegen geschützt werden?
  - wie kann eine Infektion des Medizinprodukts erkannt werden?
  - wie kann die Infektion der Software des Medizinprodukts entfernt werden?
- Ist die Entfernung der Schadsoftware und die Wiederherstellung des zertifizierten Zustands des Medizinprodukts Bestandteil des Service-Vertrags des Medizinprodukte-Herstellers?

Neben diesem Fragenkatalog sind ergänzend zu den Punkten einer Beschaffung eines Medizinprodukts ohne IT auch folgende Punkte wesentlich und sollten im Verlauf des Beschaffungsvorgangs geklärt/beachtet werden:

- Im Rahmen einer schriftlichen Vereinbarung ist eine eindeutige und unmissverständliche Abgrenzung der Verantwortlichkeiten zwischen Hersteller des Medizinprodukts und Betreiber des IT-Netzwerks festzulegen (Verantwortlichkeitsvereinbarung nach DIN EN 80001-1).
- Regelung des Datenschutzes, falls für den Hersteller des Medizinprodukts ein Zugriff auf das IT-Netzwerk gestattet werden muss z. B. im Rahmen einer Software-/Hardware-Wartung, einer Instandsetzung, einer Fernwartung.

Bescheinigung

EN: *Certificate*

FR: *Certificat*

Von einer Benannten Stelle ausgestelltes Dokument (vgl. § 3 Nr. 20 MPG) – vom Gesetzgeber in § 17 Abs. 2 MPG Bescheinigung oder Konformitätsbescheinigung genannt –, das die Übereinstimmung der von einem Hersteller in Verkehr gebrachten Medizinprodukte oder des Qualitätssicherungssystems des Herstellers mit den zutreffenden regulatorischen Forderungen bescheinigt. Diese Bescheinigung wird von Benannten Stellen oft EG-Zertifikat genannt.

Bescheinigungen, die von der Benannten Stelle auszustellen sind, dürfen nur für eine juristische oder natürliche Person (Bescheinigungsinhaber) ausgestellt werden. Die Vergabe einer Bescheinigung an mehrere juristische oder natürliche Personen ist nicht zulässig.

Bescheinigungen mit Bezug zu den Medizinprodukterichtlinien dürfen nur für solche Medizinprodukte ausgestellt werden, für die ein entsprechendes Konformitätsbewertungsverfahren vorgesehen ist. Bescheinigungen müssen Angaben zur ausstellenden Benannten Stelle und zu dem Hersteller enthalten sowie den Geltungsbereich der Zertifizierung eindeutig und vollständig beschreiben und die zur Bewertung herangezogenen Berichte ausweisen. Benannte Stellen dürfen Bescheinigungen mit Hinweis auf den Status als Benannte Stelle ausschließlich im Geltungsbereich ihrer Benennung ausstellen.

Hinweis: Die hier getroffenen Aussagen orientieren sich an den von der ZLG aufgeführten „Regeln für die Benennung“ [Zentralstelle der Länder für Gesundheitsschutz bei Arzneimitteln und Medizinprodukten: 220 RE01: Regeln für die Benennung; 03/2010; *www.zlg.de/medizinprodukte/dokumente/allgemeines-regelwerk.html*] und sind teilweise keine Originalzitate.

Bescheinigung der Verkehrsfähigkeit für Medizinprodukte

EN: *Certificate of marketability* (Übersetzung der Landesbehörde)

FR: *Attestation de l'apitude à la mise en circulation* (Übersetzung der Landesbehörde)

Von einem Hersteller kann beim Export von Medizinprodukten in Länder, die nicht zum EWR gehören, gefordert werden, einen amtlichen Nachweis zu erbringen, dass die Produkte den regulatorischen Forderungen in Deutschland entsprechen. Dieser Nachweis erfolgt mit einer Bescheinigung der Verkehrsfähigkeit.

Eine Verkehrsfähigkeitsbescheinigung – häufig auch Exportbescheinigung genannt – für Medizinprodukte ist eine amtliche Bescheinigung, die attestiert, dass die aufgeführten Medizinprodukte den deutschen Rechtsbestimmungen entsprechen und in

- Deutschland,
- den Mitgliedstaaten der EU und
- den anderen Vertragsstaaten des Abkommens über den EWR

uneingeschränkt verkehrsfähig sind. Die Bescheinigung ist gültig für *«sonstige Medizinprodukte»*, *«aktive implantierbare medizinische Geräte»*, *«In-vitro-Diagnostika»*. Regelungen für Medizinprodukte, die dem § 4 Abs. 1 MPG unterliegen, unterliegen besonderen Regelungen.

§ 34 Abs. 1 MPG legt fest, dass für die Ausfuhr eines Medizinprodukts auf Antrag des Herstellers/Bevollmächtigten die zuständige (Landes-) Behörde eine Bescheinigung der Verkehrsfähigkeit in Deutschland ausstellt. Der Antrag zum Erhalt dieser Bescheinigung ist ausschließlich vom Hersteller/Bevollmächtigten bei der zuständigen Landesbehörde zu stellen und sollte u. a. folgende Angaben enthalten:

- genaue Produktbezeichnung/ggf. englische Übersetzung
- Registriernummer der Anzeige nach § 25 MPG
- Exportland
- Aktuelle Konformitätserklärung pro Produkt
- Bescheinigung der Benannten Stelle für Produkte der Klassen Im, Is, IIa und höher.

Beschluss (EU)

EN: *Decision(EU)*

FR: *Décision(UE)*

«*Einzelfallentscheidung zur Durchführung der EU-Politik; geht vom Rat oder der KOM aus und ist für die Empfängerinnen und Empfänger rechtlich verbindlich; bedarf keiner nationalen Umsetzungsmaßnahmen; kann an Mitgliedstaaten, Unternehmen oder Einzelpersonen gerichtet sein*» [Glossar zur Europäischen Gesundheitspolitik, GKV-Spitzenverband; *www.gkv-spitzenverband.de/media/dokumente/presse/presse_themen/europa_grundsatzpositionen/161014_Glossar_Europa_web_barrierefrei.pdf*]

Bestandsverzeichnis

EN: *Inventory list*

FR: *Liste d'inventaire*

Auflistung (Dokumentation) für alle aktiven nichtimplantierbaren Medizinprodukte einer Betriebsstätte durch den Betreiber. In das Bestandsverzeichnis sind gemäß § 13 MPBetreibV folgende Angaben aufzunehmen:

- Bezeichnung, Art und Typ, Loscode oder die Seriennummer, Anschaffungsjahr des Medizinprodukts;
- Name oder Firma und Anschrift des nach § 5 MPG für das jeweilige Medizinprodukt Verantwortlichen;
- die der CE-Kennzeichnung hinzugefügte Kennnummer der Benannten Stelle (falls angegeben);
- betriebliche Identifikationsnummer (falls vorhanden);
- Standort und betriebliche Zuordnung;
- Fristen für die STK und (falls zutreffend) die MTK.

Das Bestandsverzeichnis gibt einen Überblick über alle beim Betreiber in einer Betriebsstätte vorhandenen, aktiven, nichtimplantierbaren Medizinprodukte. Die zuständige Behörde hat das Recht der jederzeitigen Einsichtnahme in das Bestandsverzeichnis. Für das Bestandsverzeichnis sind alle Datenträger zulässig, sofern die geforderten Angaben innerhalb einer angemessenen Frist lesbar gemacht werden können.

Ergänzend hinzuweisen ist, dass auch aktive Nicht-Medizinprodukte ins Bestandsverzeichnis aufzunehmen sind, wenn sie im Sinne der Anlage 1 und 2 MPBetreibV angewendet, betrieben und instand gehalten werden (vgl. Kap. B0101, § 2 Abs. 2 MPG).

Bestätigungstest

EN: *Confirmation assay*

FR: *Test de confirmation*

Gemeinsame technische Spezifikationen für In-vitro-Diagnostika, Anhang Nr. 2 [Entscheidung der Kommission 2009/886/EG vom 27. November 2009 zur Änderung der Entscheidung 2002/364/EG über Gemeinsame Technische Spezifikationen für In-vitro-Diagnostika (ABl. L 318 vom 4. Dezember 2009, S. 25)]:
«Der Begriff „Bestätigungstest" bezeichnet einen Test, der zur Bestätigung des Reaktionsergebnisses eines Screeningtests eingesetzt wird»

Bestimmungsgemäßer Gebrauch

EN: *Normal use*

FR: *Utilisation normale*

{Anwendungsbeschränkung, Bestimmungsgemäße Verwendung, Zweckbestimmung}

DIN EN 60601-1 [DIN EN 60601-1 (12-2013); VDE 0750-1 (12-2013): Medizinische elektrische Geräte – Teil 1: Allgemeine Festlegungen für die Sicherheit einschließlich der wesentlichen Leistungsmerkmale (IEC 60601-1:2005 + Cor. :2006 + Cor. :2007 + A1:2012); Deutsche Fassung EN 60601-1:2006 + Cor. :2010 + A1:2013), Beuth Verlag, Berlin]:
«3.71 Bestimmungsgemäßer Gebrauch: Betrieb, einschließlich Routineprüfung und Einstellungen durch Bediener und Stand-by entsprechend der Gebrauchsanweisung.

Anmerkung: Zweckbestimmung sollte nicht mit bestimmungsgemäßem Gebrauch verwechselt werden. Obwohl beide das vom Hersteller vorgesehene Gebrauchskonzept beinhalten, beschränkt sich die Zweckbestimmung auf den medizinischen Zweck [redaktionelle Anmerkung: Zweck gemäß § 3 Nr. 1 MPG], *während der bestimmungsgemäße Gebrauch nicht nur den medizinischen Zweck, sondern auch Instandhaltung, Transport usw. beinhaltet»*

Der bestimmungsgemäße Gebrauch ist der Gebrauch entsprechend den Angaben in der Kennzeichnung, der Gebrauchsanweisung und den dem Medizinproduktbeigefügten Sicherheitshinweisen. Angaben zum bestimmungsgemäßen Gebrauch können auch den Werbematerialien des Herstellers entnommen werden.

Bestimmungsgemäße Verwendung

EN: *Intended use; intended operation*

FR: *Utilisation conforme à sa destination*

{Anwendungsbeschränkung, Bestimmungsgemäßer Gebrauch, Zweckbestimmung}

Die bestimmungsgemäße Verwendung eines Medizinprodukts umfasst

- die Zweckbestimmung des Herstellers gemäß § 3 Nr. 1 MPG und
- die vom Hersteller vorgegebenen Anwendungsbeschränkungen.

Zweckbestimmung und Anwendungsbeschränkungen sind der Kennzeichnung, der Gebrauchsanweisung und/oder den Werbematerialien zu entnehmen.

Für die bestimmungsgemäße Verwendung eines Medizinprodukts sind von Bedeutung

- die Zweckbestimmung (z. B. Medizinprodukt zur Überwachung von Krankheiten, Medizinprodukt zur Linderung von Behinderungen) und
- die Anwendungsbeschränkungen (z. B. Medizinprodukt nur für Personen mit einem Körpergewicht < x kg, vorgegebene Umgebungsbedingungen für den Betrieb, für die Lagerung und den Transport, Medizinprodukt nicht zur Verwendung in Hyperbarokammern, Medizinprodukt nicht zur Verwendung in Kernspintomografen).

Damit unterscheidet sich die Definition der bestimmungsgemäßen Verwendung von der so genannten «*üblichen Verwendung*» (im ProdSG festgelegte Begriffsbestimmung). Das ProdSG versteht unter einer üblichen Verwendung die Verwendung, die sich aus der Bauart und Ausführung des Produkts ergibt (§ 2 Nr. 5b ProdSG), unabhängig davon, ob der Hersteller diese Verwendung zulässt oder u. U. auch ausdrücklich verbietet.

Aus einer Erläuterung der Kommission zur MDD geht jedoch hervor, dass ein Hersteller die Festlegung der Zweckbestimmung nicht ohne Berücksichtigung der üblichen Verwendung treffen kann. Dieses könnte eine (unbewusste) Täuschung des Anwenders zur Folge haben mit der Konsequenz einer möglicherweise irreführenden Bezeichnung.

Betreiben

EN: *Operate*

FR: *Exploiter*

Rechtsgrundlage für das Betreiben ist § 14 MPG «*Tätigkeiten im Zusammenhang mit Medizinprodukten*» und die MPBetreibV. Es handelt sich hierbei um rein nationale Vorschriften, die jedoch nicht im Widerspruch zu den europäischen RL stehen oder ergänzende Anforderungen enthalten dürfen, wenn damit ein Handelshemmnis für Medizinprodukte aus anderen Mitgliedstaaten entstehen würde.

Mit dem Begriff «*Betreiben*» werden alle Vorgänge oder Maßnahmen erfasst, die sich unmittelbar auf die Nutzung eines Medizinprodukts beziehen, beispielsweise:

- sachgerechte Anwendung bzw. Verwendung eines Medizinprodukts entsprechend der Zweckbestimmung des Herstellers;
- Beachtung der in der Gebrauchsanweisung vorgegebenen Angaben;
- Einweisung des Anwenders zur sachgerechten Anwendung eines Medizinprodukts;
- STK zur Feststellung und Beurteilung des sicherheitstechnischen Zustands eines aktiven Medizinprodukts;
- MTK zur Feststellung und Beurteilung der Messsicherheit;
- Inspektion zur Feststellung des Istzustands eines Medizinprodukts;
- Wartung zur Bewahrung des Sollzustands eines Medizinprodukts;
- Instandsetzung zur Wiederherstellung des Sollzustands eines Medizinprodukts.

Betreiber

EN: *Operator*

FR: *Exploitant*

{Betreiberpflichten, Dienstanweisung Medizinprodukte, Gesundheitseinrichtung, Professionelle Nutzer}

§ 2 Abs. 2 MPBetreibV: «*Betreiber eines Medizinproduktes ist jede natürliche oder juristische Person, die für den Betrieb der Gesundheitseinrichtung verantwortlich ist, in der das Medizinprodukt durch dessen Beschäftigte betrieben oder angewendet wird. Abweichend von Satz 1 ist Betreiber eines Medizinproduktes, das im Besitz eines Angehörigen der Heilberufe oder des Heilgewerbes ist und von diesem zur Verwendung in eine Gesundheitseinrichtung mitgebracht wird, der betreffende Angehörige des Heilberufs oder des Heilgewerbes. Als Betreiber gilt auch, wer außerhalb von Gesundheitseinrichtungen in seinem Betrieb oder seiner Einrichtung oder im öffentlichen Raum Medizinprodukte zur Anwendung bereithält*»

Mit der Zweiten Verordnung zur Änderung medizinprodukterechtlicher Vorschriften wurde erstmals die Legaldefinition «*Betreiber*» in der MPBetreibV aufgenommen. Aus dieser Legaldefinition ergibt sich, dass jede natürliche oder juristische Person in der Betreiberverantwortung ist, die für den Betrieb einer Gesundheitseinrichtung verantwortlich ist, in der Medizinprodukte durch dessen Beschäftigte betrieben oder angewendet werden.

Wer als Beschäftigter in einer Gesundheitseinrichtung anzusehen ist, ergibt sich insbesondere aus der Begründung des BMG zum Verordnungsentwurf [Zweite Verordnung zur Änderung medizinprodukterechtlicher Vorschriften. Bundesrats-Drucksache 397/16 vom 4. August 2016]: «[...] *Mit „Beschäftigte" sind die nach § 2 Absatz 2 des Arbeitsschutzgesetzes genannten Beschäftigten gemeint. Übertragen auf Gesundheitseinrichtungen sind dies Arbeitnehmerinnen und Arbeitnehmer, die zu ihrer Berufsausbildung Beschäftigten und arbeitnehmerähnliche Personen. Letzteres sind z. B. Leiharbeitnehmer und sonstige Mitarbeiter anderer Unternehmen, die in der Betriebsorganisation der Gesundheitseinrichtung eingesetzt sind»*

Der Betreiber muss nicht

- Eigentümer oder
- Anwender des Medizinprodukts sein.

Überlässt der Eigentümer das Medizinprodukt z. B. aufgrund eines Vertrags (z. B. Leihgerät im Falle der Instandsetzung, Vorführgerät, Erprobungsgerät) einem Dritten, so ist dieser Dritte der Betreiber dieses Geräts.

Der Betreiber kann eine natürliche Person (Inhaber der Arzt-/Zahnarztpraxis) oder eine juristische Person (Krankenhausträger, Rettungsdienst, Pflegedienst) – vertreten durch den jeweiligen Verwaltungsdirektor, Geschäftsführer, etc. – sein.

In der Begründung des BMG zum Verordnungsentwurf wird ausdrücklich festgestellt: «*Gesetzliche Kranken- und Pflegekassen oder private Krankenversicherungsunternehmen sind keine Betreiber von Medizinprodukten. Im Interesse ihrer Versicherten müssen sie in Bezug auf die Sicherheit der Medizinprodukte aber die Pflichten eines Betreibers übernehmen*»

Diese Feststellung entspricht dem Urteil des Bundesverwaltungsgerichts [Urteil des Bundesverwaltungsgerichts Leipzig – 3 C 47.02 vom 16. Dezember 2003], in dem abschließend festgestellt wird: «*Eine gesetzliche Krankenkasse, die ihren Versicherten die von diesen benötigten, elektrisch betriebenen nichtimplantierbaren Hilfsmittel unter Einschaltung eines Sanitätshauses leihweise überlässt, ist nicht Betreiberin der Geräte im Sinne der Medizinprodukte-Betreiberverordnung*»

Betreiberpflichten

EN: *Responsibilities of the Operator*

FR: *Obligation d'exploitant*

{Betreiber, Dienstanweisung Medizinprodukte, Gesundheitseinrichtung, Medizinproduktebeauftragter, Medizinprodukteverantwortlicher, Professionelle Nutzer}

§ 3 Abs. 1 MPBetreibV: «*Der Betreiber hat die ihm nach dieser Verordnung obliegenden Pflichten wahrzunehmen, um ein sicheres und ordnungsgemäßes Anwenden der in seiner Gesundheitseinrichtung am Patienten eingesetzten Medizinprodukte zu gewährleisten*»

Neben der Verpflichtung zur Gewährleistung einer sicheren und ordnungsgemäßen Anwendung der Medizinprodukte bestehen noch weitere Betreiberpflichten aus medizinprodukterechtlichen Vorschriften.

Mit anderen Worten: Jeder Betreiber

- hat die organisatorischen Voraussetzungen für den bestimmungsgemäßen Einsatz der Medizinprodukte zu schaffen;
- ist verantwortlich für die Erfüllung der rechtlichen Vorschriften wie MPG, MPBetreibV, MPSV, MPV (bei Eigenherstellung von Medizinprodukten), MPKPV (bei klinischen Prüfungen von Medizinprodukten/Leistungsbewertungsprüfungen).

Je nach Größe der Einrichtung und Zahl der Personen, die Medizinprodukte am Patienten anwenden, empfiehlt es sich bei der Umsetzung der regulatorischen Forderungen, Teilaufgaben an Mitarbeiter zu delegieren. In einem Krankenhaus empfiehlt es sich beispielsweise, jeden Leiter einer Klinik, in der Medizinprodukte zur Anwendung kommen, im Hinblick auf die Forderungen aus dem Medizinprodukterecht in die Pflicht zu nehmen und ihm als Medizinprodukteverantwortlichen schriftlich Aufgaben im Hinblick auf das Betreiben von Medizinprodukten zu übertragen. Dem Chefarzt steht es wiederum frei, gewisse dieser Aufgaben an Mitarbeiter seiner Klinik zu übertragen, die Einweisung von Medizinprodukten beispielsweise an den Medizinproduktebeauftragten. Diese Bezeichnungen sind nicht vom Gesetz- und Verordnungsgeber festgelegt, dienen der Transparenz bei der Umsetzung der regulatorischen Forderungen.

Die Pflichten des Betreibers sind im Rahmen einer «Dienstanweisung zum Betrieb von Medizinprodukten (DA-MPG) nachvollziehbar festzulegen. Sie umfassen die Bereitstellung der erforderlichen Mittel, die Durchführung und Überwachung der organisatorischen Maßnahmen, insbesondere:

- die Schaffung der organisatorischen Voraussetzungen für das Errichten, Beschaffen, Betreiben und Anwenden von Medizinprodukten (z. B. durch Erstellen und Inkraftsetzen einer DA-MPG, Benennung eines Beauftragten für Medizinproduktesicherheit, von Medizinprodukteverantwortlichen und Medizinproduktebeauftragten);
- die Beauftragung zur Beschaffung, zur Errichtung, zur «*Inbetriebnahme*», zum Betrieb, zur Anwendung und zur Instandhaltung (einschließlich der Aufbereitung) von Medizinprodukten an geeignete (qualifizierte) Personen, Betriebe und Mitarbeiter unter Beachtung der Anforderungen der MPBetreibV;
- die Festlegung, dass nur Medizinprodukte mit CE-Kennzeichnung auf der Grundlage des MPG (§ 6 Abs. 1 MPG) in Betrieb genommen werden – Ausnahmen bestehen bei Sonderanfertigungen, Medizinprodukten aus Eigenherstellung, Medizinprodukten mit Sonderzulassung durch das BfArM nach § 11 Abs. 1 MPG, Medizinprodukte, die nach MedGV in Verkehr gebracht wurden, Medizinprodukten zur klinischen Prüfung, In-vitro-Diagnostika zu Leistungsbewertungszwecken;

- die Festlegung, dass aktive Medizinprodukte der Anlage 1 MPBetreibV nur nach erfolgter *«erstmaliger Inbetriebnahme»* (Funktionsprüfung und ggf. Einweisung der vom Betreiber beauftragten Person) durch Hersteller oder befugte Person zur Anwendung kommen (§ 10 Abs. 1 MPBetreibV) und dass die erfolgte Funktionsprüfung und Einweisung der vom Betreiber beauftragten Person im Medizinproduktebuch entsprechend zu dokumentieren ist (§ 12 Abs. 2 Nr. 2 MPBetreibV);
- die Festlegung, dass nur eingewiesene Anwender Medizinprodukte der Anlage 1 MPBetreibV anwenden (§ 10 Abs. 2 MPBetreibV) und dass die Einweisung nur von einem festgelegten Personenkreis durchgeführt werden darf: Hersteller, vom Hersteller befugte Person oder Medizinproduktebeauftragter. Die Einweisung ist im Medizinproduktebuch zu dokumentieren (§ 12 Abs. 2 Nr. 3 MPBetreibV);
- Festlegungen zur Qualitätssicherung im medizinischen Labor (§ 9 Abs. 1 MPBetreibV) und Dokumentation der Unterlagen und Bescheinigungen;
- die Festlegung, dass Medizinprodukte nicht angewendet werden, wenn der begründete Verdacht besteht, dass sie die Sicherheit und die Gesundheit der Patienten, der Anwender oder Dritter bei sachgemäßer Anwendung, Instandhaltung und ihrer Zweckbestimmung entsprechender Verwendung über ein nach den Erkenntnissen der medizinischen Wissenschaften vertretbares Maß hinausgehend gefährden (§ 4 Abs. 1 Nr. 1 MPG);
- die Festlegung, dass Medizinprodukte nicht betrieben und angewendet werden, wenn sie Mängel aufweisen, durch die Patienten, Beschäftigte oder Dritte gefährdet werden können (§ 14 Satz 2 MPG);
- die Festlegung, dass Medizinprodukte mit abgelaufenem Verfalldatum nicht mehr angewendet werden (§ 4 Abs. 1 Nr. 2 MPG);
- organisatorische Maßnahmen zur Beauftragung qualifizierter Instandhalter (§ 7 Abs. 2 MPBetreibV) und qualifizierter Aufbereiter (§ 8 Abs. 4 MPBetreibV);
- Festlegungen, dass MTK, STK und wiederkehrende Prüfungen nach den UVV rechtzeitig und fachlich qualifiziert im vorgeschriebenen Umfang durchgeführt werden (§§ 1 Abs. 3, 11 und 14 MPBetreibV);
- Bereitstellung von Räumlichkeiten, wenn STK und/oder MTK in der Gesundheitseinrichtung/Rettungsdienst/Pflegedienst durchgeführt werden und von Arbeitsmitteln, wenn STK und/oder MTK in eigener Verantwortung durchgeführt werden (§ 5 Abs. 1 Nr. 3 MPBetreibV);
- organisatorische Maßnahmen zur Sicherstellung der Meldung der meldepflichtigen Vorkommnisse im Sinne der MPSV ans BfArM und PEI (z. B. Einrichtung eines internen Meldewesens unter Einbeziehung des Beauftragten für Medizinproduktesicherheit);
- Benennung des Beauftragten für Medizinproduktesicherheit und Bekanntmachung der E-Mail-Adresse auf der Homepage der Gesundheitseinrichtung (§ 6 MPBetreibV);

- Regelung der Verantwortlichkeiten bei Medizinprodukten, die den Vorschriften der Strahlenschutzverordnung oder der Röntgenverordnung unterliegen oder bei deren Herstellung ionisierende Strahlen verwendet werden (§ 6 Abs. 1 Satz 1 MPG);
- Regelungen über die Verantwortlichkeiten bei klinischen Prüfungen/Leistungsbewertungsprüfungen (§§ 20 und 21 MPG, § 24 MPG);
- Regelungen über Verantwortlichkeiten, Zuständigkeiten und Dokumentationspflichten, wenn medizinische Einmalprodukte nach Aufbereitung erneut am Patienten angewendet werden sollen;
- Festlegung, ob und wenn ja in welcher Form eine Aufklärung des Patienten durch den Anwender zu erfolgen hat (beispielsweise gefordert bei klinischen Prüfungen/Leistungsbewertungsprüfungen);
- Regelung der Verantwortlichkeiten und der Dokumentationspflichten für die Eigenherstellung von Medizinprodukten (falls zutreffend).

Anmerkung: Obwohl gesetzliche Kranken- und Pflegekassen keine Betreiber im Sinne der MPBetreibV sind, haben sie nach § 3 Abs. 2 MPBetreibV die Pflichten eines Betreibers wahrzunehmen, wenn sie Patienten mit Medizinprodukten zur Anwendung durch sich selbst oder durch Dritte in der häuslichen Umgebung oder im sonstigen privaten Umfeld aufgrund einer gesetzlichen oder vertraglichen Verpflichtung versorgen.

Betreiberverordnung

EN: *Ordinance on Operators of Medical Devices, MPBetreibV*

FR: (*Ordonnance fédérale relative aux exploitants de dispositifs médicaux, MPBetreibV*)

{Medizinprodukte-Betreiberverordnung}

Betriebsort

EN: *Location of operation*

FR: *Lieu d'utilisation*

{Anlage 1-Medizinprodukt, Medizinprodukte-Betreiberverordnung}

Der Hersteller, Lieferant oder eine hierzu befugte Person hat gemäß § 10 MPBetreibV ein Anlage 1-Medizinprodukt im Rahmen der Inbetriebnahme am Betriebsort einer Funktionsprüfung zu unterziehen.

Ziel dieser Funktionsprüfung ist die Prüfung des Medizinprodukts unter Betriebsbedingungen. Da nun der Betriebsort nicht in allen Fällen sinnvollerweise in Frage kommen kann – Zuordnungsproblem bei transportablen Geräten, Raumproblem in der Intensivstation, Hygieneproblem im Operationssaal, etc. – kann ein entsprechend vergleichbar installierter Raum beispielsweise in der medizintechnischen Abteilung beim Betreiber alternativ gewählt werden.

Betriebssicherheit

EN: *Operational safety*

FR: *Sécurité d'exploitation*

Ein Medizinprodukt ist betriebssicher, wenn der störungsfreie und anwendungssichere Betrieb gewährleistet wird. Das Medizinprodukt muss während der Betriebsdauer eine störungsfreie Funktion aufweisen und von ihm darf bei bestimmungsgemäßem Gebrauch keine Gefahr für Patient, Anwender oder Dritte ausgehen.

Betriebssoftware

EN: *Operating Software*

FR: *Logiciel d'exploitation*

{Eigenständige Software, Funktionssoftware, Software, Software als Medizinprodukt}

Betriebssoftware im Sinne von „*firmware*" dient der Steuerung der inneren Abläufe – des Betriebs – eines mikroprozessorgesteuerten Medizinprodukts.

Diese Betriebssoftware könnte vom Wortlaut her unter die Legaldefinition «*Medizinprodukt*» in § 3 Nr. 1 MPG subsumiert werden, da sie vom Hersteller speziell zur Anwendung für diagnostische oder therapeutische Zwecke bestimmt ist und für ein einwandfreies Funktionieren des Medizinprodukts eingesetzt wird.

Würde man die Legaldefinition so auslegen, dann wäre Betriebssoftware als Medizinprodukt im Sinne von § 3 Nr. 1 MPG zu klassifizieren und gemeinsam mit der Hardware als Kombination nach § 10 MPG zu betrachten.

Diese Auslegung der Legaldefinition ist jedoch nicht zweckmäßig. Die Betriebssoftware ist wie der Mikroprozessor, das Anzeigedisplay, der Trafo etc. integraler Bestandteil des Medizinprodukts. Der Hersteller hat die Konformität eines mikroprozessorgesteuerten Medizinprodukts mit den Grundlegenden Anforderungen sowohl für die Hardware als auch für die integrierte Betriebssoftware zu belegen. Diese Auslegung der Definition in § 3 Nr. 1 MPG entspricht auch der im Positionspapier von COCIR [COCIR: *Decision diagram for qualification of software as medical device*. Positionspapier vom 22. November 2010] dargestellten Klassifizierung von Software.

Ein Auswechseln der Betriebssoftware beispielsweise im Fehlerfall (Update) entspricht dem Austausch eines defekten Ersatzteils. Ein Upgrade der Betriebssoftware entspricht ebenfalls dem Austausch eines Ersatzteils mit der Option, dass nach dem „*Einbau*" des Ersatzteils „*Betriebssoftware*" eine Funktionserweiterung des Medizinprodukts erfolgt – vergleichbar mit einer Funktionserweiterung beim Auswechseln einer Platine mit vergrößertem Funktionsumfang für das Medizinprodukt.

Die Betriebssoftware ist kein eigenständiges Medizinprodukt: Sie ist typischerweise auf einem internen Programmspeicher (z. B. ROM, PROM, EPROM, E2PROM) gespeichert und wird mit dem Medizinprodukt – ohne zusätzliche CE-Kennzeichnung – vom Hersteller des Medizinprodukts in den Verkehr gebracht.

Bei einer Änderung/Ergänzung der Betriebssoftware durch den Betreiber/ Anwender ist darauf zu achten, ob der Hersteller des Medizinprodukts

- eine Änderung zulässt und die dafür notwendige Software-Schnittstelle einschließlich Qualitäts-Anforderungen an die als Eigenherstellung zu erstellende Software festlegt. In diesem Fall hat der Hersteller des Medizinprodukts sowohl die Software-Schnittstelle als auch mögliche Risiken, die durch die Ergänzung/Änderung der Betriebssoftware, die von einem Dritten hergestellt/erzeugt wird, in seiner Konformitätsbewertung bereits berücksichtigt.
- keine Änderung/Ergänzung der Betriebssoftware vorsieht. In diesem Fall übernimmt derjenige (z. B. Betreiber, Anwender), der die Änderung/Ergänzung vornimmt, die Haftung für das komplette Medizinprodukt – also auch für den Teil, der bereits vom Hersteller in den Verkehr gebracht wurde. Es handelt sich um eine Eigenherstellung eines im Grunde «neuen» Medizinprodukts, welches einem vereinfachten Konformitätsbewertungsverfahren für Eigenherstellungen zu unterziehen ist.

Beurteilung unter Gleichrangigen

EN: *Peer evaluation*

FR: *Evaluation par les pairs*

Artikel 2 Nr. 16 der Verordnung (EG) Nr. 765/2008 [Verordnung (EG) Nr. 765/2008 des Europäischen Parlaments und des Rates vom 9. Juli 2008 über die Vorschriften für die Akkreditierung und Marktüberwachung im Zusammenhang mit der Vermarktung von Produkten und zur Aufhebung der Verordnung (EWG) Nr. 339/93 des Rates (ABl. Nr. L 218 vom 13.08.2008, S. 30)]:
«Verfahren zur Bewertung einer nationalen Akkreditierungsstelle durch andere nationale Akkreditierungsstellen anhand der in dieser Verordnung festgelegten Anforderungen und gegebenenfalls zusätzlicher sektoraler technischer Spezifikationen»

Bevollmächtigter

EN: *Authorized representative*

FR: *Mandataire*

{Verantwortlicher für das erstmalige Inverkehrbringen}

§ 3 Nr. 16 MPG:
«Bevollmächtigter ist die im Europäischen Wirtschaftsraum niedergelassene na-

türliche oder juristische Person, die vom Hersteller ausdrücklich dazu bestimmt wurde, im Hinblick auf seine Verpflichtungen nach diesem Gesetz in seinem Namen zu handeln und den Behörden und zuständigen Stellen zur Verfügung zu stehen.»

Artikel 2 Nr. 4 Verordnung (EG) Nr. 765/2008 [Verordnung (EG) Nr. 765/2008 des Europäischen Parlaments und des Rates vom 9. Juli 2008 über die Vorschriften für die Akkreditierung und Marktüberwachung im Zusammenhang mit der Vermarktung von Produkten und zur Aufhebung der Verordnung (EWG) Nr. 339/93 des Rates (ABl. Nr. L 218 vom 13.08.2008, S. 30)]: «*Jede in der Gemeinschaft ansässige natürliche oder juristische Person, die vom Hersteller schriftlich beauftragt wurde, in seinem Namen bestimmte Aufgaben in Erfüllung seiner aus der einschlägigen Gemeinschaftsgesetzgebung resultierenden Verpflichtungen wahrzunehmen.*»

Artikel 2 Nr. 32 MDR / Artikel 2 Nr. 25 IVDR: «*„Bevollmächtigter" bezeichnet jede in der Union niedergelassene natürliche oder juristische Person, die von einem außerhalb der Union ansässigen Hersteller schriftlich beauftragt wurde, in seinem Namen bestimmte Aufgaben in Erfüllung seiner aus dieser Verordnung resultierenden Verpflichtungen wahrzunehmen, und die diesen Auftrag angenommen hat.*»

Hinzuweisen ist, dass ein Hersteller, der keinen Firmensitz im EWR hat, für ein Medizinprodukt nur einen einzigen Bevollmächtigten – mit Sitz im EWR – benennen darf. Regionale Bevollmächtigte sind damit nicht zulässig.

Folgt man dem Erwägungsgrund 14 der RL 2007/47/EG, so sollte der Bevollmächtigte mindestens für alle Medizinprodukte desselben Modells benannt sein. Der Bevollmächtigte muss vom Hersteller ausdrücklich dazu bestimmt sein, im Hinblick auf seine Verpflichtungen nach den RL in seinem Namen zu handeln und von den Behörden und Stellen in der EU in diesem Sinne kontaktiert zu werden.

Fungierten Bevollmächtigte unter der MDD hauptsächlich als europäische Kontaktpersonen für die Behörden, so wird dem Bevollmächtigten nach der MDR die zusätzliche Aufgabe zugewiesen, das rechtmäßige Inverkehrbringen durch den Hersteller zu kontrollieren und zu überwachen. Neu unter der MDR ist auch, dass der Bevollmächtigte für fehlerhafte Produkte auf der gleichen Grundlage wie der Hersteller mit diesem als Gesamtschuldner rechtlich haftet, wenn der Hersteller seinen Verpflichtungen nach Artikel 10 der MDR nicht nachgekommen ist [MDR & Co. Eine Vorschriftensammlung zum europäischen Medizinproduktrecht, S. 12, TÜV Media, Köln]

Der Name oder die Firma des Bevollmächtigten und seine Anschrift müssen sowohl deutlich lesbar am Medizinprodukt angebracht als auch in der Gebrauchsanweisung enthalten sein.

Bewertung

EN: *Evaluation*

FR: *Evaluation*

Nach DIN EN ISO 9000 [DIN EN ISO 9000 (11.2015): Qualitätsmanagementsysteme – Grundlagen und Begriffe (ISO 9000:2015); Deutsche und Englische Fassung EN ISO 9000:2015; Beuth Verlag, Berlin] ist unter Bewertung die Tätigkeit zur Ermittlung der Eignung, Angemessenheit und Wirksamkeit der jeweiligen Betrachtungseinheit zu verstehen, um festgelegte Ziele zu erreichen.

Beispielsweise sind folgende Bewertungen im Medizinprodukterecht von Bedeutung:

- Konformitätsbewertung,
- Bewertung eines QM-Systems,
- Risikobewertung,
- Klinische Bewertung,
- Leistungsbewertung
- Entwicklungsbewertung,
- Bewertung von Kundenanforderungen,
- Bewertung von Fehlern.

Bezeichnungssystem für Medizinprodukte

EN: *Nomenclature for medical devices*

FR: *Système de codification pourdispositifs médicaux*

{EDMS-Nomenklatur, GMDN-Nomenklatur, UMDNS-Nomenklatur System}

Das MPG schreibt für Medizinprodukte einheitliche Bezeichnungen vor, um den regulatorischen Informationsaustausch zu unterstützen.

Vorgeschrieben sind Daten:

- zu Medizinprodukten, Herstellern und Bevollmächtigten,
- im Zusammenhang mit Bescheinigungen (ausgestellt, verlängert, geändert, ergänzt, ausgesetzt, zurückgezogen oder verweigert),
- zu Medizinprodukten gemäß Beobachtungs- und Meldeverfahren,
- zu Medizinprodukten bei klinischen Prüfungen/Leistungsbewertungsprüfungen.

Beispielsweise sind bei Vorkommnismeldungen mit Medizinprodukten einheitliche Bezeichnungen für Medizinprodukte eine notwendige Voraussetzung.

Für aktive implantierbare medizinische Geräte und sonstige Medizinprodukte einerseits und In-vitro-Diagnostika andererseits existieren derzeit zwei unterschiedliche Bezeichnungssysteme (Nomenklaturen):

- UMDNS (Universal Medical Device Nomenclature System)
  DIMDI gibt im Auftrag des BMG die deutsche Version des UMDNS heraus. Die englische Originalversion hat das ECRI Institute, USA entwickelt.
- EDMS (European Diagnostics Market Statistics)
  In-vitro-Diagnostika werden anhand der EDMS-Nomenklatur klassifiziert. Die EDMS-Nomenklatur wurde von der EDMA (European Diagnostic Manufacturers Association) entwickelt.

Die beiden Nomenklaturen UMDNS sowie EDMS sollen zukünftig durch die Global Medical Device Nomenclature (GMDN) ersetzt werden. Die GMDN-Bezeichnung wurde von der Europäischen Kommission in Auftrag gegeben und vom Europäischen Komitee für Normung (CEN) basierend auf der ISO-Norm 15225 entwickelt. Die heutige Fassung der Norm DIN EN ISO 15225 [DIN EN ISO 15225 (11.2016): Medizinprodukte – Qualitätsmanagement – Datenstruktur für die Nomenklatur von Medizinprodukten (ISO 15225:2016); Deutsche Fassung EN ISO 15225:2016; Beuth Verlag, Berlin] enthält Vorgaben für eine Datenstruktur für die Bezeichnungen von Medizinprodukten, um «[...] *die Zusammenarbeit und den Austausch von behördlich relevanten Daten auf internationaler Ebene zwischen den betreffenden Stellen, wie Behörden, Hersteller, Lieferanten, Gesundheitsfürsorgeeinrichtungen, Endanwendern, zu erleichtern*»

Ziel der Entwicklung war eine weltweite Harmonisierung der Bezeichnung von Medizinprodukten (aktive implantierbare medizinische Geräte, „sonstige" Medizinprodukte und In-vitro-Diagnostika) zu ermöglichen. Die GMDN Agency wurde innerhalb des Europäischen Komitees für Normung (CEN) gegründet, um alle weiterführenden Arbeiten (Updates) sicherzustellen.

Die EU-Kommission beabsichtigt, die GMDN-Nomenklatur in die Sprachen der Mitgliedsstaaten zu übersetzen.

BfArM

EN: *Federal Institute for Drugs and Medical Devices, BfArM*

FR: *Institut fédéral des médicaments et des dispositifs médicaux, BfArM* (IÜ)

{Bundesinstitut für Arzneimittel und Medizinprodukte}

BGV A3

EN: *Prescriptions of the Accident Insurance Institution A3*

FR: *Prescriptions de la Caisse de prévoyance contre les accidents* A3

{DGUV Vorschrift 3}

Binnenmarkt

EN: *Internal market*

FR: *Marché intérieur*

{Europäischer Binnenmarkt}

Biokompatibilität

EN: *Biocompatibility*

FR: *Biocompatibilité*

Duden [*www.duden.de/woerterbuch*]: «*Verträglichkeit zwischen einem natürlichen Gewebe und einem Werkstoff (z. B. einem Zahnimplantat)*»

Diese Definition der «*Biokompatibilität*» entspricht der ersten Definition der European Society of Biomaterials (ESB) von 1986. Durch die Weiterentwicklung der Biomaterialien ist 2009 die Definition an die neuen Technologien angepasst worden [siehe *Williams, D. F.*: On the nature of biomaterials; Biomaterials; 30 (2009); S. 5897 bis 5909 und *ders.*: On the mechanisms of biocompatibility; Biomaterials; 29 (2008); S. 2941 bis 2953]:

«[...] *bezieht sich auf die Fähigkeit eines Biomaterials, die beabsichtigte Funktion in Bezug auf eine medizinische Therapie zu ermöglichen, ohne einen unerwünschten lokalen oder systemischen Effekt in dem Nutznießer oder Empfänger dieser Therapie hervorzurufen, aber die am besten geeignete Zell- oder Gewebereaktion in dieser speziellen Situation zu erzeugen und die klinisch relevante Leistung dieser Therapie zu optimieren.*" (Übersetzung aus *Kubon, M.*: Biomaterial screening: A microsensor system for monitoring material/tissue interactions in vivo, NMI results ed. vol. 1. Der Andere Verlag Reutlingen, 2012)

Die Biokompatibilität kann entsprechend unterteilt werden in folgende zwei Kategorien [*Wintermantel, E., Ha, S. W.*: Medizintechnik Life Science Engineering, 5. Auflage ed. Springer, 2009]:

«***Statische Biokompatibilität***
Strukturkompatibilität, statisch:
Anpassung der Implantatstruktur an das mechanische Verhalten des Empfängergewebes. Damit ist sowohl die Formgebung (Design) als auch die «innere Struktur» (z. B. die Ausrichtung von Fasern in anisotropen Werkstoffen) gemeint. Man strebt Struktur-Mimikry an.

Oberflächenkompatibilität, statisch*:*
Anpassung der chemischen, physikalischen, biologischen und morphologischen Oberflächeneigenschaften des Implantats an das Empfängergewebe mit dem Ziel einer klinisch erwünschten Wechselwirkung.

B

Dynamische Biokompatibilität:
Diese Betrachtung zieht die Dauer der angestrebten Verbindung zwischen Implantat oder Kontaktzeit und dem Empfängergewebe ein. Eine Hüftprothese wäre demnach über Jahrzehnte zu beurteilen, ein degradabler Faden über Wochen. Die dynamische Biokompatibilität betrifft sowohl die Ausprägung Struktur- wie der Oberflächenkompatibilität»

Eine weitere Definition für «Biokompatibilität» ist DIN EN ISO 22794 [DIN EN ISO 22794 (11.2009): Zahnheilkunde – Implantierbare Materialien zum Auffüllen von Knochendefekten und zur Augmentation bei oralen und maxillofazialen Eingriffen – Inhalt der Technischen Dokumentation (ISO 22794:2007, korrigierte Fassung 2009-01-15); Deutsche Fassung EN ISO 22794:2009, Beuth Verlag GmbH, Berlin] zu entnehmen:

«Akzeptierte Qualität in einer bestimmten lebenden Umgebung ohne negative oder unerwünschte Nebenwirkungen»

Die biologische Beurteilung von Medizinprodukten erfolgt gemäß der Normenreihe DIN EN ISO 10993-1 bis Teil 18 [DIN EN ISO 10993 Teil 1 bis Teil 18: Biologische Beurteilung von Medizinprodukten; Beuth Verlag, Berlin].

Biologische Sicherheitsprüfung

EN: *Biological safety evaluation*

FR: *Évaluation de la securité biologique*

Zur Bewertung der biologischen Verträglichkeit von Medizinprodukten sind biologische Sicherheitsprüfungen ggf. mit Tierversuchen durchzuführen. Der mit einer biologischen Sicherheitsprüfung – insbesondere in Tierversuchen – zu führende Nachweis erlaubt die Aussage, dass das betreffende Medizinprodukt mit der vom Hersteller vorgegebenen Zweckbestimmung – vor einer Anwendung am Menschen – die Grundlegenden Anforderungen im nicht-klinischen und präklinischen Stadium erfüllt.

Mit biologischen Sicherheitsprüfungen lassen sich beispielsweise in Tierversuchen Nachweise führen, ob Materialien oder Medizinprodukte negative Auswirkungen auf den Patienten haben können.

In § 2 MPV werden diese Forderungen dahingehend konkretisiert, dass bei bestimmten Medizinprodukten diese biologischen Sicherheitsprüfungen auch Tierversuche umfassen können. Danach können Tierversuche erforderlich sein, wenn:

1. Medizinprodukte Arzneimittel zur Unterstützung der Medizinprodukte-Funktion enthalten,
2. dies in harmonisierten Normen gefordert wird, oder
3. sich die Notwendigkeit nach dem jeweiligen Stand der wissenschaftlichen Erkenntnisse ergibt.

In Normen ist festgelegt, wie die biologischen Sicherheitsprüfungen durchzuführen sind. Von Bedeutung sind hier die Festlegungen der Normenreihe DIN EN ISO 10993 Teil 1 bis Teil 18 [DIN EN ISO 10993 Teil 1 bis Teil 18: Biologische Beurteilung von Medizinprodukten; Beuth Verlag, Berlin].

Biomaterial

EN: *Biomaterial*

FR: *Biomatériau*

Stehen Materialien für Medizinprodukte in Wechselwirkung mit dem menschlichen Körper, so hat der Hersteller/Eigenhersteller sicherzustellen, dass diese Materialien aus biologisch geeigneten Werkstoffen bestehen. Die biologische Eignung eines Materials ist u. a. abhängig vom vorgesehenen Einsatzort und der Dauer des Kontakts. Erfüllen Materialien die Bedingungen der biologischen Eignung für den vorgesehenen Verwendungszweck, so spricht man von biokompatiblen Materialien oder Biomaterialien.

«*Werkstoff, der sich für die Implantation in den menschlichen Körper eignet*» [*www.duden.de/woerterbuch*]

Diese Erklärung des Duden entspricht in etwa der ersten biowissenschaftlichen Definition von 1986 der European Society of Biomaterials (ESB). Die Begriffsbestimmung orientierte sich zu dieser Zeit insbesondere an der Implantatverwendung, der Implantatregion und an dem Zeitraum, in dem das Implantat im Körper verblieb. [*Williams, D. F.*: proceedings of a consensus conference of the European Society for Biomaterials, Chester, England, March 3-5, 1986/edited by D. F. Williams. Elsevier Amsterdam; New York: 1987, *ders.*: On the nature of biomaterials; Biomaterials; 30 (2009); S. 5897 bis 5909, *ders.*: On the mechanisms of biocompatibility; Biomaterials; 29 (2008); S. 2941 bis 2953]

Inzwischen ist der Aufbau von Biomaterialien immer komplexer geworden. Neue «*bioaktive*» Biomaterialien ermöglichen zukünftig, Implantate funktional in den Körper einwachsen zu lassen. 2009 wurde die Definition an die Fortschritte der Materialwissenschaften angepasst:

«[...] *ist ein Material, das entwickelt wurde, um alleine oder als Teil eines komplexen Systems direkt oder durch eine kontrollierte Interaktion mit Teilen des lebenden Organismus den Verlauf eines therapeutischen oder diagnostischen Vorgangs in der Human- oder Veterinärmedizin zu beeinflussen.*" (Übersetzung aus [*Kubon, M.*: Biomaterial screening: A microsensor system for monitoring material/tissue interactions in vivo, NMI results ed. vol. 1. Der Andere Verlag Reutlingen, 2012])

Eine weitere Definition ist DIN EN ISO 10993-6 [DIN EN ISO 10993-6:2017-09: Biologische Beurteilung von Medizinprodukten – Teil 6: Prüfungen auf lokale Effekte nach Implantationen (ISO 10993-6:2016); Deutsche Fassung EN ISO

10993-6:2016] zu entnehmen: «*Biomaterial: Werkstoff, der als Schnittstelle mit biologischen Systemen vorgesehen ist, um ein beliebiges Gewebe, Organ oder die Funktion des Körpers zu bewerten, zu behandeln, zu vergrößern oder auszutauschen (Entnommen aus European Society Biomaterials Conference II)*»

Biomaterialien können in folgende Kategorien unterteilt werden [*Wintermantel, E., Ha, S. W.*: Medizintechnik Life Science Engineering, 5. Auflage ed. Springer, 2009, *Hench, L. L., Wilson, J.*: An introduction to bioceramics vol. 1. World Scientific Pub Co Inc, 1993]:

«***Bioinkompatibel/toxisch:***
Freisetzung von Substanzen in toxischen Konzentrationen oder von Antigenen, die Immunreaktionen hervorrufen und zu Allergien, chronischer Inflammation und Fremdkörperreaktionen, Nekrosen oder möglichen Abstoßungsreaktionen führen können.

Bioinert/Biostabil:
Geringe bis keine Freisetzung toxischer Substanzen, Auslösen einer nativen Inflammation und Fremdkörperreaktion. Zustand stabilisiert sich nach einigen Tagen bis Wochen, wenn Implantat mittels einer Gewebekapsel vom restlichen Gewebe und Organismus isoliert wurde.

Biodegradable/Abbaubar:
Gewebe ersetzt Implantatmaterial nach einer im Material chemisch eingestellten Verweildauer am Implantationsort. Material wird durch Abbauprozesse des Wirtsorganismus physikalisch und chemisch zersetzt. Abbauprodukte sind im Idealfall nicht toxisch und können vom Organismus mittels Stoffwechselprozesse abtransportiert werden.

Bioaktiv:
Gewebe bildet eine Bindung mit dem Implantat aus. Implantat heilt in das umliegende Gewebe ein [Hench, L. L., Polak, J. M.: Third-generation biomedical materials. Science. 2002 Feb 8; 295(5557):1014-7], Durch Verwendung von entsprechenden Stoffen (Pharmaka, Biomoleküle, etc.) kann Interaktion zwischen Gewebe und Implantat gesteuert werden»

Bioverträglichkeit

EN: *Biocompatibility*

FR: *Biocompatibilité*

{Biokompatibilität}

BKostV-MPG

EN: *Medical Devices Ordinance on Fees to be charged* (IÜ), *BKostV-MPG*

FR: (*Ordonnance fédérale de taxes concernant dispositifs médicaux*), *BKostV-MPG*

{Medizinprodukte-Gebührenverordnung}

BMG

EN: *Federal Ministry of Health, BMG*

FR: *Ministère fédéral de la santé, BMG*

{Bundesministerium für Gesundheit}

BOB

EN: *Higher federal authorities, BOB*

FR: *Autorités supérieures fédérales,* BOB

{Bundesoberbehörden}

Brustimplantate

EN: *Breast implants*

FR: *Implants mammaires*

Mit der RL 2003/12/EG erfolgt eine Neuklassifizierung von Brustimplantaten. Während bisher nach den Klassifizierungsregeln der MDD Brustimplantate als «*sonstiges*» Medizinprodukt in der Klasse IIb eingestuft wurden, erfolgt mit dieser RL eine Festlegung zur Einstufung in die Klasse III. Die Vorschriften dieser RL werden mit § 8 MPV in nationales Recht umgesetzt.

Mit dieser Änderung verfolgt die EU-Kommission das Ziel, bei Brustimplantaten ein höchstmögliches Sicherheitsniveau zu gewährleisten. Durch die Neu-Klassifizierung in die Klasse III wird vom Hersteller im Rahmen des vollständigen Qualitätssicherungssystems gemäß Abschnitt 4 des Anhangs II MDD eine Prüfung der Auslegungsdokumentation verlangt und von der Benannten Stelle eine entsprechende EG-Auslegungsprüfbescheinigung ausgestellt.

Bundesanzeiger

EN: *Federal Gazette*

FR: *Moniteur fédéral*

{Amtsblatt der Europäischen Union, Bundesgesetzblatt}

Der Bundesanzeiger wird vom Bundesminister der Justiz und Verbraucherschutz herausgegeben und erscheint beim Bundesanzeiger Verlag GmbH, Köln. Angaben und Informationen des Bundesgesundheitsministers und des BfArM werden im amtlichen Teil veröffentlicht bezüglich beispielsweise

- Harmonisierte Normen (vgl. Kap. B0101, § 3 Nr. 18 MPG),
- Monographien des Europäischen Arzneibuchs (vgl. Kap. B0101, § 3 Nr. 18 MPG),
- Gemeinsame Technische Spezifikationen (vgl. Kap. B0101, § 3 Nr. 19 MPG),
- Bekanntmachung der Ausnahmen zur Abgabe von In-vitro-Diagnostika des RKI (vgl. Kap. B0202, § 3 Abs. 5 MPAV),
- Bekanntmachung der Fundstelle der gemeinsamen Empfehlung der Kommission für Krankenhaushygiene und Infektionsprävention am RKI und des BfArM zu den Anforderungen an die Hygiene bei der Aufbereitung von Medizinprodukten (vgl. Kap. B0204, § 8 Abs. 2 MPBetreibV),
- Bekanntmachung der Erreichbarkeit der zuständigen Behörden außerhalb derüblichen Dienstzeiten (vgl. Kap. B0205, § 18 MPSV).

Bundesgesetzblatt

EN: *Federal Law Gazette*

FR: *Journal officiel de la République fédérale*

Das Bundesgesetzblatt wird vom Bundesminister der Justiz und Verbraucherschutz herausgegeben und erscheint beim Bundesanzeiger Verlag GmbH, Köln. Im Bundesgesetzblatt Teil I werden alle Rechtsvorschriften (Gesetze und nationale Verordnungen) veröffentlicht.

Der im Bundesgesetzblatt Teil I veröffentlichte Text einer Rechtsvorschrift – unter Berücksichtigung ggf. erfolgter Berichtigungen – ist verbindlich. Jede Rechtsvorschrift tritt frühestens einen Tag nach der Veröffentlichung im Bundesgesetzblatt Teil I in Kraft, es sei denn, dass die Rechtsvorschrift einen anderen Termin vorschreibt.

Ergänzend zu den Rechtsvorschriften werden im Bundesgesetzblatt Teil I u. a. noch veröffentlicht:

- Hinweise zu Rechtsvorschriften der Europäischen Union,
- Hinweise zu Verkündigungen im Bundesanzeiger,
- wichtige Entscheidungen des Bundesverfassungsgerichts,
- Hinweise auf das Bundesgesetzblatt Teil II.
- *«Das Bundesgesetzblatt Teil II enthält die völkerrechtlichen Übereinkünfte und Verträge, die zu ihrer Inkraftsetzung oder Durchsetzung erlassenen Rechtsvorschriften sowie damit zusammenhängende Bekanntmachungen und Rechtsvorschriften des Zolltarifwesens.»* [*www1.bgbl.de/produkte.html*]

Bundesinstitut für Arzneimittel und Medizinprodukte

EN: *Federal Institute for Drugs and Medical Devices, BfArM*

FR: (*Institut fédéral des médicaments et des dispositifs médicaux*), *BfArM*

{Befreiung von der Genehmigungspflicht, Genehmigung – klinische Prüfung von Medizinprodukten, Genehmigung Leistungsbewertungsprüfung von In-vitro-Diagnostika, Medizinprodukte-Beobachtungs- und -Meldesystem}

Das Bundesinstitut für Arzneimittel und Medizinprodukte (BfArM) ist eine selbstständige BOB im Geschäftsbereich des BMG.

Im § 32 MPG werden die Aufgaben und Zuständigkeiten des BfArM für Medizinprodukte festgelegt. Sie umfassen insbesondere:

1. die Aufgaben nach § 29 Abs. 1 und 3 MPG,
2. die Bewertung hinsichtlich der technischen und medizinischen Anforderungen und der Sicherheit von Medizinprodukten, es sei denn, dass das MPG anderes vorschreibt oder andere BOB zuständig sind,
3. Genehmigungen von klinischen Prüfungen und Leistungsbewertungsprüfungen nach den §§ 22a und 24 MPG,
4. Entscheidungen zur Abgrenzung und Klassifizierung von Medizinprodukten nach § 13 Abs. 2 und 3 MPG,
5. Sonderzulassungen nach § 11 Abs. 1 MPG und
6. die Beratung der zuständigen Behörden, der Verantwortlichen nach § 5 MPG, von Sponsoren und Benannten Stellen.

Meldungen von Vorkommnissen nach § 3 MPSV sind u. a. vom

- Hersteller,
- Verantwortlichen nach § 5 MPG,
- Betreiber und
- Anwender

zu richten an:

BfArM
Abteilung Medizinprodukte
Kurt-Georg-Kiesinger-Allee 3
53175 Bonn

Im Internet sind vom BfArM unter *www.bfarm.de* umfangreiche Informationen über Risiken mit Medizinprodukten aufgeführt – schwerpunktmäßig auf den Seiten:

- Maßnahmen von Herstellern,
- Empfehlungen des BfArM,
- Wissenschaftliche Aufarbeitung.

Bundesministerium für Gesundheit

EN: *Federal Ministry of Health, BMG*

FR: *Ministère fédéral de la santé, BMG*

«*Das Bundesministerium für Gesundheit ist für eine Vielzahl von Politikfeldern zuständig. Dabei konzentriert sich die Arbeit auf die Erarbeitung von Gesetzesentwürfen, Rechtsverordnungen und Verwaltungsvorschriften*» [*www.bmg.bund.de/ministerium/aufgaben-und-organisation.html*]

Auf der Webadresse des Bundesministeriums für Gesundheit (BMG – Stichwort «*Gesetze und Verordnungen*» sind u. a. folgende regulatorische Unterlagen zum Medizinprodukterecht aufzurufen [*www.bundesgesundheitsministerium.de/service/gesetze-und-verordnungen.html*]:

- Medizinproduktegesetz (MPG)
  Gesetz über Medizinprodukte (Medizinproduktegesetz)
  Der aktuell geltende Gesetzestext auf *www.gesetze-im-internet.de* Die englische Übersetzung des Medizinproduktegesetzes als Download The Act on Medical Devices
  - MPG-AendG
    Gesetz zur Änderung medizinprodukterechtlicher Vorschriften Gesetzestext im Bundesgesetzblatt (nicht druckfähig)
- Medizinprodukte-Gebührenverordnung (BKostV-MPG)
  Gebührenverordnung zum Medizinproduktegesetz und den zu seiner Ausführung ergangenen Rechtsverordnungen
  (Medizinprodukte-Gebührenverordnung)
  Verordnungstext auf *www.gesetze-im-internet.de*
  - Verordnung zur Änderung der Medizinprodukte-Gebührenverordnung
    Verordnungstext im Bundesgesetzblatt (nicht druckfähig)
    Verordnungstext im PDF-Format
    Begründung der Verordnung im PDF-Format
- Medizinprodukte-Abgabeverordnung (MPAV)
  Verordnung zur Abgabe von Medizinprodukten und zur Änderung medizinprodukterechtlicher Vorschriften
  Verordnungstext im Bundesgesetzblatt (nicht druckfähig)
- Medizinprodukte-Durchführungsvorschrift (MPGVwV)
  Allgemeine Verwaltungsvorschrift zur Durchführung des Medizinproduktegesetzes (Medizinprodukte-Durchführungsvorschrift)
  Text der Verwaltungsvorschrift als Download
- Medizinprodukte-Betreiberverordnung (MPBetreibV)
  Verordnung über das Errichten, Betreiben und Anwenden von Medizinprodukten (Medizinprodukte-Betreiberverordnung)
  Verordnungstext auf *www.gesetze-im-internet.de*

- Medizinprodukte-Sicherheitsplanverordnung (MPSV)
  Verordnung über die Erfassung, Bewertung und Abwehr von Risiken bei Medizinprodukten (Medizinprodukte-Sicherheitsplanverordnung)
  Verordnungstext auf *www.gesetze-im-internet.de*
- Medizinprodukte-Verordnung (MPV)
  Verordnung über Medizinprodukte (Medizinprodukte-Verordnung)
  Verordnungstext auf *www.gesetze-im-internet.de*
- MPKPV
  Verordnung über klinische Prüfungen von Medizinprodukten
  Verordnungstext auf *www.gesetze-im-internet.de*
- Bekanntmachung der Erreichbarkeit der zuständigen Behörden der Länder zur Meldung von Risiken aus Medizinprodukten außerhalb der Dienstzeit

Bundesoberbehörden

EN: *Higher federal authorities, BOB*

FR: *Autorités supérieures fédérales,* BOB

Bundesoberbehörden (BOB) sind Behörden, die einem Bundesministerium unmittelbar zugeordnet sind.

Bundesoberbehörden des BMG

EN: Higher federal authorities of the Federal Ministry of Health

FR: *Autorités supérieures fédérales du ministère fédéral de la santé*

{Bundesinstitut für Arzneimittel und Medizinprodukte (BfArM), Deutsches Institut für Medizinische Dokumentation und Information (DIMDI), Paul-Ehrlich-Institut (PEI), Physikalisch-Technische Bundesanstalt (PTB)}

Dem Geschäftsbereich des BMG sind u. a. folgende BOB zugeordnet:

- BfArM,
- PEI,
- DIMDI und
- Bundeszentrale für gesundheitliche Aufklärung (BZgA).

Dem Geschäftsbereich des BMWi ist die PTB als BOB zugeordnet.

Die Aufgaben und Zuständigkeiten der folgenden BOB im Medizinproduktebereich ergeben sich aus den §§ 32 und 33 MPG.

- BfArM (siehe Kap. B0101, § 32 Abs. 1 MPG),
- PEI (siehe Kap. B0101, § 32 Abs. 2 MPG),
- DIMDI (siehe Kap. B0101, § 33 Abs. 2 MPG),
- PTB (siehe Kap. B0101, § 32 Abs. 3 MPG).

C

CAPA

EN: *CAPA – Corrective Actions and Preventive Actions*

FR: *Actions correctives et actions préventives*

{Abweichung, Management Review, QM-System}

Das CAPA-Subsystem – CAPA zu Deutsch: „*Korrektur- und Vorbeugemaßnahmen*" – ist ein wesentlicher Teil eines heutigen QM-Systems. Liegt eine Abweichung (Nichterfüllung einer Anforderung) vor, so versteht man unter CAPA die nachweisbar systematische, prozessorientierte Vorgehensweise zur Bearbeitung der Abweichung. Sicherzustellen ist,

- das wiederholte Auftreten der Abweichung zu verhindern (Corrective Actions),
- durch Vorbeugemaßnahmen das Auftreten von Abweichungen zu verhindern (Preventive Actions).

Der CAPA-Prozess besteht aus verschiedenen miteinander verknüpften Elementen und Tätigkeiten und beinhaltet bis zu seinem Abschluss in der Regel das systematische Sammeln von Informationen zu der zu bearbeitenden Abweichung, das Erfassen, Analysieren und Bewerten der Ursachen, das Erarbeiten der durchzuführenden Maßnahmen unter Einsatz von Risikoanalyse- und -bewertungstechshy;niken und das Durchführen. Ein Kernelement ist das Verifizieren, dass die korrektiven und/oder präventiven Maßnahmen keine «*unerwünschte Wirkung*» haben [Kap. 8.5.2 und 8.5.3 in DIN EN ISO 13485 (08.2016): Medizinprodukte – Qualitätsmanagement-systeme – Anforderungen für regulatorische Zwecke (ISO 13485:2016); Deutsche Fassung EN ISO 13485:2016, Beuth Verlag, Berlin].

Basis für diese Vorgehensweise ist das jeweilige QM-System mit den beispielsweise in DIN EN ISO 13485 formulierten Anforderungen (In USA: FDA – CFR – Code of Federal Regulations Title 21 fordert u. a.: «*Each manufacturer shall establish and maintain procedures for implementing corrective and preventive action*»)

Wesentlich ist, dass das Management in den CAPA-Prozess eingebunden ist.

Mit anderen Worten: CAPA muss ein integraler Baustein der Management Bewertung (Management Review) sein.

Hinweis: Der Begriff CAPA legt die Vermutung nahe, dass jede korrektive Maßnahme eine präventive Maßnahme erfordert, was nicht notwendigerweise der Fall sein muss.

Hersteller haben unter Nutzung eines QM-Systems den Nachweis der Konformität mit allen zutreffenden regulatorischen Forderungen zu führen. Es ist nicht auszuschließen, dass bei der Herstellung und beim Betrieb von Medizinprodukten Abweichungen auftreten, die zu Ergebnissen außerhalb der Spezifikation führen.

Für den Umgang mit Abweichungen sind von einem Medizinproduktehersteller Arbeitsabläufe zu erstellen und zu dokumentieren, wie mit Abweichungen und möglichen Nichtkonformitäten umzugehen ist. Bei einer festgestellten Abweichung sind in Abhängigkeit von der Dringlichkeit Maßnahmen zur Wiederherstellung der Konformität zu treffen. Ist dies möglich, so sind diese Maßnahmen zur Beseitigung des Fehlers Korrekturen.

Es ist nicht auszuschließen, dass eine Abweichung mehrere Ursachen hat. Eine präventive Maßnahme hat zum Ziel, die Ursache(n) für eine mögliche Abweichung zu eliminieren. Präventive Maßnahmen sind dadurch gekennzeichnet, dass noch keine Abweichung/Nichtkonformität aufgetreten ist.

CE-Kennzeichnung

EN: *CE marking*

FR: *Marquage CE*

{CE-Kennzeichnung nach MPG, Fälschung CE-Kennzeichnung}

Artikel 2 Nr. 20 der Verordnung (EG) Nr. 765/2008 [Verordnung (EG) Nr. 765/2008 des Europäischen Parlaments und des Rates vom 9. Juli 2008 über die Vorschriften für die Akkreditierung und Marktüberwachung im Zusammenhang mit der Vermarktung von Produkten und zur Aufhebung der Verordnung (EWG) Nr. 339/93 des Rates (ABl. Nr. L 218 vom 13.08.2008, S. 30)]: «*Kennzeichnung, durch die der Hersteller erklärt, dass das Produkt den geltenden Anforderungen genügt, die in den Harmonisierungsrechtsvorschriften der Gemeinschaft über ihre Anbringung festgelegt sind*»

Aus der Bekanntmachung der Kommission [Blue Guide 2016 – „Leitfaden für die Umsetzung der Produktvorschriften der EU 2016 (‚Blue Guide‘)“, Europäische Kommission, *ec.europa.eu/DocsRoom/documents/18027*]: «*Mit der CE-Kennzeichnung wird die Konformität des Produkts mit allen anzuwendenden Rechtsvorschriften, in denen ihre Anbringung vorgesehen ist, bescheinigt. Die CE-Kennzeichnung wird auf Produkten angebracht, die im EWR und in der Türkei in Verkehr gebracht werden, unabhängig davon, ob sie im EWR, in der Türkei oder einem anderen Land hergestellt wurden*»

Artikel 2 Nr. 43 MDR / Artikel 2 Nr. 35 IVDR:
«*„CE-Konformitätskennzeichnung“ oder „CE-Kennzeichnung“ bezeichnet eine Kennzeichnung, durch die ein Hersteller angibt, dass ein Produkt den einschlägigen Anforderungen genügt, die in dieser Verordnung oder in anderen Rechtsvorschriften der Union über die Anbringung der betreffenden Kennzeichnung festgelegt sind*»

Anhang V MDR / Anhang V IVDR:

1. «*Die CE-Kennzeichnung besteht aus den Buchstaben „CE“ mit folgendem Schriftbild*:

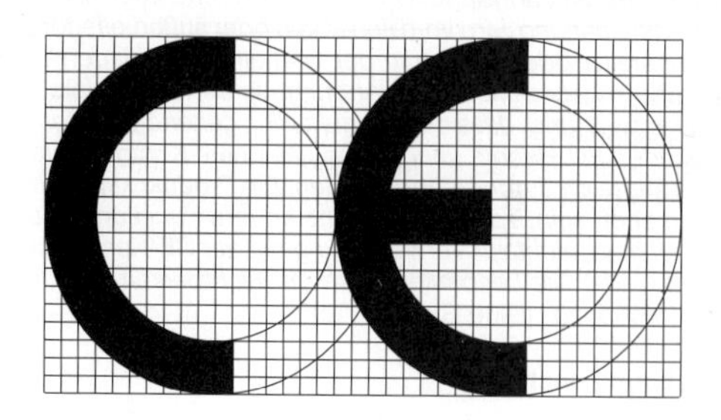

2. *Bei Verkleinerung oder Vergrößerung der CE-Kennzeichnung sind die sich aus dem oben abgebildeten Raster ergebenden Proportionen einzuhalten.*
3. *Die verschiedenen Bestandteile der CE-Kennzeichnung müssen etwa gleich hoch sein: die Mindesthöhe beträgt 5 mm. Von der Mindesthöhe kann bei kleinen Produkten abgewichen werden*»

Die CE-Kennzeichnung ist eine notwendige Voraussetzung für den freien Warenverkehr innerhalb des EWR. Sie ist somit in erster Linie eine Art „Verwaltungszeichen“ und erleichtert der zuständigen Behörde die Marktüberwachung und damit die nationale Anwendung der CE-Kennzeichnung [siehe *Berghaus, H.*: Das CE-Zeichen. 3th Annual Global Medical Device Conference, Nizza 1992, *Böckmann, R.-D.*: CE-Kennzeichnung – na und? mt-Medizintechnik 115 (1995), Nr. 5, S. 164].

Darüber hinaus ist mit der CE-Kennzeichnung aber auch die Information an den Betreiber und Anwender verbunden, dass alle zutreffenden Schutzziele aller für das Medizinprodukt und alle zu berücksichtigenden regulatorischen Forderungen erfüllt sind [*Böckmann, R.-D.*: CE-Kennzeichnung – das neue Sicherheitszeichen? – Der CE-Kennzeichnung gehört die Zukunft! Oder? mt-Medizintechnik 114 (1994), Nr. 3, S. 84, *Lange, D.*: EG-Zeichen (CE). In: Schorn, G. (Hrsg.): Aktive implantierbare Medizinprodukte – Texte mit Einführung. Wissenschaftliche Verlagsgesellschaft mbH, Stuttgart 1993].

Die CE-Kennzeichnung ist kein Normenkonformitätszeichen [siehe *Berghaus*]. Zusätzliche Kennzeichnungen sind nur dann zulässig (vgl. Kap. B0101, § 9 MPG), wenn sie

- die Sichtbarkeit und Lesbarkeit der CE-Kennzeichnung nicht beeinträchtigen oder
- Dritte nicht bezüglich der Bedeutung oder der grafischen Gestaltung «*in die Irre zu führen*» [siehe *Lange*].
- «*Die CE-Kennzeichnung wird vom (innerhalb oder außerhalb der EU niedergelassenen Hersteller oder seinem in der Gemeinschaft niedergelassenen Bevollmächtigten angebracht. Mit der Anbringung erklärt der Hersteller auf seine alleinige Verantwortung, dass das Produkt allen geltenden Anforderungen des anzuwendenden EU-Rechts genügt und geeignete Konformitätsbewertungsverfahren erfolgreich durchgeführt wurden. Ein Produkt kann mit zusätzlichen Zeichen versehen sein, sofern diese eine andere Funktion als die CE-Kennzeichnung erfüllen, nicht zur Verwechslung mit der CE-Kennzeichnung führen können und weder die Lesbarkeit noch die Sichtbarkeit der CE-Kennzeichnung beeinträchtigen*» [Blue Guide 2016]

CE-Kennzeichnung nach MPG

EN: *CE marking according to the Medical Devices Act, MPG*

FR: *Marquage CE selon la loi suries dispositifs médicaux, MPG*

{CE-Kennzeichnung, Fälschung CE-Kennzeichnung}

§ 9 MPG:
«*(1) Die CE-Kennzeichnung ist für aktive implantierbare Medizinprodukte gemäß Anhang 9 der Richtlinie 90/385/EWG, für In-vitro-Diagnostika gemäß Anhang X der Richtlinie 98/79/EG und für die sonstigen Medizinprodukte gemäß Anhang XII der Richtlinie 93/42/EWG zu verwenden. Zeichen oder Aufschriften, die geeignet sind, Dritte bezüglich der Bedeutung oder der graphischen Gestaltung der CE-Kennzeichnung in die Irre zu leiten, dürfen nicht angebracht werden. Alle sonstigen Zeichen dürfen auf dem Medizinprodukt, der Verpackung oder der Gebrauchsanweisung des Medizinprodukts angebracht werden, sofern sie die Sichtbarkeit und Lesbarkeit der CE-Kennzeichnung nicht beeinträchtigen.*

(2) Die CE-Kennzeichnung muss von der Person angebracht werden, die in den Vorschriften zu den Konformitätsbewertungsverfahren gemäß der Rechtsverordnung nach § 37 Abs. 1 dazu bestimmt ist.

(3) Die CE-Kennzeichnung nach Abs. 1 Satz 1 muss deutlich sichtbar, gut lesbar und dauerhaft auf dem Medizinprodukt und, falls vorhanden, auf der Handelspackung sowie auf der Gebrauchsanweisung angebracht werden. Auf dem Medizinprodukt muss die CE-Kennzeichnung nicht angebracht werden, wenn es zu klein ist, seine Beschaffenheit dies nicht zulässt oder es nicht zweckmäßig ist. Der CE-Kennzeichnung muss die Kennnummer der Benannten Stelle hinzugefügt werden, die an der Durchführung des Konformitätsbewertungsverfahrens nach den Anhängen 2, 4 und 5 der RL 90/385/EWG, den Anhängen II, IV, V und VI der RL 93/42/EWG sowie den Anhängen III, IV, VI und VII der RL 98/79/EG beteiligt

war, das zur Berechtigung zur Anbringung der CE-Kennzeichnung geführt hat. Bei Medizinprodukten, die eine CE-Kennzeichnung tragen müssen und in sterilem Zustand in den Verkehr gebracht werden, muss die CE-Kennzeichnung auf der Steril-Verpackung und gegebenenfalls auf der Handelspackung angebracht sein. Ist für ein Medizinprodukt ein Konformitätsbewertungsverfahren vorgeschrieben, das nicht von einer Benannten Stelle durchgeführt werden muss, darf der CE-Kennzeichnung keine Kennnummer einer Benannten Stelle hinzugefügt werden»

Die CE-Kennzeichnung nach dem MPG bestätigt die „subjektive" Eignung des Medizinprodukts im Sinne der Einhaltung der vom Hersteller festgelegten Zweckbestimmung. Sie bringt zum Ausdruck, dass der Verantwortliche für das erstmalige Inverkehrbringen

- den Nachweis der Einhaltung der Grundlegenden Anforderungen erbracht hat,
- bei Medizinprodukten der MDD eine klinische Bewertung durchgeführt hat und
- ein für das Produkt vorgeschriebenes Konformitätsbewertungsverfahren erfolgreich abgeschlossen hat.

Grundsätzlich ist davon auszugehen, dass die CE-Kennzeichnung nach MPG nur angebracht werden darf, wenn das Medizinprodukt den Anforderungen aller zutreffenden europäischen RL und europäischen Verordnungen entspricht, denen das Produkt unterliegt.

Hinzuweisen ist, dass Medizinprodukte vom Geltungsbereich der Maschinenrichtlinie 2006/42/EG [Richtlinie 2006/42/EG des Europäischen Parlaments und des Rates vom 17. Mai 2006 über Maschinen und zur Änderung der Richtlinie 95/16/EG (Neufassung) (ABl. Nr. L 157 vom 09.06.2006, S. 24)] nicht mehr ausgenommen sind (Artikel 1 Abs. 2 RL 2006/42/EG). Somit müssen Medizinprodukte der MDD sowie aktive implantierbare medizinische Geräte der AIMDD, die der Definition „*Maschine*" im Artikel 2 lit a) der RL 2006/42/EG entsprechen, auch den zutreffenden grundlegenden Gesundheits- und Sicherheitsanforderungen der Maschinenrichtlinie 2006/42/EG entsprechen, sofern diese grundlegenden Gesundheits- und Sicherheitsanforderungen spezifischer sind als die Grundlegenden Anforderungen in Anhang I MDD oder Anhang 1 AIMDD. Artikel 3 der RL 2006/42/EG ist zu beachten.

Der Hersteller muss danach für sein spezielles Produkt im Einzelfall prüfen, ob die von seinem Medizinprodukt ausgehenden Gefährdungen ganz oder teilweise von anderen europäischen RL und europäischen Verordnungen genauer erfasst werden. Die Anforderungen des EMV-Gesetzes sind nicht zusätzlich zu berücksichtigen, da die Grundlegenden Anforderungen nach Anhang I MDD den Nachweis der elektromagnetischen Verträglichkeit beinhalten (Anhang I Nr. 9.2 MDD).

Im Normalfall wird die CE-Kennzeichnung unter der Verantwortung des Herstellers oder seines in der EU niedergelassenen Bevollmächtigten angebracht. Dieses gilt auch dann, wenn in das Konformitätsbewertungsverfahren eine unabhängige dritte Stelle eingeschaltet ist.

Im MPG ist festgelegt, dass die CE-Kennzeichnung (im Normalfall) auf dem Medizinprodukt und auf der Gebrauchsanweisung angebracht werden muss. Ist zu dem Medizinprodukt eine Handelsverpackung vorhanden, so ist auch diese mit der CE-Kennzeichnung zu versehen.

CE-Konformitätskennzeichnung

EN: *CE marking of conformity*

FR: *Marquage de conformité CE*

{CE-Kennzeichnung}

CEN

EN: *European Committee for Standardization CEN*

FR: *Comité européen de normalisation CEN*

{CENELEC, DIN, ETSI}

CEN – das Europäische Komitee für Normung – ist eine Europäische Normungsorganisation, die Europäische Normen zusammen mit ihren Schwesterorganisationen CENELEC – dem Europäischen Komitee für elektrotechnische Normung – und ETSI – dem Europäischen Institut für Telekommunikationsnormen (European Telecommunications Standards Institute) – erarbeitet. Die drei Normungsorganisationen bilden die sogenannten European Standards Organisations (ESOs), die offiziell von der Europäischen Kommission anerkannt sind. Sie agieren als europäische Plattform zur Erarbeitung von Europäischen Normen.

Das Europäische Komitee für Normung (CEN) ist eine aus 34 nationalen in Europa ansässigen Normungsorganisationen bestehende private, nicht gewinnorientierte Organisation. Die nationalen Normungsorganisationen vertreten ihr Land bei CEN.

Anmerkung: Die Türkei ist in CEN vertreten; Serbien ist 2017 hinzugekommen.

Die Steuerung der CEN-Normungsaktivitäten erfolgt durch das «*CEN Technical Board (TB)*», das sicherzustellen hat, dass das festgelegte Normenprogramm abgearbeitet wird. Normen werden von Technischen Komitees (TC) erarbeitet. Die eigentliche Normenarbeit erfolgt in der Regel in Arbeitsgruppen (WG).

Medizinproduktegruppen sind beispielsweise in folgenden Technischen Komitees zusammengefasst:

CEN/TC 55	Zahnheilkunde;
CEN TC 102	Sterilisatoren für medizinische Zwecke;
CEN TC 123	Laser und Photonik,
CEN TC 140	In-vitro-Diagnostik,
CEN TC 170	Augenoptik,
CEN TC 204	Sterilisation von Medizinprodukten;
CEN TC 205	Nichtaktive Medizinprodukte;
CEN TC 206	Biologische Beurteilung von Medizinprodukten;
CEN TC 215	Beatmungs- und Anästhesiegeräte;
CEN TC 216	Chemische Desinfektionsmittel und Antiseptika;
CEN TC 239	Rettungssysteme;
CEN TC 251	Medizinische Informatik;
CEN TC 258	Klinische Untersuchung von medizinischen Geräten;
CEN TC 285	Nichtaktive chirurgische Implantate;
CEN TC 293	Technische Hilfen für Menschen mit Behinderungen;
CEN TC 316	Produkte für die Medizin, hergestellt unter Verwendung von Zellen, Geweben und/oder deren Derivate;
CEN TC 362	Projekt-Komitee – Qualitätsmanagementsysteme im Gesundheitswesen;
CEN/CLC/TC 3	Qualitätsmanagement und entsprechende allgemeine Aspekte für Medizinprodukte.

CENELEC

EN: *European Committee for Electrotechnical Standardization CENELEC*

FR: *Comité européen de normalisation pour l'électrotechnique CENELEC*

{CEN, DKE, ETSI}

CENELEC – das Europäische Komitee für elektrotechnische Normung – ist eine Europäische Normungsorganisation, die Europäische Normen zusammen mit ihren Schwesterorganisationen CEN – dem Europäischen Komitee für Normung – und ETSI – dem Europäischen Institut für Telekommunikationsnormen (European Telecommunications Standards Institute) – erarbeitet. Die drei Normungsorganisationen bilden die sogenannten European Standards Organizations (ESOs), die offiziell von der Europäischen Kommission anerkannt sind. Sie agieren als europäische Plattform zur Erarbeitung von Europäischen Normen.

Das Europäische Komitee für elektrotechnische Normung (CENELEC) ist eine aus 34 nationalen in Europa ansässigen Normungsorganisationen bestehende private, nicht gewinnorientierte Organisation. Die nationalen Normungsorganisationen vertreten CENELEC in ihrem Land. Hauptaufgabe ist die Umsetzung von IEC (International Electrotechnical Commission) -Normungsergebnissen in Europäische Normen.

Die Steuerung der CENELEC-Normenaktivitäten erfolgt durch das «*CENELEC Technical Board (TB)*», das sicherzustellen hat, dass das festgelegte Normenprogramm abgearbeitet wird. Normen werden von Technischen Komitees (TC) vorbereitet. Die eigentliche Normenarbeit erfolgt in der Regel in Arbeitsgruppen (WG).

Medizinische Geräte bilden ein Segment der Medizinprodukte, die in Europa von den Medizinprodukte-Richtlinien reguliert werden. Die meisten medizinischen Geräte werden mit nicht menschlicher Energie betrieben, meist mit elektrischem Strom. Diese Art von Geräten werden «Medizinische elektrische Geräte» genannt. Es existiert eine große Bandbreite von medizinischen elektrischen Geräten: von dem Linearbeschleuniger in der Strahlentherapie, über Ultraschallgeräte zur Diagnose oder Therapie bis hin zu elektrischen Rollstühlen und batteriebetriebenen Geräten wie Blutdruckmessgeräte.

Praktisch alle Europäischen Normen für medizinische elektrische Geräte werden auf internationaler Ebene zusammen mit IEC (International Electrotechnical Commission) und zum Teil auch mit ISO (International Organisation for Standardisation) erarbeitet und dann als Europäische Normen von CENELEC bzw. CEN übernommen, meist ohne Anpassungen.

IEC/TC 62 «*Electrical equipment in medical practice*» ist das Internationale Komitee, von dem eine Vielzahl von Normen für medizinische elektrische Geräte erarbeitet werden, vor allem im Hinblick auf Sicherheit und wesentliche Leistungsmerkmale. Dies ist von besonderer Bedeutung, da die meisten der regulatorischen Anforderungen speziell hierauf abzielen. Innerhalb der IEC sind die Normen der 60601-Familie die Schlüsselnormen für medizinische elektrische Geräte. Diese Normenfamilie besteht aus

- einer «Basisnorm» 60601-1 mit allgemeinen Festlegungen für die Sicherheit einschließlich der wesentlichen Leistungsmerkmale,
- ca. 10 «Ergänzungsnormen» 60601-1-x, mit allgemeinen Festlegungen für die Sicherheit und die wesentlichen Leistungsmerkmale für eine Untergruppe von

medizinischen elektrischen Geräten oder eine bestimmte Eigenschaft dieser Geräte,
- knapp 70 «Besondere Festlegungen» 60601-2-x bzw. 80601-2-x für ein spezielles medizinisches elektrisches Gerät bzw. System.

Im Jahr 2009 wurde eine Änderung in der Benummerung der Normenfamilie vorgenommen. Bei denjenigen Normen – im Wesentlichen bei denjenigen Normen «Besondere Festlegungen –, die gemeinsam von ISO und IEC erarbeitet werden, beginnt die Nummerierung mit 80 (80601).

Im Folgenden werden neben der «Basisnorm» einige Beispiele von «Ergänzungsnormen» und Normen mit «Besonderen Festlegungen» genannt, die in der Bundesrepublik Deutschland von Beuth Verlag GmbH und VDE-Verlag GmbH herausgegeben werden:

Basisnorm

- DIN EN 60601-1:2013-12; VDE 0750-1:2013-12: Medizinische elektrische Geräte – Teil 1: Allgemeine Festlegungen für die Sicherheit einschließlich der wesentlichen Leistungsmerkmale (IEC 60601-1:2005 + Cor. :2006 + Cor. :2007 +A1:2012); Deutsche Fassung EN 60601-1:2006 + Cor. :2010 + A1:2013

Ergänzungsnormen

- DIN EN 60601-1-1:2002-08; VDE 0750-1-1:2002-08: Medizinische elektrische Geräte – Teil 1-1: Allgemeine Festlegungen für die Sicherheit; Ergänzungsnorm: Festlegungen für die Sicherheit von medizinischen elektrischen Systemen (IEC 60601-1-1:2000); Deutsche Fassung EN 60601-1-1:2001
- DIN EN 60601-1-6:2016-02; VDE 0750-1-6:2016-02: Medizinische elektrische Geräte – Teil 1-6: Allgemeine Festlegungen für die Sicherheit einschließlich der wesentlichen Leistungsmerkmale; Ergänzungsnorm: Gebrauchstauglichkeit (IEC 60601-1-6:2010 +A1:2013); Deutsche Fassung EN 60601-1-6:2010 + A1:2015
- DIN EN 60601-1-8:2014-04; VDE 0750-1-8:2014-04: Medizinische elektrische Geräte – Teil 1-8: Allgemeine Festlegungen für die Sicherheit einschließlich der wesentlichen Leistungsmerkmale; Ergänzungsnorm: Alarmsysteme – Allgemeine Festlegungen, Prüfungen und Richtlinien für Alarmsysteme in medizinischen elektrischen Geräten und in medizinischen elektrischen Systemen (IEC 60601-1-8:2006 + A1:2012); Deutsche Fassung EN 60601-1-8:2007 + Cor.:2010+A1:2013
- DIN EN 60601-1-9:2014-05; VDE 0750-1-9:2014-05: Medizinische elektrische Geräte – Teil 1-9: Allgemeine Festlegungen für die Sicherheit einschließlich der wesentlichen Leistungsmerkmale; Ergänzungsnorm: Anforderungen zur Reduzierung von Umweltauswirkungen (IEC 60601-1-9:2007 + A1:2013); Deutsche Fassung EN 60601-1-9:2008 +A1:2013

- DIN EN 60601-1-10:2016-04, VDE 0750-1-10:2016-04: Medizinische elektrische Geräte – Teil 1-10: Allgemeine Festlegungen für die Sicherheit einschließlich der wesentlichen Leistungsmerkmale – Ergänzungsnorm: Anforderungen an die Entwicklung von physiologischen geschlossenen Regelkreisen (IEC 60601-1-10:2007 +A1:2013); Deutsche Fassung EN 60601-1-10:2008 +A1:2015
- DIN EN 60601-1-12:2016-01, VDE 0750-1-12:2016-01: Medizinische elektrische Geräte – Teil 1-12: Allgemeine Festlegungen für die Sicherheit einschließlich der wesentlichen Leistungsmerkmale – Ergänzungsnorm: Anforderungen an medizinische elektrische Geräte und medizinische elektrische Systeme in der Umgebung für den Notfalleinsatz (IEC 60601-1-12:2014); Deutsche Fassung EN 60601-1-12:2015
- DIN EN 60601-1-11:2016-04; VDE 0750-1-11:2016-04: Medizinische elektrische Geräte – Teil 1-11: Besondere Festlegungen für die Sicherheit einschließlich der wesentlichen Leistungsmerkmale; Ergänzungsnorm: Anforderungen an medizinische elektrische Geräte und medizinische elektrische Systeme für die medizinische Versorgung in häuslicher Umgebung (IEC 60601-1-11:2015); Deutsche Fassung EN 60601-1-11:2015

Normen «Besondere Festlegungen»

- DIN EN 60601-2-2:2010-01; VDE 0750-2-2:2010-01: Medizinische elektrische Geräte – Teil 2-2: Besondere Festlegungen für die Sicherheit einschließlich der wesentlichen Leistungsmerkmale von Hochfrequenz-Chirurgiegeräten und HF-chirurgischem Zubehör (IEC 60601-2-2:2009); Deutsche Fassung EN 60601-2-2:2009
- DIN EN 60601-2-4:2012-05; VDE 0750-2-4:2012-05: Medizinische elektrische Geräte – Teil 2-4: Besondere Festlegungen für die Sicherheit einschließlich der wesentlichen Leistungsmerkmale von Defibrillatoren (IEC 60601-2-4:2010); Deutsche Fassung EN 60601-2-4:2011
- DIN EN 60601-2-16:2016-02; VDE 0750-2-16:2016-02: Medizinische elektrische Geräte – Teil 2-16: Besondere Festlegungen für die Sicherheit und die wesentlichen Leistungsmerkmale von Hämodialyse-, Hämodiafiltrations- und Hämofiltrationsgeräten (IEC 60601-2-16:2012); Deutsche Fassung EN 60601-2-16:2015
- DIN EN 60601-2-19: 2017-09; VDE 0750-2-19:2017-09 Abschnitt 1.01 VDE 0750-2-19:2017-09 Abschnitt 1.02 Medizinische elektrische Geräte – Teil 2-19: Besondere Festlegungen für die Sicherheit einschließlich der wesentlichen Leistungsmerkmale von Säuglingsinkubatoren (IEC 60601-2-19:2009 + Cor.:2012 + A1:2016); Deutsche Fassung EN 60601-2-19:2009 + A11:2011 + A1:2016
- DIN EN 60601-2-24:2016-04; VDE 0750-2-24:2016-04: Medizinische elektrische Geräte – Teil 2-24: Besondere Festlegungen für die Sicherheit einschließ-

lich der wesentlichen Leistungsmerkmale von Infusionspumpen und Infusionsreglern (IEC 60601-2-24:2012); Deutsche Fassung EN 60601-2-24:2015
- DIN EN 60601-2-52: 2016-04; VDE 0750-2-52:2016-04 Abschnitt 1.03 VDE 0750-2-52:2016-04 Abschnitt 1.04 Medizinische elektrische Geräte – Teil 2-52: Besondere Festlegungen für die Sicherheit einschließlich der wesentlichen Leistungsmerkmale von medizinischen Betten (IEC 60601-2-52:2009 + Cor.:2010 + A1:2015); Deutsche Fassung EN 60601-2-52:2010 + AC:2011 + A1:2015
- DIN EN ISO 80601-2-12:2012-02; VDE 0750-2-12:2012-02: Medizinische elektrische Geräte – Teil 2-12: Besondere Festlegungen für die Sicherheit einschließlich der wesentlichen Leistungsmerkmale von Beatmungsgeräten für die Intensivpflege (ISO/IEC 80601-2-12:2011 + Cor. :2011); Deutsche Fassung EN ISO 80601-2-12:2011 + AC:2011
- DIN EN ISO 80601-2-13 VDE 0750-2-13:2013-03: Medizinische elektrische Geräte – Teil 2-13: Besondere Festlegungen für die Sicherheit einschließlich der wesentlichen Leistungsmerkmale für Anästhesie-Arbeitsplätzen ((ISO 80601-2-13:2011); Deutsche Fassung EN ISO 80601-2-13:2012)
- DIN EN 80601-2-58:2015-11; VDE 0750-2-58:2015-11: Medizinische elektrische Geräte – Teil 2-58: Besondere Festlegungen für die Sicherheit einschließlich der wesentlichen Leistungsmerkmale für Geräte zur Linsenentfernung und Geräte zur Glaskörperentfernung in der Augenchirurgie (IEC 80601-2-58:2014); Deutsche Fassung EN 80601-2-58:2015

Charge

EN: *Lot*

FR: *Lot*

Im Medizinprodukterecht gibt es keine spezielle Definition des Begriffs «*Charge*». In der Literatur werden die Begriffe «*Charge*», «*Los*», «*Lot*», «*Batch*» synonym verwendet. Dem Dokument der ZLG 3.1 A1 [EK-Med Antworten und Beschlüsse: Definition *Charge* im Zusammenhang mit der Überprüfung der hergestellten Produkte (3.1 A 1 – Juli 2007)] ist folgende Definition zu entnehmen:

«Eine Charge ist die
- *jeweils in einem Arbeitsgang*
- *oder in einem bestimmten Teil eines fortlaufenden Prozesses*
- *unter Verwendung derselben Ausgangsmaterialien und*
- *unter denselben Bedingungen hergestellte*
- *bestimmte Menge von Material,*
- *für die eine einheitliche Beschaffenheit und Qualität innerhalb vorgegebener Grenzen beabsichtigt ist und*
- *die als homogen angesehen werden kann»*

MEDDEV 2.5/6 Rev. 1 formuliert zusätzlich: «*For IVD's the following complementary definition shall apply: Mixtures of substances such as reagents aliquoted from the same bulk mixture are considered homogeneous if the mixing and aliquoting processes are validated*»

Chirurgisch-invasive Anwendung

EN: *Surgically invasive application*

FR: *Application invasive de type chirurgical*

{Anwendungsort, Invasive Anwendung}

Bei der chirurgisch invasiven Anwendung dringt ein Medizinprodukt durch die Körperoberfläche in den Körper ein. Dabei kann die Körperöffnung

- durch einen chirurgischen Eingriff speziell für die Anwendung des Medizinprodukts hergestellt worden sein (z. B. unblutige Messung des Drucks in einem Blutgefäß),
- durch einen chirurgischen Eingriff hergestellt worden sein, durch die dann u. a. auch das Medizinprodukt in den Körper eingebracht wird (z. B. Anwendung einer Pumpe zur Absaugung von Körperflüssigkeiten im Operationsgebiet),
- durch das Medizinprodukt hergestellt werden – d. h. ohne einen eigentlichen chirurgischen Eingriff – (z. B. Punktion mit einer Kanüle, Herzkatheter).

Chirurgisch-invasives Medizinprodukt

EN: *Surgically invasive medical device*

FR: *Dispositif médical invasif de type chirurgical*

{Chirurgisch-invasive Anwendung}

Anhang IX, Abschnitt I, Nr. 1.2 MDD:
«*Invasives Medizinprodukt, das mittels eines chirurgischen Eingriffs oder im Zusammenhang damit durch die Körperoberfläche in den Körper eindringt. Produkte, die vom vorstehenden Unterabsatz nicht erfasst werden und die anders als durch hergestellte Körperöffnungen in den Körper eindringen, werden im Sinne dieser Richtlinie als chirurgisch-invasive Produkte behandelt*»

Chirurgisch invasive Medizinprodukte sind beispielsweise Elektroden für externe Herzschrittmacher, Herzkatheter, Katheter zur invasiven Blutdruckmessung, Spritzenkanülen, alle chirurgischen Instrumente.

Compliance

EN: *Compliance*

FR: *Conformité*

«*Der Begriff „Compliance" beschreibt die Einhaltung von Gesetzen, Verordnungen, Anweisungen und Richtlinien (Regeltreue)*» [Aktionsbündnis Patientensicherheit (Hrsg).: Patientensicherheit durch Prävention medizinproduktassoziierter Risiken – Für Anwender, Betreiber und Gesetzgeber – Teil 1: Aktive Medizinprodukte, insbesondere medizin-technische Geräte in Krankenhäusern. Berlin, Juni 2014].

Der Begriff „*Compliance*" beschreibt ebenfalls die Einhaltung von europäischen RL und Verordnungen.

D

DAkkS

EN: *German Accreditation Body, DAkkS*

FR: *Service d'accréditation allemand, DAkkS*

{Deutsche Akkreditierungsstelle}

Dauer

EN: *Duration*

FR: *Durée*

{Anwendungsdauer}

Derivat

EN: *Derivative*

FR: *Dérivé*

Artikel 2 Nr. 17 MDR:
«*„Derivat" bezeichnet eine „nicht-zelluläre Substanz", die mittels eines Herstellungsprozesses aus Gewebe oder Zellen menschlichen oder tierischen Ursprungs gewonnen wird. Die für die Herstellung des Produkts letztendlich verwendete Substanz enthält in diesem Fall keine Zellen und kein Gewebe*»

Desinfektion

EN: *Disinfection*

FR: *Désinfection*

„Bei der Desinfektion werden krankmachende Mikroorganismen bis auf die hitzestabilen Dauerformen abgetötet oder inaktiviert, so dass sie keine Infektionskrankheiten mehr verursachen können" [EK-Med Antworten und Beschlüsse: Aufbereitung von Medizinprodukten (3.16 A 2 – Mai 2008)]

Bei einer Desinfektion erfolgt eine Keimreduktion um einen Faktor von mindestens 10^{-5}, d. h. von ursprünglich 100.000 vermehrungsfähigen Keimen „überlebt" nicht mehr als ein Einziger.

Desinfektionsmittel für Medizinprodukte

EN: *Disinfectant for medical devices*

FR: *Désinfectant utilisé dans le domaine des dispositifs médicaux*

Desinfektionsmittel fallen dann als Zubehör zu einem Medizinprodukt unter den Anwendungsbereich des MPG, wenn sie entsprechend den Angaben des Herstellers eines Medizinprodukts zur bestimmungsgemäßen Verwendung des Medizinprodukts erforderlich sind oder wenn sie in Übereinstimmung mit der Zweckbestimmung des Medizinprodukts zur Anwendung kommen bzw. die Verfügbarkeit des Medizinprodukts erst ermöglichen – z. B. Pflegemittel für Kontaktlinsen, Spezialdesinfektionsmittel für Endoskope.

Universell einsetzbare Desinfektionsmittel, die nicht ausdrücklich für die Desinfektion von Medizinprodukten bestimmt sind, fallen nicht unter das MPG. Sie unterliegen als Chemikalien oder Biozid-Produkte dem Chemikalienrecht.

Deutsche Akkreditierungsstelle (DAkkS)

EN: *German Accreditation Body, DAkkS*

FR: *Service d'accréditation allemand, DAkkS*

Die DAkkS ist die nationale Akkreditierungsstelle der Bundesrepublik Deutschland. Sie handelt nach der Verordnung (EG) Nr. 765/2008 [Verordnung (EG) Nr. 765/2008 des Europäischen Parlaments und des Rates vom 9. Juli 2008 über die Vorschriften für die Akkreditierung und Marktüberwachung im Zusammenhang mit der Vermarktung von Produkten und zur Aufhebung der Verordnung (EWG) Nr. 339/93 des Rates (ABl. Nr. L 218 vom 13.08.2008, S. 30)] und dem Akkreditierungsstellengesetz (AkkStelleG) öffentlichen Interesse als alleiniger Dienstleister für Akkreditierung in Deutschland.

Die DAkkS arbeitet nicht gewinnorientiert. Gesellschafter der GmbH sind zu jeweils einem Drittel die Bundesrepublik Deutschland, die Bundesländer (Bayern, Hamburg und Nordrhein-Westfalen) und die durch den Bundesverband der Deutschen Industrie e. V. (BDI) vertretene Wirtschaft.

Um ihre hoheitlichen Akkreditierungsaufgaben ausfüllen zu können, wurde die DAkkS vom Bund beliehen. Als beliehene Stelle untersteht die DAkkS der Aufsicht des Bundes. Die Federführung der Dienstaufsicht obliegt dem BMWi. Bei ihrer hoheitlichen Akkreditierungstätigkeit wendet die DAkkS das deutsche Verwaltungsrecht an.

Die Akkreditierung von Konformitätsbewertungsstellen (Laboratorien, Inspektions- und Zertifizierungsstellen) ist der gesetzliche Auftrag der DAkkS. Die Aufsicht ist so ausgestaltet, dass Unabhängigkeit und Unparteilichkeit bei Akkreditierungsentscheidungen gewahrt bleiben.

Die DAkkS nimmt seit dem 1. Januar 2010 die Aufgaben als nationale Akkreditierungsstelle wahr, Der Hauptsitz der DAkkS ist seit der Gründung im Jahr 2009 in Berlin. Weitere Standorte der Gesellschaft befinden sich in Frankfurt am Main und in Braunschweig.

Deutsches Institut für Medizinische Dokumentation und Information

EN: *German Institute of Medical Documentation and Information, DIMDI*

FR: *Institut allemand pour la documentation et pour l'information médicale, DIMDI*

{DIMDI-Verordnung (DIMDIV)}

Das Deutsche Institut für Medizinische Dokumentation und Information (DIMDI), mit Sitz in Köln, gehört als BOB zum Geschäftsbereich des BMG. Informationen zum und vom DIMDI sind im Internet unter *www.dimdi.de* zu finden.

«Die Europäische Kommission verpflichtet die EU-Mitgliedsstaaten, die Datenbank Eudamed seit 1. Mai 2011 zu nutzen (Beschluss vom 19. April 2010). Damit werden die bisher auf einzelstaatlicher Ebene erhobenen Daten zentral zusammengeführt, die gemäß den Richtlinien 90/385/ EWG, 93/42/EWG und 98/79/EG erforderlich sind:

- *Anzeigen zu Herstellern, Bevollmächtigten und Produkten;*
- *Angaben im Zusammenhang mit Bescheinigungen (ausgestellt, verlängert, geändert, ergänzt, ausgesetzt, zurückgezogen oder verweigert);*
- *Angaben gemäß Beobachtungs- und Meldeverfahren;*
- *Informationen zu klinischen Prüfungen.*

Der rasche Zugriff der zuständigen Behörden auf diese Informationen soll die Marktüberwachung verbessern.

Eudamed besteht als sicheres Web-Portal für den Informationsaustausch zwischen den einzelstaatlichen Behörden. Sie können hier Daten eingeben sowie recherchieren. Hersteller, Benannte Stellen oder die Öffentlichkeit haben keinen Zugriff» [*www.dimdi.de/dynamic/de/medizinprodukte/europaeischer-markt/*]

In § 33 Abs. 2 MPG werden die Aufgaben und Zuständigkeiten des DIMDI für Medizinprodukte festgelegt. Sie umfassen insbesondere:

- die zentrale Verarbeitung und Nutzung von Informationen zum Verantwortlichen für das erstmalige Inverkehrbringen von Medizinprodukten und zu Betrieben und Einrichtungen, die Medizinprodukte ausschließlich für andere hygienisch aufbereiten (vgl. Kap. B0101, § 33 Abs. 2 Nr. 1 MPG);
- die zentrale Verarbeitung und Nutzung von Informationen zum Verantwortlichen für das erstmalige Inverkehrbringen von In-vitro-Diagnostika und Angaben zu den In-vitro-Diagnostika gemäß § 25 Abs. 3 Nr. 1 bis 3 MPG (vgl. Kap. B0101, § 33 Abs. 2 Nr. 1 MPG);
- Unterrichtung der Europäischen Kommission und die anderen Vertragsstaaten des Abkommens über den EWR über Anzeigen zum Verantwortlichen für das erstmalige Inverkehrbringen und Informationen zu den In-vitro-Diagnostika (vgl. Kap. B0101, § 33 Abs. 2 Nr. 1 MPG);

D

- Unterrichtung über eingeschränkte, verweigerte, ausgesetzte, wieder eingesetzte und zurückgezogene Bescheinigungen der jeweils zuständigen Landesbehörden, die zuständige BOB, die Europäische Kommission, die anderen Vertragsstaaten des Abkommens über den EWR und gewährt den Benannten Stellen den Zugriff auf diese Informationen (vgl. Kap. B0101, § 33 Abs. 2 Nr. 1 MPG);
- Einrichtung eines Informationssystems für die zuständige BOB, für die zuständige Landesbehörde, für die beteiligte Ethikkommission und den Sponsor über Unterlagen, Prüfplan, Genehmigungen der zuständigen BOB, zustimmende Bewertungen der Ethikkommission bei klinischen Prüfungen/ Leistungsbewertungsprüfungen, Änderungsanzeigen durch den Sponsor, Meldungen über Beendigung oder Abbruch von klinischen Prüfungen/Leistungsbewertungsprüfungen (vgl. Kap. B0101, § 33 Abs. 2 Nr. 1 MPG);
- zentrale Verarbeitung und Nutzung von Basisinformationen der in Verkehr befindlichen Medizinprodukte (vgl. Kap. B0101, § 33 Abs. 2 Nr. 2 MPG);
- zentrale Verarbeitung und Nutzung von Daten aus der Beobachtung, Sammlung, Auswertung und Bewertung von Risiken in Verbindung mit Medizinprodukten (vgl. Kap. B0101, § 33 Abs. 2 Nr. 3 MPG);
- Informationsbeschaffung und Übermittlung von Daten an Datenbanken anderer Mitgliedstaaten und Institutionen der EU und anderer Vertragsstaaten des Abkommens über den EWR, insbesondere im Zusammenhang mit der Erkennung und Abwehr von Risiken in Verbindung mit Medizinprodukten (vgl. Kap. B0101, § 33 Abs. 2 Nr. 4 MPG);
- Aufbau und Unterhaltung von Zugängen zu Datenbanken, die einen Bezug zu Medizinprodukten haben (vgl. Kap. B0101, § 33 Abs. 2 Nr. 5 MPG).

Der Informationsaustausch – z. B. Antragsunterlagen des Sponsors, Genehmigungen der BOB, zustimmende Bewertungen der Ethikkommission, Bescheinigungen der Benannten Stelle, Meldungen über Vorkommnisse bei der Anwendung von Medizinprodukten durch den Betreiber/Anwender/Hersteller/Verantwortlichen für das erstmalige Inverkehrbringen, Meldung schwerwiegender unerwünschter Ereignisse bei klinischen Prüfungen/Leistungsbewertungsprüfungen durch den Sponsor – zwischen DIMDI und den anderen Beteiligten erfolgt über das zentrale Erfassungssystem Informationssystem des DIMDI (§§ 3 und 3a DIMDIV).

Näheres zur Erhebung der Daten, die für das datenbankgestützte Informationssystem über Medizinprodukte erforderlich sind, die Art und Weise der Übermittlung dieser Daten an DIMDI und die Verarbeitung und Nutzung der gespeicherten Daten regelt die DIMDIV.

DIMDI hat folgende Medizinprodukte-Datenbanken zu betreiben (vgl. Kap. B0207, § 4 DIMDIV):

- Datenbank über die allgemeine Anzeigenpflicht nach den § 25 MPG und § 30 Abs. 2 MPG;

- Datenbank über Bescheinigungen der Benannten Stellen nach § 18 Abs. 3 Nr. 1 MPG;
- Datenbank über klinische Prüfungen und Leistungsbewertungsprüfungen nach den §§ 20 bis 24 MPG;
- Datenbank über Mitteilungen zur Klassifizierung eines Medizinprodukts bzw. Abgrenzung zu anderen Produkten nach § 33 Abs. 2 Nr. 2 in Verbindung mit § 13 MPG;
- Datenbanken zum Medizinprodukte-Beobachtungs- und -Meldesystem mit den Daten nach § 29 Abs. 1 Satz 5 MPG über Informationen zu klinischen Prüfungen/Leistungsbewertungsprüfungen.

Durch den Beschluss Nr. 2010/227/EU vom 19. April 2010 der Kommission über die Europäische Datenbank für Medizinprodukte (Eudamed) sind alle Mitgliedstaaten ab den 1. Mai 2011 verpflichtet, die Eudamed-Datenbank zu nutzen und die in der AIMDD, der MDD und der IVDD geforderten Daten entsprechend einzustellen. DIMDI stellt die entsprechenden Daten aus den nationalen Datenbanken Eudamed zur Verfügung (vgl. Kap. B0101, § 33 MPG).

Die Eudamed-Datenbank wird unter der Verantwortung der EU-Kommission betrieben.

DGUV Vorschrift 3

EN: *German Social Accident Insurance (DGUV) rule A3*

FR: *Assurance sociale allemande des accidents de travail et maladies professionelles (DGUV), règle A3*

Berufsgenossenschaftliche Vorschriften mit Festlegungen zur Prüfung elektrischer Anlagen und Betriebsmittel zum Schutz der Beschäftigten [DGUV Vorschrift 3 – Unfallverhütungsvorschrift Elektrische Anlagen und Betriebsmittel, Januar 1997 (bisher: BGV A3), *publikationen.dguv.de/dguv/pdf/10002/vorschrift3.pdf*]

Diagnostische Sensitivität

EN: *Diagnostic sensitivity*

FR: *Sensibilité diagnostique*

Artikel 2 Nr. 50 IVDR:
«„diagnostische Sensitivität“ bezeichnet die Fähigkeit eines Produkts, zu erkennen, dass ein mit einer bestimmten Krankheit oder einem bestimmten gesundheitlichen Zustand verbundener Zielmarker vorhanden ist»

Gemeinsame technische Spezifikationen für In-vitro-Diagnostika, Anhang Nr. 2 [Entscheidung der Kommission 2009/886/EG vom 27. November 2009 zur Änderung der Entscheidung 2002/364/EG über Gemeinsame Technische Spezifikationen für In-vitro-Diagnostika (ABl. L 318 vom 4. Dezember 2009, S. 25)]:

«Die Wahrscheinlichkeit, dass das Produkt bei Vorhandensein des Zielmarkers einen positiven Befund anzeigt»

Die diagnostische Sensitivität gibt den Anteil (in Prozent) der richtig erkannten positiven Proben bezogen auf die Gesamtzahl der Proben, die das Merkmal/ den Zielmarker aufweisen, an und errechnet sich nach der Formel

$$Diagnostische\ Sensitivität = \frac{RP}{RP + FN}$$

mit: RP = Anzahl der richtig positiven Ergebnisse

FN = Anzahl der falsch negativen Ergebnisse

Je höher die diagnostische Sensitivität eines Tests ist, desto sicherer wird ein Merkmal/ein Zielmarker erkannt bzw. desto niedriger ist der Anteil der falsch negativen Ergebnisse. Diesem Leistungsparameter kommt somit insbesondere für Screening-Untersuchungen eine besondere Bedeutung zu. Bei der Betrachtung der diagnostischen Sensitivität spielen falsch positive Ergebnisse keine Rolle.

Diagnostische Spezifität

EN: Diagnostic specificity}

FR: *Spécificité diagnostique*}

Artikel 2 Nr. 49 IVDR:
«„diagnostische Spezifität" bezeichnet die Fähigkeit eines Produkts, zu erkennen, dass ein mit einer bestimmten Krankheit oder einem bestimmten gesundheitlichen Zustand verbundener Zielmarker nicht vorhanden ist»

Gemeinsame technische Spezifikationen für In-vitro-Diagnostika, Anhang Nr. 2 [Entscheidung der Kommission 2009/886/EG vom 27. November 2009 zur Änderung der Entscheidung 2002/364/EG über Gemeinsame Technische Spezifikationen für In-vitro-Diagnostika (ABl. L 318 vom 4. Dezember 2009, S. 25)]:
«Die Wahrscheinlichkeit, dass das Produkt bei Nichtvorhandensein des Zielmarkers einen negativen Befund anzeigt»

Die diagnostische Spezifität gibt den Anteil (in Prozent) der richtig erkannten negativen Proben, bezogen auf die Gesamtzahl der Proben, die das Merkmal/ den Zielmarker nicht aufweisen, an und errechnet sich nach der Formel

$$Diagnostische\ Spezifität = \frac{RN}{RN + FP}$$

mit: RN = Anzahl der richtig negativen Ergebnisse

FP = Anzahl der falsch positiven Ergebnisse

Je höher die diagnostische Spezifität, desto sicherer kann das Vorliegen eines bestimmten Merkmals/Zielmarkers ausgeschlossen werden bzw. desto niedriger ist der Anteil der falsch positiven Ergebnisse. Bei Bestätigungstests kommt es daher entscheidend auf die diagnostische Spezifität an.

Die diagnostische Aussagekraft von qualitativen Tests – der sogenannte Vorhersagewert oder prädiktive Wert – hängt neben der diagnostischen Sensitivität und Spezifität noch von der Prävalenz des Merkmals/Zielmarkers im jeweils untersuchten Kollektiv ab.

Dienstanweisung Medizinprodukte

EN: *Administrative Instruction medical devices*

FR: *Instruction de service dispositifs médicaux*

{Beschaffung von Medizinprodukten, Einweisung in Medizinprodukte, Medizinproduktebeauftragter, Medizinprodukte-Betreiberverordnung, Medizinprodukteverantwortlicher}

Die Dienstanweisung ist eine Organisationsrichtlinie (Dienstordnung) für ein Krankenhaus, eine ärztliche/zahnärztliche Praxis oder eine sonstige medizinische Gesundheitseinrichtung (z. B. Reha-Klinik, Pflegeeinrichtung, Rettungsdienst), in der Medizinprodukte für Menschen zum Einsatz kommen. Diese Organisationsrichtlinie, die vom Betreiber in Kraft zu setzen ist, regelt die für den Betreiber und Anwender maßgeblichen Bestimmungen, die sich aus dem MPG, der MPBetreibV und im Fall von Vorkommnis-Meldungen aus der MPSV, bei der Eigenherstellung von Medizinprodukten aus der MPV und bei der Durchführung von klinischen Prüfungen/Leistungsbewertungsprüfungen aus der MPKPV ergeben.

Hinzuweisen ist, dass bei einer Änderung der regulatorischen Vorgaben, beispielsweise bei Änderung der MPBetreibV, entsprechende Aktualisierungen der Dienstanweisung vorzunehmen sind.

Wesentliche in einer Dienstanweisung zu regelnde Punkte – neben Präambel, Ziel, gesetzlichen Grundlagen und Begriffserklärungen – sind (die folgende Auflistung erhebt keinen Anspruch auf Vollständigkeit):

- Festlegen von Zuständigkeiten, Verantwortungsbereichen und Aufgaben;
- Aufgabenverteilungen wie z. B. Beschaffung von Medizinprodukten, Inbetriebnahme von Medizinprodukten, Einweisung, Betreuung der Medizinprodukte (STK, MTK, Bestandsverzeichnis, Medizinproduktebuch, Leihgeräte, Medizinprodukte zur klinischen Prüfung, Medizinprodukte von Patienten, Eigenherstellung, Außerbetriebnahme, etc.);
- Pflichten des Betreibers;

- Pflichten des Beauftragten für Medizinproduktesicherheit;
- Pflichten des Medizinprodukteverantwortlichen;
- Der Begriff des Medizinprodukteverantwortlichen tritt weder im MPG noch in den zugehörigen nationalen Verordnungen auf, ist aber für die Umsetzung des Medizinprodukterechts von großer organisatorischer Bedeutung ist. Der Medizinprodukteverantwortliche – beispielsweise der Direktor einer Klinik, eines Labors oder eines Instituts – ist in seinem Bereich (z. B. Klinik, Labor, Institut) verantwortlich für die Umsetzung und Einhaltung der Vorschriften des MPG und der MPBetreibV. Er benennt Personen in seinem Zuständigkeitsbereich, delegiert diese Aufgaben, und überzeugt sich z. B. durch interne Audits über die Einhaltung der getroffenen Anweisungen.
- Pflichten der Beauftragten Person (Medizinproduktebeauftragter);
- Pflichten des Anwenders:
  - Anwendung von Medizinprodukten nur entsprechend der vom Hersteller festgelegten Zweckbestimmung und nach den Vorschriften des MPG, der MPBetreibV sowie den allgemein anerkannten Regeln der Technik (§ 4 Abs. 1 MPBetreibV);
  - vor der Anwendung die Funktionsfähigkeit und den ordnungsgemäßen Zustand des Medizinprodukts feststellen (§ 4 Abs. 6 MPBetreibV);
  - Anwendung von aktiven Medizinprodukten der Anlage 1 MPBetreibV erst nach «*erstmaliger Inbetriebnahme*» (Funktionsprüfung und ggf. Einweisung der vom Betreiber beauftragten Person) durch den Hersteller oder die vom Hersteller befugte Person (§ 10 Abs. 1 Nr. 1 MPBetreibV);
  - Anwendung von aktiven Medizinprodukten der Anlage 1 MPBetreibV erst nach Einweisung durch Hersteller, vom Hersteller befugte Person oder vom Betreiber beauftragte Person/Medizinproduktebeauftragter (§ 10 Abs. 2 MPBetreibV);
  - Medizinprodukte dürfen nur von Personen angewendet werden, die die erforderliche Ausbildung (Arzt, MTA, Pflegekraft) oder Kenntnisse (z. B. durch Einweisung) und Erfahrung besitzen – Verantwortung des Anwenders für seine eigene Qualifikation (§ 4 Abs. 2 MPBetreibV);
  - Anwendung von Medizinprodukten nur unter Beachtung der Gebrauchsanweisung sowie sonstiger sicherheitsbezogener Informationen und Instandhaltungshinweise des Herstellers (§ 4 Abs. 6 MPBetreibV);
  - Medizinprodukte dürfen nicht angewendet werden, wenn der begründete Verdacht besteht, dass sie die Sicherheit und die Gesundheit der Patienten, der Anwender oder Dritter bei sachgemäßer Anwendung, Instandhaltung und ihrer Zweckbestimmung entsprechender Verwendung über ein nach den Erkenntnissen der medizinischen Wissenschaften vertretbares Maß hinausgehend gefährden (§ 4 Abs. 1 Nr. 1 MPG);
  - Medizinprodukte dürfen nicht angewendet werden, wenn sie Mängel aufweisen, durch die Patienten, Beschäftigte oder Dritte gefährdet werden können (§ 14 Satz 2 MPG);

  - Medizinprodukte mit abgelaufenem Verfalldatum dürfen nicht mehr angewendet werden (§ 4 Abs. 1 Nr. 2 MPG).
- Pflichten des Technischen Dienstes/der Medizintechnik;
- Pflichten der Beschaffungsabteilung;
  Vor der Beschaffung eines Medizinprodukts sollte u. a. Klarheit hinsichtlich folgender gesetzlicher Festlegungen bestehen:
  - Zweckbestimmung des Medizinprodukts,
  - Anwendungsbeschränkungen des Medizinprodukts,
  - STK,
  - MTK,
  - Anzahl der Gebrauchsanweisungen,
  - Gebrauchsanweisung als elektronisches Dokument,
  - Einweisung von Anwendern – neben der obligatorischen Einweisung für Beauftragte Personen in Medizinprodukte der Anlage 1 MPBetreibV –,
  - Angaben zur Instandhaltung – einschließlich der Angaben zur Aufbereitung.
- Meldung von Vorkommnissen.
  Unter diesem Punkt sollte vom Beauftragten für Medizinproduktesicherheit nicht nur der Meldeweg zu Vorkommnissen geregelt werden, die sich in der Einrichtung ereignen, sondern auch, wie Sicherheitshinweise von Herstellern oder des BfArM/PEI, die an die Einrichtung gerichtet sind, an die zuständigen Medizinproduktebeauftragten und die betroffenen Anwender gelangen.
- Medizinprodukte, die einer MTK unterliegen, dürfen nach Ablauf der Prüffrist nicht angewendet werden (§ 4 Abs. 8 MPBetreibV, § 14 MPBetreibV) und sind einer zu benennenden Stelle beim Betreiber (z. B. Medizintechnik) zu melden;
- auf ordnungsgemäßen Zustand der Medizinprodukte vor jeder Anwendung achten (Zweckbestimmung, Zubehör, abgelaufene Termine, etc.) und ggf. Meldung an zuständige Stelle beim Betreiber (z. B. Medizintechnik);
- Meldung von Vorkommnissen innerhalb eines Tages an den Beauftragten für Medizinproduktesicherheit;
- bei Implantation von aktiven Medizinprodukten:
  - von der für die Implantation verantwortlichen Person ist die Patienteninformation nach § 15 Abs. 1 Nr. 1 MPBetreibV und der Implantatpass nach § 15 Abs. 1 Nr. 2 MPBetreibV zu erstellen und dem Patienten unverzüglich nach der Implantation auszuhändigen;
  - der Betreiber hat organisatorisch festzulegen, wer die in § 15 Abs. 2 MPBetreibV geforderte Datenbank für die in seiner Einrichtung implantierten Medizinprodukte führt und jeweils nach einer Implantation aktualisiert;
- bei Wiederverwendung von medizinischen Einmalprodukten:
  Hinweis auf vom Anwender einzuhaltende Aufbereitungs- und Prüfvorschriften.

DIMDI

EN: *German Institute of Medical Documentation and Information, DIMDI*

FR: *Institut allemand pour la documentation et pour l'information médicale, DI-MDI*

{Deutsches Institut für Medizinische Dokumentation und Information}

DIMDI-Verordnung

EN: (*DIMDI-ordinance*), *DIMDIV*

FR: (*Ordonnance fédérale DIMDI*), *DIMDIV*

{Medizinproduktegesetz, Medizinprodukte Klinische Prüfungsverordnung, Medizinprodukte-Sicherheitsplanverordnung}

Die DIMDIV vom 4. Dezember 2002 (BGBl. I S. 4456) ist eine Verordnung zum MPG und auf der Grundlage von § 37 Abs. 1,8,9 und 10 MPG, jeweils in Verbindung mit Abs. 11 MPG vom BMG erlassen worden.

Mit der DIMDIV wird im Wesentlichen die Erhebung von Daten für das datenbankgestützte Informationssystem über Medizinprodukte, die Übermittlung dieser Daten an das DIMDI sowie die Verarbeitung und Nutzung der in dem Informationssystem gespeicherten Daten geregelt.

Darüber hinaus wird festgelegt, welche Datenbanken in dem Informationssystem über Medizinprodukte von DIMDI betrieben werden.

Weiterhin regelt die DIMDIV den Kreis der Berechtigten zur Nutzung dieser im Informationssystem gespeicherten Daten und auf welche Datenbank durch den Berechtigten zugegriffen werden darf. Konkret wird auch festgelegt, dass die Datenbank mit den Daten, die aufgrund der allgemeine Anzeigepflicht nach § 25 MPG und die Datenbank mit Daten der Bescheinigungen der Benannten Stellen nach § 18 Abs. 3 Nr. 1 MPG öffentlich zugänglich sind (vgl. Kap. B0207, § 5 Abs. *4* DIMDIV).

Die DIMDIV enthält im Wesentlichen nur Anforderungen an DIMDI. Indirekt angesprochen werden jedoch Alle, die nach dem MPG Anzeige- bzw. Mitteilungspflichtig sind:

- Verantwortliche für das erstmalige Inverkehrbringen von Medizinprodukten (Hersteller, Bevollmächtigter des Herstellers, Einführer),
- Betriebe oder Einrichtungen, die Medizinprodukte ausschließlich für Andere hygienisch aufbereiten,
- Zusammensetzer von Systemen und Behandlungseinheiten,
- Betriebe oder Einrichtungen, die Medizinprodukte bzw. Systeme und Behandlungseinheiten für das erstmalige Inverkehrbringen sterilisieren,

- Verantwortliche für das erstmalige Inverkehrbringen von In-vitro-Diagnostika,
- Benannte Stellen,
- Betreiber und Anwender,
- Sponsor von klinischen Prüfungen/Leistungsbewertungsprüfungen.

Entwicklung:

- Erste Fassung der DIMDI-Verordnung vom 4. Dezember 2002 (Artikel 1 der Verordnung über das datenbankgestützte Informationssystem über Medizinprodukte des Deutschen Instituts für Medizinische Dokumentation und Information und zur Änderung anderer Vorschriften, BGBl. I S. 4456).
- Änderung durch Artikel 4 des Gesetzes zur Änderung medizinprodukterechtlicher und anderer Vorschriften vom 14. Juni 2007 (BGBl. I S. 1066). Wesentliche Ziele dieser Änderung ergeben sich aus den geänderten Rahmenbedingen des Medizinprodukterechts:
  - die Datenbank über Mitteilungen zur Klassifizierung eines Medizinprodukts oder zur Abgrenzung zu anderen Produkten wird reduziert und dient nur noch den zuständigen Behörden als Entscheidungshilfe;
  - Verzicht auf die Anzeige von klinischen Prüfungen durch Prüfeinrichtungen;
  - redaktionelle Überarbeitung der Anlagen mit den Formblättern zur Datenerfassung.
- Erste Verordnung zur Änderung der DIMDI-Verordnung vom 10. Mai 2010 (BGBl. S. 542).
  Wesentliche Ziele dieser Änderung waren:
  - Anpassung des Anwendungsbereichs an die geänderten Rahmenbedingungen des Medizinprodukterechts im Hinblick auf die Erhebung und Übermittlung der Daten sowie die Verarbeitung und Nutzung der gespeicherten Daten,
  - Datenerfassung ausschließlich online über das zentrale Erfassungssystem,
  - Einbeziehung der zentralen Erfassung für Anzeigen und Anträge bei klinischen Prüfungen/Leistungsbewertungsprüfungen,
  - Nutzung der Datenbank über klinische Prüfungen/Leistungsbewertungsprüfung durch die zuständigen/beteiligten Ethikkommissionen,
  - redaktionelle Überarbeitung der Anlagen mit den Formblättern zur Datenerfassung.
- Änderung durch Artikel 5 der Verordnung über die Abgabe von Medizinprodukten und zur Änderung medizinprodukterechtlicher Vorschriften vom 25. Juli 2014 (BGBl. I S. 1227).
  Wesentliche Ziele dieser Änderung waren:
  - die Beteiligten erhalten Unterrichtungen aus dem datenbankgestützten Informationssystem ausschließlich an elektronische Postfächer (Email),
  - Einbindung der Meldungen zu schwerwiegenden unerwünschten Ereignissen in die Datenbank zum Medizinprodukte-Beobachtungs- und -Meldesystem,

- Neuregelung der Bestimmungen zur Nutzung der Datenbanken,
- Neuregelung der Speicherungsfristen,
- redaktionelle Überarbeitung der Anlagen mit den Formblättern zur Datenerfassung.

DIN

EN: *German Institute for Standardization, DIN*

FR: *Institut allemand de normalisation, DIN*

{CEN, CENELEC, DKE, ETSI}

DIN e. V., das Deutsche Institut für Normung e. V. ist mit seinen über 65 Normenausschüssen die für die Normung zuständige Institution der Bundesrepublik Deutschland. DIN ist für die entsprechenden Aufgaben das deutsche Mitglied in den europäischen und internationalen Normungsorganisationen. Rechtsgrundlagen für die Wahrnehmung der Normungsaufgaben durch DIN sind

- die Satzung von DIN,
- die Normen der Reihe DIN 820 „Normungsarbeit“ und
- der mit der Bundesrepublik Deutschland geschlossene Normenvertrag vom 5. Juni 1975.

Die DKE – Deutsche Kommission Elektrotechnik Elektronik Informationstechnik in DIN und VDE – ist als Normenausschuss von DIN und Organ des VDE zuständig für die Erarbeitung von Normen und Sicherheitsbestimmungen in dem Bereich der Elektrotechnik, Elektronik und Informationstechnik in Deutschland.

DIN mit Sitz in Berlin erarbeitet gemeinsam mit Vertretern der interessierten Kreise – z. B. Hersteller, Anwender, öffentliche Hand, Wissenschaft und Forschung – Normen als Dienstleistung für Wirtschaft, Staat und Gesellschaft. Als nationale Normungsorganisation vertritt DIN die deutschen Interessen in den europäischen und internationalen Normungsorganisationen. Aufgrund des Vertrags mit der Bundesrepublik Deutschland ist DIN als die nationale Normungsorganisation in den europäischen und internationalen Normungsorganisationen anerkannt.

DKE

EN: *German Commission for Electrical, Electronic and Information Technologies, DKE*

FR: *Comité allemand pour l'électrotechnique, l'électronique et l'informatique, DKE*

{CEN, CENELEC, DIN, ETSI}

DIN (Deutsches Institut für Normung e. V.) vertritt Deutschland in den europäischen und internationalen Normungsorganisationen. DKE (Deutsche Kommission Elektrotechnik Elektronik Informationstechnik in DIN und VDE) ist einer der

Normenausschüsse vom DIN und ein Bereich des VDE (Verband der Elektrotechnik Elektronik Informationstechnik e. V.).

DKE ist zuständig für die Erarbeitung von Normen und Sicherheitsbestimmungen in den Bereichen Elektrotechnik, Elektronik und Informationstechnik.

Außerdem ist die DKE in den internationalen Kommissionen IEC (Internationale Elektrotechnische Kommission), CENELEC (Europäisches Komitee für elektrotechnische Normung) und der für Deutschland zuständigen Nationalen Normungsorganisation (NSO) des ETSI (Europäisches Institut für Telekommunikationsnormen) vertreten.

IEC/TC 62 ist das Internationale Komitee, von dem eine Vielzahl von Normen für medizinische elektrische Geräte erarbeitet wird, vor allem im Hinblick auf Sicherheit und wesentliche Leistungsmerkmale [*www.dke.de/de/normen-standards*].

Dokument

EN: *Document*

FR: *Document*

Teil A Nr. 3 RiliBÄK:
«Information und ihr Trägermedium. Dies sind z. B. Aufzeichnungen, Anweisungen einschließlich der Qualitätsregelungen, Verfahrensbeschreibungen, Spezifikationen, Kalibriertabellen, Referenzbereiche, Zeichnungen, Berichte, Befunde, rechtliche Bestimmungen oder Normen»

D

Dokument der europäischen Normung

EN: *European standardization deliverable*

FR: *Publication en matière de normalisation européenne*

Artikel 2 Nr. 2 Verordnung (EU) Nr. 1025/2012 [Verordnung (EU) Nr. 1025/2012 des Europäischen Parlaments und des Rates vom 25. Oktober 2012 zur europäischen Normung, zur Änderung der Richtlinien 89/686/EWG und 93/15/EWG des Rates sowie der Richtlinien 94/9/EG, 94/25/EG, 95/16/EG, 97/23/EG, 98/34/EG, 2004/22/EG, 2007/23/EG, 2009/23/EG und 2009/105/EG des Europäischen Parlaments und des Rates und zur Aufhebung des Beschlusses 87/95/EWG des Rates und des Beschlusses Nr. 1673/2006/EG des Europäischen Parlaments und des Rates (ABl. L 316 vom 14. November 2012, S. 12), geändert durch Richtlinie (EU) 2015/1535 des Europäischen Parlaments und des Rates vom 9. September 2015 (ABL. L 241 vom 17.09.2015, S. 1)]:
«Dokument der europäischen Normung: jede sonstige technische Spezifikation mit Ausnahme europäischer Normen, die von einer europäischen Normungsorganisation zur wiederholten oder ständigen Anwendung angenommen wird, deren Einhaltung jedoch nicht zwingend vorgeschrieben ist»

Dritte

EN: *Third parties*

FR: *Tiers*

{Anwender, Patient}

Personen, die weder das Medizinprodukt anwenden (Anwender), noch an denen es angewendet wird (Patient), die sich aber in der Umgebung des Medizinprodukts aufhalten (z. B. Besucher, Medizinprodukteberater).

Durchführungsrechtsakt

EN: *Implementing Act*

FR: *Acte d'exécution*

«Im Rahmen des Vertrags von Lissabon wurde das System der Europäischen Union (EU) für das Ausschussverfahren (Komitologie) reformiert. „Komitologie (Ausschusswesen)" bezieht sich auf ein für die EU-Beschlussfassung angewandtes Verfahren, bei dem die Europäische Kommission durch einen Basisrechtsakt, der gemäß dem ordentlichen Gesetzgebungsverfahren erlassen wurde, befugt ist, Beschlüsse in Form von Rechtsakten ohne Gesetzescharakter zu erlassen:

- *entweder zu Aspekten, die oft höchst technisch, aber für die Durchführung dieses Basisrechtsaktes wesentlich sind (Durchführungsbeschlüsse), oder*
- *zur Änderung oder Ergänzung von Rechtsvorschriften (delegierte Rechtsakte).*

Artikel 291 des Vertrags über die Arbeitsweise der Europäischen Union bildet die Rechtsgrundlage für Durchführungsrechtsakte. Durchführungsrechtsakte werden von der Kommission nach Anhörung von Ausschüssen mit Sachverständigen aus allen EU-Ländern erlassen.

Das Europäische Parlament und der Rat haben zwar das Recht auf Prüfung, können aber kein Veto gegen Durchführungsrechtsakte einlegen.

Durchführungsrechtsakte werden in so unterschiedlichen Bereichen wie Ausgabenprogramme, Umwelt- und Gesundheitsschutz oder Steuern erlassen» [eur-lex.europa.eu/summary/glossary/implementing_acts.html]

E

Echt negativ

EN: *True negative*

FR: *Vrai négatif*

Gemeinsame technische Spezifikationen für In-vitro-Diagnostika, Anhang Nr. 2 [Entscheidung der Kommission 2009/886/EG vom 27. November 2009 zur Änderung der Entscheidung 2002/364/EG über Gemeinsame Technische Spezifikationen für In-vitro-Diagnostika (ABl. L 318 vom 4. Dezember 2009, S. 25)]: «*Der negative Befund einer Probe hinsichtlich des Zielmarkers ist bekannt und wird von dem Produkt korrekt angezeigt*»

Echt positiv

EN: *True positive*

FR: *Vrai positif*

Gemeinsame technische Spezifikationen für In-vitro-Diagnostika, Anhang Nr. 2 [Entscheidung der Kommission 2009/886/EG vom 27. November 2009 zur Änderung der Entscheidung 2002/364/EG über Gemeinsame Technische Spezifikationen für In-vitro-Diagnostika (ABl. L 318 vom 4. Dezember 2009, S. 25)]: «*Der positive Befund einer Probe hinsichtlich des Zielmarkers ist bekannt und wird von dem Produkt korrekt angezeigt*»

EDMS-Nomenklatur

EN: *EDMS nomenclature*

FR: *Nomenclature EDMS*

{GMDN-Nomenklatur, UMDNS-Nomenklatur}

Um den regulatorischen Informationsaustausch im Rahmen des MPG zu unterstützen, ist eine einheitliche Nomenklatur für Medizinprodukte erforderlich. Hierzu gibt das DIMDI im Auftrag des BMG die deutsche Version des «*Universal Medical Device Nomenclature System*» (UMDNS) heraus. Zur Verschlüsselung von In-vitro-Diagnostika (Reagenzien und Instrumente) wird im deutschen Medizinprodukte-Informationssystem zurzeit die EDMS-Nomenklatur verwendet [*www.dimdi.de/dynamic/de/medizinprodukte/bezeichnungssysteme/umdns/index.html*]. EDMS steht für European Diagnostic Market Statistics. Diese vom europäischen Verband «*European Diagnostic Manufacturers Association*» [Seit 1. Januar 2017: MedTech Europe] entwickelte und zur Verfügung gestellte Nomenklatur für In-vitro-Diagnostika wird in Europa auch für regulatorische Zwecke genutzt.

Sobald eine deutsche Übersetzung der «*Global Medical Devices Nomenclature*» (GMDN) vorliegt, soll diese im deutschen Medizinprodukte-Informationssystem zur Verschlüsselung von Medizinprodukten eingesetzt werden. Bis dahin werden die Nomenklaturen UMDNS und EDMS als offizielle Bezeichnungssysteme in Deutschland benutzt.

EFTA-Staaten

EN: *EFTA (European Free Trade Association) countries*

FR: *Pays de l'AELE (Association européenne de libre-échange)*

Die Europäische Freihandelszone EFTA besteht aus den Ländern Island, Liechtenstein, Norwegen und Schweiz.

EG-Auslegungsprüfbescheinigung

EN: *EC design examination certificate*

FR: *Certificat d'examen CE de la conception*

Die EG-Auslegungsprüfbescheinigung ist ein Dokument, das von der Benannten Stelle nach positivem Abschluss der EG-Auslegungsprüfung ausgestellt wird. Sie bescheinigt die Konformität des Medizinprodukts mit den für das Medizinprodukt zutreffenden Grundlegenden Anforderungen.

Sie muss folgende Angaben enthalten [ZLG Antworten und Beschlüsse des EK-Med: Dokument 3.9 B 20: Konformitätsbewertung (April 2010)]:

- Name, Anschrift und Kenn-Nummer der Benannten Stelle;
- Name und Anschrift des rechtlich verantwortlichen Herstellers;
- Eindeutige Nummer zur Kennzeichnung der EG-Auslegungsprüfbescheinigung;
- Datum der Ausstellung;
- Dauer der Gültigkeit (maximal fünf Jahre), ausgehend vom Datum der Ausstellung;
- Rechtsverbindliche Unterschrift der Benannten Stelle;
- Daten zur Identifizierung der zugelassenen Entwicklungsdokumentation und der Medizinprodukte, für die die EG-Auslegungsprüfbescheinigung gültig ist, vorzugsweise unter Angabe des Verwendungszwecks und der GMDN Bezeichnung des zugelassenen Medizinprodukts;
- Durchgeführte Untersuchungen, z. B. Angabe des (der) einschlägigen Untersuchungsberichts(e);
- Ergebnisse der Untersuchung, z. B. eine Erklärung, dass die Benannte Stelle die Überprüfung der Entwicklungsdokumentation, die sich auf das Medizinprodukt bezieht, in Übereinstimmung mit Anhang II Nr. 4 MDD durchgeführt hat und bestätigt, dass die Entwicklungsdokumentation des Medizinprodukts die Vorschriften der MDD erfüllt.

Für die Medizinprodukte, für die eine EG-Auslegungsprüfbescheinigung erforderlich ist, ist diese ein notwendiger, aber nicht hinreichender Nachweis für die CE-Kennzeichnung. EG-Auslegungsprüfbescheinigungen einer Benannten Stelle werden innerhalb der gesamten EU anerkannt.

Hinweis: In europäischen Rechtsakten, die nach dem 13. Dezember 2009 in Kraft getreten sind, wird der Begriff *„EG-Auslegungsprüfbescheinigung"* ersetzt durch *„EU-Auslegungsprüfbescheinigung"*.

EG-Auslegungsprüfung

EN: *EC design examination*

FR: *Examen CE de la conception*

Die EG-Auslegungsprüfung ist ein Baustein des vom Gesetzgeber vorgeschriebenen Konformitätsbewertungsverfahrens, mit dem von der Benannten Stelle eine Prüfung der Entwicklungsdokumentation durchgeführt wird. Sie ist erforderlich für Medizinprodukte der Klasse III (MDD) und für aktive implantierbare medizinische Geräte (AIMDD). Analog ist sie auch für In-vitro-Diagnostika zur Eigenanwendung (IVDD) durchzuführen. Gemäß Anhang III Nr. 6 IVDD hat der Hersteller einen Antrag auf Prüfung der Auslegung bei der Benannten Stelle zu stellen.

Durchzuführen ist die EG-Auslegungsprüfung von der Benannten Stelle. Mit der EG-Auslegungsprüfung ist der Nachweis zu führen, dass das Medizinprodukt mit den zutreffenden Grundlegenden Anforderungen (Anhang I MDD, Anhang 1 AIMDD, ggf. weitere zutreffende europäische Rechtsakte, Anhang I IVDD) übereinstimmt.

Die Ergebnisse der EG-Auslegungsprüfung werden – im Falle eines positiven Prüfergebnisses – in der EG-Auslegungsprüfbescheinigung zusammengefasst.

Hinweis: In europäischen Rechtsakten, die nach dem 13. Dezember 2009 in Kraft getreten sind, wird der Begriff *„EG-Auslegungsprüfung"* ersetzt durch *„EU-Auslegungsprüfung"*.

EG-Baumusterprüfbescheinigung

EN: *EC type-examination certificate*

FR: *Certificat d'examen CE de type*

Die EG-Baumusterprüfbescheinigung ist ein Dokument, das von der Benannten Stelle nach positivem Abschluss der EG-Baumusterprüfung ausgestellt wird. Sie bescheinigt die Konformität des Medizinprodukts mit den für das Medizinprodukt zutreffenden Grundlegenden Anforderungen.

Sie muss folgende Angaben enthalten [ZLG Antworten und Beschlüsse des EK-Med: Dokument 3.9 B 20: Konformitätsbewertung (April 2010)]:

- Name, Anschrift und Kenn-Nummer der Benannten Stelle;
- Name und Anschrift des Herstellers;
- Eindeutige Nummer zur Kennzeichnung der EG-Baumusterprüfbescheinigung;
- Datum der Ausstellung;
- Dauer der Gültigkeit (maximal fünf Jahre);
- Rechtsverbindliche Unterschrift der Benannten Stelle;
- Daten zur Identifizierung des zugelassenen Baumusters, für das die EG-Baumusterprüfbescheinigung gültig ist, vorzugsweise unter Angabe des Verwendungszwecks und der GMDN Bezeichnung des zugelassenen Medizinprodukts;
- Produktbezeichnung und die für die Identifizierung des zugelassenen Baumusters erforderlichen Angaben;
- Prüfgrundlage, durchgeführte Untersuchungen und Prüfungen, z. B. Angabe von einschlägigen Prüfberichten;
- Ergebnisse der Prüfung, z. B. eine Erklärung, dass die Benannte Stelle eine Prüfung in Übereinstimmung mit Anhang III Nr. 4 MDD durchgeführt hat und bestätigt, dass das Baumuster die maßgeblichen Vorschriften der MDD erfüllt;
- Verweis auf maßgebliche Teile der Dokumentation.

EG-Baumusterprüfbescheinigungen einer Benannten Stelle werden innerhalb der gesamten EU anerkannt.

Hinweis: In europäischen Rechtsakten, die nach dem 13. Dezember 2009 in Kraft getreten sind, wird der Begriff „*EG-Baumusterprüfbescheinigung*" ersetzt durch „*EU-Baumusterprüfbescheinigung*".

EG-Baumusterprüfung

EN: *EC type-examination*

FR: *Examen CE de type*

{Harmonisierte Norm, Konformitätsbewertungsverfahren, Zertifikat}

Anhang 3 AIMDD, Anhang III MDD, Anhang V IVDD:
«*Als EG-Baumusterprüfung wird das Verfahren bezeichnet, mit dem eine Benannte Stelle feststellt und bescheinigt, dass ein für die vorgesehene Produktion repräsentatives Exemplar den einschlägigen Bestimmungen dieser Richtlinie entspricht*»

Die EG-Baumusterprüfung ist ein Baustein des vom Gesetzgeber vorgeschriebenen Konformitätsbewertungsverfahrens, mit dem von der Benannten Stelle auf Antrag des Herstellers der Nachweis zu führen ist, dass das betreffende Medizinprodukt mit den zutreffenden Grundlegenden Anforderungen (Anhang I

MDD, Anhang 1 AIMDD bzw. Anhang I IVDD, ggf. weiteren zutreffenden europäischen Rechtsakten) übereinstimmt.

Die EG-Baumusterprüfung ist eine Produktprüfung, die gemäß Anhang 3 AIMDD, Anhang III MDD bzw. Anhang V IVDD von einer Benannten Stelle durchgeführt werden kann. Die EG-Baumusterprüfung kann mit folgenden Konformitätsbewertungsverfahren kombiniert werden:

- EG-Prüfung,
- EG-Konformitätserklärung «Qualitätssicherung Produktion»,
- EG-Konformitätserklärung «Qualitätssicherung Produkt».

Die Ergebnisse der EG-Baumusterprüfung werden – im Falle eines positiven Prüfergebnisses – von der Benannten Stelle in der EG-Baumusterprüfbescheinigung zusammengefasst.

Hinweis: In europäischen Rechtsakten, die nach dem 13. Dezember 2009 in Kraft getreten sind, wird der Begriff „*EG-Baumusterprüfung*“ ersetzt durch „*EU-Baumusterprüfung*“.

EG-Entscheidung

EN: *EC decision*

FR: *Décision CE*

{Beschluss (EU)}

Überholter Begriff. In der AEUV wird der Begriff „*Entscheidung*“ durch den Begriff „*Beschluss*“ ersetzt (Art. 288 Abs. 4 AEUV).

EG-Konformitätserklärung

EN: *EC declaration of conformity*

FR: *Déclaration CE de conformité*

{CE-Kennzeichnung nach MPG, Konformitätsbewertungsverfahren}

Anhang II Nr. 2 MDD, Anhang V Nr. 2 MDD, Anhang VI Nr. 2 MDD, Anhang VII Nr. 1 MDD:
«*Bei der EG-Konformitätserklärung handelt es sich um das Verfahren, mit dem der Hersteller [...], der den Verpflichtungen [...] nachkommt, gewährleistet und erklärt, dass die betreffenden Produkte [...] den einschlägigen Bestimmungen dieser Richtlinie entsprechen*»

Die EG-Konformitätserklärung ist die Erklärung des Herstellers im gesetzlich geregelten Bereich mit der der Hersteller – in besonderen Fällen auch dessen Bevollmächtigter – nachweisbar bestätigt, dass das von ihm in Verkehr gebrachte Medizinprodukt mit den Grundlegenden Anforderungen aller für das Medizinprodukt zutreffenden europäischen RL/Verordnungen konform ist. Die EG-Konformitätserklärung ist notwendige Voraussetzung für die CE-Kennzeichnung des entsprechenden Medizinprodukts.

In den RL ist festgelegt, dass die Bewertung der Konformität des Medizinprodukts mit den Anforderungen der RL in einer EG-Konformitätserklärung festgehalten sein muss, die im Allgemeinen vom Hersteller aufzubewahren ist. In jeder der für Medizinprodukte zutreffenden RL sind unterschiedliche EG-Konformitätserklärungen aufgeführt.

In der AIMDD sind aufgeführt:

- EG-Konformitätserklärung (vollständiges Qualitätssicherungssystem) – Anhang 2,
- EG-Prüfung – Anhang 4,
- EG-Erklärung zur Übereinstimmung mit dem Baumuster (Qualitätssicherung der Produktion) – Anhang 5,
- Erklärung zu besonderen Zwecken – Anhang 6.

In der MDD sind aufgeführt:

- EG-Konformitätserklärung (vollständiges Qualitätssicherungssystem) – Anhang II,
- EG-Prüfung – Anhang IV,
- EG-Konformitätserklärung (Qualitätssicherung Produktion) – Anhang V,
- EG-Konformitätserklärung (Qualitätssicherung Produkt) – Anhang VI,
- EG-Konformitätserklärung – Anhang VII,
- Erklärung zu Produkten für besondere Zwecke – Anhang VIII.

In der IVDD sind aufgeführt:

- EG-Konformitätserklärung – Anhang III,
- EG-Konformitätserklärung (vollständiges Qualitätssicherungssystem) – Anhang IV,
- EG-Prüfung – Anhang VI,
- EG-Konformitätserklärung (Qualitätssicherung Produktion) – Anhang VII,
- EG-Konformitätserklärung (Qualitätssicherung Produkt) – Anhang VII.

Hinweis: In europäischen Rechtsakten, die nach dem 13. Dezember 2009 in Kraft getreten sind, wird der Begriff „*EG-Konformitätserklärung*" ersetzt durch „*EU-Konformitätserklärung*".

EG-Leitlinie

EN: *EC-guideline*

FR: *Document d'orientation CE*

{Fachkreise, MEDDEV-Leitlinie}

Die Europäische Kommission stellt als praktische Hilfe für Hersteller und Benannte Stellen zur einheitlichen Anwendung und Durchführung von RL Leitlinien zur Verfügung (z. B. Leitlinie für ein Medizinprodukte-Beobachtungs- und Meldesystem). Diese Leitlinien werden von der Europäischen Kommission als «*MEDDEV-Guidelines*» (MEDDEV-Leitlinien, s. Kap. A0401) herausgegeben. Sie werden im Konsens mit den nationalen Behörden im EWR, den europäischen Herstellerverbänden, den Benannten Stellen und ggf. weiteren Fachkreisen erarbeitet. Sie sind rechtlich nicht verbindlich. Dies ergibt sich aus dem Vorwort einer MEDDEV-Leitlinie.

Verabschiedet werden MEDDEV-Leitlinien von der MDEG unter Vorsitz der Europäischen Kommission.

Hinweis: Seit dem 13. Dezember 2009 wird der Begriff „*EG-Leitlinie*" ersetzt durch „*EU-Leitlinie*".

EG-Prüfung

EN: *EC verification*

FR: *Vérification CE*

{CE-Kennzeichnung nach MPG, Konformitätsbewertungsverfahren}

Anhang 4 AIMDD, Anhang IV MDD, Anhang VI IVDD:
«Die EG-Prüfung ist das Verfahren, bei dem der Hersteller oder sein in der Gemeinschaft ansässiger Bevollmächtigter gewährleistet und erklärt, dass die [...] geprüften Produkte der in der EG-Baumusterprüfbescheinigung beschriebenen Bauart entsprechen und die für sie geltenden Anforderungen dieser Richtlinie erfüllen»

Die EG-Prüfung ist ein Baustein des vom Gesetzgeber vorgeschriebenen Konformitätsbewertungsverfahrens, mit dem von der Benannten Stelle auf Antrag des Herstellers der Nachweis zu führen ist, dass das hergestellte Medizinprodukt bzw. das hergestellte Los von Medizinprodukten die regulatorischen Anforderungen gemäß Anhang 4 AIMDD, Anhang IV MDD bzw. Anhang VI IVDD erfüllt.

Die EG-Prüfung ist eine Produktprüfung, die sich auf die Produktionsphase bezieht. Sie kann als Einzelstückprüfung – im Normalfall bei geringen Fertigungszahlen eines Medizinprodukts – oder als statistische Prüfung – im Normalfall bei Losgrößen über 250 bis 300 Stück – durchgeführt werden. Voraussetzung bei der statistischen Prüfung ist der Nachweis einer Normalverteilung.

Für den Fall, dass für ein Medizinprodukt eine EG-Baumusterprüfbescheinigung vorliegt, ist die Übereinstimmung des zu prüfenden Medizinprodukts mit dem geprüften Baumuster ein zusätzlicher Teil der Prüfung.

Nach positivem Abschluss der EG-Prüfung werden die Prüfergebnisse in einem Prüfbericht zusammengefasst, die Benannte Stelle stellt ein Zertifikat für jedes als Einzelstück geprüftes Medizinprodukt bzw. bei statistischer Prüfung für das Fertigungslos aus.

Hinweis: In europäischen Rechtsakten, die nach dem 13. Dezember 2009 in Kraft getreten sind, wird der Begriff „*EG-Prüfung*" ersetzt durch „*EU-Prüfung*".

EG-Richtlinie

EN: *EC directive*

FR: *Directive CE*

{EU-Richtlinie}

EG-Richtlinie 90/385/EWG

EN: *Directive 90/385/EEC*

FR: *Directive 90/385/CEE*

{EG-Richtlinien für Medizinprodukte, Verordnung (EU) 722/2012}

RL 90/385/EWG (AIMDD) des Rates vom 20. Juni 1990 zur Angleichung der Rechtsvorschriften der Mitgliedstaaten über aktive implantierbare medizinische Geräte (ABl. Nr. L 189 vom 20. Juni 1990, S. 17).

Die AIMDD wurde geändert durch:

- Artikel 21 Abs. 3 der RL 93/42/EWG des Rates vom 14. Juni 1993 über Medizinprodukte (ABl. Nr. L 169 vom 12. Juli 1993, S. 1),
- Artikel 9 der RL 93/68/EWG des Rates vom 22. Juli 1993 (ABl. Nr. L 220 vom 3. August 1993, S. 1),
- Verordnung (EG) Nr. 1882/2003 des Europäischen Parlaments und des Rates vom 29. September 2003 zur Anpassung der Bestimmungen über die Ausschüsse zur Unterstützung der Kommission bei der Ausübung von deren Durchführungsbefugnissen, die in Rechtsakten vorgesehen sind, für die das Verfahren des Artikels 251 des EG-Vertrags gilt, an den Beschluss 1999/468/EG des Rates (ABl. Nr. L 284 vom 30.10.2003, S. 1);
- Artikel 1 der RL 2007/47/EG des Europäischen Parlaments und des Rates vom 5. September 2007 zur Änderung der RL 90/385/EWG des Rates zur Angleichung der Rechtsvorschriften der Mitgliedstaaten über aktive implantierbare medizinische Geräte und 93/42/EWG des Rates über Medizinprodukte sowie der RL 98/8/EG über das Inverkehrbringen von Biozid-Produkten.

Die AIMDD wurde mit dem MPG und den dazugehörenden nationalen Verordnungen in deutsches Recht umgesetzt.

Hinweis: Die am 25. Mai 2018 in Kraft getretene Verordnung (EU) für Medizinprodukte EU 2017/245 (MDR) wird die RL 90/385/EWG und 93/42/ EWG nach einer dreijährigen Übergangsfrist ablösen. Geltungsbeginn der MDR ist der 26. Mai 2020. Die entsprechenden RL werden ab diesem Datum keine Gültigkeit mehr haben.

EG-Richtlinie 93/42/EWG

EN: *Directive 93/42/EEC*

FR: *Directive 93/42/CEE*

{EG-Richtlinien für Medizinprodukte, Klassifizierung von Medizinprodukten, Konformitätsbewertungsverfahren, Verordnung (EU) 722/2012}

RL 93/42/EWG (MDD) des Rates vom 14. Juni 1993 über Medizinprodukte (ABl. Nr. L 169 vom 12. Juli 1993, S. 1); berichtigt durch Berichtigung in ABl. Nr. L 61 vom 10. März 1999, S. 55.

Die MDD wurde geändert durch:

- Artikel 21 Abs. 2 der RL 98/79/EG des Europäischen Parlaments und des Rates vom 27. Oktober 1998 über In-vitro-Diagnostika (ABl. Nr. L 331 vom 7. Dezember 1998, S. 1; berichtigt durch ABl. Nr. L 61 vom 10. März 1999, S. 55),
- RL 2000/70/EG des Europäischen Parlaments und des Rates vom 16. November 2000 zur Änderung der RL 93/42/EWG des Rates hinsichtlich Medizinprodukte, die stabile Derivate aus menschlichem Blut oder Blutplasma enthalten (ABl. Nr. L 313 vom 13. Dezember 2000, S. 22),
- Artikel 1 der RL 2001/104/EG des Europäischen Parlaments und des Rates vom 7. Dezember 2001 zur Änderung der RL 93/42/EWG des Rates über Medizinprodukte (ABl. Nr. L 6 vom 10. Januar 2002, S. 50),
- die RL 2003/12/EG der Kommission vom 3. Februar 2003 zur Neuklassifizierung von Brustimplantaten im Rahmen der RL 93/42/ EWG über Medizinprodukte (ABl. Nr. L 28 vom 4. Februar 2003, S. 43),
- die RL 2003/32/EG der Kommission vom 23. April 2003 für unter Verwendung von Gewebe tierischen Ursprungs hergestellte Medizinprodukte (ABl. Nr. L 105 vom 26. April 2003, S. 18),
- die RL 2005/50/EG der Kommission vom 11. August 2005 zur Neuklassifizierung von Gelenkersatz für Hüfte, Knie und Schulter im Rahmen der RL 93/42/ EWG über Medizinprodukte (ABL. Nr. L 210 vom 12. August 2005, S. 41),
- Verordnung (EG) Nr. 1882/2003 des Europäischen Parlaments und des Rates vom 29. September 2003 zur Anpassung der Bestimmungen über die Ausschüsse zur Unterstützung der Kommission bei der Ausübung von deren Durchführungsbefugnissen, die in Rechtsakten vorgesehen sind, für die das Verfahren des Artikels 251 des EG-Vertrags gilt, an den Beschluss 1999/468/ EG des Rates (ABl. Nr. L 284 vom 30.10.2003, S. 1);
- Artikel 2 der RL 2007/47/EG des Europäischen Parlaments und des Rates vom 5. September 2007 zur Änderung der RL 90/385/EWG des Rates zur Angleichung der Rechtsvorschriften der Mitgliedstaaten über aktive implantierbare medizinische Geräte und 93/42/EWG des Rates über Medizinprodukte sowie der RL 98/8/EG über das Inverkehrbringen von Biozid-Produkten (ABl. Nr. L 247 vom 21. September 2007, S. 21).

Berichtigungen der MDD erfolgten mit:

- ABl. L 125 vom 09.05.1999, S. 42,
- ABl. L 74 vom 19.03.1999,
- ABl. L 72 vom 14.03.2001.S. 8.

Die MDD wurde mit dem MPG und den dazugehörenden nationalen Verordnungen in deutsches Recht umgesetzt.

Zum Nachweis, dass es sich um ein Medizinprodukt handelt, hat der Hersteller im ersten Schritt zu überprüfen, ob es sich um ein Produkt handelt, das der in Artikel 1 Abs. 2a) der MDD gegebenen Definition eines Medizinprodukts entspricht. Im nächsten Schritt ist auszuschließen, dass das Produkt in die Definition eines aktiven implantierbaren medizinischen Geräts (AIMDD) oder eines In-vitro-Diagnostikums (IVDD) fällt. Schließlich ist zu überprüfen, dass keine andere Ausschlussklausel des ersten Artikels der MDD anwendbar ist. Sind alle diese Voraussetzungen erfüllt, handelt es sich um ein Medizinprodukt, das der MDD unterliegt.

Bevor ein Hersteller mit dem Konformitätsbewertungsverfahren beginnt, ist festzustellen, ob das Konformitätsbewertungsverfahren für das Medizinprodukt ohne Einschaltung einer Benannten Stelle durchzuführen ist oder ob eine Benannte Stelle einzuschalten ist. Gemäß Anhang IX der MDD ist das Medizinprodukt zu klassifizieren. Für Medizinprodukte der Klassen IIa, IIb und III ist die Mitwirkung einer Benannten Stelle vorgeschrieben. Die Mitwirkung einer Benannten Stelle ist für Medizinprodukte der Klasse I nicht erforderlich, es sei denn, sie haben eine Messfunktion oder werden in einem sterilen Zustand in Verkehr gebracht.

Hinweis: Die am 25. Mai 2018 in Kraft getretene Verordnung (EU) für Medizinprodukte EU 2017/245 (MDR) wird die RL 90/385/EWG und 93/42/ EWG nach einer dreijährigen Übergangsfrist ablösen. Geltungsbeginn der MDR ist der 26. Mai 2020. Die entsprechenden RL werden ab diesem Datum keine Gültigkeit mehr haben.

EG-Richtlinie 98/79/EG

EN: *Directive 98/79/EC*

FR: *Directive 98/79/CE*

{EG-Richtlinien für Medizinprodukte, Eigenanwendung, Konformitätsbewertungsverfahren}

RL 98/79/EG (IVDD) des Europäischen und des Rates vom 27. Oktober 1998 über In-vitro-Diagnostika (ABl. Nr. L 331 vom 7. Dezember 1998, S. 1).

Die IVDD wurde geändert durch:

- Verordnung (EG) Nr. 596/2009 des Europäischen Parlaments und des Rates vom 18. Juni 2009 zur Anpassung einiger Rechtsakte, für die das Verfahren des Artikels 251 des Vertrags gilt, an den Beschluss 1999/468/EG des Rates in Bezug auf das Regelungsverfahren mit Kontrolle; Anpassung an das Regelungsverfahren mit Kontrolle – Vierter Teil (ABl. Nr. L 188 vom 18. Juli 2009, S. 14),
- Verordnung (EG) Nr. 1882/2003 des Europäischen Parlaments und des Rates vom 29. September 2003 zur Anpassung der Bestimmungen über die Ausschüsse zur Unterstützung der Kommission bei der Ausübung von deren Durchführungsbefugnissen, die in Rechtsakten vorgesehen sind, für die das Verfahren des Artikels 251 des EG-Vertrags gilt, an den Beschluss 1999/468/EG des Rates (ABl. Nr. L 284 vom 30.10.2003, S. 1),
- RL 2011/100/EU der Kommission vom 20. Dezember 2011 zur Änderung der RL 98/79/EG des Europäischen Parlaments und des Rates über In-vitro-Diagnostika (ABl. Nr. L 341 vom 22. Dezember 2011, S. 50).

Berichtigungen der IVDD erfolgten mit:

- ABl. L 74 vom 19.03.1999, S. 32,
- ABl. L 124 vom 25.05.2000, S. 66.

Die IVDD wurde mit dem MPG und den dazugehörenden nationalen Verordnungen in deutsches Recht umgesetzt.

Zum Nachweis, dass es sich um ein In-vitro-Diagnostikum (IVD) handelt, hat der Hersteller im ersten Schritt zu überprüfen, ob das Produkt der in Abs. 2a), 2b) und 2c) der IVDD gegebenen Definition eines IVD entspricht. Des Weiteren hat der Hersteller zu überprüfen, dass keine der Ausschlussklauseln von Artikel 1 anwendbar ist. Sind alle diese Voraussetzungen erfüllt, ist die IVDD anzuwenden.

Bevor ein Hersteller mit dem Konformitätsbewertungsverfahren beginnt, ist festzustellen, ob hierfür eine Benannte Stelle einzuschalten ist. Die Mitwirkung einer Benannten Stelle ist erforderlich für die in Anhang II der IVDD aufgeführten IVD und für die IVD zur Eigenanwendung.

Hinweis: Die am 25. Mai 2018 in Kraft getretene Verordnung (EU) für IVD EU 2017/246 (IVDR) wird die IVDD nach einer fünfjährigen Übergangsfrist ablösen. Geltungsbeginn der IVDR ist der 26. Mai 2022. Die IVDD wird ab diesem Datum keine Gültigkeit mehr haben.

EG-Richtlinie 2000/70/EG

EN: *Directive 2000/70/EC*

FR: *Directive 2000/70/CE*

{EG-Richtlinie 93/42/EWG, EG-Richtlinien für Medizinprodukte}

RL 2000/70/EG des Europäischen Parlaments und des Rates vom 16. Dezember 2000 zur Änderung der RL 93/42/EWG des Rates hinsichtlich Medizinprodukten, die stabile Derivate aus menschlichem Blut oder Blutplasma enthalten (ABl. Nr. L 313 vom 13. Dezember 2000, S. 22).

Diese RL wurde mit dem 2. MPG-ÄndG in deutsches Recht umgesetzt.

EG-Richtlinie 2001/104/EG

EN: *Directive 2001/104/EC*

FR: *Directive 2001/104/CE*

{EG-Richtlinie 93/42/EWG, EG-Richtlinien für Medizinprodukte}

RL 2001/104/EG des Europäischen Parlaments und des Rates vom 7. Dezember 2001 zur Änderung der RL 93/42/EWG des Rates über Medizinprodukte (ABl. Nr. L 6 vom 10. Januar 2002, S. 50).

Mit dieser RL wird der Geltungsbereich der MDD auf Medizinprodukte ausgedehnt, die als Bestandteil Derivate aus menschlichem Blut oder Blutplasma enthalten. Medizinprodukte, die andere Derivate von menschlichem Gewebe enthalten, bleiben weiterhin vom Anwendungsbereich der MDD ausgeschlossen (Erwägungsgrund Nr. 1 der RL 2001/104/EG).

Diese RL wurde mit dem 2. MPG-ÄndG in deutsches Recht umgesetzt.

EG-Richtlinie 2003/12/EG

EN: *Directive 2003/12/EC*

FR: *Directive 2003/12/CE*

{EG-Richtlinie 93/42/EWG, EG-Richtlinien für Medizinprodukte, Medizinprodukte-Verordnung}

RL 2003/12/EG der Kommission vom 3. Februar 2003 zur Neuklassifizierung von Brustimplantaten im Rahmen der RL 93/42/EG über Medizinprodukte (ABl. L 28 vom 4. Februar 2003, S. 43). Diese RL legt fest, dass Brustimplantate Medizinprodukte der Klasse III sind.

Diese RL wurde zunächst durch die Brustimplantate-Verordnung vom 11. Juli 2003 in deutsches Recht umgesetzt. Die Brustimplantate-Verordnung wurde durch Artikel 3 der Verordnung zur Änderung medizinprodukterechtlicher Vorschriften vom 16. Februar 2007 aufgehoben. Der Inhalt – ohne Übergangsregelung – ist übernommen worden in§ 8 MPV.

EG-Richtlinie 2003/32/EG

EN: *Directive 2003/32/EC*

FR: *Directive 2003/32/CE*

{EG-Richtlinie 93/42/EWG, EG-Richtlinien für Medizinprodukte, Medizinprodukte-Verordnung, Verordnung (EU) Nr. 722/2012}

RL 2003/32/EG der Kommission vom 23. April 2003 mit genauen Spezifikationen bezüglich der in der RL 93/42/EWG des Rates festgelegten Anforderungen an unter Verwendung von Gewebe tierischen Ursprungs hergestellte Medizinprodukte (ABL. Nr. L 105 vom 26. April 2003, S. 18).

Diese RL ist mit Wirkung vom 29. August 2013 aufgehoben worden durch Artikel 8 der Verordnung (EU) Nr. 722/2012 der Kommission vom 8. August 2012 über besondere Anforderungen betreffend die in der RL 90/385/EWG bzw. 93/42/EWG des Rates festgelegten Anforderungen an unter Verwendung von Gewebe tierischen Ursprungs hergestellte aktive implantierbare medizinische Geräte und Medizinprodukte.

Verweise auf die aufgehobene RL 2003/32/EG gelten als Verweise auf die Verordnung (EU) Nr. 722/2012.

EG-Richtlinie 2005/50/EG

EN: *Directive 2005/50/EC*

FR: *Directive 2005/50/CE*

{EG-Richtlinie 93/42/EWG, EG-Richtlinien für Medizinprodukte, Medizinprodukte-Verordnung}

RL 2005/50/EG der Kommission vom 11. August 2005 zur Neuklassifizierung von Gelenkersatz für Hüfte, Knie und Schulter im Rahmen der RL 93/42/EWG über Medizinprodukte (ABL. Nr. L 210 vom 12. August 2005, S. 41). Diese RL legt fest, dass Gelenkersatz für Hüfte, Knie und Schulter Medizinprodukte der Klasse III sind.

Diese RL wurde durch Artikel 1 der Verordnung zur Änderung medizinprodukterechtlicher Vorschriften mit § 9 MPV in deutsches Recht umgesetzt. Die entsprechenden Übergangsbestimmungen regelt § 11 MPV.

EG-Richtlinie 2007/47/EG

EN: *Directive 2007/47/EC*

FR: *Directive 2007/47/CE*

{EG-Richtlinie 90/385/EWG, EG-Richtlinie 93/42/EWG, EG-Richtlinien für Medizinprodukte}

E

RL 2007/47/EG des Europäischen Parlaments und des Rates vom 5. September 2007 zur Änderung der RL 90/385/EWG des Rates zur Angleichung der Rechtsvorschriften der Mitgliedstaaten über aktive implantierbare medizinische Geräte und 93/42/EWG des Rates über Medizinprodukte sowie der RL 98/8/EG über das Inverkehrbringen von Biozid-Produkten (ABl. Nr. L 247 vom 21. September 2007, S. 21).

Artikel 1 dieser RL umfasst die Änderungen der AIMDD und Artikel 2 dieser RL umfasst die Änderungen der MDD.

Diese RL wurde mit dem Gesetz zur Änderung medizinprodukterechtlicher Vorschriften vom 29. Juli 2009 in deutsches Recht umgesetzt.

EG-Richtlinien für Medizinprodukte

EN: *EC directives concerning medical devices*

FR: *Directives CE relatives aux dispositifs medicaux*

Für den Bereich der Medizinprodukte hat der Rat der Europäischen Union zur Angleichung der Rechtsvorschriften folgende zurzeit gültigen Basisrichtlinien erlassen:

- RL 90/385/EWG «Aktive implantierbare medizinische Geräte» (AIMDD),
- RL 93/42/EWG «Medizinprodukte» (MDD),
- RL 98/79/EG «In-vitro-Diagnostika“ (IVDD).

Zusätzlich sind folgende europäische Änderungsrichtlinien und europäische Verordnungen, EU-Beschlüsse und EU-Empfehlungen zu berücksichtigen, die einen Bezug zu Medizinprodukten haben:

- RL 2003/12/EG zur Neuklassifizierung von Brustimplantaten,
- RL 2005/50/EG zur Neuklassifizierung von Gelenkersatz für Hüfte, Knie und Schulter,
- Verordnung (EG) Nr. 765/2008 [Verordnung (EG) Nr. 765/2008 des Europäischen Parlaments und des Rates vom 9. Juli 2008 über die Vorschriften für die Akkreditierung und Marktüberwachung im Zusammenhang mit der Vermarktung von Produkten und zur Aufhebung der Verordnung (EWG) Nr. 339/93 des Rates (ABl. Nr. L 218 vom 13.08.2008, S. 30)] des Europäischen Parlaments und des Rates vom 9. Juli 2008 über die Vorschriften für die Akkreditierung und Marktüberwachung im Zusammenhang mit der Vermarktung von Produkten und zur Aufhebung der Verordnung (EWG) Nr. 339/93 des Rates,
- Verordnung (EU) Nr. 207/2012 der Kommission vom 9. März 2012 über elektronische Gebrauchsanweisungen für Medizinprodukte,
- Verordnung (EU) Nr. 722/2012 der Kommission vom 8. August 2012 über besondere Anforderungen betreffend die in der RL 90/385/EWG bzw. 93/42/EWG des Rates festgelegten Anforderungen an unter Verwendung von Gewe-

be tierischen Ursprungs hergestellte aktive implantierbare medizinische Geräte und Medizinprodukte,
- Durchführungsverordnung (EU) Nr. 920/2013 der Kommission vom 24. September 2013 über die Benennung und Beaufsichtigung benannter Stellen gemäß der RL 90/385/EWG des Rates über aktive implantierbare medizinische Geräte und der RL 93/42/EWG des Rates über Medizinprodukte [Durchführungsverordnung (EU) Nr. 920/2013 der Kommission vom 24. September 2013 über die Benennung und Beaufsichtigung benannter Stellen gemäß der Richtlinie 90/385/EWG des Rates über aktive implantierbare medizinische Geräte und der Richtlinie 93/42/EWG des Rates über Medizinprodukte (ABl. L 253 vom 25. September 2013, S. 8)],
- Beschluss Nr. 2010/227/EU vom 19. April 2010 der Kommission über die Europäische Datenbank für Medizinprodukte (Eudamed),
- Empfehlung 2013/172/EU der Kommission vom 5. April 2013 über einen gemeinsamen Rahmen für ein System einmaliger Produktkennzeichnung für Medizinprodukte in der Union,
- Empfehlung 2013/473/EU der Kommission vom 24. September 2013 zu den Audits und Bewertungen, die von benannten Stellen im Bereich der Medizinprodukte durchgeführt werden.

Wichtig ist, dass für ein Medizinprodukt nur eine einzige der für Medizinprodukte zutreffenden Basisrichtlinien (AIMDD, MDD, IVDD) gültig ist. Ein Hersteller hat also im ersten Schritt zu prüfen, ob ein Medizinprodukt vorliegt. Liegt ein Medizinprodukt vor, so ist im nächsten Schritt festzulegen, welche der genannten Basisrichtlinien für das Medizinprodukt zutreffend ist.

Hinzuweisen ist darauf, dass darüber hinaus zu prüfen ist, ob für ein Medizinprodukt noch weitere RL zu berücksichtigen sind. Von Bedeutung sind in diesem Zusammenhang u. a. folgende RL:

- RL 2006/42/EG über Maschinen [Richtlinie 2006/42/EG des Europäischen Parlaments und des Rates vom 17. Mai 2006 über Maschinen und zur Änderung der Richtlinie 95/16/EG (Neufassung) (ABl. Nr. L 157 vom 09.06.2006, S. 24)],
  Medizinprodukte sind vom Anwendungsbereich der RL 2006/42/EG über Maschinen («Maschinenrichtlinie») nicht ausgenommen.
- RL 89/686/EWG über persönliche Schutzausrüstungen
  Artikel 1 Nr. 6 der MDD ermöglicht es einem Hersteller, Produkte sowohl zur Verwendung entsprechend den Vorschriften der RL 89/686/EWG über persönliche Schutzausrüstungen als auch zur Verwendung entsprechend den Vorschriften der MDD vorzusehen. Die Konsequenz dieser Festlegung ist, dass sogenannte Produkte mit doppeltem Verwendungszweck (Medizinprodukt und Persönliche Schutzausrüstung) von der MDD abgedeckt werden.

Artikel 1 Nr. 6 der MDD ermöglicht es dem Hersteller, ein Medizinprodukt mit doppeltem Verwendungszweck („dual use“ Produkt) einem Konformitätsbewertungsverfahren gemäß der MDD zu unterziehen. Da das Produkt sowohl Medizinprodukt als auch Persönliche Schutzausrüstung ist, muss das Produkt neben den für das Produkt zutreffenden Grundlegenden Anforderungen der MDD auch die für das Produkt zutreffenden einschlägigen Grundlegenden Gesundheits- und Sicherheitsanforderungen der RL 89/686/EWG erfüllen [Interpretative Document of the Commission's Services: Interpretation of the relation between the revised Directive 93/42/EEC concerning medical evices and Directive 89/686/EEC on personal protective equipment – 21. August 2009, *ec.europa.eu/DocsRoom/documents/10262/attachments/1/translations*].

Des Weiteren ist darauf hinzuweisen, dass beispielsweise bei Heißdampf-Sterilisatoren und bei Hyperbarokammern die entsprechenden RL für Druckgeräte zu beachten sind.

Die Basis- und Änderungsrichtlinien wurden mit dem MPG und den dazugehörenden nationalen Verordnungen in deutsches Recht umgesetzt.

EG-Verordnung

EN: *Regulation (EC)*

FR: *Règlement (CE)*

{Verordnung (EU)}

EG-Verordnung Nr. 765/2008

EN: *Regulation (EC) No. 765/2008*

FR: *Règlement (CE) no. 765/2008*

{Verordnung (EG) Nr. 765/2008}

EG-Zertifikat

EN: *EC-Certificate*

FR: *Certificat CE*

{Bescheinigung}

E-Health

EN: *eHealth/electronic health*

FR: *E-santé/santé numérique*

{Gesundheits-App, Gesundheitssoftware, Health-App, Medical-App, mHealth}

Das Bundesministerium für Gesundheit definiert den Begriff E-Health folgendermaßen: «*Unter E-Health fasst man Anwendungen zusammen, die für die Behandlung und Betreuung von Patientinnen und Patienten die Möglichkeiten nutzen, die moderne Informations- und Kommunikationstechnologien (IKT) bieten. E-Health ist ein Oberbegriff für ein breites Spektrum von IKT-gestützten Anwendungen, in denen Informationen elektronisch verarbeitet, über sichere Datenverbindungen ausgetauscht und Behandlungs- und Betreuungsprozesse von Patientinnen und Patienten unterstützt werden können. Dies betrifft beispielsweise die Kommunikation medizinischer Daten, die mit der elektronischen Gesundheitskarte verfügbar gemacht werden, wie z. B. Notfalldaten oder den Medikationsplan, die elektronische Patientenakte und/oder das Patientenfach und auch Anwendungen der Telemedizin. Die Kommunikation dieser sensiblen Gesundheitsinformationen wird über die Telematikinfrastruktur erfolgen*» [BMG: Begriffe A-Z, E-Health *www.bundesgesundheitsministerium.de/service/begriffe-von-a-z/e/e-health.html*]

E-Health-Gesetz

EN: *eHealth/electronic health law*

FR: *E-santé/santé numérique loi*

{E-Health}

E-Health-Anwendungen gelangen zunehmen an Bedeutung. Am 21.12.2015 wurde in Deutschland daher das E-Health-Gesetz (BGBl. 2015 I. S. 2408) erlassen. Das Bundesministerium für Gesundheit erläutert hierzu:

«*Das Gesetz für sichere digitale Kommunikation und Anwendungen im Gesundheitswesen (E-Health-Gesetz), enthält einen konkreten Fahrplan für den Aufbau der sicheren Telematikinfrastruktur und die Einführung medizinischer Anwendungen. Ziel dieses Gesetzes ist es, die Chancen der Digitalisierung für die Gesundheitsversorgung zu nutzen und eine schnelle Einführung medizinischer Anwendungen für die Patientinnen und Patienten zu ermöglichen. Die Organisationen der Selbstverwaltung erhalten darin klare Vorgaben und Fristen, die bei Nichteinhaltung teilweise auch zu Sanktionen führen. Die Schwerpunkte der Regelungen sind:*

- *Anreize schaffen für die zügige Einführung und Nutzung medizinischer Anwendungen (modernes Versichertenstammdatenmanagement, Notfalldaten, elektronischer Arztbrief und einheitlicher Medikationsplan),*
- *Telematikinfrastruktur öffnen und perspektivisch als die maßgebliche und sichere Infrastruktur für das deutsche Gesundheitswesen entwickeln,*
- *Erstellung eines Interoperabilitätsverzeichnisses zur Verbesserung der Kommunikation verschiedener IT-Systeme im Gesundheitswesen,*
- *Förderung telemedizinischer Leistungen (Online-Videosprechstunde, telekonsiliarische Befundbeurteilung von Röntgenaufnahmen)*»

[BMG: Begriffe A-Z, E-Health-Gesetz *www.bundesgesundheitsministerium.de/service/begriffe-von-a-z/e/e-health-gesetz.html*]

Eigenanwendung

EN: *Self-testing*

FR: *Destination à des autodiagnostics*

{Produkt zur Eigenanwendung}

Eigenherstellung

EN: *Own production*

FR: *Fabrication en milieu hospitalier*

{Benannte Stelle, Klinische Bewertung, Leistungsbewertung, Medizinprodukte-gesetz, Medizinprodukte-Verordnung}

1. In-vitro-Diagnostikum

§ 3 Nr. 22 MPG:
«In-vitro-Diagnostika aus Eigenherstellung sind In-vitro-Diagnostika, die in Laboratorien von Gesundheitseinrichtungen hergestellt werden und in diesen Laboratorien oder in Räumen in unmittelbarer Nähe zu diesen angewendet werden, ohne dass sie in den Verkehr gebracht werden. Für In-vitro-Diagnostika, die im industriellen Maßstab hergestellt werden, sind die Vorschriften über Eigenherstellung nicht anwendbar. Die Sätze 1 und 2 sind entsprechend anzuwenden auf in Blutspendeeinrichtungen hergestellte In-vitro-Diagnostika, die der Prüfung von Blutzubereitungen dienen, sofern sie im Rahmen der arzneimittelrechtlichen Zulassung der Prüfung durch die zuständige Behörde des Bundes unterliegen»

2. Medizinprodukt

§ 3 Nr. 21 MPG:
«Medizinprodukte aus Eigenherstellung sind Medizinprodukte einschließlich Zubehör, die in einer Gesundheitseinrichtung hergestellt und angewendet werden, ohne dass sie in den Verkehr gebracht werden oder die Voraussetzungen einer Sonderanfertigung nach Nummer 8 erfüllen»

Eigenherstellung ist die Herstellung von Medizinprodukten – die keine Sonderanfertigungen sind – in einer Einrichtung des Gesundheitswesens ausschließlich zur dortigen Verwendung, ohne dass ein Inverkehrbringen erfolgt. Abweichend von der ansonsten gültigen Definition meint Inverkehrbringen hier die Abgabe an eine andere juristische Person (richtlinienkonforme Auslegung).

Gehören zu einer Gesundheitseinrichtung mehrere Einrichtungen an unterschiedlichen Orten, so schließt der Gesetzgeber nicht ausdrücklich aus, dass

Eigenherstellung von Medizinprodukten – ausgenommen eigenhergestellte In-vitro-Diagnostika – in diesen zum Einsatz kommen.

Die Eigenherstellung ist insoweit privilegiert, als die Konformitätsbewertung der hergestellten Produkte unabhängig von deren Art und Klassifizierung nach einem vereinfachten Verfahren – analog dem Verfahren für Sonderanfertigungen – von der herstellenden Gesundheitseinrichtung in eigener Verantwortung vorgenommen werden kann, d. h. ohne Einschaltung einer «*Benannten Stelle*».

Mit der Änderung der MPV durch Artikel 2 des Gesetzes zur Änderung medizinprodukterechtlicher Vorschriften vom 29. Juli 2009 (BGBl. I S. 2326) wurden die Anforderungen konkretisiert für

- aktive implantierbare Medizinprodukte in § 2 Abs. 2, Sätze 4 bis 7 MPV und § 4 Abs. 4 MPV,
- In-vitro-Diagnostika in§ 4 Abs. 2 Satz 7 MPV und § 5 Abs. 6 MPV,
- für sonstige Medizinprodukte in§ 4 Abs. 2 Satz 7 MPV und § 7 Abs. 9 MPV.

Hinzuweisen ist darauf, dass Vorschriften des vierten Abschnitts des MPG und Vorschriften der MPBetreibV zu beachten sind:

- klinische Bewertung (Produkte der AIMDD, MDD) und
- Leistungsbewertung (Produkte der IVDD).

Eigenständige Funktionssoftware

EN: *Stand-alone functional software*

FR: *Logiciel de base autonome*

{Funktionssoftware}

Eigenständige Software

EN: *Stand-alone software*

FR: *Logiciel de base autonome*

{Betriebssoftware, Funktionssoftware, Software}

MEDDEV 2.1/6 [Guidelines on the qualification and classification of stand-alone software used in healthcare within the regulatory framework of medical devices (07.2016)]: «*Stand alone software: For the purpose of this guideline 'stand-alone software' means software which is not incorporated in a medical device at the time of its placing on the market or its making available*»

In MEDDEV 2.1/6 werden die Begriffe „*Software*" und „*eigenständige Software*" definiert. „*Eigenständige Software*" ist Software, die zum Zeitpunkt des Inverkehrbringens oder der Bereitstellung auf dem Markt nicht in ein Medizinprodukt integriert ist.

In § 3 Nr. 1 MPG ist der Begriff „*Software*“ gleichrangig neben Instrumenten, Apparaten, Vorrichtungen, [...] aufgeführt. Haben die hier genannten Aufzählungen einen Zweck gemäß den in § 3 Nr. 1 MPG getroffenen Festlegungen und wirken sie im oder am menschlichen Körper weder pharmakologisch oder immunologisch noch durch Metabolismus, so liegt ein Medizinprodukt vor.

Die in diesem Teil der Begriffsbestimmung angesprochene Software ist wie ein Instrument oder eine Vorrichtung eigenständig. Das Medizinprodukt „*eigenständige Software*“ wird vom Hersteller zur Anwendung für Menschen mittels ihrer Funktionen zu mindestens einem in § 3 Nr. 1 MPG genannten Zweck in den Verkehr gebracht.

„*Eigenständig*“ – im Sinne von „*standalone*“ – bedeutet in diesem Zusammenhang, dass diese Software ein Ergebnis liefert, das vom Anwender direkt für diagnostische oder therapeutische Zwecke genutzt werden kann, wie beispielsweise bei

- Therapieplanungssystemen,
- Auswertesoftware für Langzeit-EKG-Aufzeichnungen,
- Auswertesoftware für Langzeit-Blutdruckaufzeichnungen,
- Bildauswertesoftware,
- Software zur Messung der Reaktionszeit, des Sprachverständnisses, von Hirnfunktionsminderungen, zum Trainieren der Reaktionszeit, des Sprachverständnisses (beispielsweise nach einem Schlaganfall),
- Software zur Ganganalyse und zum Bewerten einer Gangstörung.

«*Eigenständig*» bedeutet in diesem Zusammenhang aber auch, dass diese Software auf einem eigenen Rechner betrieben wird und über keine (funktionelle) Verbindung zu anderen Medizinprodukten verfügt. Diese Software wird auf einem eigenen Rechner installiert, wobei der Rechner selbst kein Medizinprodukt sein muss. Diese Software ist nicht integrierter Bestandteil eines Medizinprodukts [COCIR: Decision diagram for qualification of software as medical device. Positionspapier vom 22. November 2010, *www.cocir.org*].

Der Rechner und die Software sind im Sinne von § 10 Abs. 2 MPG ein System von einem Medizinprodukt und einem sonstigen Produkt ohne CE-Kennzeichnung auf der Grundlage des Medizinprodukterechts.

Dieses eigenständige Medizinprodukt „*Software*“ wird als lauffähige Version entweder vom Hersteller mit CE-Kennzeichnung in den Verkehr gebracht oder vom Betreiber/Anwender als Eigenherstellung erstellt.

Die Erweiterung des Begriffs „*Software*“ gilt für den umfassenden Oberbegriff „*Medizinprodukt*“, der neben den „*sonstigen Medizinprodukten*“ auch „*aktive implantierbare medizinische Geräte*“ und „*In-vitro-Diagnostika*“ umfasst. Beispielsweise fällt somit Software, die zur Schätzung des Risikos von Trisomie 21 bestimmt ist als IvD-Software unter die Regelungen des MPG [*Meyer-Lüerßen,*

D.: Medizinproduktegesetz – Software für In-vitro-Diagnostika im MPG. Medizinprodukte Journal 16 (2009), Nr. 1, S. 16].

Aus der Definition in Anhang IX Nr. 1.4 der RL 93/42/EWG ist zu entnehmen, dass eigenständige Software als ein aktives Medizinprodukt im Sinne der RL gilt. Der Grund für diese Zuordnung ergibt sich aus dem Sachverhalt, dass Software nur in Verbindung mit einer «*aktiven*» Hardware funktionsfähig ist. Die Klassenzuordnung erfolgt in die Klassen I bis III entsprechend der vom Hersteller festgelegten Zweckbestimmung.

Einflussgrößen

EN: *Influence quantities*

FR: *Grandeurs d'influence*

Teil A Nr. 3 RiliBÄK:
«*Einflussgrößen beziehen sich auf den zu untersuchenden Patienten. Es handelt sich dabei um Änderungen der Zusammensetzung von Körperflüssigkeiten durch Krankheiten oder Defekte (diagnostisch relevant) oder andere biologische Phänomene (diagnostisch nicht relevant). Sie reflektieren die Verhältnisse im Patienten*»

Einführer

EN: *Importer*

FR: *Importateur*

{Verantwortlicher für das erstmalige Inverkehrbringen}

Artikel 2 Nr. 5 Verordnung (EG) Nr. 765/2008 [Verordnung (EG) Nr. 765/2008 des Europäischen Parlaments und des Rates vom 9. Juli 2008 über die Vorschriften für die Akkreditierung und Marktüberwachung im Zusammenhang mit der Vermarktung von Produkten und zur Aufhebung der Verordnung (EWG) Nr. 339/93 des Rates (ABl. Nr. L 218 vom 13.08.2008, S. 30)]: «*Jede in der Gemeinschaft ansässige natürliche oder juristische Person, die ein Produkt aus einem Drittstaat auf dem Gemeinschaftsmarkt in Verkehr bringt*»

Einführer ist derjenige, der ein Medizinprodukt außerhalb des EWR bezieht und im EWR unter seiner Verantwortung erstmalig in den Verkehr bringt. Dies gilt auch für gebrauchte Medizinprodukte, die erst nach ihrer Inbetriebnahme in den EWR eingeführt werden.

Der Einführer ist eine natürliche oder juristische Person, der die Verantwortung und die Verpflichtung des Herstellers im Hinblick auf Einhaltung der Anforderungen für das erstmalige Inverkehrbringen übernimmt. Der Name oder die Firma des Einführers und seine Anschrift müssen deutlich lesbar am Medizinprodukt angebracht und in der Gebrauchsanweisung enthalten sein.

Einkauf von Medizinprodukten in Gesundheitseinrichtungen

EN: *Purchase of medical devices in health services*

FR: *Achat de dispositifs médicaux dans le secteur de santé*

{Beschaffung von Medizinprodukten, Dienstanweisung Medizinprodukte}

Einkauf ist ein Begriff, der in Gesundheitseinrichtungen häufig gleichbedeutend mit der Beschaffung ist.

Dem Einkauf obliegt u. a. die Beschaffung von Medizinprodukten und/oder von Dienstleistungen, die an Medizinprodukten zu erbringen sind.

Die Pflichten des Einkaufs sollten im Rahmen einer Dienstanweisung nachvollziehbar festgelegt werden, so z. B.:

- Beschaffung von Medizinprodukten, die den Anforderungen des MPG entsprechen – Zweckbestimmung entspricht der beabsichtigten Anwendung, CE-Kennzeichnung, Kompatibilität mit anderen Medizinprodukten (§ 6 Abs. 1 MPG, § 4 Abs. 1 und Abs. 4 MPBetreibV);
- Auswahl und ggf. Beauftragung qualifizierter Instandhalter (§ 3 Abs. 2 MPBetreibV);
- Beauftragung zur «*erstmaligen Inbetriebnahme*» (Funktionsprüfung und ggf. Einweisung der vom Betreiber beauftragten Person) von aktiven Medizinprodukten der Anlage 1 MPBetreibV (§ 10 Abs. 1 Nr. 1 und 2 MPBetreibV) durch den Hersteller oder einer hierzu befugten Person.

Einmalige Produktkennung

EN: *Unique Device Identifier(UDI)*

FR: *identifiant unique des dispositifs (IUD)*

Artikel 2 Nr. 15 MDR/Artikel 2 Nr. 15 IVDR: «*„einmalige Produktkennung“ (Unique Device Identifier – UDI) bezeichnet eine Abfolge numerischer oder alphanumerischer Zeichen, die mittels international anerkannter Identifizierungs- und Kodierungsstandards erstellt wurde und die eine eindeutige Identifizierung einzelner Produkte auf dem Markt ermöglicht*»

Einmalprodukt

EN: *Single-use device*

FR: *Dispositif à usage unique*

Artikel 1 Abs. 2 lit. n) MDD
«*Einmal-Produkt: ein Produkt, das zum einmaligen Gebrauch an einem einzigen Patienten bestimmt ist*»

Artikel 2 Nr. 8 MDR/Artikel 2 Nr. 9 IVDR: «*„Einmalprodukt" bezeichnet ein Produkt, das dazu bestimmt ist, an einer einzigen Person für eine einzige Maßnahme verwendet zu werden*»

Unter einmaligem Gebrauch ist die Anwendung für nur eine diagnostische oder therapeutische Prozedur zu verstehen, bei der das Produkt an dem gleichen Patienten gegebenenfalls aber durchaus mehrfach zum Einsatz kommen kann (z. B. mehrfache Injektionen eines Lokalanästhetikums mit einer Einmalspritze im Zusammenhang mit einem chirurgischen Eingriff an einem einzigen Patienten während eines chirurgischen Eingriffs).

Mit der Zweckbestimmung legt der Hersteller die Verwendungsmöglichkeiten eines Medizinprodukts fest – auch bei Medizinprodukten zur einmaligen Verwendung. Dies ergibt sich aus einer Stellungnahme der Europäischen Kommission zu einer Anfrage im Europäischen Parlament [Schriftliche Anfrage E-0002/01 von Rolf Linkohr (PSE) an die Kommission vom 17. Januar 2001; Betrifft: Aufbereitung von Medizinprodukten. ABl. EG C E vom 19. Juni 2001, S. 243]. Hinzuweisen ist darauf, dass ein Verweis zum einmaligen Gebrauch eines Medizinprodukts – z. B. in der Kennzeichnung – im EWR einheitlich sein muss.

Nach offizieller Behördenmeinung in Deutschland – insbesondere nach Auffassung des BMG – ist die Angabe «*Nur zur einmaligen Verwendung*» bzw. das entsprechende Symbol jedoch nicht Teil der Zweckbestimmung.

Das MPG enthält expressis verbis kein Verbot zur Wiederverwendung von Medizinprodukten zur einmaligen Verwendung. Die Verantwortung für die Aufbereitung und Wiederverwendung von Medizinprodukten zur einmaligen Verwendung liegt beim Betreiber.

Hinzuweisen ist, dass an die Aufbereitung von Medizinprodukten in Deutschland hohe Anforderungen gestellt werden, um die Sterilität und Funktionstüchtigkeit gemäß der Zweckbestimmung zu gewährleisten.

Nach § 8 Abs. 1 MPBetreibV muss die Aufbereitung von bestimmungsgemäß keimarm oder steril zur Anwendung kommenden Medizinprodukten mit geeigneten validierten Verfahren so durchgeführt werden, dass der Erfolg der Verfahren nachvollziehbar gewährleistet ist und die Sicherheit und Gesundheit von Patienten, Anwendern oder Dritten nicht gefährdet wird.

Nach einer Aufbereitung sind die für die Sicherheit und Funktionstüchtigkeit wesentlichen konstruktiven und funktionellen Merkmale zu prüfen, soweit sie durch die Aufbereitung beeinflusst werden können (vgl. Abschnitt 2.2.3 «Prüfung der technisch-funktionellen Sicherheit» und Anlage Nr. 2 zu Abschnitt 2.2.3 in der *Gemeinsamen Empfehlung der Kommission für Krankenhaushygiene und Infektionsprävention am Robert Koch-Institut und des Bundesinstituts für Arzneimittel und Medizinprodukte zu den «Anforderungen an die Hygiene bei der Aufbereitung von Medizinprodukten»* [Bundesgesundheitsbl. 55 (2012), S. 1244–1310, *www.rki.de/DE/Content/Infekt/Krankenhaushygiene/Kommission/Downloads/Medprod_Rili_2012.pdf?__blob=publicationFile*].

Voraussetzung zur Durchführung einer Aufbereitung von Medizinprodukten zur einmaligen Verwendung ist ein umfassendes Qualitätsmanagementsystem, z. B. entsprechend den Vorgaben der RKI-Empfehlung «*Anforderungen an die Hygiene bei der Aufbereitung von Medizinprodukten*». Für die Aufbereitung von besonders kritischen Medizinprodukten soll das Qualitätsmanagementsystem durch eine von der zuständigen Behörde anerkannten Stelle nach DIN EN ISO 13485 [DIN EN ISO 13485 (08.2016): Medizinprodukte – Qualitätsmanagementsysteme – Anforderungen für regulatorische Zwecke (ISO 13485:2016); Deutsche Fassung EN ISO 13485:2016, Beuth Verlag, Berlin] zertifiziert sein (Abschnitt 1.4 Sicherung der Qualität der zur Anwendung kommenden Aufbereitungsprozesse in der RKI-Empfehlung).

Einweisung in Medizinprodukte

EN: *Instructions on medical devices*

FR: *Instructions concernant dispositifs médicaux*

{Anlage 1-Medizinprodukte, Beauftragte Person, Befugte Person, Gebrauchsanweisung für Medizinprodukte, Geeignete Person, professioneller Nutzer, selbsterklärende Medizinprodukte}

Sowohl im MPG als auch in der MPBetreibV sind regulatorische Forderungen festgelegt, die Einfluss auf die Einweisung in Medizinprodukte haben. Hinzuweisen ist darauf, dass die vom Gesetz- und Verordnungsgeber getroffenen Festlegungen zur Einweisung in Medizinprodukte keine Ausnahmen kennen für irgendwelche Berufsgruppen, die professionell Medizinprodukte an Patienten anwenden. Die Festlegungen zur Einweisung gelten für Chefärzte ebenso wie für Oberärzte, Ärzte, Belegärzte, Notärzte, Zahnärzte, Pflegekräfte, Rettungssanitäter, etc. Der Anwender kann gemäß § 17 MPBetreibV bei einem Verstoß gegen die Einweisungspflicht mit einer Ordnungswidrigkeit von bis zu 30.000 € belegt werden.

Der Betreiber hat eine Bringschuld, damit der Anwender in die sachgerechte Handhabung von Medizinprodukten eingewiesen wird. Auf der anderen Seite hat sich der Anwender eigenverantwortlich um eine entsprechende Einweisungsmaßnahme zu kümmern, damit er die erforderlichen Kenntnisse erlangt. (Holpflicht des Anwenders).

Anmerkung: Die Forderungen zur Einweisung nach § 4 Abs. 3 MPBetreibV bzw. bei Anlage 1-Medizinprodukten nach § 10 Abs. 2 MPBetreibV sind unabhängig von der Frage, ob diese Medizinprodukte in den Verkehr gebracht wurden oder nicht. Somit sind auch bei Medizinprodukten aus Eigenherstellung (Medizinprodukte/Software als Medizinprodukt), die nicht in den Verkehr gebracht werden, entsprechende Einweisungsmaßnahmen erforderlich. In Analogie zu § 10 MPBetreibV wäre somit der Eigenhersteller verpflichtet, die vom Betreiber beauftragte Person anhand der vom Eigenhersteller erstellten Gebrauchsanweisung einzuweisen. Die Anwendereinweisung könnte dann entweder von dem Eigenhersteller oder der entsprechend eingewiesenen beauftragten Person vorgenommen werden.

Zu unterscheiden sind drei Arten der Einweisung [Forum für Medizintechnik e. V. Lübeck: Einweisung Medizinprodukte in Deutschland, Stand: 25. April 2012]:

- Medizinprodukte, die der Anlage 1 MPBetreibV zuzuordnen sind (Medizinprodukte der Anlage 1 MPBetreibV sind ausschließlich nichtimplantierbare aktive Medizinprodukte. Sie müssen die Definitionen der Anlage 1 MPBetreibV erfüllen.);
- Medizinprodukte, die nicht der Anlage 1 MPBetreibV zuzuordnen sind;
- Altgeräte (Medizinisch-technische Geräte nach MedGV).

1. Medizinprodukte, die der Anlage 1 MPBetreibV zuzuordnen sind

- Geräteeinweisung für Beauftragte Personen durch Hersteller bzw. durch Befugte Personen (§ 10 Abs. 1 Nr. 2 MPBetreibV):
  Der Betreiber hat die Pflicht, Beauftragte Personen zu benennen, da ausschließlich Beauftragte Personen neben dem Hersteller und der Befugten Person, die im Einvernehmen mit dem Hersteller handelt, Geräteeinweisungen für Anwender in Medizinprodukte der Anlage 1 MPBetreibV vornehmen dürfen.
  Der Betreiber hat den Hersteller bzw. die Befugte Person, die im Einvernehmen mit dem Hersteller handelt, zur Einweisung aufzufordern.
  Der Hersteller bzw. die Befugte Person hat das (alleinige) Recht, Beauftragte Personen einzuweisen. Der Betreiber hat den Hersteller bzw. die Befugte Person hierzu zu beauftragen.
- Geräteeinweisung für Anwender durch Beauftragte Personen (§ 10 Abs. 2 MPBetreibV):
  Die Beauftragte Person lädt Anwender zur Einweisung ein. (**Anmerkung**: Die Einladung zur Einweisung kann auch anderen Personen übertragen werden.)
  Die Beauftragte Person weist Anwender ein. Die Einweisung ist zu dokumentieren.
- Geräteeinweisung für Anwender durch Hersteller bzw. Befugte Person (§ 10 Abs. 2 MPBetreibV):
  Betreiber fordert Hersteller bzw. Befugte Person zur Einweisung auf.
  Beauftragte Person lädt Anwender zur Teilnahme ein. (**Anmerkung**: Die Einladung zur Einweisung kann auch anderen Personen übertragen werden.)
  Hersteller bzw. Befugte Person weist Anwender ein. Die Einweisung ist zu dokumentieren.
- Geräteeinweisung für Anwender durch Anwender:
  Eine solche Einweisung ist für Medizinprodukte der Anlage 1 MPBetreibV nicht zulässig.

Hinweis: Alle Medizinprodukte, die der Anlage 1 MPBetreibV zuzuordnen sind, sind einweisungspflichtig. Ausgenommen von der Einweisungspflicht sind gemäß § 10 Abs. 4 MPBetreibV die Medizinprodukte der Anlage 1 MPBetreibV, die der Hersteller in der Kennzeichnung, in der Gebrauchsanweisung oder in den Werbematerialien zur Anwendung durch Laien vorgesehen hat – z. B. Automatischer Externer Defibrillator (AED) in öffentlichen Einrichtungen).

2. Medizinprodukte, die nicht der Anlage 1 MPBetreibV zuzuordnen sind

Hierzu zählen alle

- nichtaktiven Medizinprodukte
- nichtimplantierbaren aktiven Medizinprodukte, die nicht der Anlage 1 MPBetreibV zuzuordnen sind, wie beispielsweise elektrisch betriebene Betten, Ultraschall-Diagnosegeräte, Bronchusabsaugegeräte, Narkosegeräte mit Handbeatmung (ohne maschinelle Beatmung!), Insulinpumpen, Schmerzpumpen, Ernährungspumpen, Medizinprodukte zur maschinellen Thorax Kompression zur Herzdruckmassage.

Nach § 4 Abs. 3 MPBetreibV ist eine Einweisung in die ordnungsgemäße Handhabung eines Medizinprodukts erforderlich. § 4 Abs. 3 MPBetreibV enthält aber auch expressis verbis folgende Ausnahmeregelungen. Danach ist eine Einweisung nicht erforderlich für:

- selbsterklärende Medizinprodukte und
- Medizinprodukte, bei denen eine Einweisung in ein baugleiches Medizinprodukt erfolgt ist. **Anmerkung**: Baugleich ist sehr eng auszulegen. Bei dem baugleichen Medizinprodukt muss es sich um ein Medizinprodukt mit der gleichen Artikelnummer, bei einem Medizinprodukt mit integrierter Software zusätzlich auch um die gleiche Software-Version handeln.

Für nichtimplantierbare aktive Medizinprodukte, die nachweislich nicht der Anlage 1 MPBetreibV zuzuordnen sind, hat der Gesetz- und Verordnungsgeber für den Betreiber keine Festlegungen zu der Methode der Wissensvermittlung und Einweisung der Anwender getroffen. Eine Einweisung von Anwendern durch eingewiesene Anwender (Schneeballsystem) ist möglich.

Es kann in speziellen Fällen bzw. aus organisatorischen Gründen durchaus sinnvoll sein, das in § 10 MPBetreibV für nichtimplantierbare aktive Medizinprodukte, die der Anlage 1 MPBetreibV zuzuordnen sind, festgelegte Verfahren auch auf andere nicht der Anlage 1 MPBetreibV zuzuordnende Medizinprodukte zu übertragen. Es besteht jedoch keine regulatorische Verpflichtung hierzu.

3. Altgeräte (Medizinisch-technische Geräte nach MedGV)

Für medizinisch-technische Geräte, die nach den Vorschriften der außer Kraft getretenen Medizingeräteverordnung (MedGV) in Betrieb genommen wurden

(Altgeräte) gelten die Sondervorschriften des § 19 MPBetreibV. Im Hinblick auf die Einweisung gilt § 19 Nr. 5 MPBetreibV:

«Medizinprodukte nach § 2 Nr. 1 und 3 der Medizingeräteverordnung dürfen nur von Personen angewendet werden, die am Medizinprodukt unter Berücksichtigung der Gebrauchsanweisung in die sachgerechte Handhabung eingewiesen worden sind. Werden solche Medizinprodukte mit Zusatzgeräten zu Gerätekombinationen erweitert, ist die Einweisung auf die Kombination und deren Besonderheiten zu erstrecken. Nur solche Personen dürfen einweisen, die auf Grund ihrer Kenntnisse und praktischen Erfahrungen für die Einweisung und die Handhabung dieser Medizinprodukte geeignet sind»

Für die Einweisung in Altgeräte fordert der Verordnungsgeber eine *«geeignete Person»*. Jede für das betreffende Altgerät *«geeignete Person»* im Sinne von § 19 Nr. 5 MPBetreibV kann eine Einweisung durchführen. Personen sind zur Einweisung geeignet, wenn sie über Kenntnisse und praktische Erfahrungen für die Einweisung in die Handhabung dieser Medizinprodukte verfügen (vgl. Kap. B0204, § 19 Nr. 5 letzter Satz MPBetreibV).

4. Einweisung in die sachgerechte Handhabung des Medizinprodukts – Inhalte

Auf Grundlage des vertieften Medizinproduktewissens vermittelt die Beauftragte Person/die geeignete Person dem Anwender die für die Klinik/Abteilung/ Praxis notwendigen Kenntnisse. Unter Berücksichtigung der Gebrauchsanweisung sind hierbei die wesentlichen Anwenderinformationen zu vermitteln. Die Gebrauchsanweisung muss nicht zwingend dem Anwender vorliegen.

a. Zweckbestimmung und bestimmungsgemäßer Gebrauch
   (Dieser Inhalt kann nicht entfallen.)
   - vom Hersteller festgelegte Zweckbestimmung;
   - Kenntnis der vom Hersteller gegebenen sicherheitstechnischen Hinweise, Anwendungsbeschränkungen, (z. B. keine Verwendung bei der Kernspintomografie);
   - Kenntnis des zulässigen Zubehörs und der zulässigen Kombinationsmöglichkeiten;
   - Fristen von Instandhaltung, STK, MTK.
b. Anwendungsaspekte
   (Dieser Inhalt kann nicht entfallen.)
   - Kenntnis aller Bedienelemente (Was ist was?) und der dazugehörigen Funktionen;
   - Bedienkonzept;
   - Kenntnis der Funktionsprüfung vor der Anwendung an Patienten;
   - Kenntnis des ordnungsgemäßen Zustands des Medizinprodukts.

E

c. Korrekte Aufbereitung
   (Dieser Inhalt kann je nach Organisation in der Klinik/Abteilung/Praxis entfallen.)
   - Aufbereitungsumfang;
   - Aufbereitungsverfahren, Reinigung, Desinfektion, Sterilisation;
   - Präparate (Einschränkungen hinsichtlich der Materialverträglichkeit);
   - Aufbereitungsintervalle.
d. Dokumentation der Einweisung
   (Dieser Inhalt kann nicht entfallen.)
   Die Beauftragte Person dokumentiert die Einweisung. Dies kann im Medizinproduktbuch erfolgen. Erfolgt die Dokumentation der Einweisung elektronisch, so sollte im Medizinproduktebuch vermerkt sein, wo die Einweisung dokumentiert ist.

5. Anmerkung: Anwesenheit der einweisenden Person

In einem Beschluss des Verwaltungsgerichts Stuttgart vom 24. November 2003 (Az.: 1 K 1477/03) wird ausdrücklich festgestellt, dass eine Einweisung nach § 5 MPBetreibV a. F. (heute § 10 MPBetreibV) die Anwesenheit einer einweisenden Person, z. B. des Medizinprodukteberaters (§ 31 MPG), zwingend voraussetzt. Es genügt nicht, dass der Hersteller nur ein Anwendungs-Video zur Verfügung stellt.

6. Anmerkung: Geräteeinweisung für Anwender durch den Hersteller

Der Hersteller (und die vom Hersteller Befugte Person) ist berechtigt, Anwendereinweisungen durchzuführen. Der Hersteller kennt aber normalerweise nicht die Anwendungen, die Abläufe, die Strategien, die Philosophien, die Gewohnheiten in der entsprechenden Klinik/Abteilung. Um daher eine entsprechende Anwendereinweisung durchführen zu können, muss der Betreiber dem Hersteller die Anforderungen an die Anwendereinweisung entsprechend den hausinternen Qualitätsstandards zur Verfügung stellen.

7. Generelle Hinweise für Betreiber zur Einweisung

- Eine Einweisung ist etwas anderes als eine Produktpräsentation.
- Eine Einweisung durch den Hersteller (Befugte Person) für eine Beauftragte Person ist in der MPBetreibV für Medizinprodukte der Anlage 1 MPBetreibV vorgeschrieben, sie unterscheidet sich deutlich von einer Anwendereinweisung. Ausgenommen sind Einweisungen in Medizinprodukte der Anlage 1 MPBetreibV, die der Hersteller zur Anwendung durch Laien vorgesehen hat (vgl. Kap. B0204, § 10 Abs. 4 MPBetreibV).
- Die Einweisung der Beauftragten Person ist umfangreicher und damit zeitaufwendiger als eine Anwendereinweisung, da sie anhand der Gebrauchsanweisung zu erfolgen hat.

- Nur die Beauftragte Person darf – neben Hersteller und Befugter Person – Anwender in ein Medizinprodukt der Anlage 1 MPBetreibV einweisen.
- Der Anwender darf andere Anwender in ein Medizinprodukt der Anlage 1 MPBetreibV nicht einweisen. Ausnahmen sind alle Altgeräte nach § 2 Nr. 1 und 3 MedGV und Medizinprodukte, die nachweisbar nicht der Anlage 1 MPBetreibV zuzuordnen sind.
- Baugleiche Geräte müssen nicht eingewiesen werden.
- Die Entscheidung über eine weitere Einweisung bei baugleichen Geräten trifft der Betreiber.
- Bei neuer Software muss der Unterschied zur alten Software eingewiesen werden.
- Dem Betreiber wird empfohlen, ein Einweisungskonzept für Medizinprodukte festzulegen und in Form einer Verfahrensanweisung (SOP) zu dokumentieren.
- Der Betreiber darf ein Medizinprodukt, das der Anlage 1 MPBetreibV zuzuordnen ist, nur betreiben, wenn die Beauftragte Person durch den Hersteller oder die Befugte Person anhand der Gebrauchsanweisung eingewiesen wurde. Die Einweisung der Beauftragten Person ist entweder im Lieferumfang enthalten oder muss vom Betreiber zusätzlich in Auftrag gegeben werden.
- Die Einweisung der Beauftragten Person ist im Medizinproduktebuch zu dokumentieren. Bei einem Verzicht auf die Einweisung der Beauftragten Person durch den Betreiber ist im Medizinproduktebuch die Begründung zu dokumentieren, einschließlich des Datums und des Namens der Beauftragten Person, die (früher) in ein baugleiches Medizinprodukt eingewiesen wurde.
- Medizinprodukte, die der Anlage 1 MPBetreibV zuzuordnen sind, dürfen nur von Personen angewendet werden, die durch eine Beauftragte Person, den Hersteller oder eine Befugte Person eingewiesen wurden. Die Einweisung der Anwender durch den Hersteller/die Befugte Person ist vom Betreiber in Auftrag zu geben. Die Einweisung ist im Medizinproduktebuch zu dokumentieren. Der Betreiber fordert die Anwender zur Teilnahme an einer Einweisung auf.

8. Sanktionen

- Nach § 17 Nr. 1 MPBetreibV handelt ordnungswidrig, der fahrlässig oder vorsätzlich ein Medizinprodukt, das der Anlage 1 MPBetreibV zuzuordnen ist, betreibt oder anwendet, ohne dass
  - die beauftragte Person durch den Hersteller oder einer befugten Person anhand der Gebrauchsanweisung sowie beigefügter sicherheitsbezogener Informationen und Instandhaltungshinweise in die sachgerechte Handhabung und Anwendung und den sicheren Betrieb des Medizinprodukts eingewiesen wurde (§ 10 Abs. 1 Nr. 2 MPBetreibV);
  - der Anwender durch den Hersteller, der befugten Person oder der beauftragten Person unter Berücksichtigung der Gebrauchsanweisung in die sachgerechte Handhabung des Medizinprodukts eingewiesen wurde (§ 10 Abs. 2 MPBetreibV).

Die Ordnungswidrigkeit kann mit einem Bußgeld bis zu 30.000 € geahndet werden.

Anmerkung: Die Einweisung nach § 4 Abs. 3 MPBetreibV ist nicht in § 17 MPBetreibV als Sachverhalt genannt. Wird jedoch ein Medizinprodukt ohne Einweisung eines Anwenders betrieben oder angewendet, obwohl dies expressis verbis in § 4 Abs. 3 MPBetreibV für erforderlich gehalten wird, könnte dies bei einem Zwischenfall, der u. U. auf Unkenntnis des Anwenders zurückzuführen ist, ggf. für den Betreiber/den Anwender nachteilig auswirken.

Einwilligung nach Aufklärung

EN: *Informed consent*

FR: *Consentement éclairé*

§ 3 Abs. 2b GCP-V:
«Einwilligung nach Aufklärung ist die Entscheidung über die Teilnahme an einer klinischen Prüfung, die in Schriftform abgefasst, datiert und unterschrieben werden muss und nach ordnungsgemäßer Unterrichtung über Wesen, Bedeutung, Tragweite und Risiken der Prüfung und nach Erhalt einer entsprechenden Dokumentation freiwillig von einer Person, die ihre Einwilligung geben kann oder aber, wenn die Person hierzu nicht in der Lage ist, von ihrem gesetzlichen Vertreter getroffen wird. Kann die betreffende Person nicht schreiben, so kann in Ausnahmefällen eine mündliche Einwilligung in Anwesenheit von mindestens einem Zeugen erteilt werden»

Artikel 2 Nr. 55 MDR:
«„Einwilligung nach Aufklärung“ bezeichnet eine aus freien Stücken erfolgende, freiwillige Erklärung der Bereitschaft, an einer bestimmten klinischen Prüfung teilzunehmen, durch einen Prüfungsteilnehmer, nachdem dieser über alle Aspekte der klinischen Prüfung, die für die Entscheidungsfindung bezüglich der Teilnahme relevant sind, aufgeklärt wurde, oder im Falle von Minderjährigen und nicht einwilligungsfähigen Personen eine Genehmigung oder Zustimmung ihres gesetzlichen Vertreters, sie in die klinische Prüfung aufzunehmen»

Artikel 2 Nr. 58 IVDR:
«„Einwilligung nach Aufklärung“ bezeichnet eine aus freien Stücken erfolgende, freiwillige Erklärung der Bereitschaft, an einer bestimmten Leistungsstudie teilzunehmen, durch einen Prüfungsteilnehmer, nachdem dieser über alle Aspekte der Leistungsstudie, die für die Entscheidungsfindung bezüglich der Teilnahme relevant sind, aufgeklärt wurde, oder im Falle von Minderjährigen und nicht einwilligungsfähigen Personen eine Genehmigung oder Zustimmung ihres gesetzlichen Vertreters, sie in die Leistungsstudie aufzunehmen»

EK-Med

EN: *Exchange of experience in the field of medical devices, EK-Med*

FR: *Échanges d'expériences dans le domaine des dispositifs médicaux, EK-Med*

{Erfahrungsaustausch Medizinprodukte}

Elektronische Gebrauchsanweisung für Medizinprodukte

EN: *Instructions for use in electronic form for medical devices*

FR: *Instructions d'empioi électroniques des dispositifs médicaux; Instructions d'utilisation électroniques des dispositifs médicaux*

{Professioneller Nutzer, fest installierte Medizinprodukte}

Verordnung (EU) Nr. 207/2012 [Verordnung (EU) Nr. 207/2012 der Kommission vom 9. März 2012 über elektronische Gebrauchsanweisungen für Medizinprodukte (ABl. L 72 vom 10. März 2012, S. 28)]: «*Gebrauchsanweisungen, die in elektronischer Form vom Produkt selber angezeigt werden, auf einem elektronischen Speichermedium enthalten sind, das vom Hersteller zusammen mit dem Produkt geliefert wird, oder die auf einer Website abrufbar sind*»

Mit der RL 2007/47/EG wurde die Möglichkeit für elektronische Gebrauchsanweisungen für Medizinprodukte der AIMDD und MDD eröffnet (siehe Artikel 9 Abs. 10 AIMDD, Artikel 11 Abs. 14 MDD). Die Europäische Kommission hat am 9. März 2012 die Verordnung (EU) Nr. 207/2012 erlassen. Diese legt die Bedingungen fest, unter denen Gebrauchsanweisungen für Medizinprodukte gemäß Anhang 1 Nr. 15 AIMDD und Anhang I Nr. 13 MDD in elektronischer statt in Papierform zur Verfügung gestellt werden können, was den Inhalt und die Websites betrifft.

Voraussetzung für die Bereitstellung einer elektronischen Gebrauchsanweisung ist nach Artikel 3 Abs. 2 der Verordnung (EU) Nr. 207/2012, dass

- Medizinprodukte und Zubehör ausschließlich für die Verwendung durch professionelle Nutzer bestimmt sind und
- mit einer Verwendung der Medizinprodukte und Zubehör durch andere Personen – z. B. Patienten – nach vernünftigem Ermessen nicht gerechnet werden muss.

Für folgende Medizinprodukte sind gemäß Artikel 3 Abs. 1 der Verordnung (EU) 207/2012 elektronische Gebrauchsanweisungen statt Gebrauchsanweisungen in Papierform zulässig:

- aktive Medizinprodukte und Zubehör im Sinne der AIMDD – ausschließlich zur Implantation oder Programmierung eines bestimmten aktiven implantierbaren Medizinprodukts bestimmt;
- implantierbare Medizinprodukte und Zubehör im Sinne der MDD – ausschließlich zur Implantation eines bestimmten implantierbaren Medizinprodukts bestimmt;

- fest installierte Medizinprodukte, die in den Geltungsbereich der MDD fallen;
- Medizinprodukte und Zubehör gemäß AIMDD und MDD, in die ein System zur Anzeige der Gebrauchsanweisung eingebaut ist;
- eigenständige Software gemäß MDD.

Hersteller von In-vitro-Diagnostika haben bereits seit 2007 die Möglichkeit, elektronische Gebrauchsanweisungen den professionellen Nutzern zur Verfügung zu stellen. Da in der IVDD keine Angaben darüber enthalten sind, in welchem Format (Papier, CD-ROM, Internet, etc.) die elektronische Gebrauchsanweisung vorliegen muss, werden in der EG-Leitlinie MEDDEV 2.14/3 Rev. 1 (Januar 2007) [IVD Guidance: Supply of Instructions For Use (IFU) and other information for In-vitro Diagnostic (IVD) Medical Devices (01.2007)] die Voraussetzungen für elektronische Gebrauchsanweisungen festgelegt. Es wird dabei zugrunde gelegt, dass in Laboratorien sowohl Rechner zur Verfügung stehen als auch ein Zugang zum Internet gegeben ist.

EMA

EN: *European Medicines Agency, EMA*

FR: *Agence européenne des médicaments, AEM*

{Europäische Agentur für Arzneimittel}

EMEA

EN: *European Medicines Agency*

FR: *Agence européenne des médicaments*

{EMA, Europäische Agentur für Arzneimittel}

Überholter regulatorischer Begriff.

Empfehlung der Kommission

EN: *Commission recommandation*

FR: *Recommandation de la Commission*

«Im Gemeinschaftsrecht ist die «Empfehlung" ein Rechtsetzungsakt mit Hinweischarakter, der für seine Adressaten nicht verbindlich ist.

Auf dem Wege einer Empfehlung kann sich also die Kommission (oder der Rat) in unverbindlicher Form an die Mitgliedstaaten und in bestimmten Fällen auch an die Bürgerinnen und Bürger der Union wenden» [Europäische Kommission, Glossar *ec.europa.eu/civiljustice/glossary/glossary_de.htm#Empfehlung%20der%20Kommission*]

Empfehlung 2013/473/EU

EN: *Recommendation 2013/473/EU*

FR: *Recommandation 2013/473/UE*

{Unangekündigtes Audit}

In der Empfehlung 2013/473/EU [Empfehlung der Kommission vom 24. September 2013 zu den Audits und Bewertungen, die von benannten Stellen im Bereich der Medizinprodukte durchgeführt werden (2013/473/EU) (ABl. L 253 vom 25. September 2013, S. 27)] ist folgender Zweck festgelegt:

«*Damit die in den Richtlinien 90/385/EWG, 93/42/EWG und 98/79/EG enthaltenen Bestimmungen über Konformitätsbewertungen einheitlich angewendet werden, sollten die benannten Stellen den Bestimmungen dieser Empfehlung folgen, wenn sie Produktbewertungen, Bewertungen der Qualitätssicherungssysteme und unangekündigte Audits durchführen.*

Ziel dieser Empfehlung ist es, durch die Bereitstellung allgemeiner Leitlinien für solche Bewertungen und unangekündigte Audits die Arbeit der benannten Stellen sowie deren Bewertung durch die Mitgliedstaaten zu erleichtern. Diese Empfehlung schafft keine neuen Rechte und Pflichten. Die für alle Produktarten und Konformitätsbewertungen geltenden rechtlichen Anforderungen sind in den EU-Rechtsvorschriften über Medizinprodukte festgelegt»

Empirische Standardabweichung

EN: *Empirical standard deviation*

FR: *Déviation empirique standard*

{Quadratischer Mittelwert der Messabweichung}

Teil A Nr. 3 RiliBÄK: «*Die empirische Standardabweichung einer Stichprobe ist ein Maß für die Streuung der Messwerte um ihren Mittelwert. Sie berechnet sich als der quadratische Mittelwert der (geschätzten) zufälligen Messabweichungen, d. h.*

$$s \quad \sqrt{\frac{1}{n \quad 1} {}_{i\ 1}^{\ n} \quad x_i \quad \bar{x}^{\ 2}}$$

Der Variationskoeffizient (VK) ergibt sich aus Division von s durch den Mittelwert »

EN

EN: *European Standard, EN*

FR: *Norme européenne, EN*

{Europäische Norm}

Entscheidung

EN: *Decision*

FR: *Décision*

{siehe Beschluss (EU)}

Überholter Begriff, In der AEUV wird der Begriff „*Entscheidung*" durch den Begriff „*Beschluss*" ersetzt (vgl. Art. 288 Abs. 4 AEUV).

Erfahrungsaustausch Medizinprodukte

EN: *Exchange ofexperience in the field ofmedical devices, EK-Med*

FR: *Échanges d'expériences dans le domaine des dispositifs médicaux, EK-Med*

{Zentralstelle der Länder für Arzneimittel und Medizinprodukte (ZLG)}

Der EK-Med mit der Geschäftsstelle der ZLG ist ein nationaler Erfahrungsaustauschkreis der nach dem Medizinproduktegesetz Benannten Stellen. Dieser Erfahrungsaustausch dient vornehmlich

- dem Austausch von Erfahrungen, Informationen und Meinungen über die Anwendung von Vorschriften und Regeln im Medizinproduktebereich,
- der Formulierung und Klärung von bei der Tätigkeit der Benannten Stellen auftretenden Fragen,
- der Erarbeitung von Antworten und Beschlüssen zur einheitlichen Anwendung der Vorschriften und Regeln bei Konformitätsbewertungsverfahren im Medizinproduktebereich,
- der Erarbeitung von Vorschlägen zur Weiterentwicklung von Vorschriften und Regeln im Medizinproduktebereich.

Der EK-Med tagt in der Regel zweimal jährlich. Er setzt sich zusammen aus Vertretern der Benannten Stellen, der DAkkS und der ZLG. Vertreter des BMG, des BfArM, des DIMDI, des PEI sowie der PTB sind ständige Gäste. Als Gäste nehmen auch Vertreter der Schweiz und Österreichs teil. Die Ergebnisse des EK-Med werden der interessierten Öffentlichkeit in Form von „Antworten und Beschlüssen" auf der Website der ZLG [*www.zlg.de/medizinprodukte/dokumente/antworten-und-beschluesse-ek-med.html*] bekannt gemacht.

Errichten

EN: *Install*

FR: *Installer*

Mit dem Begriff Errichten wird die Endmontage, Fertigstellung, Aufstellung bzw. der Einbau von Medizinprodukten beim Betreiber verstanden. Im Normalfall handelt es sich dabei um ortsfeste, fest installierte Medizinprodukte/Anlagen, die dem MPG unterliegen. Sie werden vom Hersteller oder einer damit beauftragten Fachkraft am Betriebsort errichtet werden. Zum Errichten von fest installierten Medizinprodukten/Anlagen zählt nicht die Herstellung/Montage dieser Produkte im Herstellerwerk.

Ersatzteil

EN: *Spare part*

FR: *Pièce de rechange*

Ersatzteile sind Komponenten oder Teile eines Medizinprodukts bzw. eines Zubehörs im Sinne des MPG, deren Konformität mit den Grundlegenden Anforderungen bereits im Rahmen des Konformitätsbewertungsverfahrens des Medizinprodukts bzw. des Zubehörs festgestellt wurde. Sie werden im Rahmen der Instandhaltung für den Ersatz vorhandener Teile eines Medizinprodukts/ Zubehörs ausgetauscht ohne die Eigenschaften oder Leistung des Medizinprodukts wesentlich zu ändern.

Da Ersatzteile keine eigenständigen Medizinprodukte sind – und damit auch keine medizinische Zweckbestimmung haben, entfällt die Klassifizierung. Es muss jedoch sichergestellt sein, dass

- weder die Zweckbestimmung noch die technische und/oder medizinische Leistung des Medizinprodukts/Zubehörs durch die Ersatzteile verändert wird [siehe *Frankenberger, H.*: Entwurf eines Zweiten Gesetzes zur Änderung des Medizinproduktegesetzes – Was ändert sich? Eine Stellungnahme. mt-Medizintechnik 121 (2001), Nr. 2, S. 47] und
- die Spezifikation dieser Ersatzteile der Spezifikation des Originalteils entspricht – z. B. durch Berücksichtigung der im Qualitätssystem beschriebenen Qualitätsmaßnahmen.

Mit anderen Worten: Durch die Verwendung der Ersatzteile im Rahmen einer Instandsetzung oder Wartung wird der Sollzustand des Medizinprodukts wiederhergestellt.

Ersatzteile als Komponenten oder Teile eines Medizinprodukts, deren Konformität mit den Grundlegenden Anforderungen bereits im Rahmen der Konformitätsbewertung des Originalprodukts festgestellt wurde, gelten nicht als eigenständige Medizinprodukte und müssen somit auch nicht mit einer CE-Kennzeichnung versehen werden.

Anders verhält es sich mit sogenannten «Ersatzteilen», bei deren Verwendung die Eigenschaft, die Zuverlässigkeit und/oder auch die Zweckbestimmung des Originalprodukts entscheidend verändert wird (z. B. „*Upgrades*" bei Software, standalone Software als Medizinprodukt, Software integriert in ein Medizinprodukt). Bei der Verwendung dieser sogenannten «*Ersatzteile*» erfolgt eine wesentliche Veränderung des Originalprodukts, sodass die Konformität mit den Grundlegenden Anforderungen neu zu bewerten ist. Aus diesem Grund sind derartige «*Ersatzteile*» als eigenständige Medizinprodukte zu behandeln und somit auch mit einer CE-Kennzeichnung gemäß MPG zu versehen.

Erster Fehler

EN: *Single fault condition*

FR: *Condition de premier défaut*

DIN EN 60601-1 [DIN EN 60601-1 (12-2013); VDE 0750-1 (12-2013): Medizinische elektrische Geräte – Teil 1: Allgemeine Festlegungen für die Sicherheit einschließlich der wesentlichen Leistungsmerkmale (IEC 60601-1:2005 + Cor. :2006 + Cor. :2007 + A1:2012); Deutsche Fassung EN 60601-1:2006 + Cor. :2010 + A1:2013), Beuth Verlag, Berlin]:
«*3.116 Erster Fehler*
Zustand eines ME-Geräts [Anm. d. Red.: Nach Nr. 3.63 in DIN EN 60601-1 bedeutet ME-Gerät: medizinisches elektrisches Gerät.], *wenn eine einzelne Maßnahme zur Verminderung eines Risikos defekt ist oder wenn eine einzelne, anomale Bedingung vorliegt*»

DIN EN 60601-1:
«*4.7 Erster Fehler bei ME-Geräten*
ME-Geräte müssen so entwickelt und hergestellt sein, dass sie erstfehlersicher bleiben oder dass das Risiko vertretbar bleibt, wie durch die Anwendung von [Risikomanagement-Prozess bei ME-Geräten oder ME-Systemen] *festgelegt.*

ME-Geräte werden als erstfehlersicher betrachtet, wenn

a) *sie eine Maßnahme mit einer vernachlässigbaren Wahrscheinlichkeit eines Versagens zur Verminderung eines Risikos enthalten (z. B. verstärkte Isolierung, aufgehängte Massen ohne mechanische Schutzeinrichtung mit einem Sicherheitsfaktor für Zugbeanspruchung von 8x, Bauelemente mit Merkmalen hoher Zuverlässigkeit) oder wenn*
b) *ein Erster Fehler eintritt, aber*
der ursprüngliche Fehler während der zu erwartenden Betriebs-Lebensdauer des ME-Geräts, bevor eine zweite Maßnahme zur Verminderung eines Risikos ausfällt, festgestellt wird (z. B. aufgehängte Massen mit einer mechanischen Schutzeinrichtung) oder

die Wahrscheinlichkeit, dass eine zweite Maßnahme zur Verringerung eines Risikos während der zu erwartenden Betriebs-Lebensdauer ausfällt, vernachlässigbar ist.
Wenn ein Erster Fehler einen weiteren Ersten Fehler zur Folge hat, werden die beiden Fehler als ein einziger Erster Fehler betrachtet»
Beispiele für Erste Fehler sind:
- elektrischer Erster Fehler,
- Überhitzung von Netztransformatoren in ME-Geräten,
- Fehler von Thermostaten,
- Fehler von Temperatur begrenzenden Elementen,
- Flüssigkeitslecks,
- Beeinträchtigung der Kühlung, die zu einer Gefährdungssituation führen kann,
- Blockierung bewegter Teile,
- Unterbrechung und Kurzschluss von Motorkondensatoren,
- Ausfälle von Bauelementen in ME-Geräten, die in mit Sauerstoff angereicherter Umgebung angewendet werden,
- Ausfälle von Teilen, die zu einer mechanischen Gefährdung führen könnten.

Ethik-Kommission

EN: *Ethics committee*

FR: *Comité d'éthique*

§ 3 Abs. 2c GCP-V: «*Ethik-Kommission ist ein unabhängiges Gremium aus im Gesundheitswesen und in nichtmedizinischen Bereichen tätigen Personen, dessen Aufgabe es ist, den Schutz der Rechte, die Sicherheit und das Wohlergehen von betroffenen Personen im Sinne des Abs. 2a zu sichern und diesbezüglich Vertrauen der Öffentlichkeit zu schaffen, indem es unter anderem zu dem Prüfplan, der Eignung der Prüfer und der Angemessenheit der Einrichtungen sowie zu den Methoden, die zur Unterrichtung der betroffenen Personen und zur Erlangung ihrer Einwilligung nach Aufklärung benutzt werden und zu dem dabei verwendeten Informationsmaterial Stellung nimmt*»

§ 3 Abs. 2a GCP-V: «*Betroffene Person ist ein Prüfungsteilnehmer oder eine Prüfungsteilnehmerin, die entweder als Empfänger des Prüfpräparates oder als Mitglied einer Kontrollgruppe an einer klinischen Prüfung teilnimmt*»

Artikel 2 Nr. 56 MDR / Artikel 2 Nr. 59 IVDR:: «*„Ethik-Kommission" bezeichnet ein in einem Mitgliedstaat eingerichtetes unabhängiges Gremium, das gemäß dem Recht dieses Mitgliedstaats eingesetzt wurde und dem die Befugnis übertragen wurde, Stellungnahmen für die Zwecke dieser Verordnung unter Berücksichtigung der Standpunkte von Laien, insbesondere Patienten oder Patientenorganisationen, abzugeben*»

Ethik-Kommission nach Landesrecht

EN: *Ethics committee under Land law*

FR: *Comité d'éthique sous loi du Land*

{Ethik-Kommission, Klinische Prüfung von Medizinprodukten, Zustimmende Bewertung}

Eine klinische Prüfung darf nach § 20 Abs. 1 MPG nur begonnen werden, wenn eine zustimmende Bewertung einer nach Landesrecht gebildeten Ethik-Kommission und eine Genehmigung durch die zuständige BOB vorliegen.

Die Aufgabe der Ethik-Kommission nach Landesrecht ergibt sich aus § 22 MPG. Danach hat die Ethik-Kommission nach Landesrecht den Prüfplan und die erforderlichen Unterlagen insbesondere nach ethischen und rechtlichen Gesichtspunkten zu beraten und zu prüfen. Versagensgründe ergeben sich aus § 22 Abs. 3 MPG.

Der Antrag ist im Wege der Datenübertragung über das zentrale Erfassungssystem des DIMDI einzureichen. Die notwendigen Antragsunterlagen ergeben sich aus § 3 Abs. 2 und 3 MPKPV. Einzelheiten zum Bewertungsverfahren ergeben sich aus § 5 MPKPV.

ETSI

EN: *European Telecommunications Standards Institute*

FR: *Institut européen des normes de télécommunication*

{CEN, CENELEC, DIN, DKE}

Das Europäische Institut für Telekommunikationsnormen (ETSI) ist eine von der Europäischen Union anerkannte Europäische Normungsorganisation, die Europäische Normen zusammen mit ihren Schwesterorganisationen CEN – dem Europäischen Komitee für Normung – und CENELEC – dem Europäischen Komitee für elektrotechnische Normung – erarbeiten. Die drei Normungsorganisationen bilden die sogenannten European Standards Organizations (ESOs), die offiziell von der Europäischen Kommission anerkannt sind. Sie agieren als europäische Plattform zur Erarbeitung von Europäischen Normen.

Das Europäische Institut für Telekommunikationsnormen (ETSI) erarbeitet auch global gültige Normen für Informations- und Kommunikationstechnologien, einschließlich Festnetz, Mobilfunk, Radio, Rundfunk- und Internet-Technologien.

EU

EN: *European Union, EU*

FR: *Union européenne, UE*

{Europäische Union}

EU-Auslegungsprüfbescheinigung

EN: *EU design examination certificate*

FR: *Certificat d'examen UE de la conception*

{EG-Auslegungsprüfbescheinigung}

EU-Baumusterprüfbescheinigung

EN: *EU type-examination certificate*

FR: *Certificat d'examen UE de type*

{EG-Baumusterprüfbescheinigung}

EU-Baumusterprüfung

EN: *EU type-examination*

FR: *Examen UE de type*

{EG-Baumusterprüfung}

EU-Binnenmarkt

EN: *EU internal market*

FR: *Marché intérieurdel'UE*

{Europäischer Binnenmarkt}

Eudamed

EN: *Eudamed*

FR: *Eudamed*

Artikel 10b Abs. 3 AIMDD, Artikel 14a Abs. 3 MDD und Artikel 12 Abs. 3 IVDD enthalten Bestimmungen über eine Europäische Datenbank für Medizinprodukte, denen zufolge diese Datenbank einzurichten ist. Eudamed dient der Marktüberwachung. Den zuständigen Behörden des EWR wird mit dieser Datenbank Zugriff auf Informationen gegeben über die

- Hersteller und deren Bevollmächtigten,
- Medizinprodukte und Zubehör,
- Bescheinigungen,
- Vigilanzdaten.

Des Weiteren dient sie dem Austausch von Informationen über klinische Prüfungsdaten sowie zur einheitlichen Anwendung der Meldevorschriften. Die Dateneingabe für Medizinprodukte in Eudamed soll mit Hilfe einer international anerkannten Nomenklatur gemäß EN ISO 15225:2000: GMDN erfolgen, um eine einheitliche Beschreibung der betreffenden Medizinprodukte zu ermöglichen. Gemäß dem Beschluss der Kommission vom 19. April 2010 über die Europäische Datenbank für Medizinprodukte (Eudamed) [2010/227/EU (ABl. L 102 vom 23. April 2010, S. 45)] arbeitet Eudamed mit dem sicheren Hypertext-Übertragungsprotokoll (HTTPS) und der erweiterbaren Auszeichnungssprache (XML).

Der Beschluss enthält eine Tabelle mit den Pflichtdatenfeldern in dem jeweiligen Modul in der Eudamed-Datenbank gemäß den Verpflichtungen aus AIMDD, MDD und IVDD.

EU-Konformitätserklärung

EN: *EU declaration of conformity*

FR: *Déclaration UE de conformité*

{EG-Konformitätserklärung}

EU-Leitlinie

EN: *EU guideline*

FR: *Document d'orientation UE*

{EG-Leitlinie}

EU-Prüfung

EN: *EU verification*

FR: *Vérification UE*

{EG-Prüfung}

EU-Richtlinie

EN: *EU directive*

FR: *Directive UE*

« Im Gemeinschaftsrecht ist die "Richtlinie" ein Rechtsetzungsakt, der für die Mitgliedstaaten hinsichtlich des zu erreichenden Zieles verbindlich ist, ihnen jedoch hinsichtlich der Form und der Mittel freie Wahl lässt.

Richtlinien können im Rahmen des EG-Vertrags entweder vom Europäischen Parlament und dem Rat, vom Rat oder von der Kommission angenommen werden. Im Bereich der justiziellen Zusammenarbeit in Zivilsachen machen die Gemeinschaftsorgane stärker Gebrauch vom Rechtsinstrument der Verordnung als von der Richtlinie. Nach ihrer Annahme müssen die Richtlinien der Ge-

meinschaft noch in den einzelnen Mitgliedstaaten durch nationale Rechtsvorschriften umgesetzt werden» [Europäische Kommission, Glossar: *ec.europa.eu/civiljustice/glossary/glossary_de.htm#Richtlinie*]).

Hinweis: In europäischen Rechtsakten, die nach dem 13. Dezember 2009 in Kraft getreten sind, wird der Begriff «*EG-Richtlinie*» ersetzt durch «*EU-Richtlinie*».

EU-Richtlinien für Medizinprodukte

EN: *EU*

Directives concerning medical devices

FR: *Directives UE relatives aux dispositifs médicaux*

{EG-Richtlinien für Medizinprodukte}

EU-Verordnung

EN: *Regulation, EU*

FR: *Règlement, UE*

{Verordnung (EU)}

EU-Verordnung Nr. 722/2012

EN: *Regulation (EUNo 722/2012*

FR: *Règlement (UE) no 722/2012*

{Verordnung (EU) Nr. 722/2012)

EU-Verordnung Nr. 1025/2012

EN: *Regulation (EU) No 1025/2012*

FR: *Règlement (UE) no 1025/2012*

{Verordnung (EU) Nr. 1025/2012)

Europaflagge

EN: *European flag}*

FR: *Drapeau européen}*

«Die Flagge der Europäischen Union ist nicht nur ein Symbol für die EU, sie steht im weiteren Sinne auch für die Einheit und Identität Europas. Sie zeigt einen Kreis aus zwölf goldenen Sternen auf blauem Hintergrund. Die Sterne stehen für die Werte Einheit, Solidarität und Harmonie zwischen den Völkern Europas. Die Zahl der Sterne hat nichts mit der Anzahl der Mitgliedsländer zu tun – der Kreis hinge-

E

gen ist ein Symbol für die Einheit. Die Geschichte der Flagge reicht zurück bis in das Jahr 1955. Damals beschloss der Europarat, dessen Aufgabe der Schutz der Menschenrechte und die Förderung der europäischen Kultur ist, dass heute noch geltende Motiv der Flagge als sein Symbol zu verwenden. In den folgenden Jahren ermunterte der Europarat die neuen europäischen Institutionen, die Flagge auch als ihr Symbol zu übernehmen. 1983 beschloss das Europäische Parlament, die vom Europarat verwendete Flagge für die Europäischen Gemeinschaften zu übernehmen. 1985 wurde sie von den EU-Staats- und -Regierungschefs aller Mitgliedsländer als offizielles Symbol der späteren Europäischen Union angenommen. Zusätzlich zur Flagge verwenden die einzelnen europäischen Institutionen heute auch ihre eigenen Embleme» [Europäische Union, Die Europaflagge: *europa.eu/european-union/about-eu/symbols/flag_de*])

Europäische Agentur für Arzneimittel

EN: *European Medicines Agency, EMA*

FR: *Agence européenne des médicaments, AEM)*

«Die Europäische Arzneimittel-Agentur, englisch European Medicines Agency (EMA) ist eine Agentur der Europäischen Union mit Sitz in London. Die Agentur ist verantwortlich für die wissenschaftliche Beurteilung und Überwachung von Arzneimitteln, die in der Europäischen Union zugelassen sind. Innerhalb der Agentur sind verschiedene Ausschüsse mit verschiedenen Zuständigkeiten befasst. In allen diesen Ausschüssen wird jeder EU-Mitgliedsstaat, sowie die EU-assoziierten Länder Island, Liechtenstein und Norwegen durch einen Repräsentanten vertreten» [BfArM, EMA: *www.bfarm.de/SharedDocs/Glossareintraege/DE/E/EMA.html*]

Europäische Datenbank Eudamed

EN: *European databank Eudamed*

FR: *Banque de données européenne Eudamed*

{Eudamed}

Europäische Kommission

EN: *European Commission*

FR: *Commission européenne*

«Die Europäische Kommission ist die politisch unabhängige Exekutive der EU. Sie ist allein zuständig für die Erarbeitung von Vorschlägen für neue europäische Rechtsvorschriften und setzt die Beschlüsse des Europäischen Parlaments und des Rates der EU um. (. . .) Die Kommission ist das einzige EU-Organ, das dem Parlament und dem Rat Gesetzesvorschläge zur Abstimmung vorlegen

kann. (. . .) Sie handelt außerdem im Namen der EU internationale Verträge aus» [Europäische Union, Europäische Kommission: *https://europa.eu/european-union/about-eu/institutions-bodies/european-commission_de*]

Europäische Norm EN

EN: *European Standard, EN*

FR: *Norme européenne, EN*

{Harmonisierte Norm}

Eine Europäische Norm (EN) ist ein Dokument mit technischen Festlegungen, das in Zusammenarbeit und im Konsens der betroffenen Kreise aus den verschiedenen nationalen Normungsdelegationen der Mitglieder der Europäischen Normeninstitutionen erarbeitet worden ist. Europäische Normen müssen den Status einer nationalen Norm erhalten. Entsprechende gegensätzliche nationale Normen müssen zurückgezogen werden.

Die Anwendung von Europäischen Normen ist freiwillig. Jedem Herstellersteht es frei, andere technische Festlegungen zu benutzen, um die Grundlegenden Anforderungen zu erfüllen. Es gilt in diesem Fall jedoch nicht die Konformitätsvermutung mit den Grundlegenden Anforderungen für ein Medizinprodukt, die bei zutreffenden harmonisierten Normen angenommen werden darf.

Europäische Normungsorganisationen

EN: *European standardization bodies*

FR: *Organismes européens de normalisation*

{Harmonisierte Norm, Europäische Norm}

Die drei europäischen Normungsorganisationen

- CEN (Comité Européen de Normalisation),
- CENELEC (Comité Européen de Normalisation Electrotechnique) und
- ETSI (European Telecommunications Standards Institute)

bilden die sogenannten European Standards Organizations (ESOs), die offiziell von der Europäischen Kommission anerkannt sind. Durch ihren Auftrag zur Harmonisierung, Erarbeitung und Förderung von Europäischen Normen übernehmen sie eine wichtige Rolle bei der Verwirklichung des Europäischen Binnenmarkts.

Europäische Normen tragen zum Abbau von technischen Handelshemmnissen bei und erleichtern somit den freien Warenaustausch im gesamten EWR.

Das Verfahren zur Zusammenarbeit zwischen Europäischer Kommission einerseits und den Europäischen Normungsorganisationen CEN/CENELEC/ETSI andererseits basiert auf den «*General Guidelines for the Cooperation between*

CEN, CENELEC and ETSI and the European Commission and the European Free Trade Associations» vom 28. März 2003 und wird heute über die Verordnung (EU) Nr. 1025/2012 zur Europäischen Normung [Verordnung (EU) Nr. 1025/2012 des Europäischen Parlaments und des Rates vom 25. Oktober 2012 zur europäischen Normung, zur Änderung der Richtlinien 89/686/EWG und 93/15/EWG des Rates sowie der Richtlinien 94/9/EG, 94/25/EG, 95/16/EG, 97/23/EG, 98/34/EG, 2004/22/EG, 2007/23/EG, 2009/23/EG und 2009/105/EG des Europäischen Parlaments und des Rates und zur Aufhebung des Beschlusses 87/95/EWG des Rates und des Beschlusses Nr. 1673/2006/EG des Europäischen Parlaments und des Rates (ABl. L 316 vom 14. November 2012, S. 12), geändert durch Richtlinie (EU) 2015/1535 des Europäischen Parlaments und des Rates vom 9. September 2015 (ABL. L 241 vom 17.09.2015, S. 1)] geregelt zusammengefasst.

Von den Europäischen Normungsorganisationen werden Europäische Normen verabschiedet. Europäische Normen haben für den europäischen Binnenmarkt eine wesentliche Bedeutung, wenn es sich um harmonisierte Normen handelt. Es gilt hier die Konformitätsvermutung mit den Grundlegenden Anforderungen für ein Medizinprodukt.

Die Verordnung (EU) Nr. 1025/2012 zur europäischen Normung ist am 7. Dezember 2012 in Kraft getreten und gilt ab dem 1. Januar 2013. Diese europäische Verordnung beschreibt die gesetzlichen Rahmenbedingungen für die Europäische Normung.

Festgelegt wurde, dass die Zusammenarbeit zwischen der Europäischen Kommission und den europäischen Normungsorganisationen CEN, CENELEC und ETSI auf einem jährlich festzulegenden Arbeitsprogramm basieren soll. In diesem Arbeitsprogramm sollen auch die Normungsaufträge zur Erarbeitung von harmonisierten Normen enthalten sein. In der Verordnung (EU) Nr. 1025/2012 ist geregelt, nach welchem Verfahren die Europäische Kommission diese Aufträge zu erteilen hat. Normungsarbeit mit Normungsauftrag kann von der Europäischen Kommission finanziell unterstützt werden. Der Normungsauftrag ist mit Anforderungen der Europäischen Kommission an den Inhalt der harmonisierten Normen als auch an den Termin der Verabschiedung dieser Normen verbunden [siehe *Mattiuzzo, C.*: Mandatierte Normen – wie läuft das eigentlich? KANBrief 2/14, *www.kan.de/publikationen/kanbrief/wie-viel-politik-braucht-die-normung/mandatierte-normen-wie-laeuft-das-eigentlich/*].

Europäischer Binnenmarkt

EN: *European internal market*

FR: *Marché intérieur européen*

«Der Binnenmarkt der Europäischen Union ist ein einheitlicher Markt, der durch den freien Verkehr von Waren, Dienstleistungen, Kapital und Personen gekenn-

zeichnet ist und innerhalb dessen die europäischen Bürger sich ungehindert niederlassen und einer Arbeit, einer Ausbildung oder einer unternehmerischen Tätigkeit nachgehen können» [*www.nrw-ea.de/de/eu-dienstleistungsrichtlinie*]

Der EU-Binnenmarkt umfasst die 28 Mitgliedstaaten der Europäischen Union: Belgien, Bulgarien, Dänemark, Deutschland, Estland, Finnland, Frankreich, Griechenland, Großbritannien, Irland, Italien, Kroatien, Lettland, Litauen, Luxemburg, Malta, die Niederlande, Österreich, Polen, Portugal, Rumänien, Schweden, Slowakei, Slowenien, Spanien, die Tschechische Republik, Ungarn und Zypern.

Anmerkung: Bei einem Referendum am 23. Juni 2016 stimmten die Wähler Großbritanniens mehrheitlich für den Austritt aus der Europäischen Union (BREXIT).

Europäische Richtlinie

EN: *European directive*

FR: *Directive européenne*

{EU-Richtlinie}

Europäische Richtlinien für Medizinprodukte

EN: *European directives concerning medical devices*

FR: *Directives européennes relatives aux dispositifs médicaux*

{EG-Richtlinien für Medizinprodukte}

Europäischer Rat

EN: *European Council*

FR: *Conseil européen*

«Im Europäischen Rat kommen die Staats- und Regierungschefs der EU-Länderzusammen, um die politische Agenda der EU festzulegen. Er ist die höchste Ebene der politischen Zusammenarbeit zwischen den EU-Ländern. Als eines der sieben amtlichen Organe der EU tritt der Rat unter einem ständigen Vorsitz auf (zumeist vierteljährlichen) Tagungen der EU-Spitzen zusammen» [*europa.eu/european-union/about-eu/institutions-bodies/european-council_de*])

Europäischer Wirtschaftsraum

EN: *European Economic Area,EEA*

FR: *Espace économique europeén, EEE*

{EFTA-Staaten}

Der Europäische Wirtschaftsraum (EWR) besteht aus 28 EU-Mitgliedstaaten und den EFTA-Staaten Liechtenstein, Island und Norwegen. Der EWR erweitert somit den Europäischen Binnenmarkt um drei der vier EFTA-Staaten.

Zum EWR derzeit die 28 Mitgliedstaaten der EU: Belgien, Bulgarien, Dänemark, Deutschland, Estland, Finnland, Frankreich, Griechenland, Großbritannien, Irland, Italien, Kroatien, Lettland, Litauen, Luxemburg, Malta, die Niederlande, Österreich, Polen, Portugal, Rumänien, Schweden, Slowakei, Slowenien, Spanien, die Tschechische Republik, Ungarn und Zypern.

Die Schweiz ist kein Vertragsstaat des Abkommens über den EWR. Sie regelt ihre Zusammenarbeit mit der EU in bilateralen Verträgen. Im Medizinproduktebereich anerkennt sie das Inverkehrbringen von Medizinprodukten mit CE-Kennzeichnung.

Anmerkung: Bei einem Referendum am 23. Juni 2016 stimmten die Wähler Großbritanniens mehrheitlich für den Austritt aus der Europäischen Union (BREXIT).

Europäisches Arzneibuch

EN: *European pharmacopoeia*

FR: *Pharmacopée européenne*

{Monographien des Europäischen Arzneibuchs}

Europäische Union

EN: *European Union, EU*

FR: *Union européenne, UE*

«Die Europäische Union (EU) ist ein aus 28 europäischen Staaten bestehender Staatenverbund mit derzeit rund 500 Millionen Einwohnern. Neben den sechs Gründerstaaten der Europäischen Gemeinschaften (Frankreich, Belgien, Niederlande, Luxemburg, Italien und Deutschland) traten in der ersten Erweiterung (Norderweiterung) von 1973 das Vereinigte Königreich, Irland und Dänemark bei. In den 1980er Jahren folgten Griechenland (1981), Portugal und Spanien (beide 1986) als Neumitglieder. Schweden, Österreich und Finnland wurden 1995 mit der sog. EFTA-Erweiterung aufgenommen. Mit der ersten Osterweiterung traten am 1. Mai 2004 zehn Staaten bei, darunter waren zwei Inselstaaten (Malta, Zypern) und acht ehemals kommunistische mittel- und osteuropäische Länder (Estland, Lettland, Litauen, Polen, Tschechien, Slowenien, Slowakei und Ungarn). Rumänien und Bulgarienfolgten am 1. Januar 2007. Kroatien trat am 1. Juli 2013 als 28. Mitgliedsland der EU bei. Zu den Beitrittskandidaten zählen Albanien, Mazedonien, Montenegro, Serbien und die Türkei» [Universität Oldenburg, OME-Lexikon, Europäische Union: *ome-lexikon.uni-oldenburg.de/begriffe/europaeische-union/*]

Anmerkung: Bei einem Referendum am 23. Juni 2016 stimmten die Wähler Großbritanniens mehrheitlich für den Austritt aus der Europäischen Union (BREXIT).

EWR

EN: *European Economic Area, EEA*

FR: *Espace économique europeén, EEE*

{Europäischer Wirtschaftsraum (EWR)}

Experten Software

EN: *Expert function software*

FR: *Logiciel expert*

{Medizinprodukt, Software, Software als Medizinprodukt}

MEDDEV 2.1/6: «*Expert function software: For the purpose of this document, the ‚expert function software' means software which is able to analyse existing information to generate new specific information according to the intended use of the software*»

MEDDEV 2.1/6 definiert «*Experten Software*» als Software, die in der Lage ist, vorliegende Informationen so zu analysieren, dass eine neue spezifische Information erzeugt wird, die der Zweckbestimmung der Software nachweisbar entspricht.

Entspricht diese Zweckbestimmung der Anwendung für Menschen und legt der Hersteller/Eigenhersteller beispielsweise mindestens eine der Funktionen zum Zwecke

- der Erkennung, Verhütung, Überwachung, Behandlung oder Linderung von Krankheiten,
- der Erkennung, Überwachung Behandlung, [...] von Verletzungen oder Behinderungen

fest, so ist diese Experten Software ein Medizinprodukt, wenn sie nicht in ein Hardware-Medizinprodukt integriert ist.

Exportbescheinigung für Medizinprodukte

EN: *Certificate offree sale*

FR: *Certificat d'exportation*

{Bescheinigung der Verkehrsfähigkeit für Medizinprodukte}

F

Fachhandel

EN: *Specialised dealer*

FR: *Distributeur spécialisé*

{Einführer, Fachkreise, Medizinprodukteberater}

Unter Fachhandel sind Betriebe zu verstehen, die sich – in diesem Fall – auf Medizinprodukte und dazugehörende Dienstleistungen wie fachliche Information, Instandhaltung, Einweisung, etc. – spezialisiert haben. Eine zunehmende Bedeutung erlangt der Internethandel mit Medizinprodukten.

Das MPG und darauf basierende nationale Verordnungen richten sich mit ihren Anforderungen auch an den Fachgroßhandel/Fachhandel u. a. in den Bereichen:

- Inverkehrbringen von Medizinprodukten,
- Beratung und Einweisung von Anwendern/Verwendern von Medizinprodukten,
- MPSV,
- MPAV.

Diese Anforderungen setzen eine entsprechende Fachkompetenz beim Fachhandel zwingend voraus.

Die Personen im Fachhandel, die Fachkreise fachlich informieren oder in die sachgerechte Handhabung einweisen, müssen die Qualifikation eines «*Medizinprodukteberaters*» nach § 31 MPG besitzen.

Werden vom Fachhandel Medizinprodukte aus einem Drittstaat in der EU in den Verkehr gebracht, so sind diese natürlichen oder juristischen Personen Einführer im Sinne von § 3 Nr. 26 MPG.

Hinzuweisen ist auf § 5 Satz 2 MPG: «*Werden Medizinprodukte nicht unter der Verantwortung des Bevollmächtigten in den Europäischen Wirtschaftsraum eingeführt, ist der Einführer Verantwortlicher*»

Der Einführer von Medizinprodukten in den EWR unterliegt damit den Pflichten des Verantwortlichen für das erstmalige Inverkehrbringen nach § 5 MPG und hat in diesem Fall auch einen Sicherheitsbeauftragten für Medizinprodukte nach § 30 MPG zu bestimmen und der zuständigen Behörde zu melden.

Fachkreise

EN: *Experts*

FR: *Professionnels*

{Medizinprodukteberater}

§ 3 Nr. 17 MPG: «*Fachkreise sind Angehörige der Heilberufe, des Heilgewerbes oder von Einrichtungen, die der Gesundheit dienen, sowie sonstige Personen, soweit sie Medizinprodukte herstellen, prüfen, in der Ausübung ihres Berufes in den Verkehr bringen, implantieren, in Betrieb nehmen, betreiben oder anwenden*»

Zu den Fachkreisen gehören neben den Herstellern und dem Fachhandel somit insbesondere

- Ärzte,
- Pflegekräfte, Arzthelferinnen,
- Mitarbeiter medizinischer Assistenzberufe,
- Diplom-Ingenieure für Biomedizintechnik, Medizintechniker,
- Mitarbeiter von Prüfstellen und Prüfdiensten.

Nicht zu den Fachkreisen zählen Privatpersonen, die Medizinprodukte im Bereich der häuslichen Pflege («*Home-care Bereich*») einsetzen.

Falsch negativ

EN: *False negative*

FR: *Faux négatif*

Gemeinsame technische Spezifikationen für In-vitro-Diagnostika, Anhang Nr. 2 [Entscheidung der Kommission 2009/886/EG vom 27. November 2009 zur Änderung der Entscheidung 2002/364/EG über Gemeinsame Technische Spezifikationen für In-vitro-Diagnostika (ABl. L 318 vom 4. Dezember 2009, S. 25)]: «*Der positive Befund einer Probe hinsichtlich des Zielmarkers ist bekannt, wird von dem Produkt jedoch nicht korrekt angezeigt*»

Falsch positiv

EN: *False positive*

FR: *Faux positif*

Gemeinsame technische Spezifikationen für In-vitro-Diagnostika, Anhang Nr. 2 [Entscheidung der Kommission 2009/886/EG vom 27. November 2009 zur Änderung der Entscheidung 2002/364/EG über Gemeinsame Technische Spezifikationen für In-vitro-Diagnostika (ABl. L 318 vom 4. Dezember 2009, S. 25)]: «*Der negative Befund einer Probe hinsichtlich des Zielmarkers ist bekannt, wird von dem Produkt jedoch nicht korrekt angezeigt*»

Fälschung CE-Kennzeichnung

EN: *Falsification of CE marking*

FR: *Falsification de marquage CE*

{CE-Kennzeichnung}

Seit einigen Jahren werden auf dem Markt Produkte angeboten, die «scheinbar» mit einer CE-Kennzeichnung auf der Grundlage des europäischen Rechts versehen sind. Diese gefälschten CE-Zeichen – hier bewusst nicht als CE-Kennzeichnung bezeichnet, da diese ausschließlich als eine Bezeichnung im Sinne der europäischen RL verstanden werden soll – stehen z. B. für *«China Export»* bzw. *«Chinese Export»*.

Medizinprodukte mit einem gefälschten CE-Zeichen werden in den Verkehr gebracht, ohne dass sie das erforderliche Konformitätsbewertungsverfahren durchlaufen haben. Für den Betreiber ergibt sich daraus die Konsequenz, dass diese Medizinprodukte mit gefälschtem CE-Zeichen nicht in Betrieb genommen werden dürfen.

Die geringfügigen Abänderungen des CE-Zeichens im Vergleich zu der CE-Kennzeichnung gemäß den europäischen RL sind für Anwender und Betreiber nicht oder nur schwer zu erkennen – sie sind häufig nur von geschulten Fachleuten zu unterscheiden. Ein gefälschtes Zeichen unterscheidet sich von der CE-Kennzeichnung auf der Grundlage der europäischen RL im Wesentlichen in zwei Veränderungen:

- der Querstrich beim Buchstaben «E» ist verlängert (erstes Bild) und/oder
- der Abstand zwischen den Buchstaben «C» und «E» ist vergrößert bzw. verkleinert (zweites Bild).

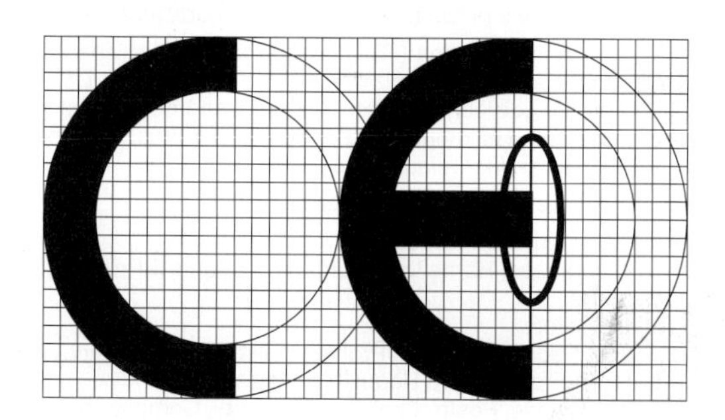

F

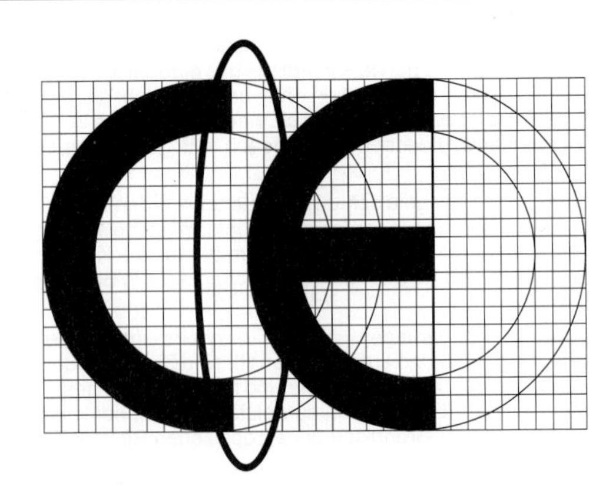

FDA

EN: Food and Drug Administration, FDA

FR: *Agence américaine des produits alimentaires et médicamenteux, FDA*

Die Food and Drug Administration (FDA) ist u. a. die behördliche Zulassungs- und Überwachungsbehörde für Medizinprodukte, die auf dem US-amerikanischen Markt in Verkehr gebracht werden. Sitz der Behörde ist Rockville (Maryland). Die FDA besteht aus mehreren Zentren und Büros. (Internetadresse: *www.fda.gov/MedicalDevices/default.htm*)

Die Medizinprodukte Sektion umfasst folgende Felder:

- Products and Medical Procedures
  Approvals & Clearances, Home Use, Surgical, Implants & Prosthetics, In Vitro Diagnostics, more...
- Medical Device Safety
  Alerts & Notices, Recalls, Report a Problem, MedSun, Emergency Situations
- Device Advice: Comprehensive Regulatory Assistance
  How to Market a Device, Postmarket Requirements, Compliance, Importing & Exporting, more...
- Digital Health
- Cybersecurity, Mobile Medical-Applications, Wireless Medical Devices
- Science and Research (Medical Devices):
  Applied Mechanics, Biology Chemistry & Materials Science, Biomedical Physics, Imaging Diagnostics & Software Reliability

- International Programs
  International Medical Device Regulators Forum, Medical Device Single Audit Program Pilot
- News & Events (Medical Devices)
  Medical Device News, Videos, Workshops & Meetings
- Resources for You (Medical Devices)
  Consumers, Health Care Providers, Regulated Industry

Fehler

EN: *Error*

FR: *Erreur*

{Nichtkonformität}

Fehlergrenzen

EN: *Maximum permissible errors*

FR: *Erreurs maximales tolérées*

Teil A Nr. 3 RiliBÄK:
«*Beträge der durch diese Richtlinie vorgegebenen Grenzwerte für Messabweichungen. Werden diese Beträge überschritten, sind die Abweichungen Fehler und erfordern Korrekturmaßnahmen*»

Fehlerrate des Gesamtsystems

EN: *Whole system failure rate*

FR: *Taux d'echec total*

Gemeinsame technische Spezifikationen für In-vitro-Diagnostika, Anhang Nr. 2 [Entscheidung der Kommission 2009/886/EG vom 27. November 2009 zur Änderung der Entscheidung 2002/364/EG über Gemeinsame Technische Spezifikationen für In-vitro-Diagnostika (ABl. L 318 vom 4. Dezember 2009, S. 25)]:
«*Die Fehlerrate des Gesamtsystems gibt an, wie häufig Fehler auftreten, wenn das gesamte Verfahren nach den Angaben des Herstellers durchgeführt wurde*»

Ferngesteuerte Instandhaltung

EN: *Remote maintenance*

FR: *Maintenance à distance; Télémaintenance*

Bei einer ferngesteuerten Instandhaltung werden z. B. über eine sichere Datenverbindung Informationen des Medizinprodukts oder per Videoübertragung – beispielsweise Störungs- und Fehlermeldungen – an den Hersteller/Serviceanbieter übertragen. Diese Informationen ermöglichen dem Hersteller/Serviceanbieter:

- eine Störung bzw. einen Fehler zu lokalisieren und ggf. online zu beheben oder die erforderlichen Ersatzteile dem Service-Techniker im Voraus bereitzustellen;
- durch eine kontinuierliche Überwachung elektronischer Baugruppen eines Medizinprodukts eine frühzeitige Erkennung von Mängeln bevor diese eine Störung oder einen Ausfall verursachen [ZVEI – Elektromedizinische Technik: Service in der Medizintechnik – Remote Service, 1. Auflage, Frankfurt 2007].

Fest installierte Medizinprodukte

EN: *Fixed installed medical devices*

FR: *Dispositifs médicaux fixes installés*

Artikel 2 lit. d) der Verordnung (EU) Nr. 207/2012 [Verordnung (EU) Nr. 207/2012 der Kommission vom 9. März 2012 über elektronische Gebrauchsanweisungen für Medizinprodukte (ABl. L 72 vom 10. März 2012, S. 28)]:
«Fest installierte Medizinprodukte: Produkte und deren Zubehör, die dazu bestimmt sind, an einem bestimmten Ort in einer Gesundheitseinrichtung montiert, befestigt oder auf sonstige Art angebracht zu werden, die ohne die Verwendung von Werkzeugen oder Instrumenten nicht von diesem Ort entfernt oder abmontiert werden können, und die nicht eigens zur Verwendung in einer mobilen Einrichtung der Gesundheitsversorgung bestimmt sind»

Fremdlaboratorium

EN: *Extema Haboratory*

FR: *Laboratoire externe*

{Zentrallabor}

Teil A Nr. 3 RiliBÄK:
«Ein einem anderen Rechtsträger/Betreiber unterstehendes medizinisches Laboratorium, dem Untersuchungs- oder Probenmaterial zur Untersuchung überwiesen wird»

FSCA

EN: *Field safety corrective actions, FSCA*

FR: *Action corrective de sécurité, FSCA*

{Sicherheitsrelevante korrektive Maßnahme im Feld}

Funktionssoftware

EN: *Functionalsoftware*

FR: *Logiciel fonctionne*

{Betriebssoftware, Eigenständige Software, Software}

Ergänzend zum Medizinprodukt «*eigenständige Software*» wird in § 3 Nr. 1 MPG expressis verbis auch Software genannt, die vom Hersteller speziell zur Anwendung für diagnostische oder therapeutische Zwecke bestimmt ist und für ein einwandfreies Funktionieren des Medizinprodukts eingesetzt wird – im Folgenden verkürzt als Medizinprodukt «*eigenständige Funktionssoftware*» bezeichnet.

Da der Gesetzgeber diese «*eigenständige Funktionssoftware*» ergänzend in der Legaldefinition ausdrücklich genannt hat, kann unterstellt werden, dass mit dieser Funktionssoftware eine andere Funktion und damit auch ein anderes Softwareprodukt zu verstehen ist.

Mit einer Funktionssoftware wird ein anderes Medizinprodukt «*gesteuert, überwacht oder die Leistung beeinflusst*» – z. B. zur Steuerung einer Infusionspumpe in einem Blutdruckregelkreis [COCIR: Decision diagram for qualification of software as medical device. Positionspapier vom 22. November 2010, *www.cocir.org/site/*fileadmin/Position_Paper_2010/cocir_medical_software_qualification_as_medical_device_-_22_nov_2010.pdf].

Diese Software wäre aufgrund ihrer Zweckbestimmung «*Steuerung, Überwachung oder Beeinflussung der Leistung eines Medizinprodukts*» kein Medizinprodukt. Das Ergebnis dieser Software dient nicht direkt einem in § 3 Nr. 1 MPG genannten Zweck. Der Hersteller hat diese Software jedoch speziell zur Steuerung/Überwachung/Beeinflussung der Leistung eines Medizinprodukts entwickelt. Das Medizinprodukt «*eigenständige Funktionssoftware*» wird somit für eine einwandfreie Funktion des eigentlichen Medizinprodukts eingesetzt.

Um klarzustellen, dass auch diese Funktionssoftware den Grundlegenden Anforderungen entsprechen muss, war in der Legaldefinition in § 3 Nr. 1 MPG dieser eingeschlossene Hinweis erforderlich.

Durch die ausdrückliche Nennung in der Legaldefinition ist diese Funktionssoftware ein Medizinprodukt im Sinne von § 3 Nr. 1 MPG – auch ohne direkt für einen Zweck gemäß § 3 Nr. 1 MPG bestimmt zu sein.

«*Eigenständig*» bedeutet in diesem Fall, dass die Funktionssoftware auf einem vom Medizinprodukt unabhängigen Rechner läuft und über eine Hardware-Verbindung mit dem zu steuernden, zu überwachenden oder zu beeinflussenden Medizinprodukt verbunden wird. Die Eigenschaften dieser Hardware-Schnittstelle sind vom Hersteller des Medizinprodukts genau festzulegen und in die von ihm durchgeführte Konformitätsbewertung mit einzubeziehen.

Die Einbeziehung von «*eigenständiger Funktionssoftware*» in die Legaldefinition «*Medizinprodukt*» ist aus folgenden Gründen sinnvoll und notwendig:

Die Funktionssoftware übermittelt über eine Hardware-Schnittstelle an ein Medizinprodukt Informationen beispielsweise in Form von elektrischen Impulsen. Damit ist die einwandfreie Funktion der vom Medizinprodukt unabhängigen Funktionssoftware essenziell für das Medizinprodukt. Fehlerhafte Informationen können beim Medizinprodukt Fehlfunktionen bis hin zum kompletten Ausfall verursachen.

Der Hersteller des Medizinprodukts «*eigenständige Funktionssoftware*» ist nicht (immer) der Hersteller des von dieser Software beeinflussten Medizinprodukts. Im Rahmen der Konformitätsbewertung des jeweiligen Medizinprodukts – «*eigenständige Funktionssoftware*» und dem damit verbundenen Medizinprodukt (z. B. Infusionspumpe) – haben beide Hersteller unabhängig voneinander die Einhaltung der vom anderen Hersteller festgelegten Bedingungen und Eigenschaften der Verbindungsstelle (Hardware-Schnittstelle) zu belegen. Weiterhin haben beide Hersteller mit Hilfe des Risikomanagements die mit der Verbindung verbundenen Risiken zu bewerten, zu vermeiden bzw. zu minimieren.

Abzugrenzen ist das Medizinprodukt «*eigenständige Funktionssoftware*» von der Software, die als Bestandteil eines mikroprozessorgesteuerten Medizinprodukts für die einwandfreie Funktion eines mikroprozessorgesteuerten Medizinprodukts eingesetzt wird.

Erfüllt das Medizinprodukt «*eigenständige Funktionssoftware*» alle zutreffenden Grundlegenden Anforderungen, so wird sie als lauffähige Version vom Hersteller mit der CE-Kennzeichnung in den Verkehr gebracht oder vom Betreiber/ Anwender als Eigenherstellung erstellt.

G

Gebrauchsanweisung

EN: *Instruction for use*

FR: *Notice d'utilisation*

{Einführer, Elektronische Gebrauchsanweisung für Medizinprodukte, Gebrauchsanweisung für Medizinprodukte, Produktinformation, Verantwortlicher für das erstmalige Inverkehrbringen}

Artikel 2 Nr. 14 MDR / Artikel 2 Nr. 14 IVDR: «*„Gebrauchsanweisung" bezeichnet vom Hersteller zur Verfügung gestellte Informationen, in denen der Anwender über die Zweckbestimmung und korrekte Verwendung eines Produkts sowie über eventuell zu ergreifende Vorsichtsmaßnahmen unterrichtet wird*»

Gebrauchsanweisung für Medizinprodukte

EN: *Instruction for use of medical devices*

FR: *Instructions d'emploi des dispositifs médicaux; Instructions d'utilisation des dispositifs médicaux*

{Einführer, Elektronische Gebrauchsanweisung für Medizinprodukte, Gebrauchsanweisung, Produktinformation, Verantwortlicher für das erstmalige Inverkehrbringen}

Artikel 2 lit. a) Verordnung (EU) Nr. 207/2012 [Verordnung (EU) Nr. 207/2012 der Kommission vom 9. März 2012 über elektronische Gebrauchsanweisungen für Medizinprodukte (ABl. L 72 vom 10. März 2012, S. 28)]: «*Gebrauchsanweisungen: dem Verwender vom Hersteller zur Verfügung gestellte Informationen über die sichere und ordnungsgemäße Verwendung des Medizinprodukts, die Leistung, die von diesem erwartet werden kann und über eventuell zu treffende Vorsichtsmaßnahmen gemäß den einschlägigen Bestimmungen in Anhang 1 Nummer 15 der Richtlinie 90/385/EWG und Anhang I Nummer 13 der Richtlinie 93/42/EWG*»

Nr. 3.0 MEDDEV 2.14/3 [Übersetzung von MEDDEV 2.14/3 Rev. 1: IVD Guidance: Supply of Instructions For Use (IFU) and other information for In-vitro Diagnostic (IVD) Medical Devices (01.2007)]: «*Dem Geräte-Anwender vom Hersteller zur Verfügung gestellte Informationen über die ordnungsgemäße Anwendung des Produkts und über eventuell zu treffende Vorsichtsmaßnahmen gemäß den einschlägigen Bestimmungen in Anhang I Nummer 8 der Richtlinie 98/79/EG*»

Der Verantwortliche nach § 5 MPG hat jedem Medizinprodukt eine Gebrauchsanweisung beizugeben, die – unter Berücksichtigung des Ausbildungs- und Kenntnisstandes des vorgesehenen Anwenderkreises – die sichere Anwendung des Produkts und die Ermittlung des Herstellers möglich macht.

Werden vom Fachhandel Medizinprodukte aus einem Drittstaat in der EU in den Verkehr gebracht, so sind diese natürlichen oder juristischen Personen Einführer im Sinne von § 3 Nr. 26 MPG. Hinzuweisen ist auf § 5 Satz 2 MPG: «*Werden Medizinprodukte nicht unter der Verantwortung des Bevollmächtigten in den Europäischen Wirtschaftsraum eingeführt, ist der Einführer Verantwortlicher*»

Der Einführer von Medizinprodukten in den EWR unterliegt damit den Pflichten des Verantwortlichen für das erstmalige Inverkehrbringen nach § 5 MG und hat in diesem Fall auch dem Medizinprodukt eine Gebrauchsanweisung beizugeben.

Eine Gebrauchsanweisung ist für Medizinprodukte der Klasse I und der Klasse IIa MDD dann entbehrlich, wenn die vollständige sichere (und ordnungsgemäße) Anwendung des Medizinprodukts ohne Gebrauchsanweisung gewährleistet ist. Gleiches gilt in hinreichend begründeten Fällen auch für In-vitro-Diagnostika.

In Verbindung mit § 11 Abs. 2 MPG ergibt sich, dass eine Gebrauchsanweisung abgefasst sein muss in

- deutscher Sprache oder
- einer anderen für den Verwender oder Anwender des Medizinprodukts leicht verständlichen Sprache, jedoch aber nur in begründeten Fällen. In diesem Fall müssen aber immer die sicherheitsbezogenen Informationen der Gebrauchsanweisung in
  - deutscher Sprache oder
  - in der Sprache des Verwenders oder Anwenders vorliegen.

In der Gebrauchsanweisung müssen u. a. folgende Angaben enthalten – falls diese für das Medizinprodukt zutreffend sind:

- Name oder Firma und Anschrift des Verantwortlichen nach § 5 MPG (insbesondere Hersteller);
- bei Importen aus Nicht-EU-Staaten gegebenenfalls den Namen und die Anschrift des Bevollmächtigten bzw. des Einführers;
- Zweckbestimmung des Medizinprodukts;
- Hinweise bezüglich
  - Sterilität,
  - einmaligem Gebrauch
    (Hinweis: Anhang I Nr. 13.6 lit. h) MDD enthält folgende zusätzliche Forderung:

«[...] *sofern das Produkt einen Hinweis trägt, dass es für den einmaligen Gebrauch bestimmt ist, Informationen über bekannte Merkmale und technische Faktoren, von denen der Hersteller weiß, dass sie eine Gefahr darstellen könnten, wenn das Produkt wiederverwendet würde. Sind gemäß Abschnitt 13.1 keine Gebrauchsanweisungen erforderlich, so müssen die Informationen dem Benutzer auf Anfrage zugänglich gemacht werden*»);

Hinweis auf

- Sonderanfertigung,
- Medizinprodukt zur klinischen Prüfung;
- besondere Hinweise
  - zur Lagerung,
  - zur Handhabung,
  - zur sachgerechten, sicheren Anwendung,
  - auf zu treffende Vorsichtsmaßnahmen einschließlich gezielter Warnhinweise (sicherheitsbezogene Informationen),
  - Angaben zur Aufbereitung (Desinfektions- bzw. Sterilisationsverfahren),
  - die Angabe der der CE-Kennzeichnung zugrundeliegenden Rechtsvorschriften, wenn dieses nicht das MPG ist;
- technische und medizinische Leistungsdaten;
- Angaben zu unerwünschten Nebenwirkungen;
- Angaben zu den Risiken wechselseitiger Störungen, die sich im Zusammenhang mit dem Produkt bei speziellen Untersuchungen oder Behandlungen ergeben;
- bei Medizinprodukten, die zur Erfüllung ihrer Zweckbestimmung mit anderen Anlagen (z. B. Gasversorgungseinrichtung) oder Ausrüstungen (z. B. zentrale Personenrufanlage) kombiniert oder an diese angeschlossen werden müssen: alle Merkmale, soweit sie zur Wahl der für eine sichere Kombination erforderlichen Einrichtung oder Ausrüstung erforderlich sind;
- alle Angaben, mit denen überprüft werden kann, ob das Medizinprodukt ordnungsgemäß installiert worden ist und sich in sicherem und betriebsbereitem Zustand befindet (z. B. Angaben zur Funktionsprüfung vor jeder Anwendung);
- Angaben zu Art und Häufigkeit der Instandhaltungsmaßnahmen – insbesondere zur Wartung und Inspektion (z. B. STK);
- Angaben zu Kalibrierungen, die erforderlich sind, um den sicheren und ordnungsgemäßen Betrieb der Produkte fortwährend zu gewährleisten sind (z. B. MTK).
- bei Implantaten: zweckdienliche Angaben, die zur Vermeidung bestimmter Risiken im Zusammenhang mit der Implantation des Medizinprodukts zu beachten sind;
- bei sterilen Produkten: Angaben für den Fall, dass die Steril-Verpackung beschädigt wird, gegebenenfalls auch Angaben von geeigneten Verfahren zur erneuten Sterilisation;
- bei wieder zu verwendenden Produkten: Angaben über geeignete Aufbereitungsverfahren, z. B. Reinigung, Desinfektion, Sterilisation (falls eine erneute Sterilisation erforderlich ist) und Verpackung einschließlich Angaben zu einer eventuellen zahlenmäßigen Beschränkung der Wiederverwendungen;
- bei Produkten, die vor ihrer Anwendung zu sterilisieren sind: Angaben zur Reinigung und Sterilisation müssen sicherstellen, dass die Anwendung der sterilisierten Produkte weder
  - den klinischen Zustand und die Sicherheit der Patienten noch

   - die Sicherheit und die Gesundheit der Anwender oder Dritter gefährdet;
- Hinweise auf eine möglicherweise vor der Anwendung erforderliche Behandlung oder zusätzliche Aufbereitung (z. B. Sterilisation, Montage);
- bei Produkten, die Strahlung zu medizinischen Zwecken aussenden: Angaben zu Beschaffenheit, Art, Intensität und Verteilung dieser Strahlungen.

Darüber hinaus muss die Gebrauchsanweisung – soweit zutreffend – auch Angaben enthalten, die es dem medizinischen Personal erlauben, den Patienten auf Gegenanzeigen und zu treffende Vorsichtsmaßnahmen hinzuweisen. Dabei handelt es sich insbesondere um:

- Vorsichtsmaßnahmen, die im Falle von Änderungen in der Leistung des Produkts zu treffen sind;
- Vorsichtsmaßnahmen für den Fall, dass es unter vernünftigerweise vorhersehbaren Umgebungsbedingungen zu einer Exposition gegenüber
   - Magnetfeldern,
   - elektrischen Fremdeinflüssen,
   - elektrostatischen Entladungen,
   - Druck oder Druckschwankungen,
   - Beschleunigung,
   - Wärmequellen mit der Gefahr einer Selbstentzündung, usw.

kommt;

- ausreichende Angaben zu Arzneimitteln, für deren Verabreichung das betreffende Produkt bestimmt ist einschließlich der Angaben bezüglich einer Beschränkung in der Wahl der zu verabreichenden Stoffe;
- Vorsichtsmaßnahmen für den Fall, dass ein Produkt im Hinblick auf seine Entsorgung eine besondere oder ungewöhnliche Gefahr darstellt;
- Angaben zu Stoffen, die einen Bestandteil des Produkts bilden (z. B. Heparinbeschichtung eines Katheters);
- bei Produkten mit Messfunktion: der vom Hersteller vorgegebene Genauigkeitsgrad.

Eine sinnvolle, rechtlich aber nicht verbindlich vorgeschriebene Ergänzung der ausführlichen Gebrauchsanweisung für aktive Medizinprodukte ist eine standardisierte Kurzbedienungsanleitung, die unter Umständen auch auf dem Gerät angebracht sein kann [Obermayer, A.: Technische Ausbildung für Anwender medizinisch-technischer Geräte. mt-Medizintechnik 107 (1987), Nr. 6, S. 214].

Anforderungen an die Gebrauchsanweisungen sind konkretisiert in einschlägigen Normen, wie z. B.:

- DIN EN 1041: 2013-12: Bereitstellung von Informationen durch den Hersteller von Medizinprodukten; Deutsche Fassung EN 1041:2008 +A1:2013;
- DIN EN ISO 15223-1:2017-04: Medizinprodukte – Bei Aufschriften von Medizinprodukten zu verwendende Symbole, Kennzeichnung und zu liefernde

Informationen – Teil 1: Allgemeine Anforderungen (ISO 15223-1:2017-04); Deutsche Fassung EN ISO 15223-1:2016, mit CD-ROM;
- DIN EN ISO 18113-1 (01.2013): In-vitro-Diagnostika – Bereitstellung von Informationen durch den Hersteller-Teil 1: Begriffe und allgemeine Anforderungen (ISO 18113-1:2009); Deutsche Fassung EN ISO 18113-1:2011;
- DIN EN ISO 18113-2 (01.2013): In-vitro-Diagnostika – Bereitstellung von Informationen durch den Hersteller – Teil 2: In-vitro-diagnostische Reagenzien für den Gebrauch durch Fachpersonal (ISO 18113-2:2009); Deutsche Fassung EN ISO 18113-2:2011;
- DIN EN ISO 18113-3 (01.2013): In-vitro-Diagnostika – Bereitstellung von Informationen durch den Hersteller-Teil 3: Geräte für in-vitro-diagnostische Untersuchungen zum Gebrauch durch Fachpersonal (ISO 18113-3:2009); Deutsche Fassung EN ISO 18113-3:2011;
- DIN EN ISO 18113-4 (01.2013): In-vitro-Diagnostika – Bereitstellung von Informationen durch den Hersteller-Teil 4: Reagenzien für in-vitro-diagnostische Untersuchungen zur Eigenanwendung (ISO 18113-4:2009); Deutsche Fassung EN ISO 18113-4:2011;
- DIN EN ISO 18113-5 (01.2013): In-vitro-Diagnostika – Bereitstellung von Informationen durch den Hersteller-Teil 5: Geräte für in-vitro-diagnostische Untersuchungen zur Eigenanwendung (ISO 18113-5:2009); Deutsche Fassung EN ISO 18113-5:2011.

Hinzuweisen ist auf die Verordnung (EU) Nr. 207/2012 über elektronische Gebrauchsanweisungen für Medizinprodukte [Verordnung (EU) Nr. 207/2012 der Kommission vom 9. März 2012 über elektronische Gebrauchsanweisungen für Medizinprodukte (ABl. L 72 vom 10. März 2012, S. 28)].

Gebrauchstauglichkeit von Medizinprodukten

EN: *Usability of medical devices*

FR: *Aptitude à l'utilisation des dispositifs médicaux*

{Anwenderfehler, Anwendungsfehler, Klinische Bewertung}

DIN EN 60601-1 [DIN EN 60601-1 (12-2013); VDE 0750-1 (12-2013): Medizinische elektrische Geräte – Teil 1: Allgemeine Festlegungen für die Sicherheit einschließlich der wesentlichen Leistungsmerkmale (IEC 60601-1:2005 + Cor. :2006 + Cor. :2007 + A1:2012); Deutsche Fassung EN 60601-1:2006 + Cor. :2010 + A1:2013, Beuth Verlag, Berlin]:
«*Merkmal der Bediener-Schnittstelle, das die Wirksamkeit, die Effizienz sowie die Lernfähigkeit und die Zufriedenheit des Bedieners festlegt*» [IEC 62366:2007, Begriff 3.17, modifiziert]

DIN EN 62366-1 [DIN EN 62366-1 (03.2015); E VDE 0750-241-1 (05.2016) Medizinprodukte – Teil 1: Anwendung der Gebrauchstauglichkeit auf Medizinprodukte (IEC 62366-1:2015 + COR1:2016); Deutsche Fassung EN 62366-1: 2015 +

G

AC:2015; Beuth Verlag, Berlin]:
«*Eigenschaft des User Interface, die den Gebrauch unterstützt und damit Effektivität, Effizienz sowie Zufriedenheit des Users in der festgelegten Nutzungsumgebung erzielt*»

In einer Anmerkung zum Begriff «*Gebrauchstauglichkeit*» [DIN EN 60601-1] wird darauf hingewiesen, dass die Gebrauchstauglichkeit die Sicherheit beeinflussen kann.

Bei *Backhaus* [Backhaus, C.: Usability-Engineering in der Medizintechnik. Grundlagen – Methoden – Beispiele. Springer Verlag Berlin 2009] wird zur Gebrauchstauglichkeit eines Medizinprodukts u. a. folgendes ausgeführt: «*Die Gebrauchstauglichkeit eines Medizinprodukts wird durch die Einflussfaktoren Bedienbarkeit und Funktionalität bestimmt. Für eine gute Gebrauchstauglichkeit müssen beide Faktoren in einem ausgewogenen Verhältnis zu einander stehen. Die Bedienbarkeit (Usability) eines Medizingerätes ergibt sich aus einem effizienten und für den Anwender zufrieden stellenden Geräteeinsatz. Die Funktionalität ergibt sich aus der Zahl, Qualität und Relevanz der verfügbaren Gerätefunktionen*»

60 bis 70 % aller Zwischenfälle mit elektrisch betriebenen Medizinprodukten sind Fehler in der Anwendung (Anwenderfehler und Anwendungsfehler).

- Anwenderfehler sind außerhalb der Kontrolle eines Herstellers.
- Anwendungsfehler sind vom Hersteller durch geeignete Maßnahmen in der Designphase zu minimieren und durch Kontrollmaßnahmen in der Anwendungsphase des Medizinprodukts zu überwachen.

Empfehlenswert ist die Spezifikation von in der Anwendung des Medizinprodukts häufig auftretenden Szenarien (Bedien- und Handhabungsschritte einschließlich der hierbei üblichen Umgebungsbedingungen) einschließlich Verifizierung und Validierung vor dem Inverkehrbringen des Medizinprodukts.

Der Nachweis der Gebrauchstauglichkeit für Medizinprodukte ist eine regulatorische Anforderung und setzt die Anwendung von Methoden der Gebrauchstauglichkeit voraussetzt, wie sie in [DIN EN 60601-1-6 (02.2016); VDE 0750-1-6 (02.2016): Medizinische elektrische Geräte – Teil 1-6: Allgemeine Festlegungen für die Sicherheit einschließlich der wesentlichen Leistungsmerkmale – Ergänzungsnorm: Gebrauchstauglichkeit (IEC 60601-1-6:2010 + A1:2013); Deutsche Fassung EN 60601-1-6:2010 + A1:2015; Beuth Verlag, Berlin; DIN EN 62366-1 (DIN EN 62366-1 (03.2015); E VDE 0750-241-1 (05.2016) Medizinprodukte – Teil 1: Anwendung der Gebrauchstauglichkeit auf Medizinprodukte (IEC 62366-1:2015 + COR1:2016); Deutsche Fassung EN 62366-1: 2015 + AC:2015; Beuth Verlag, Berlin)] beschrieben sind.

Im Anhang I, Nr. 1 MDD wird gefordert, dass für jedes «*sonstige Medizinprodukt*» als Grundlegende Anforderung der Nachweis zu führen ist, dass «[...] *eine weitestgehende Verringerung der durch Anwendungsfehler bedingten Risiken auf-*

grund der ergonomischen Merkmale des Produkts und der Umgebungsbedingungen, in denen das Produkt eingesetzt werden soll (Produktauslegung im Hinblick auf die Sicherheit des Patienten) [...]» gegeben ist.

In Anhang I, Nr. 6a MDD wird gefordert, dass der Nachweis der Übereinstimmung mit den Grundlegenden Anforderungen eine klinische Bewertung gemäß Anhang X MDD umfassen muss. Ein Teil der klinischen Bewertung ist der Nachweis der Gebrauchstauglichkeit des Medizinprodukts unter normalen Einsatzbedingungen.

Geeignete Person

EN: *Eligible person*

FR: *Personne appropriée*

{Beauftragte Person, Befugte Person, Einweisung in Medizinprodukte}

§ 19 Nr. 5 MPBetreibV: «*[...] Nur solche Personen dürfen einweisen, die auf Grund ihrer Kenntnisse und praktischen Erfahrungen für die Einweisung und die Handhabung dieser Medizinprodukte geeignet sind*»

Eine «*geeignete Person*» zur Einweisung in ein Altgerät

- nach § 2 Nr. 1 MedGV (Gruppe 1 Gerät mit Bauartzulassungszeichen) und
- nach § 2 Nr. 3 MedGV (Gruppe 3 Gerät ohne Bauartzulassungszeichen)

lässt sich dadurch charakterisieren, dass sie über Kenntnisse und praktische Erfahrungen für die Einweisung in die Handhabung dieser Altgeräte verfügt.

Werden Altgeräte mit Zusatzgeräten kombiniert, so muss die «*geeignete Person*» auch über Kenntnisse und praktische Erfahrungen für die Einweisung in die Handhabung der resultierenden Kombinationen verfügen.

Für alle Altgeräte, die unter die Sondervorschriften von § 19 MPBetreibV fallen, kann eine Einweisung von Anwendern und weiteren «*geeigneten Personen*» durch eine «*geeignete Person*» durchgeführt werden (Schneeballsystem). Jede «*geeignete Person*» im Sinne von § 19 Nr. 5 MPBetreibV kann für Altgeräte Einweisungen im Schneeballsystem durchführen [Forum für Medizintechnik e. V. Lübeck: Einweisung Medizinprodukte in Deutschland].

Gefährdung

EN: *Hazard*

FR: *Mise en danger*

DIN EN ISO 14971 [DIN EN ISO 14971 (04.2013): Medizinprodukte – Anwendung des Risikomanagements auf Medizinprodukte (ISO 14971:2007, korrigierte Fassung 2007-10-01); Deutsche Fassung EN ISO 14971:2012; Beuth Verlag, Berlin]: «*Potenzielle Schadensquelle*»

ISO/IEC Guide 51:1999, Begriff 3.5; aktuell: ISO/IEC Guide 51:2014, Begriff 3.2 [*www.iso.org/obp/ui/#iso:std:iso-iec:guide:51:ed-3:v1:en*]:«*hazard: potential source of harm*».

Gefälschtes Produkt

EN: *Falsified device*

FR: *Dispositif falsifié*

Artikel 2 Nr. 9 MDR / Artikel 2 Nr. 10 IVDR: «„*gefälschtes Produkt“ bezeichnet ein Produkt mit falschen Angaben zu seiner Identität und/oder seiner Herkunft und/ oder seiner CE-Kennzeichnung oder den Dokumenten zu den CE-Kennzeichnungsverfahren. Diese Begriffsbestimmung erstreckt sich nicht auf die unbeabsichtigte Nichteinhaltung von Vorgaben und lässt Verstöße gegen die Rechte des geistigen Eigentums unberührt*»

Gegenstand

EN: *Article*

FR: *Article*

§ 3 Nr. 1 MPG: «*Medizinprodukte sind alle einzeln oder miteinander verbunden verwendete [...] andere Gegenstände, [...], die vom Hersteller zur Anwendung für Menschen mittels ihrer Funktion zum Zwecke [...] zu dienen bestimmt sind und deren bestimmungsgemäße Hauptwirkung im oder am menschlichen Körper weder durch pharmakologisch oder immunologisch wirkende Mittel noch durch Metabolismus erreicht wird, deren Wirkungsweise aber durch solche Mittel unterstützt werden kann*»

Durch die Hinzufügung „*andere Gegenstände*“ in der Aufzählung der Begriffe in der Begriffsbestimmung «Medizinprodukt“ wird dargelegt, dass alle Produkte (Medizinprodukte, Zubehör), die den genannten Begriffen nicht zugeordnet werden können, dem MPG unterliegen, wenn sie die in § 3 Nr. 1 MPG genannten Zweck erfüllen. Hierunter fallen u. a. Produkte, die vor dem Inkrafttreten des MPG dem AMG zugeordnet waren, wie beispielsweise

- Verbandstoffe,
- Pflaster,

aber auch

- Messleitungen,
- Infusionsbestecke,
- Kanülen,
- Blutdruckmanschetten,
- Atemschläuche,
- Elektroden (z. B. für EKG, EEG, HF-Neutralelektroden),

- Schlauchleitungen des extrakorporalen Kreislaufs bei z. B. Dialysegeräten, Herz-Lungen-Maschinen,
- Dialysatoren,
- Hämofilter.

Gelenkersatzteile

EN: *Total joint replacement*

FR: *Prothèses articulaires*

{EG-Richtlinie 2005/50/EG, Medizinprodukte-Verordnung}

Mit der RL 2005/50/EG erfolgt eine Neuklassifizierung von Gelenkersatz für Hüfte, Knie und Schulter. Während bisher nach den Klassifizierungsregeln der MDD Gelenkersatzteile als «sonstiges» Medizinprodukt in der Klasse IIb eingestuft wurden, erfolgt mit dieser RL eine Festlegung zur Einstufung in die Klasse III.

Die Vorschriften der RL 2005/50/EG werden mit § 9 MPV in Verbindung mit § 11 MPV in nationales Recht umgesetzt.

Gemeinsam betriebene Medizinprodukte

EN: *Medical devices operated jointly*

FR: *Dispositifs médicaux exploités conjointement*

{Gerät, Gerätekombination}

Werden mehrere, voneinander unabhängig arbeitende Medizinprodukte gleichzeitig an einem Patienten betrieben – beispielsweise in der Intensivüberwachung – so handelt es sich nicht um eine Gerätekombination im Sinne des MPG, sondern um gemeinsam betriebene Medizinprodukte. Jedes einzelne Medizinprodukt erfüllt hier eine eigenständige – von den anderen unabhängige – bestimmungsgemäße Funktion im Rahmen seiner Zweckbestimmung (z. B. EKG-Monitor, Blutdruck-Messgerät, Infusionspumpe, Inhalations-Narkosegerät und HF-Chirurgiegerät während einer Operation).

In diesem Fall bleiben die Anforderungen an jedes Einzelprodukt unverändert, ohne dass zusätzlich die Gesamtheit aller bei der gemeinsamen Anwendung beteiligten Medizinprodukte neu zu bewerten wäre.

Unabhängig von dieser Frage der Konformitätsbewertung dieser Gerätesituation hat der Hersteller eines Medizinprodukts selbstverständlich die Wechselwirkungen zwischen den bei einer derartigen gemeinsamen Anwendung gleichzeitig zum Einsatz kommenden Medizinprodukte bei der klinischen Bewertung mit zu untersuchen und im Rahmen der Risikoanalyse kritisch zu bewerten. So darf beispielsweise die Motorsteuerung der Infusionspumpe die Elektronik des EKG-Monitors oder des Inhalations-Narkosegeräts nicht «irritieren».

Dies gilt beispielsweise auch, wenn ein Patient einen implantierten Defibrillator zusammen mit einer Insulinpumpe betreibt.

Gemeinsame Spezifikationen

EN: *Common specifications (CS)*

FR: *Spécifications communes*

{Gemeinsame Technische Spezifikationen}

Artikel 2 Nr. 71 MDR / Artikel 2 Nr. 74 IVDR: «*„gemeinsame Spezifikationen" (im Folgenden „GS") bezeichnet eine Reihe technischer und/oder klinischer Anforderungen, die keine Norm sind und deren Befolgung es ermöglicht, die für ein Produkt, ein Verfahren oder ein System geltenden rechtlichen Verpflichtungen einzuhalten*»

Gemeinsame Technische Spezifikationen

EN: *Common technical specifications*

FR: *Spécifications techniques communes*

§ 3 Nr. 19 MPG: «*Gemeinsame Technische Spezifikationen sind solche Spezifikationen, die In-vitro-Diagnostika nach Anhang II Listen A und B der Richtlinie 98/79/EG des Europäischen Parlaments und des Rates vom 27. Oktober 1998 über In-vitro-Diagnostika (ABl. EG Nr. L 331 S. 1) in der jeweils geltenden Fassung betreffen und deren Fundstellen im Amtsblatt der Europäischen Gemeinschaften veröffentlicht und im Bundesanzeiger bekannt gemacht wurden. In diesen Spezifikationen werden Kriterien für die Bewertung und Neubewertung der Leistung, Chargenfreigabekriterien, Referenzmethoden und Referenzmaterialien festgelegt*»

In den Gemeinsamen Technischen Spezifikationen werden festgelegt:

- Kriterien für die Bewertung und Neubewertung der Leistung,
- Chargenfreigabekriterien,
- Referenzmethoden,
- Referenzmaterialien.

Abweichend von den harmonisierten Normen werden die Gemeinsamen Technischen Spezifikationen von einer Arbeitsgruppe – die das Mandat der Europäischen Kommission hat – erarbeitet und dem „*Ausschuss für Medizinprodukte*" gemäß Artikel 7 Abs. 1 IVDD vorgelegt. Letztlich werden sie dann von der Europäischen Kommission festgelegt und im Amtsblatt der Europäischen Union veröffentlicht.

Auch verabschiedete Gemeinsame Technische Spezifikationen können nur auf diese Art geändert werden.

Genauigkeit

EN: *Accuracy*

FR: *Exactitude*

{Messgenauigkeit, Richtigkeit}

Der Begriff «*Genauigkeit*» wird in der deutschen Ausgabe der IVDD fälschlich als «*Richtigkeit*» bezeichnet. Mit Genauigkeit wird der Grad der Übereinstimmung mit dem wahren Wert, der bei einer idealen Messung erhalten würde und der Definition der betrachteten Größe entspricht, bezeichnet.

Genehmigung – klinische Prüfung von Medizinprodukten

EN: *Authorization – clinical investigation of medical devices*

FR: *Autorisation – investigation clinique des dispositifs médicaux*

{Befreiung von der Genehmigungspflicht, Bundesinstitut für Arzneimittel und Medizinprodukte, Bundesoberbehörden, Paul-Ehrlich-Institut, Zustimmende Bewertung}

Die zuständige BOB prüft die vom Sponsor eingereichten Unterlagen zur klinischen Prüfung eines Medizinprodukts insbesondere nach wissenschaftlichen und technischen Gesichtspunkten (§ 22a MPG). Einzelheiten zu den Antragsunterlagen ergeben sich aus § 3 Abs. 2 und Abs. 4 MPKPV). Anforderungen an das Genehmigungsverfahren der BOB ergeben sich aus § 22a MPG in Verbindung mit § 6 MPKPV.

Nach § 20 Abs. 1 MPG kann die zuständige BOB bei klinischen Prüfungen von Medizinprodukten mit geringem Sicherheitsrisiko von einer Genehmigung absehen. Davon unberührt bleibt jedoch die Verpflichtung des Sponsors zur Einholung der zustimmenden Bewertung durch eine nach Landesrecht gebildete Ethik-Kommission (§ 7 Abs. 4 MPKPV). Das Verfahren und die Medizinprodukte, bei denen ein geringes Sicherheitsrisiko angenommen wird, ergeben sich aus § 7 MPKPV.

Genehmigung Leistungsbewertungsprüfung von In-vitro-Diagnostika

EN: *Authorization – Performance evaluation of in-vitro diagnostic medical devices*

FR: *Autorisation – évaluation des performances des dispositifs médicaux de diagnostic in vitro*

{Befreiung von der Genehmigungspflicht, Bundesinstitut für Arzneimittel und Medizinprodukte, Bundesoberbehörden, Leistungsbewertungsprüfung von In-vitro-Diagnostika, Paul-Ehrlich-Institut, Zustimmende Bewertung}

Nach § 24 MPG sind für die Genehmigung von Leistungsbewertungsprüfungen von In-vitro-Diagnostika die §§ 22 bis 23b MPG entsprechend anzuwenden, d. h. die zuständige BOB prüft die vom Sponsor eingereichten Unterlagen insbesondere nach wissenschaftlichen und technischen Gesichtspunkten (§ 22a MPG). Einzelheiten zu den Antragsunterlagen ergeben sich aus § 3 Abs. 2 und Abs. 4 MPKPV). Anforderungen an das Genehmigungsverfahren der BOB ergeben sich aus § 22a MPG in Verbindung mit § 6 MPKPV.

Bei Leistungsbewertungsprüfungen von In-vitro-Diagnostika mit geringem Sicherheitsrisiko nach § 7 Abs. 1 Nr. 4 MPKPV kann der Sponsor eine Befreiung von der Genehmigungspflicht bei der zuständigen BOB beantragen. Die entsprechenden Antragsunterlagen und das Verfahren zur Befreiung von der Genehmigungspflicht ist im § 7 Abs. 2 und 3 MPKPV geregelt.

Davon unberührt bleibt jedoch die Verpflichtung zur Einholung der zustimmenden Bewertung durch eine nach Landesrecht gebildeten Ethik-Kommission (§ 7 Abs. 4 MPKPV).

Genehmigungspflicht, Befreiung

EN: *Waive the need for an authorization*

FR: *Dérogation à l'obligation d'une autorisation*

{Bundesoberbehörden, Genehmigung – klinische Prüfung von Medizinprodukten, Zustimmende Bewertung}

Bei klinischen Prüfungen von Medizinprodukten mit geringem Sicherheitsrisiko ist auf Antrag bei der zuständigen BOB eine Befreiung von der Genehmigungspflicht möglich (vgl. Kap. B0101, § 20 Abs. 1 MPG). In § 7 MPKPV ist das Verfahren zur Befreiung von der Genehmigungspflicht näher geregelt.

Bei Folgenden Medizinprodukten wird ein geringes Sicherheitsrisiko angenommen:

- Medizinprodukte der Klasse I,
- nicht invasive Medizinprodukte der Klasse IIa,
- Medizinprodukte, die nach den §§ 6 und 10 des MPG die CE-Kennzeichnung tragen dürfen und deren klinische Prüfung zusätzliche invasive oder andere belastende Untersuchungen beinhaltet, es sei denn, diese Prüfung hat eine andere Zweckbestimmung des Medizinprodukts zum Inhalt,
- In-vitro-Diagnostika, die für eine Leistungsbewertungsprüfung gemäß § 24 Satz 1 Nr. 1 und 2 MPG bestimmt sind.

Befreit wird der Sponsor lediglich von der Pflicht zur Genehmigung der klinischen Prüfung durch die zuständige BOB. Nicht befreit wird der Sponsor von der Pflicht, die zustimmende Bewertung der nach Landesrecht gebildeten Ethik-Kommission einzuholen.

Generische Produktgruppe

EN: *Generic device group*

FR: *Groupe générique de dispositifs*

{Generisches Produkt}

Artikel 2, Abs. 2 lit. m) MDD «*Generische Produktgruppe: eine Gruppe von Produkten mit gleichen oder ähnlichen Verwendungsbestimmungen oder mit technologischen Gemeinsamkeiten, so dass sie allgemein, also ohne Berücksichtigung spezifischer Merkmale klassifiziert werden können*»

Artikel 2 Nr. 7 MDR/Artikel 2 Nr. 8 IVDR: «*„generische Produktgruppe" bezeichnet eine Gruppe von Produkten mit gleichen oder ähnlichen Zweckbestimmungen oder mit technologischen Gemeinsamkeiten, die allgemein, also ohne Berücksichtigung spezifischer Merkmale klassifiziert werden können*»

Die Begriffsbestimmung „*Generische Produktgruppe*" wurde in die MDD eingefügt, um zusätzliche Anforderungen im Rahmen der Konformitätsbewertungsverfahren aufzunehmen.

Die Benannte Stelle hat gemäß den Anforderungen des Anhangs II Abschnitt 7 MDD bei Medizinprodukten der Klasse IIb die technische Dokumentation für zumindest eine repräsentative Probe einer jeden generischen Produktgruppe auf Einhaltung der regulatorischen Anforderungen zu prüfen. Prüftiefe und Prüfumfang sowie Stichprobenpläne werden in der NBOG-Leitlinie "*Guidance on Notified Body's Tasks of Technical Documentation Assessment on a Representative Basis*" [NBOG BPG 2009-4: Guidance on Notified Body's Tasks of Technical Documentation Assessment on a Representative Basis (Juli 2009), *www.doks.nbog.eu/Doks/NBOG_BPG_2009_4_EN.pdf*] angegeben.

Gerät

EN: *Device*

FR: *Dispositif*

{Gerätekombination, Medizinprodukt, System}

Teil A Nr. 3 RiliBÄK:
«*Gerät: Technischer Gegenstand oder technische Vorrichtung, mit dessen oder deren Hilfe etwas bearbeitet, bewirkt oder hergestellt wird.*»

Geräteart

EN: *Category of devices*

FR: *Catégorie de dispositifs*

{Subkategorie von Medizinprodukten

G

Eine Gruppe von Produkten, die in den gleichen Bereichen verwendet werden sollen oder mit den gleichen Technologien ausgestattet sind.

Geräte, die denselben Verwendungszweck erfüllen und ähnliche Funktionsweisen haben, werden zu einer Geräteart zusammengefasst (z. B.: Beatmungsgeräte, Hörhilfen, Infusionsspritzenpumpen).

Gerätebeauftragter

EN: *Person responsible for the devices*

FR: *Personne responsable pour les dispositifs*

{Beauftragte Person, Dienstanweisung, Medizinprodukte-Beauftragter}

Beauftragte Person, die in Gesundheitseinrichtungen häufig als Gerätebeauftragter bezeichnet wird.

Gerätekombination

{E N: *Device combination*

FR: *Combinaison de dispositifs*

{Gemeinsam betriebene Medizinprodukte}

Legt man die Begriffsbestimmung «Medizinprodukte» zugrunde, so lautet § 3 Nr. 1 MPG: «*Medizinprodukte sind alle einzeln oder miteinander verbunden verwendeten Instrumente, Apparate, Vorrichtungen, Stoffe oder anderen Gegenstände, einschließlich der für ein einwandfreies Funktionieren des Medizinprodukts eingesetzten Software* [...]»

Gerätekombinationen liegen vor, wenn die «*miteinander verbunden verwendeten Instrumente,* [...]» eine Zweckbestimmung gemäß § 3 Nr. 1 MPG haben und ihre Hauptwirkungsweise nicht pharmakologisch, nicht immunologisch oder nicht metabolisch ist.

Für Gerätekombinationen im Sinne des MPG ist der Nachweis der Übereinstimmung mit den regulatorischen Anforderungen zu erbringen. Für Kombinationen, die sich aus Medizinprodukten der MDD zusammensetzen, wird beispielsweise gefordert:

- Artikel 12c) MDD: «[...] *wenn die gewählte Kombination von Produkten nicht mit deren ursprünglicher Zweckbestimmung vereinbar ist, so wird das System oder die Behandlungseinheit als eigenständiges Produkt behandelt und als solches dem einschlägigen Verfahren des Artikels 11 (Anmerkung: Konformitätsbewertung) unterzogen*»
- Anhang I Nr. 9.1. MDD: «*Wenn ein Produkt zur Verwendung in Kombination mit anderen Produkten oder Ausrüstungen bestimmt ist, muss die Kombination einschließlich der Anschlüsse sicher sein, und sie darf die vorgesehene Leistung der Produkte nicht beeinträchtigen. Jede Einschränkung der Anwendung*

muss auf der Kennzeichnung oder in der Gebrauchsanweisung angegeben werden»

- Anhang I Nr. 13.6. MDD: «*Die Gebrauchsanweisung muss nach Maßgabe des konkreten Falles folgende Angaben enthalten:*
  [...]
  c) bei Produkten, die zur Erfüllung ihrer Zweckbestimmung mit anderen medizinischen Einrichtungen oder Ausrüstungen kombiniert oder an diese angeschlossen werden müssen: alle Merkmale, soweit sie zur Wahl der für eine sichere Kombination erforderlichen Einrichtungen oder Ausrüstungen erforderlich sind; [...]»

Gerätekombinationen liegen auch dann vor, wenn ein physikalischer Zusammenhang (Kombination bzw. (mechanische oder elektrische) Verbindung, auch Funkverbindung) zwischen den Geräten hergestellt wird und alle Einzelgeräte an der Zweckbestimmung dieser Gerätekombination beteiligt sind (z. B. rechnergesteuerte Infusion zur Blutdruckregelung). In diesem Fall unterliegt die Gerätekombination dem MPG und ist eigenständig zu klassifizieren und einem entsprechenden Konformitätsbewertungsverfahren zu unterziehen.

In den Fällen, in denen bei der Nutzung innerhalb einer Gerätekombination die Zweckbestimmung eines Einzelgeräts unverändert bleibt (z. B. Infusionsspritzenpumpe zur Applikation von Heparin oder Protamin während der Dialysebehandlung), darf bei der Bewertung der Konformität der Gerätekombination auf das Ergebnis der Konformitätsbewertung des Einzelgeräts zurückgegriffen werden.

Zulässige Kombinationen mit anderen Geräten ergeben sich aus der vom Hersteller festgelegten Zweckbestimmung. In diesem Zusammenhang ist darauf hinzuweisen, dass auch ein Betreiber eine Gerätekombination nach seinen Vorstellungen zusammenstellen kann (z. B. eine Herz-Lungen-Maschine, die der Betreiber nach eigenen Vorstellungen aus Einzelgeräten unterschiedlicher Hersteller zusammenstellt). In diesen Fällen übernimmt der Betreiber Herstellerpflichten und muss beispielsweise in eigener Verantwortung die Konformität mit den Grundlegenden Anforderungen feststellen – nach Maßgabe der für Eigenherstellung geltenden Vorschriften.

Von der Gerätekombination im Sinne des MPG sind gemeinsam betriebene Geräte zu unterscheiden.

Gerätepflege

EN: *Device maintenance*

FR: *Entretien des appareils*

{Aufbereitung von Medizinprodukten, Instandhaltung}

Die Gerätepflege ist ein wesentlicher Einzelschritt bei der Aufbereitung von medizinischen Geräten (aktive Medizinprodukte).

Hierunter versteht man die Gesamtheit der innerhalb des Krankenhauses durch seine Mitarbeiter auszuführenden Arbeiten, die für die Erhaltung der Funktionsfähigkeit und Betriebsbereitschaft der Geräte vor, während und nach der Anwendung erforderlich sind.

Dies sind insbesondere hygienische Maßnahmen der Geräteaufbereitung, in deren Rahmen patientennahe Teile eines Geräts abgebaut, gereinigt und wiederaufgebaut werden.

Zur Durchführung der Gerätepflege sind Arbeitsanweisungen zu erstellen. Gemäß den Prinzipien eines QM-Systems empfiehlt es sich, die Einhaltung der Arbeitsanweisungen zu überwachen.

Legt man auch für die Gerätepflege die RKI-Richtlinie «*Anforderungen an die Hygiene bei der Aufbereitung von Medizinprodukten*» [Gemeinsame Empfehlung der Kommission für Krankenhaushygiene und Infektionsprävention am Robert Koch-Institut und des Bundesinstituts für Arzneimittel und Medizinprodukte zu den «*Anforderungen an die Hygiene bei der Aufbereitung von Medizinprodukten*», Bundesgesundheitsbl. 55 (2012), S. 1244–1310, *www.rki.de/DE/Content/Infekt/Krankenhaushygiene/Kommission/Downloads/Medprod_Rili_2012.pdf?__blob=publicationFile*] zugrunde, so sind nach einer Gerätepflege die für die Sicherheit und Funktionstüchtigkeit wesentlichen funktionellen Merkmale zu prüfen.

Gesundheit

EN: *Health*

FR: *Santé*

{Krankheit}

„*Gesundheit*“ wird von der Weltgesundheitsorganisation WHO einem ganzheitlichen Ansatz folgend als ein „*Zustand des vollkommenen körperlichen, seelischen und sozialen Wohlbefindens und nicht die bloße Abwesenheit von Krankheit oder Gebrechen*“ definiert (WHO 1948). [Albrecht, U.-V., von Jan, U.: Kapitel 1: Einführung und Begriffsbestimmungen. In: Albrecht U.-V.: Chancen und Risiken von Gesundheits-Apps (CHARISMHA), S. 48-61, Medizinische Hochschule Hannover, 2016, Version: V.01.3-20150424, *www.digibib.tu-bs.de/?docid=60005*]

Gesundheits-App

EN: *Health-app*

FR: *Appli-santé*

{App, Health-App, Medical-App}

Albrecht, U.-V.: Kapitel Kurzfassung. In: Albrecht, U.-V. (Hrsg.), Chancen und Risiken von Gesundheits-Apps (CHARISMHA), S. 14-47. Medizinische Hochschule Hannover, 2016, Version: V.01.3-20150424 [*https://publikationsserver.tu-braunschweig.de/receive/dbbs_mods_00060005*]: «*Die mobile Hardware (miniaturisierte, programmierbare, leistungs- und energieoptimierte Geräte) ist die Basis für Apps. Hierbei handelt es sich um Software, die auf diesen Geräten unzählige Anwendungsmöglichkeiten schafft. Apps verwandeln diese Geräte in spezialisierte Werkzeuge für bestimmte Aufgaben. „Gesundheits-Apps" sind solche, die für die Gesundheit, zu Wellnesszwecken, aber auch im Bereich Medizin eingesetzt werden sollen. Sie können zur Vermeidung oder Milderung von Krankheiten und deren Folgen (Prävention), wie zur Versorgung mit medizinischen, pflegerischen oder sonstigen Leistungen eingesetzt werden. Ebenso können sie Maßnahmen zur Stärkung der Gesundheit (Gesundheitsförderung) unterstützen.*

Apps decken das gesamte Spektrum von, Gesundheit' ab, wie es in der WHO-Definition des Begriffs gefasst wurde. Diese Definition beschreibt Gesundheit als, Zustand des vollkommenen körperlichen, seelischen und sozialen Wohlbefindens und nicht die bloße Abwesenheit von Krankheit oder Gebrechen' (WHO 1948). Hierunter fallen demnach auch „Wellness"-Angebote, deren Ziel die Verbesserung und Stärkung der Gesundheit, basierend auf Maßnahmen zur Gesundheitsförderung, ist. Dieser Bezug ist für mHealth relevant. Anwendungen, bei denen es speziell um die Feststellung, Heilung oder Linderung von Krankheiten, Leiden und Körperschäden geht, sind der, Medizin und Heilkunde' zuzurechnen. Diese Differenzierung wird dann relevant, wenn eine App die Grenze von der unterstützenden Wellness-App zu einem Medizinprodukt überschreitet – mit allen daraus folgenden Konsequenzen für die Beteiligten»

Gesundheitseinrichtung

EN: *Health institution*

FR: *Établissement de santé*

{Professionelle Nutzer, Gesundheit}

§ 2 Abs. 4 MPBetreibV: «*Gesundheitseinrichtung im Sinne dieser Verordnung ist jede Einrichtung, Stelle oder Institution, einschließlich Rehabilitations- und Pflegeeinrichtungen, in der Medizinprodukte durch medizinisches Personal, Personen der Pflegeberufe oder sonstige dazu befugte Personen berufsmäßig betrieben oder angewendet werden*»

Artikel 2 Nr. 36 MDR / Artikel 2 Nr. 29 IVDR: «*„Gesundheitseinrichtung" bezeichnet eine Organisation, deren Hauptzweck in der Versorgung oder Behandlung von Patienten oder der Förderung der öffentlichen Gesundheit besteht*»

Aus der Begründung des BMG zum Verordnungsentwurf [Zweite Verordnung zur Änderung medizinprodukterechtlicher Vorschriften. Bundesrats-Drucksache 397/16 vom 4. August 2016] ergibt sich, dass mit der Definition „*Gesundheits-*

G

einrichtung" Einrichtungen erfasst werden sollen, in denen Medizinprodukte professionell angewendet werden, wie z. B. Krankenhäuser, Vorsorge- oder Rehabilitationseinrichtungen, stationäre Pflegeeinrichtungen, Pflegeheime, Arztpraxen einschließlich MVZ, Zahnarztpraxen sowie Praxen von psychologischen Psychotherapeuten, Physiotherapeuten. Dazu gehören auch selbstständige Einrichtungen und Praxen des Gesundheitswesens und selbstständig im Gesundheitswesen Tätige (z. B. Hebammen/ Entbindungspfleger, Physiotherapie-, medizinische Massage-, Krankengymnastik- oder Heilpraktiker-Praxen, medizinische Fußpfleger, Podologen, Ergotherapeuten, Logopäden, Rettungsdienste, medizinische Labore), ebenso wie Apotheken, Tageseinrichtungen und Schulen mit integrativer Betreuung oder für behinderte Kinder.

Betrachtet man die Definition der WHO zu dem Begriff «*Gesundheit*», so beschränken sich die Festlegungen der Definition „*Gesundheitseinrichtung*" in § 2 Abs. 4 MPBetreibV auf den Teil der Gesundheit, der durch die professionelle Anwendung von Medizinprodukten an Patienten erzielt werden kann. In vielen Fällen verdanken Patienten das Leben dem Einsatz von lebenserhaltenden oder lebensunterstützenden Medizinprodukten. Bei einer weitergehenden Nutzung der WHO Definition für Gesundheit bieten sich für Gesundheitseinrichtungen zusätzliche, heute in nur wenigen Fällen wahrgenommene Chancen.

Gesundheitssoftware

EN: *Healthsoftware*

FR: *Logiciel de santé*

{App, Health-App, Medical-App}

GMDN-Nomenklatur

EN: *Global Medical Device Nomenclature, GMDN*

FR: *Code de la nomenclature mondiale des systèmes médicaux, GMDN*

{EDMS-Nomenklatur; UMDNS-Nomenklatur System}

GMDN steht für «*Global Medical Device Nomenclature*» (Globale Nomenklatur für Medizinprodukte) und ist eine auf der Grundlage der DIN EN ISO 15225 [DIN EN ISO 15225 (11.2016): Medizinprodukte – Qualitätsmanagement – Datenstruktur für die Nomenklatur von Medizinprodukten (ISO 15225:2016); Deutsche Fassung EN ISO 15225:2016; Beuth Verlag, Berlin] entwickelte relativ neue Nomenklatur für Medizinprodukte – einschließlich der In-vitro-Diagnostika –, die globale Verwendung finden soll.

«Die GMDN (Global Medical Device Nomenclature) ist ein internationales Bezeichnungssystem für Medizinprodukte. Sie wurde vom Europäischen Komitee für Normung (CEN) entwickelt und als Projekt von der Europäischen Kommission finanziert.

Es ist vorgesehen, die GMDN in die wichtigsten Sprachen der EU-Mitgliedsstaaten zu übersetzen. Sobald eine deutsche Übersetzung vorliegt, soll sie im deutschen Medizinprodukte-Informationssystem zur Verschlüsselung von Medizinprodukten eingesetzt werden. Bis dahin werden die Nomenklatur UMDNS und die EDMA-Klassifikation als offizielle Bezeichnungssysteme in Deutschland benutzt».[*www.dimdi.de/dynamic/de/medizinprodukte/bezeichnungssysteme/umdns/*]

Die Struktur der GMDN besteht grundsätzlich aus drei Ebenen:

- Produktkategorie:
  20 mögliche Produktkategorien, derzeit sind 16 festgelegt, z. B.:

01:	aktive implantierbare medizinische Geräte,
02	Anästhesie- und Beatmungsgeräte,
03:	Dental Produkte,
06:	In-vitro-Diagnostika,
10:	Einwegprodukte,
16:	Laborgeräte),

- Generische Produktgruppe,
- Produkttyp.

Zusätzlich wurden speziell für regulatorische Zwecke noch Sammelbegriffe («*collective terms*») entwickelt, die hierarchisch zwischen den Produktkategorien und den generischen Produktgruppen stehen. Beispiele hierfür sind Produktnamen wie Schrittmacher, Stents, Katheter oder Geräteattribute wie Elektrophysiologie, resorbierbare Materialien, Medizinprodukt zur Anwendung durch Laien. [GMDN User Guide – Version 2010; *www.who.int/medical_devices/innovation/GMDN_Agency_User_Guide_v120810.pdf*]

G

Grundlegende Anforderungen für Medizinprodukte

EN: *Essential requirements formedical devices*

FR: *Exigences essentielles pourdispositifs médicaux*

{Gemeinsame Technische Spezifikationen, Harmonisierte Norm}

Gemäß MPG und den RL für Medizinprodukte müssen Medizinprodukte nachweisbar die «Grundlegenden Anforderungen“ erfüllen. In anderen europäischen Regelwerken müssen «Wesentliche Anforderungen“ nachweisbar erfüllt werden. Beide Begriffe sind als gleichbedeutend zu verstehen.

«Ein Großteil der Harmonisierungsrechtsvorschriften der Union ist darauf gerichtet, die Harmonisierung der Rechtsvorschriften auf die wesentlichen Anforderungen von öffentlichem Interesse zu beschränken» [Blue Guide 2016 – „Leitfaden für die Umsetzung der Produktvorschriften der EU 2016 (‚Blue Guide')", Europäische Kommission]

Diese Anforderungen betreffen bei Medizinprodukten den Schutz der Gesundheit und die Sicherheit von Patienten, Anwendern und Dritten.

«Mit der Festlegung wesentlicher Anforderungen ist beabsichtigt, ein hohes Schutzniveau zu gewährleisten. Die festgelegten Anforderungen gehen entweder auf bestimmte Risiken im Zusammenhang mit dem Produkt zurück (z. B. physischer und mechanischer Widerstand, Entzündbarkeit, chemische, elektrische oder biologische Eigenschaften, Hygiene, Radioaktivität, Präzision), oder sie beziehen sich auf das Produkt oder seine Leistung."

«Wesentliche Anforderungen definieren die zu erzielenden Ergebnisse oder die abzuwendenden Gefahren, ohne jedoch die technischen Lösungen dafür festzulegen. Die konkreten technischen Lösungen können nach Ermessen des Herstellers einer Norm oder anderen technischen Spezifikationen entnommen werden. Dieser flexible Ansatz erlaubt es den Herstellern, selbst zu bestimmen, wie sie die Anforderungen erfüllen wollen. Außerdem ist es auf diese Weise möglich, Werkstoffwahl und Produktgestaltung dem technischen Fortschritt anzupassen. Auf wesentliche Anforderungen gestützte Harmonisierungsrechtsakte der Union bedürfen also keiner regelmäßigen Anpassung an den technischen Fortschritt, da sich die Bewertung, ob die Anforderungen erfüllt wurden oder nicht, auf den Stand der Technik zum Zeitpunkt des Inverkehrbringens des Produkts gründet.

Die wesentlichen Anforderungen sind in entsprechenden Abschnitten oder Anhängen der einzelnen Harmonisierungsrechtsvorschriften der Union dargelegt. Obwohl die wesentlichen Anforderungen keine detaillierten Herstellungsbeschreibungen enthalten, sind die Harmonisierungsrechtsakte der Union unterschiedlich ausführlich ausformuliert. Sie sollen so präzise abgefasst sein, dass bei der Umsetzung in nationales Recht rechtsverbindliche durchsetzbare Verpflichtungen entstehen und die Beauftragung der europäischen Normungsorganisationen durch die Kommission mit der Erarbeitung harmonisierter Normen erleichtert wird. Sie werden zudem so formuliert, dass die Bewertung der Konformität mit diesen Anforderungen selbst dann möglich ist, wenn keine harmonisierten Normen vorliegen oder der Hersteller beschließt, diese nicht anzuwenden» [Blue Guide 2016]

Mit dem Harmonisierungskonzept stützen sich die Kommission und der Rat der Europäischen Union u. a. auf folgende Prinzipien:

- In den RL werden Grundlegenden Anforderungen festgelegt, deren Erfüllung eine notwendige Voraussetzung für das Inverkehrbringen technischer Produkte innerhalb des EWR ist.

- Die in den RL festgelegten Grundlegenden Anforderungen werden durch harmonisierte Normen weiter konkretisiert. Für In-vitro-Diagnostika nach Anhang II Listen A und B der IVDD sind zusätzlich die «Gemeinsamen Technischen Spezifikationen“ relevant.
- Mit der CE-Kennzeichnung bestätigt der Hersteller die Einhaltung aller zutreffenden Grundlegenden Anforderungen.

Die Grundlegenden Anforderungen definieren abstrakt – also ohne weitergehende konkretisierende Details – ein Anforderungsprofil, dem Medizinprodukte genügen müssen, wenn sie auf dem europäischen Binnenmarkt in den Verkehr gebracht werden sollen und umfassen insbesondere Anforderungen bezüglich

- Sicherheit,
- technische Leistung und
- medizinische Leistung.

Der Nachweis der Einhaltung der Grundlegenden Anforderungen ist eine Grundforderung des MPG im Hinblick auf die Verkehrsfähigkeit eines Medizinprodukts. Er erfolgt durch den Hersteller im Rahmen der Konformitätsbewertung durch Verfahren, die durch die RL bzw. das MPG vorgegeben werden.

Eine Möglichkeit zur Erfüllung der Grundlegenden Anforderungen ist die Anwendung der für das entsprechende Produkt einschlägigen harmonisierten Normen. Für In-vitro-Diagnostika nach Anhang II Listen A und B der IVDD sind die «Gemeinsamen Technischen Spezifikationen“ anzuwenden.

Hinzuweisen ist, dass der Nachweis der Übereinstimmung mit den Grundlegenden Anforderungen eine klinische Bewertung gemäß Anhang 7 der AIMDD (vgl. Anhang 1 Nr. 5a AIMDD) bzw. Anhang X MDD (vgl. Anhang I Nr. 6a MDD) umfassen muss.

Des Weiteren ist gemäß § 7 Abs. 2 MPG folgende regulatorische Forderung zu beachten:

«Besteht ein einschlägiges Risiko, so müssen Medizinprodukte, die auch Maschinen in Sinne des Artikels 2 Buchstabe a der Richtlinie 2006/42/EG des Europäischen Parlaments und des Rates vom 17. Mai 2006 über Maschinen sind, auch den grundlegenden Gesundheits- und Sicherheitsanforderungen gemäß Anhang I der genannten Richtlinie entsprechen, sofern diese grundlegenden Gesundheits- und Sicherheitsanforderungen spezifischer sind als die Grundlegenden Anforderungen gemäß Anhang I der Richtlinie 93/42/EWG oder gemäß Anhang 1 der Richtlinie 90/385/EWG»

H

Händler

EN: *Distributor*

FR: *Distributeur*

{Bevollmächtigter}

Artikel 2 Nr. 6 Verordnung (EG) Nr. 765/2008 [Verordnung (EG) Nr. 765/2008 des Europäischen Parlaments und des Rates vom 9. Juli 2008 über die Vorschriften für die Akkreditierung und Marktüberwachung im Zusammenhang mit der Vermarktung von Produkten und zur Aufhebung der Verordnung (EWG) Nr. 339/93 des Rates (ABl. Nr. L 218 vom 13.08.2008, S. 30)]:
«*Händler: jede natürliche oder juristische Person in der Lieferkette, die ein Produkt auf dem Markt bereitstellt, mit Ausnahme des Herstellers oder des Einführers*»

Artikel 2 Nr. 34 MDR / Artikel 2 Nr. 27 IVDR:
«*„Händler" bezeichnet jede natürliche oder juristische Person in der Lieferkette, die ein Produkt bis zum Zeitpunkt der Inbetriebnahme auf dem Markt bereitstellt, mit Ausnahme des Herstellers oder des Importeurs*»

Blue Guide 2016 – „Leitfaden für die Umsetzung der Produktvorschriften der EU 2016 (‚Blue Guide')", Europäische Kommission:
«*Neben den Herstellern und Einführern bilden die Händler die dritte Kategorie der Wirtschaftsbeteiligten, die besonderen Pflichten unterliegen. Als Händler wird jede natürliche oder juristische Person in der Lieferkette bezeichnet, die ein Produkt auf dem Markt bereitstellt, mit Ausnahme des Herstellers oder des Einführers. Einzelhändler, Großhändler und andere Händler in der Absatzkette brauchen nicht wie der Bevollmächtigte in einem besonderen Verhältnis zum Hersteller zu stehen. Ein Händler erwirbt Produkte für den weiteren Vertrieb entweder bei einem Hersteller, einem Einführer oder einem anderen Händler. Der Händler muss hinsichtlich der anzuwendenden Bestimmungen angemessene Sorgfalt walten lassen. So sollte er unter anderem wissen, welche Produkte mit der CE-Kennzeichnung zu versehen sind, welche Unterlagen (z. B. EU-Konformitätserklärung) das Produkt begleiten müssen, welche sprachlichen Anforderungen an die Etikettierung, Gebrauchsanweisungen bzw. andere Begleitunterlagen bestehen und welche Umstände eindeutig für die Nichtkonformität des Produkts sprechen. Er hat die Pflicht, der nationalen Aufsichtsbehörde gegenüber nachzuweisen, mit der nötigen Sorgfalt gehandelt und sich vergewissert zu haben, dass der Hersteller oder sein Bevollmächtigter oder die Person, die ihm das Produkt zur Verfügung gestellt hat, die nach den anzuwendenden Harmonisierungsrechtsvorschriften der Union erforderlichen und in den Pflichten der Händler aufgeführten Maßnahmen ergriffen hat*»

Bevor der Händler ein Produkt auf dem Markt bereitstellt, muss er gemäß Artikel 14 Absatz 2 MDR formell prüfen,

- dass das Produkt die CE- Kennzeichnung trägt und dass eine EU-Konformitätserklärung ausgestellt wurde;
- dass dem Produkt die vom Hersteller gemäß Artikel 10 Absatz 11 MDR bereitzustellenden Unterlagen (z. B die Gebrauchsanweisungen und Sicherheitsinformationen in einer Sprache, die von den Verbrauchern und sonstigen Endbenutzern leicht verstanden werden kann);
- dass Hersteller und Einführer ihren
  - Namen,
  - ihren eingetragenen Handelsnamen oder ihre eingetragene Handelsmarke und
  - ihre Kontaktanschrift

  angegeben haben, und zwar auf dem Produkt oder – falls dies aufgrund der Größe oder materieller Eigenschaften des Produkts nicht möglich sein sollte – auf seiner Verpackung und/oder den Begleitunterlagen, und
- dass gegebenenfalls vom Hersteller eine UDI vergeben wurde, d. h. dass das Produkt eine Typen-, Chargen- oder Seriennummer oder ein anderes für Verbraucher leicht erkennbares und lesbares Kennzeichen zu seiner Identifikation trägt.

Handlungs-Anwendungsbereich

EN: *Scope of application – Area of action*

FR: *Champ d'application – domaine d'action*

{Produkt-Anwendungsbereich}

Der Handlungs-Anwendungsbereich des MPG umfasst alle Phasen eines Medizinprodukts von der Konzeption bis zur Anwendung/Verwendung. Im Einzelnen sind regulatorische Anforderungen enthalten für:

- den Hersteller, seinen Bevollmächtigten, den Einführer bzw. den Fachhandel bezüglich
  - Herstellen (Entwicklung, klinische Prüfung, klinische Bewertung, Erprobung, Fertigung),
  - Ausstellen,
  - Inverkehrbringen und
  - Inbetriebnehmen.
- den Betreiber bzw. den Anwender bezüglich
  - Errichten,
  - Betreiben und
  - Anwenden bzw. Verwenden.

Harmonierungsrechtsvorschriften der EU

EN: *EU harmonisation of legislation*

FR: *Harmonisation législative de l'UE*

{EU-Richtlinie, Verordnungen (EU)}

Artikel 2 Nr. 21 der Verordnung (EG) Nr. 765/2008 [Verordnung (EG) Nr. 765/2008 des Europäischen Parlaments und des Rates vom 9. Juli 2008 über die Vorschriften für die Akkreditierung und Marktüberwachung im Zusammenhang mit der Vermarktung von Produkten und zur Aufhebung der Verordnung (EWG) Nr. 339/93 des Rates (ABl. Nr. L 218 vom 13.08.2008, S. 30)]:
«*Rechtsvorschriften der Gemeinschaft zur Harmonisierung der Bedingungen für die Vermarktung von Produkten*»

Zum Abbau von Handelshemmnissen hat die EU eine Vielzahl von Harmonisierungsrechtsvorschriften erlassen (RL, EU-Verordnungen).

Harmonisierte Norm

EN: *Harmonised standard*

FR: *Norme harmonisée*

§ 3 Nr. 18 MPG:
«*Harmonisierte Normen sind solche Normen von Vertragsstaaten des Abkommens über den Europäischen Wirtschaftsraum, die den Normen entsprechen, deren Fundstellen als «harmonisierte Norm» für Medizinprodukte im Amtsblatt der Europäischen Union veröffentlicht wurden. Die Fundstellen der diesbezüglichen deutschen Normen werden im Bundesanzeiger bekannt gemacht. Den Normen nach den Sätzen 1 und 2 sind die Medizinprodukte betreffenden Monographien des Europäischen Arzneibuches, deren Fundstellen im Amtsblatt der Europäischen Union veröffentlicht und die als Monographien des Europäischen Arzneibuchs, Amtliche deutsche Ausgabe, im Bundesanzeiger bekannt gemacht werden, gleichgestellt*»

Artikel 2 Nr. 70 MDR / Artikel 2 Nr. 73 IVDR:
«*„harmonisierte Norm" bezeichnet eine europäische Norm im Sinne des Artikels 2 Nummer 1 Buchstabe c der Verordnung (EU) Nr. 1025/2012*»

In der Verordnung (EU) Nr. 1025/2012 zur europäischen Normung [Verordnung (EU) Nr. 1025/2012 des Europäischen Parlaments und des Rates vom 25. Oktober 2012 zur europäischen Normung, zur Änderung der Richtlinien 89/686/EWG und 93/15/EWG des Rates sowie der Richt-linien 94/9/EG, 94/25/EG, 95/16/EG, 97/23/EG, 98/34/EG, 2004/22/EG, 2007/23/EG, 2009/23/EG und 2009/105/EG des Europäischen Parlaments und des Rates und zur Aufhebung des Beschlusses 87/95/EWG des Rates und des Beschlusses Nr. 1673/2006/EG des Europäischen Parlaments und des Rates (ABl. L 316 vom 14. November 2012, S. 12), geändert durch Richtlinie (EU) 2015/1535 des Europäischen Parlaments und des Rates vom 9. September 2015 (ABL. L 241 vom 17.09.2015, S. 1)] wird in Artikel 2 Nr. 1 der Begriff „Norm“ definiert. Diese Definition umfasst auch die Definition der harmonisierten Norm:

«*Norm: eine von einer anerkannten Normenorganisation angenommene technische Spezifikation zur wiederholten oder ständigen Anwendung, deren Einhaltung nicht zwingend ist und die unter eine der nachstehenden Kategorien fällt:*

a) *internationale Norm: eine Norm, die von einer internationalen Normenorganisation angenommen wurde;*
b) *europäische Norm: eine Norm, die von einer europäischen Normenorganisation angenommen wurde;*
c) *harmonisierte Norm: eine europäische Norm, die auf der Grundlage eines Auftrags der Kommission zur Durchführung von Harmonisierungsrechtsvorschriften der Union angenommen wurde;*
d) *nationale Norm: eine Norm, die von einer nationalen Normenorganisation angenommen wurde*»

Beispiele für internationale Normungsorganisationen:

- IEC (International Electrotechnical Commission)
- ISO (International Organization for Standardization)
- ITU (International Telecommunication Union)

Europäische Normungsorganisationen (Anhang I der Verordnung (EU) Nr. 1025/2012]:

- CEN (Europäisches Komitee für Normung)
- CENELEC (Europäisches Komitee für elektrotechnische Normung)
- ETSI (Europäisches Institut für Telekommunikationsnormen)

Beispiele für nationale Normungsorganisationen in Europa:

- AFNOR (Association Française de Normalisation)
- BSI (British Standards Institution)
- DIN (Deutsches Institut für Normung)
- DKE (Deutsche Kommission Elektrotechnik Elektronik Informationstechnik im DIN und VDE)
- NEC (Nederlands Electrotechnisch Comité)
- NEN (Nederlands Normalisatie-instituut)
- NSAI (National Standards Authority of Ireland)
- ÖNORM (Austrian Standards Institute)
- ÖVE (Austrian Electrotechnical Association)
- SEK (Svensk Elstandard)
- SIS (Swedish Standards Institute)
- SNV (Schweizerische Normen-Vereinigung)

Harmonisierte Normen sind Europäische Normen – und damit technische Spezifikationen –, die die Anforderungen der RL konkretisieren. Sie werden von den privatrechtlich organisierten, in keinem Weisungsverhältnis zur Europäischen Kommission stehenden genannten europäischen Normungsgremien erlassen [Blue Guide 2016 – „Leitfaden für die Umsetzung der Produktvorschriften der EU 2016 (‚Blue Guide')", Europäische Kommission; *Anselmann*, N.: Europäische technische Vorschriften und Normen – Grundlegende Reform mit Auswirkung auf Medizinprodukte. Medizinprodukte Journal 16 (2009), Nr. 1, S. 36].

Harmonisierte Normen müssen u. a. folgende Voraussetzungen erfüllen:

- Mandat für die zu erarbeitende Norm von der Europäischen Kommission.
- Erarbeitung der harmonisierten Norm von einer Europäischen Normungsorganisation (CEN, CENELEC, ETSI).
- Umsetzung der harmonisierten Norm in eine nationale Norm.
  Diese Umsetzung bedeutet, dass die betreffenden harmonisierten Normen in gleicher Weise wie nationale Normen zugänglich gemacht werden und alle im Widerspruch dazu stehenden nationalen Normen zurückgezogen werden müssen.
- Die Bekanntmachung der Fundstellen der harmonisierten Normen durch die Europäische Kommission erfolgt im Amtsblatt der Europäischen Union unter Hinweis auf die betreffende europäische RL [*Anselmann*, N.: EG-Richtlinien für Medizinprodukte. DIN-Mitteilungen 72 (1993), Nr. 11, S. 689]. Eine Übersicht über harmonisierten Normen der AIMDD, MDD und IVDD sind auf den Internetseiten der Europäischen Kommission zu finden [*ec.europa.eu/growth/single-market/european-standards/harmonised-standards*]
  Die Fundstellen der diesbezüglichen deutschen Normen werden gemäß § 3 Nr. 18 MPG vom BfArM im Bundesanzeiger bekannt gemacht. Diese Bekanntmachungen sind auch auf den Internetseiten des BfArM zu finden [*www.bfarm.de/DE/Service/Bekanntmachungen/_functions/bm_node.html*].
  Den harmonisierten Normen sind die Medizinprodukte betreffenden Monographien des Europäischen Arzneibuches gleichgestellt, deren Fundstellen im Amtsblatt der Europäischen Union veröffentlicht und die als Monographien des Europäischen Arzneibuches, Amtliche deutsche Ausgabe, im Bundesanzeiger bekannt gemacht werden.
- Harmonisierte Normen behalten im Bereich der RL des Neuen Konzepts den Status, dass ihre Anwendung freiwillig ist. Für einen Hersteller besteht keine Verpflichtung eine harmonisierte Norm anzuwenden [*Anselmann 2009*].
- Die Einhaltung der Anforderungen einer für das Medizinprodukt zutreffenden harmonisierten Norm bedeutet für einen Hersteller eine gesetzliche Konformitätsvermutung [*Anselmann 2009*].
- Harmonisierte Normen können von dem zuständigen Normengremium geändert werden.

Der Verweis auf die Erfüllung einer im Amtsblatt der Europäischen Union veröffentlichten harmonisierten Norm ist hinreichend, um die Konformität mit den durch die harmonisierte Norm abgedeckten „Grundlegenden Anforderungen" einer RL zu belegen.

Hauptprüfer – klinische Prüfung

EN: *Principal investigator – clinical investigation*

FR: *Investigateur principal – investigation clinique*

§ 3 Nr. 24 MPG
«[...] *Wird eine Prüfung in einer Prüfstelle von mehreren Prüfern vorgenommen, so ist der verantwortliche Leiter der Gruppe der Hauptprüfer.* [...]»

Dieser Satz gilt für genehmigungspflichtige Leistungsbewertungsprüfungen von In-vitro-Diagnostika entsprechend.

Health-App

EN: *Health-App*

FR: *Appli de santé*

{Medical-App}

Health-Apps sind Anwendungen beispielsweise im Wellness- oder Fitnessbereich (ohne eine medizinische Zweckbestimmung im Sinne von § 3 Nr. 1 MPG). Die Norm IEC 82304-1 [IEC 82304-1 (10.2016): Gesundheitssoftware – Teil 1: Allgemeine Anforderungen für die Produktsicherheit; Beuth Verlag, Berlin DIN EN 82304-1; VDE 0750-102-1 Entwurf (11.2013): Gesundheitssoftware – Teil 1: Allgemeine Anforderungen für die Produktsicherheit (IEC 62A/839/CD:2012); Beuth Verlag, Berlin] enthält Anforderungen an Health Software.

Health-Apps unterliegen nicht dem Medizinprodukterecht. Der Abgrenzung zwischen Health-Apps und Medical-Apps kommt eine wesentliche Bedeutung zu.

Z. Zt. wird kontrovers diskutiert, ob für Health-Apps regulatorische Anforderungen erforderlich sind. Ein Einfluss auf die Gesundheit des Anwenders bei fehlerhaften Angaben dieser Health-Apps kann prinzipiell nicht ausgeschlossen werden.

Health-Apps sind beispielsweise:

- Software für reine Sportzwecke (z. B. als Schrittzähler, zur Bestimmung der gelaufenen Wegstrecke, Abschätzung des Energieverbrauchs, Messung und Anzeige der Herzfrequenz während der sportlichen Aktivität ohne Diagnose);
- Software für reine Fitness- oder Wellness-Anwendungen;
- Software für reine Ernährungsunterstützung (z. B. Bestimmung der Art und Menge an Elektrolyten, Spurenelementen in einem Nahrungsmittel, Bestimmung der Kalorien in einer verzehrten Nahrungsmenge und Vergleich mit dem

Tagesbedarf (Diätunterstützung), Bestimmung der Broteinheiten eines Nahrungsmittels bei der Diabetiker Ernährung).

Health-Apps sind eigenständige Software (standalone Software) ohne Teil eines Medizinprodukts zu sein. Mit anderen Worten: Health-Apps sind nicht in einem Produkt integriert.

Heilberuf

EN: *Medical professional*

FR: *Profession médical*

Eine Begriffsbestimmung «Heilberuf» ist konkret nicht aus der MPBetreibV zu entnehmen Aus der Begründung des BMG zum Verordnungsentwurf lässt sich jedoch indirekt ableiten, dass Der Begriff «Heilberuf» im weitesten Sinn einen Beruf bezeichnet, der sich mit der Behandlung von Krankheiten und Behinderungen befasst [*de.wikipedia.org/wiki/Heilberuf*].

In der Begründung des BMG zum Verordnungsentwurf der 2. Verordnung zur Änderung medizinprodukterechtlicher Vorschriften [Zweite Verordnung zur Änderung medizinprodukterechtlicher Vorschriften. Bundesrats-Drucksache 397/16 vom 4. August 2016] ist eine beispielhafte Aufzählung von Angehörigen der Heilberufe. Danach werden u. a. Ärzte/Ärztinnen, Hebammen, Apotheker/in, Gesundheits- und Krankenpfleger/in, Ergotherapeut/in, Physiotherapeut/in, medizinisch-technische/r Laboratoriumsassistent/in, medizinisch-technische/r Radiologieassistent/in, medizinisch-technische/r Assistent/in, Notfallsanitäter/in und Altenpfleger/in zu den Heilberufen verstanden.

Heilgewerbe

EN: *Medical business*

FR: *Métier de médical*

Eine Begriffsbestimmung «Heilgewerbe» ist konkret nicht aus der MPBetreibV zu entnehmen. Im Rechtslexikon ist zu finden:

«*Ausübung der Heilkunde durch eine nicht approbierte (Approbation) Person*» [*www.rechtslexikon.net/d/heilgewerbe/heilgewerbe.htm*]

Zum Heilgewerbe zählen beispielsweise Heilpraktiker, Optiker, Hörgeräteakustiker.

Herstellen

EN: *Manufacture*

FR: *Fabriquer*

Herstellen im weiteren Sinne umfasst neben dem Nachweis der Erfüllung der regulatorischen Anforderungen – korrespondierend zu den Verantwortlichkeiten des Herstellers – u. a. das Festlegen der Zweckbestimmung, Entwickeln, klinisch Bewerten und gegebenenfalls klinisch Prüfen, Erproben, Fertigen, Prüfen, Bewerten, Kennzeichnen und Verpacken eines Medizinprodukts. Abgeschlossen wird die Phase des Herstellens durch die Konformitätsbewertung auf der Basis der vom Hersteller festgelegten Zweckbestimmung des Medizinprodukts.

Herstellen im engeren Sinne meint die Produktion oder Fertigung einschließlich der zugehörigen In-Prozess- und Qualitätskontrollen sowie der Kennzeichnung und Verpackung eines Medizinprodukts.

Hersteller

EN: *Manufacturer*

FR: *Fabricant*

{Fachhandel}

§ 3 Nr. 15 MPG:
«Hersteller ist die natürliche oder juristische Person, die für die Auslegung, Herstellung, Verpackung und Kennzeichnung eines Medizinprodukts im Hinblick auf das erstmalige Inverkehrbringen im eigenen Namen verantwortlich ist, unabhängig davon, ob diese Tätigkeiten von dieser Person oder stellvertretend für diese von einer dritten Person ausgeführt werden. Die dem Hersteller nach diesem Gesetz obliegenden Verpflichtungen gelten auch für die natürliche oder juristische Person, die ein oder mehrere vorgefertigte Medizinprodukte montiert, abpackt, behandelt, aufbereitet, kennzeichnet oder für die Festlegung der Zweckbestimmung als Medizinprodukt im Hinblick auf das erstmalige Inverkehrbringen im eigenen Namen verantwortlich ist. Dies gilt nicht für natürliche oder juristische Personen, die ohne Hersteller im Sinne des Satzes 1 zu sein bereits in Verkehr gebrachte Medizinprodukte für einen namentlich genannten Patienten entsprechend ihrer Zweckbestimmung montieren oder anpassen»

Artikel 2 Nr. 30 MDR / Artikel 2 Nr. 23 IVDR:
«„Hersteller" bezeichnet eine natürliche oder juristische Person, die ein Produkt herstellt oder als neu aufbereitet bzw. entwickeln, herstellen oder als neu aufbereiten lässt und dieses Produkt unter ihrem eigenen Namen oder ihrer eigenen Marke vermarktet»

Hersteller ist jede natürliche oder juristische Person, die für

- die Auslegung einschließlich Konformitätsbewertung,

- die Herstellung einschließlich CE-Kennzeichnung,
- die Verpackung und/oder
- die Kennzeichnung einschließlich Festlegung der Zweckbestimmung für das Medizinprodukt

verantwortlich ist und es

- im eigenen Namen
- erstmalig in den Verkehr bringt.

Die dem Hersteller nach dem MPG obliegenden Verpflichtungen gelten aber auch für die natürliche oder juristische Person, die ein oder mehrere vorgefertigte Produkte

- montiert,
- abpackt,
- behandelt,
- aufbereitet,
- kennzeichnet und/oder
- für die Festlegung der Zweckbestimmung des Medizinprodukts
- im Hinblick auf das erstmalige Inverkehrbringen im eigenen Namen verantwortlich ist.

Dies gilt jedoch nicht für Personen, die – ohne Hersteller im Sinne der vorgenannten Definition zu sein – bereits in Verkehr gebrachte Medizinprodukte für einen namentlich genannten Patienten entsprechend ihrer Zweckbestimmung montieren oder anpassen.

Die Definition „Hersteller" des MPG stellt somit nicht auf die tatsächliche Entwicklung und/oder Fertigung eines Medizinprodukts ab. Sie geht vielmehr von der Verantwortlichkeit im Hinblick auf die Einhaltung der Anforderungen für das erstmalige Inverkehrbringen aus.

So ist beispielsweise ein Fachhändler dann Hersteller im Sinne des MPG, wenn er ein Medizinprodukt von einem anderen bezieht und dieses Produkt danach – gegebenenfalls sogar unverändert – unter seinem Namen und/oder seiner Handelsbezeichnung in den Verkehr bringt.

Zusammengefasst ergeben sich somit zwei wesentliche Voraussetzungen, die einen Hersteller im Sinne des MPG charakterisieren:

- Anbieten eines Produkts auf dem freien Markt und
- verantwortliches Inverkehrbringen des Medizinprodukts unter eigenem Namen.

Hilfsmittel

EN: *Medical aids, Assistive products*

FR: *Dispositifs médicaux pour traitements et matériels d'aide à la vie, produits d'assistance*

§ 2 HilfsM-RL [*www.g-ba.de/downloads/62-492-1143/HilfsM-RL_2015-12-17_iK-2016-03-24.pdf*]:
«Hilfsmittel sind sächliche Mittel oder technische Produkte, die individuell gefertigt oder als serienmäßig hergestellte Ware in unverändertem Zustand oder als Basisprodukt mit entsprechender handwerklicher Zurichtung, Ergänzung bzw. Abänderung von den Leistungserbringern abgegeben werden. Dazu können auch solche sächlichen Mittel oder technischen Produkte zählen, die dazu dienen, Arzneimittel oder andere Therapeutika, die zur inneren Anwendung bestimmt sind, in den Körper zu bringen (z. B. bestimmte Spritzen oder Inhalationsgeräte). Gemäß den gesetzlichen Bestimmungen gehören zu den Hilfsmitteln

- *Sehhilfen (siehe Abschnitt B),*
- *Hörhilfen (siehe Abschnitt C),*
- *Körperersatzstücke,*
- *orthopädische und*
- *andere Hilfsmittel.*

Zu den Hilfsmitteln zählen auch Zubehörteile, ohne die die Basisprodukte nicht oder nicht zweckentsprechend betrieben werden können. Der Anspruch umfasst auch die notwendige Änderung, Instandsetzung und Ersatzbeschaffung von Hilfsmitteln, die Ausbildung in ihrem Gebrauch und, soweit zum Schutz der Versicherten vor unvertretbaren gesundheitlichen Risiken erforderlich, die nach dem Stand der Technik zur Erhaltung der Funktionsfähigkeit und der technischen Sicherheit notwendigen Wartungen und technischen Kontrollen»

Beispiele für Hilfsmittel sind:

- Seh- und Hörhilfen (Brillen, Hörgeräte),
- Körperersatzstücke (Prothesen),
- Applikationshilfen (Insulinpens, Insulinpumpen, Ernährungspumpen),
- Elektrostimulationsgeräte,
- Inhalations- und Atemtherapiegeräte (Inhalationshilfen, Sauerstofftherapiegeräte),
- orthopädische Hilfsmittel (orthopädische Schuhe, Rollstühle, Gehhilfen),
- Messgeräte für Körperzustände/-funktionen (Messgeräte zur Lungenfunktionsmessung, Blutdruckmessgeräte, Blutgerinnungsmessgeräte),
- Inkontinenz- und Stoma-Artikel,
- andere Hilfsmittel, wie z. B. Hilfsmittel gegen Dekubitus, Hilfsmittel zur Kompressionstherapie.

HIV-Serokonversion

EN: *Sero-conversion HIV*

FR: *séroconversion au VIH*

Proben der frühen HIV-Serokonversion

EN: *Early sero-conversion HIV samples*

FR: *Échantillons de séroconversion précoce au VIH*

Gemeinsame technische Spezifikationen für In-vitro-Diagnostika, Anhang Nr. 2 [Entscheidung der Kommission 2009/886/EG vom 27. November 2009 zur Änderung der Entscheidung 2002/364/EG über Gemeinsame Technische Spezifikationen für In-vitro-Diagnostika (ABl. L 318 vom 4. Dezember 2009, S. 25)]:

«Proben der frühen HIV-Serokonversion sind wie folgt definiert:

– p24-Antigen- und/oder HIV-RNA-positiv,

– nicht von allen Antikörper-Screeningtests erkannt,

Bestätigungstests mit negativem oder nicht eindeutigem Befund»

Proben der HIV-Serokonversion

EN: *Sero-conversion HIV samples*

FR: *Échantillons de séroconversion au VIH*

Gemeinsame technische Spezifikationen für In-vitro-Diagnostika, Anhang Nr. 2:

«Proben der HIV-Serokonversion sind wie folgt definiert:

– p24-Antigen- und/oder HIV-RNA-positiv,

– von allen Antikörper-Screeningtests erkannt,

Bestätigungstests mit positivem oder nicht eindeutigem Befund»

Hygienische Sicherheit

EN: *Hygienic safety*

FR: *Sécurité hygiénique*

{Patientensicherheit}

Hygienische Sicherheit umfasst alle Aspekte/Maßnahmen zur Vermeidung von Infektionen beim Patienten, aber auch beim Anwender [Friesdorf, W., Ahnefeld, F. W., Kilian, J.: Organisation der Geräteüber-nahme und der Einweisung. Anästh. Intensivmedizin 25 (1984), S. 331] durch Maßnahmen wie beispielsweise:

- Aufbereitung von Medizinprodukten,
- Gerätepflege und -reinigung vor der Anwendung,
- Sterilität des Medizinprodukts einschließlich der Anwendungsteile und verwendeter Einmalartikel eines medizinisch-technischen Geräts, die unmittelbar mit dem Patienten in Kontakt kommen,
- Kontaminationsschutz während der Anwendung.

Aspekte der gerätebedingten, hygienischen Sicherheit sind im MPG im Rahmen der Grundlegenden Anforderungen enthalten.

Die Sterilisation von steril anzuwendenden Medizinprodukten für das erstmalige Inverkehrbringen ist in jedem Fall Gegenstand eines unter Beteiligung einer Benannten Stelle durchzuführenden Konformitätsbewertungsverfahrens. Anforderungen an die Durchführung der Aufbereitung von Medizinprodukten ergeben sich aus § 8 MPBetreibV in Verbindung mit der gemeinsamen Empfehlung der Kommission für Krankenhaushygiene und Infektionsprävention am RKI und des BfArM zu den Anforderungen an die Hygiene bei der Aufbereitung von Medizinprodukten [s. Kap. B0401].

Darüber hinaus wird in § 10 Abs. 3 MPG Satz 2 MPG in Verbindung mit § 7 Abs. 8 MPV für den Fall der Aufbereitung steril anzuwendender Medizinprodukte, die an Andere abgegeben werden sollen, die Durchführung eines auf die Sterilisation und die Erhaltung der Funktionsfähigkeit beschränkten Konformitätsbewertungsverfahrens unter Beteiligung einer Benannten Stelle verbindlich vorgeschrieben.

I

Immunologische Wirkungsweise

EN: *Action by immunological means*

FR: *Action par moyens immunologiques*

AGMP-Arbeitshilfe [*wqs.de/pdf/Leitfaden%20Einstufung%20Klassifizierung%20Medizinprodukte%20ZLG%202007.pdf*]:
«Eine immunologische Wirkungsweise im Sinne des MPG wird verstanden als eine Wirkungsweise im oder am Körper durch Stimulierung, Mobilisierung und/oder den Zusatz von Zellen und/oder Produkten, die an einer spezifischen Immunreaktion beteiligt sind»

Implantierbares Medizinprodukt

EN: *Implantable medical device*

FR: *Dispositif médical implantable*

{Aktives implantierbares Medizinprodukt, implantierbares Produkt}

Anhang IX Nr. 1.2 MDD:
«Jedes Medizinprodukt, das dazu bestimmt ist, durch einen chirurgischen Eingriff

- *ganz in den menschlichen Körper eingeführt zu werden oder*
- *eine Epitheloberfläche oder die Oberfläche des Auges zu ersetzen und*
- *nach dem Eingriff dort zu verbleiben* [red. Hinweis: z. B. Elektroden eines implantierbaren Herzschrittmachers, Endoprothesen.].

Als implantierbares Medizinprodukt gilt auch jedes Medizinprodukt, das dazu bestimmt ist, durch einen chirurgischen Eingriff teilweise in den menschlichen Körper eingeführt zu werden und nach dem Eingriff mindestens 30 Tage dort zu verbleiben [red. Hinweis: z. B. Knochennagel]»

Implantierbares Produkt

EN: *Implantable device*

FR: *Dispositif implantable*

{Aktives implantierbares Medizinprodukt, implantierbares Medizinprodukt}

Artikel 2 Nr. 5 MDR:
«„implantierbares Produkt" bezeichnet ein Produkt, auch wenn es vollständig oder teilweise resorbiert werden soll, das dazu bestimmt ist, durch einen klinischen Eingriff

- *ganz in den menschlichen Körper eingeführt zu werden oder*
- *eine Epitheloberfläche oder die Oberfläche des Auges zu ersetzen und nach dem Eingriff dort zu verbleiben.*

Als implantierbares Produkt gilt auch jedes Produkt, das dazu bestimmt ist, durch einen klinischen Eingriff teilweise in den menschlichen Körper eingeführt zu werden und nach dem Eingriff mindestens 30 Tage dort zu verbleiben»

Importeur

EN: *Importer*

FR: *Importateur*

Artikel 2 Nr. 33 MDR / Artikel 2 Nr. 26 IVDR:
«„Importeur" bezeichnet jede in der Union niedergelassene natürliche oder juristische Person, die ein Produkt aus einem Drittland auf dem Unionsmarkt in Verkehr bringt»

Inbetriebnahme

EN: *Putting into service*

FR: *Mise en service*

{Inverkehrbringen}

§ 3 Nr. 12 MPG:
«Inbetriebnahme ist der Zeitpunkt, zu dem das Medizinprodukt dem Endanwender als ein Erzeugnis zur Verfügung gestellt worden ist, das erstmals entsprechend seiner Zweckbestimmung im Europäischen Wirtschaftsraum angewendet werden kann. Bei aktiven implantierbaren Medizinprodukten gilt als Inbetriebnahme die Abgabe an das medizinische Personal zur Implantation»

Artikel 2 Nr. 29 MDR:
«„Inbetriebnahme" bezeichnet den Zeitpunkt, zu dem ein Produkt, mit Ausnahme von Prüfprodukten, dem Endanwender als ein Erzeugnis zur Verfügung gestellt wird, das erstmals als gebrauchsfertiges Produkt entsprechend seiner Zweckbestimmung auf dem Unionsmarkt verwendet werden kann»

Artikel 2 Nr. 22 IVDR:
«„Inbetriebnahme" bezeichnet den Zeitpunkt, zu dem ein Produkt, mit Ausnahme von Produkten für Leistungsstudien, dem Endanwender als ein Erzeugnis zur Verfügung gestellt wird, das erstmals als gebrauchsfertiges Produkt entsprechend seiner Zweckbestimmung auf dem Unionsmarkt verwendet werden kann»

Die Inbetriebnahme eines Medizinprodukts ist im MPG definiert als die Bereithaltung/Bereitstellung zur erstmaligen Nutzung entsprechend der Zweckbestimmung durch den Endbenutzer. Somit ist die reine Vorführung eines Medizinprodukts beispielsweise auf Messen keine Inbetriebnahme.

Bei aktiven implantierbaren Medizinprodukten gilt die Abgabe an das medizinische Personal zum Zwecke der Implantation als Inbetriebnahme. Da ein Betreiber wegen der individuellen Anpassung von nichtaktiven implantierbaren Medizinprodukten (z. B. Hüftimplantate) mehrere Größen vorhalten muss, richtet er ein Konsignationslager ein. Ein nichtaktives implantierbares Medizinprodukt wird erst bei der Entnahme aus dem Konsignationslager in Betrieb genommen.

Grundvoraussetzung für die Inbetriebnahme durch den Endbenutzer ist, dass das Medizinprodukt mit der CE-Kennzeichnung versehen sein muss.

Information durch den Hersteller

EN: *Information by the manufacturer*

FR: *Information par le fabricant*

{Produktinformation}

In-Haus-Herstellung

EN: *In-house production*

FR: *Fabrication dans l'établissement hospitalier*

{Eigenherstellung}

Überholter regulatorischer Begriff für Medizinprodukte, heute «*Eigenherstellung*».

Inspektion

EN: *Inspection*

FR: *Inspection*

{Instandhaltung, Instandsetzung, Messtechnische Kontrolle, Sicherheitstechnische Kontrolle, Wartung}

DIN 31051 [DIN 31051 (09.2012): Grundlagen der Instandhaltung; Beuth Verlag, Berlin]:
«*Maßnahmen zur Feststellung und Beurteilung des Istzustands einer Einheit einschließlich der Bestimmung der Ursachen der Abnutzung und dem Ableiten der notwendigen Konsequenzen für eine künftige Nutzung*»

Die Inspektion ist eine wesentliche Maßnahme zur Vermeidung technisch bedingter Störungen. Eine periodische Durchführung ist eine wesentliche Voraussetzung zur Erhaltung der Funktions- bzw. Betriebssicherheit eines Medizinprodukts.

Maßnahmen einer Inspektion umfassen u. a.:

- Erstellen eines Plans zur Feststellung des Istzustands, der für die spezifischen Belange des jeweiligen Betriebs oder der betrieblichen Anlage abgestellt ist und hierfür verbindlich gilt. Dieser Plan soll u. a. Angaben über Ort, Termin, Methode, Geräte, Maßnahmen und zu betrachtende Merkmalswerte enthalten.
- Vorbereitung der Durchführung;
- Durchführung, vorwiegend die quantitative Ermittlung bestimmter Merkmalswerte;
- Vorlage des Ergebnisses der Feststellung des Istzustands;
- Fehleranalyse;
- Planung im Sinne des Aufzeigens und Bewertens alternativer Lösungen unter Berücksichtigung betrieblicher und außerbetrieblicher Forderungen;
- Entscheidung für eine Lösung (Instandsetzung, Verbesserung oder andere Maßnahmen);
- Rückmeldung.

DIN 31051 ergänzt die Europäische Norm DIN EN 13306 [DIN EN 13306 (12.2010): Instandhaltung – Begriffe der Instandhaltung; Dreisprachige Fassung EN 13306:2010; Beuth Verlag, Berlin; DIN EN 13306 Entwurf (09.2015): Begriffe der Instandhaltung; Deutsche und Englische Fassung prEN 13306:2015; Beuth Verlag, Berlin].

DIN 31051:
«Die in der DIN EN 13306 festgelegten Begriffe decken nur einen Teil der Begriffe von DIN 31051 ab. Außerdem fehlt in DIN EN 13306 eine Strukturierung der Instandhaltung. Diese Lücken sollen mit der vorliegenden Norm (red.: DIN 31051), die die in DIN EN 13306 definierten Begriffe als Grundlage verwendet, geschlossen werden. Weiterhin sind zur Abgrenzung und Erklärung Begriffe aufgeführt, die in enger Verbindung zur Instandhaltung stehen»

Inspektion – regulatorisch

EN: *Inspection – regulatory*

FR: *Inspection – réglementaire*

{Regulatorische Inspektion}

Instandhaltung

EN: *Maintenance*

FR: *Maintenance*

{Instandsetzung, Inspektion, Messtechnische Kontrolle, Sicherheitstechnische Kontrolle, Wartung}

§ 7 Abs. 1 MPBetreibV:
«Die Instandhaltung von Medizinprodukten umfasst insbesondere Instandhal-

tungsmaßnahmen und die Instandsetzung. Instandhaltungsmaßnahmen sind insbesondere Inspektionen und Wartungen, die erforderlich sind, um den sicheren und ordnungsgemäßen Betrieb der Medizinprodukte fortwährend zu gewährleisten. Die Instandhaltungsmaßnahmen sind unter Berücksichtigung der Angaben des Herstellers durchzuführen, der diese Angaben dem Medizinprodukt beizufügen hat. Die Instandsetzung umfasst insbesondere die Reparatur zur Wiederherstellung der Funktionsfähigkeit»

DIN 31051 [DIN 31051 (09.2012): Grundlagen der Instandhaltung; Beuth Verlag, Berlin]:
«Kombination aller technischen und administrativen Maßnahmen sowie Maßnahmen des Managements während des Lebenszyklus einer Einheit, die dem Erhalt oder der Wiederherstellung ihres funktionsfähigen Zustands dient, so dass sie die geforderte Funktion erfüllen kann»

DIN 31051 ergänzt die Europäische Norm DIN EN 13306 [DIN EN 13306 (12.2010): Instandhaltung – Begriffe der Instandhaltung; Dreisprachige Fassung EN 13306:2010; Beuth Verlag, Berlin; DIN EN 13306 Entwurf (09.2015): Begriffe der Instandhaltung; Deutsche und Englische Fassung prEN 13306:2015; Beuth Verlag, Berlin] und strukturiert die Instandhaltung in

- Wartung,
- Inspektion,
- Instandsetzung und
- Verbesserung.

Instandhaltung umfasst damit die Maßnahmen, die notwendig sind, um z. B. ein Medizinprodukt in dem Zustand zu halten, in dem es die vom Hersteller spezifizierte Funktion erfüllen kann. Darüber hinaus zählt zur Instandhaltung u. a. auch die Schwachstellenbeseitigung sowie alle technischen und administrativen Maßnahmen einschließlich Maßnahmen des Managements während des Lebenszyklus des Medizinprodukts, um den spezifizierten funktionsfähigen Zustand zu erhalten oder das Medizinprodukt in diesen Zustand zurückzuführen.

Im Wesentlichen werden nach DIN EN 13306 zwei Arten von Instandhaltung unterschieden:

- Vorbeugende Instandhaltung, die zum Erhalt der Funktionsfähigkeit eines Medizinprodukts durchgeführt wird. Im Normalfall wird sie in vom Hersteller vorgegebenen Zeitintervallen durchgeführt. Wie bei Medizinprodukten der Anlage 1 MPBetreibV kann sie auch vom Gesetz- oder Verordnungsgeber in Form von STK bzw. MTK vorgeschrieben werden (vgl. Kap. B0204, § 6 MPBetreibV).
- Korrektive Instandhaltung, auch Instandsetzung genannt, zur Wiederherstellung der Funktionsfähigkeit des Medizinprodukts.

Instandhaltung, ferngesteuert

EN: *Maintenance, remote-controlled*

FR: *Maintenance à distance, Télémaintenance*

{Ferngesteuerte Instandhaltung}

Instandsetzung

EN: *Repair*

FR: *Réparation*

{Inspektion, Instandhaltung, Wartung}

DIN 31051 [DIN 31051 (09.2012): Grundlagen der Instandhaltung; Beuth Verlag, Berlin]:
«Physische Maßnahme, die ausgeführt wird, um die Funktion einer fehlerhaften Einheit wiederherzustellen»

Diese Maßnahmen beinhalten:

- Auftrag, Auftragsdokumentation und Analyse des Auftragsinhaltes;
- Vorbereitung der Durchführung, beinhaltend
  - Kalkulation,
  - Terminplanung,
  - Abstimmung,
  - Bereitstellung von Personal, Mitteln und Materialien,
  - Erstellung von Arbeitsplänen;
- Vorwegmaßnahmen wie Arbeitsplatzausrüstung, Schutz- und Sicherheitseinrichtungen, usw.;
- Überprüfung der Vorbereitung und der Vorwegmaßnahmen einschließlich der Freigabe zur Durchführung;
- Durchführung;
- Funktionsprüfung und Abnahme;
- Fertigmeldung;
- Auswertung einschließlich Dokumentation, Kostenaufschreibung, Aufzeigen und gegebenenfalls Einführen von Verbesserungen;
- Rückmeldung.

Die Maßnahme «Instandsetzung“ ist in allen in Abschnitt 7 der DIN EN 13306 definierten Instandhaltungsmaßnahmen enthalten [DIN 31051 (09.2012): Grundlagen der Instandhaltung; Beuth Verlag, Berlin; DIN EN 13306 (12.2010): Instandhaltung – Begriffe der Instandhaltung; Dreisprachige Fassung EN 13306:2010; Beuth Verlag, Berlin; DIN EN 13306 Entwurf (09.2015): Begriffe der Instandhaltung; Deutsche und Englische Fassung prEN 13306:2015; Beuth Verlag, Berlin]

Instrument

EN: *Instrument*

FR: *Instrument*

§ 3 Nr. 1 MPG:
«Medizinprodukte sind alle einzeln oder miteinander verbunden verwendete Instrumente, [...], die vom Hersteller zur Anwendung für Menschen mittels ihrer Funktion zum Zwecke [...] zu dienen bestimmt sind und deren bestimmungsgemäße Hauptwirkung im oder am menschlichen Körper weder durch pharmakologisch oder immunologisch wirkende Mittel noch durch Metabolismus erreicht wird, deren Wirkungsweise aber durch solche Mittel unterstützt werden kann»

Der Begriff «*Instrumente*» findet sowohl in der MDD als auch in der AIMDD und IVDD Verwendung. Der Begriff umfasst ein weites Spektrum von Produkten, die sich vereinfacht in folgende Gruppen einteilen lassen:

- chirurgische Instrumente gemäß MDD, AIMDD,
- medizinische Instrumente gemäß MDD,
- Messinstrumente gemäß IVDD

Bei chirurgischen Instrumenten, die der MDD zuzuordnen sind, handelt es sich überwiegend um mechanische Werkzeuge, die von Ärzten/Zahnärzten für operative Eingriffe, zur Untersuchung und Diagnostik am Menschen benutzt werden. Instrumente können gemäß der Zweckbestimmung des Herstellers eingesetzt werden, beispielsweise zum

- Trennen, Schneiden von Gewebe (z. B. Skalpell, Messer),
- Schaben (z. B. Kürette, Löffel),
- Abtragen/Bearbeiten von Material (z. B. Schlinge, Ahle, Fräse, Bohrer, Meißel, Osteotom),
- Klemmen (z. B. Zangen, Klemmen),
- Greifen/Platzieren von Material, Gegenstände (z. B. Pinzette),
- Schneiden von z. B. Gewebe-, Operationshilfs- oder Nahtmaterial (z. B. chirurgische Schere, Ligaturschere, Mikroschere),
- Offen halten des Operationsfeldes (z. B. Wundhaken, Wundspreizer, Retraktor, Bauchdeckenhalter),
- Nähen/Verbinden (z. B. Nadel, Nadelhalter),
- Untersuchen/Diagnostizieren (z. B. Zungenspatel, Kehlkopfspatel, Spiegel).

Je nach Anwendungsort am/im menschlichen Körper (z. B. Auge, Hals, Nase, Ohr, Zahn, Lunge, Bauch, Urologie, Gynäkologie) sind unterschiedliche Größen und Ausführungsformen der Instrumente erforderlich.

Unter die AIMDD fallen spezielle Instrumente, die für die Implantation von aktiven medizinischen Geräten genutzt werden, beispielsweise:

- Schablonen für die Positionierung des Implantats,
- Bohrbuchsen zur Einstellung der Bohrtiefe,

- bidirektionale Drehmoment-Schraubendreher
  - zur Implantation eines Herzschrittmachers,
  - zur Implantation eines Cochlea-Implantats.

Bei medizinischen Instrumenten handelt es sich um eine Vielzahl von Produkten zur Diagnose und Therapie, wie beispielsweise:

- Instrumente für augenärztliche Zwecke (z. B. ophthalmologische Instrumente, direkte und indirekte Ophthalmoskope, Skiaskope, Retinometer),
- Endoskope für medizinische Zwecke,
- Messinstrumente für Blutdruck, EKG, EEG, etc.,
- Stethoskop, Reflexhammer, Stimmgabel zur Kontrolle des Vibrationsempfindens, Zungenspatel, Kehlkopfspiegel.

Instrumente gemäß IVDD sind Messinstrumente wie beispielsweise

- Teststreifen, die mittels Farbumschlag einen Messbereich anzeigen,
- Blutzucker- und Blutgerinnungsmessgeräte einschließlich der dazugehörenden Teststreifen.

Allgemein sind hierunter alle Messinstrumente zu verstehen, «*mit denen Proben untersucht werden, die aus dem menschlichen Körper stammen*» [Beschluss der Kommission vom 19. April 2010 über die Europäische Datenbank für Medizinprodukte (Eudamed): 2010/227/EU (ABl. L 102 vom 23. April 2010, S. 45)]

Interoperabilität

EN: *Interoperability*

FR: *Interopérabilité*

Artikel 2 Nr. 26 MDR / Artikel 2 Nr. 19 IVDR:
«*„Interoperabilität" bezeichnet die Fähigkeit von zwei oder mehr Produkten – einschließlich Software – desselben Herstellers oder verschiedener Hersteller,*

a) *Informationen auszutauschen und die ausgetauschten Informationen für die korrekte Ausführung einer konkreten Funktion ohne Änderung des Inhalts der Daten zu nutzen und/oder*
b) *miteinander zu kommunizieren und/oder*
c) *bestimmungsgemäß zusammenzuarbeiten*»

Interventionelle klinische Leistungsstudie

EN: *Interventional clinical performance study*

FR: *Étude interventionnelle des performances cliniques*

{Leitungsstudie}

Artikel 2 Nr. 46 IVDR:
«„interventionelle klinische Leistungsstudie“ bezeichnet eine klinische Leistungsstudie, bei der die Testergebnisse Auswirkungen auf Entscheidungen über das Patientenmanagement haben und/oder zur Orientierung der Behandlung verwendet werden»

Invasive Anwendung

EN: *Invasive application*

FR: *Application invasive*

{Anwendungsort, Chirurgisch-invasive Anwendung, Körperöffnung}

Die invasive Anwendung des Medizinprodukts erfolgt im menschlichen Körper, wobei zu unterscheiden ist, ob das Medizinprodukt

- durch eine natürliche Körperöffnung oder
- durch einen chirurgischen Eingriff

in den Körper eingeführt wird.

Invasives Medizinprodukt

EN: *Invasive medical device*

FR: *Dispositif médical invasif*

{Chirurgisch-invasives Medizinprodukt, invasive Anwendung, invasives Produkt}

Anhang IX Nr. 1.2 MDD:
«Invasives Produkt: Produkt, das durch die Körperoberfläche oder über eine Körperöffnung ganz oder teilweise in den Körper eindringt»

Invasives Produkt

EN: *Invasive device*

FR: *Dispositif invasif*

{Chirurgisch-invasives Medizinprodukt, Invasive Anwendung, invasives Medizinprodukt}

Artikel 2 Nr. 6 MDR:
«„invasives Produkt“ bezeichnet ein Produkt, das durch die Körperoberfläche oder über eine Körperöffnung ganz oder teilweise in den Körper eindringt»

Inverkehrbringen

EN: *Placing on the market*

FR: *Mise sur le marché*

{Inbetriebnahme}

§ 3 Nr. 11 MPG:
«Inverkehrbringen ist jede entgeltliche oder unentgeltliche Abgabe von Medizinprodukten an andere. Erstmaliges Inverkehrbringen ist die erste Abgabe von neuen oder als neu aufbereiteten Medizinprodukten an andere im Europäischen Wirtschaftsraum. Als Inverkehrbringen nach diesem Gesetz gilt nicht

a) *die Abgabe von Medizinprodukten zum Zwecke der klinischen Prüfung,*
b) *die Abgabe von In-vitro-Diagnostika für Leistungsbewertungsprüfungen,*
c) *die erneute Abgabe eines Medizinprodukts nach seiner Inbetriebnahme an andere, es sei denn, dass es als neu aufbereitet oder wesentlich verändert worden ist.*

Eine Abgabe an Andere liegt nicht vor, wenn Medizinprodukte für einen anderen aufbereitet und an diesen zurückgegeben werden»

Artikel 2 Nr. 2 der Verordnung (EG) Nr. 765/2008 [Verordnung (EG) Nr. 765/2008 des Europäischen Parlaments und des Rates vom 9. Juli 2008 über die Vorschriften für die Akkreditierung und Marktüberwachung im Zusammenhang mit der Vermarktung von Produkten und zur Aufhebung der Verordnung (EWG) Nr. 339/93 des Rates (ABl. Nr. L 218 vom 13.08.2008, S. 30)]:
«Die erstmalige Bereitstellung eines Produkts auf dem Gemeinschaftsmarkt»

Artikel 2 Nr. 28 MDR:
«„Inverkehrbringen" bezeichnet die erstmalige Bereitstellung eines Produkts, mit Ausnahme von Prüfprodukten, auf dem Unionsmarkt»

Artikel 2 Nr. 21 IVDR:
«„Inverkehrbringen" bezeichnet die erstmalige Bereitstellung eines Produkts, mit Ausnahme von Produkten für Leistungsstudien, auf dem Unionsmarkt»

In § 3 Nr. 11 MPG werden zwei Begriffsbestimmungen angegeben. Es handelt sich hierbei um

- das «*erstmalige Inverkehrbringen*» und
- das «*Inverkehrbringen*».

Beiden Begriffen gemeinsam ist, dass darunter jede entgeltliche oder unentgeltliche Abgabe von Medizinprodukten zu verstehen ist. Von Bedeutung für das Inverkehrbringen ist hierbei, ob ein Medizinprodukt einem anderen überlassen wurde, d. h. ob die tatsächliche Verfügungsgewalt auf den anderen übergegangen ist. Dabei ist es unerheblich, ob die «*Überlassung*» zeitlich befristet oder unbefristet ist bzw. ob sie entgeltlich oder unentgeltlich erfolgt.

Anmerkung: Das Inverkehrbringen im Sinne der Verordnung (EG) Nr. 765/2008 als «*erstmalige Bereitstellung*» ist nicht zu verwechseln mit dem Begriff «*Inverkehrbringen*» des MPG.

1. Erstmaliges Inverkehrbringen von Medizinprodukten

Der Begriff «*erstmaliges Inverkehrbringen*» wird in den RL für:

- aktive implantierbare medizinische Geräte (AIMDD),
- Medizinprodukte (MDD) und
- In-vitro-Diagnostika (IVDD)

definiert und bezieht sich ausschließlich auf neue oder als neu aufbereitete Medizinprodukte, die im EWR erstmalig bereitgestellt werden. Unter Bereitstellung ist die Überlassung eines Produkts nach der Herstellung und der CE-Kennzeichnung mit dem Ziel des Vertriebs oder der Verwendung in der EU zu verstehen. Wenn in den genannten RL vom Inverkehrbringen die Rede ist, ist ausschließlich das «*erstmalige Inverkehrbringen*» zu verstehen.

Die Überlassung des Produkts erfolgt entweder durch den Hersteller oder seinen in der EU niedergelassenen Bevollmächtigten an den in der EU niedergelassenen Einführer oder an die Person, die für den Vertrieb des Produkts auf dem Gebiet des EWR zuständig ist.

Das Produkt gilt als überlassen, sobald seine Übergabe oder Übereignung stattgefunden hat. Diese Überlassung kann entgeltlich oder unentgeltlich erfolgen. Von einer Überlassung kann beispielsweise im Falle des Verkaufs, der Verleihung, der Vermietung, des Leasings, der Schenkung ausgegangen werden.

Wird ein Medizinprodukt im EWR erstmalig in Verkehr gebracht, so fallen hierunter sowohl

- neue auf den Markt des EWR gebrachte Medizinprodukte als auch
- als neu aufgearbeitete Medizinprodukte, aber auch
- gebrauchte Medizinprodukte aus Drittländern, die erstmalig im EWR in Verkehr gebracht werden.
- Gemäß Artikel 2 Nr. 28 MDR bezeichnet der Begriff „*Inverkehrbringen*" nur noch das erstmalige Inverkehrbringen eines Produktes auf dem Unionsmarkt. Der Verantwortliche für das erstmalige Inverkehrbringen nach den Regelungen der MDR ist entweder der Hersteller mit Sitz in der Europäischen Union oder der Importeur eines Produkts gemäß Artikel 2 Nr. 33 MDR

2. Inverkehrbringen von Medizinprodukten

In Übereinstimmung mit Artikel 34 AEUV [*eur-lex.europa.eu/legal-content/DE/TXT/PDF/?uri=CELEX:12012E/TXT&from=DE*] (ex-Artikel EGV) und Artikel 36 AEUV (ex-Artikel 30 EGV) kann ein Mitgliedstaat zusätzliche einzelstaatliche Bestimmungen erlassen, die jedoch nicht die Bedingungen für das erstmalige Inverkehrbringen im EWR beeinflussen dürfen. Mit der in § 3 Nr. 11 Satz 1

MPG vorgenommenen Begriffsbestimmung hat die Bundesrepublik von diesem Recht Gebrauch gemacht.

Gemäß der Definition von Inverkehrbringen (nicht des erstmaligen Inverkehrbringens) als «*jede entgeltliche oder unentgeltliche Abgabe von Medizinprodukten an andere*» ist die Kette zu betrachten, die ein Medizinprodukt vom Hersteller/ggf. Bevollmächtigten bis zum Betreiber/ Anwender nimmt, z. B. vom Hersteller über den Einführer, den Großhändler und den Händler. Bei jeder Abgabe in dieser Kette – z. B. vom Hersteller zum Einführer, vom Einführer zum Großhändler, vom Großhändler zum Händler, vom Händler zum Betreiber/Anwender – erfolgt ein Inverkehrbringen im Sinne von § 3 Nr. 11 Satz 1 MPG. Das Produkt gilt auch nach deutschem Recht als überlassen, sobald seine Übergabe oder Übereignung stattgefunden hat [Nöthlichs, M.: Sicherheitsvorschriften für Medizinprodukte. Ergänzbarer Kommentar zum Medizinproduktegesetz und zur Medizingeräteverordnung, Stand 2016. Erich Schmidt Verlag, Berlin], Diese Überlassung kann beispielsweise in Form des Verkaufs, der Verleihung, der Vermietung, des Leasings oder der Schenkung erfolgen.

In der Legaldefinition von § 3 Nr. 11 MPG wird vom Inverkehrbringen explizit ausgenommen:

- die Abgabe von Medizinprodukten für die klinische Prüfung,
- die Abgabe von In-vitro-Diagnostika für Leistungsbewertungsprüfungen,
- die erneute Abgabe eines Medizinprodukts nach seiner Inbetriebnahme an andere – ausgenommen ist, dass es als neu aufbereitet oder wesentlich verändert worden ist.

In-vitro

EN: *In vitro*

FR: *In vitro*

Mit „*in-vitro*" werden Maßnahmen (insbesondere Untersuchungen) bezeichnet, die unter Verwendung von Körpermaterial außerhalb des menschlichen Körpers durchgeführt werden {lat: im (Reagenz-)Glas [Pschyrembel: Klinisches Wörterbuch, 266. Auflage, Walter de Gruyter, Berlin 2014]}.

In-vitro-Diagnostikum

EN: *In vitro diagnostic medical device*

FR: *Dispositif médical de diagnostic in vitro*

{In-vitro-Diagnostikum zur Eigenanwendung}

§ 3 Nr. 4 MPG:
«*In-vitro-Diagnostikum ist ein Medizinprodukt, das als Reagenz, Reagenzprodukt, Kalibriermaterial, Kontrollmaterial, Kit, Instrument, Apparat, Gerät oder*

System einzeln oder in Verbindung miteinander nach der vom Hersteller festgelegten Zweckbestimmung zur In-vitro-Untersuchung von aus dem menschlichen Körper stammenden Proben einschließlich Blut- und Gewebespenden bestimmt ist und ausschließlich oder hauptsächlich dazu dient, Information zu liefern

a) *über physiologische oder pathologische Zustände oder*
b) *über angeborene Anomalien oder*
c) *zur Prüfung auf Unbedenklichkeit oder Verträglichkeit bei den potentiellen Empfängern oder*
d) *zur Überwachung therapeutischer Maßnahmen.*

Probenbehältnisse gelten als In-vitro-Diagnostika. Probenbehältnisse sind luftleere oder sonstige Medizinprodukte, die von ihrem Hersteller speziell dafür gefertigt werden, aus dem menschlichen Körper stammende Proben unmittelbar nach ihrer Entnahme aufzunehmen und im Hinblick auf eine In-vitro-Untersuchung aufzubewahren. Erzeugnisse für den allgemeinen Laborbedarf gelten nicht als In-vitro-Diagnostika, es sei denn, sie sind auf Grund ihrer Merkmale nach der vom Hersteller festgelegten Zweckbestimmung speziell für In-vitro-Untersuchungen zu verwenden»

Artikel 2 Nr. 2 IVDR:
«„In-vitro-Diagnostikum" bezeichnet ein Medizinprodukt, das als Reagenz, Reagenzprodukt, Kalibrator, Kontrollmaterial, Kit, Instrument, Apparat, Gerät, Software oder System – einzeln oder in Verbindung miteinander – vom Hersteller zur In-vitro-Untersuchung von aus dem menschlichen Körper stammenden Proben, einschließlich Blut- und Gewebespenden, bestimmt ist und ausschließlich oder hauptsächlich dazu dient, Informationen zu einem oder mehreren der folgenden Punkte zu liefern

a) *über physiologische oder pathologische Prozesse oder Zustände,*
b) *über kongenitale körperliche oder geistige Beeinträchtigungen,*
c) *über die Prädisposition für einen bestimmten gesundheitlichen Zustand oder eine bestimmte Krankheit,*
d) *zur Feststellung der Unbedenklichkeit und Verträglichkeit bei den potenziellen Empfängern,*
e) *über die voraussichtliche Wirkung einer Behandlung oder die voraussichtlichen Reaktionen darauf oder*
f) *zur Festlegung oder Überwachung therapeutischer Maßnahmen.*

Probenbehältnisse gelten als auch In-vitro-Diagnostika»

In-vitro-Diagnostika gemäß RL 98/79/EG müssen sowohl die Definition für Medizinprodukte als auch die spezifische Definition für In-vitro-Diagnostika erfüllen. Voraussetzung für ein In-vitro-Diagnostikum ist somit zunächst das Vorliegen einer Zweckbestimmung gemäß § 3 Nr. 1 MPG. Keine Zweckbestimmung in diesem Sinn haben z. B. Tests für rein forensische Zwecke sowie Produkte für Forschungszwecke.

Produkte zur Untersuchung von Blut- oder Gewebespenden sind In-vitro-Diagnostika, sofern eine Zweckbestimmung gemäß § 3 Nr. 1 MPG vorliegt. Dies gilt unabhängig davon, ob die Anwendung in Einrichtungen des Gesundheitswesens oder in anderen Einrichtungen erfolgt.

Produkte zu invasiven Probenahmen sind grundsätzlich Medizinprodukte im Sinne der MDD. Eine Einstufung als In-vitro-Diagnostikum kann in Betracht kommen, wenn ein Produkt gleichzeitig der Probenahme und der analytischen Untersuchung dient und nach erfolgter Probenahme mit der Probe wieder vom Körper entfernt wird.

Produkte des allgemeinen Laborbedarfs sind keine In-vitro-Diagnostika. Sie können vom Hersteller nur dann mit spezifischer Zweckbestimmung als In-vitro-Diagnostikum in den Verkehr gebracht werden, wenn sie entsprechende besondere Merkmale aufweisen.

Wenn Zusammenstellungen von Produkten, für die unterschiedliche Rechtsvorschriften gelten, als Sets in den Verkehr gebracht werden, müssen die Komponenten den für sie relevanten Rechtsvorschriften entsprechen. Bei Sets, die ein Arzneimittel enthalten, beschränkt sich die Verkehrsfähigkeit auf die Länder, in denen das Arzneimittel zugelassen ist.

In-vitro-Diagnostikum zur Eigenanwendung

EN: *In vitro diagnostic medical device for self-testing*

FR: *Dispositif medical de diagnostic in vitro destine a des autodiagnostics*

{In-vitro-Diagnostikum, Point of Care Testing (POCT)}

§ 3 Nr. 5 MPG:
«In-vitro-Diagnostikum zur Eigenanwendung ist ein In-vitro-Diagnostikum, das nach der vom Hersteller festgelegten Zweckbestimmung von Laien in der häuslichen Umgebung angewendet werden kann»

In-vitro-Diagnostika zur Eigenanwendung stellen eine eigene Kategorie von In-vitro-Diagnostika dar, für die besondere Regelungen – Grundlegende Anforderungen, Leistungsbewertung, Konformitätsbewertungsverfahren – gelten.

Definitionsgemäß handelt es sich um Produkte, die zur Anwendung durch Laien im häuslichen Umfeld bestimmt sind. Synonym werden sie auch als Heimdiagnostika/Heimtests oder OTC-Produkte bezeichnet.

Die Abgabe von HIV-Tests ist nur an einen begrenzten Personenkreis (Ärzte, ambulante und stationäre Einrichtungen im Gesundheitswesen, Großhandel und Apotheken, Gesundheitsbehörden des Bundes, der Länder, der Gemeinden und Gemeindeverbände) zulässig.

Sonstige Produkte für eine patientennahe Sofortdiagnostik – POCT, ärztliches Praxislabor – sind keine In-vitro-Diagnostika zur Eigenanwendung.

Eine Anwendung von zur Eigenanwendung in den Verkehr gebrachten In-vitro-Diagnostika auch im professionellen Umfeld ist nicht grundsätzlich unzulässig.

In-vitro-Fertilisation/assistierte Reproduktionstechnik – Medizinprodukte

EN: *In vitro fertilisation (IVF)/assisted reproduction technique (ART) – medical devices*

FR: *Fécondation in vitro (FIV)/technique d'assistance médicale à la procréation (AMP) – dispositifs medicaux*

Produkte im Bereich der Reproduktionsmedizin und In-vitro-Fertilisation umfassen ein sehr weites Spektrum. Sie umfassen beispielsweise Medizinprodukte

- zur Entnahme der Follikel aus den Ovarien der Frau (Ovar-Biopsie-Nadeln, Aspirationspumpen zur Absaugung der Follikel),
- zur Aufbereitung der Keimzellen (Waschmedien zur Aufbereitung von Eizellen bzw. Spermien, Ultrazentrifugen zur Separierung von Zellen (Dichtegradienten) inkl. Aufbereitung von Samenzellen, Denudierungspipetten zur Entfernung des Cumuluskomplexes der Eizelle vor einer intrazytoplasmatischen Spermieninjektion (ICSI-Behandlung),
- zur Befruchtung von Eizellen
  - Inseminationskatheter (bei einer intrauterinen Insemination – IUI),
  - ICSI-Pipetten sowie Mikromanipulatoren (bei einer intrazytoplasmatischen Spermieninjektion – ICSI),
  - Inseminationskatheter (bei einer intrauterinen Insemination – IUI,
- zum Transport
  - um eingefrorene Zellen z. B. von einer Samenbank zu einem IVF-Zentrum zu transportieren
    - Spermabecher,
    - Transportkryokannen,
    - Kryokonservierungskannen,
  - Punktionsröhrchen (Röhrchen, in denen die Follikelflüssigkeit bei der Biopsie aufgefangen wird und worin diese vom Eingriffsraum in das IVF-Labor verbracht wird,
- zur Lagerung der Zellen
  - ICSI-Schalen zur Lagerung der Zellen während der Durchführung einer ICSI-Behandlung,
  - 4-Well-Schalen und Center-Well Schalen zur Lagerung der Zellen während der Kultivierungszeit,
  - Tischinkubatoren

- zum Rücktransfer der Embryonen nach der Kultivierung in die Gebärmutter
  - Embryo-Transferkatheter,
  - Medium zum Embryotransfer.

Voraussetzung, dass diese Produkte als Medizinprodukte der MDD zuzuordnen sind, ist, dass sie eine Zweckbestimmung gemäß § 3 Nr. 1 MPG haben und die Hauptwirkung

- ausschließlich physikalisch oder mechanisch ist,
- ihre Wirkungsweise aber durch pharmakologisch oder immunologisch wirkende Mittel oder durch Metabolismus unterstützt wird. [Manual on Borderline and Classification in the Community Regulatory Framework for Medical Devices – Version 1.18 (12.2017)]

Bei IVF/ART Medizinprodukten handelt es sich in der überwiegenden Zahl der Fälle um Medizinprodukte, die nicht mit den «Patienten» in Berührung kommen. Bei einem Vorkommnis kann der Patient in diesem Fall nur indirekt zu Schaden kommen. Es ist aus diesem Grund schwierig den Nachweis zu führen, ob bzw. dass bei bestimmungsgemäßer Verwendung der IVF/ART Medizinprodukte einem Patienten ein Schaden zugefügt wurde. Beispiele, unter welchen Bedingungen ein zu meldendes Vorkommnis vorliegt, werden in der Leitlinie MEDDEV 2.12/1 Rev.8 gegeben.

IVDR

EN: Regulation on in vitro diagnostic medical devices

FR: *Reglement relatif aux dispostifs médicaux de diagnostic in vitro*

{Verordnung (EU) Nr. 2017/746}

IVF – Medizinprodukte

EN: In vitro fertilisation (IVF)/assisted reproduction technique (ART) – medical devices

FR: *Fécondation in vitro (FIV)/technique d'assistance médicale à la procréation (AMP) – dispositifs médicaux*

{In-vitro-Fertilisation/assistierte Reproduktionstechnik – Medizinprodukte}

K

Kalibrator

EN: *Calibrator*

FR: *Materiau d'etalonnage*

Artikel 2 Nr. 55 IVDR:
«„Kalibrator" bezeichnet ein Messreferenzmaterial zur Kalibrierung eines Produkts»

Kalibrier- und Kontrollmaterial von In-vitro-Diagnostika

EN: *Calibration and control material of in vitro diagnostic medical devices*

FR: *Matérie d'étalonnage et de contrôle des dispositifs médicaux de diagnostic in vitro*

§ 3 Nr. 7 MPG:
«Als Kalibrier- und Kontrollmaterial gelten Substanzen, Materialien und Gegenstände, die von ihrem Hersteller vorgesehen sind zum Vergleich von Messdaten oder zur Prüfung der Leistungsmerkmale eines In-vitro-Diagnostikums im Hinblick auf die bestimmungsgemäße Anwendung. Zertifizierte internationale Referenzmaterialien und Materialien, die für externe Qualitätsbewertungsprogramme verwendet werden, sind keine In-vitro-Diagnostika im Sinne dieses Gesetzes»

Kalibrierung

EN: *Calibration*

FR: *Étalonnage*

Bei Medizinprodukten mit Messfunktion muss u. a. die Genauigkeit der Messwerte gewährleistet werden. In der MDD wird gefordert, dass Angaben zu Kalibrierungen von Medizinprodukten mit Messfunktion gemacht werden.

Nach DIN 1319-1 [DIN 1319-1 (01.1995): Grundlagen der Messtechnik – Teil 1: Grundbegriffe; Beuth Verlag, Berlin] heißt «*Kalibrieren*», die Messabweichungen am «*fertigen Messgerät*» festzustellen und zu dokumentieren. Beim Kalibrieren erfolgt somit kein Eingriff in das Messgerät.

Bei «*anzeigenden Messgeräten*» wird durch das Kalibrieren die Messabweichung zwischen der Anzeige und dem «*richtigen*» oder als «*richtig geltenden*» Wert festgestellt. Der «*richtige*» oder der als «*richtig geltende*» Wert kann dabei beispielsweise durch ein entsprechendes Messgerät «*höherer Genauigkeit*» gegeben werden, z. B. durch Anschluss an Normale der PTB.

Kalibrierungen umfassen Maßnahmen zur Feststellung und Beurteilung des messtechnischen Istzustands von Medizinprodukten mit Messfunktion. Sie können damit als eine Untermenge der Maßnahmen einer Inspektion angesehen werden.

Der Kalibrierwert des Messgeräts wird zur Messkorrektur verwendet. Die Kalibrierung schließt begrifflich nicht die Justierung des kalibrierten Messgeräts, d. h. die Beseitigung der Messabweichung gegenüber dem verwendeten Normal, ein.

Kennzeichnung

EN: *Labelling, label*

FR: *Étiquetage, étiquette*

Artikel 2 Nr. 13 MDR / Artikel 2 Nr. 13 IVDR:
«„Kennzeichnung“ bezeichnet geschriebene, gedruckte oder grafisch dargestellte Informationen, die entweder auf dem Produkt selbst oder auf der Verpackung jeder Einheit oder auf der Verpackung mehrerer Produkte angebracht sind»

DIN EN ISO 15223-1 [DIN EN ISO 15223-1 (02.2013): Medizinprodukte – Bei Aufschriften von Medizinprodukten zu verwendende Symbole, Kennzeichnung und zu liefernde Informationen – Teil 1: Allgemeine Anforderungen (ISO 15223-1: 2012); Deutsche Fassung EN ISO 15223-1:2012, mit CD-ROM; Beuth Verlag, Berlin; DIN EN ISO 15223-1 Entwurf (08.2015): Medizinprodukte – Bei Aufschriften von Medizinprodukten zu verwendende Symbole, Kennzeichnung und zu liefernde Informationen – Teil 1: Allgemeine Anforderungen (ISO/DIS 15223-1:2015); Deutsche und Englische Fassung prEN ISO 15223-1: 2015; Beuth Verlag, Berlin]:
«Kennzeichnung: durch den Hersteller zur Verfügung gestellte Angabe, die an einem Medizinprodukt oder irgendeinem seiner Behälter oder Verpackungen angebracht ist, oder ein Medizinprodukt begleitet»

DIN EN ISO 15223-1 legt Anforderungen an Symbole zur Verwendung in Aufschriften von Medizinprodukten fest, die zur Lieferung von Informationen für die sichere und wirkungsvolle Anwendung von Medizinprodukten angewendet werden.

Hinzuweisen ist darauf, dass DIN EN 980 (08.2008) ersetzt wurde durch DIN EN ISO 15223-1.

Kit

EN: *Kit*

FR: *Trousse*

{Set, System}

Artikel 2 Nr. 11 IVDR:
«„Kit" bezeichnet eine Gruppe von zusammen verpackten Komponenten, die zur Verwendung für die Durchführung einer spezifischen In-vitro-Untersuchung bestimmt sind, oder einen Teil davon»

Klassifizierung von Medizinprodukten

EN: *Classification of medical devices*

FR: *Classification des dispositifs médicaux*

{Eigenherstellung, Hersteller, Medizinprodukt}

§ 13 Abs. 1 MPG:
«Medizinprodukte mit Ausnahme der In-vitro-Diagnostika und der aktiven implantierbaren Medizinprodukte werden Klassen zugeordnet. Die Klassifizierung erfolgt nach den Klassifizierungsregeln des Anhangs IX der Richtlinie 93/42/EWG»

Die Klassifizierung ist für den Hersteller/Eigenhersteller eines «*sonstigen*» Medizinprodukts eine notwendige Voraussetzung für die Auswahl des Konformitätsbewertungsverfahrens. Sie hat gemäß den Klassifizierungsregeln des Anhangs IX MDD zu erfolgen unter Berücksichtigung der dort ebenfalls angegebenen Definitionen zu «*Dauer*» und «*Invasive Produkte*» und der dort angegebenen «*Anwendungsregeln*». Die Klassifizierung hat unter Beachtung der in Anhang IX MDD angegebenen 18 Regeln zu erfolgen. Treffen mehrere Klassifizierungsregeln auf ein «*sonstiges*» Medizinprodukt zu, so ist das Produkt der jeweils höchsten Klasse zuzuordnen.

Zu beachten ist, dass für

- Brustimplantate in § 8 MPV,
- Gelenkersatzprodukte für Hüfte, Knie und Schulter in § 9 MPV

die Klassifikation nach § 13 Abs. 1 Satz 2 MPG keine Anwendung findet. Sie werden der Klasse III zugeordnet.

Der Grundgedanke der Klassifizierung gemäß MPG basiert auf der Überlegung, dass der Gefährdungsgrad aller vom MPG erfassten «*sonstigen*» Medizinprodukte nicht gleich ist.

Das Ergebnis der Klassifizierung ist die Zuordnung eines «*sonstigen*» Medizinprodukts in eine der vier Klassen I, IIa, IIb oder III. Jeder dieser Klassen sind in der MPV entsprechende Konformitätsbewertungsverfahren zugeordnet (vgl. Kap. B0201, § 7 MPV), die vor der CE-Kennzeichnung für das jeweilige Medizinprodukt zu durchlaufen sind.

Voraussetzung zur Durchführung einer Klassifizierung ist, dass der Hersteller/Eigenhersteller sich davon überzeugt hat, dass das zu klassifizierende Produkt (Zubehör, Software) ein Medizinprodukt im Sinne der Definition des MPG ist.

Die Festlegung der Zweckbestimmung gemäß § 3 Nr. 1 MPG ist somit notwendige Voraussetzung für eine Klassifizierung. Die technische Realisierung des Medizinprodukts ist für die Klassifizierung von untergeordneter Bedeutung.

Es besteht keine Verpflichtung, das verwendungsfertige Produkt, das System oder die Behandlungseinheit als gesamte Einheit zu klassifizieren. Es ist durchaus zulässig, jedes einzelne Medizinprodukt zu klassifizieren, aus dem das verwendungsfertige Produkt besteht. Z. B. können bei einem Bronchusabsauggerät das eigentliche Absauggerät und der Absaugkatheter getrennt voneinander klassifiziert werden.

Hinweis: Mit Einführung der MDR/IVDR wird weiterhin eine Klassifizierung nach den vorstehenden Prinzipien bestehen (s. Kap. A0101, Artikel 51 MDR bzw. Artikel 47 IVDR), die zugehörigen Klassifizierungsregeln finden sich jeweils in Anhang VIII der MDR bzw. Anhang VIII der IVDR.

Klinische Bewertung

EN: *Clinical evaluation*

FR: *Evaluation clinique*

{Äquivalentes Medizinprodukt, Klinische Prüfung von Medizinprodukten, Leistungsbewertung von In-vitro-Diagnostika}

§ 19 Abs. 1 MPG:
«Die Eignung von Medizinprodukten für den vorgesehenen Verwendungszweck ist durch eine klinische Bewertung anhand von klinischen Daten nach § 3 Nummer 25 zu belegen, soweit nicht in begründeten Ausnahmefällen andere Daten ausreichend sind. Die klinische Bewertung schließt die Beurteilung von unerwünschten Wirkungen sowie die Annehmbarkeit des in den Grundlegenden Anforderungen der Richtlinien 90/385/EWG und 93/42/EWG genannten Nutzen-/Risiko-Verhältnisses ein. Die klinische Bewertung muss gemäß einem definierten und methodisch einwandfreien Verfahren erfolgen und gegebenenfalls einschlägige harmonisierte Normen berücksichtigen»

Artikel 2 Nr. 44 MDR:
«„klinische Bewertung" bezeichnet einen systematischen und geplanten Prozess zur kontinuierlichen Generierung, Sammlung, Analyse und Bewertung der klinischen Daten zu einem Produkt, mit dem Sicherheit und Leistung, einschließlich des klinischen Nutzens, des Produkts bei vom Hersteller vorgesehener Verwendung überprüft wird»

Für jedes Medizinprodukt der AIMDD und der MDD ist gemäß § 19 Abs. 1 MPG die Eignung für den vorgesehenen Verwendungszweck anhand von klinischen Daten nachzuweisen und eine Bewertung der klinischen Risiken vorzunehmen. Dieser Nachweis – die klinische Bewertung – schließt die Beurteilung von unerwünschten

Wirkungen sowie die Annehmbarkeit des in den Grundlegenden Anforderungen der AIMDD und MDD genannten Nutzen-/Risiko-Verhältnisses mit ein.

Klinische Bewertungen sind für alle Medizinprodukte der MDD – ungeachtet ihrer Klassifizierung – durchzuführen.

Die klinische Bewertung eines Medizinprodukts ist ein Prozess über dessen gesamte Lebenszeit. Die erste klinische Bewertung hat während des Konformitätsbewertungsverfahrens zu erfolgen, das mit der CE-Kennzeichnung abgeschlossen wird.

Ist das Medizinprodukt in Verkehr gebracht, so hat der Hersteller die Verpflichtung, ein Verfahren anzuwenden, mit dem die Erfahrungen mit dem Medizinprodukt in den der Herstellung nachgelagerten Phasen ausgewertet werden können (Post-market surveillance). Dies kann beispielsweise

- zu Änderungen der Gebrauchsanweisung,
- zu zusätzlichen Sicherheitshinweisen oder auch
- zu korrektiven Maßnahmen im Feld führen.

Über die Marktbeobachtung des Medizinprodukts bzw. von äquivalenten Medizinprodukten können zusätzliche klinische Daten gewonnen werden, die Einfluss auf das Ergebnis der klinischen Bewertung haben können.

Die klinischen Daten des Medizinprodukts stammen aus

- der Literatur,
- den Ergebnissen von klinischen Prüfungen und
- anderen Quellen.

Diese Daten müssen analysiert, bewertet und als ausreichend erachtet werden, um nachzuweisen, dass die Konformität des Medizinprodukts mit den für dieses Medizinprodukt zutreffenden Grundlegenden Anforderungen gegeben ist. Nachzuweisen ist, dass die vom Hersteller vorgegebene Zweckbestimmung des Medizinprodukts erfüllt wird.

Das Ergebnis dieses Prozesses ist ein Bericht, in dem nachvollziehbar nachgewiesen wird, dass der Nutzen des Medizinprodukts die aufgezeigten Risiken und Nebenwirkungen überwiegt.

Laut MEDDEV 2.7/1 Rev. 4 soll die klinische Bewertung von einer fachlich kompetenten und qualifizierten Stelle durchgeführt werden, deren Urteil auf dem aktuellen Wissensstand basiert und bei der Objektivität durch Unabhängigkeit vom Auftraggeber gewährleistet ist.

Die klinische Bewertung eines Medizinprodukts hat nach den Festlegungen des Anhangs 7 AIMDD bzw. des Anhangs X MDD zu erfolgen. Zu beachten sind u. a.:

- Anhang X Nr. 1.1 MDD (eine vergleichbare Festlegung ist in Anhang 7 Nr. 1.1 AIMDD zu finden):

«Der Nachweis, dass die in Anhang I Abschnitte 1 und 3 genannten merkmal- und leistungsrelevanten Anforderungen von dem Produkt bei normalen Einsatzbedingungen erfüllt werden, sowie die Beurteilung von unerwünschten Nebenwirkungen und der Annehmbarkeit des Nutzen-/Risiko-Verhältnisses, auf das in Anhang I Abschnitt 6 Bezug genommen wird, müssen generell auf der Grundlage klinischer Daten erfolgen. Die Bewertung dieser Daten, die im Folgenden als «klinische Bewertung" bezeichnet wird und bei der gegebenenfalls einschlägige harmonisierte Normen berücksichtigt werden, erfolgt gemäß einem definierten und methodisch einwandfreien Verfahren auf der Grundlage:

1.1.1. *entweder einer kritischen Bewertung der einschlägigen, derzeit verfügbaren wissenschaftlichen Literatur über Sicherheit, Leistung, Auslegungsmerkmale und Zweckbestimmung des Produkts; dabei*
   - *wird die Gleichartigkeit des Produkts mit dem Produkt nachgewiesen, auf das sich die Daten beziehen, und*
   - *belegen die Daten in angemessener Weise die Übereinstimmung mit den einschlägigen grundlegenden Anforderungen;*

1.1.2. *oder einer kritischen Bewertung der Ergebnisse sämtlicher durchgeführten klinischen Prüfungen;*

1.1.3. *oder einer kritischen Bewertung der kombinierten klinischen Daten gemäß 1.1.1 und 1.1.2.*

[. . .]»

Mit der klinischen Bewertung verfolgt das MPG das Ziel, dass ein Hersteller grundsätzlich für jedes Medizinprodukt im Hinblick auf die von ihm festgelegte Zweckbestimmung

- den Nachweis zu erbringen hat, dass die von ihm spezifizierten merkmal- und leistungsbezogenen Anforderungen vom Medizinprodukt erfüllt werden;
- die Beurteilung von unerwünschten Begleiterscheinungen durch klinische Daten zu belegen hat;
- die Bewertung des bei bestimmungsgemäßer Verwendung auftretenden unerwünschten Einflusses verschiedener Medizinprodukte untereinander, mit anderen Gegenständen oder mit Arzneimitteln vorzunehmen hat.

Für Medizinprodukte der MDD muss gemäß Anhang I, Nr. 6a MDD der Nachweis der Übereinstimmung mit den Grundlegenden Anforderungen eine klinische Bewertung gemäß Anhang X MDD umfassen, für aktive implantierbare medizinische Geräte der AIMDD muss gemäß Anhang 1, Nr. 5a AIMDD der Nachweis der Übereinstimmung mit den Grundlegenden Anforderungen eine klinische Bewertung gemäß Anhang 7 AIMDD umfassen.

Mit anderen Worten: Für jedes Medizinprodukt der MDD muss – unabhängig von der Klassifizierung nach Anhang IX MDD – eine klinische Bewertung anhand von klinischen Daten durchgeführt werden. Dies gilt auch für alle Medizinprodukte der AIMDD.

Bei In-vitro-Diagnostika wird der vergleichbare Prozess als „*Leistungsbewertung*“ bezeichnet.

Die Prinzipien zur Durchführung einer klinischen Bewertung gelten ähnlich auch für die MDR (siehe hier Artikel 61 i. V. m. Anhang XIV MDR) bzw. für die Leistungsbewertung von IVDs auch für die IVDR (s. Artikel 56 IVDR i. V. m. Anhang XIII IVDR).

Klinische Bewertung – Bericht

EN: *Clinical evaluation report*

FR: *Rapport d'évaluation clinique*

Die klinische Bewertung und ihr Ergebnis sind in einem Bericht zu dokumentieren. Dieser Bericht und/oder ein ausführlicher Verweis darauf sind in die technische Dokumentation über das Produkt aufzunehmen.

Der Bericht zur klinischen Bewertung muss aktiv anhand der aus der Überwachung nach dem Inverkehrbringen erhaltenen Daten auf dem neuesten Stand gehalten werden.

Mit anderen Worten: Der Bericht der klinischen Bewertung ist über die gesamte Lebensphase eines Medizinprodukts zu führen.

Eine Gliederung des Berichts zur klinischen Bewertung ist in Anhang A9 der MEDDEV-Leitlinie der Kommission MEDDEV 2.7/1 rev. 4: CLINICAL EVALUATION: A GUIDE FOR MANUFACTURERS AND NOTIFIED BODIES UNDER DIRECTIVES 93/42/EEC and 90/385/EEC» gegeben.

Klinische Daten

EN: *Clinical data*

FR: *Données cliniques*

{Klinische Leistung, Klinischer Nachweis, Klinischer Nutzen, Leistung, Leistung eines Medizinprodukts, Medizinische Leistung, Technische Leistung}

§ 3 Nr. 25 MPG:
«Klinische Daten sind Sicherheits- oder Leistungsangaben, die aus der Verwendung eines Medizinprodukts hervorgehen. Klinische Daten stammen aus Folgenden Quellen:

a) *einer klinischen Prüfung des betreffenden Medizinprodukts oder*
b) *klinischen Prüfungen oder sonstigen in der wissenschaftlichen Fachliteratur wiedergegebenen Studien über ein ähnliches Produkt, dessen Gleichartigkeit mit dem betreffenden Medizinprodukt nachgewiesen werden kann, oder*
c) *veröffentlichten oder unveröffentlichten Berichten über sonstige klinische Erfahrungen entweder mit dem betreffenden Medizinprodukt oder einem ähnli-*

chen Produkt, dessen Gleichartigkeit mit dem betreffenden Medizinprodukt nachgewiesen werden kann»

Artikel 1, Abs. 2, lit. k) MDD
«Klinische Daten: Sicherheits- und/oder Leistungsangaben, die aus der Verwendung eines Produkts hervorgehen. Klinische Daten stammen aus Folgenden Quellen:

- *klinischen Prüfung/en des betreffenden Produkts oder*
- *klinischen Prüfung/en oder sonstigen in der wissenschaftlichen Fachliteratur wiedergegebene Studien über ein ähnliches Produkt, dessen Gleichartigkeit mit dem betreffenden Produkt nachgewiesen werden kann, oder*
- *veröffentlichten und/oder unveröffentlichten Berichten über sonstige klinische Erfahrungen entweder mit dem betreffenden Produkt oder einem ähnlichen Produkt, dessen Gleichartigkeit mit dem betreffenden Produkt nachgewiesen werden kann»*

Artikel 2 Nr. 48 MDR:
«„klinische Daten" bezeichnet Angaben zur Sicherheit oder Leistung, die im Rahmen der Anwendung eines Produkts gewonnen werden und die aus den folgenden Quellen stammen:

- *klinische Prüfung(en) des betreffenden Produkts,*
- *klinische Prüfung(en) oder sonstige in der wissenschaftlichen Fachliteratur wiedergegebene Studien über ein Produkt, dessen Gleichartigkeit mit dem betreffenden Produkt nachgewiesen werden kann,*
- *in nach dem Peer-Review-Verfahren überprüfter wissenschaftlicher Fachliteratur veröffentlichte Berichte über sonstige klinische Erfahrungen entweder mit dem betreffenden Produkt oder einem Produkt, dessen Gleichartigkeit mit dem betreffenden Produkt nachgewiesen werden kann,*
- *klinisch relevante Angaben aus der Überwachung nach dem Inverkehrbringen, insbesondere aus der klinischen Nachbeobachtung nach dem Inverkehrbringen»*

Klinische Daten sind für alle aktiven implantierbaren Medizinprodukte und alle «*sonstigen*» Medizinprodukte erforderlich. Für alle «*sonstigen*» Medizinprodukte gilt dies ungeachtet ihrer Klassifizierung.

Klinische Leistung

EN: *Clinical Performance*

FR: *Performances cliniques*

{Klinische Daten, Klinischer Nachweis, Klinischer Nutzen, Leistung, Leistung eines Medizinprodukts, Leistungsbewertung, Medizinische Leistung, Technische Leistung, Wissenschaftliche Validität eines Analyten}

Artikel 2 Nr. 52 MDR:
«„klinische Leistung" bezeichnet die Fähigkeit eines Produkts, die sich aufgrund seiner technischen oder funktionalen – einschließlich diagnostischen – Merkmale aus allen mittelbaren oder unmittelbaren medizinischen Auswirkungen ergibt, seine vom Hersteller angegebene Zweckbestimmung zu erfüllen, sodass bei bestimmungsgemäßer Verwendung nach Angabe des Herstellers ein klinischer Nutzen für Patienten erreicht wird»

Artikel 2 Nr. 41 IVDR:
«„klinische Leistung" bezeichnet die Fähigkeit eines Produkts, Ergebnisse zu liefern, die mit einem bestimmten klinischen Zustand oder physiologischen oder pathologischen Vorgang oder Zustand bei einer bestimmten Zielbevölkerung und bestimmten vorgesehenen Anwendern korrelieren»

Klinische Prüfung

EN: *Clinical investigation*

FR: *Investigation clinique*

{Klinische Prüfung von Medizinprodukten}

Artikel 2 Nr. 45 MDR:
«„klinische Prüfung" bezeichnet eine systematische Untersuchung, bei der ein oder mehrere menschliche Prüfungsteilnehmer einbezogen sind und die zwecks Bewertung der Sicherheit oder Leistung eines Produkts durchgeführt wird»

Klinische Prüfung von Medizinprodukten

EN: *Clinical investigation of medical devices*

FR: *Investigation clinique des dispositifs médicaux*

{Klinische Bewertung, Klinische Daten, Klinische Prüfung, Klinische Studie für Medizinprodukte, Medizinprodukte Klinische Prüfungsverordnung, Normale Einsatzbedingungen}

Der Begriff *„klinische Prüfung"* im Sinne des MPG beinhaltet klinische Prüfungen mit Medizinprodukten, die gemäß §§ 20 bis 23b MPG durchzuführen sind. Diese klinischen Prüfungen mit Medizinprodukten haben das ausschließliche Ziel, klinische Daten zur Durchführung der klinischen Bewertung im Rahmen der Konformitätsbewertung zu gewinnen und etwaige unter normalen Einsatzbedingungen auftretende unerwünschte Nebenwirkungen des klinisch zu prüfenden Medizinprodukts zu ermitteln und zu bewerten.

Der Begriff „*klinische Prüfung*“ selbst ist weder in den RL noch im MPG und der MPKPV definiert. Die MEDDEV-Leitlinie 2.7/1 Rev. 4 und die harmonisierte Norm DIN EN ISO 14155 [DIN EN ISO 14155 (01.2012): Klinische Prüfung von Medizinprodukten an Menschen – Gute klinische Praxis (ISO 14155:2011 + Cor. 1:2011); Deutsche Fassung EN ISO 14155:2011 + AC:2011, Beuth Verlag, Berlin] definieren eine klinische Prüfung.

Eine „*klinische Prüfung*“ ist nach MEDDEV 2.7/1 Rev. 4 wie folgt definiert: «*Any systematic investigation or study in one or more human subjects, under-taken to assess the safety and/or performance of a medical device*»

Nahezu wortgleich ist nach DIN EN ISO 14155 eine „*klinische Prüfung*“ definiert als:

«[...] *systematische Prüfung an einer oder mehreren Versuchsperson(en), die vorgenommen wird, um die Sicherheit oder Leistungsfähigkeit eines Medizinprodukts zu bewerten*»

Eine Versuchsperson wird im Normalfall ein Patient sein. In Abhängigkeit von der Fragestellung kann auch mit einer gesunden Person eine klinische Prüfung durchgeführt werden.

Beide Begriffsbestimmungen sind nicht rechtsverbindlich, können jedoch hilfsweise herangezogen werden. Die Einhaltung der Anforderungen einer für das Medizinprodukt zutreffenden harmonisierten Norm bedeutet für den Hersteller eine gesetzliche Konformitätsvermutung [Anselmann, N.: Europäische technische Vorschriften und Normen – Grundlegende Reform mit Auswirkung auf Medizinprodukte. Medizinprodukte Journal 16 (2009), Nr. 1, S. 36].

Zur Durchführung einer systematischen klinischen Prüfung sind neben einem QM-System eine Vielzahl von Punkten zu klären, die beispielsweise in DIN EN ISO 14155 aufgeführt sind. Hingewiesen sei u. a. auf die Dokumentationen, die der BOB bzw. der nach Landesrecht gebildeten Ethikkommission vorzulegen sind, wie z. B.:

- Risikobeurteilung,
- Begründung für den Durchführungsplan der klinischen Prüfung,
- Klinischer Prüfplan,
- Prüferbroschüre,
- Dokumente zur Eignung der Prüfstelle,
- Dokumente zur Eignung des Prüfleiters und der weiteren Prüfer,
- Dokument, mit den Informationen, die der Versuchsperson zur Verfügung gestellt werden,
- Dokument zur Einverständniserklärung der Versuchsperson,
- Gebrauchsanweisung für das Prüfprodukt

- Nachweis der Probandenversicherung,
- Klinischer Prüfbericht (nach Abschluss der klinischen Prüfung).

Legt man die in den genannten Dokumenten gegebene Definition „*klinische Prüfung*“ zugrunde, so lässt sich hieraus ableiten, dass eine „*systematische Prüfung*“ ohne Probanden keine klinische Prüfung im Sinne von DIN EN ISO 14155 und MEDDEV 2.7/1 Rev. 4 ist (beispielsweise eine Prüfung bei Sterilisatoren, Steckbecken-Spülautomaten, Reinigungs- und Desinfektionsautomaten).

Das Ergebnis einer „*klinischen Prüfung*“ im Sinne des MPG sind klinische Daten, um

- die Eignung und Sicherheit des Medizinprodukts – gegebenenfalls zusammen mit anderen klinischen Daten – zu belegen,
- unerwünschte Wirkungen beurteilen zu können sowie
- die Annehmbarkeit des in den Grundlegenden Anforderungen der AIMDD und MDD genannten Nutzen-/Risiko-Verhältnisses bewerten zu können.

Details zur Durchführung klinischer Prüfungen finden sich in den Durchführungshilfen zu den §§ 20-23b MPG und zur MPKPV.

Beginn der klinischen Prüfung

EN: *Commencement of the clinical investigation evaluation study*

FR: *Commencement de l'investigation clinique des performances*

Nach Vorliegen aller regulatorischen Voraussetzungen ist der Beginn der klinischen Prüfung mit Medizinprodukten der Zeitpunkt, zu dem der erste Proband/die erste Probandin nach rechtmäßiger Aufklärung die Zustimmung zur Teilnahme an der klinischen Prüfung gegeben hat.

Klinischer Nachweis

EN: *Clinical evidence*

FR: *Preuve clinique*

{Klinische Daten, Klinische Leistung, Klinischer Nutzen, Leistung, Leistung eines Medizinprodukts, Medizinische Leistung, Technische Leistung}

Artikel 2 Nr. 51 MDR:
«„klinischer Nachweis“ bezeichnet die klinischen Daten und die Ergebnisse der klinischen Bewertung zu einem Produkt, die in quantitativer und qualitativer Hinsicht ausreichend sind, um qualifiziert beurteilen zu können, ob das Produkt sicher ist und den angestrebten klinischen Nutzen bei bestimmungsgemäßer Verwendung nach Angabe des Herstellers erreicht»

Artikel 2 Nr. 36 IVDR:
«„klinischer Nachweis“ bezeichnet die klinischen Daten und die Ergebnisse der Leistungsbewertung zu einem Produkt, die in quantitativer und qualitativer

Hinsicht ausreichend sind, um qualifiziert beurteilen zu können, ob das Produkt sicher ist und den angestrebten klinischen Nutzen bei bestimmungsgemäßer Verwendung nach Angabe des Herstellers erreicht»

Klinischer Nutzen

EN: *Clinicalbenefif*

FR: *Bénéfice clinique*

{Klinische Daten, Klinische Leistung, Klinischer Nachweis, Leistung, Leistung eines Medizinprodukts, Medizinische Leistung, Technische Leistung}

Artikel 2 Nr. 53 MDR:
«„klinischer Nutzen“ bezeichnet die positiven Auswirkungen eines Produkts auf die Gesundheit einer Person, die anhand aussagekräftiger, messbarer und patientenrelevanter klinischer Ergebnisse einschließlich der Diagnoseergebnisse angegeben werden, oder eine positive Auswirkung auf das Patientenmanagement oder die öffentliche Gesundheit»

Artikel 2 Nr. 37 IVDR:
«„klinischer Nutzen“ bezeichnet die positiven Auswirkungen eines Produkts im Zusammenhang mit seiner Funktion, wie z. B. Screening, Überwachung, Diagnose oder Erleichterung der Diagnose von Patienten, oder eine positive Auswirkung auf das Patientenmanagement oder die öffentliche Gesundheit»

Klinischer Prüfplan

EN: *Clinical investigation plan, CIP*

FR: *Protocole d'investigation clinique, PIC*

{Bundesoberbehörden, Ethik-Kommission nach Landesrecht, Klinische Prüfung von Medizinprodukten}

§ 20 Abs. 1 MPG:
«[...] Die klinische Prüfung eines Medizinproduktes darf bei Menschen nur durchgeführt werden, wenn und solange

[...]

8. ein dem jeweiligen Stand der wissenschaftlichen Erkenntnisse entsprechender Prüfplan vorhanden ist [...]»

Artikel 2 Nr. 47 MDR:
«„klinischer Prüfplan“ bezeichnet ein Dokument, in dem die Begründung, die Ziele, die Konzeption, die Methodik, die Überwachung, statistische Erwägungen, die Organisation und die Durchführung einer klinischen Prüfung beschrieben werden»

Der Begriff «*klinischer Prüfplan*» (CIP) ist weder in den entsprechenden RL noch im MPG bzw. der MPKPV definiert.

Nach DIN EN ISO 14155-1 [DIN EN ISO 14155 (01.2012): Klinische Prüfung von Medizinprodukten an Menschen – Gute klinische Praxis (ISO 14155:2011 + Cor. 1:2011); Deutsche Fassung EN ISO 14155:2011 + AC:2011, Beuth Verlag, Berlin] ist der klinische Prüfplan definiert als:

«*Dokument, in dem Begründung, Ziele, Anlage und vorgesehene Analysen, Methodik, Monitoring, Durchführung und Berichtsführung der klinischen Prüfung festgelegt ist*»

Der klinische Prüfplan ist vom Sponsor und dem klinischen Prüfer zu erarbeiten.

DIN EN ISO 14155 legt im Anhang A fest, welche Angaben in dem klinischen Prüfplan enthalten sein müssen. Es werden 18 Gliederungspunkte aufgeführt, die der klinische Prüfplan enthalten sollte. Beispielhaft sei auf folgende Punkte hingewiesen:

- Neben gewissen formellen Punkten ist eine Gesamtübersicht über die klinische Prüfung zu geben und die Bezeichnung und Beschreibung des zu prüfenden Medizinprodukts anzugeben.
- Neben der Begründung für den Aufbau der klinischen Prüfung sind auch Angaben zu den Risiken und dem Nutzen des zu prüfenden Medizinprodukts und der klinischen Prüfung in den klinischen Prüfplan aufzunehmen.
- Von wesentlicher Bedeutung ist die Darlegung des Aufbaus der klinischen Prüfung. Dazulegen ist ebenfalls die Verpflichtung, nicht vom klinischen Prüfplan abzuweichen, es sei denn, es liegen Notfallsituationen vor. Die Notfallsituationen sind von den Personen, die die klinische Prüfung durchführen zu dokumentieren.
- In dem klinischen Prüfplan sind ebenfalls die Verfahren zu beschreiben, wie bei Änderungen des klinischen Prüfplans vorzugehen ist, welche Kriterien zum Abbruch bzw. zur vorzeitigen Beendigung der klinischen Prüfung führen.
- Die Personen, die die klinische Prüfung durchführen, haben zu erklären, dass sie die klinische Prüfung in Übereinstimmung mit der Deklaration von Helsinki durchführen.
- In dem klinischen Prüfplan ist das Verfahren zum Einholen der Einverständniserklärung der Probanden anzugeben,
- Ein weiterer wesentlicher Punkt bezieht sich auf das Meldewesen bei Auftreten von schwerwiegenden unerwünschten Ereignissen.

Nach § 20 Abs. 1 Nr. 8 MPG muss der klinische Prüfplan dem jeweiligen Stand der wissenschaftlichen Erkenntnisse entsprechen.

Nach § 22 MPG in Verbindung mit § 5 MPKPV hat die Ethik-Kommission nach Landesrecht die Aufgabe, den Prüfplan und die erforderlichen Unterlagen – insbesondere nach ethischen und rechtlichen Gesichtspunkten – zu beraten und zu prüfen, ob die Voraussetzungen nach § 20 Abs. 1 Satz 4 Nummer 1 bis 4 und 7 bis 9 sowie Abs. 4 und 5 MPG und nach § 21 MPG erfüllt werden.

Nach § 22a MPG in Verbindung mit § 6 MPKPV hat die zuständige BOB die Aufgabe, den Prüfplan und die erforderlichen Unterlagen – insbesondere nach wissenschaftlichen und technischen Gesichtspunkten – zu prüfen, ob die Voraussetzungen nach § 20 Abs. 1 Satz 4 Nummer 1 bis 4 und 7 bis 9 MPG erfüllt werden.

Die Anforderungen an den klinischen Prüfplan gemäß MDR finden sich in Anhang XV, Kapitel II Nr. 3 MDR. Die dort genannten Anforderungen entsprechen in vielen Punkten den o. g. Anforderungen der DIN EN ISO 14155.

Klinische Studien mit Medizinprodukten

EN: *Clinical study – medical devices*

FR: *Étude clinique – dispositifs médicaux*

{Klinische Prüfung von Medizinprodukten, Medizinische Grundlagenforschung}

In Abgrenzung zu klinischen Prüfungen von Medizinprodukten, die grundsätzlich nach den §§ 20-23a MPG durchgeführt werden müssen, bezeichnet der Begriff „Klinische Studien mit Medizinprodukten" solche Studien, bei denen die Bewertung von Sicherheit und Leistungsfähigkeit eines (neuen) Medizinprodukts nicht primär im Fokus stehen und somit keine klinischen Prüfungen im Sinne der Norm DIN EN ISO 14155 darstellen. Diese klinischen Studien lassen sich in zwei Gruppen einteilen:

Klinische Studien gemäß § 23b MPG

Klinische Studien mit Medizinprodukten gemäß § 23b MPG sind systematische Studien an Patienten, die außerhalb der §§ 20 bis 23a MPG durchzuführen sind, die jedoch von einem Hersteller-Sponsor verantwortet werden. Sie unterliegen den Forderungen des § 23b MPG und hinsichtlich der Meldung von Vorkommnissen der MPSV. Klinische Studien gemäß § 23b MPG – im MPG ebenfalls *„klinische Prüfungen"* genannt – beziehen sich auf Medizinprodukte, die

- ein für sie zulässiges Konformitätsbewertungsverfahren durchlaufen haben,
- eine CE-Kennzeichnung tragen – ausgenommen Medizinprodukte aus Eigenherstellung –,
- ausschließlich gemäß den vorgegebenen Zweckbestimmungen der Medizinprodukte in der klinischen Studie zur Anwendung kommen.

Folgende weitere vom Gesetzgeber geforderte Vorgabe ist einzuhalten:

- Während der klinischen Anwendung der Medizinprodukte dürfen keine zusätzlich invasiven oder andere belastenden Untersuchungen an den Patienten durchgeführt werden.

Diese klinischen Studien gemäß § 23b MPG müssen im Einklang mit der vom 18. Weltärztekongress 1964 in Helsinki gebilligten Erklärung von Helsinki in der jeweils letzten vom Weltärztekongress geänderten Fassung stehen und sind von einer nach Standesrecht zuständigen Ethik-Kommission zu befürworten.

Diese klinischen Studien werden beispielsweise zum Zwecke von Markt- und Anwendungsbeobachtungen oder zum Vergleich von Medizinprodukten durchgeführt.

Klinische Studien außerhalb des MPG

In Lehmann et. al. [*Lehmann*, E., *Neumann*, M., *Reischl*, W., *Tolle*, I.: Neuregelung des Rechts der klinischen Prüfung von Medizinprodukten und Leistungsbewertungsprüfung von In-vitro-Diagnostika in Deutschland, Medizinprodukte Journal 17 (2010), Nr. 3, S. 172] wird dargelegt, dass «*andere Untersuchungen und systematische Studien, wie zum Beispiel nichtkommerzielle Studien (auch Prüfer-Initiierte Studien genannt), die industrieunabhängig und eigenverantwortlich von Wissenschaftlern, Universitäten, Krankenhäusern oder sonstigen Forschungseinrichtungen mit rein wissenschaftlichen Fragestellungen oder mit dem Ziel der Gewinnung von Erkenntnissen zur Verbesserung der Behandlung durchgeführt werden*», nicht vom MPG, der MPKPV und der MPSV erfasst werden.

Im Gegensatz zur klinischen Prüfung von Medizinprodukten hat das Ergebnis dieser klinischen Studien, die außerhalb des MPG durchgeführt werden, nicht das Ziel, klinischen Daten zu Medizinprodukten zu erheben.

Klinische Überwachung

EN: *Post-market clinical follow-up*

FR: *Surveillance du dispositif après commercialisation*

Anhang 7 Nr. 1.4 AIMDD, Anhang X Nr. 1.1c. MDD
«*Die klinische Bewertung und ihre Dokumentation müssen aktiv anhand der aus der Überwachung nach dem Inverkehrbringen erhaltenen Daten auf dem neuesten Stand gehalten werden. Wird eine klinische Überwachung nach dem Inverkehrbringen als Bestandteil des Überwachungsplans nach dem Inverkehrbringen nicht für erforderlich gehalten, muss dies ordnungsgemäß begründet und dokumentiert werden*»

Hersteller von Medizinprodukten sind verpflichtet eine aktive klinische Überwachung der Medizinprodukte nach deren Inverkehrbringen als Bestandteil eines Überwachungsplans durchzuführen, beispielsweise in Form von klinischen Studien nach dem Inverkehrbringen.

Körperöffnung

EN: *Body orifice*

FR: *Orifice du corps*

Anhang IX Nr. 1.2 MDD:
«Eine natürliche Öffnung in der Haut, sowie die Außenfläche des Augapfels oder eine operativ hergestellte ständige Öffnung, wie z. B. ein Stoma»

Kombinationsprodukt aus Medizinprodukt und Arzneimittel

EN: Combination product comprised of a medical device and a medicinal product

FR: *Produit de combinaison composé d'un dispositif médical et d'un médicament*

{Konsultationsverfahren}

Unter einem Kombinationsprodukt wird ein Produkt verstanden, das sowohl einen Medizinprodukte- als auch einen Arzneimittelanteil enthält, wobei diese Anteile eine integrale Einheit bilden. Für derartige Produkte gilt, dass sie entweder als Arzneimittel oder als Medizinprodukt einzustufen sind. Sie unterliegen entweder dem Medizinprodukte- oder dem Arzneimittelrecht. Im Rahmen der Konformitätsbewertung oder des arzneimittelrechtlichen Zulassungsverfahrens sind jedoch bestimmte besondere Vorschriften zu beachten, die der dualen Natur solcher Produkte Rechnung tragen.

Kombinationsprodukte, die unter das Arzneimittelrecht fallen

Nach § 2 Abs. 3 MPG sind Kombinationsprodukte, die aus einem Arzneimittel und einem Medizinprodukt (Applikationshilfe) bestehen, Arzneimittel, wenn diese Produkte so in den Verkehr gebracht werden, dass die Applikationshilfe und das Arzneimittel ein einheitliches, miteinander verbundenes Produkt bilden, das ausschließlich zur Anwendung in dieser Verbindung bestimmt und nicht wiederverwendbar ist. Die Applikationshilfe muss die Grundlegenden Anforderungen des Medizinprodukterechts erfüllen, die sicherheits- und leistungsbezogene Produktfunktionen betreffen. Die Überprüfung der Erfüllung dieser Anforderungen erfolgt im arzneimittelrechtlichen Zulassungsverfahren. Zu diesen Kombinationsprodukten, die dem Arzneimittelrecht unterliegen, zählen z. B. Fertigspritzen, transdermale Applikationssysteme, Asthma-Dosieraerosole, Einweg-Insulinpen.

In allen anderen Fällen sind einzeln oder zusammen mit einem Arzneimittel in den Verkehr gebrachte Applikationshilfen eigenständige Medizinprodukte, deren Konformität nach den Vorschriften des Medizinprodukterechts zu bewerten ist (z. B. wiederverwendbarer Insulinpen).

Kombinationsprodukte, die unter das Medizinproduktrecht fallen

Nach § 3 Nr. 2 MPG unterliegen Kombinationsprodukte dem Medizinprodukterecht, wenn diese Produkte einen Stoff oder eine Zubereitung aus Stoffen enthalten oder solche aufgetragen sind, die bei gesonderter Verwendung als Arzneimittel angesehen werden können und die in Ergänzung zu den Funktionen des Medizinprodukts eine Wirkung auf den menschlichen Körper entfalten können. Dies gilt auch für Medizinprodukte, die als Arzneimittelanteil ein Derivat aus menschlichem Blut oder Plasma mit unterstützender Wirkung enthalten. Zu diesen Kombinationsprodukten, die dem Medizinprodukterecht unterliegen, zählen beispielsweise Knochenzemente mit Antibiotika, Heparin beschichtete Katheter, Elektroden mit Corticosteroid-Beschichtung, albuminbeschichtete Medizinprodukte, Wundverbände, chirurgische Tücher oder flüssigkeitsundurchlässige Abdecktücher (einschließlich Wundauflagen) mit antibakteriellen Wirkstoffen.

Der Arzneimittelanteil solcher Kombinationsprodukte ist im Rahmen der Konformitätsbewertung des Medizinprodukts über ein Konsultationsverfahren gemäß den arzneimittelrechtlichen Kriterien zu bewerten.

Hinzuweisen ist darauf, dass einzeln oder zusammen mit einem Arzneimittel in den Verkehr gebrachte eigenständige Applikationshilfen Medizinprodukte sind, deren Konformität nach den Vorschriften des Medizinprodukterechts zu bewerten sind (z. B. Messbecher, der zusammen mit einem flüssigen Medikament in Verkehr gebracht wird, wiederverwendbarer Insulinpen, in den eine Insulinpatrone eingelegt werden kann).

Kompatibilität

EN: *Compatibility*

FR: *Compatibilité*

Artikel 2 Nr. 25 MDR / Artikel 2 Nr. 18 IVDR:
«„Kompatibilität" bezeichnet die Fähigkeit eines Produkts – einschließlich Software – bei Verwendung zusammen mit einem oder mehreren anderen Produkten gemäß seiner Zweckbestimmung

a) *seine Leistung zu erbringen, ohne dass seine bestimmungsgemäße Leistungsfähigkeit verloren geht oder beeinträchtigt wird, und/oder*
b) *integriert zu werden und/oder seine Funktion zu erfüllen, ohne dass eine Veränderung oder Anpassung von Teilen der kombinierten Produkte erforderlich ist, und/oder*
c) *konfliktfrei und ohne Interferenzen oder nachteilige Wirkungen in dieser Kombination verwendet zu werden»*

Konformität

EN: *Conformity*

FR: *Conformité*

DIN EN ISO 9000 [DIN EN ISO 9000 (11.2015): Qualitätsmanagementsysteme – Grundlagen und Begriffe (ISO 9000:2015); Deutsche und Englische Fassung EN ISO 9000:2015; Beuth Verlag, Berlin]:
«Konformität: Erfüllung einer Anforderung.»

Bezogen auf ein Medizinprodukt bedeutet «Konformität» die nachweisbare Erfüllung aller für das Medizinprodukt zutreffenden regulatorischen Anforderungen, die dem MPG, den nationalen Verordnungen zum MPG und ggf. den zutreffenden europäischen Verordnungen zu entnehmen sind.

Anzumerken ist, dass nach § 7 Abs. 2 MPG gegebenenfalls auch die grundlegenden Gesundheits- und Sicherheitsanforderungen anderer RL, beispielsweise der Maschinen-Richtlinie zu beachten sind.

Konformitätsbescheinigung

EN: *EC-Certificate*

FR: *Certificat CE*

{Bescheinigung}

Konformitätsbewertung

EN: *Conformity assessment*

FR: *Évaluation de la conformité*

Artikel 2 Nr. 12 Verordnung (EG) Nr. 765/2008 [Verordnung (EG) Nr. 765/2008 des Europäischen Parlaments und des Rates vom 9. Juli 2008 über die Vorschriften für die Akkreditierung und Marktüberwachung im Zusammenhang mit der Vermarktung von Produkten und zur Aufhebung der Verordnung (EWG) Nr. 339/93 des Rates (ABl. Nr. L 218 vom 13.08.2008, S. 30)]:
«Das Verfahren zur Bewertung, ob spezifische Anforderungen an ein Produkt, ein Verfahren, eine Dienstleistung, ein System, eine Person oder eine Stelle erfüllt sind»

DIN EN ISO/IEC 17000 [DIN EN ISO/IEC 17000 (03-2005): Konformitätsbewertung – Begriffe und allgemeine Grundlagen (ISO/IEC 17000:2004); Dreisprachige Fassung EN ISO/IEC 17000:2004; Beuth Verlag, Berlin]: *«Darlegung, dass festgelegte Anforderungen bezogen auf ein Produkt, einen Prozess, ein System, eine Person oder eine Stelle erfüllt sind»*

Artikel 2 Nr. 40 MDR / Artikel 2 Nr. 32 IVDR:
«„Konformitätsbewertung“ bezeichnet das Verfahren, nach dem festgestellt

wird, ob die Anforderungen dieser Verordnung an ein Produkt erfüllt worden sind»

Die Anforderungen zur Konformitätsbewertung von Medizinprodukten sind in AIMDD, MDD und IVDD festgelegt und werden mit dem MPG/der MPV in deutsches Recht umgesetzt.

Die Einhaltung der Grundlegenden Anforderungen, die für das betreffende Medizinprodukt zutreffend sind, muss vor dem Inverkehrbringen des Medizinprodukts mit Hilfe eines formalen Konformitätsbewertungsverfahrens festgestellt werden.

Die Verpflichtung zur Durchführung der Konformitätsbewertung liegt beim Hersteller des Medizinprodukts. Unter den in § 3 MPV festgelegten Bedingungen kann ein Hersteller auch seinen Bevollmächtigten mit der Durchführung einer Konformitätsbewertung beauftragen. Der Bevollmächtigte kann bei den festgelegten Konformitätsbewertungsverfahren ausschließlich im Auftrag des Herstellers tätig werden. Bei Eigenherstellungen liegt die Verantwortung für die Durchführung der Konformitätsbewertung bei dem Eigenhersteller (z. B. der Gesundheitseinrichtung).

Eine Konformitätsbewertung hat nichts mit einer staatlichen Zulassung zu tun, wie beispielsweise bei der Zulassung eines Arzneimittels.

Der Konformitätsbewertung gehen u. a. die Festlegung der Zweckbestimmung des Medizinprodukts und die Klassifizierung bei «*sonstigen*» Medizinprodukten voraus. Hieraus ergibt sich u. a., ob die Konformitätsbewertung ausschließlich durch den Hersteller (ohne Einschaltung einer Benannten Stelle) erfolgen kann oder ob eine Benannte Stelle einzuschalten ist. Für Medizinprodukte der Klasse I MDD (ohne Messfunktion und/oder nicht steril) ist beispielsweise eine Konformitätsbewertung ohne Einschaltung einer Benannten Stelle durchzuführen.

Die Aufgaben der Benannten Stelle bei der Konformitätsbewertung ergeben sich aus den in AIMDD, MDD und IVDD festgelegten Konformitätsbewertungsverfahren.

Dieses Prinzip wird auch bei der MDR weitergeführt, d. h. der Hersteller hat ein Konformitätsbewertungsverfahren gemäß Artikel 52ff MDR durchzuführen, wobei – wie bisher – die Konformitätsbewertung von Produkten der Klasse I vom Hersteller allein durchgeführt wird, für Produkte höherer Klassen hingegen die Einbeziehung einer Benannten Stelle erforderlich wird (s. Kap. A0101, Artikel 53 MDR).

Konformitätsbewertungsstelle

EN: *Conformity assessment body*

FR: *Organisme d'évaluation de la conformité*

Artikel 2 Nr. 13 Verordnung (EG) Nr. 765/2008 [Verordnung (EG) Nr. 765/2008 des Europäischen Parlaments und des Rates vom 9. Juli 2008 über die Vorschriften für die Akkreditierung und Marktüberwachung im Zusammenhang mit der Ver-

marktung von Produkten und zur Aufhebung der Verordnung (EWG) Nr. 339/93 des Rates (ABl. Nr. L 218 vom 13.08.2008, S. 30)]:
«Eine Stelle, die Konformitätsbewertungstätigkeiten einschließlich Kalibrierungen, Prüfungen, Zertifizierungen und Inspektionen durchführt»

Artikel 2 Nr. 41 MDR / Artikel 2 Nr. 33 IVDR:
«„Konformitätsbewertungsstelle" bezeichnet eine Stelle, die Konformitätsbewertungstätigkeiten einschließlich Kalibrierungen, Prüfungen, Zertifizierungen und Kontrollen durchführt und dabei als Drittpartei tätig wird»

Konformitätsbewertungsverfahren

EN: *Conformity assessment procedures*

FR: *Procédures d'évaluation de la conformité*

Nach DIN EN ISO/IEC 17000 [DIN EN ISO/IEC 17000 (03-2005): Konformitätsbewertung – Begriffe und allgemeine Grundlagen (ISO/IEC 17000:2004); Dreisprachige Fassung EN ISO/IEC 17000:2004; Beuth Verlag, Berlin] ist das Konformitätsbewertungsverfahren ein «*Verfahren*» «*eine festgelegte Art und Weise, eine Tätigkeit oder einen Prozess auszuführen*».

In einem Konformitätsbewertungsverfahren wird geprüft, ob das Medizinprodukt den Vorschriften des MPG und den zugehörigen nationalen Verordnungen, insbesondere der Medizinprodukteverordnung (MPV), und ggf. den entsprechenden europäischen Verordnungen entspricht.

Bei den Konformitätsbewertungsverfahren werden dem Hersteller immer mehrere unterschiedliche Verfahren zur Auswahl angeboten, die sich jeweils unterscheiden nach:

- dem Zeitpunkt der jeweiligen Bewertung bzw. der Phase der Produktentstehung, auf die sich die Bewertung bezieht zum Beispiel:
  - Entwurfsphase,
  - Abschluss der Entwicklungsphase,
  - Produktionsphase;
- der Art der jeweiligen Bewertung zum Beispiel:
  - Prüfung der Produktauslegung an Hand technischer Unterlagen;
  - Prüfung des Baumusters;
  - Prüfung, Zulassung und Überwachung des Qualitätssicherungssystems.

Bei Eigenherstellungen hat der Eigenhersteller vor der Inbetriebnahme eine Erklärung abzugeben und eine Dokumentation zu erstellen. Inhalt der Erklärung und der Dokumentation sind für aktive implantierbare Medizinprodukte in § 4 Abs. 4 MPV, für In-vitro-Diagnostika in § 5 Abs. 6 MPV und für „*sonstige*" Medizinprodukte in § 7 Abs. 9 MPV festgelegt

Hauptziel eines Konformitätsbewertungsverfahrens ist es, sicherzustellen, dass die in den Verkehr zu bringenden Medizinprodukte insbesondere in Bezug auf den Gesundheitsschutz und die Sicherheit der Anwender und Patienten den regulatorischen Anforderungen der RL gerecht werden.

Anhand der Konformitätserklärungen, der erteilten Zertifikate und der CE-Kennzeichnung, die das Ergebnis der Konformitätsbewertung dokumentieren, können sich die zuständigen Behörden auf formaler Ebene von der Konformität der Medizinprodukte vergewissern. Darüber hinaus bleibt es den zuständigen Behörden unbenommen, auch eine inhaltliche Überprüfung der ordnungsgemäßen Konformitätsbewertung auf der Grundlage der Technischen Dokumentation eines Medizinprodukts vorzunehmen.

Konformitätserklärung

EN: *Declaration of conformity*

FR: *Déclaration de conformité*

{Amtsblatt der Europäischen Union, EG-Konformitätserklärung}

Konformitätsvermutung

EN: *Presumption of conformity*

FR: *Présomption de conformité*

{Harmonisierte Norm}

Anhang I Artikel R8 Beschluss 768/2008/EG [Beschluss Nr. 768/2008/EG des Europäischen Parlaments und des Rates vom 9. Juli 2008 über einen gemeinsamen Rechtsrahmen für die Vermarktung von Produkten und zur Aufhebung des Beschlusses 93/465/EWG des Rates (ABl. Nr. L 218 vom 13.08.2008, S. 82)]: «*Bei Produkten, die mit harmonisierten Normen oder Teilen davon übereinstimmen, deren Fundstellen im Amtsblatt der Europäischen Union veröffentlicht worden sind, wird eine Konformität mit den Anforderungen von [Verweis auf den betreffenden Teil des Rechtsaktes] vermutet, die von den betreffenden Normen oder Teilen davon abgedeckt sind*»

Eine harmonisierte Norm gemäß der in der Verordnung (EU) Nr. 1025/2012 [Verordnung (EU) Nr. 1025/2012 des Europäischen Parlaments und des Rates vom 25. Oktober 2012 zur europäischen Normung, zur Änderung der Richtlinien 89/686/EWG und 93/15/EWG des Rates sowie der Richt-linien 94/9/EG, 94/25/EG, 95/16/EG, 97/23/EG, 98/34/EG, 2004/22/EG, 2007/23/EG, 2009/23/EG und 2009/105/EG des Europäischen Parlaments und des Rates und zur Aufhebung des Beschlusses 87/95/EWG des Rates und des Beschlusses Nr. 1673/2006/EG des Europäischen Parlaments und des Rates (ABl. L 316 vom 14. November 2012, S. 12), geändert durch Richtlinie (EU) 2015/1535 des Europäischen Parlaments und des Rates vom 9. September 2015 (ABL. L 241 vom 17.09.2015, S. 1)] gegebenen Definition begründet die Vermutung der Konformität mit den in den Medizinprodukte-Richtlinien aufgeführten Grundlegenden Anforderungen, die sie abdecken.

Notwendige Voraussetzung für die Konformitätsvermutung ist, dass die Fundstellen der entsprechenden harmonisierten Normen als Mitteilungen von der Kommission in der Reihe C im Amtsblatt der Europäischen Union veröffentlicht sind. Entscheidend für die Gültigkeit der Konformitätsvermutung ist das Datum der Veröffentlichung im Amtsblatt der Europäischen Union.

«Wendet der Hersteller nur einen Teil der harmonisierten Norm an oder deckt die entsprechende harmonisierte Norm nicht alle einzuhaltenden wesentlichen Anforderungen ab, so besteht die Konformitätsvermutung nur in dem Ausmaß, in dem die harmonisierte Norm den wesentlichen Anforderungen entspricht» [Blue Guide 2016 – „Leitfaden für die Umsetzung der Produktvorschriften der EU 2016 (‚Blue Guide')“, Europäische Kommission].

Konformitätszeichen

EN: *Marks of conformity*

FR: *Marques de conformité*

{CE-Kennzeichnung}

Konsultationsverfahren

EN: *Consultation procedure*

FR: *Procédure de consultation*

{Benannte Stelle, EMA, EG-Richtlinie 2007/47/EG, MDR, Kombinationsprodukt aus Medizinprodukt und Arzneimittel}

Medizinprodukte gemäß Medizinprodukterichtlinien

- mit einer Arzneimittelkomponente als integralen Bestandteil, die eine ergänzende Wirkung auf den menschlichen Körper entfalten kann,
- mit einem Stoff als festen Bestandteil oder einem Derivat aus menschlichem Blut,
- mit unter Verwendung von Gewebe tierischen Ursprungs hergestellt,

unterliegen einem Konformitätsbewertungsverfahren, das vom Hersteller neben der Einschaltung einer Benannten Stelle zusätzlich die Durchführung eines Konsultationsverfahrens erfordert. Für die drei unterschiedlichen Konfigurationen sind drei unterschiedliche Konsultationsverfahren durchzuführen.

Medizinprodukte mit einer Arzneimittelkomponente als integralen Bestandteil, die eine ergänzende Wirkung auf den menschlichen Körper entfalten kann

Wenn Medizinprodukte als festen Bestandteil einen Stoff enthalten, der bei gesonderter Verwendung als Arzneimittel angesehen wird und eine ergänzende Wirkung auf den menschlichen Körper entfalten kann (Kombinationsprodukte), sind die Qualität, die Sicherheit und der Nutzen dieses Stoffs nach arzneimittelrechtlichen Kriterien zu bewerten. Dazu «*ersucht die benannte Stelle nach Überprüfung des Nutzens des Stoffes als Bestandteil des Medizinprodukts und unter Berücksichtigung der Zweckbestimmung des Produkts eine der zuständigen von den Mitgliedstaaten benannten Behörden oder die Europäische Arzneimittel-Agentur (EMEA, heute: EMA), um ein wissenschaftliches Gutachten zu Qualität und Sicherheit des Stoffes, einschließlich des klinischen Nutzen-/ Risiko-Profils der Verwendung des Stoffes in dem Produkt. Bei der Erstellung des Gutachtens berücksichtigt die zuständige Behörde oder die EMEA den Herstellungsprozess und die Angaben im Zusammenhang mit dem Nutzen der Verwendung des Stoffes in dem Produkt, wie von der benannten Stelle ermittelt*» (aus EG-Richtlinie 2007/47/EG, siehe auch MEDDEV 2.1/3 Rev. 3). Der Nutzen der Verwendung des Arzneimittels in dem Kombinationsprodukt ist primär von der Benannten Stelle zu bewerten. Das Gutachten der Arzneimittelbehörde ist von der Benannten Stelle bei ihrer Entscheidung über die Zertifizierung gebührend zu berücksichtigen, es ist nicht zwingend zu übernehmen.

Medizinprodukte mit einem Stoff als festen Bestandteil oder einem Derivat aus menschlichem Blut

In diesem Fall ist die Konsultation von der Benannten Stelle bei der EMA vorgeschrieben. Ausschließlich die EMA erstellt auf Ersuchen der Benannten Stelle ein wissenschaftliches Gutachten zur Qualität und Sicherheit des Stoffes/des Derivats aus menschlichem Blut, einschließlich des klinischen Nutzen-Risiko-Profils bei Verwendung des Stoffes/des Derivats aus menschlichem Blut in dem betreffenden Medizinprodukt. Den Herstellungsprozess und die von der Benannten Stelle vorgelegten Angaben über den Nutzen der Verwendung des Stoffes/des Derivats aus menschlichem Blut in dem Produkt hat die EMA in ihrem Gutachten zu bewerten.

Die Benannte Stelle darf kein Zertifikat ausstellen, wenn das Gutachten der EMA negativ ausfällt.

Medizinprodukte, die unter Verwendung von Gewebe tierischen Ursprungs hergestellt werden

In diesem Fall hat die Benannte Stelle alle von den Mitgliedstaaten für dieses Konsultationsverfahren verantwortlichen Behörden einzuschalten und zu konsultieren. Auf Basis der vom Hersteller der Benannten Stelle vorzulegenden Unterlagen einschließlich der Risikoanalyse und -bewertung hat die Benannte Stelle zu prüfen, ob der Nutzen des Medizinprodukts höher ist als das Restrisiko. Dieser Bericht wird über die für die Benannte Stelle zuständige Behörde an die zuständigen Behörden der anderen Mitgliedstaaten weitergeleitet. Stellungnahmen der Mitgliedstaaten sind von der Benannten Stelle gebührend zu berücksichtigen, sie sind nicht zwingend zu übernehmen.

Die Anforderungen zur Konsultation im Rahmen der Konformitätsbewertung gemäß MDR betreffen neben den genannten Produkten (Produkte mit Arzneimittelkomponente oder mit Zellen oder Gewebe tierischen Ursprungs) eine neue Produktgruppe (Produkte mit Gewebe oder Zellen menschlichen Ursprungs, diese umfasst Produkte aus menschlichem Blut), für die ebenfalls ein Konsultationsverfahren durchzuführen ist. Die entsprechenden Regelungen finden sich in den Abschnitten 5.2 bzw. 5.3 des Annex IX MDR.

Kontrollmaterial

EN: *Control material*

FR: *Matériau de contrôle*

Artikel 2 Nr. 56 IVDR:
«„Kontrollmaterial“ bezeichnet eine Substanz, ein Material oder einen Gegenstand, die bzw. der von ihrem bzw. seinem Hersteller für die Verwendung zur Prüfung der Leistungsmerkmale eines Produkts vorgesehen ist»

Kontrollperiode

EN: *Control period*

FR: *Période de contrôle*

Teil B 1 Nr. 2.1.3 RiliBÄK:
«[...] *Eine Kontrollperiode umfasst in der Regel den Zeitraum eines Kalendermonats. Wenn weniger als 15 Ergebnisse von Kontrollprobeneinzelmessungen je Kontrollprobe eines Messverfahrens, die zur Freigabe zur Messung geführt haben, pro Kontrollperiode vorliegen, verlängert sich der Zeitraum um jeweils einen Monat, bis mindestens 15 derartige Ergebnisse vorliegen. Der Gesamtzeitraum darf jedoch drei Monate nicht überschreiten*»

Koordinierungsgruppe Medizinprodukte

EN: *Medical Devices Coordination Group, MDCG*

FR: *Groupe de coordination en matière de dispositifs médicaux, GCDM*

Artikel 103 MDR:
«(1) Es wird eine „Koordinierungsgruppe Medizinprodukte“ eingesetzt.

(2) Jeder Mitgliedstaat ernennt für die Koordinierungsgruppe Medizinprodukte für eine Amtszeit von drei Jahren, die verlängert werden kann, ein Mitglied und ein stellvertretendes Mitglied, jeweils mit Fachwissen im Bereich der Medizinprodukte sowie ein Mitglied und ein stellvertretendes Mitglied mit Fachwissen im Bereich der In-vitro-Diagnostika. Sie vertreten die zuständigen Behörden der Mitgliedstaaten. Die Kommission veröffentlicht Namen und Zugehörigkeit der Mitglieder.

[. . .]

(9) Die Koordinierungsgruppe Medizinprodukte übernimmt die in Artikel 105 dieser Verordnung (MDR) und in Artikel 99 der Verordnung (EU) 2017/746 festgelegten Aufgaben»

Artikel 98 IVDR:
«Die gemäß den Bedingungen und detaillierten Vorkehrungen der Artikel 103 und 107 der Verordnung (EU) 2017/745 eingesetzte Koordinierungsgruppe Medizinprodukte (MDCG) nimmt mit Unterstützung der Kommission gemäß Artikel 104 der Verordnung (EU) 2017/745 die Aufgaben wahr, die ihr nach Maßgabe der vorliegenden Verordnung sowie der Verordnung (EU) 2017/745 übertragen wurden»

Die Koordinierungsgruppe Medizinprodukte setzt sich aus Fachexperten der nationalen Behörden für die Bereiche Medizinprodukte bzw. In-vitro-Diagnostika zusammen, wobei jeder Mitgliedsstaat je ein Mitglied und einen Stellvertreter für beide Bereiche benennen kann. Die Liste der Mitglieder wird von der EU-Kommission veröffentlicht. [*ec.europa.eu/transparency/regexpert/index.cfm?do=groupDetail.groupDetail&groupID=3565&news=1*]

Die Aufgaben der Koordinierungsgruppe Medizinprodukte für den Bereich der Medizinprodukte sind in Artikel 105 MDR beschrieben, für den Bereich In-Vitro-Diagnostika in Artikel 99 IVDR.

Korrektive Maßnahme

EN: *Corrective action*

FR: *Mesure corrective*

§ 2 Nr. 2 MPSV:
«Maßnahme zur Beseitigung, Verringerung oder Verhinderung des erneuten Auftretens eines von einem Medizinprodukt ausgehenden Risikos».

Korrektive Maßnahmen können unterschieden werden in

- Maßnahmen bei Medizinprodukten, die sich im Verantwortungsbereich des Herstellers befinden. Diese Maßnahmen zielen auf eine Beseitigung, Verringerung oder Verhinderung des erneuten Auftretens eines von einem Medizinprodukt ausgehenden Risikos. Sie umfassen damit auch die Maßnahmen zur Be-

seitigung der Ursachen der aufgetretenen Probleme, die sich auf künftig herzustellende Produkte beziehen (präventive Maßnahmen des Herstellers).
- Maßnahmen bei Medizinprodukten, die auf dem Markt bereit gestellt sind zur Schadensbegrenzung: korrektive Maßnahmen im Feld, auch *„field safety corrective actions“* (FSCA) genannt.

Korrekturmaßnahme

EN: *Corrective action*

FR: *Mesure corrective*

{Korrektive Maßnahme}

Artikel 2 Nr. 67 MDR / Artikel 2 Nr. 70 IVDR:
«„Korrekturmaßnahme“ bezeichnet eine Maßnahme zur Beseitigung der Ursache eines potenziellen oder vorhandenen Mangels an Konformität oder einer sonstigen unerwünschten Situation»

Kosmetische Mittel

EN: *Cosmetic products*

FR: *Produits cosmétiques*

Artikel 2 Abs. 1 lit. a) Verordnung (EG) Nr. 1223/2009 [Verordnung (EG) Nr. 1223/2009 des Europäischen Parlaments und des Rates vom 30. November 2009 über kosmetische Mittel. (ABl. L 342 vom 22. Dezember 2009, S. 59), zuletzt geändert durch Verordnung (EU) 2016/1198 der Kommission vom 22. Juli 2016 (ABl. L 198 vom 23. Juli 2016, S. 10)]:
«Stoffe oder Gemische, die dazu bestimmt sind, äußerlich mit den Teilen des menschlichen Körpers (Haut, Behaarungssystem, Nägel, Lippen und äußere intime Regionen) oder mit den Zähnen und den Schleimhäuten der Mundhöhle in Berührung zu kommen, und zwar zu dem ausschließlichen oder überwiegenden Zweck, diese zu reinigen, zu parfümieren, ihr Aussehen zu verändern, sie zu schützen, sie in gutem Zustand zu halten oder den Körpergeruch zu beeinflussen»

Nach § 2 Abs. 5 Nr. 2 MPG sind kosmetische Mittel keine Medizinprodukte.

Krankenhaustechniker

EN: *Hospital technician*

FR: *Technicien hospitalier*

{Medizintechniker}

Krankheit

EN: *Disease*

FR: *Maladie*

§ 21 MPG enthält besondere Voraussetzungen zur Durchführung einer klinischen Prüfung von Medizinprodukten «*bei einer Person, die an einer Krankheit leidet, zu deren Behebung das zu prüfende Medizinprodukt angewendet werden soll*» (vgl. Kap. B0101, § 21 Satz 1 MPG). Offen bleibt dabei die Frage, was der Gesetzgeber unter dem Begriff «*Krankheit*» versteht.

Der Begriff «*Krankheit*» wird in der Begriffsbestimmung eines Medizinprodukts in § 3 Nr. 1 MPG neben den Begriffen «*Verletzung*» und «*Behinderung*» verwendet, ist aber im MPG nicht definiert Hieraus könnte abgeleitet werden, dass der Gesetzgeber durch die Verwendung dreier unterschiedlicher Begriffe auch drei unterschiedliche «*Zustände*» einer Person verbindet. Diese Vermutung wird im Grunde durch die Festlegungen im § 21 MPG widerlegt, denn ansonsten würden für klinische Prüfungen bei verletzten oder behinderten Personen die besonderen Anforderungen von § 21 MPG nicht greifen.

Bemerkenswert ist, dass selbst im Arzneimittelrecht die Begriffsbestimmung «Krankheit» nicht zu finden ist. *Burgardt, Clausen* und *Wigge* [*Burgardt*, C., *Clausen*, C., *Wigge*, P.: Kostenerstattung für Medizinprodukte. In Anhalt, E., Dieners, P.: Handbuch des Medizinprodukterechts. Verlag C. H. Beck München 2003] stellen in diesem Zusammenhang fest, dass sich – in Ermangelung einer Legaldefinition «*Krankheit*» – die Rechtsprechung eine eigene Definition zugrunde legt. Danach wäre «*Krankheit*»

«*ein regelwidriger Körper- oder Geisteszustand, der die Notwendigkeit einer ärztlichen Heilbehandlung oder zugleich oder allein Arbeitsunfähigkeit zur Folge hat*».

Diese in der Rechtsprechung übliche Verwendung des Begriffs «*Krankheit*» ist zu ergänzen mit dem durch die Weltgesundheitsorganisation (WHO) definierten Begriff «*Gesundheit*»:

«*Gesundheit ist ein Zustand vollkommenen körperlichen, geistigen und sozialen Wohlbefindens und nicht allein das Fehlen von Krankheit und Gebrechen*» [Verfassung der Weltgesundheitsorganisation vom 22. Juli 1946; Stand: 8. Mai 2014]

Ausführlicher wird der Begriff «*Krankheit*» im Gesundheits-Brockhaus [Der Gesundheits-Brockhaus, F. A. Brockhaus GmbH, Leipzig – Mannheim] definiert:

«*Krankheit ist definiert als Störung des körperlichen, seelischen und sozialen Wohlbefindens. Bei der Abgrenzung der Krankheit von Gesundheit ist eine bestimmte, aus einer Vielzahl von Beobachtungen mit Hilfe statistischer Methoden gewonnene Schwankungsbreite zu berücksichtigen, innerhalb derer der Betroffene noch als gesund angesehen wird.*

Bei der Beschreibung einer Krankheit muss zwischen ihren Ursachen (Krankheitsursache) und ihren sichtbaren Anzeichen (Symptomen) unterschieden werden.

Außerdem können sich unterschiedliche Verläufe zeigen:

- *Eine akute Krankheit setzt plötzlich und heftig ein.*
- *Eine chronische Krankheit (Malum) beginnt langsam und verläuft schleichend.*
- *Manche Krankheiten verlaufen in Schüben, d. h., es wechseln sich Phasen der Besserung mit Phasen der Verschlechterung (Exazerbationen) ab, oder sie treten nach scheinbarer Ausheilung erneut auf (Rezidiv).*

Die Feststellung einer Krankheit (Diagnose) beruht auf der Erhebung der Krankengeschichte (Anamnese) sowie der Untersuchung des Betroffenen mit Auswertung der geschilderten und festgestellten Symptome. Die erhobene Diagnose dient der Festlegung einer evtl. notwendigen Behandlung, der Voraussage über den Verlauf der Krankheit (Prognose) und Maßnahmen der Krankheitsverhütung (Prävention)»

Wenner [Wenner, U.: Sozialgesetzbuch (SGB V). In Prütting, D.: Fachanwaltskommentar Medizinrecht; Luchterhand, Köln 2010] versteht – wie *Burgardt, Clausen* und *Wigge* – Krankheit als

«regelwidrigen Körper- oder Geisteszustand, der die Notwendigkeit einer Heilbehandlung zur Folge hat und/oder zur Arbeitsunfähigkeit führt»

Folgt man diesen Begriffsbestimmungen in Verbindung mit dem in der Rechtsprechung üblichen Verständnis für den Begriff «*Krankheit*», so sind

- Verletzungen und
- Behinderungen

unter den Begriff «*Krankheit*» zu subsumieren.

Kritisches Medizinprodukt

EN: *Critical medical device*

FR: *Dispositif médical catégorie critique*

{Semikritisches Medizinprodukt, Unkritisches Medizinprodukt

Im Hinblick auf die Aufbereitung werden Medizinprodukte in verschiedene Risikoklassen eingeteilt:

- unkritische Medizinprodukte,
- semikritische Medizinprodukte,
- kritische Medizinprodukte.

«Kritische Medizinprodukte sind solche zur Anwendung von Blut, Blutprodukten und anderen sterilen Arzneimitteln und Medizinprodukte, die die Haut oder

Schleimhaut durchdringen und dabei in Kontakt mit Blut, inneren Geweben oder Organen kommen, einschließlich Wunden.

Die kritischen Medizinprodukte werden wiederum in Untergruppen eingeteilt:

- *kritisch A (ohne besonderen Anforderungen an die Aufbereitung, z. B. Wundhaken),*
- *kritisch B (mit erhöhten Anforderungen an die Aufbereitung, z. B. Trokare),*
- *kritisch C (mit besonders hohen Anforderungen an die Aufbereitung, z. B. Herzkatheter)»* [Jäkel, C.: Rechtliche Rahmenbedingungen für die Aufbereitung von Medizinprodukten, HygMed 2008; 33 (7-8), S. 296]

Für die Aufbereitung von kritisch C-Produkten muss der Aufbereiter gemäß *Jäkel* ein durch eine entsprechende anerkannte Stelle zertifiziertes Qualitätsmanagementsystem nachweisen (vgl. Kap. B0204, § 8 Abs. 3 MPBetreibV).

Kundenreklamation

EN: *Customer complaint*

FR: *Réclamation client*

DIN EN ISO 13485 [DIN EN ISO 13485 (08.2016): Medizinprodukte – Qualitätsmanagementsysteme – Anforderungen für regulatorische Zwecke (ISO 13485:2016); Deutsche Fassung EN ISO 13485:2016, Beuth Verlag, Berlin]: *«Schriftliche, elektronische oder mündliche Mitteilung über angebliche Unzulänglichkeiten hinsichtlich Identität, Qualität, Haltbarkeit, Zuverlässigkeit, Sicherheit oder Leistungsfähigkeit eines Medizinprodukts, das in Verkehr gebracht wurde»*

L

Laboratorium

EN: *Laboratory*

FR: *Laboratoire*

{Medizinisches Laboratorium, Prüflaboratorium, Prüflaboratorium für Medizinprodukte}

Laborgerät für das medizinische Laboratorium

EN: *Laboratory apparatus for the medical laboratory*

FR: *Appareil de laboratoire pour le laboratoire médical*

{Bestandsverzeichnis, In-vitro-Diagnostikum, Medizinisches Laboratorium}

Laborgeräte als Ausrüstung, Apparat oder System für die In-vitro-Diagnose fallen unter das MPG.

Unter Laborgeräten für das medizinische Laboratorium sind z. B. folgende Laborgeräte zu verstehen:

- Geräte zur Bestimmung von Blutbildern und Differenzialblutbildern,
- Blutzuckermessgeräte,
- Geräte zur zytologischen Untersuchung von Punktaten (Liquor, Pleura),
- Geräte zu Routine- und Notfalluntersuchungen (Enzyme, Substrate, Elektrolyte),
- Geräte zur Bestimmung von immunchemischen Parametern (Hormone, Tumormarker, Vitamine),
- Geräte zum therapeutischen Drugmonitoring (Immunsuppressiva, Psychopharmaka)
- Geräte zur hämostaseologischen Basisdiagnostik (INR, aPTT, Fibrinogen, Antithrombin),
- Geräte zur quantitativen Bestimmung viraler Erreger,
- Geräte zur Anzucht und Charakterisierung von Erregern von Infektionskrankheiten und zur Untersuchung von Patientenmaterialien auf pathogene Bakterien, Pilze, Parasiten.

Hinzuweisen ist, dass ein Betreiber elektrisch betriebene Laborgeräte einschließlich des elektrisch betriebenen Zubehörs (z. B. Software) im Bestandsverzeichnis zu dokumentieren hat.

Erzeugnisse für den allgemeinen Laborbedarf gelten nicht als In-vitro-Diagnostika, es sei denn, sie sind aufgrund ihrer Merkmale nach ihrer vom Hersteller festgelegten Zweckbestimmung speziell für In-vitro-Untersuchungen zu verwenden.

Laie

EN: *Lay person*

FR: *Profane*

Artikel 2 Nr. 38 MDR / Artikel 2 Nr. 31 IVDR:
«„Laie" bezeichnet eine Person, die nicht über eine formale Ausbildung in dem einschlägigen Bereich des Gesundheitswesens oder dem medizinischen Fachgebiet verfügt»

Lebensdauer

EN: *Lifetime*

FR: *Durabilité*

Der Begriff «*Lebensdauer*» ist weder im MPG noch in der MPBetreibV definiert. Der Begriff wird jedoch im Medizinprodukterecht an vielen Stellen verwendet, insbesondere, wenn es um Fragen der Sicherheit geht.

Aus Anhang I Nr. 4 MDD ergibt sich, dass die Merkmale und Leistungen eines Medizinprodukts sich nicht derart ändern,

«dass der klinische Zustand oder die Sicherheit der Patienten oder Anwender oder gegebenenfalls Dritter während der Lebensdauer der Produkte nach Maßgabe der vom Hersteller gemachten Angaben gefährdet werden, wenn diese Produkte Belastungen ausgesetzt werden, wie sie unter normalen Einsatzbedingungen auftreten können. Ist keine Lebensdauer angegeben, gilt die Forderung gleichermaßen für die von einem Produkt dieser Art vernünftigerweise zu erwartende Lebensdauer, wobei die Einsatzbedingungen und die Zweckbestimmung des Produkts zu berücksichtigen sind»

Anhang I Nr. 13.3 lit. e) MDD):
«Die Kennzeichnung muss folgende Angaben enthalten:
[...] gegebenenfalls das Datum, angegeben nach Jahr und Monat, bis zu dem eine gefahrlose Anwendung des Produkts möglich ist»

Unter Lebensdauer eines Medizinprodukts ist grundsätzlich zunächst der gesamte Zeitraum von der erstmaligen Inbetriebnahme bis zum vollständigen Betriebsausfall/zur endgültigen Außerbetriebnahme zu verstehen.

Sie wird in Betriebsstunden/Zeitangaben (z. B. 12 Monate, 2 Jahre) angegeben, wobei dabei unterstellt wird, dass das Medizinprodukt 24 h unter den vom Hersteller vorgegebenen Einsatzbedingungen während der gesamten Betriebszeit ohne vollständigen Betriebsausfall ununterbrochen in Betrieb ist.

Neben dieser maximalen Lebensdauer eines Medizinprodukts werden andere Kriterien bei der Festlegung der Lebensdauer eines Medizinprodukts herangezogen, so z. B.:

- bei implantierbaren aktiven Medizinprodukten die Zeit, in der ein gefährdungsfreier Betrieb z. B. eines implantierbaren Herzschrittmachers gewährleistet ist.
- bei sterilen Medizinprodukt die Zeit, bis zu der eine gefahrlose Anwendung des sterilen Medizinprodukts nachweislich möglich ist (§ 4 Abs. 1 Nr. 2 MPG).
- bei lebenserhaltenden Medizinprodukten die Zeit, in der ein zuverlässiger Betrieb z. B. eines Narkose-Beatmungsgeräts gewährleistet ist, ohne dass es zu einer den Patienten gefährdenden Situation kommt. In diesen Fällen wird jedoch diese Zeitspanne nicht als Lebensdauer, sondern als Frist für die nächste sicherheitstechnische Kontrolle/die nächste Wartung bezeichnet.
- bei Medizinprodukten mit hohem Instandhaltungsaufwand die Zeit, in der ein wirtschaftlicher Betrieb des Medizinprodukts möglich ist. In diesen Fällen wäre der optimale Ersatzzeitpunkt beispielsweise erreicht, wenn die kumulierten Instandhaltungskosten die Anschaffungskosten des Ersatzprodukts deutlich übersteigen.

Diese Auflistung erhebt keinen Anspruch auf Vollständigkeit.

Die Angabe der Lebensdauer kann sich dabei auf ein komplettes Medizinprodukt (z. B. Insulinspritzenpumpe) oder auf Teile des Medizinprodukts (z. B. Batterie eines implantierten Herzschrittmachers, Unterdruckpumpe eines Hämodialysegeräts) beziehen.

Ist die zu erwartende Zeitdauer, in der <u>keine</u> Gefährdungssituation von dem Medizinprodukt ausgeht, kleiner als die vom Hersteller festgelegte Lebensdauer des Medizinprodukts, so sind zur Abwendung von Gefahren Instandhaltungsmaßnahmen (z. B. Wartungen, sicherheitstechnische Kontrollen, messtechnische Kontrollen) von dem Hersteller/Eigenhersteller/Produzenten vorzuschreiben, die zu den vorgegebenen Zeiten und im vorgegebenen Umfang vom Betreiber durchgeführt werden müssen.

lebensfähig, nicht

EN: *non-viable*

FR: *non viable*

{nicht lebensfähig}

Leihgerät

EN: *Loan device*

FR: *Appareil de prêt*

{Inverkehrbringen}

Leihgeräte sind Geräte, die ein Verleiher – z. B. ein Hersteller – dem Kunden zum Zwecke der Kaufentscheidung bzw. als Überbrückungsgerät während einer länger dauernden Instandsetzung zur Verfügung stellt.

Juristisch bedeutet Leihe die unentgeltliche Überlassung einer (beweglichen oder unbeweglichen) Sache auf vertraglicher Basis [Alpmann Brockhaus: Fachlexikon Recht. Alpmann & Schmidt juristische Lehrgänge, Münster und F. A. Brockhaus, Mannheim 2004]. In der Praxis wird jedoch gelegentlich auch ein gegen Entgelt für eine bestimmte Zeit überlassenes Gerät – Miete oder Leasing – als Leihgerät bezeichnet.

Hinzuweisen ist, dass ein Betreiber bei Leihgeräten die Anforderungen der MPBetreibV zu beachten hat, da er bei Leihgeräten die Sachherrschaft besitzt. Der Betreiber ist in diesen Fällen Besitzer (auf Zeit), aber nicht Eigentümer der Leihgeräte.

Leistung

EN: *Performance*

FR: *Performance*

{Leistung eines Medizinprodukts, Medizinische Leistung, Technische Leistung}

Artikel 2 Nr. 22 MDR:
«„Leistung" bezeichnet die Fähigkeit eines Produkts, seine vom Hersteller angegebene Zweckbestimmung zu erfüllen»

Leistung eines Medizinprodukts

EN: *Performance of a medical device*

FR: *Performance d'un dispositif médica*

{Leistung, Medizinische Leistung, Technische Leistung}

Leistung im Sinne des MPG ist nicht die physikalische/technische Leistung im eigentlichen Sinne, sondern vielmehr der Oberbegriff für die technische und medizinische Leistungsfähigkeit eines Medizinprodukts.

Leistung eines Produkts

EN: *Performance of a device*

FR: *Performance d'un dispositif*

{Analyseleistung, Klinische Leistung, Zweckbestimmung}

Artikel 2 Nr. 39 IVDR:
«„Leistung eines Produkts" bezeichnet die Fähigkeit eines Produkts, seine vom Hersteller angegebene Zweckbestimmung zu erfüllen; sie besteht in der Ana-

lyshy;seleistung und gegebenenfalls der klinischen Leistung zur Erfüllung dieser Zweckbestimmung»

Leistungsbewertung

EN: *Performance evaluation*

FR: *Évaluation des performances*

{Klinische Leistung, Wissenschaftliche Validität eines Analyten}

Artikel 2 Nr. 44 IVDR:
«„Leistungsbewertung" bezeichnet eine Beurteilung und Analyse von Daten zur Feststellung oder Überprüfung der wissenschaftlichen Validität, der Analyseleistung und gegebenenfalls der klinischen Leistung eines Produkts»

Leistungsbewertung von In-vitro-Diagnostika

EN: Performance evaluation of in vitro diagnostic medical devices

FR: *Évaluation des performances des dispositifs médicaux de diagnostic in vitro*

{Klinische Bewertung, Leistungsbewertungsprüfung von In-vitro-Diagnostika}

§ 19 Abs. 2 MPG:
«Die Eignung von In-vitro-Diagnostika für den vorgesehenen Verwendungszweck ist durch eine Leistungsbewertung anhand geeigneter Daten zu belegen. Die Leistungsbewertung ist zu stützen auf

1. *Daten aus der wissenschaftlichen Literatur, die die vorgesehene Anwendung des Medizinproduktes und die dabei zum Einsatz kommenden Techniken behandeln, sowie einen schriftlichen Bericht, der eine kritische Würdigung dieser Daten enthält, oder*
2. *die Ergebnisse aller Leistungsbewertungsprüfungen oder sonstigen geeigneten Prüfungen»*

Der Begriff Leistungsbewertung ist weder im MPG noch in der IVDD legal definiert. In der IVDD findet sich lediglich in Artikel 1 Abs. 2 lit. e) die Definition für ein «*Produkt für Leistungsbewertungszwecke*». Danach ist ein Produkt für Leistungsbewertungszwecke jedes Medizinprodukt, das vom Hersteller dazu bestimmt ist, einer oder mehreren Leistungsbewertungsprüfungen in Labors für medizinische Analysen oder in einer anderen angemessenen Umgebung außerhalb der eigenen Betriebsstätte unterzogen zu werden.

«*Außerhalb der Betriebstätte*» bedeutet in diesem Zusammenhang, dass die Probenahme und die Untersuchung der Proben mit dem zu prüfenden In-vitro-Diagnostikum außerhalb von Geschäftseinrichtungen, Fertigungsstätten und Betriebsräumen des Sponsors durchgeführt werden.

Davon abweichend können Leistungsbewertungsprüfungen einschließlich der Probenahme und der Untersuchung der Proben in der Betriebsstätte des Sponsors stattfinden, wenn die Betriebsstätte des Sponsors über geeignete Räume für die Probenahme sowie über Labore für die medizinische Analyse verfügt.

In den Fällen, in denen die Probenahme und/oder die Analyse der Proben beim Sponsor stattfinden, ist die Betriebsstätte als Prüfstelle im Rahmen der Leistungsbewertungsprüfung anzusehen und beim Antrag auf Genehmigung und auf zustimmende Bewertung mit zu benennen.

Leistungsbewertungsprüfung von In-vitro-Diagnostika

EN: *Performance evaluation study of in vitro diagnostic medical devices*

FR: *Études d'evaluation des performances des dispositifs médicaux de diagnostic in vitro*

{Klinische Bewertung, Klinische Daten, Klinische Prüfung von Medizinprodukten, Medizinprodukte Klinische Prüfungsverordnung}

§ 24 MPG:
«Auf Leistungsbewertungsprüfungen von In-vitro-Diagnostika sind die §§ 20 bis 23b entsprechend anzuwenden, wenn

1. *eine invasive Probenahme ausschließlich oder in erheblicher zusätzlicher Menge zum Zwecke der Leistungsbewertung eines In-vitro-Diagnostikums erfolgt oder*
2. *im Rahmen der Leistungsbewertungsprüfung zusätzlich invasive oder andere belastende Untersuchungen durchgeführt werden oder*
3. *die im Rahmen der Leistungsbewertung erhaltenen Ergebnisse für die Diagnostik verwendet werden sollen, ohne dass sie mit etablierten Verfahren bestätigt werden können.*
   In den übrigen Fällen ist die Einwilligung der Person, von der die Proben entnommen werden, erforderlich, soweit das Persönlichkeitsrecht oder kommerzielle Interessen dieser Person berührt sind»

DIN EN 13612 [DIN EN 13612 (08.2002) Leistungsbewertung von In-vitro-Diagnostika; Deutsche Fassung EN 13612:2002, Text in Deutsch und Englisch; Beuth Verlag, Berlin]:
«Leistungsbewertungsstudie: Untersuchung eines In-vitro-Diagnostikums zur Validierung der Leistungsangaben unter den zu erwartenden Anwendungsbedingungen»

Die Leistungsbewertungsprüfung

- ist durchzuführen, um geeignete klinische Daten für eine Leistungsbewertung eines In-vitro-Diagnostikums zu erheben, soweit diese nicht aus Literaturdaten zu erheben sind (vgl. Kap. B0101, § 19 MPG).
- findet innerhalb und/oder außerhalb der Betriebsstätte des Herstellers statt (Artikel 1 Abs. 2 lit. e) IVDD),

- ist unter Berücksichtigung der einschlägigen harmonisierten Norm DIN EN 13612 für die Durchführung einer Leistungsbewertungsprüfung durchzuführen,
- eines In-vitro-Diagnostikums entspricht der klinischen Prüfung eines «*sonstigen*» Medizinprodukts.

Leistungsbewertungsprüfungen von In-vitro-Diagnostika werden häufig mit vorhandenem überschüssigem Probenmaterial durchgeführt, das im Rahmen der medizinischen Behandlung von Patienten für medizinisch-diagnostische Zwecke entnommen wurde. In derartigen Fällen sind die Leistungsbewertungsprüfungen im Normalfall nicht mit zusätzlichen Risiken für die Personen verbunden, von denen das Probenmaterial stammt.

Es gibt jedoch Leistungsbewertungsprüfungen, in denen die Gesundheit und die körperliche Unversehrtheit der Personen, von denen die Probe entnommen wird, durch

- die Probenahme,
- zusätzlich Untersuchungen oder
- eine auf die Ergebnisse der In-vitro-Untersuchung gestützte Therapie beeinträchtigt werden könnten.

Diese «*belastenden*» Leistungsbewertungsprüfungen können wegen des damit für die Probanden verbundenen Risikos als «*kritische Leistungsbewertungsprüfungen*» bezeichnet werden. Welche Leistungsbewertungsprüfungen zu diesen «*kritischen Leistungsbewertungsprüfungen*» zählen, wird im § 24 MPG spezifiziert.

Die kritischen Leistungsbewertungsprüfungen sind nach § 24 MPG den klinischen Prüfungen mit Medizinprodukten rechtlich gleichgestellt.

Mit anderen Worten: Für kritische Leistungsbewertungsprüfungen von In-vitro-Diagnostika gelten – soweit anwendbar – die gleichen Vorschriften hinsichtlich des Beginns und der Durchführung wie für klinische Prüfungen von Medizinprodukten.

Hierzu zählen neben

- den Allgemeinen Voraussetzungen des § 20 MPG auch
- die besonderen Voraussetzungen des § 21 MPG,
- die Vorschriften für die Genehmigung durch die BOB und die zustimmende Bewertung durch die zuständige Ethik-Kommission nach Landesrecht nach §§ 22 bis 23a MPG sowie
- die Vorschriften für den Abschluss einer Prüfung nach § 23a MPG.

Für eine Leistungsbewertungsprüfung, die vom Regelungsbereich des § 24 MPG nicht erfasst wird und damit nicht die Vorschriften der §§ 20 bis 23a MPG einhalten muss, ist jedoch die Einwilligung des Probanden erforderlich, soweit dessen Persönlichkeitsrechte oder kommerzielle Interessen berührt sind.

Leistungsbewertungsprüfung, Beginn

EN: *Commencement of the performance evaluation study*

FR: *Commencement de étude d'évaluation des per-formances*

Nach Vorliegen aller regulatorischen Voraussetzungen ist der Beginn der Leistungsbewertungsprüfung mit In-vitro-Diagnostika der Zeitpunkt, zu dem der erste Proband/die erste Probandin nach rechtmäßiger Aufklärung die Zustimmung zur Teilnahme an der Leistungsbewertungsprüfung gegeben hat.

Leistungsbewertungsprüfung – Bericht

EN: *Performance evaluation study report*

FR: *Rapport des études d'évaluation des performances*

{Äquivalentes Medizinprodukt, Klinische Bewertung – Bericht, Klinische Daten}

Die zur Leistungsbewertung herangezogenen klinischen Daten sind gemäß § 19 Abs. 2 Satz 2 Nr. 1 MPG in einem schriftlichen Bericht einer kritischen Würdigung zu unterziehen. Gemeint ist hiermit eine Art (internes) Sachverständigengutachten, in dem insbesondere die Übertragbarkeit der Daten auf das in Rede stehende In-vitro-Diagnostikum sowie deren Aussagekraft kritisch diskutiert werden.

In dem Bericht muss klar herausgearbeitet werden, welche Aspekte der Produktleistung durch die Literaturdaten belegt sind. Er kann von einem entsprechend qualifizierten Mitarbeiter des Herstellers angefertigt werden. Besondere Anforderungen an die Qualifikation des Berichtsverfassers sind nicht vorgegeben. Die Beteiligung externen Sachverstands bleibt dem Hersteller unbenommen.

In Analogie zu MEDDEV 2.7/1 Rev. 4 sollte der Bewertungsbericht folgende Punkte enthalten:

- eine Beschreibung des In-vitro-Diagnostikums, seiner Zweckbestimmung und seiner Anwendung;
- eine Auflistung der identifizierten Gefahren und Risiken sowie der daraus abgeleiteten Produktanforderungen und Leistungsspezifikationen;
- eine kritische Diskussion der vorgegebenen Leistungsspezifikationen im Hinblick auf deren Übereinstimmung mit dem allgemein anerkannten Stand der Technik;
- eine Aufstellung der herangezogenen Literatur;
- die Darlegung, auf welche Aspekte der Eignung des zu bewertenden In-vitro-Diagnostikums sich die Daten jeweils beziehen;
- eine Gewichtung – unter Angabe der zugrunde gelegten Kriterien – und kritische Diskussion der Daten einschließlich statistischer Überlegungen, wobei alle Daten – günstige und ungünstige – einzubeziehen sind;
- ggf. auch eine Analyse der Erkenntnisse aus der Marktbeobachtung für das betreffende In-vitro-Diagnostikum oder für vergleichbare In-vitro-Diagnostika;

- falls Daten herangezogen werden, die sich auf ein vergleichbares In-vitro-Diagnostikum beziehen, eine Begründung, warum dieses insoweit als dem zu bewertenden In-vitro-Diagnostikum äquivalent angesehen werden kann;
- eine Bewertung im Einzelnen sowie eine zusammenfassende Darstellung, welche Eignungs- und Leistungsmerkmale als belegt gelten können und welche ergänzenden Daten gegebenenfalls noch benötigt werden – z. B. Verifizierung bestimmter Aspekte an authentischen Proben in der klinischen Routine;
- Angaben zur Person und Qualifikation des Berichtsverfassers sowie
- Datum und Unterschrift.

Leistungsfähigkeit

EN: *Efficiency*

FR: *Efficacité*

{Messverfahren}

Teil A Nr. 3 RiliBÄK:
«Die Leistungsfähigkeit eines Messverfahrens wird durch die Kriterien analytische Empfindlichkeit, analytische Spezifität, Messgenauigkeit, Richtigkeit ausgedrückt als systematische Messabweichung, Vergleichspräzision ausgedrückt als zufällige Messabweichung, Wiederholpräzision, Messbereich, theoretische und praktische Nachweisgrenze sowie Linearität beschrieben»

Leistungsstudie

EN: *Performance study*

FR: *Étude des performances*

{Leistungsbewertung, Leistungsstudienplan}

Artikel 2 Nr. 42 IVDR:
«„Leistungsstudie" bezeichnet eine Studie zur Feststellung oder Bestätigung der Analyseleistung oder der klinischen Leistung eines Produkts»

Leistungsstudie, interventionelle klinische

EN: *Interventional clinical Performance study*

FR: *Étude interventionnelle des performances cliniques*

{Interventionelle klinische Leitungsstudie}

Leistungsstudienplan

EN: *Performance study plan*

FR: *Plan d'étude des performances*

{Leistungsbewertung, Leistungsstudie}

Artikel 2 Nr. 43 IVDR:
«„Leistungsstudienplan" bezeichnet ein Dokument, in dem die Begründung, die Ziele, das Prüfungsdesign, die Methodik, die Überwachung, statistische Erwägungen, die Organisation und die Durchführung einer Leistungsstudie beschrieben werden»

Leitlinie «Medizinprodukte-Beobachtungs- und Meldesystem»

EN: *Guideline on a medical devices vigilance system*

FR: *Document d'orientation pour la matériovigilance des dispositifs médicaux*

{In-vitro-Fertilisation/Assistierte Reproduktionstechnik – Medizinprodukte, korrektive Maßnahme}

Die Leitlinie MEDDEV 2.12/1 Rev. 8 beschreibt ein System zur Meldung und Bewertung von Vorkommnissen und zur Durchführung von korrektiven Maßnahmen, das die Bezeichnung «*Medizinprodukte-Beobachtungs- und Meldesystem*» trägt. Sie erläutert die Anforderungen der AIMDD, der MDD sowie der IVDD im Hinblick auf die Vigilanz. Die Leitlinie ist als Grundlage für die Erarbeitung der MPSV herangezogen worden.

«Ziel dieser Leitlinie ist es, die Wahrscheinlichkeit des Wiederauftretens von Vorkommnissen zu reduzieren und somit die Sicherheit bei deren Anwendung zu erhöhen» [Stößlein, E. Neue europäische MP-Vigilanz-Leitlinie: wesentliche Änderungen für Hersteller und Behörden; Medizinprodukte Journal, Nr. 1 S. 7. März 2008]

Die Leitlinie berücksichtigt u. a. die Anwendungen des Medizinprodukte-Beobachtungs- und Meldesystem bei In-vitro-Fertilisation (IVF)-Produkten und Assistierte Reproduktions-Technik (ART)-Produkten. U. a. wird angegeben, wann bei diesen Medizinprodukten ein Vorkommnis vorliegt.

Likelihood-Verhältnis

EN: *Likelihood ratio*

FR: *Rapport de vraisemblance*

Artikel 2 Nr. 54 IVDR:
«„Likelihood-Verhältnis" bezeichnet die Wahrscheinlichkeit, mit der ein bestimmtes Ergebnis bei einer Person mit dem klinischen oder physiologischen Zielzustand eintritt, im Verhältnis zu der Wahrscheinlichkeit, mit der das gleiche Ergebnis bei einer Person eintritt, bei der der betreffende klinische oder physiologische Zustand nicht vorliegt»

M

Management

EN: *Management*

FR: *Management*

DIN EN ISO 9001:2015:
«Management: Aufeinander abgestimmte Tätigkeiten zum Führen und Steuern einer Organisation»

Managementsystem

EN: *Management system*

FR: *Système de management*

{Management, PDCA-Zyklus, Qualitätsmanagementsystem für Medizinprodukte}

DIN EN ISO 9001
«Managementsystem: Satz zusammenhängender oder sich gegenseitig beeinflussender Elemente einer Organisation, um Politiken, Ziele und Prozesse zum Erreichen der Ziele festzulegen»

Ein Managementsystem ist ein Instrument zur gezielten Umsetzung von Unternehmenszielen. Ein Managementsystem wird sich aus mehreren Subsystemen zusammensetzen. Das Subsystem, das für einen Hersteller von Medizinprodukten eine überragende Bedeutung hat, ist das Qualitätsmanagementsystem (QM-System). Aus regulatorischer Sicht steht für Hersteller von Medizinprodukten das QM-System im Vordergrund, das in DIN EN ISO 13485 beschrieben ist.

Marktüberwachung

EN: *Market surveillance*

FR: *Surveillance du marché*

{Arbeitsgruppe Medizinprodukte der Bundesländer (AGMP)}

Artikel 2 Nr. 17 Verordnung (EG) Nr. 765/2008 [Wiedergegeben wird die Begriffsbestimmung. Die Verordnung findet auf Medizinprodukte keine Anwendung (Erwägungsgrund 5 der VO (EG) Nr. 765/2008).]:
«Die von den Behörden durchgeführten Tätigkeiten und von ihnen getroffenen Maßnahmen, durch die sichergestellt werden soll, dass die Produkte mit den Anforderungen der einschlägigen Harmonisierungsrechtsvorschriften der Gemeinschaft übereinstimmen und keine Gefährdung für die Gesundheit, Sicherheit oder andere im öffentlichen Interesse schützenswerte Bereiche darstellen.»

Artikel 2 Nr. 61 MDR / Artikel 2 Nr. 64 IVDR:
«„Marktüberwachung“ bezeichnet die von den zuständigen Behörden durchgeführten Tätigkeiten und von ihnen getroffenen Maßnahmen, durch die geprüft und sichergestellt werden soll, dass die Produkte mit den Anforderungen der einschlägigen Harmonisierungsrechtsvorschriften der Union übereinstimmen und keine Gefährdung für die Gesundheit, Sicherheit oder andere im öffentlichen Interesse schützenswerte Rechtsgüter darstellen»

Die Marktüberwachung bei Medizinprodukten dient dem Schutz der Gesundheit und Sicherheit von Patienten, Anwendern und Dritten und hat zum Ziel, dafür Sorge zu tragen, dass nur sichere und den regulatorischen Anforderungen entsprechende Medizinprodukte in Verkehr gebracht, betrieben und angewendet werden.

Die europäischen Medizinprodukte-Richtlinien sehen Maßnahmen der Marktüberwachung vor, die im MPG und seinen Verordnungen konkretisiert werden:

- Die Marktüberwachung ist im fünften Abschnitt des MPG (§§ 25 bis 31 MPG) geregelt, insbesondere ist die „Durchführung der Überwachung“ in § 26 MPG festgelegt.
- Die konkrete Umsetzung der Marktüberwachung ist gemäß § 26 Abs. 2b MPG in einer separaten Verwaltungsvorschrift (Allgemeine Verwaltungsvorschrift zur Durchführung des Medizinproduktegesetzes – MPGVwV vom 18. Mai 2012) geregelt.
- Konkrete Aufgaben der Marktüberwachung im Zusammenhang mit Vorkommnismeldungen, Rückrufen, korrektiven Maßnahmen oder der Meldung von schwerwiegenden unerwünschten Ereignissen sind in der Medizinprodukte-Sicherheitsplanverordnung (MPSV) festgelegt, wobei hier auch die Aufgabenteilung zwischen Bundesoberbehörden als auch die zuständigen (Landes-)behörden festgelegt ist.

Das MPG schreibt ein risikogestuftes Vorgehen vor, das in der Allgemeinen Verwaltungsvorschrift zur Durchführung des Medizinproduktegesetzes detailliert beschrieben ist. Danach haben die zuständigen Behörden sich in angemessenem Umfang unter besonderer Berücksichtigung möglicher Risiken der Medizinprodukte zu vergewissern, ob die Voraussetzungen zum Inverkehrbringen und zur Inbetriebnahme erfüllt sind, und gegebenenfalls die zur Beseitigung festgestellter und zur Verhütung künftiger Verstöße notwendigen Maßnahmen zu treffen.

Die behördliche Überwachung erstreckt sich in Deutschland auch auf weitere Bereiche bzw. Aktivitäten, die nicht Gegenstand der europäischen Medizinprodukte-Richtlinien sind (z. B. den Handel mit Medizinprodukten, das professionelle Betreiben und Anwenden sowie die Aufbereitung von Medizinprodukten).

In Deutschland sind unterschiedliche Stellen mit Maßnahmen zur Marktüberwachung von Medizinprodukten befasst, beispielsweise:

- Landesbehörden überwachen im Hinblick auf Medizinprodukte sowohl Hersteller, Fachhandel, Einführer, Gesundheitseinrichtungen und Anwender in Gesundheitseinrichtungen in ihrem Zuständigkeitsbereich. Die Überwachung erfolgt im Normalfall auf der Grundlage von AGMP-Verfahrensanweisungen [*www.zlg.de/medizinprodukte/dokumente/dokumente-agmp.html*]:
  - Überwachung des erstmaligen Inverkehrbringens von Medizinprodukten,
  - Überwachung klinischer Prüfungen und Leistungsbewertungsprüfungen,
  - Überwachung nach der Medizinprodukte-Betreiberverordnung (ausgenommen hygienische Aufbereitung von Medizinprodukten),
  - Hygienische Aufbereitung von Medizinprodukten).
  - Umsetzung von Maßnahmen im Zusammenhang mit Vorkommnissen, Rückrufen, korrektiven Maßnahmen und schwerwiegenden unerwünschten Ereignissen in Zusammenarbeit mit den Bundesoberbehörden.
- Bundesbehörden wie BfArM und PEI sind für die zentrale Erfassung, Auswertung und Bewertung der bei Anwendung oder Verwendung von Medizinprodukten (auch bei klinischen Prüfungen, Leistungsbewertungsprüfungen) auftretenden Risiken und im Falle von Korrekturmaßnahmen in der Koordinierung der zu ergreifenden Maßnahmen zuständig. Die BOB stützt sich dabei auf eingehende Meldungen über Vorkommnisse und schwerwiegende unerwünschte Ereignisse mit Medizinprodukten.
- Der ZLG ist als anerkennende und benennende Behörde u. a. die Aufgabe übertragen, Benannte Stellen für Medizinprodukte, die in Deutschland ihren Sitz haben, zu benennen und zu überwachen. In die Akkreditierung der Benannten Stelle durch die DAkkS ist die ZLG mit eingebunden.
- Benannte Stellen sind staatlich autorisierte Stellen, die in Abhängigkeit der Klassifizierung eines Medizinprodukts Prüfungen und Bewertungen im Rahmen der vom Hersteller durchzuführenden Konformitätsbewertung durchführen und deren Korrektheit nach einheitlichen Bewertungsmaßstäben bescheinigen.

Marktüberwachungsbehörde

EN: *Market surveillance authority*

FR: *Autorité de surveillance du marché*

Artikel 2 Nr. 18 Verordnung (EG) Nr. 765/2008 [Verordnung (EG) Nr. 765/2008 des Europäischen Parlaments und des Rates vom 9. Juli 2008 über die Vorschriften für die Akkreditierung und Marktüberwachung im Zusammenhang mit der Vermarktung von Produkten und zur Aufhebung der Verordnung (EWG) Nr. 339/93 des Rates (ABl. Nr. L 218 vom 13.08.2008, S. 30)]:
«Marktüberwachungsbehörde: Eine Behörde eines Mitgliedstaats, die für die Durchführung der Marktüberwachung auf seinem Staatsgebiet zuständig ist»

Ein Schwerpunkt der Marktüberwachung liegt in Deutschland bei den für das Medizinprodukterecht zuständigen Landesbehörden.

Maschine

EN: *Machinery*

FR: *Machine*

{Maschinenrichtlinie 2006/42/EG}

Artikel 2 lit. a) RL 2006/42/EG [Richtlinie 2006/42/EG des Europäischen Parlaments und des Rates vom 17. Mai 2006 über Maschinen und zur Änderung der Richtlinie 95/16/EG (Neufassung) (ABl. Nr. L 157 vom 09.06.2006, S. 24)]):

«- *eine mit einem anderen Antriebssystem als der unmittelbar eingesetzten menschlichen oder tierischen Kraft ausgestattete oder dafür vorgesehene Gesamtheit miteinander verbundener Teile oder Vorrichtungen, von denen mindestens eines bzw. eine beweglich ist und die für eine bestimmte Anwendung zusammengefügt sind;*

- eine Gesamtheit im Sinne des ersten Gedankenstrichs, der lediglich die Teile fehlen, die sie mit ihrem Einsatzort oder mit ihren Energie- und Antriebsquellen verbinden;

- eine einbaufertige Gesamtheit im Sinne des ersten und zweiten Gedankenstrichs, die erst nach Anbringung auf einem Beförderungsmittel oder Installation in einem Gebäude oder Bauwerk funktionsfähig ist;

- eine Gesamtheit von Maschinen im Sinne des ersten, zweiten und dritten Gedankenstrichs oder von unvollständigen Maschinen im Sinne des Buchstabens g, die, damit sie zusammenwirken, so angeordnet sind und betätigt werden, dass sie als Gesamtheit funktionieren;

- eine Gesamtheit miteinander verbundener Teile oder Vorrichtungen, von denen mindestens eines bzw. eine beweglich ist und die für Hebevorgänge zusammengefügt sind und deren einzige Antriebsquelle die unmittelbar eingesetzte menschliche Kraft ist»

Aus Artikel 1 Abs. 2 der RL 2006/42/EG ergibt sich, dass Medizinprodukte nicht vom Anwendungsbereich dieser RL ausgenommen sind.

Nach § 7 Abs. 2 MPG müssen aktive implantierbare oder sonstige Medizinprodukte, bei denen ein einschlägiges Risiko besteht und die Maschinen im Sinne Maschinenrichtlinie sind, auch die grundlegenden Gesundheits- und Sicherheitsanforderungen gemäß Anhang I der Maschinenrichtlinie beachtet werden, sofern diese grundlegenden Gesundheits- und Sicherheitsanforderungen spezifischer sind als die Grundlegenden Anforderungen gemäß Anhang I MDD oder gemäß Anhang 1 AIMDD.

Maschinenrichtlinie 2006/42/EG

EN: *Directive on machinery*

FR: *Directive relative aux machines*

{Maschine}

Medizinprodukte der MDD sowie aktive implantierbare medizinische Geräte der AIMDD, die der Begriffsbestimmung «*Maschine*» der RL 2006/42/EG entsprechen, sind grundsätzlich nicht von der Maschinenrichtlinie ausgenommen. Zu beachten ist der Artikel 3 der RL 2006/42/EG [Richtlinie 2006/42/EG des Europäischen Parlaments und des Rates vom 17. Mai 2006 über Maschinen und zur Änderung der Richtlinie 95/16/EG (Neufassung) (ABl. Nr. L 157 vom 09.06.2006, S. 24)].

Der Hersteller muss danach für sein spezielles Medizinprodukt im Einzelfall prüfen, ob von dem Medizinprodukt ausgehende Gefährdungen ganz oder teilweise von anderen europäischen RL genauer erfasst werden. Werden für die von dem Medizinprodukt ausgehenden Gefährdungen spezifischere «*Grundlegende Sicherheits- und Gesundheitsschutzanforderungen für Konstruktion und Bau von Maschinen*» gefordert als in den Medizinprodukte-Richtlinien, so sind diese zusätzlich bei der Konformitätsbewertung zu berücksichtigen.

Mit anderen Worten: Diejenigen «*Grundlegenden Sicherheits- und Gesundheitsanforderungen*» der RL 2006/42/EG, die auf das jeweilige Medizinprodukt zutreffen und die spezifischer sind als die Grundlegenden Anforderungen der betreffenden Medizinprodukte-Richtlinie werden Teil der betreffenden Medizinprodukte-Richtlinie [Interpretative Document of the Commission's Services: Interpretation of the relation between the revised Directive 93/42/EEC concerning medical devices and Directive 2006/42/EEC on machinery – 21. August 2009; *ec.europa.eu/DocsRoom/documents/10261/attachments/1/translations*].

Maßnahmenempfehlung

EN: *Recommended measures*

FR: *Actions recommandées*

{Sicherheitsanweisungen im Feld}

§ 2 Nr. 4 MPSV
«*Maßnahmenempfehlung eine Mitteilung des Verantwortlichen nach § 5 des Medizinproduktegesetzes, mit der ein Rückruf veranlasst wird*»

Das BfArM hat auf seiner Webseite eine Übersetzung und Konkretisierung der in der Leitlinie MEDDEV 2.12/1 veröffentlichten Vorlage für den Inhalt und die Form von Informationsschreiben (Maßnahmenempfehlungen) des Herstellers an die Anwender/Betreiber im Falle von korrektiven Maßnahmen im Feld gegeben [*www.bfarm.de/SharedDocs/Formulare/DE/Medizinprodukte/*

VorlageHersteller.html]. Nach Auffassung des BfArM erfüllen Kundeninformationen bei sicherheitsrelevanten Maßnahmen, die der angegebenen Struktur entsprechen und keine werbenden oder verharmlosenden Aussagen aufweisen, den Anforderungen der MPSV [*www.bfarm.de/DE/Medizinprodukte/RisikoerfassungUndBewertung/RisikenMelden/_node.html*].

Folgende Informationen müssen mit den angegebenen Überschriften vorliegen:

- Überschrift: Dringende Sicherheitsinformation;
- Art der Maßnahme: (z. B. Rückruf, Software-Update, etc.) betreffend (Handelsname des/der betroffenen Medizinprodukte;
- Datum, Absender, Adressat;
- Identifikation der betroffenen Medizinprodukte.
- Beschreibung des Problems einschließlich der ermittelten Ursache;
- Welche Maßnahmen sind durch den Adressaten zu ergreifen?
- Weitergabe der hier beschriebenen Informationen;
- Kontaktperson;
- Unterschrift.

MDD

EN: *Directive 93/42/EEC*

FR: *Directive 93/42/CEE*

{EG-Richtlinie 93/42/EWG}

MDEG

EN: *Medical Devices Expert Group, MDEG*

FR: *Groupe européen d'experts pourles dispositifs médicaux, MDEG*

{Medical Devices Expert Group}

MDR

EN: *Regulation on medical devices*

FR: *Règlement relatif aux dispostifs médicaux*

{Verordnung (EU) Nr. 2017/745}

MEDDEV-Leitlinien

EN: *MEDDEV-guidelines*

FR: *Documents d'orientation MEDDEV*

{EG-Leitlinie}

Von der Europäischen Kommission werden Leitlinien zur einheitlichen Anwendung und Interpretation der AIMDD, MDD, IVDD in englischer Sprache erarbeitet und ggf. aktualisiert.

Diese Leitlinien haben keinen rechtsverbindlichen Charakter (siehe Vorwort in den MEDDEV-Leitlinien).

Zu folgenden Fragestellungen sind MEDDEV-Leitlinien erarbeitet und veröffentlicht worden:

2.1 Scope, field of application, definition

2.2 Essential requirements

2.4 Classification of MD

2.5 Conformity assessment procedure

2.7 Clinical investigation, clinical evaluation

2.10 Notified bodies

2.11 Products using materials of biological origin

2.12 Market surveillance

2.13 Transitional period

2.14 IVD

2.15 Other guidances

Hinweis: Die durch die RL 2007/47/EG oder frühere Änderungsrichtlinien eingeführten Änderungen sind noch nicht in allen MEDDEV-Leitlinien berücksichtigt

Medical-App

EN: *Medical-App*

FR: *Appli médicale*

{Eigenständige Software, Gesundheits-App, Health-App, Software, Software als Medizinprodukt}

Medical-Apps sind eine Untergruppe der Health Software (Health-Apps) mit einer medizinischen Zweckbestimmung im Sinne von § 3 Nr. 1 MPG. Bei Medical-Apps handelt es sich um eigenständige Software (*standalone Software*) ohne Teil eines Medizinprodukts zu sein. Mit anderen Worten: Medical-Apps sind nicht im Medizinprodukt integriert.

Beispiele für eine Medical-App sind:

- Software, mit dem Zweck der Planung einer Strahlentherapie und Hilfe bei der Dosierung und bei der Errechnung der Diagnose, jeweils bezüglich eines speziellen Patienten [*Pramann*, O.: Kapitel 11: Gesundheits-Apps als Medizinprodukte. In: Albrecht, U.-V. (Hrsg.): Chancen und Risiken von Gesundheits-Apps (CHARISMHA). Medizinische Hochschule Hannover, 2016, S. 228–243. Version: V.01.3-20150424],
- Software zur Dosisberechnung einer Dosierung von Zytostatika [*Pramann*],
- Software zur Diagnosefindung, wobei als Beispiel das automatische Lesen und Bewerten von Röntgenbildern genannt wird [*Pramann*],
- EKG-Anzeige einschließlich Verlaufsdiagnose [*Rämsch-Günther*, N.: Erfahrungen des BfArM bei Abgrenzung, Klassifizierung und Vigilanz von Medical-Apps. BfArM im Dialog: Medical-Apps, 24. März 2015],
- Erinnerung- und Tagebuchfunktion zu Einnahmezeiten von Arzneimitteln, Durchführung von Aktivitäten und subjektiven Wohlbefinden als Grundlage für eine Therapieentscheidung [*Albrecht*, U.-V., *von Jan*, U.: Kapitel 1: Einführung und Begriffsbestimmungen. In: Albrecht U.-V.: Chancen und Risiken von Gesundheits-Apps (CHARISMHA), S. 48-61, Medizinische Hochschule Hannover, 2016, Version: V.01.3-20150424],
- Bestimmung der Infusionsrate eines Medikaments für einen bestimmten Patienten in Abhängigkeit der vorliegenden Diagnose [*Rämsch-Günther*, N.: Die BfArM-Orientierungshilfe – Unterstützung für App-Entwickler].

Maßgeblich bei der Abgrenzung von Medical-Apps von den allgemeinen Health-Apps ist die vom Hersteller festgelegte Zweckbestimmung. Software ist immer dann ein Medizinprodukt, wenn der Hersteller in der Zweckbestimmung das Softwareprodukt für mindestens einen in § 3 Nr. 1 MPG genannten medizinischen Zwecken vorsieht.

In der Orientierungshilfe des BfArM sind Begriffe gelistet, die eine Zuordnung als Medical-App vermuten lassen [*www.bfarm.de/DE/Medizinprodukte/Abgrenzung/MedicalApps/_node.html*]:

- alarmieren,
- analysieren,
- berechnen,
- detektieren,
- diagnostizieren,
- interpretieren,
- konvertieren,
- messen,
- steuern,
- überwachen,
- verstärken.

Werden diese Funktionen im Rahmen der Zweckbestimmung verwendet, so liegt u. U. eine Einflussnahme auf Daten bzw. Informationen durch das Softwareprodukt vor, die ihrerseits auf eine Einstufung als Medizinprodukt hindeutet.

Auch folgende in der Zweckbestimmung genannten Funktionen deuten auf eine Zuordnung als Medical-App hin:

- Entscheidungsunterstützung oder selbständiges Entscheiden z. B. bzgl. therapeutischer Maßnahmen;
- Berechnung z. B. von Medikamentendosierungen (im Gegensatz zur reinen Wiedergabe einer Tabelle, aus der sich der Anwender die Dosierung selbst ableitet);
- Überwachung eines Patienten und Datensammlung z. B. durch Messwerterfassung, sofern die Ergebnisse Diagnose oder Therapie relevant sind.

Reine Datenspeicherung, Archivierung (ohne spätere Nutzung zur Verlaufsdiagnostik), verlustfreie Datenkompression zur Reduzierung des Speicherbedarfs einer größeren Datenmenge, Kommunikation z. B. bei der Telemedizin zwischen zwei Ärzten zur Diagnosebesprechung oder eine einfache Suche z. B. nach einer elektronisch gespeicherten Patientenakte führen nicht zur Einstufung als Medizinprodukt.

«*Hinweis: Erklärungen wie z. B. ein Vermerk im App-Store „Dies ist kein Medizinprodukt" umgehen die o. g. Kriterien nicht und werden u. a. bei den Entscheidungen des BfArM nach § 13 MPG nicht berücksichtigt, wenn eine medizinische Zweckbestimmung in der Kennzeichnung, der Gebrauchsanweisung oder den Werbematerialien vom Hersteller angegeben ist bzw. vermittelt wird*» [Orientierungshilfe Medical Apps]

Anmerkung: Bei Medical-Apps aus Eigenherstellung sind die Anforderungen für Medizinprodukte aus Eigenherstellung nach § 7 Abs. 9 MPV zu beachten.

Medical Devices Coordination Group

EN: *Medical Devices Coor-dination Group, MDCG*

FR: *Groupe de coordination en matière de dispositifs médicaux, GCDM*

{Koordinierungsgruppe Medizinprodukte}

Medical Devices Expert Group

EN: *Medical Devices Expert Group, MDEG*

FR: *Groupe européen d'experts pouries dispositifs médicaux, MDEG*

Die europäische Expertengruppe für Medizinprodukte (MDEG) ist ein europäisches Steuergremium zu Fragen der Regulierung von Medizinprodukten.

Unter der Leitung der Kommission treffen sich die zuständigen Vertreter der Mitgliedstaaten, der europäischen Industrieverbände sowie anderer Vertreter von europäischen Medizinprodukte Interessengruppen. Wesentliche Aufgaben der MDEG sind:

- Unterstützung der Kommission bei der Vorbereitung von Rechtsvorschriften und in der Politikgestaltung;
- Koordinierung des Erfahrungsaustauschs mit den Mitgliedstaaten;
- Überwachung der Entwicklung der nationalen Medizinprodukte-Politik und der Umsetzung des EU-Rechts durch die nationalen Behörden;
- Koordinierung und Überwachung der Aktivitäten der einzelnen MDEG-Arbeitsgruppen und Freigabe der Arbeitsergebnisse z. B. in Form von «MEDDEV-Leitlinien».

In nicht öffentlicher Sitzung ist die MDEG ein Forum für die Kommission und die zuständigen Behörden der Mitgliedstaaten zur Erörterung aller Fragen im Zusammenhang mit der Umsetzung der Medizinprodukte-Richtlinien.

Medizinische Grundlagenforschung

EN: *Basic medical research*

FR: *Recherche médicale fondamentale*

{Klinische Prüfung von Medizinprodukten, Klinische Studie für Medizinprodukte}

Werden wissenschaftliche Untersuchungen im Sinne einer medizinischen oder auch biomedizinischen Grundlagenforschung durchgeführt, die nicht dem Nachweis der Sicherheit und/oder Leistungsfähigkeit eines Medizinprodukts dienen, so werden diese Untersuchungen nicht von der Definition «klinische Prüfung» der DIN EN ISO 14155 [DIN EN ISO 14155 (01.2012): Klinische Prüfung von Medizinprodukten an Menschen – Gute klinische Praxis (ISO 14155:2011 + Cor. 1:2011); Deutsche Fassung EN ISO 14155:2011 + AC:2011, Beuth Verlag, Berlin] erfasst. Diese wissenschaftlichen Untersuchungen sind somit keine klinischen Prüfungen im Sinne des Medizinprodukterechts [*Lehmann*, E., *Neumann*, M., *Reischl*, W., *Tolle*, I.: Neuregelung des Rechts der klinischen Prüfung von Medizinprodukten und Leistungsbewertungsprüfung von In-vitro-Diagnostika in Deutschland, Medizinprodukte Journal 17 (2010), Nr. 3, S. 172].

Medizinische Leistung

EN: *Medical performance*

FR: *Performance médicale*

{Leistung, Leistung eines Medizinprodukts, Technische Leistung}

Die medizinische Leistung umfasst im Wesentlichen die diagnostische oder therapeutische Leistungsfähigkeit eines Medizinprodukts.

Ohne eine entsprechende technische Leistung ist jedoch eine adäquate medizinische Leistung nicht denkbar, da in einem solchen Fall das Medizinprodukt von vornherein ungeeignet oder «*überflüssig*» wäre.

Medizinisches Gerät

EN: *Medical device*

FR: *Dispositif médical*

{Aktives implantierbares Medizinprodukt, Medizinprodukt}

Artikel 1 Abs. 2 lit. a) AIMDD:
«*Medizinisches Gerät: alle einzeln oder miteinander verbunden verwendete/n Instrumente, Apparate, Vorrichtungen, Software, Stoffe oder anderen Gegenstände samt der Zubehörteile, einschließlich der vom Hersteller speziell zur Anwendung für diagnostische und/oder therapeutische Zwecke bestimmten und für ein einwandfreies Funktionieren des medizinischen Geräts eingesetzten Software, die vom Hersteller zur Anwendung für Menschen für folgende Zwecke bestimmt sind:*

- *Erkennung, Verhütung, Überwachung, Behandlung oder Linderung von Krankheiten,*
- *Erkennung, Überwachung, Behandlung, Linderung oder Kompensierung von Verletzungen oder Behinderungen,*
- *Untersuchung, Ersatz oder Veränderung des anatomischen Aufbaus oder eines physiologischen Vorgangs,*
- *Empfängnisregelung,*

und deren bestimmungsgemäße Hauptwirkung im oder am menschlichen Körper weder durch pharmakologische oder immunologische Mittel noch metabolisch erreicht wird, deren Wirkungsweise aber durch solche Mittel unterstützt werden kann»

Diese Definition ist im MPG nicht wiedergegeben. Somit wird im MPG nicht gefordert, dass ein Zubehörteil, das zum einwandfreien Funktionieren des aktiven implantierbaren medizinischen Geräts erforderlich ist, der AIMDD zuzuordnen ist. Hier wird jedem Hersteller empfohlen, für seine Entscheidungen die Texte der europäischen RL zugrunde zu legen.

Im Unterschied zur Begriffsbestimmung «*Medizinprodukt*» gemäß § 3 Nr. 1 MPG sind Zubehörteile explizit in der Begriffsbestimmung «*medizinisches Gerät*» der AIMDD aufgeführt.

Mit der Begriffsbestimmung wird auch klargestellt, dass Software als solche, wenn sie spezifisch vom Hersteller für einen oder mehrere der in der Definition von «*medizinisches Gerät*» genannten medizinischen Zwecke bestimmt ist, ein

Medizinprodukt ist. Software für allgemeine Zwecke ist kein «*medizinisches Gerät*», auch wenn sie im Zusammenhang mit der Gesundheitspflege genutzt wird.

Medizinische Sicherheit

EN: *Medical safety*

FR: *Sécurité médicale*

{Leistung eines Medizinprodukts, Technische Leistung, Nebenwirkung, Wechselseitige Beeinflussung}

Medizinische Sicherheit umfasst u. a. alle Aspekte einer Diagnosefindung und Therapieauswahl durch den behandelnden Arzt/Zahnarzt, wie beispielsweise:

- Fragestellungen zur Indikation/Kontraindikation des Behandlungsverfahrens im Hinblick auf eine Abschätzung von Nutzen und Risiko,
- Festlegung der zu applizierenden Energie- oder Arzneimittelmenge zur Erzielung des beabsichtigten Therapieerfolges,
- Festlegung der Geräteeinstellung vor der Geräteanwendung.

Die medizinische Sicherheit ist damit unmittelbar abhängig von dem Wissen, der Ausbildung und der Erfahrung des behandelnden Arztes/Zahnarztes und im Wesentlichen auf seine ethische Verpflichtung zur Abwendung von Gefährdungen für den Patienten begründet. Oberstes Gebot des ärztlichen Handelns ist, dem Patienten unter allen Umständen keinen Schaden zuzufügen [*Friesdorf*, W., Ahnefeld, F. W., Kilian, J.: Organisation der Geräteübernahme und der Einweisung. Anästh. Intensivmedizin 25 (1984), S. 331].

Somit ist im Grunde die medizinische Sicherheit nicht – zumindest aber nicht unmittelbar-durch Aufstellen rechtlicher Anforderungen beeinflussbar.

Im Sinne des MPG bedeutet «*medizinische Sicherheit*» jedoch die Vermeidung nicht technisch bedingter Risiken wie beispielsweise

- hygienische Risiken (Infektion, mikrobielle Kontamination),
- Bio-Inkompatibilitäten von Materialien,
- Nebenwirkungen von Medizinprodukten,
- wechselseitige Beeinflussung (Wechselwirkung) zwischen Medizinprodukten.

Medizinisches Laboratorium

EN: *Medical laboratory*

FR: *Laboratoire de biologie médicale/laboratore clinique*

{Prüflaboratorium nach § 15 MPG, Verantwortung des Zentrallabors, Zentrallabor}

Teil A Nr. 3 RiliBÄK:
«Ein medizinisches Laboratorium im Sinn dieser Richtlinie bedeutet abhängig vom Zusammenhang

- *einen Raum, einen Anteil daran oder mehrere Räume, in dem/denen laboratoriumsmedizinische Laboratoriumsuntersuchungen durchgeführt werden (räumliche Definition),*
- *eine Person, in deren Verantwortung laboratoriumsmedizinische Untersuchungen durchgeführt werden (personale Definition) oder*
- *eine Funktions- oder Organisationseinheit (organisatorische Definition)»*

DAKKS-71 SD 3.017[DAKKS 71 SD 3.017: Regeln für die Akkreditierung von Laboratorien im Bereich Medizinprodukte, Version 1.3, 16. Dezember 2014; *www.dakks.de/content/regeln-f%C3 %BCr-die-akkreditierung-von-laboratorien-im-bereich-medizinprodukte*]: *«Medizinische Laboratorien sind Laboratorien, die als Anwender und Betreiber von In-vitro-Diagnostika in der Regel routinemäßig diagnostische Untersuchungen durchführen und in diesem Zusammenhang klinische Daten erheben, die in die Konformitätsbewertung von Medizinprodukten im Bereich der Richtlinie 93/42/EWG und der Richtlinie 90/385/EWG eingehen»*

Die besonderen Anforderungen an Qualität und Kompetenz medizinischer Laboratorien im Bereich der Konformitätsbewertung ist in DIN EN ISO 15189 [DIN EN ISO 15189 (11.2014): Medizinische Laboratorien – Anforderungen an die Qualität und Kompetenz (ISO 15189:2012, korrigierte Fassung 2014-08-15); Deutsche Fassung EN ISO 15189:2012; Beuth Verlag, Berlin] festgelegt. Für die DAkkS ist diese Norm eine Grundlage für eine Akkreditierung von medizinischen Laboratorien.

Medizinische Software

EN: *Medical Software*

FR: *Logiciel de médical*

{Medical-App}

Medizinprodukt

EN: *Medical device*

FR: *Dispositif médical*

{Arzneimittel, Arzneimittel – Abgrenzung zu Medizinprodukten, Eigenherstellung, Hersteller, Konformitätsbewertungsverfahren, Persönliche Schutzausrüstung, Stoff, Zubehör, Zwischenprodukt}

§ 3 Nr. 1 MPG:
«Medizinprodukte sind alle einzeln oder miteinander verbunden verwendeten Instrumente, Apparate, Vorrichtungen, Software, Stoffe und Zubereitungen aus

Stoffen oder andere Gegenstände einschließlich der vom Hersteller speziell zur Anwendung für diagnostische oder therapeutische Zwecke bestimmten und für ein einwandfreies Funktionieren des Medizinprodukts eingesetzten Software, die vom Hersteller zur Anwendung für Menschen mittels ihrer Funktionen zum Zwecke

a) *der Erkennung, Verhütung, Überwachung, Behandlung oder Linderung von Krankheiten,*
b) *der Erkennung, Überwachung, Behandlung, Linderung oder Kompensierung von Verletzungen oder Behinderungen,*
c) *der Untersuchung, der Ersetzung oder der Veränderung des anatomischen Aufbaus oder eines physiologischen Vorgangs oder*
d) *der Empfängnisregelung*

zu dienen bestimmt sind und deren bestimmungsgemäße Hauptwirkung im oder am menschlichen Körper weder durch pharmakologisch oder immunologisch wirkende Mittel noch durch Metabolismus erreicht wird, deren Wirkungsweise aber durch solche Mittel unterstützt werden kann. Medizinprodukte sind auch Produkte, die einen Stoff oder eine Zubereitung aus Stoffen enthalten oder auf die solche aufgetragen sind, die bei gesonderter Verwendung als Arzneimittel im Sinne des § 2 Abs. 1 des Arzneimittelgesetzes angesehen werden können und die in Ergänzung zu den Funktionen des Produkts eine Wirkung auf den menschlichen Körper entfalten können»

§ 3 Nr. 2 MPG:
«Medizinprodukte sind auch Produkte nach Nummer 1, die einen Stoff oder eine Zubereitung aus Stoffen enthalten oder auf die solche aufgetragen sind, die bei gesonderter Verwendung als Arzneimittel im Sinne des § 2 Abs. 1 des Arzneimittelgesetzes angesehen werden können und die in Ergänzung zu den Funktionen des Produktes eine Wirkung auf den menschlichen Körper entfalten können»

Artikel 2 Nr. 1 MDR:
«„Medizinprodukt" bezeichnet ein Instrument, einen Apparat, ein Gerät, eine Software, ein Implantat, ein Reagenz, ein Material oder einen anderen Gegenstand, das dem Hersteller zufolge für Menschen bestimmt ist und allein oder in Kombination einen oder mehrere der folgenden spezifischen medizinischen Zwecke erfüllen soll:

- *Diagnose, Verhütung, Überwachung, Vorhersage, Prognose, Behandlung oder Linderung von Krankheiten,*
- *Diagnose, Überwachung, Behandlung, Linderung von oder Kompensierung von Verletzungen oder Behinderungen,*
- *Untersuchung, Ersatz oder Veränderung der Anatomie oder eines physiologischen oder pathologischen Vorgangs oder Zustands,*
- *Gewinnung von Informationen durch die In-vitro-Untersuchung von aus dem menschlichen Körper – auch aus Organ-, Blut- und Gewebespenden – stammenden Proben und dessen bestimmungsgemäße Hauptwirkung im oder am*

menschlichen Körper weder durch pharmakologische oder immunologische Mittel noch metabolisch erreicht wird, dessen Wirkungsweise aber durch solche Mittel unterstützt werden kann.

Die folgenden Produkte gelten ebenfalls als Medizinprodukte:

- *Produkte zur Empfängnisverhütung oder -förderung,*
- *Produkte, die speziell für die Reinigung, Desinfektion oder Sterilisation der in Artikel 1 Absatz 4 genannten Produkte und der in Absatz 1 dieses Spiegelstrichs genannten Produkte bestimmt sind»*

Die Begriffsbestimmung in § 3 Nr. 1 MPG gilt für Medizinprodukte jeglicher Antriebsenergie – auch für Medizinprodukte, die für ihren Betrieb keine Antriebsenergie benötigen.

Entscheidend für die Abgrenzung «*Medizinprodukt*» und «*Arzneimittel*» ist die Hauptwirkungsweise des Produkts. Die bestimmungsgemäße Hauptwirkung eines Produkts mit einem Zweck gemäß § 3 Nr. 1 MPG im oder am menschlichen Körper darf nicht pharmakologisch, nicht metabolisch oder nicht immunologisch sein.

Die Festlegung in der Begriffsbestimmung «*zur Anwendung für Menschen*» beinhaltet Medizinprodukte, die nicht unmittelbar am Menschen zum Einsatz kommen, wie z. B. In-vitro-Diagnostika, Sterilisatoren und Aufbereitungsgeräte für Medizinprodukte.

Im MPG werden unter Medizinprodukten Produkte verstanden, die einer der folgenden europäischen RL zugeordnet werden können:

- AIMDD
- MDD
- IVDD.

Als generelle Regel ist zu beachten, dass jedes Medizinprodukt nur einer dieser RL zuzuordnen ist. Damit ein Produkt beispielsweise unter die MDD fällt, ist der Nachweis erforderlich, dass es

- die Definition gemäß § 3 Nr. 1 MPG erfüllt und
- durch den Anwendungsbereich § 2 MPG nicht ausgeschlossen wird.

Hieraus folgt: Für den Fall, dass das Produkt unter die MDD fällt, sind die für dieses Produkt zulässigen Konformitätsbewertungsverfahren der MDD zu entnehmen.

Grundvoraussetzung, dass ein Produkt als Medizinprodukt dem MPG unterliegt, ist die vom Hersteller/Eigenhersteller im Rahmen der Zweckbestimmung gemäß § 3 Nr. 1 MPG vorgesehene Nutzung. Dies bedeutet, dass der Hersteller/Eigenhersteller jedem der «*einzeln oder miteinander verbunden verwendeten Instrumente, Apparate, Vorrichtungen, Software, Stoffe und Zubereitungen aus Stof-*

fen oder anderen Gegenständen» einen Zweck gemäß § 3 Nr. 1 MPG zuzuordnen hat.

Ausschließlich Hersteller/Eigenhersteller legen den Zweck gemäß § 3 Nr. 1 MPG fest, für das ein Medizinprodukt bestimmungsgemäß zum Einsatz kommen kann. Notwendige Voraussetzung dafür, dass ein Medizinprodukt vorliegt, ist, dass die «*bestimmungsgemäße Hauptwirkung im oder am menschlichen Körper weder durch pharmakologisch oder immunologisch wirkende Mittel noch durch Metabolismus erreicht wird*».

Zu beachten ist die Satzergänzung: «*deren Wirkungsweise aber durch solche Mittel unterstützt werden kann*». Hieraus folgt, dass Medizinprodukte in jedem Falle vorliegen, wenn die Funktion mit physikalisch-technischen (einschließlich elektrischen, chemischen und/oder mechanischen) Verfahren erreicht wird. Dies ist ein wesentliches Abgrenzungskriterium zu Arzneimitteln, deren bestimmungsgemäße Hauptwirkung im oder am menschlichen Körper pharmakologisch, immunologisch oder metabolisch ist.

Die alleinige Anwendung eines Produkts in medizinischer Umgebung ist nicht hinreichend zur Einstufung als Medizinprodukt im Sinne des MPG [Urteil des Oberlandesgerichts München – 6 U 1860/01 vom 22. November 2001: Pigmentiergeräte zum Zwecke der Herstellung eines dauerhaften Make-up fallen nicht unter das Medizinproduktegesetz]. So ist beispielsweise die Bleischürze als Schutzkleidung gegen Röntgenstrahlung als persönliche Schutzausrüstung einzustufen.

Die Festlegung «*alle einzeln oder miteinander verbunden verwendeten*» Produkte in der Begriffsbestimmung «*Medizinprodukt*» führt zu dem Begriff «*Zubehör*». Die Voraussetzung der «*Verwendungsfertigkeit*» eines Medizinprodukts entfällt im MPG, da Zubehör eigenständig definiert ist.

Eine Ausnahme bilden die Zwischenprodukte, die von Gesundheitshandwerkern (Zahntechniker, Orthopädiemechaniker, Orthopädieschuhmacher, Hörgeräteakustiker, Augenoptiker) für die Herstellung von Sonderanfertigungen verwendet werden.

Beispiele für Medizinprodukte

Im Folgenden werden einige Beispiele für Medizinprodukte angegeben, die gemäß § 3 Nr. 1 MPG für Menschen vorgesehen sind und deren Hauptwirkung auf physikalisch-technischen (inklusive chemischen oder mechanischen) Prinzipien beruht. Die Beispiele werden dem in § 3 Nr. 1 MPG vorgegebenem Zweck zugeordnet. Hinzuweisen ist, dass dieser Zweck ausschließlich vom Hersteller/Eigenhersteller des Medizinprodukts festzulegen ist. In MEDDEV 2.1/3 Rev. 3 wird darauf hingewiesen, dass der Hersteller/Eigenhersteller für den Fall, dass er dem Produkt einen Zweck zuordnet, der im Widerspruch zu gegenwärtigen klinischen Daten steht, dies wissenschaftlich zu begründen hat.

- Medizinprodukte zum Zwecke der Erkennung von Krankheiten – beispielsweise Kanülen zur Blutentnahme, Stethoskope, Röntgen- und Ultraschallgeräte, Blutdruckmessgeräte, Spirometer, Magnetresonanztomografen, Ergometer. Zu diesen Medizinprodukten gehört auch eigenständige Software, die beispielsweise über ein Bildauswertungsprogramm einen Tumor erkennen kann.
- Medizinprodukte zum Zwecke der Verhütung von Krankheiten – beispielsweise Phototherapiegeräte, Blutfilter, Atemfilter, Kompressionsstrümpfe, Anti-Dekubitusmatratzen, Pflaster, Verbandstoffe.
- Medizinprodukte zum Zwecke der Überwachung von Krankheiten – beispielsweise Pulmonaliskatheter, Pulsoxymeter, Patientenmonitore für EKG, Pulsfrequenz, Blutdruck, Körpertemperatur. Zu diesen Medizinprodukten gehört auch eigenständige Software, die beispielsweise 24-Stunden Blutdruckwerte oder über 24 Stunden aufgenommene EKG-Signale auswertet zur Überwachung von Krankheiten und zur Optimierung der Therapie.
- Medizinprodukte zum Zwecke der Behandlung von Krankheiten – beispielsweise chirurgische Instrumente, Infusionspumpen, Herz-Lungen-Maschinen, Stents (beschichtet oder unbeschichtet), Herzklappen, Knochennägel, Knochenschrauben, Knochenzemente, Dialysegeräte, Lithotripter, Inkubatoren für Frühgeborene, Beatmungsgeräte, Narkosegeräte, Hochfrequenz Chirurgiegeräte, Operationsmikroskope, Operationstische.
- Medizinprodukte zum Zwecke der Linderung von Krankheiten – beispielsweise Insulinpumpen, Medikamentenpumpen, Zahnprothesen, künstliche Gelenke, Knochenersatzmaterialien (z. B. Hydroxylapatit).
- Medizinprodukte zum Zwecke der Erkennung von Verletzungen und Behinderungen – beispielsweise Reflexhammer, Untersuchungsliegen, Untersuchungsleuchten, Röntgenfilme, Ultraschalldiagnostikgeräte, Endoskope, EKG-Elektroden, Blutdruckaufnehmer, zentrale Venenkatheter, Magensonden, Sehschärfenmessgeräte.
- Medizinprodukte zum Zwecke der Überwachung von Verletzungen und Behinderungen – beispielsweise Sammelvorrichtungen zur Volumenbestimmung von Wundsekreten und Körperflüssigkeiten, Blasenkatheter, Absaugvorrichtungen.
- Medizinprodukte zum Zwecke der Behandlung von Verletzungen und Behinderungen – beispielsweise Punktionsnadeln, Venenverweilkatheter, Trokare, chirurgische Geräte wie Gipssägen, Thermokauter, HF-Chirurgiegeräte, Knochenschienen, Knochenzemente, Muskelstimulationsgeräte.
- Medizinprodukte zum Zwecke der Linderung von Verletzungen und Behinderungen – beispielsweise Bandagen, Verbandmaterialien, Akupunkturnadeln, TENS-Geräte, Zahnprothesen, Augenprothesen, Intraokularlinsen, Brillen, Kontaktlinsen, Gehhilfen, Rollstühle, Hörgeräte, Dentalprodukte, Gelenkprothesen, Vakuummatratzen.

- Medizinprodukte zum Zwecke der Kompensierung von Verletzungen und Behinderungen – beispielsweise Stützverbände, künstliche Synovialflüssigkeiten, Stützkorsette, Biostimulatoren.
- Medizinprodukte zum Zwecke der Untersuchung des anatomischen Aufbaus oder eines physiologischen Vorgangs – beispielsweise Röntgengeräte, Hochdruck-Kontrastmittelpumpen, Nukleardiagnostikgeräte, Thermographiegeräte, Endoskope, Ultraschallgeräte, Audiometer, Sehschärfenbestimmungsgeräte.
- Medizinprodukte zum Zwecke der Ersetzung des anatomischen Aufbaus oder eines physiologischen Vorgangs – beispielsweise externe Herzschrittmacher, Reizschwellenmessgeräte, Beatmungsgeräte, Herz-Lungen-Maschinen, Dialysegeräte.
- Medizinprodukte zum Zwecke der Veränderung des anatomischen Aufbaus oder eines physiologischen Vorgangs – beispielsweise chirurgische Instrumente, Laryngoskope, Gase, die ausschließlich in der minimal invasiven Chirurgie verwendet, z. B. zum Abheben der Bauchdecke.
- Medizinprodukte zum Zwecke der Empfängnisregelung – beispielsweise Kondome, Intrauterinpessare, Diaphragma.

Das MPG verwendet den Begriff «*Medizinprodukt*» in einer doppelten Bedeutung:

- allgemeine Verwendung im Sinne eines Oberbegriffs
- im engeren Sinne als Produkt der MDD («*sonstige Medizinprodukte*»).

1. Oberbegriff im Sinne des MPG

Wird im MPG ausschließlich der Begriff «*Medizinprodukt*» ohne weitergehende Ergänzungen verwendet, so subsumiert der Gesetzgeber darunter – im Sinne eines Oberbegriffs –:

- aktive implantierbare medizinische Geräte im Sinne der AIMDD,
- «*sonstige*» Medizinprodukte im Sinne der MDD und
- In-vitro-Diagnostika im Sinne der IVDD.

2. Sonstige Medizinprodukte

Zur Abgrenzung der allgemeinen Verwendung des Begriffs «*Medizinprodukt*» zu der Legaldefinition in Art. 1 Abs. 2 lit. a) MDD führt der Gesetzgeber im MPG den Begriff «*sonstiges Medizinprodukt*» ein, ohne aber in § 3 Nr. 1 MPG auf diese Unterscheidung hinzuweisen.

Dass unter «*sonstige Medizinprodukte*» nur die Medizinprodukte im Sinne der MDD gemeint sind, ist gleichwohl eindeutig. Dies ergibt sich daraus, dass die «*sonstigen Medizinprodukte*» immer am Ende einer Aufzählung nach den aktiven Implantaten im Sinne der AIMDD und den In-vitro-Diagnostika im Sinne der IVDD genannt werden.

Der Begriff «*sonstiges Medizinprodukt*» umfasst somit das ganze Spektrum der Medizinprodukte, die der MDD unterliegen. Stark vereinfacht lassen sich diese Produkte umschreiben als «*technische Produkte für die medizinische Anwendung für Menschen*».

Der Zweck von «*sonstigen Medizinprodukten*» wird vorwiegend – im Sinne von bestimmungsgemäßer Hauptwirkung – auf physikalischem (technischem) Wege erreicht.

Medizinprodukt – in der EU nicht reguliert

EN: *Medical device – not regulated in the EU*

FR: *Dispositif médical – pas réglémenté sur le marché de l'UE*

Folgende Medizinprodukte fallen zurzeit nicht in den Geltungsbereich der AI-MDD, MDD und IVDD:

- Medizinprodukte, die ausschließlich aus nicht lebensfähigen menschlichen Zellen und/oder Geweben und/oder ihren Derivaten bestehen;
- Medizinprodukte, die solche Zellen und/oder Gewebe und/oder ihre Derivate mit einer Wirkung enthalten, die jene des Medizinprodukts selbst ergänzt;
- Medizinprodukte aus Eigenherstellung (§ 3 Nr. 21 MPG), für die in Deutschland Anforderungen durch das MPG festgelegt sind (z. B. in § 12 MPG).
- Mit Einführung der MDR unterfallen Transplantate, Gewebe oder Zellen tierischen oder menschlichen Ursprungs und ihre Derivate sowie Produkte, die solche enthalten oder daraus bestehen, den Regelungen der MDR.

Medizinprodukt mit doppeltem Verwendungszweck – «dual use» Medizinprodukt

EN: *Dual use medical device*

FR: *Dispositif médical à double usage*

§ 7 Abs. 3 MPG:
«*Bei Produkten, die vom Hersteller nicht nur als Medizinprodukt, sondern auch zur Verwendung entsprechend den Vorschriften über persönliche Schutzausrüstungen der Richtlinie 89/686/EWG bestimmt sind, müssen auch die einschlägigen grundlegenden Gesundheits- und Sicherheitsanforderungen dieser Richtlinie erfüllt werden*»

Artikel 1 Abs. 6 MDD:
«*Bei Produkten, die vom Hersteller sowohl zur Verwendung entsprechend den Vorschriften über persönliche Schutzausrüstungen der Richtlinie 89/686/EWG des Rates als auch der vorliegenden Richtlinie bestimmt sind, müssen auch die einschlägigen grundlegenden Gesundheits- und Sicherheitsanforderungen der Richtlinie 89/686/EWG erfüllt werden*»

§ 7 Abs. 3 MPG ermöglicht es einem Hersteller, Produkte sowohl zur Verwendung entsprechend den Vorschriften über persönliche Schutzausrüstungen der RL 89/686/EWG als auch zur Verwendung entsprechend den Vorschriften der MDD vorzusehen. Die Konsequenz dieser Festlegung ist, dass sogenannte Produkte mit doppeltem Verwendungszweck (Medizinprodukt und Persönliche Schutzausrüstung) von der MDD abgedeckt werden.

§ 7 Abs. 3 MPG/Artikel 1 Nr. 6 MDD ermöglicht es dem Hersteller, ein Medizinprodukt mit doppeltem Verwendungszweck («*dual use*» Produkt) einem Konformitätsbewertungsverfahren gemäß der MDD zu unterziehen. Da das Produkt sowohl Medizinprodukt als auch Persönliche Schutzausrüstung ist, muss das Produkt neben den für das Produkt zutreffenden Grundlegenden Anforderungen der MDD auch die für das Produkt zutreffenden einschlägigen Grundlegenden Gesundheits- und Sicherheitsanforderungen der RL 89/686/EWG erfüllen.

Hinzuweisen ist auf das interpretative Dokument, das von der Kommission am 21. August 2009 veröffentlicht wurde [*Interpretative Document of the Commission's Services*: Interpretation of the relation between the revised Directive 93/42/EEC concerning medical devices and Directive 89/686/EEC on personal protective equipment – 21. August 2009; *ec.europa.eu/DocsRoom/documents/10262/attachments/1/translations*]: «*Interpretation of the relation between the revised Directive 93/42/EEC concerning medical devices and Directive 89/686/EEC on personal protective equipment*»

In dem interpretativen Dokument wird im Abschnitt (11) klargestellt, dass Produkte mit zweifachem Verwendungszweck (dual use products) nicht nur die zutreffenden Grundlegenden Anforderungen und Grundlegenden Gesundheits- und Sicherheitsanforderungen erfüllen müssen, sondern dass für die Produkte mit zweifachem Verwendungszweck ein Konformitätsbewertungsverfahren gemäß der MDD und für die auf das Produkt zutreffenden Grundlegenden Gesundheits- und Sicherheitsanforderungen ein entsprechendes Konformitätsbewertungsverfahren gemäß der RL 89/686/EWG durchzuführen ist.

Gemäß Abschnitt (14) des interpretativen Dokuments ist das Produkt nach erfolgreichem Abschluss der zwei Konformitätsbewertungsverfahren nur mit einer CE-Kennzeichnung zu versehen. Sind zwei unterschiedliche Benannte Stellen bei diesen Konformitätsbewertungsverfahren involviert, so sind beide Kennnummern der involvierten Benannten Stellen anzugeben.

Medizinprodukt mit geringem Sicherheitsrisiko

EN: *Low risk medical device*

FR: *Dispositif médical à faible risque pour la sécurité*

Bei klinischen Prüfungen von Medizinprodukten differenziert der Gesetzgeber in Deutschland zwischen Medizinprodukten und Medizinprodukten mit geringem Sicherheitsrisiko.

Bei der klinischen Prüfung von Medizinprodukten mit einem geringen Sicherheitsrisiko kann die zuständige BOB auf Antrag von einer Genehmigung absehen.

Medizinprodukte mit einem geringen Sicherheitsrisiko sind in Deutschland gemäß § 7 Abs. 1 MPKPV:

- Medizinprodukte der Klasse I;
- Nicht invasive Medizinprodukte der Klasse IIa;
- Medizinprodukte, die nach den §§ 6 und 10 MPG die CE-Kennzeichnung tragen dürfen und deren klinische Prüfung zusätzliche invasive oder andere belastende Untersuchungen beinhaltet, es sei denn, diese Prüfung hat eine andere Zweckbestimmung des Medizinprodukts zum Inhalt;
- In-vitro-Diagnostika, die für eine Leistungsbewertungsprüfung gemäß § 24 Satz 1 und 2 des MPG bestimmt sind.

MDD und AIMDD unterscheiden bei der klinischen Prüfung zwischen

- *«risikoreichen»* Medizinprodukten:
  - Produkten der Klasse III und
  - implantierbaren und zur langzeitigen Anwendung bestimmten invasiven Produkten der Klassen IIa und IIb (Artikel 15 Abs. 2 MDD);
  - aktiven implantierbaren medizinischen Geräten (Artikel 10 Abs. 1 AIMDD).
- *«risikoarmen»* Medizinprodukten:
  - den übrigen Medizinprodukten (Artikel 15 Abs. 3 MDD).

Anmerkung: Während Deutschland bei klinischen Prüfungen nicht zwischen *„risikoreichen“* und *„risikoarmen“* Medizinprodukten unterscheidet, wird diese Differenzierung u. a. in Österreich bei klinischen Prüfungen von Medizinprodukten zugrunde gelegt.

Medizinprodukt mit Messfunktion

EN: *Medical device with a measuring function*

FR: *Dispositif médical avec fonction de mesure*

In der MDD wird der Begriff der Messfunktion nicht näher spezifiziert. In den Grundlegenden Anforderungen werden aber zusätzliche besondere Anforderungen für diese Medizinprodukte festgelegt:

- Die Produkte müssen so ausgelegt und hergestellt sein, dass entsprechend der Zweckbestimmung des Medizinprodukts eine ausreichende Konstanz und Genauigkeit des Messwertes – unter Berücksichtigung der vom Hersteller spezifizierten Messabweichungen – gewährleistet wird.
- Messskalen, Bedienungs- und Anzeigeeinrichtungen müssen – ebenfalls unter Berücksichtigung der Zweckbestimmung – nach ergonomischen Gesichtspunkten gestaltet sein.

- Es sind die gesetzlichen Einheiten im Messwesen gemäß den Vorschriften der RL 80/181/EWG des Rates (zuletzt geändert durch die RL 89/617/EWG) zu verwenden (vgl. MEDDEV 2.1/5 vom Juni 1998).

Im § 32 Abs. 2 MPG wird der PTB die Zuständigkeit für die Sicherung der Einheitlichkeit des Messwesens in der Heilkunde übertragen.

Im § 14 MPBetreibV ist festgelegt, dass der Betreiber MTK durchzuführen hat für Medizinprodukte mit Messfunktion,

- die in der Anlage 2 MPBetreibV aufgeführt sind,
- die nicht in der Anlage 2 MPBetreibV aufgeführt sind, für die der Hersteller messtechnische Kontrollen vorgesehen hat.

Zur einheitlichen Durchführung der MTK wurde von der PTB der «Leitfaden zu messtechnischen Kontrollen von Medizinprodukten mit Messfunktion (LMKM)» erarbeitet.

Medizinprodukt, selbsterklärend

EN: *Self-explanatory medical device*

FR: *Dispositif médical auto-explicatif*

{Selbsterklärendes Medizinprodukt}

Medizinprodukt zur einmaligen Verwendung

EN: *Single use medical device*

FR: *Dispositif médical à usage unique*

{Einmalprodukt}

Medizinprodukt zur In-vitro-Diagnose

EN: *In vitro diagnostic medical device*

FR: *Dispositif médical de diagnostic in vitro*

{In-vitro-Diagnostikum}

Medizinprodukte-Abgabeverordnung

EN: *(Ordinance on the Supply of Medical Devices), MPAV*

FR: *(Ordonnance fédérale relative à la déliverance des dispositifs médicaux), MPAV*

Die Medizinprodukte-Abgabeverordnung (MPAV) wurde als Artikel 1 der Verordnung vom 25. Juli 2014 (BGBl. I S. 1227) vom BMG erlassen. Es ist eine Verordnung zum MPG auf der Grundlage von § 37 Abs. 2 und 3 MPG. Sie ersetzt die

MPVerschrV und die MPVertrV, die mit Artikel 6 Abs. 1 der Verordnung vom 25. Juli 2014 zum 29. Juli 2014 außer Kraft gesetzt wurden.

Mit der MPAV werden Anforderungen an

- verschreibungspflichtige Medizinprodukte und
- apothekenpflichtige Medizinprodukte

festgelegt. Sie richtet sich im Wesentlichen an:

- Ärzte/Zahnärzte,
- Apotheken.

Die Änderungen vom 19. Dezember 2014 betreffen zwei Regelungen zur Verschreibungspflicht bzw. zu Abgabebeschränkungen von Medizinprodukten:

- Die Angaben zur Kontaktaufnahme werden an Änderungen im Arzneimittelbereich angepasst, welche lediglich eine Telefonnummer vorsehen (§ 1 MPAV).
- Zur Abgabe von Medizinprodukten, welche nicht für Laien vorgesehen sind, erfolgt eine redaktionelle Klarstellung (§ 3 MPAV).

Die Änderungen vom 23. Dezember 2016 betreffen im Wesentlichen:

- Die Abgabebeschränkung von In-vitro-Diagnostika zur Erkennung von HIV-Infektionen wurde aufgehoben (§ 3 Abs. 4 letzter Satz MPAV).
- Die Vorschriften von § 4 Abs. 3 MPAV «Ordnungswidrigkeiten» wurden neu gefasst.

Entwicklung:

- Erste Fassung als Artikel 1 der Verordnung über die Abgabe von Medizinprodukten und zur Änderung medizinprodukterechtlicher Vorschriften vom 25. Juli 2014 (BGBl. I S. 1227);
- Änderung durch Artikel 4 der Verordnung zur Änderung der Arzneimittelverordnung, der Apothekenbetriebsordnung, der Verordnung über apothekenpflichtige und freiverkäufliche Arzneimittel und der Medizinprodukte-Abgabeverordnung vom 19. Dezember 2014 (BGBl. I S. 2371).
- Änderung durch Artikel 17 des Dritten Gesetzes zur Stärkung der pflegerischen Versorgung und zur Änderung weiterer Vorschriften (Drittes Pflegestärkungsgesetz – PSG III) vom 23. Dezember 2016 (BGBl. I S. 3191, 3215)

Medizinprodukte-Beauftragter

EN: *Responsible person for medical devices*

FR: *Responsable des dispositifs médicaux*

{Anlage 1-Medizinprodukt, Beauftragte Person, Beauftragung, Betreiber, Dienstanweisung Einweisung, Medizinprodukteverantwortlicher}

Empfehlung der DGAI [Deutsche Gesellschaft für Anästhesiologie und Intensivmedizin e. V., Berufsverband Deutscher Anästhesisten e. V.: Entschließungen,

Empfehlungen-Vereinbarungen, 5. Auflage, Kapitel VII. Technische Sicherheit und Arbeitsschutz, Empfehlungen der DGAI zur Medizinprodukte-Betreiberverordnung, S. 507-511]:
«*Medizinprodukte-Beauftragter: Diese Funktion ist im Gesetzes- und Verordnungstext nicht vorgesehen. Zur praktischen Umsetzung der Pflichtaufgaben aus der MPBetreibV wird dem Medizinprodukte-Verantwortlichen empfohlen, anwendernah einen oder mehrere Medizinprodukte-Beauftragte zu benennen. In Anlehnung an die Pflichten des Anwenders sollte der Medizinprodukte-Beauftragte die Rahmenbedingungen für die sichere Anwendung organisieren und überwachen und als Bindeglied zwischen Anwender und Medizinprodukte-Verantwortlichem bzw. Betreiber fungieren*»

Der Medizinprodukt-Beauftragte ist eine vom Betreiber zu benennende Person zur Wahrnehmung von Aufgaben gemäß § 10 MPBetreibV. In Gesundheitseinrichtungen überträgt der Betreiber in aller Regel diese Aufgabe dem Medizinprodukte-Verantwortlichen. Dieser hat eine (oder mehrere) entsprechend befähigte Person(en) (Arzt, Pflegekraft, Laborant, MTA, etc.) zu benennen, die in dessen räumlichen und sachlichen Zuständigkeitsbereich Aufgaben des Medizinprodukte-Verantwortlichen wahrnimmt/wahrnehmen.

Die Funktion des Medizinprodukte-Beauftragten entspricht u. a. der vom Betreiber «*beauftragten Person*» nach § 10 Abs. 1 Nr. 2 MPBetreibV und ist in der hier verwendeten Bezeichnung als Medizinprodukte-Beauftragter im MPG bzw. der MPBetreibV nicht gefordert, ergibt sich aber aus organisatorischen Gründen.

Der Medizinprodukte-Beauftragte wird schriftlich vom Betreiber – auf Vorschlag des Medizinprodukte-Verantwortlichen – beauftragt. Die Form der Beauftragung und seine Pflichten sollten im Rahmen einer Dienstanweisung festgelegt werden, so z. B.:

- Einweisung der Anwender bei Medizinprodukten der Anlage 1 MPBetreibV, Vorschlag (keine regulatorische Forderung): Einweisung von allen Medizinprodukten – neues und altes Recht, Unfallverhütungsvorschrift [DGUV Vorschrift 3 – Unfallverhütungsvorschrift Elektrische Anlagen und Betriebsmittel, Januar 1997 (bisher: BGV A3), *publikationen.dguv.de/dguv/pdf/10002/vorschrift3.pdf*] – gleich organisieren;
- für unterschiedliche Gerätegruppen und Organisationseinheit sollten mehrere Medizinprodukte-Beauftragte beauftragt werden;
- Einweisung durch Hersteller oder durch die vom Hersteller befugte Person – üblicherweise zum Zeitpunkt der «*erstmaligen Inbetriebnahme*» (§ 10 Abs. 1 Nr. 2 MPBetreibV), ggf. schriftliche Bestätigung (Beleg) der Einweisung der Medizinprodukte-Beauftragten (Hinweis: Die Einweisung des Medizinprodukte-Beauftragten umfasst mehr als eine Anwender-Einweisung [Forum für Medizintechnik e. V. Lübeck: Einweisung Medizinprodukte in Deutschland, Stand: 25. April 2012]);

- Zusammenarbeit mit dem Beauftragten für Medizinproduktesicherheit gemäß § 6 MPBetreibV, insbesondere bei der Mitteilung von Vorkommnissen, die an das BfArM zu melden sind und Unterstützung bei der Umsetzung von korrektiven Maßnahmen und Rückrufen durch den Verantwortlichen nach § 5 MPG.

Wendet der Medizinprodukte-Beauftragte Medizinprodukte am Patienten persönlich an, so gelten für ihn die Pflichten des Anwenders.

Medizinprodukte-Beobachtungs- und -Meldesystem

EN: *Medical devices vigilance system*

FR: *Système de matériovigilance pour les dispositifs médicaux*

{Marktüberwachung, Medizinprodukte-Sicherheitsplanverordnung, Meldepflicht}

Das Medizinprodukte-Beobachtungs- und -Meldesystem (Vigilanzsystem) ist eine speziell auf die Erkennung und Abwehr von Risiken fokussierte besondere Form der Marktüberwachung. Es sieht vor, dass schwerwiegende Produktprobleme, die bei im Verkehr oder in Betrieb befindlichen Medizinprodukten beobachtet werden, der zuständigen BOB gemeldet und von dieser zentral erfasst und in Zusammenarbeit mit dem betroffenen Hersteller (oder dessen Bevollmächtigten oder Vertreiber) im Hinblick auf das damit verbundene Risiko und das Erfordernis korrektiver Maßnahmen bewertet werden. Damit soll sichergestellt werden, dass derartige Probleme ordnungsgemäß untersucht und die gegebenenfalls erforderlichen Maßnahmen zur Risikoabwehr veranlasst werden (einschließlich der Verhinderung des erneuten Auftretens).

«Die Verantwortlichen für das erstmalige Inverkehrbringen von Medizinprodukten (Hersteller, Bevollmächtigte oder Einführer) sind nach den Bestimmungen der Medizinprodukte-Sicherheitsplanverordnung (MPSV) verpflichtet, Vorkommnisse, die in Deutschland aufgetreten sind (unter bestimmten Voraussetzungen auch Vorkommnisse, die sich in Drittländern ereignet haben), sowie in Deutschland durchgeführte Rückrufe an das Bundesinstitut für Arzneimittel und Medizinprodukte (BfArM) bzw. entsprechend seiner Zuständigkeit an das Paul-Ehrlich-Institut (PEI) zu melden.

Die Meldeverpflichtung besteht ebenfalls für professionelle Betreiber und Anwender (z. B. Ärzte und Zahnärzte) und Personen, die beruflich oder gewerblich oder in Erfüllung gesetzlicher Aufgaben oder Verpflichtungen Medizinprodukte zur Eigenanwendung an den Endanwender abgeben.

Die Meldeverpflichtungen gelten für Angehörige der Heilberufe als erfüllt, soweit Meldungen an Kommissionen oder andere Einrichtungen der Heilberufe erfolgen und dort eine unverzügliche Weiterleitung an das BfArM bzw. das PEI sichergestellt ist.

Vorkommnisse sind Funktionsstörungen, Ausfälle oder Änderungen der Merkmale oder der Leistung oder Unsachgemäßheiten der Kennzeichnung oder der

Gebrauchsanweisung eines Medizinproduktes, die unmittelbar oder mittelbar zum Tod oder einer schwerwiegenden Verschlechterung des Gesundheitszustands eines Patienten, eines Anwenders oder einer anderen Person geführt haben, geführt haben könnten oder führen könnten» [*www.bfarm.de/DE/Medizinprodukte/RisikoerfassungUndBewertung/RisikenMelden/_node.html*]

Auf nationaler Ebene sind die Aufgaben und Verpflichtungen der Beteiligten sowie sonstige nähere Einzelheiten des Medizinprodukte-Beobachtungs- und --Meldesystems im Wesentlichen in der MPSV geregelt. Die zentrale Erfassung und wissenschaftliche Bewertung der Risiken von Medizinprodukten obliegt in Deutschland dem BfArM und (für eine Teilmenge der In-vitro-Diagnostika) dem PEI. Für die Überwachung und gegebenenfalls Durchsetzung von korrektiven Maßnahmen sind die Landesbehörden zuständig.

Medizinprodukteberater

EN: *Medical devices consultant*

FR: *Consultant spécialisé en dispositifs médicaux*

{Ausbildung Medizinprodukteberater, Beauftragter für Medizinproduktesicherheit, Beauftragung, Beauftragung Medizinprodukteberater, Fachkreise, Qualifikation Medizinprodukteberater, Sicherheitsbeauftragter für Medizinprodukte}

§ 31 MPG verpflichtet jedes Unternehmen, das Fachkreise über Medizinprodukte informiert bzw. in die sachgerechte Handhabung von Medizinprodukten einweist, bestimmte, im MPG vorgegebene Aufgaben, sogenannten Medizin-Produkteberatern zu übertragen [*Künzel*, I.: Der Medizinprodukteberater – eine neue Aufgabe für die Hersteller. Medizinprodukte-Journal 2 (1995), Nr. 2, S. 18; *Böckmann*, R.-D.: Der Medizinprodukteberater. mt-Medizintechnik 115 (1995), Nr. 2, S. 44]. Diese Forderung ist eine rein nationale Forderung.

Die Aufgaben eines Medizinprodukteberaters sind:

- fachliche Information der Fachkreise über Medizinprodukte;
- Einweisung der Fachkreise in die sachgerechte Handhabung der Medizinprodukte;
- schriftliche Aufzeichnung von Mitteilungen der Angehörigen der Fachkreise über
  - Nebenwirkungen,
  - wechselseitige Beeinflussungen,
  - Fehlfunktionen
  - technische Mängel,
  - Gegenanzeigen,
  - Verfälschungen und
  - sonstige Risiken bei Medizinprodukten;
- schriftliche Übermittlung der Mitteilungen der Angehörigen der Fachkreise an den Sicherheitsbeauftragten für Medizinprodukte des Herstellers oder an das

Unternehmen, das ihn beauftragt hat (so z. B. Händler, Großhändler, externer Serviceanbieter).

Die Beauftragung eines Medizinprodukteberaters ist eindeutig an die in § 31 MPG genannten Aufgaben gebunden, auch dann, wenn sie telefonisch erfolgt.

Daraus folgt:

- Nicht alle Mitarbeiter eines Unternehmens müssen die Qualifikation eines Medizinprodukteberaters besitzen.
- Unternehmen, die ausschließlich Medizinprodukte verkaufen ohne jegliche Informationsübermittlung über das verkaufte Medizinprodukt, zu dessen Anwendung/Verwendung oder zu anderen Medizinprodukten des Angebots (sogenannter Verkauf nach Katalog), müssen für diese Tätigkeit keine Medizinprodukteberater beauftragen.

Der Personenkreis, der eine Qualifikation als Medizinprodukteberater benötigt, umfasst nicht nur Mitarbeiter des Vertriebs, sondern kann darüber hinaus auch Mitarbeiter aus den Bereichen

- Produktmanagement,
- Marketing,
- technischer Service,
- Applikationsberatung,
- Entwicklung, etc.

umfassen. Jedes Unternehmen hat diesen Personenkreis an Hand der unternehmensspezifischen organisatorischen Rahmenbedingungen festzulegen.

Der Mitarbeiter, der die Aufgaben eines Medizinprodukteberaters wahrnimmt, muss nicht (kann aber) die Bezeichnung «*Medizinprodukteberater*» beispielsweise auf der Visitenkarte führen. Zur Erfüllung der rechtlichen Anforderungen ist es vollkommen ausreichend, dass der Mitarbeiter die Anforderungen an die Qualifikation eines Medizinprodukteberaters erfüllt.

Hinzuweisen ist darauf, dass ein Medizinprodukteberater – und nicht sein Auftraggeber – seine Sachkenntnis der zuständigen Behörde auf Verlangen nachzuweisen hat. Diese Sachkenntnis besitzt nach § 31 Abs. 2 MPG, wer

1. eine Ausbildung in einem naturwissenschaftlichen, medizinischen oder technischen Beruf erfolgreich abgeschlossen hat und auf die jeweiligen Medizinprodukte bezogen geschult worden ist oder
2. durch eine mindestens einjährige Tätigkeit, die in begründeten Fällen auch kürzer sein kann, Erfahrungen in der Information über die jeweiligen Medizinprodukte und, soweit erforderlich, in der Einweisung in deren Handhabung erworben hat.

Medizinprodukte-Betreiberverordnung

EN: *Ordinance on Operators of Medical Devices, MPBetreibV*

FR: (*Ordonnance fédérale relative aux exploitants des dispositifs médicaux*), *MPBetreibV*

{Anlage 1-Medizinprodukt, Anlage 2-Medizinprodukt, Anlage 3-Medizinprodukt, Anwender, Beauftragte Person, Befugte Person, Betreiber, Beauftragter für Medizinproduktesicherheit, Einweisung, Medizinprodukt, Medizinproduktegesetz}

Die Medizinprodukte-Betreiberverordnung (MPBetreibV) vom 29. Juni 1998 (BGBl. I S. 1762) in der Fassung der Bekanntmachung vom 21. August 2002 (BGBl. I S. 3396) – zuletzt geändert durch Artikel 1 und Artikel 2 der Verordnung vom 27. September 2016 (BGBl. I S. 2203) – ist eine Verordnung zum MPG, die auf der Grundlage von § 37 Abs. 5 MPG vom BMG erlassen wurde.

Mit der MPBetreibV werden Anforderungen an das Betreiben und Anwenden von Medizinprodukten festgelegt. Ein Schwerpunkt liegt bei der Einweisung in Medizinprodukte.

Die MPBetreibV gilt nicht für Medizinprodukte zur klinischen Prüfung und zur Leistungsbewertungsprüfung. Sie gilt ebenfalls nicht für Medizinprodukte, die in ausschließlich eigener Verantwortung für persönliche Zwecke erworben und angewendet werden, es sei denn, dass in deren Gefahrenbereich Arbeitnehmer beschäftigt werden – die Arbeitsschutz- und Unfallverhütungsvorschriften sind zu beachten.

Sie richtet sich im Wesentlichen an

- Betreiber und
- Anwender,
- aber auch an Hersteller und befugte Personen, die im Einvernehmen mit dem Hersteller handeln.

Darüber hinaus sind auch Anforderungen enthalten, die sich richten an

- Prüfer für STK (vgl. Kap. B0204, § 11 MPBetreibV),
- Prüfer für MTK (vgl. Kap. B0204, § 14 MPBetreibV),
- Instandhalter von Medizinprodukten (vgl. Kap. B0204, § 7 MPBetreibV) und
- Aufbereiter von Medizinprodukten (vgl. Kap. B0204, § 8 MPBetreibV).

Mit dem 2. MPG-Änderungsgesetz ist die MedGV zum 1. Januar 2002 vollständig außer Kraft gesetzt worden. Für das Betreiben und Anwenden von Medizinprodukten, die nach den Vorschriften der MedGV in Betrieb genommen wurden, gelten die Vorschriften des MPG bzw. der MPBetreibV mit den in § 19 MPBetreibV festgelegten Maßgaben.

Mit der Änderung durch Artikel 2 der Verordnung vom 25. Juli 2014 wurde u. a. § 10 MPBetreibV a. F. neu gefasst. Er beinhaltet besondere Pflichten des Betreibers bei implantierbaren Produkten, die in der neuen Anlage 3 MPBetreibV aufgeführt sind und die seit dem 1. Oktober 2015 vom Betreiber zu beachten und umgesetzt sein müssen.

Mit der Änderung durch Artikel 1 und 2 der Zweiten Verordnung zur Änderung medizinprodukterechtlicher Vorschriften vom 27. September 2016 (BGBl. I S. 2203) wurde die MPBetreibV komplett novelliert. Wesentliche Änderungen betreffen insbesondere:

- der Anwendungsbereich der MPBetreibV wurde enger gefasst (§ 1 MPBetreibV);
- die Begriffe «*Betreiber*», «*Anwender*» und «*Gesundheitseinrichtung*» wurden definiert und festgestellt, welche Tätigkeiten mit dem Betreiben und Anwenden von Medizinprodukten im Zusammenhang stehen (§ 2 MPBetreibV);
- die dem Betreiber obliegenden Pflichten zusammenfassend festgestellt und ergänzend neu aufgenommen, das auch derjenige die Pflichten eines Betreibers wahrzunehmen hat, ohne selbst «Betreiber» im Sinne der MPBetreibV zu sein, wie z. B. Kranken- und Pflegekassen (§ 3 MPBetreibV);
- in Gesundheitseinrichtungen mit mehr als 20 Beschäftigte ist ein Beauftragter für Medizinproduktesicherheit zu bestimmen (§ 6 MPBetreibV);
- Umfang und Fristen von STK hat der Betreiber so festzulegen, dass Mängel, mit denen aufgrund der Erfahrungen gerechnet werden muss, rechtzeitig festgestellt werden können (§ 11 Abs. 1 MPBetreibV);
- für AED im öffentlichen Raum, die für die Anwendung durch Laien vorgesehen sind, kann unter den genannten Voraussetzungen eine STK entfallen (§ 11 Abs. 2 MPBetreibV).

Entwicklung:

- Erste Fassung vom 29. Juni 1998 (BGBl. I S. 1762);
- Änderung durch Artikel 11 des 2. Medizinprodukte-Änderungsgesetzes vom 13. Dezember 2001 (BGBl. I S. 3586, 3604);
- Veröffentlichung der Neufassung durch Bekanntmachung vom 21. August 2002 (BGBl. I S. 3396);
- Änderung der Bezeichnung und Zuständigkeiten der Bundesministerien durch Artikel 288 der Achten Zuständigkeitsanpassungsverordnung vom 25. November 2003 (BGBl. I S. 2304, 2340) und durch Artikel 368 der Neunten Zuständigkeitsanpassungsverordnung vom 31. Oktober 2006 (BGBl. I S. 2407, 2458);
- Änderung durch Artikel 4 des Gesetzes zur Änderung medizinprodukterechtlicher Vorschriften vom 29. Juli 2009 (BGBl. I S. 2326);
- Änderung durch Artikel 2 der Verordnung über die Abgabe von Medizinprodukten und zur Änderung medizinprodukterechtlicher Vorschriften vom 25. Juli 2014 (BGBl. I S. 1227);

- Änderung durch Artikel 3 der Verordnung zur Neuregelung des gesetzlichen Messwesens und zur Anpassung an europäische Rechtsprechung vom 11. Dezember 2014 (BGBl. I S. 2010, 2072),
- Novellierung durch Artikel 1 und 2 der Zweiten Verordnung zur Änderung medizinprodukterechtlicher Vorschriften vom 27. September 2016 (BGBl. I S. 2203).

Medizinproduktebuch

EN: *Medical devices book*

FR: *Livre de dispositifs médicaux*

{Anlage 1-Medizinprodukt, Anlage 2-Medizinprodukt, Bestandsverzeichnis, Betreiber, Betriebsort, Einweisung}

Das Medizinproduktebuch ist eine vom Betreiber zu führende Dokumentation für alle nichtimplantierbaren aktiven Medizinprodukte der Anlage 1 und Medizinprodukte der Anlage 2 MPBetreibV zum Nachweis des ordnungsgemäßen Betriebs.

Durch das Gesetz zur Änderung medizinprodukterechtlicher und sonstiger Vorschriften gelten nach § 2 Abs. 2 MPG auch Nicht-Medizinprodukte als Medizinprodukte im Sinne des MPG, wenn sie im Sinne der Anlage 1 und 2 MPBetreibV angewendet, betrieben und instandgehalten werden. Daraus ergibt sich, dass auch für diese aktiven Nicht-Medizinprodukte ein Medizinproduktebuch zu führen ist.

In das Medizinproduktebuch sind folgende Angaben aufzunehmen (vgl. Kap. B0204, § 12 MPBetreibV):

- erforderliche Angaben zur eindeutigen Identifikation des Medizinprodukts,
- Beleg über Funktionsprüfung und Einweisung nach § 10 Abs. 1 MPBetreibV,
- Name der vom Betreiber Beauftragten Person(en) – § 10 Abs. 1 Nr. 2 MPBetreibV –, Zeitpunkt der Einweisung sowie Namen der eingewiesenen Anwender.
  Hinweis: Aufgrund von häufigen Personaländerungen in Gesundheitseinrichtungen empfiehlt es sich, Zeitpunkt der Einweisung sowie Namen der eingewiesenen Anwender in einer separaten elektronischen Dokumentation zu führen und im Medizinproduktebuch lediglich zu vermerken, wo diese Dokumentation verfügbar ist.
- Fristen und Datum der Durchführung sowie das Ergebnis von vorgeschriebenen STK und MTK und Datum von Instandhaltungen sowie der Name der verantwortlichen Person oder der Firma, die diese Maßnahme durchgeführt hat,
- Datum, Art und Folgen von Funktionsstörungen und wiederholten gleichartigen Bedienungsfehlern,
- Angaben zu Vorkommnismeldungen an Behörden und Hersteller.

Das Medizinproduktebuch dokumentiert den Lebenslauf eines Medizinprodukts vom Zeitpunkt der Inbetriebnahme bis zur Außerbetriebnahme mit allen wesentlichen Ereignissen und Einweisungen. Es soll vorrangig dem Anwendungs-, Kontroll- und Instandhaltungspersonal einen Überblick über vorangegangene Störungen und Maßnahmen verschaffen. Für das Medizinproduktebuch sind elektronische Datenträger zulässig, wenn die gespeicherten Informationen während der vorgeschriebenen Aufbewahrungsfrist – nach Außerbetriebnahme noch fünf Jahre – verfügbar sind.

Medizinprodukte-Durchführungsverordnung

EN: *(Medical Devices Implementing Ordinance), MPGVwV*

FR: *(Ordonnance fédérale d'exécution relative aux dispositifs médicaux), MPGVwV*

Die Medizinprodukte-Durchführungsvorschrift (MPGVwV) vom 18. Mai 2012 (BAnz. AT 24.05.2012 B2 S. 1) ist eine allgemeine Verwaltungsvorschrift zur Durchführung des MPG, die auf der Grundlage von Artikel 84 Abs. 2 GG in Verbindung mit § 37a MPG durch die Bundesregierung erlassen wurde. Sie ist am 1. Januar 2013 in Kraft getreten.

Mit der MPGVwV werden Grundsätze für eine bundeseinheitliche Überwachung durch die zuständigen Behörden geschaffen. Sie richtet sich an die für die Durchführung des Medizinprodukterechts zuständigen Behörden und Stellen des Bundes und der Länder. Sie gilt auch für die Überwachung der Einhaltung der Vorgaben des HWG.

Die Verwaltungsvorschrift wird auch angewendet auf die Überwachung von Medizinprodukten für die Bundeswehr und für den Zivil- und Katastrophenschutz oder für Medizinprodukte zur Behandlung lebensbedrohlicher Erkrankungen bzw. bedrohlicher übertragbarer Krankheiten.

Die Behörden führen nach § 2 Abs. 1 MPGVwV Überwachungsaufgaben gemäß § 26 MPG durch. Bei der Durchführung der Überwachungsaufgaben haben die zuständigen Behörden ein System zur Qualitätssicherung gemäß § 9 MPGVwV anzuwenden, das von den zuständigen Obersten Landesbehörden gemeinsam und einheitlich festzulegen ist.

Entwicklung:

- Erste Fassung vom 18. Mai 2012 (BAnz. AT 24.05.2012 B2 S. 1).

Medizinprodukte-Gebührenverordnung

EN: (*Medical Devices Ordinance on Fees to be charged*), BKostV-MPG

FR: (*Ordonnance fédérale de taxes concernant dispositifs médicaux), BKostV-MPG*

Die Medizinprodukte-Gebührenverordnung (BKostV-MPG) vom 27. März 2002 (BGBl. I S. 1228) – zuletzt geändert durch Artikel 1 der Verordnung vom 3. November 2014 (BGBl. I S. 1676) – ist eine Verordnung zum MPG und wurde auf der Grundlage von § 37 Abs. 9 MPG durch das BMG erlassen.

Mit der BKostV-MPG werden die gebührenpflichtigen Tatbestände bestimmt und die dafür zu erhebenden Gebührensätze festgelegt. Sie richtet sich an Alle, die Amtshandlungen von einer BOB in Anspruch nehmen, wie beispielsweise:

- Hersteller, Bevollmächtigter des Herstellers über die Zulassung eines Medizinprodukts gemäß § 11 Abs. 1 MPG,
- Hersteller, Bevollmächtigter des Herstellers bzw. Benannte Stelle für eine Entscheidung zur Klassifizierung eines Medizinprodukts bzw. zur Abgrenzung von anderen Produkten gemäß § 13 Abs. 2 und 3 MPG,
- Sponsor für die Leistungen im Rahmen der Antragstellung einer klinischen Prüfung/Leistungsbewertungsprüfung gemäß § 20 Abs. 1 in Verbindung mit § 22a Abs. 1, § 22c Abs. 2 MPG,
- Beratung des Verantwortlichen nach § 5 MPG, von Benannten Stellen und von Sponsoren gemäß § 32 MPG,
- Antragsteller für wissenschaftliche Stellungnahmen und Gutachten,
- Bearbeitung einer Meldung eines schwerwiegenden unerwünschten Ereignisses durch den Sponsor gemäß § 3 Abs. 6 MPSV.

Entwicklung:

- Erste Fassung vom 27. März 2002 (BGBl. I S. 1228);
- Änderung durch Artikel 2 der Verordnung zur Änderung medizinprodukterechtlicher Vorschriften vom 16. Februar 2007 (BGBl. I S. 155);
- Änderung durch Artikel 5 des Gesetzes zur Änderung medizinprodukterechtlicher Vorschriften vom 29. Juli 2009 (BGBl. I S. 2326);
- Änderung durch Artikel 4 der Verordnung über klinische Prüfungen von Medizinprodukten und zur Änderung medizinprodukterechtlicher Vorschriften vom 10. Mai 2010 (BGBl. I S. 555)
- Änderung durch Artikel 2 Abs. 81 des Gesetzes zur Strukturreform des Gebührenrechts des Bundes vom 7. August 2013 (BGBl. I S. 3154, 3176);
- Änderung durch Artikel 1 der Verordnung zur Änderung der Medizinprodukte-Gebührenverordnung vom 3. November 2014 (BGBl. I S. 1676);
- Aufhebung zum 1. Oktober 2021 durch Artikel 4 Abs. 60 des Gesetzes zur Aktualisierung der Strukturreform des Gebührenrechts des Bundes vom 18. Juli 2016 (BGBl. I S. 1666, 1672).

Medizinproduktegesetz (MPG)

EN: *Medical Devices Act,* MPG

FR: (*Loi sur les dispositifs médicaux), MPG*

Mit dem Medizinproduktegesetz (MPG) vom 2. August 1994 (BGBl. I S. 1963) werden

- die AIMDD, zuletzt geändert durch Artikel 1 der RL 2007/47/EG,
- die MDD, zuletzt geändert durch Artikel 2 der RL 2007/47/EG und
- die IVDD, zuletzt geändert durch die RL 2011/100/EU

in deutsches Recht umgesetzt.

§ 37 MPG erteilt dem BMG die Ermächtigung, Rechtsverordnungen zu erlassen. Bislang sind für Medizinprodukte folgende nationale Verordnungen erlassen worden:

- MPV,
- MPBetreibV,
- MPKPV,
- MPSV,
- DIMDIV,
- MPAV,
- BKostV-MPG.

Mit dem MPG werden die Anforderungen an Medizinprodukte in einem Gesetz zusammengefasst, die vor 1994 in den verschiedensten Gesetzen, wie beispielsweise

- Geräte- und Produktsicherheitsgesetz mit der zugehörigen Medizingeräteverordnung,
- Arzneimittelgesetz,
- Bedarfsgegenständegesetz,
- Eichgesetz,
- Lebensmittelgesetz,
- Gesetz zur Bekämpfung von Geschlechtskrankheiten,
- Atomgesetz mit der zugehörigen Röntgenverordnung und Strahlenschutzverordnung, etc.)

geregelt waren.

Das MPG gilt für technische Produkte, die in der Medizin zur Anwendung kommen und für Menschen bestimmt sind. Es richtet sich im Wesentlichen an

- den Hersteller bzw. seinen Bevollmächtigten einschließlich Fachhandel und
- den Betreiber und Anwender

von Medizinprodukten mit dem Ziel

- eine ordnungsgemäße Medizinprodukteversorgung sicherzustellen,
- die medizinische und technische Sicherheit und Leistung von Medizinprodukten zu gewährleisten,
- für den Schutz von Patienten, Anwendern und Dritten zu sorgen,
- den freien Warenverkehr aller mit einer CE-Kennzeichnung versehenen, in Deutschland hergestellten Medizinprodukte im EWR zu ermöglichen.

Zur Erreichung des wesentlichen Ziels des MPG – Verwirklichung einer hohen Produktsicherheit – konzentrieren sich die Vorschriften auf die Forderung, dass

- das Medizinprodukt medizinisch und technisch unbedenklich ist (Nutzen-Risiko-Abwägung),
- der medizinische Zweck, den das Medizinprodukt nach den Angaben des Herstellers besitzen soll, durch den Hersteller zu belegen ist und
- das Medizinprodukt die erforderliche Qualität aufweist (Qualitätssicherung im Rahmen der Konformitätsbewertung).

Wesentliche Änderungen:

Mit dem 1. MPG-Änderungsgesetz wurde insbesondere der Begriff «*Inverkehrbringen*» im Sinne des erstmaligen Inverkehrbringens präzisiert und eine Verlängerung für bei der Übergangsregelung für die Abverkaufsfrist beim Handel bzw. die Frist zur erstmaligen Inbetriebnahme beim Betreiber bis zum 30. Juni 2001 verlängert.

Mit dem 2. MPG-Änderungsgesetz vom 13. Dezember 2001 wurde insbesondere der Begriff «*Inverkehrbringen*» im Sinne des erstmaligen Inverkehrbringens erneut konkretisiert und eine Verlängerung für bei der Übergangsregelung für die Abverkaufsfrist beim Handel bzw. die Frist zur erstmaligen Inbetriebnahme beim Betreiber bis zum 7. Dezember 2005 verlängert.

Mit dem 2. MPG-Änderungsgesetz wurden weiterhin u. a. die RL 98/79/EG des Europäischen Parlaments und des Rates über In-vitro-Diagnostika und die RL 2000/70/EG des Europäischen Parlaments und des Rates zur Änderung der RL 93/42/EWG des Rates hinsichtlich Medizinprodukten, die stabile Derivate aus menschlichem Blut oder Blutplasma enthalten, in deutsches Recht umgesetzt.

Mit der dritten Änderung durch Artikel 1 des Gesetzes zur Änderung medizinprodukterechtlicher und anderer Vorschriften vom 14. Juni 2007 wurde insbesondere der Anwendungsbereich des MPG auf das Anwenden, Betreiben und Instandsetzen von Nicht-Medizinprodukten ausgedehnt, der Begriff «*In-Haus-Herstellung*» durch den Begriff «*Eigenherstellung*» ersetzt und differenziert zwischen Medizinprodukten aus Eigenherstellung und In-vitro-Diagnostika aus Eigenherstellung. Des Weiteren wurden Ausnahmeregelungen für den Zivil- und Katastrophenschutz getroffen und die Anzeigepflichten bei klinischen Prüfungen und Sonderanfertigungen reduziert.

Mit der vierten Änderung durch Artikel 1 des Gesetzes zur Änderung medizinprodukterechtlicher Vorschriften vom 29. Juli 2009 wurde insbesondere die Einbeziehung der grundlegenden Gesundheits- und Sicherheitsanforderungen der Maschinen-Richtlinie in die Konformitätsbewertung von Medizinprodukten gefordert, falls das Medizinprodukt auch unter die Begriffsbestimmung «Maschine» fällt.

Des Weiteren wurden mit der vierten Änderung u. a. folgende Festlegungen getroffen:

- befristete Abgabe von In-vitro-Diagnostika zur Erkennung von HIV-Infektionen an festgelegte Personen und Einrichtungen,
- Novellierung der Anforderungen an die Genehmigung und Durchführung klinischer Prüfungen (zustimmende Bewertung, Genehmigungspflicht),
- Neuregelung der Zuständigkeiten der Bundesoberbehörden,
- Aufnahme der Ermächtigung zum Erlassen einer allgemeinen Verwaltungsvorschrift, um die Maßnahmen und die Qualität behördlicher Überwachung zu vereinheitlichen und die Überwachungsqualität zu verbessern.
- Die Registrierung von Ethik-Kommissionen wird aufgehoben.

Mit der fünften Änderung durch Artikel 12 des Gesetzes zur Änderung krankenversicherungsrechtlicher und anderer Vorschriften vom 24. Juli 2010 (BGBl. I S. 983, 993) werden die Aufgaben des DIMDI der geänderten DIMDIV angepasst und die Straf- und Bußgeldvorschriften entsprechend der vierten Änderung des MPG korrigiert.

Mit der sechsten Änderung durch Artikel 13 des Gesetzes zur Neuordnung des Geräte- und Produktsicherheitsgesetzes vom 8. November 2011 (BGBl. I S. 2178) wurden weitere Rechtsvorschriften eingefügt, die neben dem MPG zu beachten sind – die Vorschriften dieser Rechtsverordnungen bleiben unberührt.

Mit der siebten Änderung durch Artikel 11 des Zweiten Gesetzes zur Änderung arzneimittelrechtlicher und anderer Vorschriften vom 19. Oktober 2012 (BGBl. I S. 2192) wurde sowohl der Begriff «*Arzneimittel*» dem Arzneimittelrecht angepasst als auch Begriffe der Europäischen Gemeinschaft aktualisiert.

Mit der achten Änderung durch Artikel 2 Abs. 2 des Gesetzes zur Strukturreform des Gebührenrechts des Bundes vom 7. August 2013 (BGBl. I S. 3154) wurden die Begriffe im MPG entsprechend angepasst.

Mit der neunten Änderung durch Artikel 16 des Gesetzes zur Weiterentwicklung der Finanzstruktur und der Qualität in der gesetzlichen Krankenversicherung vom 21. Juli 2014 (BGBl. I S. 1133,1145) wurde eine Ordnungswidrigkeit neu eingefügt.

Mit der zehnten Änderung durch Artikel 16 des Dritten Gesetzes zur Stärkung der pflegerischen Versorgung und zur Änderung weiterer Vorschriften vom 23. Dezember 2016 (BGBl. I S. 3191, 3215) wurden im Wesentlichen die Anforderungen an Benannte Stellen an das Europäische Recht angepasst.

Entwicklung:

- Erste Fassung vom 2. August 1994 (BGBl. I S. 1963);
- Änderung durch das 1. MPG-Änderungsgesetz vom 6. August 1998 (BGBl. I S. 2005;
- Änderung und Neustrukturierung durch das 2. MPG-Änderungsgesetz vom 13. Dezember 2001 (BGBl. I S. 3586);
- Veröffentlichung der Neufassung durch Bekanntmachung vom 7. August 2002 (BGBl. I S. 3146);
- Änderung der Bezeichnung und Zuständigkeiten der Bundesministerien durch Artikel 109 der Achten Zuständigkeitsanpassungsverordnung vom 25. November 2003 (BGBl. I S. 2304, 2316) und durch Artikel 145 der Neunten Zuständigkeitsanpassungsverordnung vom 31. Oktober 2006 (BGBl. I S. 2047, S. 2423);
- Änderung durch Artikel 1 des Gesetzes zur Änderung medizinprodukterechtlicher und anderer Vorschriften vom 14. Juni 2007 (BGBl. I S. 1066);
- Änderung durch Artikel 1 des Gesetzes zur Änderung medizinprodukterechtlicher Vorschriften vom 29. Juli 2009 (BGBl. I S. 2326);
- Änderung durch Artikel 12 des Gesetzes zur Änderung krankenversicherungsrechtlicher und anderer Vorschriften vom 24. Juli 2010 (BGBl. I S. 983, 993);
- Änderung durch Artikel 13 des Gesetzes über die Neuordnung des Geräte- und Produktsicherheitsrechts vom 8. November201 (BGBl. I S. 2178);
- Änderung durch Artikel 11 des Zweiten Gesetzes zur Änderung arzneimittelrechtlicher und anderer Vorschriften vom 19. Oktober 2012 (BGBl. I S. 2192);
- Änderung durch Artikel 2 Abs. 80 und Artikel 4 Abs. 62 des Gesetzes zur Strukturreform des Gebührenrechts des Bundes vom 7. August 2013 (BGBl. I S. 3154);
- Änderung durch Artikel 16 des Gesetzes zur Weiterentwicklung der Finanzstruktur und der Qualität in der gesetzlichen Krankenversicherung vom 21. Juli 2014 (BGBl. I S. 1133);
- Änderung durch Artikel 16 des Dritten Gesetzes zur Stärkung der pflegerischen Versorgung und zur Änderung weiterer Vorschriften vom 23. Dezember 2016 (BGBl. I S. 3191,3215).

Medizinprodukte Klinische Prüfungsverordnung

EN: (*Ordinance on Clinical Investigations with Medical Devices*), MPKPV

FR: (*Ordonnance fédérale relative aux investigations cliniques des dispositifs médicaux), MPKPV*

{Klinische Prüfung von Medizinprodukten, Leistungsbewertungsprüfung von In-vitro-Diagnostika}

Die «Verordnung über klinische Prüfungen von Medizinprodukten – MPKPV» (inoffizieller Kurzbegriff: Medizinprodukte Klinische Prüfungsverordnung) vom

10. Mai 2010 (BGBl. I S: 555) ist eine Verordnung zum MPG, die auf der Grundlage von § 37 Abs. 2a MPG vom BMG erlassen wurde und die am 13. Mai 2010 in Kraft getreten ist.

Mit der MPKPV werden – ohne einen ausdrücklichen Verweis – die einschlägigen Anforderungen

- AIMDD: Artikel 10, Anhang 6 und Anhang 7,
- MDD: Artikel 15, Anhang VIII und Anhang X,
- IVDD: Artikel 9, Anhang VIII

in nationales Recht umgesetzt.

Die MPKPV gilt für genehmigungspflichtige klinische Prüfungen und Leistungsbewertungsprüfungen gemäß der §§ 20 bis 24 MPG, deren Ergebnisse verwendet werden sollen zu:

- der Durchführung eines Konformitätsbewertungsverfahrens gemäß der MPV,
- der Durchführung eines Konformitätsbewertungsverfahrens mit einem Medizinprodukt, das die CE-Kennzeichnung tragen darf, zur Erlangung einer neuen Zweckbestimmung, die über die der CE-Kennzeichnung zugrundeliegende Zweckbestimmung hinausgeht, oder
- der Gewinnung und Auswertung von Erfahrungen des Herstellers bezüglich der klinischen Sicherheit und Leistung eines Medizinprodukts, das die CE-Kennzeichnung tragen darf, sofern zusätzlich invasive oder andere belastende Untersuchungen durchgeführt werden.

Keine Anwendung findet die MPKPV auf Leistungsbewertungsprüfungen nach § 24 Satz 1 Nr. 1 MPG, bei denen eine nicht chirurgisch-invasive Probenahme aus der Mundhöhle erfolgt.

Mit der MPKPV werden im Wesentlichen die Anforderungen geregelt bezüglich:

- des Verfahrens der Antragstellung bei der nach Landesrecht gebildeten Ethik-Kommission und der zuständigen BOB,
- des Genehmigungsverfahrens,
- des Bewertungsverfahrens,
- des Verfahrens zur Befreiung von der Genehmigungspflicht,
- des Verfahrens bei Änderungen der klinischen Prüfung/Leistungsbewertungsprüfung,
- der Anforderungen an die Qualifikation des Prüfers für klinische Prüfungen/Leistungsbewertungsprüfungen,
- der Durchführung klinischer Prüfungen/Leistungsbewertungsprüfungen und
- der Überwachung der Durchführung dieser Prüfungen durch die zuständige Landesbehörde.

Die Verordnung richtet sich an

- den Sponsor und den Prüfer klinischer Prüfungen von Medizinprodukten/Leistungsbewertungsprüfungen von In-vitro-Diagnostika,

- den Hersteller/Produzenten von Medizinprodukten zur klinischen Prüfung/Leistungsbewertungsprüfung,
- die nach Landesrecht gebildeten Ethik-Kommissionen,
- die zuständige BOB (BfArM, PEI) und
- die zuständigen Landesbehörden.

Medizinprodukte zur klinischen Prüfung müssen den Hinweis tragen *«nur für klinische Prüfungen»* bzw. *«nur für Leistungsbewertungszwecke»*. Ausgenommen sind lediglich die Medizinprodukte, die die CE-Kennzeichnung tragen dürfen und die der Gewinnung und Auswertung von Erfahrungen des Herstellers bezüglich der klinischen Sicherheit und Leistung eines Medizinprodukts dienen.

Entwicklung:

- Erste Fassung als Artikel 1 der Verordnung über klinische Prüfungen von Medizinprodukten und anderer medizinprodukterechtlicher Vorschriften vom 10. Mai 2010 (BGBl. I S. 555).
- Änderung durch Artikel 3 der Verordnung über die Abgabe von Medizinprodukten und zur Änderung medizinprodukterechtlicher Vorschriften vom 25. Juli 2014 (BGBl. I S. 1227).

Medizinprodukterisiken

EN: *Risks of medical devices*

FR: *Risques liés aux dispositifs médicaux*

{Beauftragter für Medizinprodukterisiken, Medizinprodukteberater, Medizinprodukte-Sicherheitsplanverordnung, Risiko, Sicherheitsbeauftragter für Medizinprodukte}

Medizinprodukterisiken sind alle Risiken, die von Medizinprodukten ausgehen. Zweck des MPG ist es u. a., für die Sicherheit der Medizinprodukte zu sorgen. Vor dem erstmaligen Inverkehrbringen eines Medizinprodukts im EWR ist ein Hersteller verpflichtet, den Nachweis zu erbringen, dass das Produkt so ausgelegt und hergestellt ist, dass die

«[...] *Anwendung unter den vorgesehenen Bedingungen und zu den vorgesehenen Zwecken weder den klinischen Zustand und die Sicherheit der Patienten noch die Sicherheit und die Gesundheit der Anwender oder gegebenenfalls Dritter gefährdet, wobei etwaige Risiken im Zusammenhang mit der vorgesehenen Anwendung gemessen am Nutzen für den Patienten vertretbar[...] sein müssen*» (Anhang I Nr. 1 MDD)

Im Rahmen von Risikomanagement-Prozessen hat der Hersteller von Medizinprodukten vor dem erstmaligen Inverkehrbringen nachzuweisen, dass durch Gefahren keine Schäden hervorgerufen werden können und dass das verbleibende Restrisiko akzeptabel ist. Zu betrachten sind beispielsweise:

- primäre Gefahren, die speziell bei aktiven Medizinprodukten durch Energie bedingt sein können, wie Hitze, Elektrizität, ionisierende Strahlung;
- biologische Gefahren wie Toxizität, Abbau eines Werkstoffs, falsche Abgabe von Substanzen, Unvermögen, die hygienische Sicherheit zu erhalten;
- Gefahren durch Umwelteinflüsse während der Herstellungs- und Betriebsphase, wie zum Beispiel Lagerung, Betrieb außerhalb der spezifizierten Umweltbedingungen, elektromagnetische Störungen;
- Gefahren, die mit der Medizinprodukteanwendung verbunden sind, wie Anwendungsfehler, die beispielsweise durch unzureichende Kennzeichnung, unzureichende Gebrauchsanweisung, unzureichende Angaben zu Zubehör, unklare Darstellungen von Bedienschritten, von Einstellungen oder Messergebnissen (unzureichende Gebrauchstauglichkeit) verursacht werden können;
- Gefahren durch Funktionsfehler des Medizinprodukts, unzureichende Instandhaltung, Alterung.

Nach dem Inverkehrbringen ist der Hersteller zu einer systematischen Produktbeobachtung im Markt verpflichtet. Er muss auch von den Medizinprodukteberatern mitgeteilte und aus anderen Quellen in Erfahrung gebrachte Risiken erfassen und bewerten sowie gegebenenfalls erforderliche korrektive Maßnahmen veranlassen.

Wesentliche Quellen für bekannt gewordene Meldungen über Medizinprodukterisiken sind u. a.:

- Mitteilungen der Medizinprodukteberater;
- Mitteilung des Beauftragten für Medizinproduktesicherheit,
- Serviceberichte des Hersteller-Kundendienstes;
- hauseigene Untersuchungen, z. B. Ergebnisse von Risikoanalysen, hauseigene Meldungen;
- Meldungen von Unterlieferanten, z. B. im Rahmen der Qualitätssicherung, Reklamationsberichte;
- Mitteilungen des Fachhandels;
- Berichte der ausländischen Vertretungen;
- direkte Mitteilungen eines Kunden an den Hersteller, z. B. an die Geschäftsleitung;
- Veröffentlichungen in der Fachliteratur;
- Mitteilungen von zuständigen Behörden, von Benannten Stellen, von Betreibern und Anwendern, etc.;
- Mitteilungen im Internet zu Vorkommnissen mit Medizinprodukten, wie z. B. von Behörden (BfArM, FDA, Medicines and Healthcare Products Regulatory Agency (MHRA));
- bekannt gewordene Veröffentlichungen in der Fachliteratur und in Presseberichten;

- bekannt gewordene Erkenntnisse und Informationen aus der Beobachtung von Konkurrenzprodukten.

Von besonderer Bedeutung sind die meldepflichtigen Vorkommnisse, die der zuständigen Behörde – in Deutschland dem BfArM oder bei speziellen In-vitro-Diagnostika dem PEI – angezeigt werden müssen. Eine Meldepflicht besteht nach der MPSV ferner für alle aus Sicherheitsgründen durchgeführte Rückrufe.

Nicht meldepflichtig sind dagegen beispielsweise sogenannte «*Erste Fehler*» im Sinne von DIN EN 60.601-1 [DIN EN 60601-1 (12-2013); VDE 0750-1 (12-2013): Medizinische elektrische Geräte – Teil 1: Allgemeine Festlegungen für die Sicherheit einschließlich der wesentlichen Leistungsmerkmale (IEC 60601-1:2005 + Cor.:2006 + Cor.:2007 + A1:2012); Deutsche Fassung EN 60601-1:2006 + Cor. :2010 + A1:2013), Beuth Verlag, Berlin], für die der Hersteller entsprechende Schutzsysteme konstruktiv vorgesehen hat, wenn diese ordnungsgemäß funktionieren und somit nicht zu einer Verletzung oder potenziellen Verletzung geführt haben.

Für die Sammlung und Bewertung von Medizinprodukterisiken, die Koordinierung erforderlicher Maßnahmen und die Erfüllung von Meldepflichten, soweit sie Medizinprodukterisiken betreffen, muss in Deutschland ein Sicherheitsbeauftragter für Medizinprodukte (betriebsintern vom Verantwortlichen für das Inverkehrbringen) bestellt werden.

Mit dem Gesetz zur Änderung medizinprodukterechtlicher Vorschriften vom 29. Juli 2009 sind auch «schwerwiegende unerwünschte Ereignisse» in das Medizinprodukte-Beobachtungs- und -Meldesystem einbezogen worden. Die Zuständigkeit liegt beim BfArM.

Medizinprodukte-Sicherheitsbeauftragter

EN: *Medical devices safety officer*

FR: *Responsable de la sécurité des dispositifs médicaux*

{Beauftragter für Medizinproduktesicherheit, Sicherheitsbeauftragter für Medizinprodukte}

Medizinprodukte-Sicherheitsplanverordnung

EN: *Medical Devices Safety Plan Ordinance, MPSV*

FR: (*Ordonnance fédérale relative au plan de sécurité des dispositifs médicaux*), *MPSV*

Die Medizinprodukte-Sicherheitsplanverordnung (MPSV) vom 24. Juni 2002 (BGBl. I S. 2131) ist eine Verordnung zum MPG, die auf der Grundlage von § 37 Abs. 7 und 11 MPG vom BMG erlassen wurde und die am 28. Juni 2002 in Kraft getreten ist.

Die MPSV regelt die Verfahren zur Erfassung, Bewertung und Abwehr von Risiken im Verkehr oder in Betrieb befindlicher Medizinprodukte. Insbesondere enthält sie Anforderungen an

- die Meldepflicht bei Vorkommnissen und von Rückrufen,
- die Meldepflicht bei schwerwiegenden unerwünschten Ereignissen,
- die Meldefristen,
- die Modalitäten der Meldung,
- die Aufgaben der zuständigen BOB (BfArM, PEI),
- die Mitwirkungspflicht des Herstellers bzw. dessen Bevollmächtigten,
- die Festlegung und Durchführung von korrektiven Maßnahmen,
- den Informationsaustausch zwischen den zuständigen BOB, den zuständigen Landesbehörden und den europäischen und internationalen Informationsaustausch,
- die Risikobewertung und die wissenschaftliche Aufarbeitung und deren Veröffentlichung durch die zuständige BOB.

Die MPSV richtet sich im Wesentlichen an

- den Hersteller bzw. dessen Bevollmächtigten,
- den Sponsor,
- den Prüfer und Hauptprüfer einer klinischen Prüfung/Leistungsbewertungsprüfung
- den Betreiber und den Anwender,
- das BfArM und das PEI.

Entwicklung:

- Erste Fassung als Artikel 1 der Verordnung über die Erfassung, Bewertung und Abwehr von Risiken bei Medizinprodukten vom 24. Juni 2002 (BGBl. I S. 2131);
- Änderung durch Artikel 279 der Achten Zuständigkeitsanpassungsverordnung vom 25. November 2003 (BGBl. I S. 2304, 2339);
- Änderung durch Artikel 3 des Gesetzes zur Änderung medizinprodukterechtlicher und anderer Vorschriften vom 14. Juni 2007 (BGBl. I S. 1066);

- Änderung durch Artikel 3 des Gesetzes zur Änderung medizinprodukterechtliche Vorschriften vom 29. Juli 2009 (BGBl. I S. 2326);
- Änderung durch Artikel 3 der Verordnung über klinische Prüfungen von Medizinprodukten und zur Änderung medizinprodukterechtlicher Vorschriften vom 10. Mai 2010 (BGBl. I S. 555),
- Änderung durch Artikel 4 der Verordnung über die Abgabe von Medizinprodukten und zur Änderung medizinprodukterechtlicher Vorschriften vom 25. Juli 2014 (BGBl. I S. 1227),
- Änderung durch Artikel 4 der Zweiten Verordnung zur Änderung medizinprodukterechtlicher Vorschriften vom 27. September 2016 (BGBl. I S. 2203).

Medizinprodukte-Verantwortlicher

EN: *Responsible person for medical devices*

FR: *Responsable des dispositifs médicaux*

{Beauftragte Person, Dienstanweisung Medizinprodukte, Medizinproduktebeauftragter}

Medizinprodukte-Verantwortlicher ist der Leiter einer Fachabteilung (z. B. Leiter/Direktor einer Klinik, einer Abteilung oder eines Instituts, Leiter des medizinischen Labors, Leiter der Apotheke), in der Medizinprodukte betrieben werden – bei Belegkrankenhäusern, Medizinischen Versorgungszentren (MVZ) oder Gemeinschaftspraxen eine fachlich verantwortliche Person.

«Die Übertragung der Verantwortung vom Betreiber auf den Verantwortlichen muss schriftlich erfolgen und den Bereich der Verantwortung genau beschreiben. Einem MP-Verantwortlichen wird empfohlen, sich für diese Übertragung Expertenrat einzuholen. Bei Unklarheiten sollte immer die zuständige Landesbehörde eingeschaltet werden. Der MP-Verantwortliche (oder eine nun durch diesen beauftragte Person) muss vom Hersteller (oder einer dazu vom Hersteller befugten Person) eingewiesen werden, wenn es sich um ein Medizinprodukt der Anlage 1 laut MPBetreibV handelt» [Deutsche Gesellschaft für Anästhesiologie und Intensivmedizin e. V., Berufsverband Deutscher Anästhesisten e. V.: Entschließungen, Empfehlungen-Vereinbarungen, 5. Auflage, Kapitel VII. Technische Sicherheit und Arbeitsschutz, Empfehlungen der DGAI zur Medizinprodukte-Betreiberverordnung, S. 507-511; *www.dgai.de/publikationen/vereinbarungen#vii__technische_sicherheit_und_arbeitsschutz*]

Die Funktion des Medizinprodukte-Verantwortlichen ist im MPG bzw. der MPBetreibV nicht gefordert, ergibt sich aber aus organisatorischen Gründen.

Der Medizinprodukte-Verantwortliche ist in seinem Zuständigkeitsbereich für die Umsetzung und Einhaltung der Vorschriften des MPG, der MPBetreibV, der MPSV und ggf. weiterer Verordnungen des MPG (z. B. die MPV bei Eigenherstellung) verantwortlich und übernimmt Pflichten des Betreibers.

Die Pflichten des Medizinprodukte-Verantwortlichen können im Rahmen einer Dienstanweisung festgelegt werden, so z. B.:

- Der Medizinprodukte-Verantwortliche legt schriftlich die Stellvertretung und die Delegation von ihn betreffenden Betreiberpflichten an den Medizinprodukte-Beauftragten im Einvernehmen mit dem Betreiber fest.
- Wendet der Medizinprodukte-Verantwortliche Medizinprodukte am Patienten persönlich an, so gelten für ihn die Pflichten des Anwenders.

Medizinprodukte-Verordnung

EN: (*Ordinance on Medical Devices), MPV*

FR: (*Ordonnance fédérale relative aux dispositifs médicaux), MPV*

{Aufbereitung von Medizinprodukten, Inverkehrbringen, Konformitätsbewertung, Medizinprodukt, Medizinproduktegesetz}

Die Medizinprodukte-Verordnung (MPV) vom 20. Dezember 2001 (BGBl. S. 3854) ist eine Verordnung zum MPG und auf der Grundlage von § 37 Abs. 1, 8 und 11 MPG, die vom BMG erlassen wurde. Die Neufassung erfolgte im unmittelbaren Zusammenhang mit dem 2. MPG-Änderungsgesetz. Die MPV wurde zuletzt geändert durch Artikel 3 der Zweiten Verordnung zur Änderung medizinprodukterechtlicher Vorschriften vom 27. September 2016.

Mit der MPV wird im Wesentlichen die Bewertung und Feststellung der Übereinstimmung mit den Grundlegenden Anforderungen von

- aktiven implantierbaren medizinischen Geräten,
- In-vitro-Diagnostika und
- sonstigen Medizinprodukten

geregelt.

Darüber hinaus wird festgelegt, unter welchen Voraussetzungen zur Bewertung der biologischen Verträglichkeit von Medizinprodukten biologische Sicherheitsprüfungen mit Tierversuchen durchzuführen sind.

Weiterhin regelt die MPV

- die Verfahren der Konformitätsbewertung für Sonderanfertigungen, Systeme und Behandlungseinheiten, im Lohnauftrag sterilisierte Medizinprodukte bzw. Systeme und Behandlungseinheiten sowie aufbereitete Sterilprodukte, die der Aufbereiter nach der Aufbereitung nicht an den Auftraggeber wieder zurückgibt, sondern an andere abgibt.
- die Änderung der Klassifizierung von Brustimplantaten und von Gelenkersatz für Hüfte, Knie und Schulter.

Die MPV richtet sich im Wesentlichen an den Hersteller von

- aktiven implantierbaren Medizinprodukten (§ 4 MPV),
- In-vitro-Diagnostika (§ 5 MPV),

- Medizinprodukten, die unter Verwendung von tierischem Gewebe hergestellt werden (§ 6 MPV [aufgehoben durch Artikel 3 der Zweiten Verordnung zur Änderung medizinprodukterechtlicher Vorschriften vom 27. September 2016 (BGBl. I S. 2203), die Vorschriften der Verordnung (EU) Nr. 722/2012 sind zu finden in § 4 Abs. 5MPV und § 7 Abs. 10 MPV.]) und
- sonstigen Medizinprodukten (§ 7 MPV).

Darüber hinaus richtet sich die MPV aber auch an

- den Hersteller von Sonderanfertigungen,
- den Betreiber bezüglich der Inbetriebnahme von Eigenherstellungen,
- den Sterilisierer, der Medizinprodukte für das erstmalige Inverkehrbringen sterilisiert und
- den Aufbereiter, der steril zur Anwendung kommende Medizinprodukte nach dem erstmaligen Inverkehrbringen aufbereitet und an andere abgibt.

Durch die Verordnung zur Änderung medizinprodukterechtlicher Vorschriften vom 16. Februar 2007 erfolgte eine Neustrukturierung der MPV in vier Abschnitte. Weiterhin wurden die Änderungen der Klassifizierung von Medizinprodukten (z. Z. § 8 MPV «*Brustimplantate*» und § 9 MPV «*Gelenkersatz für Hüfte, Knie und Schulter*») in den Anwendungsbereich der MPV aufgenommen. Gleichzeitig wurde die Brustimplantate-Verordnung aufgehoben.

Entwicklung:

- Erste Fassung vom 17. Dezember 1997 (BGBl. I S. 3138);
- Neufassung aufgrund der Neustrukturierung des MPG und der damit verbundenen Übernahme einzelner Regelungen, die bisher in der MPV enthalten waren, vom 20. Dezember 2001 (BGBl. I S. 3854);
- Streichung von § 7 MPV i. d. F. von 2001 durch Artikel 1 § 10 der DIMDI-Verordnung vom *4.* Dezember 2002 (BGBl. I S. 4456);
- Änderung der Bezeichnungen und Zuständigkeiten der Bundesministerien durch Artikel 109 der Achten Zuständigkeitsanpassungsverordnung vom 25. November 2003 (BGBl. I S. 2304, 2316);
- Änderung durch die Verordnung zur Änderung der MPV vom 13. Februar 2004 (BGBl. I S. 216), mit der eine Anpassung des Anwendungsbereichs an den tatsächlichen Verordnungsinhalt (§ 1 MPV) erfolgte und Anforderungen an Konformitätsbewertungsverfahren für unter Verwendung von tierischem Gewebe hergestellte Medizinprodukte einschl. zugehöriger Übergangsbestimmungen neu aufgenommen wurden;
- Änderung durch Artikel 1 der Verordnung zur Änderung medizinprodukterechtlicher Vorschriften vom 16. Februar 2007 (BGBl. I S. 155), mit der u. a. der Anwendungsbereich der Medizinprodukte-Verordnung erweitert wird auf die Klassifizierung von speziellen Medizinprodukten;
- Änderung durch Artikel 2 der Verordnung über klinische Prüfungen und zur Änderung medizinprodukterechtlicher Vorschriften vom 10. Mai 2010

(BGBl. I. S. 555), mit der die Geltungsdauer von Konformitätsbescheinigungen auf höchstens fünf Jahre befristet werden;
- Änderung durch Artikel 3 der Zweiten Verordnung zur Änderung medizinprodukterechtlicher Vorschriften vom 27. September 2016 (BGBl. I S. 2203), mit der u. a. auf die Vorschriften für die Verwendung von tierischem Gewebe bei Medizinprodukten der Verordnung (EU) Nr. Nr. 722/2012 verwiesen wird.

Medizintechniker

EN: *Biomedical technician; Biomedical engineer*

FR: *Technicien biomédical; Ingénieur biomédical*

{Beauftragte Person, Beauftragter für Medizinproduktesicherheit, Beauftragung, Dienstanweisung Medizinprodukte}

Medizintechniker ist ein vom Betreiber bestimmter Mitarbeiter in der Regel des Technischen Dienstes, der für den Bereich Medizintechnik im Krankenhaus zuständig ist.

Die Pflichten des Medizintechnikers sollten im Rahmen einer Dienstanweisung nachvollziehbar festgelegt werden, so z. B.:

- Umsetzung und Einhaltung der technischen Anforderungen des MPG, insbesondere aus der MPBetreibV;
- Instandhaltung von Medizinprodukten nur entsprechend der Zweckbestimmung des Medizinprodukts und nach den Vorschriften der MPBetreibV, den allgemein anerkannten Regeln der Technik sowie den Arbeitsschutz- und Unfallverhütungsvorschriften;
- Medizinprodukte dürfen nicht errichtet bzw. betrieben werden, wenn der begründete Verdacht besteht, dass sie die Sicherheit und die Gesundheit der Patienten, der Anwender oder Dritter bei sachgemäßer Anwendung, Instandhaltung und ihrer Zweckbestimmung entsprechender Verwendung über ein nach den Erkenntnissen der medizinischen Wissenschaften vertretbares Maß hinausgehend gefährden (§ 4 Abs. 1 Nr. 1 MPG);
- organisatorische Durchführung und Dokumentation (bei Medizinprodukten der Anlage 1 und 2 MPBetreibV) von STK und MTK einschließlich Terminüberwachung (§§ 11 und 14 MPBetreibV);
- ggf. auch Durchführung der STK und MTK – bei MTK auf Anzeige bei zuständiger Behörde achten;
- ggf. auf Qualifikation externer Prüfer achten (§§ 11 und 14 MPBetreibV, i. V. m. § 5 MPBetreibV);
- Führung des Bestandsverzeichnisses für alle aktiven nichtimplantierbaren Medizinprodukte und des Medizinproduktebuchs für alle Medizinprodukte der Anlagen 1 und 2 MPBetreibV (§§ 12 und 13 MPBetreibV);
- nach Wartung und Instandsetzung müssen die für die Sicherheit und Funktionstüchtigkeit wesentlichen konstruktiven und funktionellen Merkmale ge-

prüft werden, soweit sie durch die Instandhaltungsmaßnahmen beeinflusst werden können. Über die Instandhaltungsmaßnahmen und die abschließende Prüfung ist ein Servicebericht zu erstellen;

- Medizintechniker können entsprechend ihrer Ausbildung und Erfahrung als *«beauftragte Person»* oder als *«Beauftragter für Medizinproduktesicherheit»* vom Betreiber beauftragt werden zur Einweisung der Anwender, nachdem sie vom Hersteller oder einer hierzu befugten Person eingewiesen wurden;
- Nachweis der Einhaltung der Anforderungen an Eigenherstellung entsprechend der MPV (Durchführung des Konformitätsbewertungsverfahrens zum Nachweis der Einhaltung der zutreffenden Grundlegenden Anforderungen, Risikoanalyse, klinische Bewertung, etc.).

Meldeformular

EN: *Report form*

FR: *Formulaire de déclaration*

{Vorkommnis, schwerwiegendes unerwünschtes Ereignis}

Zur Meldung von Vorkommnissen und schwerwiegenden unerwünschten Ereignissen sind die auf der Website der Bundesoberbehörden (BfArM und PEI) verfügbaren und in der Bekanntmachung zur Sicherheitsplanverordnung (MPSV) empfohlenen Formblätter für Meldungen und Berichte zu verwenden.

Meldefrist

EN: *Timeline for reporting*

FR: *Délai de déclaration*

Meldepflicht, Medizinprodukte-Sicherheitsplanverordnung, Vorkommnis, Rückruf, Schwerwiegendes unerwünschtes Ereignis}

§ 5 MPSV:
«(1) Der Verantwortliche nach § 5 des Medizinproduktegesetzes hat Vorkommnisse entsprechend der Eilbedürftigkeit der durchzuführenden Risikobewertung zu melden, spätestens jedoch innerhalb von 30 Tagen, nachdem er Kenntnis hiervon erhalten hat. Bei Gefahr im Verzug hat die Meldung unverzüglich zu erfolgen. Rückrufe sowie Vorkommnisse im Sinne des § 3 Abs. 1 Satz 3 sind spätestens mit Beginn der Umsetzung der Maßnahmen zu melden.

(2) Die Meldungen und Mitteilungen nach § 3 Absatz 2 bis 4 und 5 Satz 3 haben unverzüglich zu erfolgen. Dies gilt auch für Meldungen von schwerwiegenden unerwünschten Ereignissen, für die ein Zusammenhang mit dem zu prüfenden Medizinprodukt, einem Vergleichsprodukt oder den in der klinischen Prüfung angewandten therapeutischen oder diagnostischen Maßnahmen oder den sonstigen Bedingungen der Durchführung der klinischen Prüfung nicht ausgeschlossen werden kann. Alle anderen schwerwiegenden unerwünschten Ereignisse

sind vollständig zu dokumentieren und in zusammenfassender Form vierteljährlich oder auf Aufforderung der zuständigen Bundesoberbehörde zu melden»

Die Meldefrist beginnt mit dem Zeitpunkt, ab dem dem Meldepflichtigen das zu meldende Ereignis bekannt gemacht wurde. Wenn beispielsweise ein Anwender dem Medizinprodukteberater ein Vorkommnis mitgeteilt wird, so beginnt ab diesem Zeitpunkt die Meldefrist.

1. Meldefristen für einen Hersteller bzw. dessen Bevollmächtigten und Einführer

- In Deutschland aufgetretene Vorkommnisse sind entsprechend der Eilbedürftigkeit der durchzuführenden Risikobewertung spätestens innerhalb von 30 Kalendertagen der zuständigen BOB zu melden.
  Hinweis: In MEDDEV 2.12/1 Rev. 8 werden im Hinblick auf die Eilbedürftigkeit drei Fälle unterschieden:
  - bei Vorliegen einer akuten Gefahr für die öffentliche Gesundheit bedeutet unverzüglich: Meldung innerhalb von zwei Tagen nach Kenntnis durch den Hersteller/dessen Bevollmächtigten;
  - bei Tod oder schwerwiegenden Verschlechterung des Gesundheitszustands bedeutet unverzüglich: Meldung innerhalb von zehn Tagen nach Kenntnis durch den Hersteller/dessen Bevollmächtigten;
  - bei allen anderen Vorkommnissen bedeutet unverzüglich: Meldung innerhalb von 30 Tagen nach Kenntnis durch den Hersteller/dessen Bevollmächtigten.
- Dies gilt auch für einen Hersteller bzw. dessen Bevollmächtigten, der nicht seinen Sitz in Deutschland hat, wenn das Vorkommnis in Deutschland aufgetreten ist.
- In Deutschland durchgeführte Rückrufe und außerhalb des EWR aufgetretene Vorkommnisse, die Rückrufe innerhalb des EWR zur Folge haben, sind spätestens mit Beginn der Rückrufe der BOB zu melden. Dies gilt auch dann, wenn der Hersteller oder dessen Bevollmächtigter seinen Sitz nicht in Deutschland hat.

2. Meldefristen für Betreiber und Anwender

- Betreiber, die Medizinprodukte gewerblich betreiben, und professionelle Anwender haben Vorkommnisse unverzüglich – d. h. ohne schuldhafte Verzögerung – der zuständigen BOB zu melden.
- Ärzte und Zahnärzte, denen im Rahmen der Diagnostik oder Behandlung von mit Medizinprodukten versorgten Patienten Vorkommnisse zu diesen Medizinprodukten bekannt werden, haben diese Vorkommnisse unverzüglich der zuständigen BOB zu melden.
- Sonstige Personen und Einrichtungen, die beruflich, gewerblich oder in Erfüllung gesetzlicher Aufgaben Medizinprodukte zur Eigenanwendung an den

Endanwender abgeben, haben bekannt gewordene Vorkommnisse unverzüglich an die zuständige BOB zu melden.

3. Meldefristen für Sponsoren, Prüfer und Hauptprüfer

- Prüfer und Hauptprüfer haben schwerwiegende unerwünschte Ereignisse, die während der Durchführung einer klinischen Prüfung oder einer genehmigungspflichtigen Leistungsbewertungsprüfung aufgetreten sind, unmittelbar dem Sponsor (und nicht an die zuständige BOB) zu melden.

Der Sponsor einer klinischen Prüfung oder einer genehmigungspflichtigen Leistungsbewertungsprüfung hat alle aufgetretenen schwerwiegenden unerwünschten Ereignisse unverzüglich der zuständigen BOB zu melden, sofern ein Zusammenhang mit dem Prüfprodukt, einem Vergleichsprodukt oder den in der klinischen Prüfung angewandten therapeutischen oder diagnostischen Verfahren oder den sonstigen Bedingungen der Durchführung der klinischen Prüfung nicht ausgeschlossen werden kann. Alle anderen schwerwiegenden unerwünschten Ereignisse sind vollständig zu dokumentieren und in zusammenfassender Form vierteljährlich oder auf Aufforderung der zuständigen Bundesoberbehörde zu melden. Dies gilt auch, wenn die klinischen Prüfungen oder genehmigungspflichtigen Leistungsbewertungsprüfungen außerhalb Deutschlands durchgeführt werden.

Meldepflicht

EN: *Notification obligation; Reporting obligation*

FR: *Obligation de déclarer; Obligation de notifier*

{Anzeigepflicht, Meldefrist, Medizinprodukte-Sicherheitsplanverordnung, Rückruf, Schwerwiegendes unerwünschtes Ereignis, Vorkommnis}

Meldepflichtig sind

- bei Vorkommnissen, die in Deutschland eingetreten sind:
  - Hersteller oder dessen Bevollmächtigter,
  - Einführer,
  - Betreiber und professionelle Anwender (Ärzte, Zahnärzte, Laborärzte, Pflegekräfte),
  - sonstige Personen und Einrichtungen, die beruflich, gewerblich oder in Erfüllung gesetzlicher Aufgaben Medizinprodukte zur Eigenanwendung an den Endanwender abgeben z. B Apotheker;
- bei Rückrufen:
  - Hersteller oder dessen Bevollmächtigter,
  - Einführer;
- bei schwerwiegenden unerwünschten Ereignissen, die bei der Durchführung einer klinischen Prüfung bzw. einer genehmigungspflichtigen Leistungsbewertungsprüfung aufgetreten sind,

- Prüfer und Hauptprüfer gegenüber dem Sponsor,
- Sponsor gegenüber der zuständigen BOB und ggf. ausländischen Behörden.

Meldung

EN: *Notification; Report*

FR: *Déclaration; Notification*

Abschnitt 2 MPSV befasst sich schwerpunktmäßig mit Meldungen von Vorkommnissen und Rückrufen, die einen Bezug zu im Verkehr oder im Betrieb befindlichen Medizinprodukten haben.

Unter «*Meldung*» im Sinne der MPSV ist die vorgeschriebene Unterrichtung einer Behörde zu verstehen. Eine Meldung ist die Übermittlung

- eines Vorkommnisses,
- einer korrektiven Maßnahme,
- eines Rückrufs,
- eines schwerwiegenden unerwünschten Ereignisses

an die für die Meldung zuständige BOB.

Bei der Meldung an die zuständige BOB ist in dem Meldeformular u. a. anzugeben, ob es sich um eine

- Erstmeldung,
- Folgemeldung,
- kombinierte Erst-/Abschlussmeldung,
- Abschlussmeldung

handelt.

Meldung: schwerwiegendes unerwünschtes Ereignis

EN: *Report: Serious Adverse Event; Notification: Serious Adverse Event*

FR: *Rapport: événement indésirable grave; Déclaration: événement indésirable grave*

{Medizinprodukte-Beobachtungs- und -Meldesystem, Schwerwiegendes unerwünschtes Ereignis}

§ 3 Abs. 4 MPSV:
«*Der Prüfer oder der Hauptprüfer hat dem Sponsor jedes schwerwiegende unerwünschte Ereignis zu melden*»

§ 3 Abs. 5 MPSV:
«*Der Sponsor hat schwerwiegende unerwünschte Ereignisse der zuständigen Bundesoberbehörde zu melden. Dies gilt auch, wenn sie außerhalb von Deutschland aufgetreten sind. Wird eine klinische Prüfung auch in anderen Vertragsstaa-*

ten des Abkommens über den Europäischen Wirtschaftsraum durchgeführt, hat der Sponsor den dort zuständigen Behörden ebenfalls Meldung über in Deutschland aufgetretene schwerwiegende unerwünschte Ereignisse zu erstatten»

1. Sponsor (§ 3 Abs. 5 MPSV)

Der Sponsor ist nach der MPSV verpflichtet, jedes bei der Durchführung von genehmigungspflichtigen klinischen Prüfungen von Medizinprodukten bzw. genehmigungspflichtigen Leistungsbewertungsprüfungen von In-vitro-Diagnostika aufgetretene schwerwiegende unerwünschte Ereignis der zuständigen BOB zu melden. Der Sponsor hat sicherzustellen, dass er von den Prüfern/vom Hauptprüfer über jedes schwerwiegende unerwünschte Ereignis informiert wird. Das Sicherstellen beinhaltet eine vertragliche Regelung und die Überwachung der Einhaltung dieser Regelung im Rahmen des Monitoring bzw. durch Audit.

2. Prüfer und Hauptprüfer (§ 3 Abs. 4 MPSV)

Mit der Änderung der MPSV vom 25. Juli 2014 (Artikel 4 der Verordnung über die Abgabe von Medizinprodukten und zur Änderung medizinprodukterechtlicher Vorschriften vom 25. Juli 2014 (BGBl. I S. 1227)) wurde die unmittelbare Meldepflicht von Prüfer und Hauptprüfer an die zuständige BOB dahingehend geändert, dass nunmehr Prüfer und Hauptprüfer ausschließlich dem Sponsor jedes schwerwiegende unerwünschte Ereignis zu melden haben.

Meldung von Vorkommnissen

EN: *Incident report*

FR: *Rapport de matériovigilance*

{Dienstanweisung Medizinprodukte, Medizinprodukte-Beobachtungs- und --Meldesystem, Vorkommnis}

§ 3 Abs. 1 MPSV:
«Der Verantwortliche nach § 5 des Medizinproduktegesetzes hat Vorkommnisse, die in Deutschland aufgetreten sind, sowie in Deutschland durchgeführte Rückrufe der zuständigen Bundesoberbehörde zu melden. In anderen Vertragsstaaten des Abkommens über den Europäischen Wirtschaftsraum aufgetretene Vorkommnisse und durchgeführte Rückrufe hat er den dort zuständigen Behörden zu melden. Rückrufe, die auf Grund von Vorkommnissen, die außerhalb des Europäischen Wirtschaftsraums aufgetreten sind, auch im Europäischen Wirtschaftsraum durchgeführt werden, sind meldepflichtig. Die Meldung derartiger korrektiver Maßnahmen, einschließlich des zugrunde liegenden Vorkommnisses, hat an die zuständige Bundesoberbehörde zu erfolgen, wenn der Verantwortliche nach § 5 des Medizinproduktegesetzes seinen Sitz in Deutschland hat»

§ 3 Abs. 2 MPSV:
«Wer Medizinprodukte beruflich oder gewerblich betreibt oder anwendet, hat

dabei aufgetretene Vorkommnisse der zuständigen Bundesoberbehörde zu melden. Satz 1 gilt entsprechend für Ärzte und Zahnärzte, denen im Rahmen der Diagnostik oder Behandlung von mit Medizinprodukten versorgten Patienten Vorkommnisse bekannt werden»

Meldung: Vorkommnis, Rückruf, korrektive Maßnahme

EN: *Report: incident, recall, corrective action; Notification: incident, recall, corrective action*

FR: *Rapport: incident, retrait, action corrective; Déclaration: incident, retrait, action corrective*

{CAPA, Dienstanweisung, Medizinprodukte-Beobachtungs- und -Meldesystem, korrektive Maßnahme, Rückruf, Vorkommnis, Sicherheitsbeauftragter für Medizinprodukte}

§ 3 Abs. 1 MPSV:
«Der Verantwortliche nach § 5 des Medizinproduktegesetzes hat Vorkommnisse, die in Deutschland aufgetreten sind, sowie in Deutschland durchgeführte Rückrufe der zuständigen Bundesoberbehörde zu melden. In anderen Vertragsstaaten des Abkommens über den Europäischen Wirtschaftsraum aufgetretene Vorkommnisse und durchgeführte Rückrufe hat er den dort zuständigen Behörden zu melden. Rückrufe, die auf Grund von Vorkommnissen, die außerhalb des Europäischen Wirtschaftsraums aufgetreten sind, auch im Europäischen Wirtschaftsraum durchgeführt werden, sind meldepflichtig. Die Meldung derartiger korrektiver Maßnahmen, einschließlich des zugrunde liegenden Vorkommnisses, hat an die zuständige Bundesoberbehörde zu erfolgen, wenn der Verantwortliche nach § 5 des Medizinproduktegesetzes seinen Sitz in Deutschland hat»

§ 3 Abs. 2 MPSV:
«Wer Medizinprodukte beruflich oder gewerblich betreibt oder anwendet, hat dabei aufgetretene Vorkommnisse der zuständigen Bundesoberbehörde zu melden. Satz 1 gilt entsprechend für Ärzte und Zahnärzte, denen im Rahmen der Diagnostik oder Behandlung von mit Medizinprodukten versorgten Patienten Vorkommnisse bekannt werden»

1. Hersteller oder dessen Bevollmächtigter

Der Hersteller oder dessen Bevollmächtigter sind nach der MPSV verpflichtet, entsprechende Vorkommnisse und Rückrufe der zuständigen BOB zu melden. Nach § 30 Abs. 4 MPG ist der Sicherheitsbeauftragte für Medizinprodukte für die Meldung von Vorkommnissen an die BOB verantwortlich, wenn der Hersteller bzw. dessen Bevollmächtigter seinen Sitz in Deutschland hat.

Unabhängig davon, ob die Verantwortung des Sicherheitsbeauftragten für Medizinprodukte im Sinne des MPG

- die Entscheidung über eine Meldepflicht subsumiert oder

- ob er ausschließlich die Verantwortung für die Durchführung des eigentlichen Meldevorgangs umfasst,

sollte im Unternehmen ein interner Meldeweg mit einem zuständigen Beratungs- und/oder Entscheidungsgremium organisatorisch festgelegt werden. Die Bewertungen eines Vorkommnisses des Sicherheitsbeauftragten für Medizinprodukte können für ein Unternehmen weitreichende Maßnahmen zur Folge haben – im ungünstigsten Fall den Rückruf eines Medizinprodukts.

Aus diesem Grunde ist es empfehlenswert, reproduzierbare Bewertungskriterien festzulegen, die eine personenunabhängige Bewertung für die möglicherweise daraus resultierenden Maßnahmen ermöglichen

Weiterhin ist es zur Unterstützung des Sicherheitsbeauftragten für Medizinprodukte empfehlenswert, bei der Bewertung von Meldungen und Entscheidungen über eine bestehende Meldepflicht beispielsweise den Rat eines betriebsinternen «*Kompetenten Kreises*» vorzusehen. Der «*Kompetente Kreis*» ist ein Gremium, das bei Bedarf vom Sicherheitsbeauftragten für Medizinprodukte jederzeit einberufen werden kann.

Dieses Gremium entbindet den Sicherheitsbeauftragten für Medizinprodukte nicht von seinen Verpflichtungen, es kann ihn bei der Wahrnehmung seiner Aufgaben beraten. Diesem Gremium kann ferner die Zuständigkeit für die Entscheidung oder die Vorbereitung der Entscheidung über die durchzuführenden korrektiven Maßnahmen übertragen werden. Maßnahmen zur Durchführung von korrektiven Maßnahmen können in einem Unternehmen auch dem CAPA-Board zugeordnet werden (CAPA: *Corrective Actions and Preventive Actions*).

Diese oder ähnliche organisatorischen Maßnahmen sind vom Gesetzgeber nicht vorgesehen. Es ist aber empfehlenswert, in einem Unternehmen entsprechende Verfahrensweisen für den Fall von meldepflichtigen Vorkommnissen mit Medizinprodukten festzulegen und umzusetzen.

Damit das Unternehmen erforderlichenfalls schnell handlungsfähig ist, kann die Festlegung einer Eilzuständigkeit des Sicherheitsbeauftragten für Medizinprodukte für dringende Fälle hilfreich sein.

2. Betreiber und Anwender

Der Betreiber und der Anwender sind nach der MPSV verpflichtet, entsprechende Vorkommnisse an die zuständige BOB zu melden.

Nach § 6 MPBetreibV hat der Betreiber einen Beauftragten für Medizinproduktesicherheit zu bestimme, der als zentrale Stelle in einer Gesundheitseinrichtung folgende Aufgaben für den Betreiber wahr (§ 6 Abs. 2 MPBetreibV):

1. «*die Aufgaben einer Kontaktperson für Behörden, Hersteller und Vertreiber im Zusammenhang mit Meldungen über Risiken von Medizinprodukten sowie bei der Umsetzung von notwendigen korrektiven Maßnahmen,*

2. *die Koordinierung interner Prozesse der Gesundheitseinrichtung zur Erfüllung der Melde- und Mitwirkungspflichten der Anwender und Betreiber und*
3. *die Koordinierung der Umsetzung korrektiver Maßnahmen und der Rückrufmaßnahmen durch den Verantwortlichen nach § 5 des Medizinproduktegesetzes in den Gesundheitseinrichtungen»*

Aus organisatorischen Gründen ist es empfehlenswert, den innerbetrieblichen Meldeweg im Rahmen einer Dienstanweisung festzulegen. In diesem Zusammenhang sollte nicht nur der Meldeweg zu Vorkommnissen geregelt werden, die sich in der Einrichtung ereignen. Darüber hinaus ist auch festzulegen, wer vom Beauftragten für Medizinproduktesicherheit bei notwendigen korrektiven Maßnahmen zu informieren ist und darüber hinaus auch, auf welchem Weg Sicherheitshinweise von Herstellern oder des BfArM, die an die Gesundheitseinrichtung adressiert sind, an die zuständigen Medizinproduktebeauftragten und die betroffenen Anwender gelangen.

Messabweichung

EN: *Error of measurement*

FR: *Erreur de mesure*

{Quadratischer Mittelwert der Messabweichung, Systematische Messabweisung, Zufällige Messabweichung, Zielwert}

Teil A Nr. 3 RiliBÄK:
«Die Differenz eines Messergebnisses zum wahren Wert der Messgröße. Zur Schätzung der Messabweichung wird im Rahmen der Qualitätssicherung laboratoriumsmedizinischer Untersuchungen die Differenz eines Messergebnisses einer Kontrollprobe zum Zielwert dieser Kontrollprobe verwendet. Die relative Messabweichung ergibt sich durch Division der Messabweichung durch den Zielwert»

Messgenauigkeit

EN: *Precision of measurements*

FR: *Précision de la mesure*

Teil A Nr. 3 RiliBÄK:
«Ausmaß der Übereinstimmung zwischen dem Messergebnis und einem wahren Wert der Messgröße. Die Messgenauigkeit kann in Bezug auf eine Messgröße nicht als numerischer Wert angegeben werden, sondern nur in der Form von Beschreibungen wie z. B. «ausreichend» oder «nicht ausreichend»

Messgröße

EN: *Measured variable*

FR: *Mesurande*

Teil A Nr. 3 RiliBÄK:
«Spezielle Größe, die Gegenstand einer Messung ist»

Messmethode

EN: *Measurement method*

FR: *Méthode de mesure*

Teil A Nr. 3 RiliBÄK:
«Allgemeine Beschreibung der logischen Abfolge von Handlungen zur Durchführung von Messungen»

Messtechnische Kontrolle

EN: *Metrological control, MTK*

FR: *Contrôle métrologique, MTK*

{Inspektion, Sicherheitstechnische Kontrolle}

Das Ziel einer messtechnischen Kontrolle (MTK) ist das rechtzeitige Erkennen einer unzulässigen Überschreitung der maximalen Messabweichung (Fehlergrenzen), bevor sie sich für die Therapie bzw. Diagnose zum Nachteil des Patienten auswirken kann.

Die messtechnische Kontrolle umfasst somit nach § 14 MPBetreibV:

- die Beurteilung der Messgenauigkeit zum Zeitpunkt der Durchführung der messtechnischen Kontrolle und
- die Beurteilung der voraussichtlichen messtechnischen Entwicklung des geprüften Medizinprodukts im Zeitraum bis zum nächsten Prüftermin – insbesondere im Hinblick auf eine absehbare Entwicklung beispielsweise durch Alterung oder Verschleiß – zur Gewährleistung einer ausreichenden Messbeständigkeit.

Der Betreiber hat MTK für die in der Anlage 2 MPBetreibV aufgeführten Medizinprodukte fristgerecht durchzuführen bzw. durchführen zu lassen. Die in der Anlage 2 MPBetreibV bzw. die vom Hersteller angegebenen Fristen beginnen mit Ablauf des Jahres, in dem das Medizinprodukt in Betrieb genommen wurde. Eine ordnungsgemäße Durchführung einer MTK wird vermutet, wenn der LMKM beachtet wird.

Nach § 2 Abs. 2 MPG unterliegen auch Nicht-Medizinprodukte, wie z. B. Tretkurbelergometer, die im Sinne der Anlage 2 MPBetreibV betrieben, angewendet und instandgehalten werden, dem Medizinprodukterecht. Auch für diese Nicht-Medizinprodukte sind MTK durchzuführen.

Messung

EN: *Measurement*

FR: *Mesure*

Teil A Nr. 3 RiliBÄK:
«*Gesamtheit der Tätigkeiten zur Ermittlung eines Größenwertes*»

Messverfahren

EN: *Measurement method*

FR: *Procédure de mesure*

{Leistungsfähigkeit}

Teil A Nr. 3 RiliBÄK:
«*Gesamtheit der genau beschriebenen Tätigkeiten, wie sie bei der Ausführung spezieller Messungen entsprechend einer vorgegebenen Messmethode angewandt werden*»

Metabolische Wirkungsweise

EN: *Action by metabolic means*

FR: *Action par moyens métaboliques*

AGMP-Arbeitshilfe *Einstufung und Klassifizierung von Medizinprodukten* [*wqs.de/pdf/Leitfaden%20Einstufung%20Klassifizierung%20Medizinprodukte%20ZLG%202007.pdf*]:
«*Eine metabolische Wirkungsweise im Sinne des MPG wird verstanden als eine Wirkungsweise, die auf einer Veränderung (Stoppen, Starten, Geschwindigkeit) normaler biochemischer Prozesse beruht, die an der normalen Körperfunktion beteiligt sind oder deren Verfügbarkeit für diese von Bedeutung sind. Die Tatsache, dass ein Produkt selbst verstoffwechselt wird, bedeutet nicht, dass seine bestimmungsgemäße Hauptwirkung auf metabolische Art und Weise erzielt wird*»

mHealth

EN: *mHealth /mobile Health*

FR: *m-santé /santé mobile*

{eHealth, Gesundheits-App, Gesundheitssoftware, Health-App, Medical-App}

Der Begriff «*mHealth*» umschließt alle Bereiche, in denen ein Einsatz von Mobiltelefonen, Patientenmonitoren, PDAs («*Personal Digital Assistants*») und weiteren drahtlosen Geräten zur Unterstützung im medizinischen Kontext und der (öffentlichen) Gesundheitsvorsorge geschieht [*Kay*, M.; *Santos*, J., *Takane*, M. (2011), mHealth: New horizons for health through mobile technologies, World Health Organization, 66-71).].

Monitor

EN: *Monitor*

FR: *Moniteur*

Der Begriff «*Monitor*» leitet sich aus dem lateinischen Wort «*monere*» ab in der Bedeutung von «*mahnender/warnender Person*». Der Monitor ist eine Person, die die Aufgabe hat, im Rahmen einer klinischen Prüfung/Leistungsbewertungsprüfung den Fortschritt zu überwachen, um sicherzustellen, dass diese in Übereinstimmung mit den regulatorischen Anforderungen (z. B. Einhalten des klinischen Prüfplans, der Sicherung des Patientenschutzes) durchgeführt und dokumentiert wird.

Für den Fall, dass der Sponsor die Überwachung und Berichterstattung der klinischen Prüfung eines Medizinprodukts nicht selbst übernimmt, hat er für diese Aufgaben eine Person (Monitor) zu benennen, die die Aufgabe der Überwachung und Berichterstattung über den Verlauf der klinischen Prüfung eines Medizinprodukts verantwortlich übernimmt.

Das Monitoring dient der Qualitätssicherung im Verlauf der klinischen Prüfung, z. B. zum:

- Einhalten der gesetzlichen Vorgaben,
- Einhalten des Prüfplans,
- Einhalten der Datenqualität,
- Schutz der an der klinischen Prüfung teilnehmenden Patienten.

Der Monitor übernimmt somit eine wesentliche Aufgabe in der Vorbereitung von Audits und Inspektionen bei klinischen Prüfungen/Leistungsbewertungsprüfungen.

Monographien des Europäischen Arzneibuchs

EN: *Monograph of the European Pharmacopoeia*

FR: *Monographie de la Pharmacopée Européenne*

{Arzneimittel, Harmonisierte Norm}

§ 3 Nr. 18 MPG:
«[...] *Den Normen nach den Sätzen 1 und 2 sind die Medizinprodukte betreffenden Monographien des Europäischen Arzneibuches, deren Fundstellen im Amtsblatt der Europäischen Union veröffentlicht und die als Monographien des Europäischen Arzneibuches, Amtliche Deutsche Ausgabe, im Bundesanzeiger bekannt gemacht werden, gleichgestellt*»

Aus der Formulierung der Begriffsbestimmung im § 3 Nr. 18 MPG bezüglich Harmonierten Normen ergibt sich, dass im Europäischen Arzneibuch auch Anforderungen an Medizinprodukte spezifiziert werden. So sind bisher beispielsweise Festlegungen zu sterilem Nahtmaterial und medizinischer Druckluft im Europäischen Arzneibuch zu finden.

Aus diesem Sachverhalt ergibt sich zweifelsfrei, dass im Umkehrschluss alle Produkte, die im Europäischen Arzneibuch genannt sind, nicht zwangsläufig dem Arzneimittelrecht unterliegen. Im Europäischen Arzneibuch gelistete Medizinprodukte im Sinne von § 3 MPG sind somit entsprechend dem Medizinprodukterecht zu behandeln.

MPAV

EN: *(Ordinance on the Supply of Medical Devices), MPAV*

FR: *(Ordonnance fédérale relative à la déliverance des dispositifs médicaux), MPAV*

{Medizinprodukte-Abgabeverordnung (MPAV}

MPBetreibV

EN: *(Ordinance on Operators of Medical Devices), MPBetreibV*

FR: *(Ordonnance fédérale relative aux exploitants de dispositifs médicaux), MPBetreibV*

{Medizinprodukte-Betreiberverordnung (MPBetreibV)}

MPG

EN: *Medical Devices Act,* MPG

FR: (*Loi sur les dispositifs médicaux), MPG*

{Medizinproduktegesetz (MPG)}

MPGVwV

EN: (*Medical Devices Implementing Ordinance), MPGVwV*

FR: (*Ordonnance fédérale d'exécution relative aux dispositifs médicaux), MPGVwV*

{Medizinprodukte-Durchführungsverordnung (MPGVwV)}

MPKPV

EN: (*Ordinance on Clinical Investigations with Medical Devices), MPKPV*

FR: (*Ordonnance fédérale relative aux investigations cliniques des dispositifs médicaux), MPKPV*

{Medizinprodukte-Klinische Prüfungsverordnung (MPKPV)}

MPSV

EN: (*Medical Devices Safety Plan Ordinance*), *MPSV*

FR: (*Ordonnance fédérale relative au plan de sécurité des dispositifs médicaux), MPSV*

{Medizinprodukte-Sicherheitsplanverordnung (MPSV)}

MPV

EN: (*Ordinance on Medical Devices), MPV*

FR: (*Ordonnance fédérale relative aux dispositifs médicaux), MPV*

{Medizinprodukte-Verordnung (MPV)}

Multinationale klinische Prüfung eines Medizinprodukts

EN: *Multinational clinical investigation of a medical device*

FR: *Investigation clinique multinationale d'un dispositif médicai*

Eine multinationale klinische Prüfung eines Medizinprodukts ist eine klinische Prüfung, die entsprechend einem einzigen klinischen Prüfplan an mehreren Prüfstellen in mehreren Staaten durchgeführt wird, wobei in jedem Staat unterschiedliche Bewertungs-, Anzeige und/oder Genehmigungsprozesse durchzuführen sind

Multizentrische klinische Prüfung eines Medizinprodukts

EN: *Multi-centre clinical investigation of a medical device*

FR: *Investigation clinique multicentrique d'un dispositif médicai*

Eine multizentrische klinische Prüfung eines Medizinprodukts ist eine klinische Prüfung, die entsprechend einem einzigen klinischen Prüfplan an mehreren Prüfstellen durchgeführt wird.

N

NANDO-Informationssystem

EN: *NANDO Information System*

FR: *Base de données NANDO*

Die Generaldirektion «*Growth*» bei der Europäischen Kommission stellt Informationen zu den Benannten Stellen in dem Informationssystem NANDO (*New Approach Notified and Designated Organisations*) zur Verfügung [*ec.europa.eu/growth/tools-databases/nando/index.cfm?fuseaction=directive.main*].

Dem NANDO-Informationssystem ist zu entnehmen, dass einem Hersteller für Produkte, die der

1) AIMDD zuzuordnen sind, 14 Benannte Stellen – davon 4 in Deutschland –,
2) MDD zuzuordnen sind, 57 Benannte Stellen – davon 10 in Deutschland –,
3) IVDD zuzuordnen sind, 22 Benannte Stellen – davon 3 in Deutschland – zur Verfügung stehen.

Hinzuweisen ist, dass NANDO lediglich Informationszwecken dient und daher keine Rechtsgültigkeit hat. Die Behörden der Mitgliedstaaten sind für die Informationen verantwortlich, die sie veröffentlichen.

Nanomaterial

EN: *Nanomaterial'*

FR: *Nanomatériau*

Artikel 2 Nr. 18 MDR:
«„Nanomaterial" bezeichnet ein natürliches, bei Prozessen anfallendes oder hergestelltes Material, das Partikel in ungebundenem Zustand, als Aggregat oder als Agglomerat enthält und bei dem mindestens 50 % der Partikel in der Anzahlgrößenverteilung ein oder mehrere Außenmaße im Bereich von 1 nm bis 100 nm haben.

Fullerene, Graphenflocken und einwandige Kohlenstoff-Nanoröhren mit einem oder mehreren Außenmaßen unter 1 nm gelten ebenfalls als Nanomaterialien»

NAT

EN: Nucleic acid amplification techniques, NAT

FR: *Techniques d'amplification des acides nucléiques, NAT*

{Nukleinsäuren-Amplifikationstechniken}

Nationale Akkreditierungsstelle

EN: *National accreditation body*

FR: *Organisme national d'accréditation*

Artikel 2 Nr. 11 Verordnung (EG) Nr. 765/2008 [Verordnung (EG) Nr. 765/2008 des Europäischen Parlaments und des Rates vom 9. Juli 2008 über die Vorschriften für die Akkreditierung und Marktüberwachung im Zusammenhang mit der Vermarktung von Produkten und zur Aufhebung der Verordnung (EWG) Nr. 339/93 des Rates (ABl. Nr. L 218 vom 13.08.2008, S. 30)]:
«Die einzige Stelle in einem Mitgliedstaat, die im Auftrag dieses Staates Akkreditierungen durchführt»

NBOG

EN: Notified Body Operations Group, NBOG

FR: *Groupe opérationnel des organismes notifiés, GOON*

{Notified Body Operations Group}

Nebenwirkung

EN: *Side effect*

FR: *Effet secondaire*

Nebenwirkungen sind die bei einer bestimmungsgemäßen Verwendung des Medizinprodukts auftretenden unerwünschten Begleiterscheinungen.

Negativer prädiktiver Wert

EN: *Negative predictive value*

FR: *Valeur prédictive négative*

{Prädiktiver Wert}

Artikel 2 Nr. 53 IVDR:
«„negativer prädiktiver Wert" bezeichnet die Fähigkeit eines Produkts, für ein bestimmtes Attribut in einer bestimmten Bevölkerung echt-negative Ergebnisse von falsch-negativen Ergebnissen zu trennen»

Neuaufbereitung

EN: *Fully refurbishing*

FR: *Remise à neuf*

Artikel 2 Nr. 31 MDR / Artikel 2 Nr. 24 IVDR:
«„Neuaufbereitung" im Sinne der Herstellerdefinition bezeichnet die vollständige

Rekonstruktion eines bereits in Verkehr gebrachten oder in Betrieb genommenen Produkts oder die Herstellung eines neuen Produkts aus gebrauchten Produkten mit dem Ziel, dass das Produkt den Anforderungen dieser Verordnung entspricht; dabei beginnt für die als neu aufbereiteten Produkte eine neue Lebensdauer»

Neuer Rechtsrahmen

EN: *New Legislative Framework*

FR: *Nouveau cadre législatif*

Der «*Neue Rechtsrahmen*» stellt eine Weiterentwicklung der «*Neuen Konzeption*» dar und wird durch folgende europäische Rechtsakte reformiert [Anselmann, N.: Europäische technische Vorschriften und Normen – Grundlegende Reform mit Auswirkung auf Medizinprodukte. Medizinprodukte Journal 16 (2009), Nr. 1, S. 36]:

1) Beschluss 768/2008/EG [Beschluss Nr. 768/2008/EG des Europäischen Parlaments und des Rates vom 9. Juli 2008 über einen gemeinsamen Rechtsrahmen für die Vermarktung von Produkten und zur Aufhebung des Beschlusses 93/465/EWG des Rates (ABl. Nr. L 218 vom 13.08.2008, S. 82)] über einen gemeinsamen Rechtsrahmen für die Vermarktung von Produkten;
2) Verordnung (EG) 765/2008 [Verordnung (EG) Nr. 765/2008 des Europäischen Parlaments und des Rates vom 9. Juli 2008 über die Vorschriften für die Akkreditierung und Marktüberwachung im Zusammenhang mit der Vermarktung von Produkten und zur Aufhebung der Verordnung (EWG) Nr. 339/93 des Rates (ABl. Nr. L 218 vom 13.08.2008, S. 30)] über die Vorschriften für die Akkreditierung und Marktüberwachung im Zusammenhang mit der Vermarktung von Produkten. Diese Verordnung trat am 2. September 2008 in Kraft und ist ab dem 1. Januar 2010 anzuwenden.

Dem Erwägungsgrund (1) der Verordnung (EG) Nr. 765/2008 ist zu entnehmen, dass Produkte für den freien Warenverkehr innerhalb der EU Anforderungen für ein hohes Niveau in Bezug auf den Schutz öffentlicher Interessen wie Gesundheit und Sicherheit im Allgemeinen, Gesundheit und Sicherheit am Arbeitsplatz, Verbraucher- und Umweltschutz und Sicherheit erfüllen müssen. Gleichzeitig muss gewährleistet sein, dass der freie Warenverkehr nicht über das nach den Harmonisierungsrechtsvorschriften der EU oder anderen einschlägigen EU-Vorschriften zulässige Maß hinaus eingeschränkt wird. Daher werden Bestimmungen für die Akkreditierung, die Marktüberwachung, die Kontrollen von Produkten aus Drittstaaten und die CE-Kennzeichnung vorgesehen.

Mit dem Beschluss 768/2008/EG wird ein präziserer Rahmen für die Konformitätsbewertung, Akkreditierung und Marktüberwachung geschaffen. Aus Artikel 2 des Beschlusses 768/2008/EG ergibt sich, dass dieser Beschluss als eine Art «Baukasten» sowohl für die Überarbeitung bestehender RL – beispielsweise der Medizinprodukte-Richtlinie – als auch für die Erarbeitung neuer RL/europäischer Verordnungen angesehen werden kann.

Nichtinvasive Anwendung

EN: *Non-invasive use*

FR: *Application non invasive*

{Anwendungsort}

Bei der nichtinvasiven Anwendung erfolgt die Anwendung des Medizinprodukts außerhalb des menschlichen Körpers oder an der Körperoberfläche (äußerlich am menschlichen Körper). Die Anwendung eines Medizinprodukts in einem extrakorporalen Kreislauf kann einer Anwendung im Körper gleichgesetzt werden. Derartige Produkte können eine Interaktion mit dem menschlichen Körper haben, wenn sie mit dem menschlichen Körper in Kontakt kommen.

Bei nichtaktiven Produkten umfasst der Kontakt oder die Interaktion mit dem Körper auch den Kontakt mit Körperöffnungen oder Körperflüssigkeiten, die beispielsweise in einem extrakorporalen Kreislauf biologisch oder chemisch verändert werden. Derartige Produkte werden auch als quasi-invasiv bezeichnet.

Nichtkonformität

EN: *Nonconformity*

FR: *Non-conformité*

In DIN EN ISO 9000 [DIN EN ISO 9000 (11.2015): Qualitätsmanagementsysteme – Grundlagen und Begriffe (ISO 9000:2015); Deutsche und Englische Fassung EN ISO 9000:2015; Beuth Verlag, Berlin] wird der Begriff «*Nichtkonformität*» definiert als «*Fehler*» und als «*Nichterfüllung einer Anforderung*».

Nicht lebensfähig

EN: *non-viable*

FR: *non viable*

Artikel 2 Nr. 16 MDR:
«„nicht lebensfähig" bedeutet ohne die Fähigkeit, einen Stoffwechsel aufrechtzuerhalten oder sich fortzupflanzen»

Norm

EN: *Standard*

FR: *Norme*

Artikel 2 Nr. 1 Verordnung (EU) Nr. 1025/2012 [Verordnung (EU) Nr. 1025/2012 des Europäischen Parlaments und des Rates vom 25. Oktober 2012 zur europäischen Normung, zur Änderung der Richtlinien 89/686/EWG und 93/15/EWG

des Rates sowie der Richtlinien 94/9/EG, 94/25/EG, 95/16/EG, 97/23/EG, 98/34/EG, 2004/22/EG, 2007/23/EG, 2009/23/EG und 2009/105/EG des Europäischen Parlaments und des Rates und zur Aufhebung des Beschlusses 87/95/EWG des Rates und des Beschlusses Nr. 1673/2006/EG des Europäischen Parlaments und des Rates (ABl. L 316 vom 14. November 2012, S. 12), geändert durch Richtlinie (EU) 2015/1535 des Europäischen Parlaments und des Rates vom 9. September 2015 (ABL. L 241 vom 17.09.2015, S. 1)]:
«*Norm: eine von einer anerkannten Normungsorganisation angenommene technische Spezifikation zur wiederholten oder ständigen Anwendung, deren Einhaltung nicht zwingend ist und die unter eine der nachstehenden Kategorien fällt:*

a) *internationale Norm: eine Norm, die von einer internationalen Normungsorganisation angenommen wurde;*
b) *europäische Norm: eine Norm, die von einer europäischen Normungsorganisation angenommen wurde;*
c) *harmonisierte Norm: eine europäische Norm, die auf der Grundlage eines Auftrags der Kommission zur Durchführung von Harmonisierungsrechtsvorschriften der Union angenommen wurde;*
nationale Norm: eine Norm, die von einer nationalen Normungsorganisation angenommen wurde»

N

Normale Einsatzbedingungen

EN: *Normal conditions of use*

FR: *Conditions normales d'utilisation*

«*Normale Einsatzbedingungen*» sind Umweltbedingungen, Umgebungsbedingungen und Anwenderbedingungen, die bei der Anwendung eines Medizinprodukts zu beachten sind. Bei der Bewertung eines Medizinprodukts unter «*Normalen Einsatzbedingungen*» sind auch der naheliegende Fehlgebrauch oder Missbrauch sowie vernünftigerweise vorhersehbare Abweichungen von den vom Hersteller vorgegebenen Bedingungen zu berücksichtigen.

Norm-Entwurf

EN: *Draft standard*

FR: *Projet de norme*

Artikel 2 Nr. 3 Verordnung (EU) Nr. 1025/2012 [Verordnung (EU) Nr. 1025/2012 des Europäischen Parlaments und des Rates vom 25. Oktober 2012 zur europäischen Normung, zur Änderung der Richtlinien 89/686/EWG und 93/15/EWG des Rates sowie der Richtlinien 94/9/EG, 94/25/EG, 95/16/EG, 97/23/EG, 98/34/EG, 2004/22/EG, 2007/23/EG, 2009/23/EG und 2009/105/EG des Europäischen Parlaments und des Rates und zur Aufhebung des Beschlusses 87/95/EWG des Rates und des Beschlusses Nr. 1673/2006/EG des Europäi-

schen Parlaments und des Rates (ABl. L 316 vom 14. November 2012, S. 12), geändert durch Richtlinie (EU) 2015/1535 des Europäischen Parlaments und des Rates vom 9. September 2015 (ABL. L 241 vom 17.09.2015, S. 1)]:
«Normentwurf: ein Schriftstück, das den Text von technischen Spezifikationen für ein bestimmtes Thema enthält und dessen Annahme nach dem einschlägigen Normungsverfahren in der Form beabsichtigt ist, in der das Schriftstück als Ergebnis der Vorbereitungsarbeiten zur Stellungnahme oder für eine öffentliche Anhörung veröffentlicht wurde»

Notified Body Operations Group

EN: *Notified Body Operations Group, NBOG*

FR: *Groupe opérationnel des organismes notifiés, GOON*

Im Juli 2000 haben die Mitgliedstaaten und die Europäische Kommission beschlossen, die *Notified Body Operations Group* (NBOG) ins Leben zu rufen. Dies war in Reaktion auf die weit verbreitete Sorge, dass die Leistungen der Benannten Stellen im Medizinproduktsektor unterschiedlich und widersprüchlich sind. Verantwortung für die Benennung der Benannten Stellen tragen die zuständigen Behörden der Mitgliedstaaten.

NBOG hat die Aufgabe, zur Verbesserung der Gesamtleistung der im Medizinproduktsektor tätigen Benannten Stellen Best-Practice-Beispiele zu identifizieren und zu veröffentlichen, so dass Empfehlungen von den für die Benennung zuständigen Behörden und den Benannten Stellen übernommen werden können. Da diese Best-Practice-Guides von den Benannten Stellen umzusetzen sind, geben Sie den Herstellern von Medizinprodukten viele Hinweise darauf, was und wie die Benannten Stellen prüfen werden, d. h., welche Unterlagen und Dokumente die Hersteller für die Auditierung bzw. Unterlagenprüfung durch die Benannten Stellen vorhalten müssen.

NBOG hat eine Reihe von Dokumenten veröffentlicht (siehe: *www.nbog.eu/nbog-documents/*).

Notifizierung einer Benannten Stelle

EN: *Notification of a notified body*

FR: *Notification d'un organisme notifié*

{Akkreditierung, Benannte Stellen, Benennung, NANDO-Informationssystem}

KAN-Studie [Verein zur Förderung der Arbeitssicherheit in Europa e. V.: Akkreditierung von Prüf- und Zertifizierungsstellen, KAN-Bericht Nr. 30 (2003-10)]:

«Notifizierung (Mitteilung) – notification: Verfahren, mit dem ein Mitgliedstaat die Europäische Kommission sowie die anderen Mitgliedstaaten über die Benennung einer Stelle informiert»

Die Notifizierung ist ein von der Benennung getrennter Vorgang. Die Benennung hat von ihrem Wesen her primär eine innerstaatliche Bedeutung. Die Notifizierung ist die Bestätigung eines Mitgliedstaats (in Deutschland durch die ZLG) an die Europäische Kommission, den anderen Vertragsstaaten des Abkommens über den EWR und den Staaten, mit denen die EU ein Abkommen über die gegenseitige Anerkennung der Konformitätsbewertung getroffen hat, dass eine Benannte Stelle kompetent und berechtigt ist, Aufgaben im Rahmen einer Konformitätsbewertung innerhalb eines Rechtsaktes auf einem festgelegten Aufgabengebiet durchzuführen.

Benannte und notifizierte Stellen veröffentlicht die europäische Kommission in der NANDO-Datenbank. In NANDO sind alle Benannten Stellen nach verschiedenen Kriterien (z. B. nach Richtlinie, Land, Kennnummer) recherchierbar.

Nukleinsäuren-Amplifikationstechniken

EN: *Nucleic acid amplification techniques, NAT*

FR: *Techniques d'amplification des acides nucléiques, NAT*

{NAT}

Gemeinsame technische Spezifikationen für In-vitro-Diagnostika, Anhang Nr. 2 [Entscheidung der Kommission 2009/886/EG vom 27. November 2009 zur Änderung der Entscheidung 2002/364/EG über Gemeinsame Technische Spezifikationen für In-vitro-Diagnostika (ABl. L 318 vom 4. Dezember 2009, S. 25)]: *«Der Begriff „NAT" bezeichnet Tests für den Nachweis bzw. die Quantifizierung von Nukleinsäuren entweder durch Amplifikation einer Zielsequenz oder durch Amplifikation eines Signals oder auch durch Hybridisierung»*

Nutzen-Risiko-Abwägung

EN: *Benefit-risk determination*

FR: *Détermination du rapport bénéfice/risque*

Artikel 2 Nr. 24 MDR / Artikel 2 Nr. 17 IVDR:
«„Nutzen-Risiko-Abwägung" bezeichnet die Analyse aller Bewertungen des Nutzens und der Risiken, die für die bestimmungsgemäße Verwendung eines Produkts entsprechend der vom Hersteller angegebenen Zweckbestimmung von möglicher Relevanz sind»

O

OBL

EN: Privat Label Manufacturer(PLM)/Own Brand Labeller(OBL)

FR: *Fabricant de produits Private Label/Fabricant dit Own Brand Labeller (OBL)*

{Privat Label Manufacturer}

OEM

EN: Orginal Equipment Manufacturer(OEM)

FR: *Fabricant d'équipement d'origine (FEO)*

{Original Equipment Manufacturer}

Off-Label-Use

EN: *Off-label use*

FR: *Utilisation non approuvée*

{Zweckbestimmung}

«Unter ‚Off-Label-Use' wird der zulassungsüberschreitende Einsatz eines Arzneimittels außerhalb der von den nationalen oder europäischen Zulassungsbehörden genehmigten Anwendungsgebiete (Indikationen, Patientengruppen) verstanden. Grundsätzlich ist Ärztinnen und Ärzten eine zulassungsüberschreitende Anwendung von Arzneimitteln erlaubt» [*www.g-ba.de/themen/arzneimittel/arzneimittel-richtlinie-anlagen/off-label-use/*]

Überträgt man diesen Sachverhalt, so ergibt sich für Medizinprodukte:

«Unter ‚Off-Label-Use' wird die Anwendung eines Medizinprodukts außerhalb der vom Hersteller/Eigenhersteller vorgegebenen Zweckbestimmung verstanden»

Beim Off-Label-Use handelt es sich beispielsweise um

- eine Anwendung mit abweichenden Krankheitsbild oder Körperareal,
- eine Kombination mit Fremdzubehör ohne dass diese Anwendung des entsprechenden Zubehörs in der Zweckbestimmung des Medizinprodukt-Herstellers/Zubehör-Herstellers genannt ist,
- die Mehrfachverwendung von Medizinprodukten, die vom Hersteller nur zur einmaligen Verwendung (Einmalprodukt) in den Verkehr gebracht werden.

[BVMed – Bundesverband Medizintechnologie e. V.: Verhaltensempfehlungen für Hersteller bei missbräuchlicher Verwendung ihrer Medizinprodukte im Markt (Off Label Use), Oktober 2013]

Hinzuweisen ist, dass ohne die Zustimmung des Herstellers/Eigenherstellers die Anwendung des Medizinprodukts auf eigenes Risiko erfolgt. Der Anwender und/ oder Betreiber können für zivilrechtliche Schadensersatzansprüche von Geschädigten oder deren Familienangehörigen haftbar gemacht werden, wenn der Patient bei einer derartigen Off-Label-Anwendung des Medizinprodukts zu Schaden kommt.

Organigramm

EN: *Organisation chart*

FR: *Organigramme*

{Dienstanweisung Medizinprodukte}

Grafische Darstellung von innerbetrieblichen Organisationsstrukturen z. B. eines Krankenhauses bzw. einer Gesundheitseinrichtung.

Das Organigramm bildet die organisatorischen Einheiten der Gesundheitseinrichtung und deren hierarchische Beziehungen ab und ist die Grundlage für Zuständigkeitsregelungen und -abgrenzungen.

Ein aktuelles Organigramm ist beispielsweise Grundlage für eine zu erstellende «Dienstanweisung zum Betrieb von Medizinprodukten (DA-MPG)».

Organisationseinheit

EN: *Organisational unit*

FR: *Unité d'organisation*

Teil A Nr. 3 RiliBÄK:
«Eine Organisationseinheit ist jeder abgegrenzte Bereich einer medizinischen Einrichtung (z. B. das Zentrallabor oder eine andere Teileinheit eines Krankenhauses), in dem laboratoriumsmedizinische Untersuchungen durchgeführt werden. Sie ist gekennzeichnet durch:

- *einen festgelegten Bereich von Anwendern (Ärzte, Pflegepersonal),*
- *einem nur diesem Bereich zugeordneten Pool von Messplätzen/Messgeräten und*
- *das Betreiben der Messplätze nur durch den festgelegten Anwenderkreis»*

Original Equipment Manufacturer

EN: *Orginal Equipment Manufacturer(OEM)*

FR: *Fabricant d'équipement d'origine (FEO)*

{Hersteller, OEM, Privat Label Manufacturer, Unangekündigtes Audit}

Der Begriff «*Original Equipment Manufacturer (OEM)*» wird in der Bekanntmachung des BMG zu unangekündigten Audits vom 13. Juni 2016 wie folgt definiert:

«*Unternehmen, das fertige Produkte für einen PLM produziert und in diesem Fall nicht als Hersteller im Sinne des Medizinprodukterechts auftritt*»

[Bekanntmachung des Einvernehmens des Bundesministeriums für Gesundheit und der für Medizinprodukte zuständigen Obersten Landesbehörden über die Vorgehensweise von Benannten Stellen vor dem Hintergrund der Empfehlung der Kommission vom 24. September 2013 zu den Audits und Bewertungen, die von Benannten Stellen im Bereich der Medizinprodukte durchgeführt werden (2013/473/EU) vom: 13.06.2016; (BAnz AT 15. Juni 2016 B4)]

OEM-Medizinprodukt

EN: *OEM-medical device*

FR: *FEO-dispositif médical*

{OEM, Original Equipment Manufacturer}

Wird ein Medizinprodukt von einem Hersteller gefertigt und von einem anderen Unternehmen unter einer geänderten Produktbezeichnung in Verkehr gebracht, so spricht man bei dem Produkt des zweiten Unternehmens von einem OEM-Medizinprodukt.

P

Parallelimport

EN: *Parallel import*

FR: *Importation parallèle*

Der Begriff «*Parallelimport*» stammt aus dem Arzneimittelrecht und ist im Medizinprodukterecht nicht enthalten, da CE-gekennzeichnete Medizinprodukte/In-vitro-Diagnostika im EWR frei verkehrsfähig sind. Bei Medizinprodukten und speziell bei In-vitro-Diagnostika erfolgt beispielsweise das Inverkehrbringen von einem aus einem anderen Mitgliedstaat eingeführten CE-gekennzeichneten In-vitro-Diagnostikum in Deutschland durch einen Händler.

Der Europäische Gerichtshof hat am 13. Oktober 2016 entschieden, dass

«[...] *ein Parallelimporteur eines Produkts zur Eigenanwendung für die Blutzuckerbestimmung, das die CE-Kennzeichnung trägt und von einer benannten Stelle einer Konformitätsbewertung unterzogen worden ist, nicht verpflichtet [ist], eine neue Bewertung vornehmen zu lassen, mit der die Konformität der Kennzeichnung und der Gebrauchsanweisung dieses Produkts wegen ihrer Übersetzung in die Amtssprache des Einfuhrmitgliedstaats bescheinigt werden soll*» [Urteil des Gerichtshofs (Erste Kammer) vom 13. Oktober 2016. Servoprax GmbH gegen Roche Diagnostics Deutschland GmbH. Vorabentscheidungsersuchen des Bundesgerichtshofs. Vorlage zur Vorabentscheidung – Rechtsangleichung – In-vitro-Diagnostika – Richtlinie 98/79/EG – Parallelimport – Übersetzung der Angaben und der Gebrauchsanweisung des Herstellers durch den Importeur – Ergänzendes Konformitätsbewertungsverfahren. Rechtssache C-277/15. ECLI identifier: ECLI:EU:C:2016:770]

Partikel

EN: *Particle*

FR: *Particule*

{Nanomaterial}

Artikel 2 Nr. 19 MDR:
«*„Partikel“ im Sinne der Definition von Nanomaterialien in Nummer 18 bezeichnet ein winziges Teilchen einer Substanz mit definierten physikalischen Grenzen*»

Patient

EN: *Patient*

FR: *Patient*

DIN EN 60601-1 [DIN EN 60601-1 (12-2013); VDE 0750-1 (12-2013): Medizinische elektrische Geräte – Teil 1: Allgemeine Festlegungen für die Sicherheit einschließlich der wesentlichen Leistungsmerkmale (IEC 60601-1:2005 + Cor. :2006 + Cor. :2007 + A1:2012); Deutsche Fassung EN 60601-1:2006 + Cor. :2010 + A1:2013), Beuth Verlag, Berlin]:
«*3.76 Patient: Lebewesen (Mensch oder Tier), das einem medizinischen, chirurgischen oder zahnmedizinischem Verfahren unterzogen wird*»

Der Begriff «*Patient*» ist weder im Medizinproduktegesetz noch in den zugehörigen Medizinprodukte-Richtlinien definiert. Im Medizinprodukterecht beziehen sich die regulatorischen Anforderungen nur auf das Lebewesen «*Mensch*».

In DIN EN 60601-1 wird in einer Anmerkung darauf hingewiesen, dass der Patient auch Bediener eines Medizinprodukts sein kann (z. B. im «*Home-care*» Bereich).

Nach Pschyrembel [*Pschyrembel*: Klinisches Wörterbuch, 266. Auflage, Walter de Gruyter, Berlin 2014] ist – im engeren Sinn – der Patient:

«[...] *ein an einer Krankheit bzw. an Krankheitssymptomen Leidender, der ärztlich behandelt wird; auch für einen Gesunden, der Einrichtungen des Gesundheitswesens zu Diagnose oder Therapie in Anspruch nimmt*»

Patienten – im Sinne des Medizinprodukterechts – sind somit Personen, an denen, für die oder von denen Medizinprodukte unmittelbar (z. B. Infusionspumpe, Herzschrittmacher, Pflaster) oder mittelbar (z. B. Blutzuckermessgerät) im Rahmen einer diagnostischen oder therapeutischen Intervention in der Heilkunde oder Zahnheilkunde angewendet bzw. verwendet werden.

Patientennahe Sofortdiagnostik

EN: *Point-of-care testing, POCT*

FR: *Diagnostic immédiat auprès du patient*

{POCT: Point of Care Testing}

Patientensicherheit

EN: *Patient safety*

FR: *Sécurité des patients*

{Anwendersicherheit}

Im allgemeinen Verständnis umfasst Patientensicherheit alle Aspekte [*Friesdorf*, W., *Ahnefeld*, F. W., *Kilian*, J.: Organisation der Geräteübernahme und der Einweisung. Anästh. Intensivmedizin 25 (1984), S. 331] der

- medizinischen Sicherheit (Indikation/Kontraindikation des Behandlungsverfahrens, Dosierung der Energie- und Stoffmengen, Einstellung des Geräts, etc.),

- hygienische Sicherheit (Gerätepflege, Sterilität der Anwendungsteile, Kontaminationsschutz, etc.),
- technische Sicherheit (Konzeption und Konstruktion, Installations- und Anschlussbedingungen, Instandhaltung, Handhabung, etc.).

Die medizinische Sicherheit ist eine zentrale Zielstellung des MPG. Die Bedeutung der hygienischen Sicherheit wird hervorgehoben durch die Anforderungen von § 8 MPBetreibV zur Aufbereitung von Medizinprodukten.

Im Sinne der Patientensicherheit wird in den Grundlegenden Anforderungen der AIMDD und der MDD auch die Berücksichtigung der ergonomischen Produktauslegung ausdrücklich festgehalten.

Einen wesentlichen Beitrag zur Verbesserung der Patientensicherheit ergibt sich auch aus der klinischen Bewertung bzw. Leistungsbewertung, die in

- Anhang 7 AIMDD,
- Anhang X MDD und
- Anhang VIII IVDD.

gefordert werden.

Hier hat der Hersteller den Nachweis zu erbringen, dass alle zugesagten merkmal- und leistungsrelevanten Anforderungen von dem Medizinprodukt bei normalen Einsatzbedingungen erfüllt werden.

Paul-Ehrlich-Institut

EN: *Federal Institute for Vaccines and Biomedicines, PEI*

FR: *Institut fédéral de vaccins et médicaments biomédicaux, PEI*

Das Paul-Ehrlich-Institut (PEI) ist eine selbstständige BOB im Geschäftsbereich des BMG.

Im § 32 Abs. 2 MPG sind die Aufgaben und Zuständigkeiten des PEI im Hinblick auf Medizinprodukte festgelegt. Sie umfassen insbesondere die gleichen Aufgaben wie beim BfArM, sofern es sich um In-vitro-Diagnostika handelt, die im Anhang II IVDD genannt sind. Die In-vitro-Diagnostika müssen zur Prüfung der Unbedenklichkeit oder Verträglichkeit von Blut- oder Gewebespenden bestimmt sein oder Infektionskrankheiten betreffen.

Meldungen von Vorkommnissen nach § 3 MPSV sind u. a.

- vom Hersteller,
- vom Bevollmächtigten,
- vom Betreiber und
- vom Anwender

zu richten an:

Paul-Ehrlich-Institut
Bundesinstitut für Impfstoffe und biomedizinische Arzneimittel
Paul-Ehrlich-Straße 51-59
63225 Langen

PDCA (Plan-Do-Check-Act)-Zyklus

EN: *Plan-Do-Check-Act cycle*

FR: *Cycle PDCA – Prépareret planifier-Développeret réaliser-Contrôler et vérifier-Agir et ajuster*

{Management, QM-System}

Der PDCA (Plan-Do-Check-Act)-Zyklus ist ein von dem Qualitätspionier Demin propagierter, zu dokumentierender Vier-Stufen-Prozess, der in jedem QM-System anzuwenden ist.

1. Plan: Ist das Ziel vorgegeben, so ist zu planen, wie das Ziel zu erreichen ist. Dies beinhaltet:
   - Zusammentragen der erforderlichen Informationen zur Identifizierung des zu lösenden Problems,
   - Fehleranalyse,
   - Aufzeigen von Lösungsvorschlägen mit Bewertung (Abschätzen der möglichen Risiken),
   - Entscheidung für die zu realisierende Lösung, Erstellen des Lastenhefts und des Umsetzungsplans,
   - Formulieren und dokumentieren der durchzuführenden Maßnahmen.
2. Do: Im zweiten Schritt sind die geplanten Maßnahmen durchzuführen.
3. Check: Im dritten Schritt ist zu prüfen, ob das Ziel erreicht wurde und die Mess-/Prüfwerte innerhalb des vorgegebenen Toleranzbereichs liegen.
4. ACT: Hier sind zwei Fälle zu unterscheiden:
   - Liegen die Mess-/Prüfwerte innerhalb des vorgegebenen Toleranzbereichs, so besteht das Handeln darin, dass das Ergebnis dokumentiert wird und im Falle einer Produktentwicklung das Medizinprodukt freigegeben wird, da alle Anforderungen erfüllt sind.
   - Liegen Mess-/Prüfwerte nicht innerhalb des vorgegebenen Toleranzbereichs, so besteht das Handeln darin, dass der PDCA-Zyklus erneut gestartet wird. Es ist in der zweiten Planungsphase beispielsweise zu prüfen, ob
   - das Ziel zu korrigieren ist,
   - weitere Maßnahmen zu formulieren sind,
   - Korrekturmaßnahmen erforderlich sind,

[. . .].

PEI

EN: *Federal Institute for Vaccines and Biomedicines, PEI*

FR: *Institut fédéral de vaccins et médicaments biomédicaux, PEI*

{Paul-Ehrlich-Institut}

Persönliche Schutzausrüstung

EN: *Personal protective equipment, PPE*

FR: *Équipement de protection individuelle, EPI*

{Medizinprodukt, Medizinprodukt mit doppeltem Verwendungszweck – «dual use» Medizinprodukt}

Artikel 1 Abs. 2 der RL 89/686/EG
«Für die Zwecke dieser Richtlinie gilt als PSA jede Vorrichtung oder jedes Mittel, das dazu bestimmt ist, von einer Person getragen oder gehalten zu werden, und das diese gegen ein oder mehrere Risiken schützen soll, die ihre Gesundheit sowie ihre Sicherheit gefährden können.

Als PSA gelten ferner:

1. *eine aus mehreren vom Hersteller zusammengefügte Vorrichtungen oder Mitteln bestehende Einheit, die eine Person gegen ein oder mehrere gleichzeitig auftretende Risiken schützen soll;*
2. *eine Schutzvorrichtung oder ein Schutzmittel, das mit einer nichtschützenden persönlichen Ausrüstung, die von einer Person zur Ausübung einer Tätigkeit getragen oder gehalten wird, trennbar oder untrennbar verbunden ist;*
3. *austauschbare Bestandteile einer PSA, die für ihr einwandfreies Funktionieren unerlässlich sind und ausschließlich für diese PSA verwendet werden»*

Aus Artikel 1 Abs. 4 der RL 89/686/EG ergibt sich, dass alle die PSA nicht unter den Anwendungsbereich dieser RL fallen, die unter eine andere RL fallen (z. B. RL 93/42/EWG), die dieselben Ziele des Inverkehrbringens, des freien Verkehrs und der Sicherheit wie die RL 89/868/EWG verfolgen. Diesem Sachverhalt trägt § 2 Abs. 4a MPG Rechnung.

Nach § 2 Abs. 4a MPG fallen persönliche Schutzausrüstungen in den Anwendungsbereich des Medizinproduktegesetzes, wenn der Hersteller das Produkt mit einer Zweckbestimmung sowohl als Medizinprodukt als auch als PSA in den Verkehr bringt (Medizinprodukt mit doppeltem Verwendungszweck). Hierunter fallen z. B.:

- Op-Handschuhe und Untersuchungs-Handschuhe als Medizinprodukt, die auch im klinisch-chemischen Labor als Schutzhandschuhe Verwendung finden,
- Laserschutzbrillen als Zubehör für einen medizinischen Laser, die auch bei konventionellen Lasern zur Anwendung kommen.

In § 7 Abs. 3MPG ist festgelegt, dass in diesem Fall nicht nur die Grundlegenden Anforderungen nach Anhang I MDD zu beachten sind, sondern zusätzlich auch die einschlägigen grundlegenden Gesundheits- und Sicherheitsanforderungen der RL 89/686/EWG zu erfüllen sind.

Pharmakologische Wirkungsweise

EN: *Action by pharmacological means*

FR: *Action par moyens pharmacologiques*

AGMP-Arbeitshilfe [AGMP: Arbeitshilfe: Einstufung und Klassifizierung von Medizinprodukten. vom 29. Juni 2007: *www.zlg.de/medizinprodukte/dokumente/agmp-verfahrensanweisungen/archiv-agmp/*]:
«*Eine pharmakologische Wirkungsweise im Sinne des Medizinproduktegesetzes wird verstanden als eine Wechselbeziehung zwischen den Molekülen des betreffenden Stoffs und einem gewöhnlich als Rezeptor bezeichneten Zellbestandteil, die entweder zu einer direkten Wirkung führt oder die Reaktion auf einen anderen Liganden (Agenz) blockiert (Agonist oder Antagonist). Das Vorhandensein einer Dosis-Wirkung-Korrelation ist ein Indikator für eine pharmakologische Wirkungsweise, jedoch ist dies kein unbedingt verlässliches Kriterium*»

Physikalisch-Technische Bundesanstalt

EN: *National metrology institute, PTB*

FR: *Institut national de métrologie allemand, PTB*

Die Physikalisch-Technische Bundesanstalt (PTB) ist das nationale Metrologie-Institut. Sie ist eine wissenschaftlich-technische BOB und Ressortforschungseinrichtung mit Sitz in Braunschweig und Berlin.

Die Aufgaben der PTB im Hinblick auf Medizinprodukte sind in § 32 MPG festgelegt. Die PTB ist zuständig

«[...] *für die Sicherung der Einheitlichkeit des Messwesens in der Heilkunde und hat*

1. *Medizinprodukte mit Messfunktion gutachterlich zu bewerten und, soweit sie nach § 15 dafür benannt ist, Baumusterprüfungen durchzuführen,*
2. *Referenzmessverfahren, Normalmessgeräte und Prüfhilfsmittel zu entwickeln und auf Antrag zu prüfen und*
3. *die zuständigen Behörden und Benannten Stellen wissenschaftlich zu beraten*»

PLM

EN: *Privat Label Manufacturer(PLM)/Own Brand Labeller(OBL)*

FR: *Fabricant de produits Private Label/Fabricant dit ‚Own Brand Labeller (OBL)*

{Privat Label Manufacturer}

POCT

EN: *Point-of-care testing, POCT*

FR: *Analyses de biologie délocalisées, ADBD*

{Point-of-care Testing}

Point-of-care Testing

EN: *Point-of-care testing, POCT*

FR: *Analyses de biologie délocalisées, ADBD*

Unter POCT ist eine Untersuchung mit Hilfe eines medizinischen Messgeräts (z. B. Glukose-Messgerät) am Ort des Patienten oder in dessen Nähe zu verstehen. Das Ergebnis steht sofort zur Diagnose und /oder zur Therapie des Patienten zur Verfügung (patientennahe Sofortdiagnostik).

Die patientennahe Sofortdiagnostik ist sehr weit verbreitet. Sie umfasst beispielsweise die Sofortdiagnose folgender Werte:

- Glukose,
- Hämoglobin A1c,
- Blutgasanalyse (mit/ohne Elektrolyte, Metabolite, ...),
- Blutgerinnungswerte,
- Diagnostik des Herzinfarkts (z. B. Troponin T Test),
- neonatales Bilirubin,
- Allergie-Diagnostik,
- Drogenscreening,
- Teststreifen z. B. für Harnuntersuchungen.

Die RiliBÄK von 2014 fordert die komplette Integration der patientennahen Sofortdiagnostik in ein Qualitätsmanagementsystem. Die Mitarbeiter von medizinischen Laboratorien werden dadurch in die Situation gebracht, sich mit den Abläufen und Organisationsstrukturen z. B. einer Pflegestation, Intensivtherapiestation, Intensivüberwachungsstation, Intermediate Care Station, Aufwachraum, Ambulanz, Notaufnahme, Kreissaal, Neugeborenenstation, minimal invasive Radiologie, OP-Bereichen auseinander setzen zu müssen.

Außerhalb eines Krankenhauses ist beispielsweise an folgende Bereiche zu denken: Notarzteinsatz, Apotheke, Praxis eines niedergelassenen Arztes, ambulante Pflege, Pflegeheim.

Positiver prädiktiver Wert

EN: *Positive predictive value*

FR: *Valeur prédictive positive*

{Prädiktiver Wert}

Artikel 2 Nr. 52 IVDR:
«„positiver prädiktiver Wert“ bezeichnet die Fähigkeit eines Produkts, für ein bestimmtes Attribut in einer bestimmten Bevölkerung echt-positive Ergebnisse von falsch-positiven Ergebnissen zu trennen»

Präanalytik

EN: *Pre-analytics*

FR: *Pré-analytique*

Teil A Nr. 3 RiliBÄK:
«Unter Präanalytik werden alle Arbeitsschritte verstanden, die bis zur eigentlichen Messung durchlaufen werden:

- *Gewinnung des Untersuchungsmaterials,*
- *Transport und Verwahrung des Untersuchungs- oder Probenmaterials,*
- *Beurteilung des Untersuchungs- oder Probenmaterials,*
- *Probenvorbereitung (z. B. Abtrennung korpuskulärer Bestandteile durch Zentrifugation)»*

Prädiktiver Wert

EN: *Predictive value*

FR: *Valeur prédictive*

{Negativer prädiktiver Wert, Positiver prädiktiver Wert}

Artikel 2 Nr. 51 IVDR:
«„prädiktiver Wert“ bezeichnet die Wahrscheinlichkeit, dass eine Person mit einem mithilfe des Produkts gewonnenen positiven Testergebnis den Zustand, der Gegenstand der Untersuchung ist, aufweist, bzw. dass eine Person mit einem mithilfe des Produkts gewonnenen negativen Testergebnis einen bestimmten Zustand nicht aufweist»

Prädiktiver Wert, negativer

EN: Negative *predictive value*

FR: *Valeur prédictive négative*

{Negativer prädiktiver Wert}

Prädiktiver Wert, positiver

EN: *Positive predictive value*

FR: *Valeur prédictive positive*

{Positiver prädiktiver Wert}

Präzision

EN: *Precision*

FR: *Précision*

Teil A Nr. 3 RiliBÄK:
«Im Zusammenhang dieser Richtlinie handelt es sich um die Vergleichspräzision. Es ist dann die Bezeichnung für das Ausmaß der gegenseitigen Annäherung von Messergebnissen aufeinanderfolgender Messungen derselben Messgröße, gewonnen unter veränderten Messbedingungen (z. B. untersuchende Person, Zeit, Reagenzalterung). Das Ausmaß der Präzision wird üblicherweise durch die statistischen Maße der Unpräzision von Messungen «Standardabweichung» und «relative Standardabweichung (Variationskoeffizient)» quantifiziert, die in umgekehrter Beziehung zur Präzision stehen»

Präzision eines Messverfahrens

EN: *Precision of measurement method*

FR: *Précision de procédure de mesure*

{Reproduzierbarkeit, Wiederholbarkeit}

Die Präzision eines Messverfahrens («*Reproduzierbarkeit*» und «*Wiederholbarkeit*») gehört zu den in Anhang I, Teil A, Nr. 3 IVDD geforderten Leistungsparameter von In-vitro-Diagnostika. Sie beschreibt das Ausmaß der Annäherung wiederholter Messungen derselben Messgröße in demselben Probenmaterial unter veränderten Messbedingungen – z. B. Labor, Person, Serie, Zeit.

Maße für die Präzision eines Messverfahrens sind:

- «*Reproduzierbarkeit*» – wiederholte Messungen unter verschiedenen Bedingungen, z. B. in verschiedenen Serien oder in unterschiedlichen Laboratorien,
- «*Wiederholbarkeit*» – aufeinander folgende Messungen innerhalb eines Labors unter ansonsten gleichen Bedingungen, d. h. in einer Serie

Das Ausmaß der Präzision wird in der Regel durch die statistischen Maße der Unpräzision – Standardabweichung und relative Standardabweichung (Variationskoeffizient) – angegeben, die in umgekehrter Beziehung zur Präzision stehen.

Privat Label Hersteller

EN: *Privat Label Manufacturer*

FR: *Fabricants de produits Private Label*

{Privat Label Manufacturer (PLM}

Privat Label Manufacturer

EN: *Privat Label Manufacturer(PLM)/Own Brand Labeller(OBL)*

FR: *Fabricant de produits Private Label/Fabricant dit ‚Own Brand Labeller (OBL)'*

{Hersteller, Original Equipment Manufacturer, Unangekündigtes Audit}

Der Begriff «*Privat Label Manufacturer*» wird in der Bekanntmachung des BMG zu unangekündigten Audits vom 13. Juni 2016 wie folgt definiert:

«*Unternehmen, das als Hersteller im Sinne des Medizinprodukterechts auftritt, aber nicht selber produziert (oft als «Quasihersteller» bezeichnet). Die Produkte werden vom PLM nicht oder nur unwesentlich verändert; sie werden in der Regel nur beschafft, gelagert und unter eigenem Namen vertrieben*» [Bekanntmachung des Einvernehmens des Bundesministeriums für Gesundheit und der für Medizinprodukte zuständigen Obersten Landesbehörden über die Vorgehensweise von Benannten Stellen vor dem Hintergrund der Empfehlung der Kommission vom 24. September 2013 zu den Audits und Bewertungen, die von Benannten Stellen im Bereich der Medizinprodukte durchgeführt werden (2013/473/EU) vom: 13.06.2016; (BAnz AT 15. Juni 2016 B4)]

Hinzuweisen ist auf folgendes Dokument der ZLG: «Zertifizierung von OEM-Produkten» [*www.zlg.de/index.php?eID=dumpFile&t=f&f=465&token=05c2143abd69f096b29c321c28009ef9072be7bc*].

Mit anderen Worten: Ein «*PLM*»/«*OBL*» ist ein Hersteller, der ein bereits mit CE-Kennzeichnung versehenes Medizinprodukt oder In-vitro-Diagnostikum von einem anderen Hersteller, dem «*Original Equipment Manufacturer*» oder «*OEM*» erwirbt und es unter eigenen Namen und eigener Etikettierung in Verkehr bringt.

Folgt man dem Interpretative Document of the Commission's Services – «*Interpretation of the Medical Device Directives in Relation to Medical Device Own Brand Labellers*» [Interpretative Document of the Commission's Services: Interpretation of the Medical Device Directives in Relation to Medical Device Own Brand Labellers (4. Februar 2008), *ec.europa.eu/DocsRoom/documents/10267/attachments/1/translations/en/renditions/native*], so ist beispielsweise ein Händler oder Einführer, der ein Medizinprodukt unter seinem Namen in Verkehr bringt, ein Hersteller im Sinne des Medizinprodukterechts und muss ein geeignetes Konformitätsbewertungsverfahren durchführen [EK-Med Antworten und Beschlüsse: Guidance for Notified Bodies audi-ting suppliers to medical device manufacturers (NBOG BPG 2010-1), (3.9 B 17 – April 2010) *www.zlg.de/medizinprodukte/dokumente/antworten-und-beschluesse-ek-med.html*].

Probenbehältnis

EN: *Specimen receptacle*

FR: *Récipient pour échantillons*

Artikel 2 Nr. 3 IVDR:
«„Probenbehältnis“ bezeichnet ein luftleeres wie auch sonstiges Produkt, das von seinem Hersteller speziell dafür gefertigt wird, aus dem menschlichen Körper stammende Proben unmittelbar nach ihrer Entnahme aufzunehmen und im Hinblick auf eine In-vitro-Untersuchung aufzubewahren»

Probenmaterial

EN: *Sample material*

FR: *Matériau échantillon*

Teil A Nr. 3 RiliBÄK:
«Das bei der laboratoriumsmedizinischen Untersuchung mit oder ohne vorhergehende Probenvorbereitung verwendete Untersuchungsmaterial»

Probenvorbereitung

EN: *Preparation of sample material*

FR: *Préparation des matériaux d'échantillons*

Teil A Nr. 3 RiliBÄK:
«Probenvorbereitung ist jegliche durch denjenigen, der das Untersuchungsmaterial entnimmt, oder den Untersucher herbeigeführte Veränderung des Untersuchungsmaterials, die vor Einbringen in das Messgerät oder den Analysengang erfolgt. Eine Pipettierung/Volumendosierung ist keine Probenvorbereitung im Sinne dieser Richtlinie. Ebenso ist es keine Probenvorbereitung, wenn das Entnahmesystem vom Hersteller eingebrachte Zusätze enthält»

Produkt-Anwendungsbereich

EN: *Scope of product – area of action*

FR: *Champ de produit – domaine d'action*

{Handlungs-Anwendungsbereich, Medizinprodukt mit doppeltem Verwendungszweck – «dual use» Medizinprodukt}

Der Produkt-Anwendungsbereich des MPG umfasst alle Medizinprodukte sowie deren Zubehör. In Verbindung mit der Begriffsbestimmung in § 3 Nr. 1 MPG kann der Produkt-Anwendungsbereich dahingehend konkretisiert werden, dass es sich um Medizinprodukte handelt, die vom Hersteller zur Anwendung für Menschen bestimmt sind.

Im Einzelnen sind regulatorische Anforderungen enthalten für:

- aktive implantierbare medizinische Geräte der AIMDD,
- In-vitro-Diagnostika der IVDD,
- «sonstige» Medizinprodukte der MDD,
- Sonderanfertigungen,
- Zwischenprodukte für Sonderanfertigungen,
- Systeme/Behandlungseinheiten,
- Software,
- Kombinationsprodukte aus Medizinprodukt und Arzneimittel,
- Medizinprodukte zur klinischen Prüfung,
- In-vitro-Diagnostika zur Leistungsbewertungsprüfung,
- Medizinprodukte/In-vitro-Diagnostika aus Eigenherstellung,
- Nicht-Medizinprodukte, die mit einer Zweckbestimmung im Sinne von Medizinprodukten zur Anwendung kommen und der Anlage 1 und 2 MPBetreibV zuzuordnen sind,
- persönliche Schutzausrüstungen, wenn der Hersteller in der Zweckbestimmung festlegt, dass das Produkt sowohl als persönliche Schutzausrüstung als auch als Medizinprodukt bestimmt ist («dual use» Medizinprodukt).

Produkt für Leistungsstudien

EN: *Device for performance study*

FR: *Dispositif devant faire l'objet d'une étude des performances*

Artikel 2 Nr. 45 IVDR:
«„Produkt für Leistungsstudien" bezeichnet ein Produkt, das von einem Hersteller zur Verwendung in einer Leistungsstudie bestimmt ist.

Ein Produkt, das für eine Verwendung zu Forschungszwecken bestimmt ist und keine medizinische Zweckbestimmung hat, gilt nicht als Produkt für Leistungsstudien»

Produkt für patientennahe Tests

EN: *Device for near-patient testing*

FR: *Dispositif de diagnostic prés du patient*

{POCT}

Artikel 2 Nr. 6 IVDR:
«„Produkt für patientennahe Tests" bezeichnet ein Produkt, das nicht für die Eigenanwendung, wohl aber für die Anwendung außerhalb einer Laborumgebung, in der Regel in der Nähe des Patienten oder beim Patienten, durch einen Angehörigen der Gesundheitsberufe bestimmt ist»

Produktinformation

EN: *Labelling*

FR: *Étiquetage*

{Zweckbestimmung}

§ 11 Abs. 2 MPG:
«Medizinprodukte dürfen nur an den Anwender abgegeben werden, wenn die für ihn bestimmten Informationen in deutscher Sprache abgefasst sind. In begründeten Fällen kann eine andere für den Anwender des Medizinproduktes leicht verständliche Sprache vorgesehen oder die Unterrichtung des Anwenders durch andere Maßnahmen gewährleistet werden. Dabei müssen jedoch die sicherheitsbezogenen Informationen in deutscher Sprache oder in der Sprache des Anwenders vorliegen»

Die Produktinformation besteht aus

- der Kennzeichnung,
- der Gebrauchsanweisung und
- den in der Werbung gemachten Aussagen zu einem Medizinprodukt.

Aus der Produktinformation ergibt sich insbesondere auch die Zweckbestimmung des Medizinprodukts.

In den Grundlegenden Anforderungen im Anhang I Nr. 13 MDD ist die «*Bereitstellung von Informationen durch den Hersteller*» geregelt. Allgemein gilt, dass Informationen jedem Medizinprodukt beizugeben sind, die die sichere Anwendung des Medizinprodukts und die Ermittlung des Herstellers möglich machen. Diese Informationen umfassen die Angaben in der Kennzeichnung und in der Gebrauchsanweisung.

Das MPG fordert darüber hinaus, dass Medizinprodukte nur an den Anwender oder Verwender weitergeben werden dürfen, wenn die für sie bestimmten Informationen in deutscher Sprache abgefasst sind.

In begründeten Fällen kann auch eine andere, für den Verwender bzw. Anwender verständliche Sprache vorgesehen werden, wobei die sicherheitsbezogenen Informationen immer in deutscher Sprache oder in der Sprache des Verwenders bzw. Anwenders vorliegen müssen.

Hinzuweisen ist darauf, dass die Festlegungen des HWG zu beachten sind, da auch Medizinprodukte unter den Anwendungsbereich dieses Gesetzes fallen.

Produktkennung

EN: *Unique Device Identifier(UDI)*

FR: *Identifiant unique des dispositifs (IUD)*

{einmalige Produktkennung}

Produktkennzeichnung

EN: *Productidentification*

FR: *Identificateur de produit*

{Unique Device Identification}

Produktmangel

EN: *Device deficiency*

FR: *Défectuosité d'un dispositif*

{Unerwünschtes Ereignis, Schwerwiegende Gefahr für die öffentliche Gesundheit, Schwerwiegendes unerwünschtes Ereignis, Schwerwiegendes Vorkommnis, Schwerwiegende Verschlechterung des Gesundheitszustands, Vorkommnis}

Artikel 2 Nr. 59 MDR:
«„Produktmangel" bezeichnet eine Unzulänglichkeit bezüglich Identifizierung, Qualität, Haltbarkeit, Zuverlässigkeit, Sicherheit oder Leistung eines Prüfprodukts, einschließlich Fehlfunktionen, Anwendungsfehlern oder Unzulänglichkeit der vom Hersteller bereitgestellten Information»

Artikel 2 Nr. 62 IVDR:
«„Produktmangel" bezeichnet eine Unzulänglichkeit bezüglich Identifizierung, Qualität, Haltbarkeit, Zuverlässigkeit, Sicherheit oder Leistung eines Produkts für Leistungsstudien, einschließlich Fehlfunktionen, Anwendungsfehlern oder Unzulänglichkeit von vom Hersteller bereitgestellten Informationen»

Produkt zur Eigenanwendung

EN: *Device for self-testing*

FR: *Dispositif destiné à des autodiagnostics, dispositif d'autodiagnostic*

Artikel 1, Abs. 2, lit.) d IVDD:
«„Produkt zur Eigenanwendung" jedes Produkt, das nach der vom Hersteller festgelegten Zweckbestimmung von Laien in der häuslichen Umgebung angewendet werden kann»

Artikel 2 Nr. 5 IVDR:
«„Produkt zur Eigenanwendung" bezeichnet ein Produkt, das vom Hersteller zur Anwendung durch Laien bestimmt ist, einschließlich Produkte, die für Tests verwendet werden, die Laien mittels Diensten der Informationsgesellschaft angeboten werden»

Produzentenhaftung

EN: *Manufacturer's liability*

FR: *Responsabilité du fabricant*

{Verantwortlicher für das erstmalige Inverkehrbringen}

Maßstab für die Produzentenhaftung nach § 823 BGB bzw. dem Produkthaftungsgesetz [Gesetz über die Haftung für fehlerhafte Produkte (ProdHaftG)] sind die Grundlegenden Anforderungen des MPG.

Mit anderen Worten: Bietet ein Medizinprodukt beim Inverkehrbringen nicht die Sicherheit/Leistung, die aufgrund der Erfüllung der Grundlegenden Anforderungen von dem Produkt zu erwarten ist, so ist es fehlerhaft. Kommt es mit diesem Produkt zu einem Personenschaden, so wird der Verantwortliche für das erstmalige Inverkehrbringen für diesen Fehler verantwortlich gemacht werden.

In diesem Zusammenhang ist auch das sogenannte «Honda-Urteil» des Bundesgerichtshofes von Interesse. Mit diesem Urteil hat der Bundesgerichtshof den Hersteller verpflichtet, nicht nur seine eigenen Produkte, sondern auch Fremdprodukte auf dem Markt zu beobachten, um Gefahren, die aus der Kombination entstehen können, rechtzeitig aufzudecken und entsprechend entgegenzuwirken [*Otto*, F.: Zusatzeinrichtungen zu fremder Ware. mt-Medizintechnik 106 (1986), Nr. 1, S. 25; *ders.*: Pflicht zur Produktbeobachtung. mt-Medizintechnik 107 (1987), Nr. 4, S. 25; *Miethe*, B.: Bundesgerichtshof schafft neue Fakten in der Produzentenhaftung. mt-Medizintechnik 107 (1987), Nr. 5, S. 182].

Professioneller Anwender

EN: *Professional users*

FR: *Utilisateurs professionnels*

{Professioneller Nutzer}

Professionelle Nutzer

EN: *Professional users*

FR: *Utilisateurs professionnels*

Artikel 1 lit. c) Verordnung (EU) Nr. 207/2012 [Verordnung (EU) Nr. 207/2012 der Kommission vom 9. März 2012 über elektronische Gebrauchsanweisungen für Medizinprodukte (ABl. L 72 vom 10. März 2012, S. 28)]:
«*Professionelle Nutzer: Personen, die die Medizinprodukte in Ausübung ihrer beruflichen Tätigkeit und im Rahmen einer professionellen Gesundheitsdienstleistung nutzen*»

Prüfer

EN: *Investigator*

FR: *Investigateur*

{Klinische Prüfung von Medizinprodukten, Prüfer einer klinischen Prüfung}

Artikel 2 Nr. 54 MDR:
«„Prüfer" bezeichnet eine für die Durchführung einer klinischen Prüfung an einer Prüfstelle verantwortliche Person»

Artikel 2 Nr. 48 IVDR:
«„Prüfer" bezeichnet eine für die Durchführung einer Leistungsstudie verantwortliche Person an einer Einrichtung, an der die Leistungsstudie durchgeführt wird»

Prüfer einer klinischen Prüfung

EN: *Investigator of a clinical investigation*

FR: *Investigateur d'une investigation clinique*

{Klinische Prüfung von Medizinprodukten, Prüfer}

§ 3 Nr. 24 MPG
«Prüfer ist in der Regel ein für die Durchführung der klinischen Prüfung bei Menschen in einer Prüfstelle verantwortlicher Arzt oder in begründeten Ausnahmefällen eine andere Person, deren Beruf auf Grund seiner wissenschaftlichen Anforderungen und der seine Ausübung voraussetzenden Erfahrungen in der Patientenbetreuung für die Durchführung von Forschungen am Menschen qualifiziert. Wird eine Prüfung in einer Prüfstelle von mehreren Prüfern vorgenommen, so ist der verantwortliche Leiter der Gruppe der Hauptprüfer. Wird eine Prüfung in mehreren Prüfstellen durchgeführt, wird vom Sponsor ein Prüfer als Leiter der klinischen Prüfung benannt. Die Sätze 1 bis 3 gelten für genehmigungspflichtige Leistungsbewertungsprüfungen von In-vitro-Diagnostika entsprechend»

Der Prüfer einer klinischen Prüfung wird gemäß DIN EN ISO 14155 [DIN EN ISO 14155 (01.2012): Klinische Prüfung von Medizinprodukten an Menschen – Gute klinische Praxis (ISO 14155:2011 + Cor. 1:2011); Deutsche Fassung EN ISO 14155:2011 + AC:2011, Beuth Verlag, Berlin] vom Prüfungsleiter eines Prüforts benannt und überwacht. Seine Aufgabe ist es, *«wesentliche prüfungsbezogene klinische Maßnahmen durchzuführen oder wichtige prüfungsrelevante klinische Entscheidungen zu treffen»*.

Prüfer für sicherheitstechnische Kontrollen

EN: *Test operator of technical safety controls, STK*

FR: *Opérateur d'essai des contrôles de securité technique, STK*

{Sicherheitstechnische Kontrolle}

Gemäß § 11 Abs. 4 der Medizinprodukte-Betreiberverordnung darf der Betreiber nur Personen mit der Durchführung sicherheitstechnischer Kontrollen beauftragen, die die Voraussetzungen gemäß § 5 MPBetreibV erfüllen.

Diese Voraussetzungen erfüllt, wer

1. aufgrund seiner
   (a) Ausbildung,
   (b) Kenntnisse und
   (c) durch praktische Tätigkeit gewonnenen Erfahrungen die Gewähr für eine ordnungsgemäße Durchführung der sicherheitstechnischen Kontrolle bietet.
2. hinsichtlich der Kontrolltätigkeit keiner Weisung unterliegt und
3. über geeignete Mess- und Prüfeinrichtungen verfügt.

Die Anforderungen nach Ziffer 1 Buchstabe (a) gelten als erfüllt, wenn der Prüfer einen Studiengang auf dem Gebiet des Ingenieurwesens, der Physik oder eines entsprechenden technischen Fachgebiets erfolgreich abgeschlossen hat oder eine andere Ausbildung nachweist, die in gleicher Weise zur Durchführung von sicherheitstechnischen Kontrollen befähigt.

Die Erfüllung der Anforderungen nach Ziffer 1 Buchstabe (b) liegt in der Regel vor, wenn der Prüfer für das jeweils zu prüfende Medizinprodukt spezifische Kenntnisse (betriebliche Ausbildung, Fachlehrgänge) nachweisen kann. Er muss das Medizinproduktegesetz, die Verordnungen sowie die einschlägigen allgemein anerkannten Regeln der Technik soweit kennen und anwenden können, wie es seine Kontrolltätigkeit erfordert.

Er muss den Nachweis führen können, dass er die genannten Gesetze, Verordnungen und Regeln der Technik besitzt bzw. jederzeit Zugriff auf diese hat.

Die Anforderungen nach Ziffer 1 Buchstabe (c) sind erfüllt, wenn der Prüfer eine in der Regel zweijährige Erfahrung im Unternehmen des Dienstleisters bzw. in der Instandhaltung oder mit der Prüfung aktiver nichtimplantierbarer Medizinprodukte nach Anlage 1 MPBetreibV hat.

Der Prüfer muss die spezifizierte Messgenauigkeit seiner Messmittel gemäß DIN EN 62353 im Rahmen der Qualitätssicherung nachweisen.

Die Voraussetzungen der Punkte 1 bis 3 sind durch die Person, die die sicherheitstechnische Kontrolle durchführt, auf Verlangen der zuständigen Behörde nachzuweisen. [Leitfaden für Sicherheitstechnische Kontrollen – LSTK, aktualisiert]

Prüflaboratorium nach § 15 MPG

EN: *Testing laboratory according to § 15 MPG*

FR: *Laboratoire d'essai selon § 15 MPG*

{Medizinische Laboratorien, Prüflaboratorien für In-vitro-Diagnostika, Prüflaboratorien für Medizinprodukte}

Ein Prüflaboratorium nach § 15 MPG ist ein Laboratorium, das Prüfungen und Untersuchungen im Geltungsbereich des Medizinprodukterechts durchführt. § 15 Abs. 5 MPG fordert, dass die Erfüllung der für Laboratorien geltenden Mindestkriterien nach Anhang 8 AIMDD, Anhang XI MDD oder Anhang IX IVDD in einem Anerkennungsverfahren durch die zuständige Behörde festzustellen ist. Die ZLG führt als zuständige Behörde die entsprechenden Anerkennungsverfahren für Laboratorien durch.

Der Begriff «*Prüflaboratorium nach § 15 MPG*» umfasst nach DAKKS [DAKKS 71 SD 3.017: Regeln für die Akkreditierung von Laboratorien im Bereich Medizinprodukte, Version 1.3, 16. Dezember 2014, *www.dakks.de/sites/default/files/dokumente/71_sd_3_017_regeln-akk-lab-medprod_20141216_v1.3.pdf*]

- Prüflaboratorien für Medizinprodukte,
- Medizinische Laboratorien,
- Prüflaboratorien für In-vitro-Diagnostika.

Prüflaboratorien für In-vitro-Diagnostika

EN: *Testing laboratories for In-vitro-diagnostics*

FR: *Laboratoires d'essai pour les dispositifs de diagnostic in vitro*

{Prüflaboratorium nach § 15 MPG}

DAKKS-71 SD 3.017 [DAKKS 71 SD 3.017: Regeln für die Akkreditierung von Laboratorien im Bereich Medizinprodukte, Version 1.3, 16. Dezember 2014, *www.dakks.de/sites/default/files/dokumente/71_sd_3_017_regeln-akk-lab-medprod_20141216_v1.3.pdf*]:
«*Prüflaboratorien für In-vitro-Diagnostika sind*

a) *medizinische Laboratorien, die als Anwender und Betreiber von Medizinprodukten meist routinemäßig Patientendiagnostik durchführen, darüber hinaus jedoch Leistungsbewertungsprüfungen von In-vitro-Diagnostika nach Richtlinie 98/79/EG im Auftrag von Dritten durchführen. Im Rahmen der Leistungsbewertungsprüfungen werden diese Laboratorien als Prüfeinrichtungen bezeichnet;*
b) *Prüflaboratorien, die in der Regel als Auftragnehmer von Benannten Stellen oder Herstellern «Überprüfungen hergestellter Produkte» (Chargenfreigaben) sowie Prüfungen im Rahmen von EG-Auslegungsprüfungen, EG-Baumusterprüfungen oder EG-Prüfungen nach Richtlinie 98/79/EG durchführen*»

Prüflaboratorien für Medizinprodukte

EN: *Testing laboratories for medical devices*

FR: *Laboratoires d'essai pour les dispositifs médicaux*

{Prüflaboratorium nach § 15 MPG}

DAKKS-71 SD 3.017 [DAKKS 71 SD 3.017: Regeln für die Akkreditierung von Laboratorien im Bereich Medizinprodukte, Version 1.3, 16. Dezember 2014, *www.dakks.de/sites/default/files/dokumente/71_sd_3_017_regeln-akk-lab-medprod_20141216_v1.3.pdf*]:
«Prüflaboratorien für Medizinprodukte
Prüflaboratorien für Medizinprodukte sind Laboratorien, die in der Regel als Auftragnehmer von Herstellern, Benannten Stellen oder Dritten Prüfungen im Bereich des Medizinprodukterechts, insbesondere Prüfungen nach harmonisierten Normen im Sinne der Richtlinien 93/42/EWG und 90/385/EWG durchführen. Hierzu gehören auch Prüflaboratorien, die spezielle Prüftätigkeiten im Bereich der Medizinprodukte ausführen, z. B. medizinische Auftragsinstitute für die klinische Prüfung von Medizinprodukten»

Prüfprodukt

EN: *Investigational device*

FR: *Dispositif faisant l'objet d'une investigation*

Artikel 2 Nr. 46 MDR:
«„Prüfprodukt" bezeichnet ein Produkt, das im Rahmen einer klinischen Prüfung bewertet wird»

Prüfung gemäß Unfallverhütungsvorschrift

EN: *Test subject to accident prevention regulation*

FR: *Essai conforme au règiement de prévention des accidents du travail*

{Sicherheitstechnische Kontrolle}

Auf die Durchführung von Prüfungen, die in UVV gefordert werden, ist hinzuweisen, da Medizinprodukte u. a. nur unter Beachtung der Arbeitsschutz- und Unfallverhütungsvorschriften betrieben und angewendet werden dürfen (§ 1 Abs. 3 MPBetreibV).

Die in den UVV geforderten Prüfungen beinhalten Maßnahmen zur Feststellung und Beurteilung des sicherheitstechnischen Istzustands. Sie können damit als eine Untermenge der Maßnahmen einer Inspektion angesehen werden.

Prüfungen nach DGUV Vorschrift 3 [DGUV Vorschrift 3 – Unfallverhütungsvorschrift Elektrische Anlagen und Betriebsmittel, Januar 1997 (bisher: BGV A3)] beziehen sich beispielsweise auf *«elektrische Anlagen und Betriebsmittel»* – und damit auch auf elektrisch betriebene medizinisch-technische Geräte. Sie beschränken sich auf Aspekte der elektrischen Sicherheit – speziell für Anwender.

Prüfungsteilnehmer

EN: *Subject*

FR: *Participan*

Artikel Nr. 50 MDR:
«„Prüfungsteilnehmer“ bezeichnet eine Person, die an einer klinischen Prüfung teilnimmt»

Artikel 2 Nr. 47 IVDR:
«„Prüfungsteilnehmer“ bezeichnet eine Person, die an einer Leistungsstudie teilnimmt und deren Probe(n) einer In-vitro-Untersuchung unter Verwendung eines Produkts für Leistungsstudien und/oder eines Kontrollzwecken dienenden Produkts unterzogen wird/werden»

PSA

EN: *Personal protective equipment, PPE*

FR: *Équipements de protection individuelle, EPI*

{Persönliche Schutzausrüstung}

PTB

EN: *German national metrology institute, PTB*

FR: *Institut national de métrologie allemand, PTB*

{Physikalisch-Technische Bundesanstalt}

Q

QM-System

EN: *Quality management system*

FR: *Système de gestion de la qualité*

{Qualitätsmanagementsystem}

Quadratischer Mittelwert der Messabweichung

EN: *Root mean square error of measurement*

FR: *Valeur moyenne quadratique d'erreur de mesure*

{Messabweisung, Messgröße, Messverfahren, Systematische Messabweichung, Zufällige Messabweichung}

Teil A Nr. 3 RiliBÄK:

«Der quadratische Mittelwert der Messabweichung ist ein Maß für die Streuung der Messwerte um den (konventionellen) wahren Wert der Messgröße (hier: Zielwert der Kontrollprobe). Er berechnet sich aus

$$\Delta = \sqrt{\frac{1}{n}\sum_{i=1}^{n}(x_i - x_0)^2}$$

wobei

Δ quadratischer Mittelwert der Messabweichung

x_0 wahrer Wert der Messgröße, hier: Zielwert der Kontrollprobe

x_i Wert der Einzelmessung

n Anzahl der zur Berechnung herangezogenen Einzelergebnisse

Zwischen dem quadratischen Mittelwert der Messabweichung, der systematischen Messabweichung und der empirischen Standardabweichung einer Stichprobe besteht rechnerisch folgender Zusammenhang

$$\Delta = \sqrt{\frac{n-1}{n}s^2 + \delta^2}$$

wobei

s empirische Standardabweichung der Stichprobe

δ systematische Messabweichung

Der relative quadratische Mittelwert der Messabweichung ergibt sich durch Division von A durch den Zielwert x_0»

Qualifikation Medizinprodukteberater

EN: *Qualification of the medical devices consultant*

FR: *Qualification du consultant spécialisé en dispositifs médicaux*

{Beauftragung Medizinprodukteberater, Medizinprodukteberater}

§ 31 Abs. 2 MPG:
«*Die Sachkenntnis besitzt, wer*

1. *eine Ausbildung in einem naturwissenschaftlichen, medizinischen oder technischen Beruf erfolgreich abgeschlossen hat und auf die jeweiligen Medizinprodukte bezogen geschult worden ist oder*
2. *durch eine mindestens einjährige Tätigkeit, die in begründeten Fällen auch kürzer sein kann, Erfahrungen in der Information über die jeweiligen Medizinprodukte und, soweit erforderlich, in der Einweisung in deren Handhabung erworben hat*»

Der Auftraggeber des Medizinprodukteberaters muss zum Zeitpunkt der Beauftragung sicherstellen, dass die von ihm zu beauftragende Person die Qualifikation als Medizinprodukteberater besitzt.

Darüber hinaus ist derjenige, der den Auftrag als Medizinprodukteberater übernimmt, in der Verantwortung, seine Qualifikation gegenüber der zuständigen Behörde nachweisen zu können (vgl. Kap. B0101, § 31 Abs. 3 MPG). Die Ausübung der Tätigkeit als Medizinprodukteberater ohne entsprechende Qualifikation stellt eine Ordnungswidrigkeit nach § 42 Abs. 2 Nr. 14 MPG dar, die mit einer Geldbuße bis zu 30.000 € geahndet werden kann.

Das MPG stellt folgende Anforderungen an die Qualifikation des Medizinprodukteberaters:

- Eine Ausbildung im
  - naturwissenschaftlichen (z. B. Physik-Laborant, Chemie-Laborant, Diplom-Physiker),
  - medizinischen (z. B. Arzthelferin, Pflegekraft, medizinisch-technische Assistentin, Arzt),
  - technischen (z. B. Fernsehtechniker, Medizintechniker, Diplom-Ingenieur) Beruf.
- Alternativ ist auch eine mindestens einjährige Berufserfahrung in der Information der jeweiligen Medizinprodukte und – soweit erforderlich – in der Einweisung in die Handhabung der jeweiligen Medizinprodukte möglich. Diese Erfahrung kann entweder im Vorfeld des MPG erworben worden sein (z. B. Einweisung nach § 4 Nr. 3 MPBetreibV) oder ist unter der Aufsicht eines

qualifizierten Medizinprodukteberaters zu erwerben. Durch diese Alternative besteht auch für kaufmännische Berufe die Möglichkeit zur Qualifizierung als Medizinprodukteberater. In begründeten Fällen kann die Dauer der geforderten einjährigen beruflichen Tätigkeit auch kürzer sein.

In allen Fällen kommt zu der beruflichen Qualifikation eine auf die Tätigkeit des Medizinprodukteberaters ausgerichtete Schulung durch den Hersteller oder eine durch den Hersteller «Befugte Person» hinzu.

Die Entscheidung über eine ausreichende Qualifikation eines Mitarbeiters trifft ausschließlich der Auftraggeber des Medizinprodukteberaters. Eine förmliche Qualifizierung, wie dies beispielsweise bei den Pharmareferenten der Fall ist, wird vom MPG nicht gefordert. Der Nachweis über die Qualifikation kann jedoch von der zuständigen Behörde verlangt werden. Die zuständige Behörde besitzt darüber hinaus das Recht, die Rücknahme der Beauftragung eines Medizinprodukteberaters bei unzureichender Qualifikation anzuordnen [*Nöthlichs*, M.: Sicherheitsvorschriften für Medizinprodukte. Ergänzbarer Kommentar zum Medizinproduktegesetz und zur Medizingeräteverordnung, Stand 2016. Erich Schmidt Verlag, Berlin].

Qualifikation Sicherheitsbeauftragter für Medizinprodukte

EN: *Qualification of the safety officer for medical devices*

FR: *Qualification du responsable affecté à la sécurité des dispositifs médicaux*

{Beauftragung Sicherheitsbeauftragter für Medizinprodukte, Sicherheitsbeauftragter für Medizinprodukte, Verantwortlicher für das erstmalige Inverkehrbringen}

§ 30 Abs. 3 MPG:
«Der Nachweis der erforderlichen Sachkenntnis als Sicherheitsbeauftragter für Medizinprodukte wird erbracht durch

1. *das Zeugnis über eine abgeschlossene naturwissenschaftliche, medizinische oder technische Hochschulausbildung oder*
2. *eine andere Ausbildung, die zur Durchführung der unter Absatz 4 genannten Aufgaben befähigt,*

und eine mindestens zweijährige Berufserfahrung. Die Sachkenntnis ist auf Verlangen der zuständigen Behörde nachzuweisen«

Das MPG verpflichtet den Verantwortlichen für das erstmalige Inverkehrbringen eine Person mit der erforderlichen Sachkenntnis als Sicherheitsbeauftragten für Medizinprodukte zu beauftragen.

Der Nachweis der erforderlichen Sachkenntnis gilt als erbracht durch

- das Zeugnis einer abgeschlossenen naturwissenschaftlichen, medizinischen oder technischen Ausbildung an einer Universität, Technischen Hochschule oder Fachhochschule oder
- alternativ zu einer Hochschulausbildung eine andere Ausbildung, die zur Durchführung der Aufgaben eines Sicherheitsbeauftragten für Medizinprodukte befähigen (z. B. langjährige Tätigkeit in einem Unternehmen) und

eine mindestens zweijährige Berufserfahrung im Bereich Herstellung, Anwendung, Prüfung, etc. von Medizinprodukten, wobei dieser Bezug auf Medizinprodukte nicht ausdrücklich im MPG gefordert ist.

Die Verantwortung über den Nachweis der erforderlichen Sachkenntnis und persönlichen Zuverlässigkeit liegt bei dem beauftragenden Unternehmen. Die zuständige Behörde kann den Nachweis über die Qualifikation verlangen und besitzt darüber hinaus das Recht, bei unzureichender Qualifikation oder Zuverlässigkeit die Benennung eines anderen Sicherheitsbeauftragten für Medizinprodukte anzuordnen [*Nöthlichs*, M.: Sicherheitsvorschriften für Medizinprodukte. Ergänzbarer Kommentar zum Medizinproduktegesetz und zur Medizingeräteverordnung, Stand 2016. Erich Schmidt Verlag, Berlin].

Quantitative Untersuchung

EN: *Quantitative determination*

FR: *Détermination quantitative*

Teil A Nr. 3 RiliBÄK:
«Mit einer quantitativen laboratoriumsmedizinischen Untersuchung wird ein quantitatives Merkmal bestimmt.

Ein Merkmal ist dann quantitativ, wenn dessen Werte einer Skala zugeordnet sind, auf der Abstände definiert sind (Metrische oder Kardinalskala).

Entscheidend für die Zuordnung einer laboratoriumsmedizinischen Untersuchung zum Teil B1 oder B2 ist, wie das Ergebnis im Bericht angegeben wird (Skalenniveau)»

Qualitätsmanagementsystem

EN: *Quality management system*

FR: *Système de gestion de la qualité*

{Q Managementsystem, PDCA-Zyklus}

Basierend auf den Definitionen der DIN EN ISO 9000 [DIN EN ISO 9000 (11.2015): Qualitätsmanagementsysteme – Grundlagen und Begriffe (ISO 9000:2015); Deutsche und Englische Fassung EN ISO 9000:2015; Beuth Verlag, Berlin] ist das Qualitätsmanagementsystem (QM-System) Teil eines Managementsystems. Unter einem QM-System ist ein strukturiertes Managementsystem zum

Leiten und Lenken einer Organisation bezüglich der Qualität zu verstehen. Es handelt sich hierbei um ein prozessorientiertes System, das neben dem Festlegen von Qualitätspolitik und messbaren Qualitätszielen auch Methoden und Verfahren zum Erreichen dieser Ziele festlegt – einschließlich der Maßnahmen zur Prüfung der erreichten Qualität. Von entscheidender Bedeutung ist das Festlegen von Korrekturmaßnahmen für den Fall, dass Abweichungen zwischen der spezifizierten Soll-Qualität und der Ist-Qualität auftreten.

Zum Erreichen der Qualitätsziele ist der von dem Qualitäts-Pionier *Deming* formulierte PDCA-Zyklus empfehlenswert: Plan, Do, Check, Act (Planen, Handeln, Prüfen, bei Abweichungen Agieren in Form von präventiven oder korrektiven Maßnahmen).

Qualitätsmanagementsystem für Medizinprodukte

EN: *Quality management system for medical devices*

FR: *Système de gestion de la qualité pour dispositifs médicaux*

Anforderungen an ein Qualitätsmanagementsystem, das von einem Hersteller für die Entwicklung, Produktion und Installation und Kundendienst von Medizinprodukten (einschließlich In-vitro-Diagnostika) angewendet werden kann, wird durch die prozessorientierte harmonisierte Norm DIN EN ISO 13485 [DIN EN ISO 13485 (08.2016): Medizinprodukte – Qualitätsmanagementsysteme – Anforderungen für regulatorische Zwecke (ISO 13485:2016); Deutsche Fassung EN ISO 13485:2016, Beuth Verlag, Berlin] beschrieben.

DIN EN ISO 13485 ist eine eigenständige Norm. Sie folgt in ihrer Systematik der Norm DIN EN ISO 9001. Die Forderungen der Norm DIN EN ISO 9001 zum Nachweis der Erhöhung der Kundenzufriedenheit und der ständigen Verbesserung des Qualitätssystems lassen sich im geregelten Bereich nicht mit objektiven Kriterien überprüfen. In DIN EN ISO 13485 wird der Begriff «*Kundenzufriedenheit*» durch den Begriff «*Erfüllung der Kundenanforderungen*» und der Begriff «*Ständige Verbesserung*» durch den Begriff «*Aufrechterhaltung der Wirksamkeit*» ersetzt.

Mit DIN EN ISO 13485 werden mit Ausnahme von nationalen regulatorischen Forderungen die Anforderungen der RL für Medizinprodukte an Qualitätssicherungssysteme erfüllt. Bei den nationalen Forderungen handelt es sich beispielsweise um den Sicherheitsbeauftragten für Medizinprodukte (§ 30 MPG) und den Medizinprodukteberater (§ 31 MPG), deren Funktionen in das Qualitätssystem einzubinden sind.

Qualitätspolitik

EN: *Quality policy*

FR: *Politique de qualité*

DIN EN ISO 9000 [DIN EN ISO 9000 (11.2015): Qualitätsmanagementsysteme – Grundlagen und Begriffe (ISO 9000:2015); Deutsche und Englische Fassung EN ISO 9000:2015; Beuth Verlag, Berlin]:
«Übergeordnete Absichten und Ausrichtung einer Organisation zur Qualität, formell ausgedrückt durch die oberste Leitung»

Teil A Nr. 3 RiliBÄK:
«Umfassende Absichten und Zielsetzungen eines medizinischen Laboratoriums zur Qualität, wie sie durch die Leitung formell ausgedrückt werden»

Der Begriff «*Qualitätspolitik*» ist sowohl in DIN EN ISO 9000 als auch in der RiliBÄK inhaltlich vergleichbar definiert.

Qualitative Untersuchung

EN: *Qualitative determination*

FR: *Détermination qualitative*

Teil A Nr. 3 RiliBÄK:
«Mit einer quantitativen laboratoriumsmedizinischen Untersuchung wird ein quantitatives Merkmal bestimmt.

Ein Merkmal ist dann quantitativ, wenn dessen Werte einer Skala zugeordnet sind, auf der Abstände definiert sind (topologische Skala).

Nominalmerkmale sind qualitative Merkmale, für deren Werte keine Ordnungsbeziehung besteht (Nominalskala): z. B. nachweisbar, nicht nachweisbar. Ordinalmerkmale sind qualitative Merkmale, für deren Werte eine Ordnungsbeziehung besteht (Ordinalskala): z. B. Titerstufe, + bis +++, Angabe eines Wertebereichs, pH-Wert auf Teststreifen.

Entscheidend für die Zuordnung einer laboratoriumsmedizinischen Untersuchung zum Teil B1 oder B2 ist, wie das Ergebnis im Bericht angegeben wird (Skalenniveau)»

Quasihersteller

EN: *Privat Label Manufacturer*

FR: *Fabricants de produits Private Label*

{Privat Label Manufacturer (PEM)}

R

Rat der Europäischen Union

EN: *Council of the European Union*

FR: *Conseil de l'Union européenne*

Der Rat der Europäischen Union, auch Ministerrat oder nur Rat, ist neben dem Europäischen Parlament das zentrale Gesetzgebungsorgan auf Gemeinschaftsebene. Er ist zu unterscheiden vom Europäischen Rat und vom Europarat [Glossar zur Europäischen Gesundheitspolitik, GKV-Spitzenverband *www.gkv-spitzenverband.de/media/dokumente/presse/presse_themen/europa_grundsatzpositionen/161014_Glossar_Europa_web_barrierefrei.pdf*].

Rechtsakte der Europäischen Union

EN: *Legal acts of the European Union*

FR: *Actes juridiques de l'Union Européenne*

{Beschluss (EU), Empfehlung der Kommission, Richtlinie, Stellungnahme (EU), Verordnung (EU)}

In Artikel 288 AEUV sind die verschiedenen Rechtsakte der EU festgelegt:

«Für die Ausübung der Zuständigkeiten der Union nehmen die Organe Verordnungen, Richtlinien, Beschlüsse, Empfehlungen und Stellungnahmen an.

Die Verordnung hat allgemeine Geltung. Sie ist in allen ihren Teilen verbindlich und gilt unmittelbar in jedem Mitgliedstaat.

Die Richtlinie ist für jeden Mitgliedstaat, an den sie gerichtet wird, hinsichtlich des zu erreichenden Ziels verbindlich, überlässt jedoch den innerstaatlichen Stellen die Wahl der Form und der Mittel.

Beschlüsse sind in allen ihren Teilen verbindlich. Sind sie an bestimmte Adressaten gerichtet, so sind sie nur für diese verbindlich.

Die Empfehlungen und Stellungnahmen sind nicht verbindlich»

Referenzmessverfahren

EN: *Reference measurement method*

FR: *Méthode de mesure de référence;* Procédure de mesure de référence

Teil A Nr. 3 RiliBÄK:
«Sorgfältig untersuchtes Messverfahren, dessen Ergebnisse eine Messunsicherheit besitzen, die ihrer vorgesehenen Verwendung entspricht, z. B. der Bewertung der Richtigkeit anderer Messverfahren für dieselbe Messgröße oder der Charakterisierung von Referenzmaterialien»

Referenzmethodenwert

EN: *Reference method value*

FR: *Valeur du mode opératoire de référence*

Teil A Nr. 3 RiliBÄK:
«*Mit einem Referenzmessverfahren ermittelter Wert*»

Registrierte Ethik-Kommission

EN: *Registered ethics committee*

FR: *Comité d'éthique régistré*

{Ethik-Kommission, Ethik-Kommission nach Landesrecht}

Überholter regulatorischer Begriff. Mit dem Gesetz zur Änderung medizinproduktrechtlicher Vorschriften vom 29. Juli 2009 (BGBl. I S. 2326) sind nunmehr die nach Landesrecht gebildeten Ethik-Kommission für die zustimmende Bewertung einer klinischen Prüfung zuständig.

Regulatorische Anforderungen

EN: *Regulatry requirements*

FR: *Exigences réglementaires*

{Anforderungen, Audit, EG-Auslegungsprüfung, Kombinationsprodukte, Konformitätsbewertungsverfahren, Konsultationsverfahren}

In Anlehnung an DIN EN ISO 9000 [DIN EN ISO 9000 (11.2015): Qualitätsmanagementsysteme – Grundlagen und Begriffe (ISO 9000:2015); Deutsche und Englische Fassung EN ISO 9000:2015; Beuth Verlag, Berlin]:
«*Erfordernis, das behördlich festgelegt und verpflichtend ist*»

Der Nachweis der Erfüllung von regulatorischen Anforderungen durch den Hersteller/Eigenhersteller erfolgt in Konformitätsbewertungsverfahren.

Benannte Stellen überprüfen die Einhaltung von regulatorischen Anforderungen bei Herstellern (nicht bei Eigenherstellern) in

- Audits (ausgenommen sind Hersteller von Medizinprodukten der Klasse I),
- EG-Auslegungsprüfungen,
- EG-Baumusterprüfungen.

(In AIMDD, MDD und IVDD ist festgelegt, welche der Auslegungs- und Baumusterprüfungen bei welchen Medizinprodukten regulatorisch gefordert sind.) Bei Kombinationsprodukten, bei Medizinprodukten, die einen Stoff oder ein Derivat aus menschlichem Blut enthalten und bei Medizinprodukten, die unter Verwendung von Gewebe tierischen Ursprungs hergestellt werden, haben die Benannten Stellen zusätzlich die Durchführung des Konsultationsverfahrens zu übernehmen.

Regulatorische Inspektion

EN: *Regulatory Inspection*

FR: *Inspection réglementaire*

{Audit}

Eine Inspektion im regulatorischen Sinn entspricht einer von einer Behörde durchgeführten Überprüfung z. B. eines Herstellers, eines Fachhändlers, einer Gesundheitseinrichtung, eines Medizinprodukts. Die Überprüfung kann auch in Form eines Audits durchgeführt werden.

Remote-Service

EN: *Remote-services*

FR: *Service distant*

{Ferngesteuerte Instandhaltung}

Reproduzierbarkeit

EN: *Reproducibility*

FR: *Reproductibilité*

{Präzision eines Messverfahrens, Wiederholbarkeit}

Reproduzierbarkeit: Wiederholte Messungen unter verschiedenen Bedingungen, z. B. in verschiedenen Serien oder in unterschiedlichen Laboratorien.

Wiederholbarkeit: Aufeinander folgende Messungen innerhalb eines Labors unter ansonsten gleichen Bedingungen, d. h. in einer Serie.

Reproduzierbarkeit und Wiederholbarkeit sind Maße für die Präzision eines Messverfahrens, also das Ausmaß der gegenseitigen Annäherung wiederholter Messungen derselben Messgröße in demselben Probenmaterial unter veränderten Messbedingungen z. B. Labor, Person, Serie, Zeit.

Richtigkeit

EN: *Accuracy*

FR: *Justesse*

{Systematische Messabweichung}

Teil A Nr. 3 RiliBÄK:
«Ausmaß der Übereinstimmung zwischen dem in einem Kontrollzyklus aus den Messergebnissen erhaltenen Mittelwert und dem Zielwert. Sie wird üblicherweise numerisch durch die systematische Messabweichung quantifiziert, die in umgekehrter Beziehung zur Richtigkeit steht»

Richtlinie

EN: *Directive*

FR: *Directive*

Im EU-Gemeinschaftsrecht ist die «*Richtlinie*» ein Rechtsakt, der für die Mitgliedstaaten hinsichtlich des zu erreichenden Ziels verbindlich ist, ihnen jedoch hinsichtlich der Form und der Mittel freie Wahl lässt [*ec.europa.eu/civiljustice/glossary/glossary_de.htm#Richtlinie*].

Richtlinie der Bundesärztekammer zur Qualitätssicherung laboratoriumsmedizinischer Untersuchungen

EN: *Guideline for the Quality Assurance of Medical Laboratory Examinations of the German Medical Association, RiliBÄK*

FR: *Directive de l'ordre fédéral des médecins allemands pour l'assurance de la qualité des examens médicaux de laboratoire, RiliBÄK*

§ 9 Abs. 1 MPBetreibV:
«*Wer laboratoriumsmedizinische Untersuchungen durchführt, hat vor Aufnahme dieser Tätigkeit ein Qualitätssicherungssystem nach dem Stand der medizinischen Wissenschaft und Technik zur Aufrechterhaltung der erforderlichen Qualität, Sicherheit und Leistung bei der Anwendung von In-vitro-Diagnostika sowie zur Sicherstellung der Zuverlässigkeit der damit erzielten Ergebnisse einzurichten. Eine ordnungsgemäße Qualitätssicherung nach Satz 1 wird vermutet, wenn Teil A der Richtlinie der Bundesärztekammer zur Qualitätssicherung laboratoriumsmedizinischer Untersuchungen (Deutsches Ärzteblatt, Jg. 111, Heft 38 vom 19. September 2014, S. A 1583) beachtet wird*»

Die Richtlinie der Bundesärztekammer (RiliBÄK) dient der Qualitätssicherung quantitativer laboratoriumsmedizinischer Untersuchungen in der Heilkunde. Sie basiert auf internen und externen Qualitätssicherungsmaßnahmen und ist ein wesentliches Modul eines umfassenden Qualitätsmanagementsystems in medizinischen Laboratorien.

Die Richtlinie wurde von der Bundesärztekammer komplett überarbeitet und am 20. April 2014 als Neufassung veröffentlicht. Diese Neufassung ist mit Veröffentlichung im Deutschen Ärzteblatt (19. September 2014) in Kraft getreten.

In der Richtlinie zur Qualitätssicherung quantitativer laboratoriumsmedizinischer Untersuchungen von 2014 werden die fachlichen Grundlagen bzw. die erforderlichen Maßnahmen zur Durchführung von Qualitätskontrollen an Laborgeräten beschrieben. Im Sinne eines allgemeinen Verständnisses von Qualitätsmanagement werden Ansprüche und Forderungen an die damit zusammenhängende Dokumentation sowohl der Prozesse, als auch der Qualitätskontrollen und -bewertung definiert.

RiliBÄK

EN: Guideline for the Quality Assurance of Medical Laboratory Examinations of the German Medical Association, RiliBÄK

FR: *Directive de l'ordre fédéral des médecins allemands pour l'assurance de la qualité des examens médicaux de laboratoire, RiliBÄK*

{Richtlinie der Bundesärztekammer zur Qualitätssicherung laboratoriumsmedizinischer Untersuchungen (RiliBÄK)}

Risiko

EN: *Risk*

FR: *Risque*

DIN EN ISO 14971 [DIN EN ISO 14971 (04.2013): Medizinprodukte – Anwendung des Risikomanagements auf Medizinprodukte (ISO 14971:2007, korrigierte Fassung 2007-10-01); Deutsche Fassung EN ISO 14971:2012; Beuth Verlag, Berlin]: «*Kombination der Wahrscheinlichkeit des Auftretens eines Schadens und des Schweregrades dieses Schadens*»

Im ISO/IEC Guide 51:2014 steht unter Begriff 3.9 risk: «*combination of the probability of occurrence of harm and the severity of that harm*» [*www.iso.org/obp/ui/#iso:std:iso-iec:guide:51:ed-3:v1:en* (Stand: Mai 2018)]

Artikel 2 Nr. 23 MDR / Artikel 2 Nr. 16 IVDR:
«*„Risiko" bezeichnet die Kombination von Wahrscheinlichkeit eines Schadenseintritts und Schwere des Schadens*»

Das Risiko wird beschrieben durch eine Wahrscheinlichkeitsaussage,

- die die bei einem bestimmten technischen Vorgang oder Zustand zu erwartende Häufigkeit des Eintritts eines unerwünschten Ereignisses und
- den bei Ereigniseintritt zu erwartenden Schadensumfang

zusammenfasst [*Schwanbom*, E.: Risikoanalyse in der Medizintechnik. mt-Medizintechnik 113 (1993), Nr. 6, S. 215].

Risikoanalyse

EN: *Risk analysis*

FR: *Analyse de risque*

DIN EN ISO 14971 [DIN EN ISO 14971 (04.2013): Medizinprodukte – Anwendung des Risikomanagements auf Medizinprodukte (ISO 14971:2007, korrigierte Fassung 2007-10-01); Deutsche Fassung EN ISO 14971:2012; Beuth Verlag, Berlin]: «*Systematische Verwendung von verfügbaren Informationen zur Identifizierung von Gefährdungen und Einschätzung von Risiken* »

Im ISO/IEC Guide 51:2014 steht unter Begriff 3.10 risk analysis: «*systematic use of available information to identify hazards and to estimate the risk*» [*www.iso.org/obp/ui/#iso:std:iso-iec:guide:51:ed-3:v1:en*]

Die Risikoanalyse ist heute unverzichtbarer Bestandteil aller Bemühungen im Hinblick auf die Sicherheit von Produkten unterschiedlichster Art.

Hinsichtlich der Medizinprodukte erlangt die Risikoanalyse eine besondere Bedeutung, denn ein Medizinprodukt soll so ausgelegt und hergestellt werden, dass die

«[...] *Anwendung unter den vorgesehenen Bedingungen und zu den vorgesehenen Zwecken weder den klinischen Zustand und die Sicherheit der Patienten noch die Sicherheit und die Gesundheit der Anwender oder gegebenenfalls Dritter gefährdet, wobei etwaige Risiken im Zusammenhang mit der vorgesehenen Anwendung gemessen am Nutzen für den Patienten vertretbar und mit einem hohen Maß an Gesundheitsschutz und Sicherheit vereinbar sein müssen* [...]» (Anhang I Nr. 1 MDD).

Somit ist die Durchführung der Risikoanalyse notwendiger Bestandteil des Konformitätsbewertungsverfahrens zum Nachweis der Einhaltung der Grundlegenden Anforderungen.

Nach Anhang I Nr. 2 MDD gilt:

«*Die vom Hersteller bei der Auslegung und der Konstruktion der Produkte gewählten Lösungen müssen sich nach den Grundsätzen der integrierten Sicherheit richten, und zwar unter Berücksichtigung des allgemein anerkannten Standes der Technik.*

Bei der Wahl der angemessensten Lösungen muss der Hersteller folgende Grundsätze anwenden, und zwar in der angegebenen Reihenfolge:

- *Beseitigung oder Minimierung der Risiken (Integration des Sicherheitskonzepts in die Entwicklung und den Bau des Produkts);*
- *gegebenenfalls Ergreifen angemessener Schutzmaßnahmen, einschließlich Alarmvorrichtungen, gegen nicht zu beseitigende Risiken;*
- *Unterrichtung der Benutzer über die Restrisiken, für die keine angemessenen Schutzmaßnahmen getroffen werden können*»

Risikobewertung

EN: *Risk evaluation*

FR: *Evaluation des risques*

DIN EN ISO 14971 [DIN EN ISO 14971 (04.2013): Medizinprodukte – Anwendung des Risikomanagements auf Medizinprodukte (ISO 14971:2007, korrigierte Fassung 2007-10-01); Deutsche Fassung EN ISO 14971:2012; Beuth Verlag, Berlin]:

«Prozess des Vergleichs des eingeschätzten Risikos mit vorgegebenen Risikokriterien, um die Akzeptanz des Risikos zu bestimmen»

Der Begriff der Risikobewertung hat in der MPSV eine wesentliche Bedeutung. Nach § 9 MPSV hat die von den BOB BfArM oder PEI vorzunehmende Risikobewertung zum Ziel, festzustellen, *«ob ein unvertretbares Risiko vorliegt und welche korrektiven Maßnahmen geboten sind»*.

Die Risikobewertung des BfArM als zuständige BOB erfolgt nach § 10 MPSV in Zusammenarbeit mit dem Verantwortlichen nach § 5 MPG und soweit erforderlich, mit den jeweils betroffenen Betreibern und Anwendern. Weitere Einrichtungen, Stellen und Personen können von der BOB hinzugezogen werden.

Risikomanagement

EN: *Risk management*

FR: *Gestion des risques*

DIN EN ISO 14971 [DIN EN ISO 14971 (04.2013): Medizinprodukte – Anwendung des Risikomanagements auf Medizinprodukte (ISO 14971:2007, korrigierte Fassung 2007-10-01); Deutsche Fassung EN ISO 14971:2012; Beuth Verlag, Berlin]: *«Systematische Anwendung von Managementstrategien, Verfahren und Praktiken auf die Aufgaben der Analyse, Bewertung, Beherrschung und Überwachung von Risiken»*

RKI-Empfehlung

EN: Guideline of the Robert Koch-Institut, RKI

FR: *Directive du Robert Koch-Institut, RKI*

Der Begriff *«RKI-Empfehlung»* wird umgangssprachlich verwendet für die *«gemeinsame Empfehlung der Kommission für Krankenhaushygiene und Infektionsprävention am Robert Koch-Institut und des Bundesinstituts für Arzneimittel und Medizinprodukte zu den Anforderungen an die Hygiene bei der Aufbereitung von Medizinprodukten»* [s. Kap. B0401; *www.rki.de/DE/Content/Infekt/Krankenhaushygiene/Kommission/Downloads/Medprod_Rili_2012.pdf?__blob=publicationFile*].

Nach § 8 Abs. 2 MPBetreibV wird eine ordnungsgemäße Aufbereitung vermutet, wenn diese Empfehlung beachtet wird.

Robustheit

EN: *Robustness*

FR: *Robustesse*

Gemeinsame technische Spezifikationen für In-vitro-Diagnostika, Anhang Nr. 2 [Entscheidung der Kommission 2009/886/EG vom 27. November 2009 zur Änderung der Entscheidung 2002/364/EG über Gemeinsame Technische Spezifikationen für In-vitro-Diagnostika (ABl. L 318 vom 4. Dezember 2009, S. 25)]:
«*Die Robustheit eines Analyseverfahrens sagt aus, in welchem Ausmaß ein Analyseverfahren von kleinen, absichtlichen Veränderungen der Verfahrensparameter unbeeinflusst bleibt, und gibt an, wie verlässlich es unter normalen Einsatzbedingungen ist*»

Rückführbarkeit

EN: *Traceability*

FR: *Tragabilité*

Rückführbarkeit im metrologischen Sinne bedeutet, dass ein Wert in einer nachvollziehbaren Beziehung zu einem anerkannten Normal oder einem Referenzverfahren steht. Diese Beziehung muss durch eine ununterbrochene Kette von Vergleichsmessungen mit bekannter Messunsicherheit hergestellt worden sein.

Rücknahme

EN: *Withdrawal*

FR: *Retrait*

Artikel 2 Nr. 15 Verordnung (EG) Nr. 765/2008 [Verordnung (EG) Nr. 765/2008 des Europäischen Parlaments und des Rates vom 9. Juli 2008 über die Vorschriften für die Akkreditierung und Marktüberwachung im Zusammenhang mit der Vermarktung von Produkten und zur Aufhebung der Verordnung (EWG) Nr. 339/93 des Rates (ABl. Nr. L 218 vom 13.08.2008, S. 30)]:
«*Jede Maßnahme, mit der verhindert werden soll, dass ein in der Lieferkette befindliches Produkt auf dem Markt bereitgestellt wird*»

Artikel 2 Nr. 63 MDR / Artikel 2 Nr. 66 IVDR:
«*„Rücknahme" bezeichnet jede Maßnahme, mit der verhindert werden soll, dass ein in der Lieferkette befindliches Produkt weiterhin auf dem Markt bereitgestellt wird*»

Rückruf

EN: *Recall*

FR: *Rappel*

§ 2 Nr. 3 MPSV:
«*Eine korrektive Maßnahme, mit der die Rücksendung, der Austausch, die Um- oder Nachrüstung, die Aussonderung oder Vernichtung eines Medizinprodukts veranlasst wird oder Anwendern, Betreibern oder Patienten Hinweise für die weitere sichere Anwendung oder den Betrieb von Medizinprodukten gegeben werden*»

Artikel 2 Nr. 14 Verordnung (EG) Nr. 765/2008 [Verordnung (EG) Nr. 765/2008 des Europäischen Parlaments und des Rates vom 9. Juli 2008 über die Vorschriften für die Akkreditierung und Marktüberwachung im Zusammenhang mit der Vermarktung von Produkten und zur Aufhebung der Verordnung (EWG) Nr. 339/93 des Rates (ABl. Nr. L 218 vom 13.08.2008, S. 30)]:
«*Jede Maßnahme, die auf Erwirkung der Rückgabe eines dem Endverbraucher bereits bereitgestellten Produkts abzielt*»

Artikel 2 Nr. 62 MDR / Artikel 2 Nr. 64 IVDR:
«*„Rückruf" bezeichnet jede Maßnahme, die auf Erwirkung der Rückgabe eines dem Endverbraucher schon bereitgestellten Produkts abzielt*»

Ein meldepflichtiger Rückruf bezieht sich ausschließlich auf sicherheitsrelevante Maßnahmen, die bei Medizinprodukten vorgenommen werden müssen, die bereits in Verkehr gebracht wurden.

Wenn ein «*Inverkehrbringer*» Medizinprodukte nicht aus Sicherheitsgründen, sondern z. B. aus kommerziellen Gründen austauscht, handelt es sich nicht um einen Rückruf im Sinne der MPSV. Solche Maßnahmen müssen nicht gemeldet werden, da sie nicht dazu dienen, einer Lebensgefährdung oder schwerwiegenden Verschlechterung des Gesundheitszustands vorzubeugen.

Maßnahmen, die beim Hersteller an Medizinprodukten durchgeführt werden, die noch nicht in Verkehr gebracht wurden, fallen ebenfalls nicht unter die Definition eines Rückrufs.

Rückverfolgbarkeit

EN: *Traceability*

FR: *Traçabilité*

{Rückführbarkeit}

Die Allgemeinen Anforderungen des Anhangs I der IVDD enthalten als spezifische Regelung für In-vitro-Diagnostika die Vorschrift, dass die Rückverfolgbarkeit der Zielwerte von Kalibrier- und Kontrollmaterialien durch Referenzmessverfahren und/oder Referenzmaterialien höherer Ordnung – soweit verfügbar – gewährleistet sein muss.

Der Begriff «*Rückverfolgbarkeit*» ist zwar in diesem Zusammenhang noch gebräuchlich, vorzugsweise sollte hier jedoch von «*Rückführbarkeit*» gesprochen werden.

S

Schaden

EN: *Harm*

FR: *Dommage*

DIN EN ISO 14971 [DIN EN ISO 14971 (04.2013): Medizinprodukte – Anwendung des Risiko-managements auf Medizinprodukte (ISO 14971:2007, korrigierte Fassung 2007-10-01); Deutsche Fassung EN ISO 14971:2012; Beuth Verlag, Berlin]:
«*Physische Verletzung oder Schädigung der menschlichen Gesundheit oder Schädigung von Gütern oder der Umwelt*»

ISO/IEC Guide 51:2014, Begriff 3.1 harm: «*injury or damage to the health of people, or damage to property or the environment*»

Schaden im Sinne von DIN 31004 ist eine Beeinträchtigung von Rechtsgütern auf Grund eines bestimmten technischen Vorganges oder Zustandes.

Schnelltest

EN: *Rapid test*

FR: *Test rapide*

Gemeinsame technische Spezifikationen für In-vitro-Diagnostika, Anhang Nr. 2 [Entscheidung der Kommission 2009/886/EG vom 27. November 2009 zur Änderung der Entscheidung 2002/364/EG über Gemeinsame Technische Spezifikationen für In-vitro-Diagnostika (ABl. L 318 vom 4. Dezember 2009, S. 25)]:
«*Der Begriff „Schnelltest" bezeichnet qualitative oder semi-quantitative In-vitro-Diagnostika, die einzeln oder in Kleinserien verwendet werden, bei denen mit nicht automatisierten Verfahren gearbeitet wird und die dazu konzipiert wurden, ein rasches Ergebnis anzuzeigen*»

Schutz

EN: *Protection*

FR: *Protection*

Schutz ist die Verringerung oder Ausschaltung des Risikos durch geeignete Vorkehrungen, die entweder die Eintrittshäufigkeit oder den Umfang des Schadens oder beides verringern.

Schutz vor Gefährdung

EN: *Protection against hazards*

FR: *Protection contre les dangers*

§ 4 Abs. 1 Nr. 1 MPG:
«Es ist verboten, Medizinprodukte in den Verkehr zu bringen, zu errichten, in Betrieb zu nehmen, zu betreiben oder anzuwenden, wenn

1. *der begründete Verdacht besteht, dass sie die Sicherheit und die Gesundheit der Patienten, der Anwender oder Dritter bei sachgemäßer Anwendung, Instandhaltung und ihrer Zweckbestimmung entsprechender Verwendung über ein nach den Erkenntnissen der medizinischen Wissenschaften vertretbares Maß hinausgehend unmittelbar oder mittelbar gefährden [...]»*

Die Zentralvorschrift zur Gefahrenabwehr enthält § 4 Abs. 1 Nr. 1 MPG. Die Festlegung des Schutzniveaus erfolgt dabei unter folgenden Voraussetzungen:

- sachgemäße Anwendung des Medizinprodukts,
- sachgerechte Instandhaltung,
- Nutzung entsprechend der Zweckbestimmung,
- vertretbares Risiko entsprechend den Erkenntnissen der medizinischen Wissenschaft.

Schwerwiegende Gefahr für die öffentliche Gesundheit

EN: *Serious public health threat*

FR: *Menace grave pour la santé publiqué*

{Produktmangel, Unerwünschtes Ereignis, Schwerwiegendes unerwünschtes Ereignis, Schwerwiegendes Vorkommnis, Schwerwiegende Verschlechterung des Gesundheitszustands, Vorkommnis}

Artikel 2 Nr. 66 MDR / Artikel 2 Nr. 69 IVDR:
«„schwerwiegende Gefahr für die öffentliche Gesundheit“ bezeichnet ein Ereignis, das das unmittelbare Risiko des Todes, einer schwerwiegenden Verschlechterung des Gesundheitszustands einer Person oder einer schweren Erkrankung, die sofortige Abhilfemaßnahmen erfordert, bergen könnte, und das eine signifikante Morbidität oder Mortalität bei Menschen verursachen kann oder das für einen bestimmten Ort und eine bestimmte Zeit ungewöhnlich oder unerwartet ist»

Schwerwiegendes unerwünschtes Ereignis

EN: *Serious adverse event (SAE)*}

FR: *Événement indésirable grave*}

{Produktmangel, Unerwünschtes Ereignis, Schwerwiegende Gefahr für die öffentliche Gesundheit, Schwerwiegendes unerwünschtes Ereignis, Schwerwiegendes Vorkommnis, Schwerwiegende Verschlechterung des Gesundheitszustands, Vorkommnis}

§ 2 Nr. 5 MPSV:
«Schwerwiegendes unerwünschtes Ereignis: jedes in einer genehmigungspflichtigen klinischen Prüfung oder einer genehmigungspflichtigen Leistungsbewertungsprüfung auftretendes ungewolltes Ereignis, das unmittelbar oder mittelbar zum Tod oder zu einer schwerwiegenden Verschlechterung des Gesundheitszustands eines Probanden, eines Anwenders oder einer anderen Person geführt hat, geführt haben könnte oder führen könnte ohne zu berücksichtigen, ob das Ereignis vom Medizinprodukt verursacht wurde; das Vorgesagte gilt entsprechend für schwerwiegende unerwünschte Ereignisse, die in einer klinischen Prüfung oder Leistungsbewertungsprüfung, für die eine Befreiung von der Genehmigungspflicht nach § 20 Absatz 1 Satz 2 des Medizinproduktegesetzes erteilt wurde, aufgetreten sind»

Artikel 2 Nr. 58 MDR:
«„schwerwiegendes unerwünschtes Ereignis" bezeichnet ein unerwünschtes Ereignis, das eine der nachstehenden Folgen hatte:

a) *Tod,*
b) *schwerwiegende Verschlechterung des Gesundheitszustands des Prüfungsteilnehmers, die ihrerseits eine der nachstehenden Folgen hatte:*
   i. *lebensbedrohliche Erkrankung oder Verletzung,*
   ii. *bleibender Körperschaden oder dauerhafte Beeinträchtigung einer Körperfunktion,*
   iii. *stationäre Behandlung oder Verlängerung der stationären Behandlung des Patienten,*
   iv. *medizinische oder chirurgische Intervention zur Verhinderung einer lebensbedrohlichen Erkrankung oder Verletzung oder eines bleibenden Körperschadens oder einer dauerhaften Beeinträchtigung einer Körperfunktion,*
   v. *chronische Erkrankung,*
c) *Fötale Gefährdung, Tod des Fötus oder kongenitale körperliche oder geistige Beeinträchtigungen oder Geburtsfehler»*

Artikel 2 Nr. 61 IVDR:
«„schwerwiegendes unerwünschtes Ereignis" bezeichnet ein unerwünschtes Ereignis, das eine der nachstehenden Folgen hatte

a) *eine Entscheidung zum Patientenmanagement, die zum Tod oder zu einer unmittelbar lebensbedrohenden Situation für die Testperson oder zum Tod ihrer Nachkommen geführt hat,*
b) *Tod,*
c) *schwerwiegende Verschlechterung des Gesundheitszustands der Testperson oder des Empfängers der getesteten Spenden oder Materialien, die ihrerseits eine der nachstehenden Folgen hatte:*
   i. *lebensbedrohliche Erkrankung oder Verletzung,*
   ii. *bleibender Körperschaden oder dauerhafte Beeinträchtigung einer Körperfunktion,*
   iii. *stationäre Behandlung oder Verlängerung der stationären Behandlung des Patienten,*
   iv. *medizinische oder chirurgische Intervention zur Verhinderung einer lebensbedrohlichen Erkrankung oder Verletzung oder eines bleibenden Körperschadens oder einer dauerhaften Beeinträchtigung einer Körperfunktion,*
   v. *chronische Erkrankung,*
d) *Fötale Gefährdung, Tod des Fötus oder kongenitale körperliche oder geistige Beeinträchtigungen oder Geburtsfehler»*

Schwerwiegende unerwünschte Ereignisse unterscheiden sich von Vorkommnissen dadurch, dass sie keinen Produktbezug aufweisen müssen.

Prüfer oder Hauptprüfer haben jedes schwerwiegende unerwünschte Ereignis dem Sponsor zu melden. Verantwortlich für die Meldung an die zuständige BOB ist der Sponsor (§ 3 Abs. 6 MPSV). Zuständig für die Bewertung des schwerwiegenden unerwünschten Ereignisses und der vom Sponsor vorgeschlagenen korrektiven Maßnahmen ist die zuständige BOB.

Wird die klinische Prüfung auch in anderen Vertragsstaaten des Abkommens über den EWR durchgeführt, hat der Sponsor den in diesen Staaten zuständigen Behörden ebenfalls Meldung zu erstatten. Wird eine klinische Prüfung oder eine Leistungsbewertungsprüfung auch in Deutschland durchgeführt, hat der Sponsor der zuständigen BOB auch schwerwiegende unerwünschte Ereignisse außerhalb von Deutschland zu melden (§ 3 Abs. 6 MPSV).

Schwerwiegendes Vorkommnis

EN: *Serious incident*

FR: *Incident grave*

{Produktmangel, Unerwünschtes Ereignis, Schwerwiegende Gefahr für die öffentliche Gesundheit, Schwerwiegendes unerwünschtes Ereignis, Schwerwiegende Verschlechterung des Gesundheitszustands, Vorkommnis}

Artikel 2 Nr. 65 MDR / Artikel 2 Nr. 68 IVDR:
«*„schwerwiegendes Vorkommnis" bezeichnet ein Vorkommnis, das direkt oder*

indirekt eine der nachstehenden Folgen hatte, hätte haben können oder haben könnte:

a) *den Tod eines Patienten, Anwenders oder einer anderen Person,*
b) *die vorübergehende oder dauerhafte schwerwiegende Verschlechterung des Gesundheitszustands eines Patienten, Anwenders oder anderer Personen,*
c) *eine schwerwiegende Gefahr für die öffentliche Gesundheit*»

Schwerwiegende Verschlechterung des Gesundheitszustands

EN: *Serious deterioration in state of health*

FR: *Dégradation grave de l'état de santé*

{Produktmangel, Unerwünschtes Ereignis, Schwerwiegende Gefahr für die öffentliche Gesundheit, Schwerwiegendes Ereignis, Schwerwiegendes unerwünschtes Ereignis, Vorkommnis}

MEDDEV 2.12-1 Rev. 8, Nr. 5.1.1 C (inoffizielle Übersetzung des englischen Originaltexts):
«[...] *Eine schwerwiegende Verschlechterung des Gesundheitszustands kann folgendes umfassen:*

a) *lebensbedrohende Krankheit (oder Verletzung);*
b) *dauerhafte Beeinträchtigung einer Körperfunktion oder dauerhafter Körperschaden;*
c) *ein Zustand, der eine medizinische oder chirurgische Intervention erfordert, um a) oder b) zu vermeiden (z. B. klinisch relevante Verlängerung der Dauer einer Operation; Erfordernis einer Krankenhausbehandlung oder wesentliche Verlängerung eines Krankenhausaufenthalts);*
d) *eine indirekte Schädigung [...] als Folge*

- *eines fehlerhaften diagnostischen IVD Ergebnisses*
- *des Einsatzes eines IVD/ART-Medizinprodukts,*
  wenn die Produkte gemäß der Gebrauchsanweisung des Herstellers angewendet wurden – meldepflichtige Anwendungsfehler sind in diesem Zusammenhang ebenfalls zu betrachten;

e) *Gefährdung oder Tod eines ungeborenen Kinds, jegliche angeborene Anomalien oder Geburtsschäden*»

Der Begriff «*Verschlechterung des Gesundheitszustands*» ist in der Legaldefinition «*Vorkommnis*» der MPSV enthalten.

S

Selbsterklärendes Medizinprodukt

EN: *self-explanatory medical device*

FR: *Dispositif médical auto-explicatif*

{Gebrauchsanweisung für Medizinprodukte, Einweisung in Medizinprodukte}

Der Begriff «*selbsterklärend*» bedeutet in diesem Zusammenhang, dass weder eine Einweisung noch eine Gebrauchsanweisung erforderlich ist, um dieses Medizinprodukt sicher und ordnungsgemäß anwenden zu können.

Nach Anhang I Nr. 13.1 MDD ist für Medizinprodukte der Klasse I und der Klasse IIa eine Gebrauchsanweisung dann entbehrlich, wenn die vollständig sichere Anwendung des Produkts ohne Gebrauchsanweisung gewährleistet ist.

Eine weitere Möglichkeit, ein Medizinprodukt ohne Einweisung sicher und ordnungsgemäß anwenden zu können, besteht darin, dass in dem Medizinprodukt eine Schritt-für-Schritt Handlungsanweisung integriert ist, so dass der Anwender durch die sachgerechte Handhabung geführt wird. Als Beispiel hierfür kann der Automatische Externe Defibrillator genannt werden, der von Laien im öffentlichen Raum sicher und ordnungsgemäß ohne eine Einweisung angewendet werden soll.

Diese Methode einer Schritt-für-Schritt Handlungsanweisung ist sicherlich nicht für Medizinprodukte sinnvoll, die für die Anwendung durch professionelle Anwender vorgesehen sind. Bei Laien kann diese Schritt-für-Schritt Handlungsanweisung jedoch eine sinnvolle Lösung sein ohne dass eine Einweisung erforderlich wäre.

Eine vergleichbare Regelung ist in der IVDD für Produkte zur Eigenanwendung vorgesehen. Im Anhang I, Nr. 8.7, lit. t) IVDD wird festgelegt:

«*Spezifikationen für Produkte zur Eigenanwendung:*
[. . .]

besondere Angaben sind dann nicht erforderlich, wenn die anderen vom Hersteller gemachten Angaben ausreichen, um den Anwender in die Lage zu versetzen, das Produkt einzusetzen und das bzw. die vom Produkt erzeugten Ergebnisse zu verstehen»

Semikritisches Medizinprodukt

EN: *Semi-critical medical device*

FR: *Dispositif médical catégorie semi-critique*

{Kritisches Medizinprodukt, Unkritisches Medizinprodukt}

Im Hinblick auf die Aufbereitung werden Medizinprodukte in verschiedene Risikoklassen eingeteilt:

- unkritische Medizinprodukte (z. B. EKG-Elektrode)
- semikritische Medizinprodukte
- kritische Medizinprodukte

«*Semikritische Medizinprodukte sind solche Medizinprodukte, die mit Schleimhaut oder krankhaft veränderter Haut in Berührung kommen*» [Anforderungen an die Hygiene bei der Aufbereitung von Medizinprodukten; *www.rki.de/DE/Content/Infekt/Krankenhaushygiene/Kommission/Downloads/Medprod_Rili_2012.pdf?__blob=publicationFile*].

Semikritische Medizinprodukte werden danach unterteilt in

- Gruppe A: ohne besondere Anforderung an die Aufbereitung (z. B. Spekulum),
- Gruppe B: mit erhöhten Anforderungen an die Aufbereitung (z. B. flexibles Endoskop – Gastroskop)

Sensitivität

EN: *Sensitivity*

FR: *Sensibilité*

{Analytische Sensitivität, Diagnostische Sensitivität}

Set

EN: *Set*

FR: *Trousse*

{Kit, System}

Beschluss des EK-Med – Dokument 3.10 A1 (2008):
«*Sets sind definiert zusammengestellte Behandlungseinheiten beispielsweise zur Appendektomie oder Tonsillektomie, d. h. die Zusammenstellungen von Geräten/Instrumenten, Besteck, Tupfern, Nahtmaterial, Zubehör einschließlich der Kombination mit anderen Produkten, die nicht dem MPG unterliegen (sog. „sonstige Produkte“)*»

Eine funktionell zusammengesetzte Einheit von Produkten wird dann als «*Set*» bezeichnet, wenn ihr eine eindeutig definierte Zweckbestimmung zugeordnet wird. Ein «*Set*» kann erstmalig in Verkehr gebracht werden, wenn die jeweils zutreffende Bedingung des § 10 MPG erfüllt ist.

Sicherheit

EN: *Safety*

FR: *Sécurité*

ISO/IEC Guide 51, 2014:
«*Freiheit von unvertretbaren Risiken*»

Mit Sicherheit bei einem Medizinprodukt soll zum Ausdruck gebracht werden, dass das Risiko kleiner ist als das Grenzrisiko (akzeptierbares/vertretbares Risiko).

So logisch diese Definition bzw. Erläuterung auf den ersten Blick auch erscheinen mag, umso unlogischer ist der alltägliche Sprachgebrauch insbesondere bei Wortverbindungen wie beispielsweise:

- Funktionssicherheit,
- Sicherheitszuschlag, der in der Technik mehr aus dem Gefühl der Unsicherheit als dem Gefühl einer Sicherheit heraus angewendet wird. Ist das Risiko einer möglichen Gefährdung nicht eindeutig abschätzbar, so versucht man durch eine Vergrößerung des Sicherheitsabstands die Gefährdungsmöglichkeit zu reduzieren. Aus diesem Gesichtspunkt heraus müsste dieser Begriff besser als «*Unsicherheitszuschlag*» bezeichnet werden.

Sicherheitsanweisungen im Feld

EN: *Field safety notice*

FR: *Avis de sécurité*

{Maßnahmenempfehlung, Sicherheitskorrekturmaßnahme im Feld}

Artikel 2 Nr. 69 MDR / Artikel 2 Nr. 72 IVDR:
«*„Sicherheitsanweisung im Feld" bezeichnet eine von einem Hersteller im Zusammenhang mit einer Sicherheitskorrekturmaßnahme im Feld an Anwender oder Kunden übermittelte Mitteilung*»

Sicherheitsbeauftragter für Medizinprodukte

EN: *Safety officer for medical devices*

FR: *Responsable affecté à la sécurité des dispositifs médicaux*

{Beauftragter für Medizinproduktesicherheit, Beauftragung Sicherheitsbeauftragter für Medizinprodukte, Qualifikation Sicherheitsbeauftragter für Medizinprodukte}

Der Sicherheitsbeauftragte für Medizinprodukte hat bekannt gewordene Meldungen über Risiken bei Medizinprodukten zu sammeln, zu bewerten und die notwendigen Maßnahmen zu koordinieren. Er ist für die Erfüllung von Anzeigepflichten verantwortlich, soweit sie Medizinprodukterisiken betreffen.

Die Forderung zur Beauftragung eines Sicherheitsbeauftragten für Medizinprodukte ist eine rein nationale Forderung des MPG und gilt für alle Verantwortlichen für das erstmalige Inverkehrbringen mit Sitz in Deutschland. Verantwortlicher nach § 5 MPG ist

- der Hersteller,
- der Bevollmächtigte – mit Sitz in Deutschland – eines Herstellers außerhalb des
- EWR, oder
- der Einführer – mit Sitz in Deutschland –, wenn kein Bevollmächtigter ernannt ist.

Wesentliche Quellen für bekannt gewordene Meldungen über Risiken bei Medizinprodukten sind u. a.:

- Mitteilungen der Medizinprodukteberater,
- Serviceberichte des Hersteller-Kundendienstes,
- hauseigene Untersuchungen, z. B. Ergebnisse von Risikoanalysen
- hauseigene Meldungen,
- Meldungen von Unterlieferanten z. B. im Rahmen der Qualitätssicherung,
- Reklamationsberichte,
- Mitteilungen des Fachhandels,
- Berichte der ausländischen Vertretungen,
- direkte Mitteilungen eines Kunden an den Hersteller, z. B. an die Geschäftsleitung,
- Veröffentlichungen in der Fachliteratur,
- Mitteilungen von zuständigen Behörden, von Benannten Stellen, von Betreibern
- und Anwendern, etc.,
- Mitteilungen im Internet zu Vorkommnissen mit Medizinprodukten – wie z. B. von Behörden (BfArM, FDA, MHRA),
- bekannt gewordene Veröffentlichungen in Fachliteratur oder Presseberichte,
- bekannt gewordene Erkenntnisse und Informationen aus der Beobachtung von Konkurrenzprodukten.

Unternehmensintern ist zu organisieren – beispielsweise durch Festlegungen in Verfahrensanweisungen des Qualitätshandbuchs – wie sichergestellt wird, dass bekannt gewordene Informationen zu «Medizinprodukterisiken» aus den genannten Informationsquellen dem Sicherheitsbeauftragten für Medizinprodukte rechtzeitig, vollständig und in der Originalfassung zur Verfügung stehen.

Der Sicherheitsbeauftragte für Medizinprodukte ist verantwortlich für die Einhaltung der Pflicht, bestimmte Medizinprodukterisiken der zuständigen Behörde anzuzeigen.

Der Verantwortliche für das erstmalige Inverkehrbringen – z. B. der Hersteller – ist verpflichtet, unverzüglich nach Aufnahme seiner Tätigkeit der zuständigen Behörde Name und Anschrift des Sicherheitsbeauftragten für Medizinprodukte mitzuteilen. Jeder Wechsel in der Funktion des Sicherheitsbeauftragten für Medizinprodukte ist ebenfalls unverzüglich der zuständigen Behörde anzuzeigen, d. h., ohne schuldhafte Verzögerung innerhalb weniger Tage.

Als Sicherheitsbeauftragter für Medizinprodukte kann nur eine Person mit mindestens zweijähriger Berufserfahrung bestimmt werden, die die zur Ausübung der Tätigkeit erforderliche Sachkenntnis und Zuverlässigkeit besitzen muss. Der Nachweis der erforderlichen Sachkenntnis als Sicherheitsbeauftragter für Medizinprodukte wird erbracht durch

- das Zeugnis über eine abgeschlossene naturwissenschaftliche, medizinische oder technische Hochschulausbildung oder
- eine andere Ausbildung, die zur Durchführung der in § 30 Abs. 4 MPG genannten Aufgaben befähigt.

Die Sachkenntnis des Sicherheitsbeauftragten für Medizinprodukte ist auf Verlangen der zuständigen Behörde nachzuweisen.

Für den «*Sicherheitsbeauftragten für Medizinprodukte*» ist in Gesundheitseinrichtungen mit mehr als 20 Personen der «*Beauftragte für Medizinproduktesicherheit*» ein wesentlicher Ansprechpartner.

Sicherheitsbezogene Information

EN: *Safety related information*

FR: *Information reliée à la sécurité*

§ 11 Abs. 2 MPG legt Sondervorschriften für das Inverkehrbringen und die Inbetriebnahme von Medizinprodukten fest. U. a. wird gefordert, dass «*sicherheitsbezogene Informationen*» in deutscher Sprache oder in der Sprache des Anwenders vorliegen müssen.

«*Sicherheitsbezogene Informationen*» sind die Informationen, die zur sicheren Anwendung des Medizinprodukts erforderlich sind. Zugrunde zu legen sind die Informationen, die in den Grundlegenden Anforderungen in Anhang 1 Nr. 15 AIMDD, Anhang I Nr. 13 MDD, Anhang I Nr. 8 IVDD gefordert werden.

Für die sichere Anwendung sind von Bedeutung:

- Zweckbestimmung des Medizinprodukts,
- Anwendungsbeschränkungen,
- Angaben zur Instandhaltung (einschließlich Aufbereitung),
- Angaben zu STK und MTK.

Sicherheitskorrekturmaßnahme im Feld

EN: *Field safety corrective action*

FR: *Mesure corrective de sécurité*

{Sicherheitsrelevante korrektive Maßnahme im Feld}

Artikel 2 Nr. 68 MDR / Artikel 2 Nr. 71 IVDR:
«*„Sicherheitskorrekturmaßnahme im Feld“ bezeichnet eine von einem Hersteller aus technischen oder medizinischen Gründen ergriffene Korrekturmaßnahme zur*

Verhinderung oder Verringerung des Risikos eines schwerwiegenden Vorkommnisses im Zusammenhang mit einem auf dem Markt bereitgestellten Produkt»

Sicherheitsrelevante korrektive Maßnahme im Feld

EN: *Field safety corrective actions, FSCA*

FR: *Action corrective de sécurité, FSCA*

{Sicherheitskorrekturmaßnahme im Feld}

Eine sicherheitsrelevante korrektive Maßnahme im Feld (FSCA) ist eine Untergruppe der korrektiven Maßnahmen und bezieht sich auf Medizinprodukte,

- die sich auf dem Markt befinden (z. B. bei einem Betreiber, einem Anwender, einem Patienten),
- für die ein Hersteller bzw. dessen Bevollmächtigter im Rahmen des Medizinprodukte-Beobachtungs- und Meldesystem gemäß MPSV eine Vorkommnis-Meldung an die zuständige BOB gemacht hat und
- für die der Hersteller nach Untersuchung des Vorkommnisses sicherheitsrelevante Korrekturmaßnahmen im Feld der BOB mitteilt.

Sicherheitsrelevante korrektive Maßnahmen im Feld können beispielsweise umfassen:

- Änderung des Medizinprodukts (technische Aufbereitung z. B. durch Austausch von Bauteilen, Funktionsgruppen, Softwareänderung, Änderung der Gebrauchsanweisung),
- Rückruf des Medizinprodukts (z. B. Rücksendung, Aussonderung, Vernichtung),
- Empfehlungen/Hinweise zur sicheren Handhabung/Betrieb, hygienischen Aufbereitung, zur Durchführung von Empfehlungen zur engmaschigeren Überwachung von Gerätefunktionen wie Funktionsüberprüfungen vor der Anwendung, zusätzliche STK/MTK),
- Empfehlungen zu zusätzlichen Kontrolluntersuchungen von Patienten (z. B. bei Implantaten).

Das BfArM informiert auf seiner Internetseite durch Veröffentlichung der von den Herstellern oder in deren Auftrag herausgegebenen Maßnahmenempfehlungen die interessierte Fachöffentlichkeit fortlaufend über durchgeführte Maßnahmen, die im Verkehr und/oder im Betrieb befindliche Medizinprodukte betreffen.

Sicherheitstechnische Kontrolle

EN: *Technical safety control, STK*

FR: *Contrôle de sécurité technique, STK*

{Betreiber, Messtechnische Kontrolle, Prüfer für sicherheitstechnische Kontrollen}

§ 11 Abs. 1 MPBetreibV
«Der Betreiber hat für die in der Anlage 1 aufgeführten Medizinprodukte sicherheitstechnische Kontrollen nach den allgemein anerkannten Regeln der Technik und nach Satz 2 oder Satz 3 durchzuführen oder durchführen zu lassen. [...]»

Das Ziel einer sicherheitstechnischen Kontrolle (STK) ist das rechtzeitige Erkennen von sicherheitstechnischen Mängeln an nichtimplantierbaren aktiven Medizinprodukten und Systemen – und zwar bevor Patienten, Anwender oder Dritte gefährdet werden.

Sie dient der Feststellung und der Erhaltung des ordnungsgemäßen Zustands der Medizinprodukte bzw. des Systems/der Behandlungseinheit und damit auch dem sicheren Betrieb zwischen zwei STK.

STK sind Stück-Prüfungen, d. h. sie müssen an jedem einzelnen Medizinprodukt durchgeführt werden. Dies gilt auch für Medizinprodukte, Zubehör, Software und andere Gegenstände, die mit einem prüfpflichtigen Medizinprodukt verbunden sind.

Sie beschränken sich auf die Feststellung und Bewertung der Betriebs- und Funktionssicherheit eines Medizinprodukts oder eines Systems/einer Behandlungseinheit und sind in regelmäßigen Abständen vom Betreiber durchzuführen bzw. durchführen zu lassen.

Adressat für die Durchführung der STK ist der Betreiber der von dieser Regelung betroffenen Medizinprodukte. Der Betreiber hat diese Prüfungen fristgerecht durchzuführen bzw. durchführen zu lassen und das STK-Protokoll bis zur nächsten STK aufzubewahren.

Hinzuweisen ist darauf, dass das nicht rechtzeitige Durchführen bzw. das nicht rechtzeitige Durchführenlassen von STK nach § 17 Nr. 8 MPBetreibV als Ordnungswidrigkeit mit einem Bußgeld bis zu 30.000 € geahndet werden kann.

Nach den Festlegungen der MPBetreibV müssten auch für nichtimplantierbare aktive Einmal-Medizinprodukte der Anlage 1 MPBetreibV STK durchgeführt werden, was aber für Einmalprodukte als nicht sinnvoll angesehen wird. Beispielsweise sind zu nennen aktive nichtimplantierbare Einmal-Infusionspumpen für die Chemotherapie.

Produkte, die nicht als Medizinprodukte in den Verkehr gebracht wurden, aber mit der Zweckbestimmung eines Medizinprodukts im Sinne der Anlage 1 MPBetreibV eingesetzt werden, gelten als Medizinprodukte im Sinne des MPG (vgl. Kap. B0101, § 2 Abs. 2 MPG). Folglich ist auch bei diesen Nicht-Medizinprodukten eine STK durchzuführen, wenn sie der Anlage 1 MPBetreibV zuzuordnen sind.

Aufgrund der Änderungen bezüglich der Festlegung von Umfang und Fristen zur Durchführung einer STK durch die Zweite Verordnung zur Änderung medizinprodukterechtlicher Vorschriften ergeben sich für den Betreiber folgende Konsequenzen:

- Der Betreiber hat die sicherheitstechnische Kontrolle unter Beachtung der allgemein anerkannten Regeln der Technik einschließlich der Kontrolle der Messfunktionen durchzuführen oder durchführen zu lassen.

Wer den Umfang einer sicherheitstechnischen Kontrolle im Detail für das entsprechende Medizinprodukt festlegt, geht aus dem Wortlaut von § 11 Abs. 1 MPBetreibV nicht hervor. Es wird in diesem Zusammenhang zwar auf die allgemein anerkannten Regeln der Technik verwiesen, nur besteht hier das Problem, dass – bis auf die Durchführung der elektrischen Prüfung in DIN EN 62353 [DIN EN 62353; VDE 0751-1 (10.2015): Medizinische elektrische Geräte – Wiederholungsprüfungen und Prüfungen nach Instandsetzung von medizinischen elektrischen Geräten (IEC 62353:2014); Deutsche Fassung EN 62353:2014; Beuth Verlag, Berlin] – keine allgemein anerkannte Regel der Technik den Prüfumfang für sicherheitstechnische Kontrollen für beispielsweise Defibrillatoren, Infusionspumpen, Beatmungsgeräten festlegt.

- Der Betreiber hat die Frist zur Durchführung einer sicherheitstechnischen Kontrolle so vorzusehen, dass entsprechende Mängel, mit denen aufgrund der Erfahrung gerechnet werden muss, rechtzeitig festgestellt werden können. Sie sind jedoch mindestens alle zwei Jahre durchzuführen.
- Es findet sich an keiner Stelle von § 11 Abs. 1 MPBetreibV der Hinweis, dass Umfang und Fristen für sicherheitstechnische Kontrollen entsprechend der Angaben des Herstellers festzulegen sind.

Aus der Sicht des Verordnungsgebers mag es zutreffend sein, dass der Betreiber nicht nur die Verpflichtung zur Durchführung einer sicherheitstechnischen Kontrolle hat, sondern darüber hinaus auch für die Festlegung von Umfang und Frist verantwortlich ist.

Es stellt sich aber hier die Frage, ob nicht ein Hersteller auf der Grundlage seiner Risikoanalyse und der Kenntnis konstruktiver Besonderheiten besser in der Lage ist, festzulegen, was und wie bei seinem Medizinprodukt zu prüfen ist und in welchen Zeitabständen diese Prüfung zu wiederholen wäre als dieses ein Betreiber kann. Der Betreiber kennt zwar die konkreten Betriebsbedingungen, Anwendungshäufigkeit etc., hat aber keinerlei Erfahrungen und Kenntnisse über spezielle konstruktive Eigenschaften des entsprechenden Medizinprodukts.

Solange § 11 Abs. 1 MPBetreibV in der vorliegenden Fassung besteht, empfiehlt sich aus der Sicht des Betreibers folgende Vorgehensweise bei der Festlegung von Umfang und Frist zur Durchführung sicherheitstechnischer Kontrollen:

- Die Vorgaben des Herstellers sind als Empfehlung an den Betreiber anzusehen. Sie sind für den Betreiber nicht verbindlich. Selbstverständlich kann somit der Betreiber eigenverantwortlich von diesen Empfehlungen abweichen.
- Falls der Betreiber in begründeten Fällen von diesen Empfehlungen des Herstellers abweicht, sollte er diese Entscheidung einschließlich entsprechender

Begründung schriftlich niederlegen und beispielsweise mit in das entsprechende Medizinproduktebuch aufnehmen.

Hat ein Hersteller keine Fristen zur Durchführung von STK angegeben, so fordert der Gesetzgeber in § 11 Abs. 1 Satz 3 MPBetreibV, dass STK spätestens alle zwei Jahre mit Ablauf des Monats durchzuführen ist, in dem die Inbetriebnahme des Medizinprodukts erfolgte oder die letzte STK durchgeführt wurde.

Software

EN: *Software*

FR: *Logiciel*

{Betriebssoftware, Eigenständige Software, Funktionssoftware, Software als Medizinprodukt}

§ 3 Nr. 1 MPG:
«Medizinprodukte sind alle einzeln oder miteinander verbunden verwendete [...] Software, [...], einschließlich der vom Hersteller speziell zur Anwendung für diagnostische oder therapeutische Zwecke bestimmten und für ein einwandfreies Funktionieren des Medizinproduktes eingesetzten Software, die vom Hersteller zur Anwendung für Menschen mittels ihrer Funktion zum Zwecke [...] zu dienen bestimmt sind und deren bestimmungsgemäße Hauptwirkung im oder am menschlichen Körper weder durch pharmakologisch oder immunologisch wirkende Mittel noch durch Metabolismus erreicht wird, deren Wirkungsweise aber durch solche Mittel unterstützt werden kann»

MEDDEV 2.1/6:
«Software: For the purpose of this guideline, ‚software' is defined as a set of instructions that processes input data and creates output data.

Input data: Any data provided to software in order to obtain output data after computation of this data can be considered as an input data.

Input data examples (non-exhaustive):

- *Data given through the use of a human data-input device such as a keyboard, mouse, stylus, or touch screen;*
- *Data given through speech recognition;*
- *Digital document: formatted for general purpose such as Word file or pdf file or jpeg image, formatted for medical purpose such as DICOM file or ECG records or Electronic Health Record, unformatted document. Note that digital documents have to be differentiated from software able to read such documents;*
- *Data received from / transmitted by devices.*

Output data:

- *Any data produced by a software can be considered as an output data.*

Output data examples (non-exhaustive):

- *Screen display data (such as layout with number, characters, picture, graphics etc.);*
- *Print data (such as layout with number, characters, picture, graphics etc.);*
- *Audio data;*
- *Digital document (formatted for a general purpose such as Word file or pdf file or jpeg image, or formatted for medical purpose such as DICOM file or ECG records or Electronic Health Record, unformatted document),*
  - *Haptic buzzing as an alternative to audio sound»*

Mit der durch das Gesetz zur Änderung medizinprodukterechtlicher Vorschriften vom 21. Juli 2009 geänderten Definition eines Medizinprodukts ist eine Klarstellung dahingehend erfolgt, dass eigenständige Software (standalone Software), wenn sie spezifisch vom Hersteller/Eigenhersteller für einen oder mehrere der in der Definition von Medizinprodukt genannten Zwecke gemäß § 3 Nr. 1 MPG bestimmt ist, ein Medizinprodukt ist. Der Begriff «*Medizinprodukt*» ist in diesem Zusammenhang als Oberbegriff zu verstehen, der «*sonstige*» Medizinprodukte, aktive implantierbare medizinische Geräte und In-vitro-Diagnostika umfasst.

In der Begriffsbestimmung von § 3 Nr. 1 MPG wird der Begriff «*Software*» vom Gesetzgeber zweimal verwendet.

- «*Medizinprodukte sind alle einzeln oder miteinander verbunden verwendeten Instrumente, Apparate, Vorrichtungen, Software,* [...]».
  In diesem Fall ist unter dem Begriff «*Software*» eine «*eigenständige Software*» zu verstehen. Diese «*standalone Software*» bedeutet auch, dass sie auf einem eigenen Rechner betrieben wird und über keine funktionelle Verbindung zu anderen Medizinprodukten verfügen muss. Gemäß Anhang IX, I, 1.4 MDD gilt «*eigenständige Software*» als aktives Medizinprodukt.
  Diese «*standalone Software*» ist dann ein Medizinprodukt, wenn der Hersteller/Eigenhersteller ihr einen Zweck gemäß § 3 Nr. 1 MPG zugeordnet hat und sie für diagnostische und/oder therapeutische Zwecke genutzt werden kann, wie beispielsweise:
  - Therapieplanungssysteme,
  - Auswertesoftware für Langzeit EKG-Aufzeichnungen,
  - Auswertesoftware für Langzeit Blutdruck-Aufzeichnungen,
  - Bildauswertesoftware,
  - Informationssysteme
    - der Radiologie zur Therapieplanung,
    - der Kardiologie zur Diagnose- und Therapieplanung,
    - des Labors zur Diagnose- und Therapieplanung,
  - Software zur Weiterleitung von Patienten-Messwerten und Alarmen,
  - elektronische Gesundheitskarten mit Daten zur Diagnose und Befundung
  - Software zur Schätzung des Risikos von Trisomie 21 (IvD-Software, die unter die Regelungen des MPG fällt).

- «*Medizinprodukte sind [...] einschließlich der vom Hersteller speziell zur Anwendung für diagnostische oder therapeutische Zwecke bestimmten und für ein einwandfreies Funktionieren des Medizinproduktes eingesetzten Software,* [...]».
  Diese Software kann als «*eigenständige Funktionssoftware*» bezeichnet werden. Dieser Begriff «*eigenständige Funktionssoftware*» wurde gewählt, um den Unterschied zur «*eigenständigen Software*» deutlich zu machen.
  Im Sinne von § 3 Nr. 1 MPG wird sie «*vom Hersteller [...] für ein einwandfreies Funktionieren des Medizinproduktes eingesetzt*». Mit dieser «*eigenständigen Funktionssoftware*» wird ein Medizinprodukt für diagnostische oder therapeutische Zwecke beispielsweise gesteuert, die Leistung überwacht oder beeinflusst.
  Im Gegensatz zur «*eigenständigen Software*» erfüllt die «*eigenständige Funktionssoftware*» keinen Zweck gemäß § 3 Nr. 1 MPG, ist aber zum Erreichen des therapeutischen Zwecks und für das einwandfreie Funktionieren des Medizinprodukts eine notwendige Voraussetzung.
  Als Beispiel sei die «*eigenständige Funktionssoftware*» zur Blutdruckstabilisierung genannt. Diese «*eigenständige Funktionssoftware*» verfügt über einen Algorithmus, mit dessen Hilfe eine Infusionspumpe angesteuert wird, um den Blutdruck eines Patienten in vorgegebenen Grenzen zu stabilisieren.

Von der «*eigenständigen Funktionssoftware*» zu unterscheiden ist die «*Betriebssoftware*» eines mikroprozessorgesteuerten Medizinprodukts. Diese «*Betriebssoftware*» ist für das einwandfreie Funktionieren eines Medizinprodukts für diagnostische und/oder therapeutische Zwecke erforderlich, sie ist aber kein eigenständiges Medizinprodukt. «*Betriebssoftware*» ist integraler Bestandteil des mikroprozessorgesteuerten Medizinprodukts [COCIR: Decision diagram for qualification of software as medical device. Positionspapier vom 22. November 2010; *https://www.johner-institut.de/blog/wp-content/uploads/2011/04/48-cocir_medical_software_qualification_as_medical_device_-_22_nov_20101.pdf*].

Software für allgemeine Zwecke (z. B. Textverarbeitung, Tabellenkalkulation, Grafikprogramm, Bildbearbeitungsprogramm, Betriebssystem) ist kein Medizinprodukt, auch wenn sie im Zusammenhang mit der Gesundheitspflege genutzt wird.

Aus der Definition in Anhang IX Nr. 1.4 MDD ist zu entnehmen, dass eigenständige Software als ein aktives Medizinprodukt im Sinne der MDD gilt. Der Grund für diese Zuordnung ergibt sich aus dem Sachverhalt, dass Software nur in Verbindung mit einer «*aktiven*» Hardware funktionsfähig ist. Die Klassenzuordnung erfolgt in die Klassen I bis III entsprechend der vom Hersteller festgelegten Zweckbestimmung.

Mit dem Gesetz zur Änderung medizinprodukterechtlicher Vorschriften vom 29. Juli 2009 wird gleichzeitig in der Legaldefinition «*Zubehör*» von § 3 Nr. 9 MPG der Begriff «*Software*» gestrichen. Die Konsequenz daraus ist, dass Software, die der MDD zuzuordnen ist, nur als Medizinprodukt klassifiziert werden kann. Software als Zubehör zu einem Medizinprodukt ist definitionsgemäß nicht möglich.

Software als Medizinprodukt

EN: *Software as a medical device*

FR: *Logiciel comme dispositif médical*

{Betriebssoftware Eigenständige Software, Funktionssoftware, Software}

Nr. 5.1 IMDRF/SaMD WG/N10FINAL [IMDRF/SaMD WG/N10FINAL: Software as a Medical Device (SaMD): Key Definitions (9. Dezember 2013); *www.imdrf.org/docs/imdrf/final/technical/imdrf-tech-131209-samd-key-definitions-140901.pdf*]:
«The term ,Software as a Medical Device' (SaMD) is defined as software intended to be used for one or more medical purposes that perform these purposes without being part of a hardware medical device.

Notes:

- *SaMD is a medical device and includes in-vitro diagnostic (IVD) medical device;*
- *SaMD is capable of running on general purpose (non-medical purpose) computing platforms;*
- *,without being part of' means software not necessary for a hardware medical device to achieve its intended medical purpose;*
- *Software does not meet the definition of SaMD if its intended purpose is to drive a hardware medical device;*
- *SaMD may be used in combination (e.g., as a module) with other products including medical devices;*
- *SaMD may be interfaced with other medical devices, including hardware medical devices and other SaMD software, as well as general purpose software;*
- *Mobile apps that meet the definition above are considered SaMD»*

Bei der Abgrenzung von Software als Medizinprodukt und anderer Software sind die Hinweise des BfArM sehr hilfreich. In der Orientierungshilfe Medical Apps des BfArM [*www.bfarm.de/DE/Medizinprodukte/Abgrenzung/MedicalApps/_node.html*] wird u. a. dazu ausgeführt:

«Im Gegensatz zur reinen Wissensbereitstellung z. B. in einem papiergebundenen oder elektronischen Buch (kein Medizinprodukt) deutet jegliche Form der Einflussnahme auf Daten bzw. Informationen durch die Standalone-Software auf eine Einstufung als Medizinprodukt hin.

Mögliche ,Anhaltsbegriffe' im Rahmen der Zweckbestimmung für entsprechende Funktionen können z. B. sein:

- *alarmieren,*
- *analysieren,*

S

- *berechnen,*
- *detektieren,*
- *diagnostizieren,*
- *interpretieren,*
- *konvertieren,*
- *messen,*
- *steuern,*
- *überwachen,*
- *verstärken.*

‚Anhaltsfunktionen' für eine Einstufung als Medizinprodukt sind u. a.:

- *Entscheidungsunterstützung oder selbständiges Entscheiden z. B. bzgl. therapeutischer Maßnahmen;*
- *Berechnung z. B. von Medikamentendosierungen (im Gegensatz zur reinen Wiedergabe einer Tabelle, aus der sich der Anwender die Dosierung selbst ableitet);*
- *Überwachung eines Patienten und Datensammlung z. B. durch Messwerterfassung, sofern die Ergebnisse Diagnose oder Therapie beeinflussen;*
- *Reine Datenspeicherung, Archivierung, verlustfreie Kompression, Kommunikation oder einfache Suche führen nicht zu einer Einstufung als Medizinprodukt.*

Hinweis: Erklärungen wie z. B. ein Vermerk im App-Store ‚Dies ist kein Medizinprodukt' umgehen die o. g. Kriterien nicht und werden u. a. bei den Entscheidungen des BfArM nach § 13 MPG nicht berücksichtigt, wenn eine medizinische Zweckbestimmung in der Kennzeichnung, der Gebrauchsanweisung oder den Werbematerialien vom Hersteller angegeben ist bzw. vermittelt wird»

Sollwert

EN: *Setpoint*

FR: *Point de consigne*

Teil A Nr. 3 RiliBÄK:
«Ohne Anwendung eines Referenzmessverfahrens ermittelter Zielwert»

Sonderanfertigung

EN: *Custom-made device*

FR: *Dispositif sur mesure*

§ 3 Nr. 8 MPG:
«Sonderanfertigung ist ein Medizinprodukt, das nach schriftlicher Verordnung nach spezifischen Auslegungsmerkmalen eigens angefertigt wird und zur ausschließlichen Anwendung bei einem namentlich benannten Patienten bestimmt ist. Das serienmäßig hergestellte Medizinprodukt, das angepasst werden muss,

um den spezifischen Anforderungen des Arztes, Zahnarztes oder des sonstigen beruflichen Anwenders zu entsprechen, gilt nicht als Sonderanfertigung»

Artikel 2 Nr. 3 MDR:
«„Sonderanfertigung" bezeichnet ein Produkt, das speziell gemäß einer schriftlichen Verordnung einer aufgrund ihrer beruflichen Qualifikation nach den nationalen Rechtsvorschriften zur Ausstellung von Verordnungen berechtigten Person angefertigt wird, die eigenverantwortlich die genaue Auslegung und die Merkmale des Produkts festlegt, das nur für einen einzigen Patienten bestimmt ist, um ausschließlich dessen individuelle Zustand und dessen individuellen Bedürfnissen zu entsprechen.

Serienmäßig hergestellte Produkte, die angepasst werden müssen, um den spezifischen Anforderungen eines berufsmäßigen Anwenders zu entsprechen, und Produkte, die gemäß den schriftlichen Verordnungen einer dazu berechtigten Person serienmäßig in industriellen Verfahren hergestellt werden, gelten jedoch nicht als Sonderanfertigungen»

Im Sinne des MPG ist eine Sonderanfertigung jedes Medizinprodukt, das

- nach schriftlicher Verordnung eines Arztes oder Zahnarztes,
- nach spezifischen Auslegungsmerkmalen eigens angefertigt wird und
- zur ausschließlichen Anwendung bei einem namentlich genannten Patienten bestimmt ist.

Alle drei Voraussetzungen müssen zutreffen. Es wird jedoch nicht zwingend vorausgesetzt, dass es sich um Einzelanfertigungen handelt. So ist es durchaus denkbar, dass aufgrund einer ärztlichen Verordnung für einen namentlich genannten Patienten Einmalartikel mit spezifischen Auslegungsmerkmalen in größerer Stückzahl hergestellt werden.

Sonderanfertigungen können erstellt werden

- als Veränderung oder Ergänzung eines CE-gekennzeichneten Serienprodukts (z. B. Hörhilfen, Schuheinlagen),
- Herstellung aus Zwischenprodukten (z. B. Endoprothesen, die nach MR-Daten auf einer CNC-Fräsmaschine speziell gefertigt werden, Inlay-Herstellung beim Zahnarzt mit Hilfe spezieller Kopierverfahren),
- als patientenspezifische Herstellung eines Medizinprodukts (z. B. Sonderformen bei Endoprothesen, Zahnprothesen, Brillen mit ganz individuell geschliffenen Gläsern).

Sonderanfertigungen können hergestellt werden beispielsweise durch den Hersteller im eigentlichen Sinn des MPG, aber auch durch Betreiber z. B. im Rahmen einer klinikeigenen Orthopädie-Werkstatt. Jeder, der Sonderanfertigungen herstellt, muss gewährleisten, dass die für das Inverkehrbringen von Sonderanfertigungen vorgesehenen Verfahren des MPG eingehalten werden:

- schriftliche Erklärung über die Einhaltung der zutreffenden Grundlegenden Anforderungen,
- schriftliche Erklärung über die Einhaltung aller erforderlichen Maßnahmen für den Herstellungsprozess zur Gewährleistung der zugesicherten Eigenschaften.

Sonderanfertigungen sind Medizinprodukte ohne CE-Kennzeichnung. Für eine Sonderanfertigung ist von dessen Hersteller eine (vereinfachte) Konformitätserklärung zu erstellen (§ 7 Abs. 5 MPV).

Beispiele von Sonderanfertigungen sind Zahnprothesen, Beinprothesen, Sehhilfen, orthopädische Schuheinlagen.

Durch die Änderungsrichtlinie 2007/47/EG wurden u. a. folgende Anforderungen neu aufgenommen:

- Verpflichtung des Herstellers der Sonderanfertigung zur systematischen Marktüberwachung nach dem Inverkehrbringen;
- zur Verbesserung der Patienteninformation ist die Erklärung nach Anhang 6 AIMDD bzw. nach Anhang VII MDD für den Patienten verfügbar zu halten. Sie muss den Namen des Herstellers enthalten.

Spezifikation

EN: *Specification*

FR: *Specification*

Anforderungen, die in einem Dokument festgelegt sind, wie z. B. Produktspezifikation, Leistungsspezifikation, Prüfspezifikation, Prozessspezifikation, Zeichnung.

Sponsor

EN: *Sponsor*

FR: *Promoteur*

{Auftraggeber klinische Prüfung/Leistungsbewertungsprüfung}

§ 3 Nr. 23 MPG:
«Sponsor ist eine natürliche oder juristische Person, die die Verantwortung für die Veranlassung, Organisation und Finanzierung einer klinischen Prüfung bei Menschen oder einer Leistungsbewertungsprüfung von In-vitro-Diagnostika übernimmt»

Artikel 2 Nr. 49 MDR:
«„Sponsor" bezeichnet jede Person, jedes Unternehmen, jede Einrichtung oder jede Organisation, die bzw. das die Verantwortung für die Einleitung, das Management und die Aufstellung der Finanzierung der klinischen Prüfung übernimmt»

Artikel 2 Nr. 57 IVDR:
«„Sponsor" bezeichnet jede Person, jedes Unternehmen, jede Einrichtung oder jede Organisation, die bzw. das die Verantwortung für die Einleitung, das Management und die Aufstellung der Finanzierung der Leistungsstudie übernimmt»

Diese Begriffsbestimmung hat der Gesetzgeber wortgleich aus dem Arzneimittelrecht übernommen, sie ersetzt den im MPG zuvor verwendeten Begriff des Auftraggebers einer klinischen Prüfung. Gemäß § 3 Nr. 23 MPG trägt der Sponsor (oder sein Vertreter) die gesamte Verantwortung der klinischen Prüfung/Leistungsbewertungsprüfung eines Medizinprodukts.

Nach § 26 MPG unterliegt der Sponsor einer klinischen Prüfung/Leistungsbewertungsprüfung von Medizinprodukten der Überwachung durch die zuständigen Behörden.

Der Sponsor bzw. sein Vertreter hat beispielsweise folgende Anforderungen bzw. Aufgaben zu erfüllen:

- Sitz in einem Mitgliedstaat der EU oder in einem anderen Vertragsstaat des Abkommens über den EWR (§ 20 MPG),
- Benennung eines angemessen qualifizierten Prüfers als Leiter der klinischen Prüfung, wenn eine Prüfung in mehreren Prüfstellen durchgeführt wird (§ 3 Nr. 24 MPG),
- Auswahl der geeigneten Prüfstelle(n) (§ 20 Abs. 1 Nr. 4 MPG),
- Beantragung der nach § 20 Abs. 1 Satz 1 MPG erforderlichen zustimmenden Bewertung der Ethik-Kommission bei der nach Landesrecht für den Prüfer zuständigen unabhängigen interdisziplinär besetzten Ethik-Kommission (§ 22 MPG),
- Vorlage aller für eine zustimmende Bewertung erforderlichen Angaben und Unterlagen der zuständigen Ethik-Kommission (§ 22 MPG),
- Beantragung der nach § 20 Abs. 1 Satz 1 MPG erforderlichen Genehmigung bei der zuständigen BOB und Vorlage aller für eine Bewertung erforderlichen Angaben und Unterlagen der zuständigen BOB (§ 22a MPG),
- Anzeige jeder Änderung der Dokumentation der zuständigen BOB (§ 22c MPG);
- Beachtung der Auflagen der Ethik-Kommission (§ 22c MPG),
- Meldung der Beendigung der klinischen Prüfung der zuständigen BOB innerhalb von 90 Tagen nach Beendigung einer klinischen Prüfung (§ 23a MPG),
- Einreichung des Schlussberichts bei der zuständigen BOB innerhalb von zwölf Monaten nach Abbruch oder Abschluss der klinischen Prüfung (§ 23a MPG),
- Aufbewahrung der Dokumentation nach Nummer 3.2 des Anhangs 6 der AIMDD mindestens 15 Jahre und der Dokumentation nach Nummer 3.2 des Anhangs VIII MDD mindestens fünf und im Falle von implantierbaren Medizinprodukten mindestens 15 Jahre nach Beendigung der klinischen Prüfung. Bei einer Leistungsbewertungsprüfung muss er die Dokumentation nach Nr. 3

des Anhangs VIII der IVDD mindestens fünf Jahre nach Beendigung der Prüfung aufbewahrt werden (§ 12 MPG).

Im § 3 Abs. 5 MPSV ist festgelegt, dass der Sponsor verantwortlich ist für die Meldung eines «*schwerwiegenden unerwünschten Ereignisses*». Er hat geeignete korrektive Maßnahmen vorzuschlagen und mit dem BfArM abzustimmen (§ 14a MPSV).

Anmerkung: Gemäß DIN EN ISO 14155 [DIN EN ISO 14155 (01.2012): Klinische Prüfung von Medizinprodukten an Menschen – Gute klinische Praxis (ISO 14155:2011 + Cor. 1:2011); Deutsche Fassung EN ISO 14155:2011 + AC:2011, Beuth Verlag, Berlin] wird ein Prüfer, der eine klinische Prüfung initiiert, durchführt und für sie die volle Verantwortung übernimmt, Sponsorprüfer genannt.

Standalone Software

EN: *Stand-alone software*

FR: *Logiciel de base autonome*

{Eigenständige Software}

Standardabweichung

EN: *Standard deviation*

FR: *Déviation standard*

{Empirische Standardabweichung}

Stand der medizinischen Wissenschaft

EN: *Status of medical science*

FR: *État de la science médicale*

Das MPG legt bei der Bewertung des vertretbaren Risikos den Stand der medizinischen Wissenschaft zugrunde. Der Stand der medizinischen Wissenschaft umfasst über den Stand der Technik hinausgehend auch noch Lösungsmöglichkeiten, für die ein experimenteller Nachweis beispielsweise im Rahmen wissenschaftlicher Untersuchungen erbracht wurde.

Der Stand der medizinischen Wissenschaft wird somit geprägt durch die Meinungen einzelner Fachleute, soweit diese hinreichend substanziiert sind. Es kommt nicht darauf an, ob diese Erkenntnisse in der Fachwelt bereits allgemeine Anerkennung gefunden und/oder sich in der Praxis bereits bewährt haben.

Aus einer Entscheidung des Bundesverfassungsgerichts vom 8. August 1978 (NJW 1979, S. 359) lässt sich der Stand der Wissenschaft ableiten zu:

«*Wissenschaftliche Erkenntnisse sind die Ergebnisse wissenschaftlicher Untersuchungen und Prüfungen über Eigenschaften eines Medizinprodukts, wenn ihre*

Ergebnisse auf Grund abstrakter Denkvorgänge und/oder Erfahrungen mit Hilfe zielgerichteter Methoden gefunden werden» [Siehe auch *Nöthlichs*, M.: Sicherheitsvorschriften für Medizinprodukte. Ergänzbarer Kommentar zum Medizinproduktegesetz und zur Medizingeräteverordnung, Stand 2016. Erich Schmidt Verlag, Berlin]

Damit geht das MPG deutlich über das Sicherheitsniveau der RL hinaus. In den Rechtsgrundlagen wird der Stand der Technik als Maß für das vertretbare Risiko zugrunde gelegt.

Als Konsequenz hieraus stellt die noch fehlende Bewährung von Maßnahmen zur Gefahrenabwehr (Schutzmaßnahmen) in der Praxis keinen Grund dar, auf eine nach dem Stand der medizinischen Wissenschaft gebotene Produktverbesserung oder -weiterentwicklung zu verzichten.

Stand der Technik

EN: *Code of practice; State of the art*

FR: *Code practique; État de la technique*

Der Stellungnahme des Bundesrates zum Entwurf des MPG (Bundestags-Drucksache 12/6991 vom 8. März 1994) ist zu entnehmen:

«Der Stand der Technik ist der Entwicklungsstand fortschrittlicher Verfahren, Einrichtungen und Betriebsweisen, der nach herrschender Auffassung führender Fachleute die Erreichung des gesetzlich vorgegebenen Ziels gesichert erscheinen lässt»

Der Stand der Technik wird durch die allgemein anerkannten Regeln der Technik umschrieben. Im Wesentlichen umfasst der Stand der Technik alle sicherheitstechnischen Lösungsmöglichkeiten, die

- von der Mehrzahl der Fachleute angewendet werden und
- die sich in der Fachpraxis unter Betriebsbedingungen bewährt haben.

Die RL legen bei der Bewertung des noch vertretbaren Risikos (Restrisiko) den Stand der Technik zugrunde. In dem 7. Erwägungsgrund MDD wird festgestellt:

«Die in den Anhängen festgelegten Grundlegenden Anforderungen und sonstigen Anforderungen, einschließlich der Hinweise auf Minimierung oder Verringerung der Gefahren, sind so zu interpretieren und anzuwenden, dass dem Stand der Technik und der Praxis zum Zeitpunkt der Konzeption sowie den technischen und wirtschaftlichen Erwägungen Rechnung getragen wird, die mit einem hohen Maß des Schutzes von Gesundheit und Sicherheit zu vereinbaren sind»

Stellungnahme (EU)

EN: *Opinion(EU)*

FR: *Avis(UE)*

Die Stellungnahme ist nach Art. 288 AEUV nicht verbindlich.

Sterilisation

EN: *Sterilisation*

FR: *Stérilisation*

«*Im Gegensatz zur Desinfektion werden bei der Sterilisation alle vorhandenen Mikroorganismen einschließlich ihrer Sporen (auch der Hitzestabilen) abgetötet oder inaktiviert*» [EK-Med Antworten und Beschlüsse: Aufbereitung von Medizinprodukten (3.16 A 2 – Mai 2008). Zentralstelle der Länder für Gesundheitsschutz bei Arzneimitteln und Medizinprodukten; *www.zlg.de/index.php?eID=dumpFile&t=f&f=486&token=3039762e4fd4d4ef7f25dbb9d3858b25136fe375*]

STK

EN: *Technical safety control, STK*

FR: *Contrôle de sécurité technique, STK*

{Sicherheitstechnische Kontrolle}

Stoff

EN: *Material*

FR: *Matière*

§ 3 Nr. 1 MPG:
«*Medizinprodukte sind alle einzeln oder miteinander verbunden verwendete [,..]Stoffe und Zubereitungen aus Stoffen, [...], die vom Hersteller zur Anwendung für Menschen mittels ihrer Funktion zum Zwecke [...] zu dienen bestimmt sind und deren bestimmungsgemäße Hauptwirkung im oder am menschlichen Körper weder durch pharmakologisch oder immunologisch wirkende Mittel noch durch Metabolismus erreicht wird, deren Wirkungsweise aber durch solche Mittel unterstützt werden kann*»

Hinzuweisen ist darauf, dass ein Vergleich der Definition eines Medizinprodukts im Hinblick auf «Stoffe» Abweichungen zeigt zwischen dem Text der englischsprachigen MDD (material), der deutschsprachigen MDD (Stoffe) und dem MPG (Stoffe und Zubereitungen aus Stoffen).

Der Begriff «*Stoff*» ist weder in der MDD noch im MPG definiert. Der Stoffbegriff umfasst unterschiedliche Arten von Stoffen, wie beispielsweise: anorganische und organische Stoffe natürlicher oder synthetischer Herkunft. Eine diesbezüglich allgemein gültige Stoffdefinition findet sich im § 3 AMG und im Artikel 1 Nr. 3 der RL 2001/83/EG.

Notwendige Voraussetzung, dass ein Stoff ein Medizinprodukt mit einer Zweckbestimmung gemäß § 3 Nr. 1 MPG sein kann, ist seine nicht pharmakologische, nicht metabolische oder nicht immunologische Hauptwirkung. Der Status eines Medizinprodukts bleibt erhalten, wenn die Wirkungsweise durch eine ergänzende pharmakologische, metabolische oder immunologische Wirkung unterstützt wird.

Beispiele für Stoffe oder Zubereitungen aus Stoffen (jeweils ohne unterstützende Wirkung von pharmakologisch, immunologisch oder metabolisch wirkende Mittel), die aus diesem Grund dem MPG unterliegen, sind (teilweise entnommen aus MEDDEV 2.1/3 Rev. 3):

- Dentalfüllungen,
- Knochenzement,
- Stoffe zur Versiegelung,
- Stoffe zum Kleben von Gewebe,
- Knochenfüllstoffe,
- abgetötetes tierisches Gewebe,
- simethikonhaltige Produkte zur Behandlung von Magen-Darmbeschwerden,
- stoffliche Filterung (z. B. Reduktion der Bioverfügbarkeit von schadhaften Substanzen),
- Hyaluron.

Beispiele für Produkte aus Stoffen oder Zubereitungen aus Stoffen (jeweils ohne unterstützende Wirkung von pharmakologisch, immunologisch oder metabolisch wirkende Mittel), die als Zubehör dem MPG unterliegen, sind (teilweise entnommen aus MEDDEV 2.1/3 Rev. 3):

- Kontaktlinsenpflegemittel (z. B. Desinfektionslösung für Kontaktlinsen, Reinigungslösung für Kontaktlinsen, Spüllösung für Kontaktlinsen für Kontaktlinsen, Befeuchtungslösung für Kontaktlinsen, Kontaktlinsenlösung),
- Desinfektionslösungen mit der Zweckbestimmung für Medizinprodukte (z. B. für Endoskope),
- Gleitstoffe mit der Zweckbestimmung für Medizinprodukte (z. B. für Endoskope, Handschuhe, Kondome),
- Gase zum Antrieb von chirurgischen Instrumenten,
- Gase zum Betreiben von Kryosonden.

Beispiele für Stoffe oder Zubereitungen aus Stoffen (jeweils mit unterstützender Wirkung von pharmakologisch, immunologisch oder metabolisch wirkenden Mitteln), die aus diesem Grund dem MPG unterliegen, sind (teilweise entnommen aus MEDDEV 2.1/3 Rev. 3 und *Manual on Borderline and Classification in the*

Community Regulatory Framework for Medical Devices):

- antibiotikumhaltiger Knochenzement,
- antibiotisch beschichteter Katheter,
- Wurzelkanalfüllstoff, der Arzneimittel mit unterstützender Funktion enthält,
- resorbierbarer Stent mit Arzneimittelbeschichtung,
- Kondom mit Spermizidbeschichtung
- Blutbeutel, der Antikoagulantien enthält.

Stoffliche Medizinprodukte

EN: *Devices that are composed of substances or combination of substances*

FR: *Dispositifs qui sont composés de substances ou d'une combinaison de substances*

Gemäß § 3 Nr. 1 MPG sind Medizinprodukte definitionsgemäß auch:

«[...] *alle [...] Stoffe und Zubereitungen aus Stoffen oder andere Gegenstände [...], die vom Hersteller zur Anwendung für Menschen mittels ihrer Funktionen zum Zwecke der [...] Erkennung, Verhütung, Überwachung, Behandlung oder Linderung von Krankheiten [...] zu dienen bestimmt sind und deren bestimmungsgemäße Hauptwirkung im oder am menschlichen Körper weder durch pharmakologisch oder immunologisch wirkende Mittel noch durch Metabolismus erreicht wird,* [...]».

Produkte, die unter diese Definition fallen, werden in der Regel als «*stoffliche Medizinprodukte*» bezeichnet. Charakteristisch für stoffliche Medizinprodukte ist, dass die «*Stoffe und Zubereitungen aus Stoffen*»

- der Zweckbestimmung gemäß § 3 Nr. 1 MPG genügen und
- deren Hauptwirkung weder durch pharmakologisch oder immunologisch wirkende Mittel noch durch Metabolismus erreicht wird.

Stoffliche Medizinprodukte (auch «*arzneimittelähnliche Medizinprodukte*» genannt) sind beispielsweise

- Meerwasser-Nasensprays,
- hyaluronsäurehaltige Lutschpastillen,
- Heilerden,
- Ultraschall-Gel,
- Tränen- oder Speichelersatzflüssigkeiten,
- Produkte gegen Blähungen und Völlegefühl,
- bestimmte Sättigungspräparate sowie
- Abführ- oder Kopflaus-Mittel.

Da die Begriffe «*Stoffe und Zubereitungen aus Stoffen*» sowohl in der Legaldefinition «*Arzneimittel*» (§ 2 Abs. 1 AMG) als auch in der Legaldefinition «*Medizinprodukt*» (§ 3 Nr. 1 MPG) verwendet werden, Medizinprodukte von der Arzneimitteldefinition und Arzneimittel von der Medizinproduktedefinition ausgeschlossen sind, ergeben sich Abgrenzungsfragen [siehe das *Manual on Borderline and Classification in the Community Regulatory Framework for Medical Devices* und das Positionspapier «*Stoffliche Medizinprodukte*» des Bundesverbands der Pharmazeutischen Industrie e. V.; *www.diapharm.com/files/user_upload/fachartikel/110309_BPI-Positionspapier-deutsch.pdf*].

Störeinflüsse

EN: *Disturbing influences*

FR: *Influences perturbatrices*

Teil A Nr. 3 RiliBÄK:
«*Störeinflüsse wirken auf die laboratoriumsmedizinische Untersuchung ein. Sie stören das Untersuchungsverfahren und führen so zu Veränderungen des Untersuchungsergebnisses. Sie reflektieren nicht die Verhältnisse im Patienten*»

Subkategorie von Medizinprodukten

EN: *Device subcategory*

FR: *Sous-catégorie de dispositifs*

Artikel 2, Abs. 2, lit. l) MDD
«*Subkategorie von Medizinprodukten: eine Gruppe von Produkten, die in den gleichen Bereichen verwendet werden sollen oder mit den gleichen Technologien ausgestattet sind*»

Die Begriffsbestimmung «*Subkategorie von Medizinprodukten*» wurde in die MDD eingefügt, um zusätzliche Anforderungen im Rahmen der Konformitätsbewertungsverfahren aufzunehmen. Die Benannte Stelle hat gemäß den Anforderungen in

- Abschnitt 7 des Anhangs II MDD,
- Abschnitt 6 des Anhangs V MDD und
- Abschnitt 6 des Anhangs VI MDD

bei Medizinprodukten der Klasse IIa die technische Dokumentation für eine repräsentative Probe einer jeden Subkategorie auf Einhaltung der regulatorischen Anforderungen zu prüfen.

Beispiele für Subkategorien von aktiven Medizinprodukten der MDD sind [GMDN User Guide – Version 2010; *www.who.int/medical_devices/innovation/GMDN_Agency_User_Guide_v120810.pdf*]:

- MD 1101 Geräte für extrakorporale Kreisläufe, Infusionen sowie zur Hämophorese;
- MD 1102 Beatmungs-, Sauerstofftherapie- (einschließlich hyperbare Therapiekammern) und Inhalationsnarkosegeräte;
- MD 1111 Software als Medizinprodukt

System

EN: *System*

FR: *Système*

{Gerät, Gerätekombination, Kit, Set}

Artikel 2 Nr. 11 MDR:
«*„System“ bezeichnet eine Kombination von Produkten, die zusammen verpackt sind oder auch nicht und die dazu bestimmt sind, verbunden oder kombiniert zu werden, um einen spezifischen medizinischen Zweck zu erfüllen*»

Im § 10 MPG werden u. a. Voraussetzungen für das erstmalige Inverkehrbringen und die Inbetriebnahme von Systemen festgelegt, ohne dass weder im MPG noch in den entsprechenden RL dieser Begriff «*System*» definiert wird.

Im allgemeinen Sinn wird als System jede Ansammlung von Teilen verstanden, die zueinander in irgendeiner Form in Beziehung stehen [*Friesdorf*, W., *Schwilk*, B., *Hähnel*, J.: Ergonomie in der Intensivmedizin. Bibliomed Verlag Melsungen, 1990; *Daenzer*, W. F.: Systems Engineering. Verlag Industrielle Organisation, Zürich, 1987]. Der Begriff «*Teil*» kann im allgemeinsten Fall sowohl Produkte als auch Personen umfassen.

Im Sinne der Begriffsverwendung im MPG bezieht sich dieser Begriff «*System*» auf eine Ansammlung von Teilen mit einer Zweckbestimmung im Sinne von § 3 MPG. § 10 MPG legt u. a. die Voraussetzungen fest, unter denen diese Ansammlung von Teilen gemeinsam als System und nicht als einzelne Medizinprodukte in den Verkehr gebracht und in Betrieb genommen werden dürfen. Unter einem System im Sinne des MPG sind Medizinprodukte/Zubehör zu verstehen, die eine medizinische Zweckbestimmung im Sinne von § 3 Nr. 1 MPG erfüllen.

Kennzeichnend für ein System ist, dass zwischen den einzelnen Produkten, die gemeinsam als System in den Verkehr gebracht werden, eine funktionelle Kopplung besteht, um gemeinsam die beabsichtigte Zweckbestimmung gemäß § 3 Nr. 1 MPG zu erzielen. Diese funktionelle Kopplung der einzelnen Produkte bedeutet u. a., dass sich die Funktionen der einzelnen Produkte gegenseitig beeinflussen – diese funktionelle Kopplung ist nicht rückwirkungsfrei.

Systematische Messabweichung (Unrichtigkeit)

EN: *Systematic error of measurement (incorrectness)*

FR: *Erreur de mesure systématique (incorrection)*

{Messabweichung, Messgröße, Messverfahren, Quadratischer Mittelwert der Messabweichung, Zufällige Messabweichung}

Teil A Nr. 3 RiliBÄK:
«*Mittelwert, der sich aus einer unbegrenzten Anzahl von Wiederholungsmessungen derselben Messgröße ergeben würde, minus eines wahren Wertes der*

Messgröße. Die systematische Messabweichung d eines Messverfahrens wird geschätzt durch Bildung der Differenz des arithmetischen Mittelwertes aus einer angemessenen Anzahl von Wiederholungsmessungen zum Zielwert x_0, d. h.

$$\delta = \overline{x} - x_0$$

Die relative systematische Messabweichung ergibt sich durch Division von σ durch den Zielwert x_0»

S

T

Technische Dokumentation eines Medizinprodukts

EN: *Technical documentation of a medical device*

FR: *Documentation technique d'un dispositif médical*

Die technische Dokumentation eines Medizinprodukts ist notwendige Voraussetzung zum Nachweis der Erfüllung der regulatorischen Anforderungen. Sie ist für jedes Medizinprodukt vom Hersteller/Eigenhersteller zu erstellen, bei Medizinprodukten der MDD unabhängig davon, ob es sich um ein Produkt der Klasse I, IIa, IIb oder III handelt.

Die Anforderungen an die technische Dokumentation für ein Medizinprodukt der AIMDD ergeben sich aus:

- Anhang 2 EG-Konformitätserklärung (Vollständiges Qualitätssicherungssystem), 3.1, 3.2, 3.4;
- Anhang 3: EG-Baumusterprüfung, 3;
- Anhang 4: EG-Prüfung, 3;
- Anhang 5: EG-Erklärung zur Übereinstimmung mit dem Baumuster (Qualitätssicherung der Produktion), 3.1, 3.2, 3.4;
- Anhang 6: Erklärung zu Geräten für besondere Zwecke, 2.1, 2.2, 3.1, 3.2;
- Anhang 7: Klinische Bewertung, 1, 2.

Die Anforderungen an die technische Dokumentation für ein Medizinprodukt der MDD ergeben sich aus:

- Anhang II: EG-Konformitätserklärung (Vollständiges Qualitätssicherungssystem), 3.1, 3.2, 3.4, 4.2;
- Anhang III: EG-Baumusterprüfung, 2. ,3;
- Anhang IV: EG-Prüfung, 2;
- Anhang V: EG-Konformitätserklärung (Qualitätssicherung Produktion), 3.1, 3.4;
- Anhang VI: EG-Konformitätserklärung (Produkt), 3.1, 3.4;
- Anhang VII: EG-Konformitätserklärung, 3;
- Anhang VIII: Erklärung zu Produkten für besondere Zwecke, 2.1, 2.2, 3.1, 3.2;
- Anhang IX: Klassifizierungskriterien;
- Anhang X: Klinische Bewertung, 1., 2.

Die Anforderungen an die technische Dokumentation für ein Medizinprodukt der IVDD ergeben sich aus:

Anhang III: EG-Konformitätserklärung, 2, 3, 6;

Anhang IV: EG-Konformitätserklärung (Vollständiges Qualitätssicherungssystem), 3.1, 3.2, 3.4, 4.2;

Anhang V: EG-Baumusterprüfung, 2, 3;

Anhang VI: EG-Prüfung, 2.1;

Anhang VII EG-Konformitätserklärung (Qualitätssicherung Produktion), 3.1, 3.2, 3.4;

Anhang VIII: Erklärung und Verfahren bei Produkten für Leistungsbewertungszwecke, 2, 3.

Ein Überblick über den Aufbau und die Struktur einer technischen Dokumentation eines Medizinprodukts ist dem NB-MED-Dokument NB-MED/2.5.1/Rec. 5: Technical Documentation [*www.team-nb.org/wp-content/uploads/2015/05/documents2012andolders/Recommendation-NB-MED-R2_5_1-5_rev4_Technical_Documentation.pdf*] zu entnehmen.

Hinzuweisen ist, dass die technische Dokumentation eine Zusammenstellung von Dokumenten ist, die fallbezogen zu aktualisieren ist, um den jeweils aktuellen Stand des Medizinprodukts wiederzugeben.

Technische IKT-Spezifikation

EN: *ICT technical specification*

FR: *Spécification technique des TIC*

Artikel 2 Nr. 5 Verordnung (EU) Nr. 1025/2012 [Verordnung (EU) Nr. 1025/2012 des Europäischen Parlaments und des Rates vom 25. Oktober 2012 zur europäischen Normung, zur Änderung der Richtlinien 89/686/EWG und 93/15/EWG des Rates sowie der Richtlinien 94/9/EG, 94/25/EG, 95/16/EG, 97/23/EG, 98/34/EG, 2004/22/EG, 2007/23/EG, 2009/23/EG und 2009/105/EG des Europäischen Parlaments und des Rates und zur Aufhebung des Beschlusses 87/95/EWG des Rates und des Beschlusses Nr. 1673/2006/EG des Europäischen Parlaments und des Rates (ABl. L 316 vom 14. November 2012, S. 12), geändert durch Richtlinie (EU) 2015/1535 des Europäischen Parlaments und des Rates vom 9. September 2015 (ABL. L 241 vom 17.09.2015, S. 1)]:
«*Technische IKT-Spezifikation: eine technische Spezifikation im Bereich der Informations- und Kommunikationstechnologien*»

Technische Leistung

EN: *Technical performance*

FR: *Performance technique*

{Leistung, Leistung eines Medizinprodukts, Medizinische Leistung}

Die technische Leistung umfasst die physikalisch/technische Leistungsfähigkeit eines Medizinprodukts.

Die technische Leistung ist notwendige Voraussetzung zur Erbringung der medizinischen Leistung, wobei auch der Fall, dass keine medizinische Leistung erbracht wird, grundsätzlich nicht ausgeschlossen ist. Das Medizinprodukt würde in einem derartigen Fall eine Placebo-Funktion erfüllen, wäre aber medizinisch gesehen wirkungslos, da die ordnungsgemäße technische Leistung nicht zu der gewünschten medizinischen Wirkung führt (z. B. bei umstrittenen Therapieverfahren).

Technische Sicherheit

EN: *Technical safety*

FR: *Sécurité technique*

{Patientensicherheit}

Technische Sicherheit umfasst alle Aspekte zur Vermeidung von gerätebedingten, technisch induzierten Gefährdungen wie beispielsweise:

- Fehler in der Gerätekonzeption bzw. -konstruktion,
- Produktionsfehler,
- Mängel bei Umgebungs- und Anschlussbedingungen,
- Verschleißerscheinungen bzw. nicht erkennbare Defekte,
- Mängel in der Handhabung der Geräte sowohl in der Phase der Anwendungsvorbereitung als auch unmittelbaren Anwendung.

Technische Spezifikation

EN: *Technical specification*

FR: *Spécification technique*

Artikel 2 Nr. 8 Verordnung (EG) Nr. 765/2008 [Verordnung (EG) Nr. 765/2008 des Europäischen Parlaments und des Rates vom 9. Juli 2008 über die Vorschriften für die Akkreditierung und Marktüberwachung im Zusammenhang mit der Vermarktung von Produkten und zur Aufhebung der Verordnung (EWG) Nr. 339/93 des Rates (ABl. Nr. L 218 vom 13.08.2008, S. 30)]:
«*Ein Dokument, in dem die technischen Anforderungen vorgeschrieben sind, denen ein Produkt, ein Verfahren oder Dienstleistungen genügen müssen*»

Artikel 2 Nr. 4 Verordnung (EU) 1025/2012 [Verordnung (EU) Nr. 1025/2012 des Europäischen Parlaments und des Rates vom 25. Oktober 2012 zur europäischen Normung, zur Änderung der Richtlinien 89/686/EWG und 93/15/EWG des Rates sowie der Richtlinien 94/9/EG, 94/25/EG, 95/16/EG, 97/23/EG, 98/34/EG, 2004/22/EG, 2007/23/EG, 2009/23/EG und 2009/105/EG des Europäischen Parlaments und des Rates und zur Aufhebung des Beschlusses 87/95/EWG des Rates und des Beschlusses Nr. 1673/2006/EG des Europäischen Parlaments und des Rates (ABl. L 316 vom 14. November 2012, S. 12), geändert durch Richtlinie (EU) 2015/1535 des Europäischen Parlaments und des Rates vom 9. September 2015 (ABL. L 241 vom 17.09.2015, S. 1)]:
«*Technische Spezifikation: ein Schriftstück, in dem die technischen Anforderungen dargelegt sind, die ein Produkt, ein Verfahren, eine Dienstleistung oder ein*

System zu erfüllen hat, und das einen oder mehrere der folgenden Punkte enthält:

a) *die Eigenschaften, die ein Produkt erfüllen muss, wie Qualitätsstufen, Leistung, Interoperabilität, Umweltverträglichkeit, Gesundheit, Sicherheit oder Abmessungen, einschließlich der Anforderungen an die Verkaufsbezeichnung, Terminologie, Symbole, Prüfungen und Prüfverfahren, Verpackung, Kennzeichnung oder Beschriftung des Produkts sowie die Konformitätsbewertungsverfahren;*
b) *die Herstellungsmethoden und -verfahren für die landwirtschaftlichen Erzeugnisse gemäß der Definition in Artikel 38 Absatz 1 AEUV, für die Erzeugnisse, die zur menschlichen und tierischen Ernährung bestimmt sind, und Arzneimittel sowie die Herstellungsmethoden und -verfahren für andere Produkte, sofern sie die Eigenschaften dieser Erzeugnisse beeinflussen;*
c) *die Eigenschaften, die eine Dienstleistung erfüllen muss, wie Qualitätsstufen, Leistung, Interoperabilität, Umweltverträglichkeit, Gesundheit oder Sicherheit, einschließlich der Anforderungen an die Informationen, die der Dienstleistungserbringer gemäß Artikel 22 Absätze 1 und 2 der Richtlinie 2006/123/EG dem Dienstleistungsempfänger zur Verfügung stellen muss;*
d) *die Verfahren und Kriterien zur Bewertung der Leistung von Bauprodukten gemäß Artikel 2 Nummer 1 der Verordnung (EU) Nr. 305/2011 des Europäischen Parlaments und des Rates vom 9. März 2011 zur Festlegung harmonisierter Bedingungen für die Vermarktung von Bauprodukten* [ABl. L 88 vom 04.04.2011, S. 5.] *in Bezug auf ihre wesentlichen Eigenschaften»*

Therapiebegleitendes Diagnostikum

EN: *Companion diagnostic*

FR: *Diagnostic compagnon*

Artikel 2 Nr. 8 Verordnung (EG) Nr. 765/2008 [Verordnung (EG) Nr. 765/2008 des Europäischen Parlaments und des Rates vom 9. Juli 2008 über die Vorschriften für die Akkreditierung und Marktüberwachung im Zusammenhang mit der Vermarktung von Produkten und zur Aufhebung der Verordnung (EWG) Nr. 339/93 des Rates (ABl. Nr. L 218 vom 13.08.2008, S. 30)]:
«„therapiebegleitendes Diagnostikum“ bezeichnet ein Produkt, das für die sichere und wirksame Verwendung eines dazugehörigen Arzneimittels wesentlich ist, um

- *Patienten vor und/oder während der Behandlung zu identifizieren, die mit der größten Wahrscheinlichkeit von dem dazugehörigen Arzneimittel profitieren, oder*
- *Patienten vor und/oder während der Behandlung zu identifizieren, bei denen wahrscheinlich ein erhöhtes Risiko von schwerwiegenden unerwünschten Reaktionen infolge einer Behandlung mit dem dazugehörigen Arzneimittel besteht»*

U

Überführung in den zollrechtlich freien Verkehr

EN: *Release for free circulation*

FR: *Mise en libre pratique*

Artikel 2 Nr. 19 Verordnung (EG) Nr. 765/2008: [Verordnung (EG) Nr. 765/2008 des Europäischen Parlaments und des Rates vom 9. Juli 2008 über die Vorschriften für die Akkreditierung und Marktüberwachung im Zusammenhang mit der Vermarktung von Produkten und zur Aufhebung der Verordnung (EWG) Nr. 339/93 des Rates (ABl. Nr. L 218 vom 13.08.2008, S. 30)]
«Das Verfahren gemäß Artikel 79 der Verordnung (EWG) Nr. 2913/92 des Rates vom 12. Oktober 1992 zur Festlegung des Zollkodex der Gemeinschaften (ABl. L 302 vom 19.10.1992, S. 1. Zuletzt geändert durch die Verordnung (EG) Nr. 1791/2006 (ABl. L 363 vom 20.12.2006, S. 1)»

Überwachung nach dem Inverkehrbringen

EN: *Post-market surveillance*

FR: *Surveillance après commercialisation*

Artikel 2 Nr. 60 MDR / Artikel 2 Nr. 62 IVDR:
«„Überwachung nach dem Inverkehrbringen" bezeichnet alle Tätigkeiten, die Hersteller in Zusammenarbeit mit anderen Wirtschaftsakteuren durchführen, um ein Verfahren zur proaktiven Erhebung und Überprüfung von Erfahrungen, die mit den von ihnen in Verkehr gebrachten, auf dem Markt bereitgestellten oder in Betrieb genommenen Produkten gewonnen werden, einzurichten und auf dem neuesten Stand zu halten, mit dem ein etwaiger Bedarf an unverzüglich zu ergreifenden Korrektur- oder Präventivmaßnahmen festgestellt werden kann»

UDI

EN: *Unique Device Identifier(UDI)*

FR: *Identifiant unique des dispositifs (IUD)*

{einmalige Produktkennung, Unique Device Identification}

UMDNS-Nomenklatur System

EN: *Universal Medical Device Nomenclature System, UMDNS*

FR: *Système de nomenclature universel des dispositifs médicaux, UMDNS*

{EDMS-Nomenklatur, GMDN-Nomenklatur}

UMDNS steht für *Universal Medical Device Nomenclature System*. Diese Nomenklatur umfasst im Wesentlichen alle Medizinprodukte sowie auch einige

Nicht-Medizinprodukte, die in medizinischen Einrichtungen Verwendung finden. Sie wurde vom Emergency Care Research Institute (ECRI) herausgegeben.

UMDNS ist in Deutschland und anderen Ländern noch als einheitliche Nomenklatur für regulatorische Zwecke vorgesehen, insbesondere für die im Medizinprodukterecht gesetzlich vorgeschriebenen Anzeigen. Für die Codierung und exakte Bezeichnung von In-vitro-Diagnostika wird die speziellere und besser strukturierte EDMS-Nomenklatur verwendet. Auf der Homepage des DIMDI findet sich die Information, dass die UMDNS und EDMS-Nomenklatur durch die Global Medical Device Nomenclature (GMDN) abgelöst werden sollen.

Unangekündigtes Audit

EN: *Unannounced audit*

FR: *Audit inopiné*

{Audit, Unterauftragnehmer von entscheidender Bedeutung, Wichtige Lieferanten}

Die EU-Kommission hat im September 2013 eine Empfehlung zu Audits und Bewertungen, die von Benannten Stellen im Bereich der Medizinprodukte durchgeführt werden, herausgegeben [Empfehlung der Kommission vom 24. September 2013 zu den Audits und Bewertungen, die von benannten Stellen im Bereich der Medizinprodukte durchgeführt werden (2013/473/EU) (ABl. L 253 vom 25. September 2013, S. 27)]. Ein wesentlicher Punkt der Empfehlung sind «*unangekündigte Audits*», bei allen Herstellern, die nach AIMDD, MDD und/oder IVDD zertifiziert sind – auch bei Herstellern, die ihre Betriebsstätten außerhalb des EWR haben.

Das BMG, die für Medizinprodukte zuständigen Landesbehörden und die ZLG haben am 13. Juni 2016 eine Bekanntmachung veröffentlicht, die die Vorgehensweise für unangekündigte Audits nach der Empfehlung der EU-Kommission beschreibt.

«*Ziel ist, dass die deutschen Benannten Stellen künftig einheitlich verfahren. Damit ist die in der Bekanntmachung beschriebene Vorgehensweise zu unangekündigten Audits für die deutschen Benannten Stellen verbindlich und die ZLG wird im Rahmen der Überwachung der von ihr benannten Stellen die Umsetzung dieser Vorgaben prüfen*» [Bekanntmachung des Einvernehmens des Bundesministeriums für Gesundheit und der für Medizinprodukte zuständigen Obersten Landesbehörden über die Vorgehensweise von Benannten Stellen vor dem Hintergrund der Empfehlung der Kommission vom 24. September 2013 zu den Audits und Bewertungen, die von Benannten Stellen im Bereich der Medizinprodukte durchgeführt werden (2013/473/EU) vom: 13.06.2016; (BAnz AT 15. Juni 2016 B4)].

Adressaten der Bekanntmachung des BMG sind Benannte Stellen, Hersteller und Unterauftragnehmer von entscheidender Bedeutung bzw. wichtige Lieferanten.

In der Bekanntmachung ist u. a. festgelegt:

«Es werden zwei Arten von unangekündigten Maßnahmen der Benannten Stellen unterschieden:

1.1. *Unangekündigte Audits, die entsprechend den Medizinprodukterichtlinien zusätzlich zu den regelmäßigen angekündigten Audits anlassbezogen durchgeführt werden können und*
1.2. *unangekündigte Audits, die ohne konkreten Anlass von der Benannten Stelle in einer bestimmten Häufigkeit gemäß Empfehlung 2013/473/EU durchzuführen sind und die anhand einer Stichprobe die Übereinstimmung der aktuell produzierten Produkte mit der Technischen Dokumentation nachweisen sollen.*

Gegenstand dieser Bekanntmachung sollen die unangekündigten Audits in Nummer 1.2 sein»

Gemäß der Bekanntmachung des BMG führt die Benannte Stelle

- bei Herstellern von aktiven implantierbaren Medizinprodukten gemäß der RL 90/385/EWG sowie Medizinprodukten der Klasse III und Implantaten der Klasse IIb nach Artikel 9 in Verbindung mit Anhang IX der RL 93/42/EWG einmal alle drei Jahre «unangekündigte Audits», also Audits ohne vorherige Terminabstimmung, durch;
- bei Herstellern von nicht implantierbaren Medizinprodukten der Klasse IIb und von Medizinprodukten der Klasse IIa nach Artikel 9 in Verbindung mit Anhang IX der RL 93/42/EWG sowie von In-vitro-Diagnostika nach RL 98/79/EG ein unangekündigtes Audit einmal in fünf Jahren durch.

«Im Hinblick auf das ordnungsgemäße Funktionieren des Qualitätssicherungssystems überprüft die Benannte Stelle anhand eines zufällig ausgewählten repräsentativen Produkts (wenn Zeit und Bedarf bestehen auch an mehreren), ob dieses Produkt in Übereinstimmung mit der technischen Dokumentation hergestellt wurde. Alternativ kann sie diese(s) Produkt(e) auch von einem unabhängigen qualifizierten Dritten überprüfen lassen. [...] Werden bei einem vorgenannten Audit Auffälligkeiten festgestellt, kann die Benannte Stelle auch anlassbezogene unangekündigte Audits beim Hersteller oder einem seiner Unterauftragnehmer/Lieferanten durchführen» [Empfehlung der Kommission].

Ein «*unangekündigtes Audit*» soll mindestens einen Tag dauern und von mindestens zwei Auditoren durchgeführt werden. Dies dient der Überprüfung im täglichen Betrieb, dass die regulatorischen Anforderungen an das QM-System und an die Medizinprodukte nachweisbar erfüllt werden.

Hinzuweisen ist auch darauf, dass z. B. in Anhang II Nr. 5.4 MDD festgelegt ist:

«*Darüber hinaus kann die Benannte Stelle unangemeldete Besichtigungen beim Hersteller durchführen. [...]*» (gemäß Punkt 1.1 der Bekanntmachung des BMG).

Unerwünschtes Ereignis

EN: *Adverse event*

FR: *Événement indésirable*

{Produktmangel, Schwerwiegende Gefahr für die öffentliche Gesundheit, Schwerwiegendes unerwünschtes Ereignis, Schwerwiegendes Vorkommnis, Schwerwiegende Verschlechterung des Gesundheitszustands, Vorkommnis}

Artikel 2 Nr. 57 MDR:
«*„unerwünschtes Ereignis" bezeichnet ein nachteiliges medizinisches Ereignis, eine nicht vorgesehene Erkrankung oder Verletzung oder nachteilige klinische Symptome, einschließlich anormaler Laborbefunde, bei Prüfungsteilnehmern, Anwendern oder anderen Personen im Rahmen einer klinischen Prüfung, auch wenn diese nicht mit dem Prüfprodukt zusammenhängen*»

Artikel 2 Nr. 60 IVDR:
«*„unerwünschtes Ereignis" bezeichnet ein nachteiliges medizinisches Ereignis, eine nicht sachgerechte Entscheidung zum Patientenmanagement, eine nicht vorgesehene Erkrankung oder Verletzung oder nachteilige klinische Symptome, einschließlich anomaler Laborbefunde, bei Prüfungsteilnehmern, Anwendern oder anderen Personen im Rahmen einer Leistungsstudie, auch wenn diese nicht mit dem Produkt für Leistungsstudien zusammenhängen*»

Unfall

EN: *Accident*

FR: *Accident*

Unerwünschtes Ereignis, das unerwartet eintritt und Schäden verursacht oder verursachen kann.

Unfallverhütungsvorschrift

EN: *Accident prevention regulation*

FR: *Règlement de prévention des accidents de travail*

§ 20 Abs. 1 Nr. 6 MPG:
«[...] *soweit erforderlich, die sicherheitstechnische Unbedenklichkeit für die Anwendung des Medizinproduktes unter Berücksichtigung des Standes der Technik sowie der Arbeitsschutz- und Unfallverhütungsvorschriften nachgewiesen wird,* [...]»

§ 1 Abs. 3 MPBetreibV:
«Die Vorschriften des Arbeitsschutzgesetzes sowie die Rechtsvorschriften, die aufgrund des Arbeitsschutzgesetzes erlassen wurden, sowie Unfallverhütungsvorschriften bleiben unberührt»

«Unfallverhütungsvorschriften (UVVen) sind verbindliche autonome Rechtsnorshy;men, die von den Unfallversicherungsträgern (UV-Trägern) gemäß § 15 SGB VII erarbeitet werden können, um Maßnahmen zur Verhütung arbeitsbedingter Erkrankungen, Arbeitsunfälle und Berufskrankheiten festzulegen» [www.kan.de/publikationen/kanbrief/vorschriften-und-regeln-im-arbeitsschutz/das-vorschriften-und-regelwerk-der-unfallversicherungstraeger/]

Unfallverhütungsvorschriften sind Vorschriften, um u. a. Unfälle und Berufskrankheiten bei Anwendern/Bedienern von Medizinprodukten zu vermeiden, z. B.:

- DGUV Vorschrift 1: «Grundsätze der Prävention» [DGUV Vorschrift 1 – Grundsätze der Prävention, November 2013 (bisher: BGV A 1)],
- DGUV Vorschrift 3 «Elektrische Anlagen und Betriebsmittel» [DGUV Vorschrift 3 – Unfallverhütungsvorschrift Elektrische Anlagen und Betriebsmittel, Januar 1997 (bisher: BGV A3)],
- DGUV Information 207-019 «Gesundheitsdienst» [DGUV Information 207-019: Gesundheitsdienst, Oktober 2011 (bisher BGI/GUV-I 8682)].

Sie enthalten technische, organisatorische und persönliche Maßnahmen für Unternehmer und Versicherte (Arbeitnehmer) und haben den Status einer nationalen Rechtsvorschrift.

Mit dem Unfallversicherungsmodernisierungsgesetz wurde eine rechtliche Verpflichtung für Bund, Länder und Unfallversicherungsträgern festgeschrieben. § 15 SGB VII schafft restriktive Voraussetzungen für das Erlassen und Genehmigen von Unfallverhütungsvorschriften [Leitlinienpapier zur Neuordnung des Vorschriften- und Regelwerks im Arbeitsschutz; *www.gda-portal.de/de/pdf/Leitlinien-Vorschriften_Regelwerk.pdf*;jsessionid=C48368C71F7497F7B0AEEDE86839BA13.2_cid333?__blob=publicationFile&v=7]:

- Die Unfallverhütungsvorschrift muss zur Prävention geeignet sein.
- Die Unfallverhütungsvorschrift muss zur Prävention erforderlich sein.
- Fehlen staatlicher Arbeitsschutzvorschriften, die über den Anwendungsbereich einer in Aussicht genommenen Unfallverhütungsvorschrift bereits eine Regelung treffen.
- Eine Regelung der in einer Unfallverhütungsvorschrift vorgesehenen Maßnahmen ist in staatlichen Arbeitsschutzvorschriften nicht zweckmäßig.
- Das Präventionsziel wird ausnahmsweise nicht durch Regeln erreicht, die von einem auf der Grundlage des § 18 Abs. 2 Nr. 5 ArbSchG eingerichteten Ausschuss ermittelt werden.

Die Erfüllung der dieser Voraussetzungen ist in einem formalisierten Verfahren von dem jeweiligen Unfallversicherungsträger unter Mitwirkung der Deutschen Gesetzlichen Unfallversicherung e. V. bzw. vom Spitzenverband der Landwirtschaftlichen Sozialversicherung für die landwirtschaftlichen Berufsgenossenschaften nachvollziehbar dargelegt und mit Bund und Ländern abgestimmt worden (Bedarfsprüfung).

Unique Device Identification

EN: *Unique Device Identification*

FR: *Identification unique des dispositifs médicaux*

{GMDN}

Mit «*Unique Device Identification*» (UDI) wird eine «*einmalige Produktnummer*» bezeichnet, die eine eineindeutige Identifizierung eines einzelnen Medizinprodukts in der Marktüberwachung erlaubt.

Zur Verbesserung der vollständigen Rückverfolgbarkeit von einzelnen Medizinprodukten und damit zur Erhöhung der Patientensicherheit wird von regulatorischer Seite ein eindeutiges Kodiersystem UDI (Unique Device Identification) für jedes einzelne Medizinprodukt gefordert und eingeführt.

«*UDI bedeutet, dass Medizinprodukte eine weltweit eindeutige Produktnummer tragen müssen, die maschinenlesbar, also z. B. in einem Strichcode, auf dem Produkt und/oder der Verpackung hinterlegt wird. Dieser Code dient als Schlüssel zu einer UDI-Datenbank (UDID), die eine Reihe von Informationen zu den Produkten enthalten wird*» [*www.bvmed.de/download/bvmed-info-udi-papier/*]

In USA ist die Einführung weit fortgeschritten, zur Einführung von UDI legt die FDA die GMDN Kennzeichnung zugrunde.

In der Anwendungsphase von Medizinprodukten sowohl in Gesundheitseinrichtungen als auch zu Hause durch Laien ermöglicht UDI die eindeutige Identifizierung eines Medizinprodukts. Dies wird bei der Marktüberwachung und auch bei der Bearbeitung von Vorkommnissen mit Medizinprodukten zu wesentlichen Vereinfachungen führen.

Unit-use-Reagenzien

EN: *Unit-use reagent*

FR: *Réactif à usage unique*

Teil A Nr. 3 RiliBÄK:
«*Unit-use-Reagenzien sind solche Reagenzien, die für Einzelbestimmungen portioniert und mit einer Untersuchung verbraucht sind*»

«*Unit-use*» bedeutet, dass das Reagenz nach einer Messung verbraucht sein muss.

Unkritisches Medizinprodukt

EN: *Noncritical medical device*

FR: *Dispositif médical catégorie non critique*

{Kritisches Medizinprodukt, Semikritisches Medizinprodukt}

Im Hinblick auf die Aufbereitung werden Medizinprodukte in verschiedene Risikoklassen eingeteilt:

- unkritische Medizinprodukte,
- semikritische Medizinprodukte,
- kritische Medizinprodukte.

«Unkritische Medizinprodukte sind solche Medizinprodukte, die lediglich mit intakter Haut in Berührung kommen» [Gemeinsame Empfehlung der Kommission für Krankenhaushygiene und Infektionsprävention am Robert Koch-Institut und des Bundesinstituts für Arzneimittel und Medizinprodukte zu den «Anforderungen an die Hygiene bei der Aufbereitung von Medizinprodukten», Bundesgesundheitsbl. 55 (2012), S. 1244–1310, *www.rki.de/DE/Content/Infekt/Krankenhaushygiene/Kommission/Downloads/Medprod_Rili_2012.pdf?__blob=publicationFile*]

Ein unkritisches Medizinprodukt im Hinblick auf die Aufbereitung ist z. B. eine EKG-Elektrode.

Unpräzision

EN: *Imprecision*

FR: *Imprécision*

{Zufällige Messabweichung}

Unrichtigkeit

EN: *Systematic error of measurement (incorrectness)*

FR: *Erreur de mesure systématique (incorrection)*

{Systematische Messabweichung}

Unterauftragnehmer von entscheidender Bedeutung

EN: *Critical subcontractor*

FR: *Sous-traitant déterminant*

{Original Equipment Manufacturer, Privat Label Manufacturer Unangekündigtes Audit, Wichtiger Lieferant}

Die Begriffe «*Unterauftragnehmer von entscheidender Bedeutung*» und «*wichtiger Lieferant*» werden von der Empfehlung der EU-Kommission zu Audits und Bewertungen [Empfehlung der Kommission vom 24. September 2013 zu den Audits und Bewertungen, die von benannten Stellen im Bereich der Medizinprodukte durchgeführt werden (2013/473/EU) (ABl. L 253 vom 25. September 2013, S. 27)] in die Bekanntmachung des BMG zu unangekündigten Audits vom 13. Juni 2016 {148} übernommen.

Ihre Zuständigkeiten werden wie folgt angegeben:

«Der Unterauftragnehmer von entscheidender Bedeutung ist zuständig für die Verfahren zur Sicherstellung der Einhaltung der rechtlichen Anforderungen nach den RL 90/385/EWG, 93/42/EWG und 98/79/EG.

Wichtiger Lieferant ist ein Lieferant wesentlicher Produktebestandteile oder des gesamten Produkts»

Im Zusammenhang mit einer effektiven Umsetzung der Empfehlung wird im Sinne dieser Bekanntmachung unter einem Unterauftragnehmer von entscheidender Bedeutung/wichtiger Lieferant der Original Equipment Manufacturer (OEM), der im Auftrag eines Privat Label Manufacturer (PLM) produziert, verstanden.

Untersuchungsmaterial

EN: *Candidate material; Specimen*

FR: *Matériau candidat; Échantillon*

Teil A Nr. 3 RiliBÄK:
«Für Untersuchungszwecke einem zu Untersuchenden entnommenes oder von ihm ausgeschiedenes Körpermaterial (z. B. venöses Blut, Liquor cerebrospinalis, Punktatflüssigkeit, Gewebe, Urin, Stuhl) einschließlich eventueller Zusätze in einem geeigneten Behältnis»

Ununterbrochene Anwendungsdauer

EN: *Continous use*

FR: *Utilisation continue*

Anhang IX Abschnitt I Nr. 2.6 MDD:
«Bei der Berechnung der Dauer nach Kapitel I Abschnitt 1.1 bedeutet ununterbrochene Anwendung eine tatsächliche ununterbrochene Anwendung des Produkts gemäß seiner Zweckbestimmung. Wird die Anwendung eines Produkts unterbrochen, um das Produkt unverzüglich durch dasselbe oder ein identisches Produkt zu ersetzen, gilt dies als Fortführung der ununterbrochenen Anwendung des Produkts»

Der Begriff «*ununterbrochene Anwendung*» wird im Anhang IX Abschnitt II Nr. 2.6 MDD konkretisiert. Danach gilt auch eine Anwendung als nicht unterbrochen, wenn das Produkt durch dasselbe oder ein identisches Medizinprodukt ersetzt wird und die Anwendung unverzüglich fortgeführt wird.

V

Validierung

EN: *Validation*

FR: *Validation*

DIN EN ISO 9000 [DIN EN ISO 9000 (11.2015): Qualitätsmanagementsysteme – Grundlagen und Begriffe (ISO 9000:2015); Deutsche und Englische Fassung EN ISO 9000:2015; Beuth Verlag, Berlin]:
«*Validierung: Bestätigung durch Bereitstellung eines objektiven Nachweises, dass die Anforderungen für einen spezifischen beabsichtigten Gebrauch oder eine spezifische beabsichtigte Anwendung erfüllt worden sind*»

Mit anderen Worten: Unter Validierung ist der dokumentierte Nachweis zu verstehen, dass ein Medizinprodukt,

- das in einer Gesundheitseinrichtung zum Einsatz kommt, die Anforderungen des Betreibers und Anwenders erfüllt;
- das bei Patienten im Home-care Bereich zum Einsatz kommt, die Anforderungen des Arztes und des Patienten erfüllt.

Bezogen auf die Aufbereitung eines Medizinprodukts in einem Desinfektor/Sterilisator bedeutet die Validierung, dass die Wirksamkeit eines jeden Aufbereitungsprozesses dokumentiert wird und die Freigabe für die nächste Anwendung erst nach Bewertung der Dokumentation erfolgt.

Im Medizinprodukterecht werden Forderungen zur Validierung sowohl an Hersteller/Eigenhersteller als auch an Betreiber gestellt.

Hersteller/Eigenhersteller haben den Nachweis zu führen, dass jedes in Verkehr gebrachte Medizinprodukt sowohl die regulatorischen Anforderungen als auch die Anforderungen des Kunden erfüllt. Damit jedes Medizinprodukt diese Anforderungen erfüllen kann, kann ein Hersteller ein Qualitätssicherungssystem zum Beispiel gemäß Anhang II MDD einrichten und anwenden. Die harmonisierte Norm DIN EN ISO 13485 [DIN EN ISO 13485 (08.2016): Medizinprodukte – Qualitätsmanagementsysteme – Anforderungen für regulatorische Zwecke (ISO 13485:2016); Deutsche Fassung EN ISO 13485:2016, Beuth Verlag, Berlin] fordert hierzu beispielsweise die Validierung der Prozesse zur Produktion und zur Dienstleistungserbringung und die Entwicklungsvalidierung.

Weitere regulatorische Forderungen sind:

- Anhang I, 8.4. MDD:

«*In sterilem Zustand gelieferte Produkte müssen nach einem geeigneten, validierten Verfahren hergestellt und sterilisiert worden sein*»

>

- Anhang I, 12.1a MDD und Anhang 1, 9 AIMDD:

«Bei Produkten (Geräten), die Software enthalten oder bei denen es sich um medizinische Software an sich handelt, muss die Software entsprechend dem Stand der Technik validiert werden, wobei die Grundsätze des Software-Lebenszyklus, des Risikomanagements, der Validierung und Verifizierung zu berücksichtigen sind»

- Anhang VII, Abschnitt 3, fünfter Gedankenstrich MDD:

«Die technische Dokumentation muss die Bewertung der Konformität des Produkts mit den Anforderungen der Richtlinie ermöglichen. Sie enthält insbesondere:

- *[...] sofern die Produkte in sterilem Zustand in den Verkehr gebracht werden, eine Beschreibung der angewandten Verfahren und den Validierungsbericht;* [...]»

Der Betreiber wird in § 8 Abs. 1 MPBetreibV bei der Aufbereitung von bestimmungsgemäß keimarm oder steril zur Anwendung kommenden Medizinprodukten verpflichtet, diese unter Berücksichtigung der Angaben des Herstellers mit geeigneten validierten Verfahren durchzuführen. Dies gilt auch für Medizinprodukte, die vor der erstmaligen Anwendung desinfiziert oder sterilisiert werden.

Validierung eines Messverfahrens

EN: *Validation of a measurement method*

FR: *Validation d'une méthode de mesure*

Teil A Nr. 3 RiliBÄK:
«Objektiver Nachweis, dass die Anforderungen an das Messverfahren erfüllt werden.

Objektive Nachweise können durch Beobachtung, Messung, Test oder mit anderen Mitteln erbracht werden»

Validierung eines Untersuchungsergebnisses

EN: *Validation of an examination result*

FR: *Validation d'un résultat d'enquête*

Teil A Nr. 3 RiliBÄK:
«Sie setzt sich zusammen aus der technischen Validierung (Beurteilung der analytischen Qualität) und der medizinischen Validierung (Plausibilität), gegebenenfalls einschließlich der Bewertung der Übereinstimmung mit einer vom Anfordernden mitgeteilten Orientierungsdiagnose (u. a. Konstellationskontrolle)»

VDE – Verband der Elektrotechnik, Elektronik, Informationstechnik e. V.

EN: *VDE – Association for electrical, electronic & information technologies*

FR: (VDE – *Association technologie de l'électrique, de l'électronique & de l'information)*

«VDE – hinter diesen drei Buchstaben verbirgt sich einer der großen europäischen Verbände für Branchen und Berufe der Elektro- und Informationstechnik. Eine internationale Experten-Plattform für Wissenschaft, Normung und Produktprüfung – interdisziplinär, eng verflochten, und einmalig auf der Welt. Eine geballte Konzentration an Erfahrung, Marktkenntnissen und technologischem Know-how» [*www.vde.com/de/ueber-uns*]

Verantwortliche Organisation

EN: *Responsible organisation*

FR: *Organisme responsable*

{Betreiber}

DIN EN 60601-1 [DIN EN 60601-1 (12-2013); VDE 0750-1 (12-2013): Medizinische elektrische Geräte – Teil 1: Allgemeine Festlegungen für die Sicherheit einschließlich der wesentlichen Leistungsmerkmale (IEC 60601-1:2005 + Cor. :2006 + Cor. :2007 + A1:2012); Deutsche Fassung EN 60601-1:2006 + Cor. :2010 + A1:2013), Beuth Verlag, Berlin]:
«3.101 Verantwortliche Organisation
Einheit, die für den Gebrauch und die Instandhaltung eines medizinischen elektrischen Geräts oder eines medizinischen elektrischen Systems verantwortlich ist.

Anmerkung 1: Die verantwortliche Einheit kann ein Krankenhaus, ein praktizierender Arzt oder ein Laie sein. Bei der Anwendung zu Hause können der Patient, der Bediener und die verantwortliche Organisation ein und dieselbe Person sein.

Anmerkung 2: Ausbildung und Schulung sind im „Gebrauch" inbegriffen»

Verantwortliche Person für die Einhaltung der Regulierungsvorschriften

EN: *Person responsible for regulatory compliance (PRRC)*

FR: *Personne chargée de veiller au respect de la réglementation*

Innerhalb der MDR und der IVDR wird jeweils in Artikel 15 gefordert, dass jeder Hersteller von Medizinprodukten sowie jeder EU-Bevollmächtigte über eine für die Einhaltung der Regulierungsvorschriften verantwortliche Person ("Verantwortliche Person") verfügt. Diese muss der Organisation des Herstellers angehören, es sei denn der Hersteller verfügt über weniger als 50 Mitarbeiter und generiert weniger als 10 Millionen Euro Jahresumsatz. Dann ist eine dauerhafte und ständige Verfügung über eine solche Person ausreichend, ebenso wie bei Bevollmächtigten.

Die Verantwortliche Person ist für die Einhaltung der Konformität der Produkte von der Entwicklung über die Beobachtung im Markt bis zum Ende des Produktlebenszyklus sowie für die Einhaltung von Prozessen in Bezug auf das Qualitätsmanagementsystem verantwortlich. Im Einzelnen zählen zu den Aufgaben, dass die Konformität der Produkte vor der Freigabe in angemessener Weise gemäß dem Qualitätsmanagementsystem geprüft wird, die Technische Dokumentation und die EU-Konformitätserklärung erstellt und auf dem neuesten Stand gehalten werden und die Verpflichtungen zur Éberwachung nach dem Inverkehrbringen sowie die Vigilanzanforderungen gemäß MDR erfüllt werden. Bei klinischen Prüfungen hat die Verantwortliche Person sicherzustellen, dass die Erklärung über die Einhaltung der grundlegenden Sicherheits- und Leistungsanforderungen für die Prüfprodukte ausgestellt wurde.

Der Aufgabenbereich der Verantwortlichen Person ist somit wesentlich größer als der des bisherigen Sicherheitsbeauftragten für Medizinprodukte nach §30 MPG, den die Verantwortliche Person ersetzen wird. Die einzelnen Aufgaben der Verantwortlichen Person können auf mehrere Personen im Unternehmen aufgeteilt werden.

Um für diese Funktion qualifiziert zu sein, werden Anforderungen an das notwendige Fachwissen gestellt. Dieses umfasst bei Herstellern von Medizinprodukten, die keine Sonderanfertigungen sind, ein abgeschlossenes Hochschulstudium in Recht, Medizin, Pharmazie, Ingenieurwesen oder einem anderen relevanten wissenschaftlichen Fachbereich sowie mindestens ein Jahr Berufserfahrung in Regulierungsfragen oder Qualitätsmanagementsystemen im Zusammenhang mit Medizinprodukten oder ohne abgeschlossenes Studium mindestens vier Jahre Berufserfahrung in den genannten Bereichen.

Verantwortlicher für das erstmalige Inverkehrbringen

EN: *Person responsible for the first placing on the market*

FR: *Personne responsable pour la mise des dispositifs sur le marché*

{Inverkehrbringen}

Der § 5 MPG verlangt, dass entweder

- der Hersteller eines Medizinprodukts oder – falls dieser nicht seinen Sitz im EWR hat –
- sein Bevollmächtigter oder
- der Einführer – wenn das Medizinprodukt nicht unter der Verantwortung des Bevollmächtigten in den EWR eingeführt wird –

verantwortlich ist für das erstmalige Inverkehrbringen eines Medizinprodukts im EWR.

Zu den Pflichten des Verantwortlichen für das erstmalige Inverkehrbringen gehört

- die Verantwortung im Sinne der Produzentenhaftung,
- die Verantwortung für den vom Hersteller dem Produkt zugewiesenen Verwendungszweck gemäß § 3 Nr. 1 MPG,
- die CE-Kennzeichnung des Medizinprodukts und die damit verbundene Verantwortung bezüglich der Aussage im Hinblick auf die Konformität mit den Grundlegenden Anforderungen,
- die Verantwortung für die Vollständigkeit der Produktinformation, insbesondere der in der Gebrauchsanweisung gegebenen Informationen,
- die Verantwortung, dass das Medizinprodukt die Anforderungen des MPG sowie die zugehörigen nationalen und ggf. europäischen Verordnungen, die das Inverkehrbringen betreffen – einschließlich der Durchführung von notwendigen korrektiven Maßnahmen im vollen Umfang erfüllt.

Verantwortung des Zentrallabors

EN: *Responsibility of the central laboratory*

FR: *Responsabilité du laboratoire central*

{Zentrallabor}

Teil A Nr. 3 RiliBÄK:
«*Verantwortung bedeutet in diesem Zusammenhang Anleitung und Aufsicht. Bezogen auf die patientennahe Sofortdiagnostik bedeutet „in Verantwortung des Zentrallabors", dass das Zentrallabor die richtlinienkonforme Durchführung der internen Qualitätssicherung in den einzelnen Organisationseinheiten der Einrichtung überwacht.*

Verantwortung bedeutet nicht, dass die Kontrollprobenmessungen und ihre Bewertung von Mitarbeitern des Zentrallabors durchgeführt werden»

Verbände der Medizinprodukte-Industrie

EN: *Associations of the medical devices industry*

FR: *Fédérations représentant l'industrie des dispositifs médicaux*

In der Bundesrepublik Deutschland sind u. a. folgende Verbände tätig, die die Interessen der Medizinprodukte-Industrie vertreten. Angabe der Verbände in alphabetischer Reihenfolge:

- Bundesverband der Arzneimittel-Hersteller e. V. – BAH
  Friedrichstr. 134
  10117 Berlin
  (*www.bah-bonn.de*)
- Bundesverband der Pharmazeutischen Industrie e. V. – BPI
  Friedrichstraße 148

10117 Berlin
(*www.bpi.de*)

- BVMed – Bundesverband Medizintechnologie e. V.
  Reinhardtstr. 29b
  10117 Berlin
  (*www.bvmed.de*)
- SPECTARIS – Deutscher Industrieverband für optische, medizinische und mechatronische Technologien e. V.
  Werderscher Markt 15.10117 Berlin
  (*www.spectaris.de*)
- Verband der Deutschen Dental-Industrie e. V. – VDDI
  Aachener Straße 1053-1055
  50858 Köln
  (*www.vddi.de*)
- VDGH – Verband der Diagnostica-Industrie e. V.
  Neustädtische Kirchstr. 8
  10117 Berlin
  (*www.vdgh.de*)
- ZVEI – Zentralverband Elektrotechnik- und Elektronikindustrie e. V.
  Fachverband Elektromedizinische Technik
  Lyoner Straße 9
  60528 Frankfurt
  (*http://www.zvei.org*)

Verbesserung

EN: *Improvement*

FR: *Amélioration*

{Instandsetzung, Instandhaltung}

DIN 31051 [DIN 31051 (09.2012): Grundlagen der Instandhaltung; Beuth Verlag, Berlin]:
«*Kombination aller technischen und administrativen Maßnahmen sowie Maßnahmen des Managements zur Steigerung der Zuverlässigkeit und/oder Instandhaltbarkeit und/oder Sicherheit einer Einheit, ohne die von ihr geforderte Funktion zu ändern*»

Werden durch eine Verbesserung die wesentlichen konstruktiven und funktionellen Merkmale des Medizinprodukts geändert, so muss das Medizinprodukt nach der Instandsetzung sinngemäß den Beschaffenheitsanforderungen (zutreffende Grundlegende Anforderungen) von § 6 Abs. 2 MPG entsprechen. Diese wesentliche Änderung des Medizinprodukts steht der Herstellung eines Medizinprodukts gleich – das geänderte Medizinprodukt wird im Sinne von § 3 Nr. 11 lit. c) MPG erneut in den Verkehr gebracht.

Verfahren

EN: *Procedure*

FR: *Procédure*

Im Zusammenhang mit Qualitätssicherung ist ein Verfahren ein Dokument, das den Weg beschreibt, um eine Tätigkeit oder einen Prozess auszuführen.

Ein Verfahren enthält üblicherweise den Zweck und den Anwendungsbereich einer Tätigkeit oder eines Prozesses:

- Was muss getan werden durch wen, wann, wo?
- Wie muss es getan werden?
- Welche Ressourcen müssen genutzt werden?
- Wie muss dies gelenkt und dokumentiert werden?

Verfalldatum

EN: *Expiry date*

FR: *Date de péremption*

§ 4 Abs. 1 Nr. 2 MPG
«*Es ist verboten, Medizinprodukte in den Verkehr zu bringen, zu errichten, in Betrieb zu nehmen, zu betreiben oder anzuwenden, wenn [. . .]*

2. das Datum abgelaufen ist, bis zu dem eine gefahrlose Anwendung nachweislich möglich ist»

Dieses Datum ist entsprechend Anhang I Nr. 13.3 lit. e) MDD ggf. bei neuen Medizinprodukten vom Hersteller festzulegen.

Verifizierung

EN: *Verification*

FR: *Vérification*

{Spezifikation}

DIN EN ISO 9000 [DIN EN ISO 9000 (11.2015): Qualitätsmanagementsysteme – Grundlagen und Begriffe (ISO 9000:2015); Deutsche und Englische Fassung EN ISO 9000:2015; Beuth Verlag, Berlin]
«*Bestätigung durch Bereitstellung eines objektiven Nachweises, dass Anforderungen erfüllt werden*»

Mit anderen Worten: Durch Verifizierung wird bestätigt und dokumentiert, dass beispielsweise die Spezifikation für ein Medizinprodukt richtig realisiert ist. Das Medizinprodukt erfüllt die in der Spezifikation festgelegten Anforderungen.

Verkehr mit Medizinprodukten

EN: *Trade in medical devices*

FR: *Circulation des dispositifs médicaux*

Der Zweck des MPG – den Verkehr mit Medizinprodukten zu regeln – hat zwei wesentliche Aspekte:

- Schaffung der Voraussetzungen für einen freien Warenverkehr innerhalb des EWR und
- Schaffung der Voraussetzungen für einen geordneten Verkehr der Medizinprodukte von ihrer Herstellung über den gesamten Vertriebsweg bis hin zum Anwender bzw. Verwender.

Unter dem Begriff «*Verkehr mit Medizinprodukten*» im Sinne des MPG wird mehr subsumiert als nur die Maßnahmen im Zusammenhang mit dem erstmaligen Inverkehrbringen. Auch die dem erstmaligen Inverkehrbringen vor- und nachgeschalteten Tätigkeiten sind geregelt. Der Verkehr mit Medizinprodukten umfasst u. a.:

- Herstellung
  - Entwicklung,
  - Erprobung,
  - Fertigung,
  - Qualitätsmanagement,
  - klinische Bewertung,
  - gegebenenfalls klinische Prüfung,
  - Risikobewertung,
  - Bewertung der Gebrauchstauglichkeit,
  - Konformitätsbewertung,
  - Kennzeichnung,
  - Verpackung,
- Ausstellung (Aufstellung, Vorführung),
- Inverkehrbringen (Überlassung an einen Anderen),
- Errichten (Zusammenbau, Installation beim Betreiber),
- Einweisen,
- Betreiben (Bereithaltung zur Nutzung durch den Anwender),
- Anwenden bzw. Verwenden (Nutzung am, für oder durch den Patienten).

Verletzung

EN: *Injury*

FR: *Blessure*

{Krankheit}

Verordnung (EG)

EN: *Regulation (EC)*

FR: *Règlement(CE)*

{Verordnung (EU)}

Verordnung (EG) Nr. 765/2008

EN: *Regulation (EC) No. 765/2008*

FR: *Règlement (CE) no. 765/2008*

{Akkreditierungsstellengesetz, Verordnung (EU)}

Verordnung (EG) Nr. 765/2008 des Europäischen Parlaments und des Rates vom 9. Juli 2008 über die Vorschriften für die Akkreditierung und Marktüberwachung im Zusammenhang mit der Vermarktung von Produkten und zur Aufhebung der Verordnung (EWG) Nr. 339/93 des Rates (ABl. L 218 vom 13. August 2008, S. 30).

Diese Verordnung ist am 2. September 2008 in Kraft getreten und seit dem 1. Januar 2010 anzuwenden. Das Akkreditierungsstellengesetz basiert auf dieser Verordnung.

Verordnung (EU)

EN: *Regulation (EU)*

FR: *Règlement (UE)*

«Höchste Form der europäischen Gesetzgebung; gilt unmittelbar in jedem Mitgliedstaat, bedarf keiner Umsetzung durch nationale Gesetzgeber; steht im Konfliktfall über den nationalen Gesetzen, z. B. Datenschutz-Grundverordnung, Medizinprodukte-Verordnung.» [Glossar zur Europäischen Gesundheitspolitik, GKV-Spitzenverband *https://www.gkv-spitzenverband.de/media/dokumente/presse/presse_themen/europa_grundsatzpositionen/161014_Glossar_Europa_web_barrierefrei.pdf*])

Hiermit wird ausgeschlossen, dass von einem Mitgliedstaat Modifikationen vorgenommen werden.

Verordnung (EU) Nr. 722/2012

EN: *Regulation (EU) No. 722/2012*

FR: *Règlement (UE) no. 722/2012*

{Verordnung (EU)}

Verordnung (EU) Nr. 722/2012 der Kommission vom 8. August 2012 über besondere Anforderungen betreffend die in der RL 90/385/EWG bzw. 93/42/EWG des Rates festgelegten Anforderungen an unter Verwendung von Gewebe tierischen

Ursprungs hergestellte aktive implantierbare medizinische Geräte und Medizinprodukte (ABl. L 212 vom 9. August 2012, S. 3)

Mit Artikel 8 dieser Verordnung wird die RL 2003/32/EG bezüglich der in der RL 93/42/EWG des Rates festgelegten Anforderungen an unter Verwendung von Gewebe tierischen Ursprungs hergestellte Medizinprodukte mit Wirkung zum 29. August 2013 aufgehoben. Verweise auf die RL 2003/32/EG gelten als Verweise auf die Verordnung (EU) Nr. 722/2012.

Diese Verordnung ist am 29. August 2012 in Kraft getreten und ist seit dem 29. August 2013 anzuwenden. Sie ist unmittelbar geltendes nationales Recht.

Entsprechend sind die §§ 6 und 10 MPV faktisch gegenstandslos geworden. Die RL 2003/32/EG, die Grundlage für die §§ 6 und 10 MPV ist, wurde durch Artikel 8 der Verordnung (EU) Nr. 722/2012 mit Wirkung vom 29. August 2013 aufgehoben. Es wurde jedoch ausdrücklich festgestellt, dass Verweise auf die aufgehobene RL als Verweise auf die Verordnung (EU) Nr. 722/2012 gelten.

Mit der Zweiten Verordnung zur Änderung medizinprodukterechtlicher Vorschriften vom 27. September 2016 (BGBl. I S. 2203) wurden die nationalen Vorschriften in den §§ 6 und 10 MPV aufgehoben. Die besonderen Anforderungen bei der Verwendung von Gewebe tierischen Ursprungs sind jetzt als Verweis auf die Verordnung (EU) Nr. 722/2012 in § 4 Abs. 5 MPV und § 10 Abs. 10 MPV enthalten.

Verordnung (EU) Nr. 1025/2012

EN: *Regulation (EU) No 1025/2012*

FR: *Règlement (UE) no 1025/2012*

Die Umsetzung der Verordnung (EU) Nr. 1025/2012 [Verordnung (EU) Nr. 1025/2012 des Europäischen Parlaments und des Rates vom 25. Oktober 2012 zur europäischen Normung, zur Änderung der Richtlinien 89/686/EWG und 93/15/EWG des Rates sowie der Richtlinien 94/9/EG, 94/25/EG, 95/16/EG, 97/23/EG, 98/34/EG, 2004/22/EG, 2007/23/EG, 2009/23/EG und 2009/105/EG des Europäischen Parlaments und des Rates und zur Aufhebung des Beschlusses 87/95/EWG des Rates und des Beschlusses Nr. 1673/2006/EG des Europäischen Parlaments und des Rates (ABl. L 316 vom 14. November 2012, S. 12), geändert durch Richtlinie (EU) 2015/1535 des Europäischen Parlaments und des Rates vom 9. September 2015 (ABL. L 241 vom 17.09.2015, S. 1)] ist die seit 1. Januar 2013 in Kraft getretene rechtliche Grundlage für die Normung in den EU-Mitgliedstaaten. Diese Verordnung enthält Vorschriften für die Zusammenarbeit zwischen Europäischen Normungsorganisationen, nationalen Normungsorganisationen, den Mitgliedstaaten und der Kommission für die Erarbeitung von Europäischen Normen und Dokumenten der Europäischen Normung.

Verordnung (EU) Nr. 2017/745

EN: *Regulation (EU) No 2017/745*

FR: *Règlement (UE) no 2017/745*

Die Verordnung (EU) Nr. 2017/745 des Europäischen Parlaments und des Rates über Medizinprodukte, zur Änderung der Richtlinie 2001/83/EG, der Verordnung (EG) Nr. 178/2002 und der Verordnung (EG) Nr. 1223/2009 und zur Aufhebung der Richtlinien 90/385/EWG und 93/42/EWG des Rates vom 5. April 2017 ist am 5. Mai 2017 im Amtsblatt der Europäischen Union Nr. L 117, Seite 1 veröffentlicht worden.

Diese Verordnung (EU) tritt nach Artikel 123 Abs. 1 MDR am 26. Mai 2017 in Kraft und ist ab dem 26. Mai 2021 grundsätzlich anzuwenden, es sei denn, dass Artikel 123 MDR abweichende Termine nennt, wie beispielsweise für:

- die Anforderungen an Benannte Stellen,
- das Datenbanksystem EUDAMED, falls EUDAMED am 26. Mai 2021 (noch) nicht voll funktionsfähig ist,
- für bestimmte Anforderungen an implantierbare Medizinprodukte und Medizinprodukte der Klasse I, IIa, IIb und III.

Die Übergangsbestimmungen sind geregelt in Artikel 120 MDR. Die folgende Auflistung von Übergangsbestimmungen ist nur beispielhaft und somit nicht vollständig.

- Medizinprodukte, die vor dem 26. Mai 2021 rechtmäßig entsprechend den Richtlinien 90/385/EWG und 93/42/EWG in den Verkehr gebracht wurden und die den in Artikel 120 Abs. 3 MDR genannten Voraussetzungen entsprechen, dürfen noch bis zum 27. Mai 2025 weiter auf dem Markt bereitgestellt oder in Betrieb genommen werden (vgl. Artikel 120 Abs. 4 MDR).
- In Artikel 120 Abs. 2 MDR ist geregelt, dass Bescheinigungen, die von einer Benannten Stelle nach dem Inkrafttreten dieser Verordnung – dem 25. Mai 2017 – gemäß den Richtlinien 90/385/EWG und 93/42/EWG ausgestellt werden, ihre Gültigkeit bis zum Ende des darin angegebenen Zeitraums behalten, der jedoch fünf Jahre ab der Ausstellung der Bescheinigung nicht überschreiten darf. Diese Bescheinigungen verlieren jedoch – unabhängig von ihrer Gültigkeitsdauer – spätestens am 27. Mai 2024 ihre Gültigkeit – also vier Jahre nach dem in Artikel 123 Abs. 2 MDR geregelten Ende der Übergangsregelung.
- In Artikel 120 Abs. 5 MDR wird festgestellt, dass Medizinprodukte, die dieser neuen Verordnung (EU) Nr. 2017/745 entsprechen, vor dem 26. Mai 2021 in Verkehr gebracht werden können.
- Klinische Prüfungen, die gemäß Artikel 10 der Richtlinie 90/385/EWG bzw. Artikel 15 der Richtlinie 93/42/EWG vor dem 26. Mai 2021 begonnen wurden, dürfen entsprechend weitergeführt werden. Die in der neuen Verordnung (EU) Nr. 2017/745 Anforderungen an Meldungen bezüglich schwerwiegender un-

erwünschter Ereignisse und von Produktmängeln sind dabei ab dem 26. Mai 2021 zu beachten.

Verordnung (EU) Nr. 2017/746

EN: *Regulation (EU) No 2017/746*

FR: *Règlement (UE) no 2017/746*

Die Verordnung (EU) Nr. 2017/746 des Europäischen Parlaments und des Rates über In-vitro-Diagnostika und zur Aufhebung der Richtlinien 98/79/EG und des Beschlusses 2010/227/EU der Kommission vom 5. April 2017 ist am 5. Mai 2017 im Amtsblatt der Europäischen Union Nr. L 117, Seite 176 veröffentlicht worden.

Diese Verordnung (EU) tritt nach Artikel 113 Abs. 1 IVDR am 26. Mai 2017 in Kraft und ist ab dem 26. Mai 2022 grundsätzlich anzuwenden, es sei denn, dass Artikel 113 IVDR abweichende Termine nennt, wie beispielsweise für:

- die Anforderungen an Benannte Stellen,
- das Datenbanksystem EUDAMED, falls EUDAMED am 26. Mai 2022 (noch) nicht voll funktionsfähig ist,
- für bestimmte Anforderungen an In-vitro-Diagnostika der Klasse A, B, C und D.

Die Übergangsbestimmungen sind geregelt in Artikel 110 IVDR. Die folgende Auflistung von Übergangsbestimmungen ist nur beispielhaft und somit nicht vollständig.

- In-vitro-Diagnostika, die vor dem 26. Mai 2022 rechtmäßig entsprechend der Richtlinie 98/79/EG in den Verkehr gebracht wurden und die den in Artikel 110 Abs. 3 IVDR genannten Voraussetzungen entsprechen, dürfen noch bis zum 27. Mai 2025 weiter auf dem Markt bereitgestellt oder in Betrieb genommen werden (Artikel 110 Abs. 4 IVDR).
- In Artikel 110 Abs. 2 MDR ist geregelt, dass Bescheinigungen, die von einer Benannten Stelle nach dem Inkrafttreten dieser Verordnung – dem 25. Mai 2017 – gemäß der Richtlinie 98/79/EG ausgestellt werden, ihre Gültigkeit bis zum Ende des darin angegebenen Zeitraums behalten, außer im Fall von Bescheinigungen gemäß Anhang VI der Richtlinie 98/79/EG, die spätestens am 27. Mai 2014 ihre Gültigkeit verlieren.
  Die von Benannten Stellen nach dem 25. Mai 2017 auf der Grundlage der Richtlinie 98/79/EG ausgestellten Prüfbescheinigungen verlieren – unabhängig von ihrer Gültigkeitsdauer – am 27. Mai 2014 ihre Gültigkeit.
- In Artikel 110 Abs. 5 IVDR wird festgestellt, dass In-vitro-Diagnostika, die dieser neuen Verordnung (EU) Nr. 2017/746 entsprechen, vor dem 26. Mai 2022 in Verkehr gebracht werden können.

Verordnung (EU) über In-vitro-Diagnostika

EN: *Regulation on in vitro diagnostic medical devices*

FR: *Règlement relatif aux dispostifs médicaux de diagnostic in vitro*

{Verordnung (EU) Nr. 2017/746}

Verordnung (EU) über Medizinprodukte

EN: *Regulation on medical devices*

FR: *Règlement relatif aux dispostifs médicaux*

{Verordnung (EU) Nr. 2017/745}

Verschleißteil

EN: *Wear part*

FR: *Pièce d'usure*

Verschleißteile sind Teile, die bei bestimmungsgemäßer Verwendung aufgebraucht werden und somit entsprechend der Medizinproduktenutzung rechtzeitig vor ihrem endgültigen Versagen ausgewechselt werden müssen.

Verwendung

EN: *Use*

FR: *Utilisation*

{Anwendung}

Verwendung ist die Nutzung eines Medizinprodukts entsprechend der Zweckbestimmung des Herstellers/Eigenherstellers

- durch den Patienten (z. B. Gehhilfen, Rollstuhl, Brille, Hörhilfe) oder
- durch einen Dritten – aber für den Patienten (z. B. Verbandmaterial).

Der Begriff «*Verwendung*» wird nicht ausdrücklich im Zusammenhang mit der Festlegung des Anwendungsbereiches des MPG (§ 2 Abs. 1 MPG) benannt, ist jedoch durch seine häufige Nutzung – insbesondere im Zusammenhang mit dem Begriff «*Anwendung*» – zumindest indirekt in den Handlungs-Anwendungsbereich des MPG mit einzubeziehen.

Verwendungsfertiges Produkt

EN: *Product ready for use*

FR: *Produit prêt à l'emploi*

{Medizinprodukt}

Obwohl das MPG nicht explizit in der Definition «*Medizinprodukt*» von verwendungsfertigen Produkten spricht, darf unterstellt werden, dass es sich bei Medizinprodukten im Allgemeinen um verwendungsfertige Produkte handelt. Die vorausgesetzte medizinische Nutzung kann im Allgemeinen nur bei verwendungsfertigen Produkten sinnvoll angegeben werden.

Verwendungsfertig in diesem Zusammenhang unterstellt dabei aber keinesfalls, dass das Medizinprodukt bereits für eine unmittelbare Anwendung vorbereitet ist. Es können noch Maßnahmen des Betreibers bzw. Anwenders erforderlich sein, wie beispielsweise Installation, Konfiguration elektronischer Geräte, anwendungsbezogene Modifikationen oder Anpassungen, Zusammenbau, Sterilisation von unsteril gelieferten Medizinprodukten.

Die Verwendungsfähigkeit ist kein Kriterium dafür, ob ein Produkt nach den Vorschriften des MPG eigenständig in den Verkehr gebracht werden kann oder nicht. Einmalartikel oder Zubehör, die üblicherweise gesondert beschafft und bei bestimmungsgemäßer Verwendung des Grundgerätes hinzugefügt werden müssen (Infusionsbesteck, EKG-Elektroden, Atemschlauchsystem, etc.) sind eigenständige Medizinprodukte und unterliegen somit denselben Anforderungen bezüglich des Inverkehrbringens wie das eigentliche Grundgerät.

Verwendungszweck

EN: *Intended purpose*

FR: *Utilisation prévue*

{Anwendungsbeschränkung, Zweckbestimmung}

Der Begriff «*Verwendungszweck*» kommt im § 19 MPG zweimal zur Anwendung, ohne im MPG definiert zu werden. Folgt man den Begriffsbestimmungen in § 2 Nr. 5 ProdSG, so lässt sich für den Verwendungszweck eines Medizinprodukts sinngemäß folgende Definition angeben:

«*[...] bestimmungsgemäße Verwendung:*

a) *die Verwendung, für die ein Medizinprodukt nach den Angaben derjenigen Person, die es in den Verkehr bringt, vorgesehen ist oder*
b) *die übliche Verwendung, die sich aus der Bauart und der Ausführungsform des Medizinprodukts ergibt. Mit anzugeben hat der Hersteller die Patientengruppe, für die das Medizinprodukt vorgesehen ist, die Umgebungsbedingungen, in denen das Medizinprodukt zum Einsatz kommen kann und die zu beachtenden Anwendungsbeschränkungen*»

Zur Erfüllung der Grundlegenden Anforderung Anhang I, Nr. 1 MDD ist auch «*eine weitestgehende Verringerung der durch Anwendungsfehler bedingten Risiken aufgrund der ergonomischen Merkmale des Produkts und der Umgebungsbedingungen, in denen das Produkt eingesetzt werden soll*» sicherzustellen.

Bei der Risikoanalyse und Risikobewertung, die die klinische Anwendung des Medizinprodukts beinhaltet, sind vom Hersteller/Eigenhersteller diese Fälle zu behandeln, um nicht akzeptable Risiken auszuschließen.

Vergleicht man den in § 3 Nr. 10 MPG definierten Begriffe «*Zweckbestimmung*» mit dem in § 19 Abs. 1 MPG verwendeten Begriff «*Verwendungszweck*», so ergeben sich keine nennenswerten Unterschiede.

Vigilanzsystem für Medizinprodukte

EN: *Vigilance system for medical devices*

FR: *Système de matériovigilance*

{Medizinprodukte-Beobachtungs- und -Meldesystem}

Virustypisierungstest

EN: *Virus typing assay*

FR: *Test de typage du virus*

Gemeinsame technische Spezifikationen für In-vitro-Diagnostika, Anhang Nr. 2 [Entscheidung der Kommission 2009/886/EG vom 27. November 2009 zur Änderung der Entscheidung 2002/364/EG über Gemeinsame Technische Spezifikationen für In-vitro-Diagnostika (ABl. L 318 vom 4. Dezem-ber 2009, S. 25)]: «*Bei einem Virustypisierungstest handelt es sich um einen Test, der zur Typisierung mithilfe bereits als positiv bekannter Proben, nicht aber zur Primärdiagnose einer Infektion oder zu Screeningzwecken eingesetzt wird*»

Vorkommnis

EN: *Incident*

FR: *Incident*

{Produktmangel, Unerwünschtes Ereignis, Schwerwiegende Gefahr für die öffentliche Gesundheit, Schwerwiegendes unerwünschtes Ereignis, Schwerwiegende Verschlechterung des Gesundheitszustands, Schwerwiegendes Vorkommnis}

§ 2 Nr. 1 MPSV:
«*Vorkommnis ist eine Funktionsstörung, ein Ausfall, eine Änderung der Merkmale oder der Leistung oder eine unsachgemäße Kennzeichnung oder Gebrauchsanweisung eines Medizinproduktes, die oder der unmittelbar oder mittelbar zum Tod oder zu einer schwerwiegenden Verschlechterung des Gesundheitszustands eines Patienten, eines Anwenders oder einer anderen Person geführt hat, geführt haben könnte oder führen könnte; als Funktionsstörung gilt auch ein Mangel der Gebrauchstauglichkeit, der eine Fehlanwendung verursacht*»

Artikel 2 Nr. 64 MDR:
«„Vorkommnis" bezeichnet eine Fehlfunktion oder Verschlechterung der Eigenschaften oder Leistung eines bereits auf dem Markt bereitgestellten Produkts, einschließlich Anwendungsfehlern aufgrund ergonomischer Merkmale, sowie eine Unzulänglichkeit der vom Hersteller bereitgestellten Informationen oder eine unerwünschte Nebenwirkung»

Artikel 2 Nr. 67 IVDR:
«„Vorkommnis" bezeichnet eine Fehlfunktion oder Verschlechterung der Eigenschaften oder Leistung eines bereits auf dem Markt bereitgestellten Produkts, einschließlich Anwendungsfehlern aufgrund ergonomischer Merkmale, sowie eine Unzulänglichkeit der vom Hersteller bereitgestellten Informationen oder einen Schaden infolge einer medizinischen Entscheidung oder einer Maßnahme, die auf der Grundlage der von dem Produkt gelieferten Informationen oder Ergebnisse getroffen bzw. nicht getroffen wurde»

Vorrichtung

EN: *Appliance*

FR: *Equipement*

§ 3 Nr. 1 MPG:
«Medizinprodukte sind alle einzeln oder miteinander verbunden verwendete [...], Vorrichtungen, [...], die vom Hersteller zur Anwendung für Menschen mittels ihrer Funktion zum Zwecke [...] zu dienen bestimmt sind und deren bestimmungsgemäße Hauptwirkung im oder am menschlichen Körper weder durch pharmakologisch oder immunologisch wirkende Mittel noch durch Metabolismus erreicht wird, deren Wirkungsweise aber durch solche Mittel unterstützt werden kann»

Gemäß Duden ist unter «*Vorrichtung*» ein für einen bestimmten Zweck, für eine bestimmte Funktion hergestelltes Hilfsmittel zu verstehen. Im Hinblick auf das MPG muss ein Zweck gemäß § 3 Nr. 1 MPG vorliegen und die Hauptwirkung darf nicht pharmakologisch, nicht metabolisch oder nicht immunologisch sein.

Beispiele für Vorrichtungen sind:

- Vorrichtung zum Lagern eines Patienten: OP-Tisch, Patientenliege, Untersuchungsliege, Zahnarztstuhl;
- Vorrichtung zur Aufnahme von Medizinprodukten: Deckenversorgungseinheit, Deckenampel, Schienensystem, Infusionsständer, Monitorträger;
- Vorrichtung zum Gasaustausch: Oxygenator, ECMO (extrakorporale Membranoxygenierung) Vorrichtung;
- Vorrichtung zum Messen der Atemgaskonzentration: Sauerstoffmessgerät, CO_2-Messgerät, Narkosegasmittelmessgerät;
- orthopädische Vorrichtung: Orthese, Prothese.

W

Wartung

EN: *Maintenance*

FR: *Entretien*

{Inspektion, Instandhaltung, Instandsetzung}

DIN 31051 [DIN 31051 (09.2012): Grundlagen der Instandhaltung; Beuth Verlag, Berlin]:
«Maßnahmen zur Verzögerung des Abbaus des vorhandenen Abnutzungsvorrats»

Die Wartung ist eine wesentliche Maßnahme zur Vermeidung technisch bedingter Störungen. Eine periodische Durchführung verbessert die Zuverlässigkeit eines medizinisch-technischen Geräts und ist somit eine wesentliche Voraussetzung zur Erhaltung der Funktions- und Betriebssicherheit.

Maßnahmen der Wartung umfassen u. a:

- Erstellen eines Wartungsplanes, der auf die spezifischen Belange des jeweiligen Betriebes oder der betrieblichen Anlage abgestellt ist und hierfür verbindlich gilt;
- Vorbereitung der Durchführung;
- Durchführung;
- Funktionsprüfung;
- Rückmeldung.

«Wartung ist ein Teilaspekt der präventiven Instandhaltung nach DIN EN 13306» [siehe DIN 31051]

Wechselseitige Beeinflussung

EN: *Mutual interaction*

FR: *Influences réciproques*

{Gerätekombination, Klinische Bewertung, Medizinprodukteberater}

Wechselseitige Beeinflussung ist der unerwünschte Einfluss, den

- Medizinprodukte oder
- Medizinprodukte und andere Gegenstände oder
- Medizinprodukte und Arzneimittel

bei ihrer der Zweckbestimmung entsprechenden Verwendung untereinander ausüben.

Dieser Begriff wird in den RL weder definiert noch verwendet. Im § 31 MPG wird dieser Begriff im Zusammenhang mit den Aufgaben des Medizinprodukteberaters und den zu meldenden Ereignissen im Rahmen des Medizinprodukte-Beobachtungs- und -Meldesystems benutzt.

Im § 29 MPG wird dieser Begriff in Verbindung mit den enumerativ gelisteten auftretenden Risiken genannt.

Weltgesundheitsorganisation

EN: *World Health Organization, WHO*

FR: *Organisation mondiale de la Santé, OMS*

Die Weltgesundheitsorganisation (WHO) ist im Rahmen der Vereinten Nationen für die öffentliche Gesundheit zuständig. Sie wurde 1948 mit dem Ziel gegründet, für alle Völker das höchstmögliche Gesundheitsniveau zu erreichen. Mit ihren 194 Mitgliedstaaten ist die WHO federführend in globalen Gesundheitsfragen und in der Gestaltung der Forschungsagenda für Gesundheit, im Aufstellen von Normen und Standards und in der Formulierung evidenzbasierter Grundsatzoptionen. [*www.euro.who.int/de/home*.]

Wesentliche Änderung

EN: *Substantial modification*

FR: *Modification essentielle*

{Inverkehrbringen}

1. QM-System

Anhang 2 Abschnitt 3 und 4 AIMDD, Anhang II Abschnitt 3 und 4 MDD

Wesentliche Änderungen des QM-Systems sind Änderungen, die die Konformität des QM-Systems mit den regulatorischen Anforderungen des MPG, der entsprechenden europäischen RL oder der entsprechenden harmonisierten Norm DIN EN ISO 13485 [DIN EN ISO 13485 (08.2016): Medizinprodukte – Qualitätsmanagementsysteme – Anforderungen für regulatorische Zwecke (ISO 13485:2016); Deutsche Fassung EN ISO 13485:2016, Beuth Verlag, Berlin] in Frage stellen, beispielsweise:

- neuer Eigentümer,
- Ausweitung der Entwicklungs- und/oder Fertigungsüberwachung,
- Hinzufügen eines weiteren Subsystems zu dem QM-System,
- Zusammenlegen von Entwicklungs- und/oder Fertigungsstellen,
- neue Entwicklungs- und/oder Fertigungsstellen,
- wesentliche Veränderungen in Spezialprozessen (z. B. Änderung des Sterilisationsverfahrens) und/oder in Herstellungstechnologien,

- wesentliche personelle Veränderungen, die einen Einfluss auf die Wirksamkeit des QM-Systems und/oder die Einhaltung regulatorischer Anforderungen haben,
- Veränderung der im Zertifikat zum QM-System aufgeführten, in die Genehmigung eingeschlossenen Medizinprodukte/Medizinprodukte-Kategorien.

Der Hersteller hat die Benannte Stelle über wesentliche Änderungen des QM-Systems zu informieren.

2. Medizinprodukt

Wesentliche Änderungen des Medizinprodukts sind Änderungen, die die Konformität des Medizinprodukts mit den Anforderungen des MPG oder den zutreffenden Grundlegenden Anforderungen der entsprechenden europäischen RL in Frage stellen.

Wesentliche Änderungen eines Medizinprodukts sind auch verbunden mit einer Änderung

- der medizinischen Zweckbestimmung,
- der sicherheitstechnischen Eigenschaften,
- der technischen Leistung und/oder
- der medizinischen Leistung.

Wesentliche Änderungen führen zu einer neuen Konformitätsbewertung des Medizinprodukts.

Zu wesentlichen Änderungen eines Medizinprodukts zählen beispielsweise:

- Einsatz neuer Werkstoffe bei Implantaten,
- Einsatz neuer Technologien – beispielsweise der Nanotechnologie.

Wesentliche Änderungen eines Medizinprodukts sind nur dann der Benannten Stelle zu melden, wenn diese im Rahmen des Konformitätsbewertungsverfahrens in Produktprüfungen involviert war. Dies trifft beispielsweise bei der AIMDD auf alle Produkte zu und bei der MDD auf Designauslegungsprüfungen nach Anhang II Nr. 4 (Produkte der Klasse III) und EG-Baumusterprüfungen nach Anhang III (Produkte der Klasse III oder IIb).

Hinzuweisen ist auf die Empfehlung der Notified-Body Gruppe NB-MED 2.5.2 Rec. 2 – Rev. 7: Reporting of design changes and changes of the quality system [Recommendation NB-MED/2.5.2/Rec2 Rev. 8, November 2008: Reporting of design changes and changes of the quality system; *www.team-nb.org/wp-content/uploads/2015/05/documents2012andolders/Approved_NB-MED_2_5_2_rec_2_november_2008.pdf*].

Empfohlen wird jedem Hersteller in einer Verfahrensanweisung festzulegen, welche wesentlichen Änderungen im Hinblick auf das genehmigte Qualitätssystem und die im Zertifikat aufgeführten Medizinprodukte/Medizinprodukte-Kategorien zu melden sind.

3. Klinische Prüfung

In § 22c MPG wird eine Anzeigepflicht für jede Änderung in der Dokumentation der klinischen Prüfung von Medizinprodukten nach erteilter Genehmigung durch die zuständige Bundesoberbehörde vorgeschrieben.

Unterschieden wird zwischen

- (einfachen) Änderungen und
- wesentlichen Änderungen der Dokumentation.

Zu den (einfachen) Änderungen der Dokumentation zählen beispielsweise:

- Änderungen von Kommunikationsadressen, wie Telefonnummern, Fax-Nummern oder E-Mail-Adressen;
- Wechsel eines im Prüfplan aufgeführten Ansprechpartners des Sponsors;
- Wechsel oder Ausscheiden eines Monitors, der im Prüfplan benannt ist, oder Hinzukommen eines neuen Monitors;
- Einführung weiterer nicht belastender oder nichtinvasiver Untersuchungen;
- Änderung des Titels der klinischen Prüfung oder der Bezeichnung des Prüfplans.

Wesentliche Änderungen sind eine Untermenge aller möglichen Änderungen, die während der Durchführung einer klinischen Prüfung von Medizinprodukten notwendig werden. Sie sind vom Sponsor zu beantragen und unterliegt dem förmlichen Genehmigungsverfahren:

- durch die zuständige BOB nach § 22a MPG (Prüfung des Prüfplans und der erforderlichen Unterlagen insbesondere nach wissenschaftlichen und technischen Gesichtspunkten – vgl. § 22a Abs. 2 MPG i. V. m. § 6 MPKPV) und
- durch die zuständige Ethik-Kommission nach § 22 MPG (Prüfung des Prüfplans und der erforderlichen Unterlagen insbesondere nach ethischen und rechtlichen Gesichtspunkten – vgl. § 22 Abs. 2 MPG i. V. m. § 5 MPKPV).

Nach § 22c Abs. 3 MPG gelten als wesentliche Änderungen insbesondere solche, die:

- sich auf die Sicherheit der Probanden auswirken können,
- die Auslegung der Dokumente beeinflussen, auf die die Durchführung der klinischen Prüfung gestützt wird oder
- die anderen von der Ethik-Kommission beurteilten Anforderungen beeinflussen.

Zu den wesentlichen Änderungen zählen beispielsweise:

- Aufnahme einer neuen oder zusätzlichen Prüfstelle sowie der Austausch einer Prüfstelle gegen eine andere;
- Wechsel eines Prüfers oder die Aufnahme eines neuen Prüfers;
- Wechsel des Leiters der klinischen Prüfung;

- Änderung des Studiendesigns, wie z. B. von monozentrischer auf multizentrische Prüfung, Einführung einer Vergleichsgruppe, Änderung der Verblindung, Änderung der Probandenpopulation;
- zeitliche Verlängerung oder Verkürzung der klinischen Prüfung von Medizinprodukten;
- Veränderung (Erhöhung oder Verminderung) der Probandenzahl;
- Änderung der Ein- oder Ausschlusskriterien von Probanden;
- Einführung weiterer belastender oder invasiver Untersuchungen in den Prüfplan;
- Designänderung des zu prüfenden Medizinprodukts;
- Änderungen im Zubehör des zu prüfenden Medizinprodukts;
- Aufnahme neuer Hinweise auf Risiken in den Prüfplan oder in das Handbuch des Prüfers;
- Änderung der statistischen Verfahren zur Auswertung der mit der klinischen Prüfung gewonnenen klinischen Daten.

4. Instandsetzung

Wesentliche Änderungen können auch im Rahmen einer Instandsetzung erfolgen, beispielsweise durch den Einbau leistungsfähigerer Ersatzteile, wodurch die Leistung oder Zweckbestimmung eines Medizinprodukts erweitert wird.

Bei einem «*Software-Upgrade*» handelt es sich um eine wesentliche Änderung des Medizinprodukts «*Software*», wenn beispielsweise durch das Upgrade die Zweckbestimmung des Medizinprodukts geändert/erweitert wird. Dies kann sowohl bei eigenständiger Software als auch als Betriebssoftware eines Medizinprodukts (wesentliche Änderung des «*Ersatzteils*» „Betriebs- oder Steuerungssoftware") zutreffen.

WHO

EN: *World Health Organization, WHO*

FR: *Organisation mondiale de la Santé, OMS*

{Weltgesundheitsorganisation}

Wichtiger Lieferant

EN: *Crucial supplier*

FR: *Fournisseur essentiel*

{Unterauftragnehmer von entscheidender Bedeutung}

Wiederaufbereitung

EN: *Reprocessing*

FR: *Retraitement*

{Aufbereitung von Medizinprodukten}

Wiederholbarkeit

EN: *Repeatability*

FR: *Répétabilité*

{Präzision eines Messverfahrens, Reproduzierbarkeit}

Wiederholbarkeit – aufeinander folgende Messungen innerhalb eines Labors unter den gleichen Bedingungen – und Reproduzierbarkeit – wiederholte Messungen unter verschiedenen Bedingungen, z. B. in verschiedenen Serien oder in unterschiedlichen Laboratorien – sind Maße für die Präzision eines Messverfahrens, also das Ausmaß der gegenseitigen Annäherung wiederholter Messungen derselben Messgröße in demselben Probenmaterial unter veränderten Messbedingungen – z. B. Labor, Person, Zeit.

Wiederverwendbares chirurgisches Instrument

EN: *Reusable surgical instrument*

FR: *Instrument chirurgical réutilisable*

Anhang IX Nr. 1.3 MDD:
«Ein nicht in Verbindung mit einem aktiven Medizinprodukt eingesetztes, für einen chirurgischen Eingriff bestimmtes Instrument, dessen Funktion im Schneiden, Bohren, Sägen, Kratzen, Schaben, Klammern, Spreizen, Heften oder ähnlichem besteht und das nach Durchführung geeigneter Verfahren wiederverwendet werden kann»

Unabhängig vom Einsatzort im menschlichen Körper wird ein wiederverwendbares chirurgisches Instrument aufgrund von Regel 6 im Anhang IX MDD der Klasse I zugeordnet [MEDDEV 2.4/1 Rev. 9 (06.2010): Classification of medical devices].

Wirtschaftsakteure

EN: *Economic operators*

FR: *Opérateurs économiques*

Artikel 2 Nr. 7 Verordnung (EG) Nr. 765/2008 [Verordnung (EG) Nr. 765/2008 des Europäischen Parlaments und des Rates vom 9. Juli 2008 über die Vorschriften für die Akkreditierung und Marktüberwachung im Zusammenhang mit der Ver-

marktung von Produkten und zur Aufhebung der Verordnung (EWG) Nr. 339/93 des Rates (ABl. Nr. L 218 vom 13.08.2008, S. 30)]:
«Hersteller, Bevollmächtigter, Einführer und Händler»

Artikel 2 Nr. 35 MDR:
«„Wirtschaftsakteur" bezeichnet einen Hersteller, einen bevollmächtigten Vertreter, einen Importeur, einen Händler und die in Artikel 22 Absätze 1 und 3 (MDR) genannte Person»

Artikel 2 Nr. 28 IVDR:
«„Wirtschaftsakteur" bezeichnet einen Hersteller, einen bevollmächtigten Vertreter, einen Importeur oder einen Händler»

Wissenschaftliche Validität eines Analyten

EN: *Scientific validity of an analyte*

FR: *Validité scientifique d'un analyte*

{Klinische Leistung, Leistungsbewertung}

Artikel 2 Nr. 38 IVDR:
«„wissenschaftliche Validität eines Analyten" bezeichnet den Zusammenhang eines Analyten mit einem bestimmten klinischen oder physiologischen Zustand»

Z

Zentrales Kreislaufsystem

EN: *Central circulatory system*

FR: *Système circulatoire central*

Anhang IX Nr. 1.7 MDD:
«Im Sinne dieser Richtlinie [red. Anmerkung: gemeint ist die MDD] *sind unter dem «zentralen Kreislaufsystem» folgende Gefäße zu verstehen: Arteriae pulmonales, Aorta ascendens, arcus Aortae, Aorta descendens bis zur Bifurcatio aortae, Arteriae coronariae, Arteria carotis communis, Arteria carotis externa, Arteria carotis interna, Arteriae cerebrales, Truncus brachiocephalicus, Venae cordis, Venae pulmonales, Vena cava superior, Vena cava inferior»*. Entspricht MDR Anhang VIII Nr. 2.6.

Zentrales Nervensystem

EN: *Central nervous system*

FR: *Système nerveux central*

Anhang IX Nr. 1.8 MDD:
«Im Sinne dieser Richtlinie [red. Anmerkung: gemeint ist EG-Richtlinie 93/42/EWG] *ist unter dem «zentralen Nervensystem» folgendes zu verstehen: Gehirn, Hirnhaut, Rückenmark»*. Entspricht MDR Anhang VIII Nr. 2.7.

Zentrallabor

EN: *Central laboratory*

FR: *Laboratoire central*

{Medizinisches Laboratorium, Verantwortung des Zentrallabors}

Teil A Nr. 3 RiliBÄK:
«Zentrallabor bedeutet, dass die laboratoriumsmedizinischen Untersuchungen in der Regel von einer einzigen Organisationseinheit ‚medizinisches Laboratorium' für die gesamte Einrichtung (z. B. Krankenhaus) von entsprechend qualifiziertem Fachpersonal durchgeführt werden. Das Zentrallabor kann auch ein externes Labor sein, das einem anderen Rechtsträger/Betreiber untersteht»

Zentralstelle der Länder für Arzneimittel und Medizinprodukte

EN: *Central Authority of the Länder for Health Protection with regard to Medicinal Products and Medical Devices, ZLG*

FR: (*Autorité centrale des Länder pour la protection sanitaire pour les médicaments et les dispositifs médicaux, ZLG*)

Die Zentralstelle der Länder für Arzneimittel und Medizinprodukte (ZLG) ist eine nordrheinwestfälische Behörde mit Sitz in Bonn, die Aufgaben der Länder im Medizinprodukte- und Arzneimittelbereich für alle 16 Länder wahrnimmt. Diese Aufgaben sind in dem aktualisierten Staatsvertrag, der zum 01. April 2013 in Kraft getreten ist, festgeschrieben. Ausschließlich die Aufgaben im Hinblick auf Medizinprodukte, die hier dargestellt werden, sind dem Staatsvertrag entnommen [Abkommen über die Zentralstelle der Länder für Gesundheitsschutz bei Arzneimitteln und Medizinprodukten (konsolidierte Fassung); *www.zlg.de/zlg/staatsvertrag.html*]:

«Die ZLG vollzieht im Bereich der Medizinprodukte die Aufgaben der Länder im dritten Abschnitt des Gesetzes über Medizinprodukte (MPG) vom 02. August 1994 in der Neufassung vom 07. August 2002 (BGBl. I S. 3147) und die Aufgaben der Befugnis erteilenden Behörde im Gesetz über die Akkreditierungsstelle (AkkStelleG) vom 31. Juli 2009 (BGBl. I S. 2625) in den jeweils geltenden Fassungen. Der ZLG obliegen insbesondere folgende Aufgaben:

1. *Benennung und Überwachung der Benannten Stellen,*
2. *Bekanntmachung der deutschen Benannten Stellen,*
3. *Anerkennung und Überwachung von Prüflaboratorien,*
4. *Benennung und Überwachung von Konformitätsbewertungsstellen für Drittstaaten,*
5. *Rücknahme, Widerruf und Ruhen der Benennung und Anerkennung,*
6. *Anordnungen zur Beseitigung festgestellter oder zur Verhütung künftiger Verstöße,*
7. *Begutachtung und Überwachung im Rahmen von Akkreditierungsverfahren,*
8. *Mitwirkung im Akkreditierungsausschuss»*

«Die ZLG ist Geschäftsstelle für den Erfahrungsaustausch der anerkannten Laboratorien und Benannten Stellen. Sie nimmt teil am Erfahrungsaustausch auf der Ebene der Europäischen Union und an Konsultationen im Rahmen der Drittstaaten-Abkommen und arbeitet an vertrauensbildenden Maßnahmen und in Arbeitsgruppen der Gemischten Ausschüsse mit»

«Die ZLG ist zentrale Koordinierungsstelle für die Medizinprodukteüberwachung und für die sich aus der Verordnung (EG) 765/2008 des Europäischen Parlaments und des Rates vom 9. Juli 2008 über die Vorschriften für die Akkreditierung und Marktüberwachung im Zusammenhang mit der Vermarktung von Produkten und zur Aufhebung der Verordnung (EWG) Nr. 339/93 des Rates vom 09. Juli 2008 (ABl. L 218 vom 13.08.2008, S. 30) ergebenden Aufgaben der Länder im Bereich der Marktüberwachung. Ihr obliegen insbesondere folgende Aufgaben:

1. *Koordinierung der Weiterentwicklung des Qualitätssicherungssystems der Medizinprodukteüberwachung,*
2. *Koordinierung von Schwerpunkten für die Überwachung auf Veranlassung der Europäischen Union,*

3. *Koordinierung der Erstellung und Aktualisierung des sektorspezifischen Marktüberwachungsprogramms für Medizinprodukte, das der Europäischen Kommission, den Mitgliedsstaaten und der Öffentlichkeit zur Verfügung zu stellen ist,*
4. *Koordinierung der Prüfung und Bewertung der Überwachungstätigkeit,*
5. *nationale Kontaktstelle im Rahmen der Marktüberwachung zur Koordinierung des Informationsaustausches zu den Marktüberwachungsbehörden der anderen Mitgliedstaaten, der Europäischen Kommission und Drittstaaten,*
6. *Prüfung von Medizinprodukteangeboten und von -werbung im Internet sowie die Bereitstellung entsprechenden speziellen Sachverstandes,*
7. *nationale Kontaktstelle für Amtshilfeersuchen anderer Mitgliedstaaten,*
8. *Koordinierung der Erstellung von Risikoprofilen für die Zollbehörden»*

Zertifikat

EN: *Certificate*

FR: *Certificat*

{Bescheinigung}

Zertifizierung

EN: *Certification*

FR: *Certification*

{Bescheinigung, EG-Zertifikat}

Das Wort Zertifizierung beinhaltet das lateinische Wort «*certificare*» in der Bedeutung von «*bescheinigen*».

Der Begriff «*zertifizieren*» kommt aus dem Bereich der Qualitätssicherung und entspricht im Grunde dem Begriff «*bescheinigen*».

Unter Zertifizierung ist ein Verfahren zu verstehen, das von einer unabhängigen dritten Stelle durchgeführt wird. Nach DIN EN ISO/IEC 17000 Nr. 5.5 [DIN EN ISO/IEC 17000 (03-2005): Konformitätsbewertung – Begriffe und allgemeine Grundlagen (ISO/IEC 17000:2004); Dreisprachige Fassung EN ISO/IEC 17000:2004; Beuth Verlag, Berlin] bestätigt eine dritte Seite, dass festgelegte Anforderungen erfüllt werden.

Zielwert

EN: *Target value*

FR: *Valeur cible*

Teil A Nr. 3 RiliBÄK:
«*Der vom Hersteller deklarierte oder von einer Referenzinstitution festgelegte Wert in einer Kontrollprobe*»

ZLG

EN: *Central Authority of the Länder for Health Protection with regard to Medicinal Products and Medical Devices, ZLG*

FR: (*Autorité centrale des Länder pour la protection sanitaire pour les médicaments et les dispositifs médicaux), ZLG*

{Zentralstelle der Länder für Arzneimittel und Medizinprodukte}

Zubehör

EN: *Accessory*

FR: *Accessoire*

{Medizinprodukt zur einmaligen Verwendung}

§ 3 Nr. 9 MPG:
«Zubehör für Medizinprodukte sind Gegenstände, Stoffe sowie Zubereitungen aus Stoffen, die selbst keine Medizinprodukte nach Nummer 1 sind, aber vom Hersteller dazu bestimmt sind, mit einem Medizinprodukt verwendet zu werden, damit dieses entsprechend der von ihm festgelegten Zweckbestimmung des Medizinprodukts angewendet werden kann. Invasive, zur Entnahme von Proben aus dem menschlichen Körper zur In-vitro-Untersuchung bestimmte Medizinprodukte sowie Medizinprodukte, die zum Zwecke der Probenahme in unmittelbaren Kontakt mit dem menschlichen Körper kommen, gelten nicht als Zubehör für In-vitro-Diagnostika»

DIN EN 60601-1 [DIN EN 60601-1 (12-2013); VDE 0750-1 (12-2013): Medizinische elektrische Geräte – Teil 1: Allgemeine Festlegungen für die Sicherheit einschließlich der wesentlichen Leistungsmerkmale (IEC 60601-1:2005 + Cor. :2006 + Cor. :2007 + A1:2012); Deutsche Fassung EN 60601-1:2006 + Cor. :2010 + A1:2013), Beuth Verlag, Berlin; IEC 60788:2004, rm-83-06, modifiziert]:
«3.3 Zubehör zusätzliches Teil zum Gebrauch mit einem Gerät, um

- *die Zweckbestimmung zu ermöglichen,*
- *es für einige Spezialanwendungen anzupassen,*
- *den Gebrauch zu erleichtern,*
- *die Leistungsfähigkeit zu verbessern,*
- *seine Funktionen mit denjenigen von anderen Geräten zusammenführen zu können»*

Unter Zubehör sind zusätzliche Medizinprodukte zu verstehen,

- die erforderlich sind, damit das Grundgerät entsprechend der Zweckbestimmung des Herstellers betrieben werden kann oder
- die optional, d. h. bei entsprechendem Bedarf ergänzt werden, um die Funktion des Medizinprodukts zu unterstützen.

Obwohl Zubehör kein eigenständiges Medizinprodukt im Sinne eines verwendungsfertigen Medizinprodukts ist, wird aufgrund der Festlegungen in § 2 Abs. 1 Satz 2 MPG Zubehör grundsätzlich als eigenständiges Medizinprodukt behandelt. Dieses hat zur Konsequenz, dass Zubehör – unabhängig vom eigentlichen Grundgerät – die Konformität mit den Grundlegenden Anforderungen – insbesondere auch im Hinblick auf die Verwendung mit dem/den in der Zweckbestimmung angegebenen Grundgerät(en) – zu bewerten ist.

Mit dem Gesetz zur Änderung medizinprodukterechtlicher Vorschriften vom 29. Juli 2009 wird gleichzeitig in der Legaldefinition «*Zubehör*» der Begriff «*Software*» gestrichen. Die Konsequenz daraus ist, dass Software, die der MDD zuzuordnen ist, nur als Medizinprodukt klassifiziert werden kann. Software als Zubehör zu einem Medizinprodukt ist definitionsgemäß nicht möglich.

Zubehör eines In-vitro-Diagnostikums

EN: *Accessory for an in vitro diagnostic medical device*

FR: *Accessoire de dispositif médical de diagnostic in vitro*

{In-vitro-Diagnostikum, Zubehör}

Artikel 2 Nr. 4 IVDR:

«*„Zubehör eines In-vitro-Diagnostikums" bezeichnet einen Gegenstand, der zwar an sich kein In-vitro-Diagnostikum ist, aber vom Hersteller dazu bestimmt ist, zusammen mit einem oder mehreren bestimmten In-vitro-Diagnostika verwendet zu werden, und der speziell dessen/deren Verwendung gemäß seiner/ihrer Zweckbestimmung(en) ermöglicht oder mit dem die medizinische Funktion des In-vitro-Diagnostikums/der In-vitro-Diagnostika im Hinblick auf dessen/deren Zweckbestimmung(en) gezielt und unmittelbar unterstützt werden soll*»

Zubehör eines Medizinprodukts

EN: *Accessory for a medical device*

FR: *Accessoire de dispositif médical*

{Medizinprodukt, Zubehör}

Artikel 2 Nr. 2 MDR:
«*„Zubehör eines Medizinprodukts" bezeichnet einen Gegenstand, der zwar an sich kein Medizinprodukt ist, aber vom Herstellerdazu bestimmt ist, zusammen mit einem oder mehreren bestimmten Medizinprodukten verwendet zu werden, und der speziell dessen/deren Verwendung gemäß seiner/ihrer Zweckbestimmung(en) ermöglicht oder mit dem die medizinische Funktion des Medizinprodukts bzw. der Medizinprodukte im Hinblick auf dessen/deren Zweckbestimmung(en) gezielt und unmittelbar unterstützt werden soll*»

Zufällige Messabweichung

EN: *Random errors (Imprecision)*

FR: *Erreur aléatoire (Imprécision)*

{Messabweichung, Messgröße, Messverfahren, Quadratischer Mittelwert der Messabweichung, Systematische Messabweichung}

Teil A Nr. 3 RiliBÄK:
«Die Differenz eines Messergebnisses zum Mittelwert, der sich aus einer unbegrenzten Anzahl von Wiederholungsmessungen derselben Messgröße ergeben würde. Die zufällige Messabweichung wird geschätzt durch Bildung der Differenz des Wertes der Einzelmessung zum arithmetischen Mittelwert der Messwerte»

Zuständige Behörde

EN: *Competent authority*

FR: *Autorité compétente*

In Deutschland erfolgt sowohl die Anzeige als auch die behördliche Überwachung durch eine Länderbehörde des jeweiligen Bundeslandes, in dem die anzeigepflichtige bzw. überwachungsbedürftige Person/der anzeigepflichtige bzw. überwachungsbedürftige Betrieb ihren/seinen Sitz hat. Dies kann beispielsweise das Regierungspräsidium, die Gesundheitsbehörde, das Gesundheitsministerium oder die Gewerbeaufsicht sein. Die Festlegung erfolgt eigenständig durch die einzelnen Bundesländer und ist nicht einheitlich.

Eine Übersicht über alle in der Bundesrepublik Deutschland für Medizinprodukte zuständigen Behörden findet sich auf den Internetseiten des DIMDI (*www.dimdi.de*).

Bei zentralen Fragestellungen bzw. Wahrnehmung von Bundesaufgaben sind das BfArM, das PEI bzw. die PTB zuständig.

Zuständige Bundesoberbehörde

EN: *Competent higher federal authority*

FR: *Autorité fédérale supérieure compétente*

{Bundesoberbehörden}

Zuständige Ethik-Kommission

EN: *Competent ethics Committee*

FR: *Comité d'éthique compétent*

{Ethik-Kommission, Ethik-Kommission nach Landesrecht}

Zustimmende Bewertung

EN: *Approval/favourable opinion*

FR: *Avis favorable*

{Ethik-Kommission nach Landesrecht, Klinische Prüfung von Medizinprodukten, Klinischer Prüfplan, Sponsor}

Nach § 7 MPKPV hat der Sponsor die nach § 20 Abs. 1 Satz 1 MPG erforderliche zustimmende Bewertung bei der zuständigen Ethik-Kommission nach Maßgabe des § 3 Abs. 1 bis 3 MPKPV zu beantragen.

Bei einer genehmigungspflichtigen klinischen Prüfung/Leistungsbewertungsprüfung eines Medizinprodukts schreibt der Gesetzgeber im MPG vor, dass diese u. a. von einer nach Landesrecht gebildeten, interdisziplinär zusammengesetzten Ethik-Kommission zustimmend zu bewerten ist. Das Nähere zur Bildung, Zusammensetzung und Finanzierung der Ethik-Kommission wird gemäß § 22 MPG durch Landesrecht bestimmt.

Die nach Landesrecht gebildete Ethik-Kommission prüft die vom Sponsor eingereichten Unterlagen insbesondere nach ethischen und rechtlichen Gesichtspunkten (§ 22 MPG). Einzelheiten zu den Antragsunterlagen ergeben sich aus § 3 Abs. 2 und Abs. 3 MPKPV. Anforderungen an Bewertungsverfahren der zuständigen Ethik-Kommission ergeben sich aus § 22 MPG in Verbindung mit § 5 MPKPV.

Die Ethik-Kommission erteilt eine zustimmende Bewertung, wenn keine Versagungsgründe gemäß § 22 Abs. 3 MPG vorliegen. Die zustimmende Bewertung bezieht sich auf die via DIMDI eingereichten Unterlagen. Die zustimmende Bewertung ist ausschließlich für die (in der Regel in einer Anlage) aufgeführten Prüferinnen/Prüfer und Prüfstellen gültig.

Zustimmende Stellungnahme

EN: *Favourable opinion*

FR: *Avis favorable*

{Zustimmende Bewertung}

Überholter regulatorischer Begriff für Medizinprodukte.

Zweckbestimmung

EN: *Intended purpose*

FR: *Destination, Off-Label-Use*

{Anwendungsbeschränkung, Bestimmungsgemäße Verwendung, Grundlegende Anforderungen für Medizinprodukte, Off-Label-Use, Verwendungszweck}

§ 3 Nr. 10 MPG:
«Zweckbestimmung ist die Verwendung, für die das Medizinprodukt in der Kennzeichnung, der Gebrauchsanweisung oder den Werbematerialien nach den Angaben des in Nummer 15 genannten Personenkreises [red. Anmerkung: Hersteller/Eigenhersteller] bestimmt ist»

Artikel 2 Nr. 12 MDR / Artikel 2 Nr. 12 IVDR:
«„Zweckbestimmung" bezeichnet die Verwendung, für die ein Produkt entsprechend den Angaben des Herstellers auf der Kennzeichnung, in der Gebrauchsanweisung oder dem Werbe- oder Verkaufsmaterial bzw. den Werbe- oder Verkaufsangaben und seinen Angaben bei der klinischen Bewertung bestimmt ist»

Dieser Definition ist zu entnehmen, dass es Aufgabe des Herstellers/Eigenherstellers ist, die Zweckbestimmung eines Medizinprodukts festzulegen.

Die Zweckbestimmung ist die vom Hersteller/Eigenhersteller festgelegte Verwendungsmöglichkeit für ein Medizinprodukt und ergibt sich für den Betreiber oder Anwender aus

- der Kennzeichnung des Produkts,
- der Gebrauchsanweisung oder/und
- der Werbung.

Mit anzugeben hat der Hersteller/Eigenhersteller

- die Patientengruppe(n), für die das Medizinprodukt vorgesehen ist,
- die Umgebungsbedingungen, in denen das Medizinprodukt zum Einsatz kommen kann und
- die zu beachtenden Anwendungsbeschränkungen.

Berücksichtigt man die regulatorische Forderung, dass ein Medizinprodukt bei der Anwendung unter «*normalen Einsatzbedingungen*» sicher sein muss und die vom Hersteller/Eigenhersteller festgelegten Eigenschaften zu erbringen hat, so ist es empfehlenswert, die «*normalen Einsatzbedingungen*» als Teil der Zweckbestimmung mit anzugeben. Da die Anwendungsbeschränkungen Teil der «*normalen Einsatzbedingungen*» sind, sollten auch diese in der Zweckbestimmung angegeben werden.

Die im Produktsicherheitsgesetz getroffene Regelung, die sogenannte «*übliche Verwendung*» automatisch – also ohne ausdrückliche Festlegung durch den Hersteller – als Zweckbestimmung eines Produkts anzusehen, entfällt bei Medizinprodukten, da das Produktsicherheitsgesetz für Medizinprodukte keine Gültigkeit besitzt und das MPG in seiner Definition der Zweckbestimmung dieses nicht vorsieht.

Unabhängig davon kann aber ein Hersteller die Zweckbestimmung nicht vollkommen unabhängig von dieser «*üblichen Verwendung*» festlegen, da sonst durchaus die Möglichkeit einer irreführenden Kennzeichnung gegeben ist.

Die Festlegung der Zweckbestimmung kommt im Rahmen des MPG eine entscheidende Bedeutung zu, da bei allen Maßnahmen, denen ein Medizinprodukt mittelbar oder unmittelbar unterzogen wird, auf die vom Hersteller festgelegte Zweckbestimmung Bezug genommen wird, wie beispielsweise:

- Zuordnung als Medizinprodukt,
- Klassifizierung bei Medizinprodukten im Sinne der RL 93/42/EWG,
- klinische Bewertung bei Medizinprodukten im Sinne der RL 93/42/EWG,
- Bewertung von Medizinprodukterisiken im Rahmen der Risikoanalyse,
- sachgerechte Anwendung bzw. Verwendung,
- Produkthaftung.

Eine wesentliche Aufgabe des Herstellers/Eigenherstellers ist der Nachweis, dass im Hinblick auf die Anwendung unter den vorgesehenen Bedingungen und den vorgesehenen Zwecken weder der klinische Zustand und die Sicherheit der Patienten noch die Sicherheit und Gesundheit der Anwender oder ggf. Dritter gefährdet wird. Dieser Nachweis schließt die Risikobewertung ein, dass etwaige Risiken im Zusammenhang mit der vorgesehenen Anwendung gemessen am Nutzen für den Patienten vertretbar und mit einem hohen Maß an Gesundheitsschutz und Sicherheit vereinbar sein müssen.

Diese Grundlegende Anforderung (vgl. Anhang I, Nr. 1. MDD) wird durch folgende Punkte ergänzt:

- eine weitestgehende Verringerung der durch Anwendungsfehler bedingten Risiken aufgrund der ergonomischen Merkmale des Produkts und der Umgebungsbedingungen, in denen das Produkt eingesetzt werden soll (Produktauslegung im Hinblick auf die Sicherheit des Patienten);
- die Berücksichtigung der technischen Kenntnisse, der Erfahrung, Aus- und Weiterbildung sowie gegebenenfalls der medizinischen und physischen Voraussetzungen der vorgesehenen Anwender (Produktauslegung für Laien, Fachleute, Behinderte oder sonstige Anwender).

Bei der Überprüfung, ob sich ein Medizinprodukt für den vorgesehenen Verwendungszweck eignet und hierfür angemessen sicher ist, muss der Hersteller auch die vorhersehbare Fehlanwendung berücksichtigen. Diese kann insoweit auch als Teil der Zweckbestimmung angesehen werden.

Für den Anwender und Betreiber ergibt sich aus dem Nachweis dieser Grundlegenden Anforderung, dass er bei Anwendung eines Medizinprodukts innerhalb der vom Hersteller/Eigenhersteller vorgegebenen Zweckbestimmung davon ausgehen kann, dass weder der klinische Zustand und die Sicherheit der Patienten noch die Sicherheit und Gesundheit der Anwender oder ggf. Dritter gefährdet wird.

«*Handelt der Arzt jedoch außerhalb der durch den Hersteller festgelegten Zweckbestimmung* [Red. Anm.: Off-Label-Use], *dann handelt er in voller Eigenverantwortung und ist auf vertragsrechtlicher beziehungsweise deliktischer Haf-*

tungsgrundlage verantwortlich zu machen. Daher ist es unabdingbar, dass sich der anwendende Arzt, ob im Krankenhaus oder in der Arztpraxis, über die relevante Zweckbestimmung des Medizinprodukts explizit auf der Basis der relevanten Produktinformationen, insbesondere der Gebrauchsanweisung, kundig macht.

Durch das Gebot der zweckmäßigen Verwendung des Medizinprodukts lässt sich auch die Pflicht des Anwenders (des Arztes) ableiten, sich bei unklaren Angaben des Herstellers zur Zweckbestimmung beziehungsweise zur sachgerechten Anwendung gegebenenfalls persönlich an diesen zwecks genauer Erläuterung zu wenden. Deshalb sind die Hersteller gemäß MPG § 31, in Anlehnung an die Pharmaberater bei Arzneimitteln, verpflichtet, Medizinprodukteberater auszubilden, um […]. Fachkreise fachlich zu informieren und in den sachgerechten Umgang mit dem Medizinprodukt einzuweisen […].

Zum Schutz der Patienten wird unter MPBetreibV § 2 Abs. 1 gefordert [red. Anmerkung: Diese Forderung ist aufgrund der Änderung durch Artikel 1 der Zweite Verordnung zur Änderung medizinprodukterechtlicher Vorschriften zu finden in § 4 Abs. 1 und 2 MPBetreibV.], *Medizinprodukte nur gemäß ihrer Zweckbestimmung auf der Basis der anerkannten Regeln der Technik und der Arbeitsschutz- beziehungsweise Unfallverhütungsvorschriften zu errichten, zu betreiben, anzuwenden und instand zu halten und dabei (nach Abs. 2) zu gewährleisten, dass dies nur durch Personen geschieht, die dafür die erforderliche Ausbildung oder Kenntnis und Erfahrung besitzen»* [*Dräger*, J., *Cave*, L.: Medizinprodukterecht: Regeln für den Umgang mit Medizinprodukten; Deutsches Ärzteblatt 2007; 104(15): A 1000–2]

Zwischenprodukt

EN: *Intermediate device*

FR: *Produit intermédiaire*

{Sonderanfertigung}

Der Begriff «*Zwischenprodukt*» wird im MPG nicht definiert. Aus dem Zusammenhang, in dem dieser Begriff verwendet wird ergibt sich, dass darunter Produkte zu verstehen sind, aus denen Gesundheitshandwerker Sonderanfertigungen herstellen [*Thomae*, D., *Altherr*, W. F.: Bericht des Ausschusses für Gesundheit (15. Ausschuss) zu dem Entwurf eines Gesetzes über den Verkehr mit Medizinprodukten (Medizinproduktegesetz – MPG) der Bundesregierung. Bundestags-Drucksache 12/7930 vom 15. Juni 1994].

Dieses ergibt sich auch aus dem Zusammenhang mit der Möglichkeit zur CE-Kennzeichnung nach § 6 Abs. 2 letzter Satz MPG:

«*Zwischenprodukte, die vom Hersteller spezifisch als Bestandteil für Sonderanfertigungen bestimmt sind,* […]»

Zwischenprodukte sind somit keine Medizinprodukte im engsten Sinne des MPG, da sie nicht unmittelbar einem Zweck im Sinne von § 3 Nr. 1 MPG dienen. Sie können auch nicht als Zubehör zu einem Medizinprodukt behandelt werden, da sie nicht mit einem Medizinprodukt gemeinsam verwendet werden. Sie werden vielmehr benötigt, um eine Sonderanfertigung herstellen zu können.

Zwischenprodukte, die die entsprechend zutreffenden Grundlegenden Anforderungen erfüllen, dürfen mit der CE-Kennzeichnung versehen werden (§ 6 Abs. 2 letzter Satz MPG). Durch diese Regelung wird es einem Gesundheitshandwerker (Zahntechniker, Optiker, Orthopädiemechaniker, etc.) wesentlich erleichtert, der Verpflichtung des Anhangs VIII MDD nachzukommen, bei der durch ihn hergestellten Sonderanfertigung die Einhaltung der Grundlegenden Anforderung nachzuweisen.

Typische Zwischenprodukte sind beispielsweise:

- Brillengläser,
- Materialien zur Herstellung von Inlays, Zahnkronen etc.

Ergänzende Literatur

Albrecht, U.-V. (Hrsg.):
Chancen und Risiken von Gesundheits-Apps (CHARISMHA), Medizinische Hochschule Hannover, 2016
http://www.digibib.tu-bs.de/?docid=00060000 (Stand: Januar 2017)

Anhalt, E., Dieners, P.:
Handbuch des Medizinprodukterechts – Praxishandbuch, 2. Auflage. Verlag C. H. Beck, München, 2017

Böckmann, R.-D.:
Durchführungshilfen zum Medizinproduktegesetz. Praxisnahe Hinweise, Erläuterungen, Textsammlung. Loseblattwerk, TÜV Media GmbH, Köln

Deutsch, E., Lippert, H.-D., Ratzel, R., Tag, B.:
Kommentar zum Medizinproduktegesetz (MPG), Springer-Verlag Berlin Heidelberg, 2010

Deutsch, E., Spickhoff, A.:
Medizinrecht – Arztrecht, Arzneimittelrecht, Medizinprodukterecht, Transfusionsrecht. 7. Auflage, Springer Verlag Berlin Heidelberg, 2014

Hill, R., Schmitt, J. M.:
WiKo – Medizinprodukterecht, Kommentar. Verlag Dr. O. Schmidt, Köln.

Kindler, M., Menke, W.:
Medizinproduktegesetz – MPG, Kommentierungen, Arbeitshilfen, Rechtstexte. Loseblattsammlung, ecomed Medizin, Landsberg

Prütting, D.:
Medizinrecht Kommentar, 4. Auflage, Luchterhand Verlag, Köln, 2016

Nöthlichs, M., Kage, U.:
Sicherheitsvorschriften für Medizinprodukte – Kommentar zum MPG und zur MP-BetreibV mit weiteren Vorschriften, Texten und Abbildungen. Loseblattsammlung, Erich Schmidt Verlag GmbH Co., Berlin

Rehmann, W. A., Wagner, S. A.:
Medizinproduktegesetz (MPG), 2. Auflage. Verlag C. H. Beck oHG, München, 2010

Schorn, G., Baumann, H. G.:
Medizinprodukte-Recht – Recht – Materialien – Kommentar. Loseblattsammlung, Wissenschaftliche Verlagsgesellschaft mbH, Stuttgart

Spickhoff, A.:
Medizinrecht – AMG, ApoG, BGB, GenTG, KHG, MBO, MPG, SGB V, SGB XI, StGB, TFG, TPG. 2. Auflage, Verlag C. H. Beck München, 2014